第 4 版

介入放射学操作手册

Handbook of Interventional Radiologic Procedures

主编 Krishna Kandarpa
Lindsay Machan

主审 李麟荪

主译 施海彬 倪才方

人民卫生出版社

译者名单

副主译 徐 浩 邓 钢 杨正强 刘 圣 石红建

译 者 （按姓氏笔画排序）

王忠敏 上海交通大学医学院附属瑞金医院
吕朋华 江苏省苏北人民医院
朱海东 东南大学附属中大医院
朱晓黎 苏州大学附属第一医院
许 伟 徐州医科大学附属医院
苏浩波 南京医科大学附属南京医院
何 旭 南京医科大学附属南京医院
邹建伟 苏州大学附属第一医院
张庆桥 徐州医科大学附属医院
陈 珑 苏州大学附属第一医院
陈 荔 东南大学附属中大医院
范 勇 天津医科大学总医院
金泳海 苏州大学附属第一医院
周卫忠 南京医科大学第一附属医院
周春高 南京医科大学第一附属医院
赵林波 南京医科大学第一附属医院
柏志斌 东南大学附属中大医院
施万印 南京医科大学附属南京医院
祖庆泉 南京医科大学第一附属医院
秦永林 东南大学附属中大医院
夏金国 南京医科大学第一附属医院
顾玉明 徐州医科大学附属医院
楼文胜 南京医科大学附属南京医院
魏 宁 徐州医科大学附属医院

作者名单

Hani H. Abujudeh, MD, MBA
Associate Professor
Harvard Medical School
Director of Quality Assurance
Massachusetts General Hospital
Department of Radiology
Boston, Massachusetts

Sun Ho Ahn, MD
Assistant Professor
Department of Diagnostic Imaging
Alpert Medical School of Brown University
Interventional Radiologist
Department of Diagnostic Imaging and Division of Vascular and Interventional Radiology
Rhode Island Hospital
Providence, Rhode Island

John E. Aruny, MD
Assistant Professor
Department of Radiology
Yale University School of Medicine
New Haven, Connecticut

James F. Benenati, MD
Clincal Associate Professor of Radiology
University of South Florida
Tampa, Florida
Medical Director
Peripheral Vascular Laboratory
Baptist Cardiac and Vascular Institute
Miami, Florida

Michael A. Bettmann, MD
Professor of Radiology
Interventional Radiology
Chief of IR, Wake Forest University
Wake Forest, North Carolina

Eileen M. Bozadjian, MD
Nurse Manager
Department of Radiology
Brigham and Women's Hospital
Boston, Massachusetts

Ugur Bozlar, MD
Research Associate
Department of Radiology
University of Virginia Health System
Charlottesville, Virginia
Associate Professor
Department of Radiology
Gulhane Military Medical Academy
Ankara, Turkey

Daniel B. Brown, MD
Professor of Radiology
Thomas Jefferson University
Chief, Division of Interventional Radiology
Thomas Jefferson University Hospital
Philadelphia, Pennsylvania

Michael A. Bruno, MS, MD
Associate Professor of Radiology and Medicine
Department of Radiology
Penn State Milton S. Hershey Medical Center
Penn State College of Medicine
Hershey, Pennsylvania

Catherine M. Burdge, MD
Clinical Nurse Coordinator
Department of Diagnostic Radiology
Yale-New Haven Hospital
New Haven, Connecticut

Matthew D. Cham, MD
Associate Professor
Department of Radiology
Mount Sinai School of Medicine
Cardiothoracic Radiologist
Department of Radiology
The Mount Sinai Medical Center
New York, New York

Timothy W.I. Clark, MD
Associate Professor of Radiology
Director, Interventional Radiology
Department of Radiology
Penn Presbyterian Medical Center
Philadelphia, Pennsylvania

Sarah D. Cohn, JD
Vice President and General Counsel
Medical College of Wisconsin
Milwaukee, Wisconsin

Anne M. Covey, MD
Associate Professor of Radiology
Cornell University
Associate Member, Radiology
Memorial Sloan-Kettering
New York, New York

Laura Crocetti, MD, PhD
Assistant Professor of Radiology
University of Pisa
Staff, Diagnostic Imaging and Intervention
Pisa University Hospital
Pisa, Italy

Michael Darcy, MD
Professor of Radiology
Washington University in St Louis School of Medicine
Chief of Interventional Radiology
Mallinckrodt Institute of Radiology
St Louis, Missouri

Neil Denbow, MD
Interventional Radiologist
Melrose Wakefield Hospital
Melrose, Massachusetts

Olga Duran-Castro, MD
Instructor, Department of Diagnostic Radiology
University of Minnesota
Radiologist
University of Minnesota Medical Center
Minneapolis, Minnesota

Joseph P. Erinjeri, MD
Department of Radiology
Vascular and Interventional Radiology Section
New York University School of Medicine
New York, New York

Brian Funaki, MD
Professor of Radiology
Director, Division of Interventional Radiology and Vascular Imaging
University of Minnesota
Minneapolis, Minnesota

Geoffrey A. Gardiner Jr, MD
Professor of Radiology
Thomas Jefferson University Hospital
Philadelphia, Pennsylvania

Christos S. Georgiades, MD, PhD, FSIR
Associate Professor
Departments of Radiology and Surgery
Johns Hopkins University
Clinical Director
Vascular and Interventional Radiology
Johns Hopkins Hospital
Baltimore, Maryland

Jean-Francois H. Geschwind, MD
Professor of Radiology, Surgery and Oncology
Division Chief, Vascular and Interventional Radiology
Director, Interventional Radiology Center
Baltimore, Maryland

Matthew Gilbert, MD
Vascular and Interventional Specialists of Orange
Orange, California

Christopher F. Giordano, MD
Clinical Fellow, Interventional Radiology
Mount Sinai Medical Center
Mount Sinai School of Medicine
New York, New York

Jafar Golzarian, MD
Professor of Radiology
Director, Division of Interventional Radiology and Vascular Imaging
University of Minnesota
Minneapolis, Minnesota

Roy L. Gordon, MD
Professor of Radiology
Department of Radiology
University of California San Francisco
Associate Chairman
Department of Radiology
University of California San Francisco
San Francisco, California

Klaus D. Hagspiel, MD
Professor of Radiology
Departments of Radiology, Medicine (Cardiology) and Pediatrics
University of Virginia Medical School
Director
Division of Noninvasive Cardiovascular Imaging, Department of Radiology
University of Virginia Health System
Charlottesville, Virginia

Michael J. Hallisey, MD, FSIR
Assistant Clinical Professor
Department of Diagnostic Imaging and Therapeutics
University of Connecticut School of Medicine
Farmington, Connecticut
Staff Physician
Department of Vascular and Interventional Radiology
Hartford Hospital
Hartford, Connecticut

Ziv J. Haskal, MD
Professor of Radiology
Chief, Department of Interventional Radiology
University of Maryland
Baltimore, Maryland

Manraj K.S. Heran, MD, FRCPC
Clinical Associate Professor
Department of Radiology
University of British Columbia
Chief, Division of Neuroradiology
Vancouver General Hospital
Vancouver, British Columbia
Canada

David W. Hunter, MD
Professor of Radiology
Department of Radiology
University of Minnesota
Staff
Department of Interventional Radiology
University of Minnesota Medical Center
Minneapolis, Minnesota

Henry A. Irvine, MD
Resident
Department of Radiology
National Naval Medical Center
Bethesda, Maryland

M. Fuad Jan, MBBS, MD
Cardiovascular Disease Fellow
Aurora Sinai Medical Center
University of Wisconsin School of Medicine and Public Health
Milwaukee Clinical Campus
Milwaukee, Wisconsin

Michele H. Johnson, MD
Director
Interventional Neuroradiology
Yale-New Haven Hospital
Yale University School of Medicine
New Haven, Connecticut

William J. Jones, MD
Assistant Professor
Department of Neurology
University of Colorado School of Medicine
Stroke Program Co-Director
Department of Neurology
University of Colorado Hospital
Aurora, Colorado

Rathachai Kaewlai, MD
Instructor
Department of Radiology
Harvard Medical School
Radiologist
Department of Radiology
Massachusetts General Hospital
Boston, Massachusetts

Krishna Kandarpa, MD, PhD
Professor of Radiology
Weill Cornell Medical College
Cornell University
Chief Medical Officer and Executive VP,

Clinical and Engineering R&D
Delcath Systems, Inc.
New York, New York

John A. Kaufman, MD
Chief of Interventional Radiology
Dotter Interventional Institute
Oregon Health and Science University Hospital
Portland, Oregon

Frederick S. Keller, MD
Professor of Interventional Radiology
Oregon Health and Science University Hospital
Portland, Oregon

Neil M. Khilnani, MD
Associate Professor of Clinical Radiology
Department of Radiology
Weill Cornell Medical College
Associate Attending
Department of Radiology
NewYork-Presbyterian Hospital
New York, New York

Jin Hyoung Kim, MD
Assistant Professor
Department of Radiology
University of Ulsan College of Medicine
Attending Physician
Department of Radiology
Asan Medical Center
Songpa-gu, Seoul
Republic of Korea

Sebastian Kos, MD, MBA
Fellow, Interventional Radiology
University of British Columbia
Department of Radiology
Vancouver General Hospital
Vancouver, British Columbia
Canada

David A. Kumpe, MD
Professor of Radiology, Surgery, and Neurosurgery
Department of Radiology
University of Colorado Denver Anschutz Medical Campus
Director, Interventional Neuroradiology
Department of Radiology
University of Colorado Hospital
Aurora, Colorado

Sanjoy Kundu, MD, FRCPC, DABR, FASA, FCIRSE, FSIR, RPVI
Staff Radiologist
Medical Imaging
Scarborough General Hospital
Scarborough, Ontario
Canada

Evan Lehrman M.D.
Resident
Department of Radiology
Mount Sinai Medical Center
New York, New York

Riccardo Lencioni, MD
Associate Professor of Radiology
University of Pisa
Chief
Diagnostic Imaging and Intervention
Pisa University Hospital
Pisa, Italy

Robert J. Lewandowski, MD
Assistant Professor of Radiology
Department of Radiology
Feinberg School of Medicine, Northwestern University
Interventional Radiologist
Department of Radiology
Northwestern Memorial Hospital
Chicago, Illinois

Jonathan Lieberman, MD
Fellow, Interventional Radiology
Department of Radiology
Thomas Jefferson University Hospital
Philadelphia, Pennsylvania

Leonard J. Lind, MD, FCCM
Professor of Clinical Anesthesia
Department of Anesthesiology
University of Cincinnati, College of Medicine
Director, post anesthesia care unit
Department of Anesthesiology
University Hospital
Cincinnati, Ohio

David M. Liu, MD
Assistant Clinical Professor
Department of Radiology and Radiological Sciences
University of British Columbia and UCLA
Department of Radiological Sciences

Vancouver General Hospital and
Ronald Regan Medical Center
Vancouver, British Columbia and
Los Angeles, California

Robert A. Lookstein, MD
Department of Radiology
The Mount Sinai Medical Center
Mount Sinai School of Medicine
New York, New York

Matthew J. MacCallum, DO
Director, Department of Anesthesia
and Critical Care
Chief of Surgery
Department of Anesthesiology
Thomas Memorial Hospital
Charleston, West Virginia

Lindsay Machan, MD, FSIR
Associate Professor
Department of Radiology
University of British Columbia
Vancouver, British Columbia, Canada

David C. Madoff, MD
Associate Professor of Radiology
Division of Diagnostic Imaging, Interventional Radiology Section
The University of Texas M.D. Anderson
Cancer Center
Houston, Texas

Michael L. Martin, MD
Clinical Assistant Professor
Department of Diagnostic Radiology
University of British Columbia
Interventional Radiologist
Department of Diagnostic Radiology
Vancouver General Hospital
Vancouver, British Columbia
Canada

Marsha N. Mather, BA
Summer Student Fellow
Department of Vascular and
Interventional Radiology
Hartford Hospital
Hartford, Connecticut

Vivek V. Mathur, MD
Assistant Professor
Department of Radiology
State University of New York, Downstate
Medical Center
Interventional Radiologist
Department of Radiology
Kings County Hospital Center
New York, New York

Alan H. Matsumoto, MD
Professor and Chair
Department of Radiology
University of Virginia
Charlottesville, Virginia

De'Ann McNamara, BS, RN, CRN
Clinical Instructor
Department of Radiology
Brigham and Women's Hospital
Boston, Massachusetts

Thomas O. McNamara, MD
Professor Emeritus
Department of Radiological Sciences
UCLA School of Medicine
Los Angeles, California

Mark W. Mewissen, MD
Director, Vascular Center
Vascular Center at St Luke's Vascular
Center
Milwaukee, Wisconsin

Donald L. Miller, MD
Professor of Radiology
Department of Radiology and
Radiological Sciences
Uniformed Services University
Interventional Radiologist
Department of Radiology
National Naval Medical Center
Bethesda, Maryland

Robert J. Min, MD, MBA
Chairman, Department of Radiology
Weill Cornell Medical College
Chief, Department of Radiology
NewYork-Presbyterian Hospital
New York, New York

Peter L. Munk, MDCM, FRCPC
Professor Radiology and Orthopedics
Department of Radiology
University of British Columbia
Section Head Muscuoloskeletal Imaging
Department of Radiology
Vancouver General Hospital
Vancouver, British Columbia
Canada

Kieran Murphy, MB, FRCPC, FSIR
Professor Vice Chair of Radiology
Department of Medical Imaging
University of Toronto
Toronto, Ontario
Canada

Timothy P. Murphy, MD
Professor
Department of Diagnostic Imaging
Alpert Medical School of Brown University
Interventional Radiologist
Department of Diagnostic Imaging and Division of Vascular and
Interventional Radiology
Rhode Island Hospital
Providence, Rhode Island

Naiem Nassiri, MD
Resident, Vascular Surgery
Department of Vascular and Endovascular Surgery
Lenox Hill Heart and Vascular Institute of New York
New York, New York

Lindsey A. Nelson, MD
Assistant Professor
Department of Anesthesiology
University of Cincinnati
Cincinnati, Ohio

Aalpen A. Patel, MD
Specialty Director (Radiology), Penn
Clinical Simulation Center
Department of Radiology
University of Pennsylvania School of Medicine
Philadelphia, Pennsylvania
Interventional Radiologist
Department of Radiology
Doylestown Hospital
Doylestown, Pennsylvania

Neil V. Patel, MD
Resident, Diagnostic Radiology—Holman Pathway
Department of Radiology
University of Massachusetts Medical School
Resident, Diagnostic Radiology—Holman Pathway
Department of Radiology
UMass Memorial Healthcare
Worcester, Massachusetts

Parag J. Patel, MD
Assistant Professor of Radiology
Department of Radiology, Vascular and Interventional Radiology
Medical College of Wisconsin
Department of Radiology
Froedtert Hospital
Milwaukee, Wisconsin

Edward F. Patz Jr, MD
James and Alice Chen Professor of Radiology
Professor in Pharmacology and Cancer Biology
Department of Radiology
Duke University Medical Center
Durham, North Carolina

Joseph F. Polak, MD
Professor and Chief of Radiology
Shattuck Hospital
Boston, Massachusetts

Jeffrey S. Pollak, MD
Professor of Radiology
Department of Radiology
Yale University School of Medicine
Co-Section Chief
Department of Radiology, Vascular and International Radiology
Yale New Haven Hospital
New Haven, Connecticut

Martin R. Prince, MD, PhD
Professor of Radiology
Department of Radiology
Columbia University, Cornell University
Attending Radiologist
Department of Radiology
NewYork-Presbyterian Hospital
New York, New York

Bradley B. Pua, MD
Resident
Department of Radiology
Memorial Sloan-Kettering Cancer Center
Resident
Department of Radiology
NewYork-Presbyterian/Weill Cornell Medical Center
New York, New York

Martin G. Radvany, MD
Assistant Professor
Division of Interventional Neuroradiology
Department of Radiology
The Johns Hopkins University
Staff Physician
Department of Radiology
The Johns Hopkins Hospital
Baltimore, Maryland

Mahmood K. Razavi, MD
Vascular and Interventional Specialists of Orange
Orange, California

Milad Razavi, MD
Vascular and Interventional Specialists of Orange
Orange, California

Sidney Regalado, MD
Clinical Assistant Professor
Department of Radiology
NorthShore University HealthSystem
Evanston, Illinois

Eric H. Reiner, DO
Assistant Professor
Department of Diagnostic Radiology
Yale University
Assistant Fellowship Director
Department of Diagnostic Radiology
Yale New Haven Hospital
New Haven, Connecticut

Robert J. Rosen, MD
Associate Professor
Department of Radiology
New York University
Chief, Interventional Vascular Oncology and Embolization
Co-Director
Division of Peripheral and Endovascular Intervention
Department of Interventional Cardiology
Lenox Hill Heart and Vascular Institute of New York
New York, New York

Wael E.A. Saad, MD
Associate Professor of Radiology
Department of Diagnostic Radiology
University of Virginia
Interventional Radiologist
Division of Vascular Interventional Radiology
Department of Radiology
University of Virginia Health System
Charlottesville, Virginia

Tarun Sabharwal, FRCSI, FRCR
Consultant Interventional Radiologist and Honorary Senior Lecturer
Department of Radiology
Guys and St Thomas' NHS Foundation Trust
London, United Kingdom

Gloria M. Salazar, MD
Department of Radiology
Cardiovascular Imaging and Intervention, Emergency Radiology
Massachusetts General Hospital
Boston, Massachusetts

Riad Salem, MD, MBA
Professor of Radiology
Department of Radiology
Feinberg School of Medicine, Northwestern University
Director of Interventional Oncology
Department of Radiology
Northwestern Memorial Hospital
Chicago, Illinois

Dmitri Segal, DO
Diagnostic Radiologist
Department of Radiology
Brigham and Women's Hospital
Harvard Medical School
Boston, Massachusetts
Diagnostic Radiologist
Valley Radiology Consultants, Inc.
San Diego, California

J. Anthony Seibert, PhD
Professor of Radiology
Department of Radiology
University of California Davis
Medical Physicist
Department of Radiology
UC Davis Medical Center
Sacramento, California

Ji Hoon Shin, MD, PhD
Associate Professor
Department of Radiology
University of Ulsan College of Medicine
Attending Physician
Department of Radiology
Asan Medical Center
Songpa-gu, Seoul
Republic of Korea

Stuart G. Silverman, MD
Professor of Radiology
Harvard Medical School
Division of Abdominal Imaging and Intervention
Department of Radiology
Brigham and Women's Hospital
Boston, Massachusetts

Ajay K. Singh, MD
Radiologist
Department of Radiology
Massachusetts General Hospital
Instructor
Department of Radiology
Harvard Medical School
Boston, Massachusetts

Stephen B. Solomon, MD
Chief, Interventional Radiology Service
Department of Radiology
Memorial Sloan-Kettering Cancer Center
New York, New York

Ho-Young Song, MD
Professor of Radiology
Department of Radiology
Asan Medical Center
University of Ulsan College of Medicine
Songpa-gu, Seoul
Republic of Korea

Thomas A. Sos, MD
Professor of Radiology
Weill-Cornell Medical College
New York, New York

Michael C. Soulen, MD, FSIR
Professor of Radiology and Surgery
Department of Radiology
University of Pennsylvania
Director, Interventional Oncology
Division of Interventional Radiology
Hospital of the University of Pennsylvania
Philadelphia, Pennsylvania

Archibald Speirs, MRCP, FRCR
Fellow, Interventional Radiology
Department of Radiology
Guys and St Thomas' NHS Foundation Trust
London, United Kingdom

James B. Spies, MD
Professor of Radiology
Department of Radiology
Georgetown University School of Medicine
Chair and Chief of Service
Department of Radiology
Georgetown University Hospital
Washington, DC

Keith J. Strauss, MSc, FAAPM, FACR
Clinical Instructor
Department of Radiology
Harvard Medical School
Director, Radiology Physics and Engineering
Department of Radiology
Children's Hospital Boston
Boston, Massachusetts

Ashraf Thabet, MD
Instructor
Department of Radiology
Harvard Medical School
Assistant Radiologist
Department of Radiology
Massachusetts General Hospital
Boston, Massachusetts

Scott O. Trerotola, MD
Stanley Baum Professor of Radiology
Professor of Surgery
Departments of Radiology and Surgery
University of Pennsylvania School of Medicine
Associate Chair and Chief, Vascular and Interventional Radiology
Department of Radiology
University of Pennsylvania Medical Center
Philadelphia, Pennsylvania

David W. Trost, MD
Associate Professor of Clinical Radiology
Department of Radiology
Weill Cornell Medical College
Attending Radiologist
Department of Radiology
NewYork-Presbyterian Hospital
New York, New York

Sabah S. Tumeh, MD
Piedmont Hospital
Atlanta, Georgia

Suresh Vedantham, MD
Professor of Radiology and Surgery
Mallinckrodt Institute of Radiology
Washington University School of Medicine
St Louis, Missouri

Thomas M. Vesely, MD
Vascular Access Services, LLC
St Louis, Missouri

Ajay K. Wakhloo, MD, PhD
Professor of Radiology
Departments of Radiology, Neurology, and Neurosurgery
University of Massachusetts Medical School
Director, Division of Neuroimaging and Intervention
Department of Radiology
UMass Memorial Healthcare
Worcester, Massachusetts

Joshua Weintraub, MD
Professor and Chief of Interventional Radiology
Mount Sinai Hospital
New York, New York

Robert I. White Jr, MD
Professor of Diagnostic Radiology
Department of Diagnostic Radiology
YVSM
Co-Director, Yale AVM Center
Diagnostic Imaging
Department of Diagnostic Radiology
Yale - New Haven Hospital
New Haven, Connecticut

John A. Williamson, MD
Clinical Fellow
Department of Vascular and Interventional Radiology
Dotter Interventional Institute
Oregon Health and Science University Hospital
Portland, Oregon

Priscilla A. Winchester, MD
Associate Professor
Department of Radiology
Cornell University
Associate Attending Radiologist
Department of Radiology
NewYork-Presbyterian Hospital
New York, New York

David F. Yankelevitz, MD
Professor of Radiology
Department of Radiology
Mount Sinai School of Medicine
Cardiothoracic Radiologist
Department of Radiology
The Mount Sinai Medical Center
New York, New York

Chang Jin Yoon, MD
Associate Professor
Department of Radiology,
Seoul National University Bundang Hospital
Bundang-gu, Seongnam-si, Gyeonggi-do
Republic of Korea

目　　录

第一部分　非侵入性评估和影像诊断

第二部分　导管造影术

第三部分　介入步骤

1 下肢动脉的非侵入性评估

下肢分段压力检测：踝肱指数和压力测试

适应证

1. 跛行病史。
2. 临床表现为动脉功能不全。
3. 判断足部或者脚趾皮肤病变愈合的预后[1,2]。
4. 腹股沟下旁路血管（传统的）移植术后监测。
5. 血管腔内治疗（溶栓、球囊血管成形、血管支架）后的近期、远期随访。

禁忌证

1. 开放性外伤。
2. 近期有手术病史。

操作前准备

无。

操作

1. 血压计的气囊袖带分别置于患者大、小腿上下部。分别为大腿上、膝上、膝下、踝部。通常采用10~12cm直径的袖带，袖带气囊充盈后，长度足够环绕肢体周径[3]。
2. 足背动脉和胫后动脉检测到多普勒信号。
3. 轮流充盈血压袖带，当检测到足背动脉和胫后动脉的多普勒信号时，记录收缩期血压值。

4. 测量双上肢肱动脉的收缩期血压。一般来说，用双上肢动脉压力数值较高一侧，来与下肢动脉的压力数值计算出踝肱指数。如果两侧上肢动脉收缩期血压存在 10mmHg 以上的差异，需对上肢动脉进行影像学检查。
5. 踝肱指数是指气囊袖带在释放过程中踝部动脉的收缩期血压高峰和肱动脉的收缩期血压高峰的比值。
6. 当患者踝肱指数显示有跛行时，进行压力测试。
   a. 压力测试是让患者在 12° 倾斜的跑步机上，以每小时 2 英里（1 英里 =1609m）的速度步行，血压计袖带置于踝部。患者测试过程需心电监护。
   b. 患者运动 5 分钟或者直到症状出现。在最初的 4 分钟里，以每 30 秒为周期连续监测踝部压力，然后每分钟监测直到压力恢复到正常水平或运动之前的水平。

操作后的处理

无。

结果

1. 踝肱指数（ABI）
   a. 正常：ABI=1.0 或者轻度升高。
   b. 跛行（中度狭窄或者闭塞）：ABI=0.6~0.9。
   c. 静息痛（严重阻塞性疾病）：ABI=0.5。
2. 趾、足皮肤损伤愈合的预后[1]：糖尿病及非糖尿病患者愈合率如表 1.1。

表 1.1 趾、足皮肤损伤愈合的预后

压力（踝动脉）（mmHg）	愈合几率（%）	
	非糖尿病患者	糖尿病患者
<55	0	0
55~90	85	45
>90	100	85

3. 下肢不同分段之间收缩压峰值下降 15~30mmHg 或更多，提示两袖带之间存在明显病变，考虑异常[4]。
4. 如果某段血压小于对侧肢体相同部位至少有 20mmHg，呈“水平”压力梯度，提示靠近袖套近端的低血压处有严重病变[4]。

5. 大腿上段血压不高于肱动脉血压 20mmHg，考虑异常，包括以下情况：
   a. 主、髂或股总动脉狭窄或者闭塞。
   b. 股浅动脉疾病合并股深动脉的狭窄、闭塞，脉搏容积记录有助于鉴别诊断。
   c. 头臂血管的严重狭窄。
6. 运动后的正常机体反应是血压监测没有变化或者轻微的升高。血压下降是动脉疾病的一个显著标志。疾病的严重程度通常与血压恢复最初水平所用的时间有关。
   a. 单一病变：2~6 分钟。
   b. 多个病变：6~12 分钟。
   c. 严重阻塞性疾病：30 分钟及以上。
7. 运动和休息时踝部动脉压（简称踝压）是慢性下肢缺血临床分类的客观标准（表 1.2）[5]。

表 1.2 下肢慢性缺血的临床分类

级别	分类	临床描述	客观标准
I	0	无症状，无血流动力学疾病	踏板运动试验正常[a]
	1	轻度跛行	能完成踏板运动试验，运动后踝压 >50mmHg，但不超过正常值 25mmHg 以上
	2	中度跛行	临床症状介于 1 和 3 之间
	3	重度跛行	踏板运动试验不能完成，运动后踝压 <50mmHg
II	4	缺血性静息痛	静息踝压 ≤40mmHg：几乎没有可触及踝关节及跖骨周围的动脉搏动，趾压 <30mmHg
III	5	少量组织缺损：溃疡未愈合，局部坏疽伴弥漫性足部缺血	静息踝压 <60mmHg：几乎没有可触及踝关节及跖骨周围的动脉搏动，趾压 <40mmHg
	6	大量组织缺损：延伸到跖骨平面以上，足部功能不可恢复	与 5 类似

[a] 在一个 12° 倾斜的运动踏板上以每小时 2 英里的速度行走 5 分钟

8. 踝肱指数下降 0.15 及以上考虑显著变化。
9. 踝肱指数增高 0.15 以上被认为是血流动力学改善的独立标准。指数增高 0.10 结合临床分类的改善（见表 1.2）也可以定义为血流动力学的改善[6]。

并发症

无。

限制及假象

1. 尽管糖尿病患者有明显动脉狭窄，踝肱指数仍较高。造成这一现象的原因是血管的弹性降低。而在某些病例中，动脉过于硬化，导致压力测不出。
2. 充血性心力衰竭患者，静脉也会出现搏动信号，容易误认为动脉信号[3]。
3. 极端肢体肥胖影响血压测量结果。
4. 严重的血流减少或完全性阻塞引起多普勒信号缺失妨碍压力测量。

脉搏容积描记

适应证

1. 评估动脉病变时，作为动脉压力测量的一种补充检查。
2. 评估受压综合征，如胸腔出口综合征、腘动脉受限综合征。
3. 评估动脉病变，对缺乏弹性的、钙化动脉的压力，不能作出合理解释时。
4. 对血流动力显著的外周血管病变，进行解剖学定位。

禁忌证

1. 开放伤口。
2. 近期手术。

操作术前准备

无。

操作

1. 该项检查需在患者休息时或运动前后进行。
2. 脉搏容积描记气囊带置于双侧大腿、小腿、踝部。
3. 气囊带由定量的空气（75 ± 10）ml 充盈，直至预定压力 65mmHg。

4. 气囊带有标准刻度。1mmHg 压力的变化表现为 20mm 周径的偏离。
5. 气囊带压力的变化与气囊带容积的变化相对应，都反映了瞬时肢体容积的变化。

结果

1. 正常及异常的脉搏容积波动显示如图 1.1。

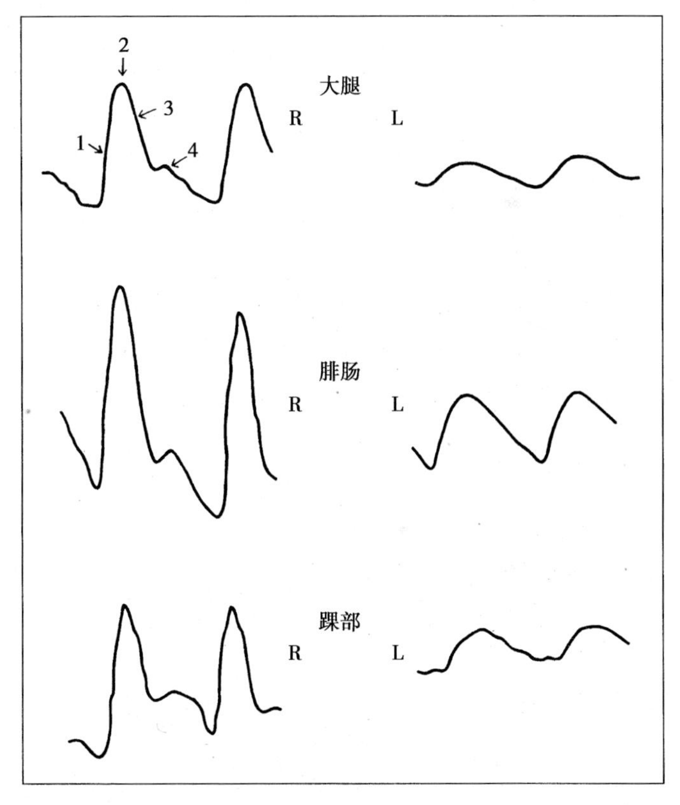

图 1.1　一位左髂总动脉狭窄患者的脉搏容积记录图。右腿作为正常腿的脉搏容积波动图：1. 升波；2. 波嵴；3. 降波；4. 反射舒张波。左腿脉搏容积波动图缺失了大腿、腓肠、踝部的反射舒张波

2. 脉搏容积记录数据分为五大类[2]（表 1.3）。
3. 如果使用恒定袖带的体积和压力，同一个患者的脉冲体积幅度重复性好[7]。容积变化显著与血管阻塞性病变严重性显著相关。

表 1.3 脉搏容积分类偏转量表

脉搏容积分类	偏转图	
	大腿和踝部	腓肠
1	>15[a]	>20[a]
2	>15[b]	>20[b]
3	5~15	5~29
4	<5	<5
5	平	平

a. 伴反射波；b. 不伴反射波

4. 脉冲体积幅度与心输出量、血压、血管紧张度、容积相关。
5. 运动：运动后正常反应是脉冲体积振幅的增加，伴有闭塞性动脉疾病患者的踝部脉冲容积幅度在运动后减少[8]。
6. 其他指征显示动脉疾病的脉搏容积记录波形包括：
   a. 上升支升幅减少。
   b. 脉冲的峰顶圆钝，出现延迟。
   c. 下降支下降率变慢。
   d. 回返舒张波的缺如。
7. 根据脉搏容积分类评估脉搏容积[2]的结果见表 1.4。
   a. 静息痛可以评价疼痛是血管疾病病因的可能性。
   b. 限制性跛行可以用来评估运动疼痛的血管病因。
   c. 根据脉搏容积记录，可以预测病变的愈合。

表 1.4 根据脉搏容积分类结果分析静息痛、运动后疼痛、病变愈合

	不会	可能	会
静息痛与血管病变的相关性（糖尿病与非糖尿病患者）	1~3	3，4	4，5
运动后疼痛与血管病变的相关性	2~3	4	4，5
病变愈合几率（糖尿病与非糖尿病患者）	4，5	3	1~3

并发症

无。

（石红建 译 李麟荪 校）

参考文献

1. Sumner DS. Noninvasive assessment of peripheral arterial disease. In: Rutherford RD, ed. *Vascular surgery*. 3rd ed. Philadelphia: WB Saunders; 1989.
2. Raines JK, Darling RC, Brewster DC, et al. Vascular laboratory criteria for the management of peripheral vascular disease of the lower extremities. *Surgery*. 1976;79:21.
3. Gerlock AJ Jr, Giyanani VL, Krebs C. Noninvasive vascular examinations of the lower extremity arteries. In: *Applications of Noninvasive Vascular Techniques*. Philadelphia: WB Saunders; 1988:299–322.
4. Rose SC. Noninvasive vascular laboratory for evaluation of peripheral arterial occlusive disease: Part II—Clinical applications: chronic, usually atherosclerotic, lower extremity ischemia. *J Vasc Interv Radiol*. 2000;11:1257–1275.
5. Rutherford RB, Becker GJ. Standards for evaluating and reporting the results of surgical and percutaneous therapy for peripheral arterial disease. *J Vasc Interv Radiol*. 1993;2:169–174.
6. Ahn SS, Rutherford RB, Becker GJ, et al. Reporting standards for lower extremity arterial endovascular procedures. *J Vasc Surg*. 1993;17:1103–1107.
7. Darling RC, Raines JK, Brener BJ, et al. Quantitative segmental pulse volume recorder: a clinical tool. *Surgery*. 1972;72:873.
8. Raines JK. The pulse volume recorder in peripheral arterial disease. In: Bernstein EF, ed. *Vascular diagnosis*. 4th ed. St. Louis: Mosby–Year Book; 1993 [Chap. 59].

外周血管彩色多普勒及双功超声成像

颈动脉疾病

适应证

1. 探查有神经症状的患者是否存在颈动脉狭窄及狭窄程度。
2. 评估有颈动脉杂音的患者。
3. 评估颈动脉内膜剥脱术后和颈动脉支架植入术后的疗效。
4. 随访复查已有颈动脉狭窄患者的疾病进展情况。
5. 评估接受心脏大手术前，颈动脉显著狭窄但无症状的患者。

禁忌证

开放性创伤。

操作前准备

无。

操作过程

1. 设备：线阵探头频率≥5MHz，其中彩色多普勒频率 3MHz 以上。
2. 检查时，患者取仰卧位，头向对侧偏转。
3. 将探头横向放置，自颈总动脉下端向上扫描，至颈内动脉及颈外动脉分叉之上。该处作为解剖学研究和重要定位标志。
4. 将探头纵向放置，平行于动脉。彩色多普勒窗口依动脉走行取顺血流或垂直方向，以 20° 成角。彩色多普勒流速范围通常设置在 20~30cm/s。探头顺序移动，以测定颈总动脉及颈内动脉的全长。颈外动脉仅测定其近端部分。
5. 检查自颈总动脉开始，多普勒示踪包括颈总动脉下段、上段，颈内动脉和颈外动脉。所有异常彩色信号区域（流速增强）抽样进行多普勒频谱分析，血液流速异常区近、中、远端进行评估。
   比值计算：增速部位收缩期峰值流速（PSV）除以颈动脉球近端 2~4cm 处颈总动脉收缩期峰值流速（PSV）。
6. 乏血流信号经能量多普勒可明显确认，因为低速信号检查能量比彩色多普勒更敏感。
7. 支架预释放位置评价。影像检查应包括拟干预段及其上、下段动脉的详尽探查。
8. 颈动脉内膜剥脱术患者，根据上述标准，术前行超声检查评估。

操作后处理

无。

结果

1. 已达成共识的[1]：如果斑块存在，收缩期峰值流速（PSV）高于 125cm/s[2]，则血管狭窄达 50%（直径）；如果血流速度高于 230cm/s[3]，则血管狭窄达 70%。流速比值 2 对应 50% 的狭窄，流速比值 4 对应 70% 的狭窄[4]。
2. 颈内动脉极重度狭窄可能和病变远端速度下降及低阻模式（tardus-parvus 波形[5]）相关。评估狭窄段管腔直径以及判断是否存在极重度狭窄要用彩色多普勒和能量多普勒[6]（图 2.1）。鉴别部分闭塞和完全闭塞需要超声[7]仔细评估,偶尔需应用其他影像模式如 MRA[8]和 CTA。

3. 颈动脉内膜标准剥脱术后,血液流速可中度升高达 1 年;动脉管径可增大,到一定程度时出现血流停滞区[9]。
4. 颈动脉支架植入后,常会人为地增加了血液的流速[10]。支架内狭窄分级,可基于流速比或临界点流速,相当于 80% 狭窄(300cm/s)时宜再次介入。

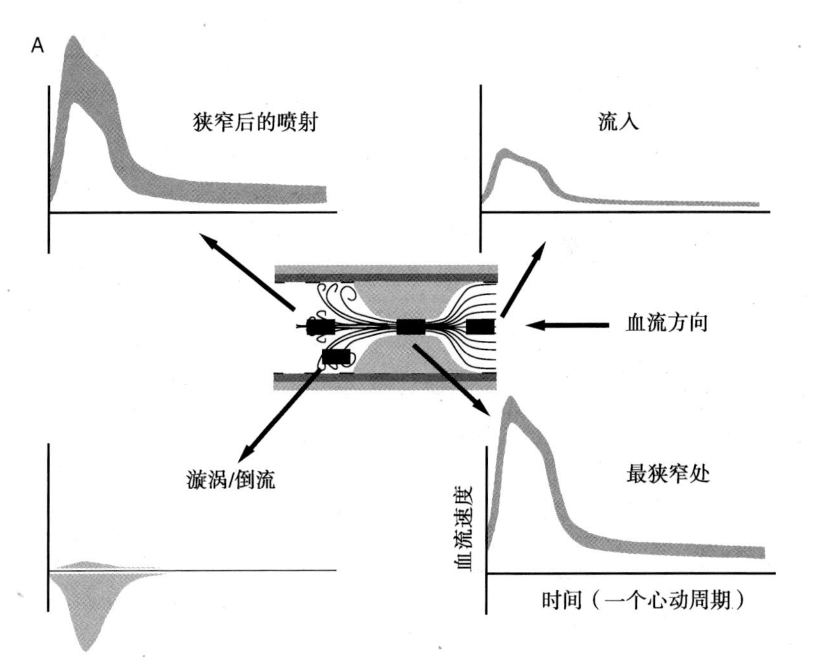

图 2.1 A. 血流接近最狭窄处呈分层样。在狭窄处所有红细胞趋向同一速度(钝流或塞流样),该处的频谱比动脉内近狭窄近端更狭窄,因为所有的红细胞必须通过开口处,所以幅度较大。狭窄远端,更明显的增速喷射形成,周围有血流翻转区。喷射通常是非对称性的,撞击血管壁而非直接流向血管中心。血流反转区通常在涡流引起血液自身倒流处看到。当其有效半径增加时,喷射继续分散能量。在适当的流速 / 有效半径下,产生湍流

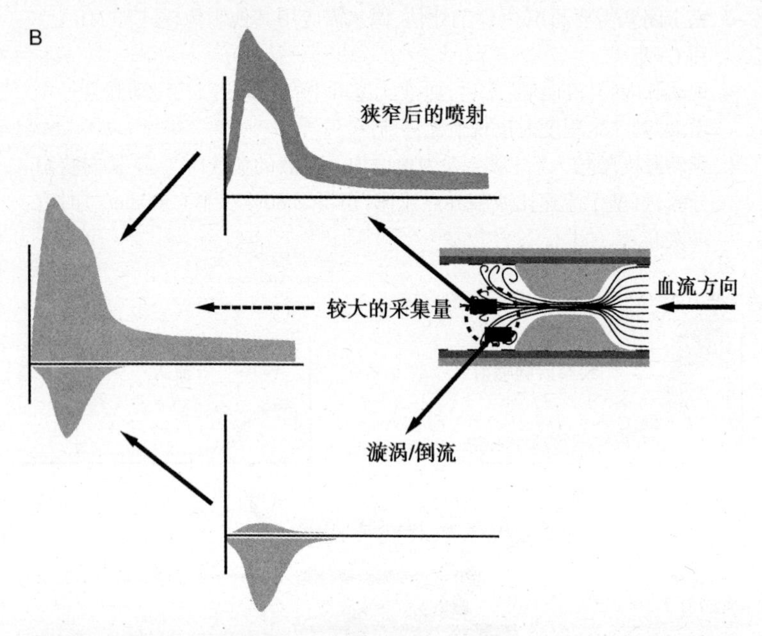

图 2.1 （续）B. 在狭窄远端，可能同时得到向前和向后移动的红细胞。如果取样窗足够大，并且处于血流反转区及喷射流速交界，将记录到复杂的血流模型

并发症

无。

肾动脉疾病

适应证

判断高血压患者是否存在肾动脉狭窄。

禁忌证

相对禁忌证包括肥胖或腹腔大量积气。

操作前准备

禁食 12 小时；近期避免服用药物、吸烟以及嚼口香糖。

操作

1. 设备：3~5MHz 曲面或扇面阵列式探头，配备≥3MHz 彩色多普勒频率。

2. 患者检查时取仰卧位。
3. 探头横向置于腹主动脉。彩色多普勒窗朝向成像侧，或与之垂直。
4. 取样窗置于肾动脉处，进行多普勒频谱分析。探查肾动脉长度。计算肾动脉最大流速增加处收缩期峰值流速（PSV）除以腹主动脉 PSV 的比值[11]。
5. 取侧卧位，自后外侧途径经肾组织探查肾动脉[12]。
6. 对肾上、中、下极的肾段动脉或其叶间分支进行间接取样多普勒检查[13]。
7. 应该术前评估介入治疗（斑块旋切术、血管成形术，或支架术）部位。图像应包括治疗段前方动脉、完整的介入治疗段、治疗段下游动脉。
8. 肾脏的大小及整体外观通常行谐波灰阶超声检查。

操作后处理

无。

结果

1. 肾动脉收缩期峰值流速（PSV）检测明显狭窄的敏感度和特异度分别为 85% 和 92%[14]。肾动脉 PSV 与腹主动脉 PSV 之比（范围 3~4.5）敏感度为 82%，特异度为 89%[14]。
2. 近端病变的间接指标如肾内动脉分支加速时间（大于 0.10~0.12 秒者）敏感度为 80%，特异度 82%[14]。

并发症

无。

外周动脉疾病

适应证

1. 对有症状的患者，鉴别外周动脉是狭窄还是闭塞。
2. 对狭窄程度进行分级和测定狭窄病变的长度[15]。
3. 测定闭塞段长度。
4. 评估医源性动脉损伤。
5. 明确腔内介入的近期疗效是否满意。
6. 长期随访腔内介入术后的病变情况。
7. 评估外周动脉瘤。

禁忌证

开放性创伤或溃疡。

操作前准备

无。

操作过程

1. 设备：频率≥5MHz 线阵式探头，配备 3MHz 以上多普勒频率。
2. 患者取仰卧位。
3. 探头纵向放置、平行于血管。根据血管走行彩色多普勒窗与该血管节段成 20° 角或垂直。
4. 膝上评价：检查从股总动脉至腘动脉远端。探头沿股浅动脉走行，所有彩色信号异常区域（流速增加）进行多普勒频谱分析。将流速增加点所得收缩期峰值流速（PSV）除以在异常血流点近端 2~4cm 处收缩期流速，计算比值。
5. 可根据需要在髂动脉和胫腓动脉进行针对性检查。
6. 应术前评估介入治疗（斑块旋切术、血管成形术或支架术）部位。图像需包括近段，治疗段及远段的动脉。
7. 动脉瘤需单纯或结合多普勒图像进行评估。在灰阶图像下估计动脉瘤的直径和血栓量[16]。需记录动脉瘤的近、远端的范围，且需测量并记录血管直径。用彩色多普勒及多普勒频谱确认动脉瘤内血流。
8. 医源性损伤下形成的假性动脉瘤以类似方式作评估。动脉与瘤体间通道应由多普勒频谱分析评估，证实假性动脉瘤囊内有双向血流（往复信号[17]）（图 2.2）。
9. 医源性损伤下形成的动静脉瘘，用彩色多普勒来评价动脉与静脉间存在交通血流，多普勒频谱分析证明回流静脉的搏动以及供血动脉舒张期低阻血流。假性动脉瘤可能与动静脉瘘有关。
10. 夹层表现为血管内膜片不连续，或出现血管狭窄或闭塞。
11. 闭合器的使用或与置入部位假性动脉瘤、狭窄或闭塞有关。

操作后处理

无。

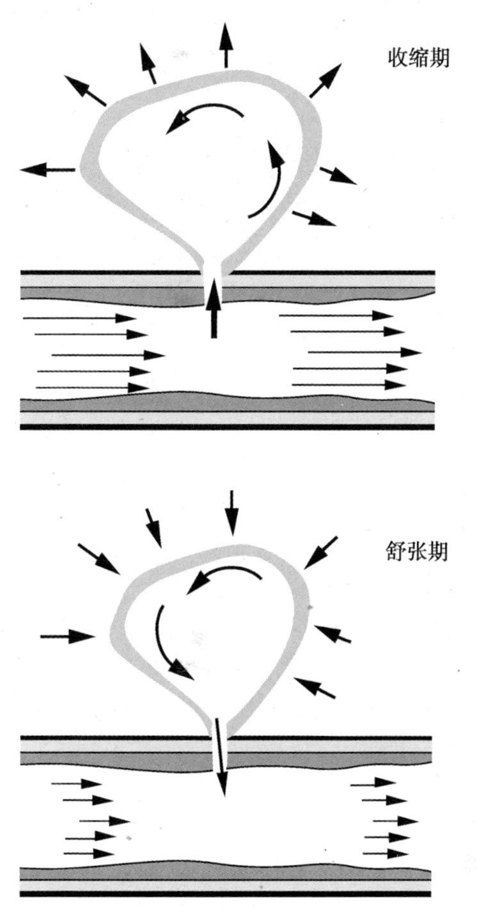

图 2.2 假性动脉瘤内外软组织的顺从性解释了持续血流模式存在于载瘤动脉及交通动脉内。在收缩期，血流由于动脉腔内相对高压进入囊袋。在舒张期，由于动脉内压力小于周围软组织回缩产生的压力，储存的能量释放。血流的涡流模式在整个心动周期持续。更长的沟通渠道将增加血流的阻力，破坏已经建立的恒定运动的稳态

结果

1. 正常动脉段的标准为：有正常的彩色多普勒血流信号，并没有任何 PSV 比率大于 2 的聚焦区。PSV 比率大于 2 提示病变段管腔直径狭窄大于 50%[18,19]。比率在 2~3，接近 4 时，表示管腔直径狭窄在 50%~75%。准确度估计达 90%。

2. 超声已成功应用于评估患者是否适于外科手术或经皮介入术[20,21]。
3. 可在动脉血管成形术及支架术时实施监测,以助其精准完成[22,23]。
4. 腘动脉瘤可成功地由灰阶及彩色多普勒成像进行评估。它的尺寸、范围以及是否存有血栓均可探及。动脉段直径相对增加 20% 以上,可作为判定早期动脉瘤形成的一个实用标准[24]。
5. 医源性动脉损伤的超声检查可判定是否存在假性动脉瘤、动静脉瘘,或两者兼有,还是狭窄、闭塞,以及夹层。

并发症

无。

下肢旁路移植

适应证

1. 常规定期评估隐静脉旁路移植物,以早期发现其无功能,采取补救手术。内膜增生监测检查,第一年内每 3 个月一次,一年后每 6 个月一次。评价动脉粥样硬化疾病进展的检查,每年或每两年一次至终身。
2. 探查移植物内或吻合口狭窄区,明确旁路移植术后缺血症状改变的原因。
3. 探查原位静脉移植术后的持续性静脉瘘。

禁忌证

开放性外伤或溃疡。

操作前准备

无。

操作过程

1. 设备:频率≥5MHz 线阵式探头,其中多普勒频率≥3MHz。彩色多普勒成像是该研究的关键部分。
2. 在近端吻合口成像时,将探头与移植血管平行握持。可用彩色多普勒成像和脉冲多普勒波形,分析探测血流存在。
3. 探头保持平行于移植通路。探头持续移动等于探头长度。彩色窗口始终与移植血管保持 20° 角,以保持多普勒对于血流的敏感性。彩色刻度设置成最大平均流速在 20~40cm/s 之间,可见移植血管内血流模式,应避免失真。远端移植吻合口可用彩色多普勒成像,或应用脉冲多普勒超声检查。

4. 任何正常彩色信号区域，均需行脉冲多普勒频谱分析。如没有探及异常彩色多普勒信号区域，需用脉冲多普勒每 10cm 间隔测量。
5. 如果移植物内彩色信号丢失，将探头横置，以判断是否移植血管弯折或已形成血栓。
6. 需特别注意移植物最小直径处的 PSV 值。

操作后处理

无。

结果

1. 一次完整的检查需耗时 10~20 分钟。
2. 在异常彩色信号点，利用脉冲多普勒测得的双倍收缩期峰值速度，提示管腔狭窄超过 50%。该方法的敏感度为 95%，特异度为 100%。流速比≥4，提示狭窄超过 75%，并且该病变可能需要介入治疗[25-28]。
3. 相较于先前评估低于 40~45cm/s[29,30]的 PSV，或减幅超过 30cm/s 的狭窄病变，需要进一步检查。这些移植物常在 3~9 个月检查期内失效。然而，该方法仅限于大直径的移植物，因为通过它们的血液流速较低。

并发症

无。

（石红建 译 李麟荪 校）

参考文献

1. Grant EG, Benson CB, Moneta GL, et al. Carotid artery stenosis: gray-scale and Doppler US diagnosis—Society of Radiologists in Ultrasound Consensus Conference. *Radiology*. 2003;229:340–346.
2. Polak JF, Dobkin GR, O'Leary DH, et al. Internal carotid artery stenosis: accuracy and reproducibility of color-Doppler-assisted duplex imaging. *Radiology*. 1989;173:793–798.
3. Hunink MGM, Polak JF, Barlan MM, et al. Detection and quantification of carotid artery stenosis: efficacy of various Doppler velocity parameters. *Am J Roentgenol*. 1993;160:619–625.
4. Moneta GL, Edwards JM, Chitwood RW, et al. Correlation with North American Symptomatic Carotid Endarterectomy Trial (NASCET) angiographic definition of 70% to 99% internal carotid artery stenosis with duplex scanning. *J Vasc Surg*. 1993;17:152–157.
5. Kotval PS. Doppler waveform parvus and tardus. A sign of proximal flow obstruction. *J Ultrasound Med*. 1989;8:435–440.
6. Schmidt P, Sliwka U, Simon SG, et al. High-grade stenosis of the internal carotid artery assessed by color and power Doppler imaging. *J Clin Ultrasound*. 1998;26:85–89.
7. AbuRahma AF, Pollack JA, Robinson PA, et al. The reliability of color duplex ultrasound in diagnosing total carotid artery occlusion. *Am J Surg*. 1997;174:185–187.
8. Back MR, Rogers GA, Wilson JS, et al. Magnetic resonance angiography minimizes need for arteriography after inadequate carotid duplex ultrasound scanning [see comment]. *J Vasc Surg*. 2003;38:422–430; [discussion, 431].
9. Hayes PD, Allroggen H, Steel S, et al. Randomized trial of vein versus Dacron patching dur-

ing carotid endarterectomy: influence of patch type on postoperative embolization. *J Vasc Surg.* 2001;33:994–1000.
10. Lal BK, Hobson RW II, Goldstein J, et al. Carotid artery stenting: is there a need to revise ultrasound velocity criteria? *J Vasc Surg.* 2004;39:58–66.
11. Miralles M, Cairols M, Cotillas J, et al. Value of Doppler parameters in the diagnosis of renal artery stenosis. *J Vasc Surg.* 1996;23:428–435.
12. Isikoff MB, Hill MC. Sonography of the renal arteries: left lateral decubitus position. *Am J Roentgenol.* 1980;134:1177–1179.
13. Stavros AT, Parker SH, Yakes WF, et al. Segmental stenosis of the renal artery: pattern recognition of tardus and parvus abnormalities with duplex sonography. *Radiology.* 1992;184:487–492.
14. Williams GJ, Macaskill P, Chan SF, et al. Comparative accuracy of renal duplex sonographic parameters in the diagnosis of renal artery stenosis: paired and unpaired analysis. *Am J Roentgenol.* 2007;188:798–811.
15. Grassbaugh JA, Nelson PR, Rzucidlo EM, et al. Blinded comparison of preoperative duplex ultrasound scanning and contrast arteriography for planning revascularization at the level of the tibia. *J Vasc Surg.* 2003;37:1186–1190.
16. MacGowan SW, Saif MF, O'Neil G, et al. Ultrasound examination in the diagnosis of popliteal artery aneurysms. *Br J Surg.* 1985;72:528–529.
17. Abu-Yousef MM, Wiese JA, Shamma AR. The "to-and-fro" sign: duplex Doppler evidence of femoral artery pseudoaneurysm. *Am J Roentgenol.* 1988;150:632–634.
18. Ramaswami G, Al-Kutoubi A, Nicolaides AN, et al. The role of duplex scanning in the diagnosis of lower limb arterial disease. *Ann Vasc Surg.* 1999;13:494–500.
19. Polak JF, Karmel MI, Meyerovitz MF. Accuracy of color Doppler flow mapping for evaluation of the severity of femoropopliteal arterial disease: a prospective study. *J Vasc Interv Radiol.* 1991;2:471–479.
20. Ascher E, Mazzariol F, Hingorani A, et al. The use of duplex ultrasound arterial mapping as an alternative to conventional arteriography for primary and secondary infrapopliteal bypasses. *Am J Surg.* 1999;178:162–165.
21. London NJ, Nydahl S, Hartshorne T, et al. Use of colour duplex imaging to diagnose and guide angioplasty of lower limb arterial lesions. *Br J Surg.* 1999;86:911–915.
22. Back MR, Novotney M, Roth SM, et al. Utility of duplex surveillance following iliac artery angioplasty and primary stenting. *J Endovasc Ther.* 2001;8:629–637.
23. Myers KA, Wood SR, Lee V. Vascular ultrasound surveillance after endovascular intervention for occlusive iliac artery disease. *Cardiovasc Surg.* 2001;9:448–454.
24. Dawson I, van Bockel JH, Brand R, et al. Popliteal artery aneurysms: long-term follow-up of aneurysmal disease and results of surgical treatment. *J Vasc Surg.* 1991;13:398–407.
25. Mills JL Sr, Wixon CL, James DC, et al. The natural history of intermediate and critical vein graft stenosis: recommendations for continued surveillance or repair. *J Vasc Surg.* 2001;33:273–278.
26. Mofidi R, Kelman J, Berry O, et al. Significance of the early postoperative duplex result in infrainguinal vein bypass surveillance. *Eur J Vasc Endovasc Surg.* 2007;34:327–332.
27. Parmar J, Aslam M, Standfield N. Pre-operative radial arterial diameter predicts early failure of arteriovenous fistula (AVF) for haemodialysis. *Eur J Vasc Endovasc Surg.* 2007;33:113–115.
28. Tinder CN, Chavanpun JP, Bandyk DF, et al. Efficacy of duplex ultrasound surveillance after infrainguinal vein bypass may be enhanced by identification of characteristics predictive of graft stenosis development. *J Vasc Surg.* 2008;48:613–618.
29. Bandyk DF, Cato RF, Towne JB. A low flow velocity predicts failure of femoropopliteal and femorotibial bypass grafts. *Surgery.* 1985;98:799–809.
30. Mills JL, Bandyk DF, Gathan V, et al. The origin of infrainguinal vein graft stenosis: a prospective study based on duplex surveillance. *J Vasc Surg.* 1995;21:16–25.

3 腹部血管介入治疗的多普勒超声

简介

多普勒超声(doppler ultrasound, DUS)是一种无创检查,用以评估血管的瘤样扩张、狭窄或闭塞病变的解剖结构和血流动力学变化。介入放射医师可以在DUS的引导下留置穿刺针或导管。熟悉DUS的优势和劣势,对其最佳的临床应用至关重要。

技术进步已显著提升了当前"无创性血管成像"在微创治疗中的地位。DUS在患者无X线辐射的情况下,提供实时图像以及生理信息。本章叙述涉及血管介入操作中的5个腹部DUS的常用适应证,即腹主动脉瘤(abdominal aortic aneurysms, AAA)、经颈静脉穿刺肝内门体静脉分流术(TIPS)、肝移植术、肾血管和内脏动脉检查。

腹主动脉瘤

1. AAA是血管病临床中最常见的大血管动脉瘤。在美国,65~75岁男性、有吸烟史或直系亲属中有AAA病史者,例行一次常规超声筛查的费用可以获得返还。
2. AAA诊断依据:血管局灶性扩张≥3cm;腹主动脉直径≥其正常血管直径的1.5倍;肾以下腹主动脉与肾以上腹主动脉比值≥1.2[1]。绝大部分AAA是位于肾动脉开口下方、梭形、由主动脉退行性改变的"真性"动脉瘤。
3. 尽管主动脉腔径会随着年龄慢慢增大,但是直径≥5mm时考虑为异常。腹主动脉瘤患者,直径在≤4cm、4.1~4.5cm以及4.6~5cm的,建议分别于24、12及6个月进行随访。直径在5.1~5.5cm的患者可能需要修复,或每3个月进行随访。直径超过5.5cm的动脉瘤则需行干预。
4. DUS用作筛查、确诊及监测AAA大小(图3.1)。
   a. 为减少腹腔积气,DUS操作前要求禁食8小时。
   b. 腹主动脉自T_{12}水平的膈裂孔进入腹腔,在L_4水平分为髂总动脉。因为前腹壁至主动脉的深度,经常需使用低频弯曲探头。
   c. 主动脉前后径的测量通常选择矢状图,在膈肌水平、肠系膜上动脉(SMA)起源、略高于分叉处测量血管前壁外壁至血管后壁外壁的距离。也需测量自肾动脉或肠系膜上动脉开口至动脉瘤最近端的距离(非动脉瘤颈)。

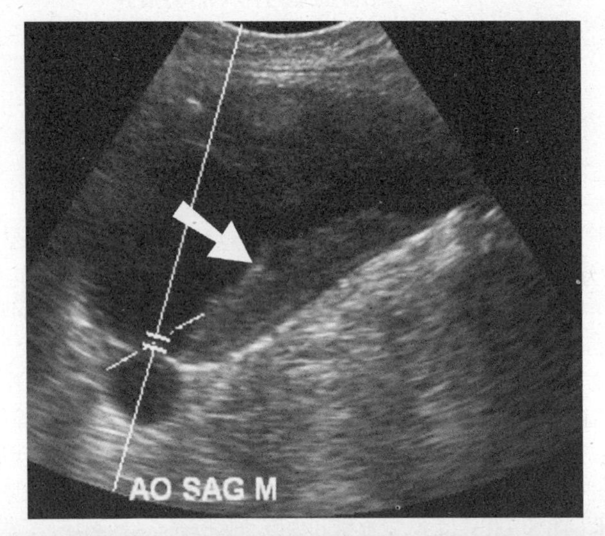

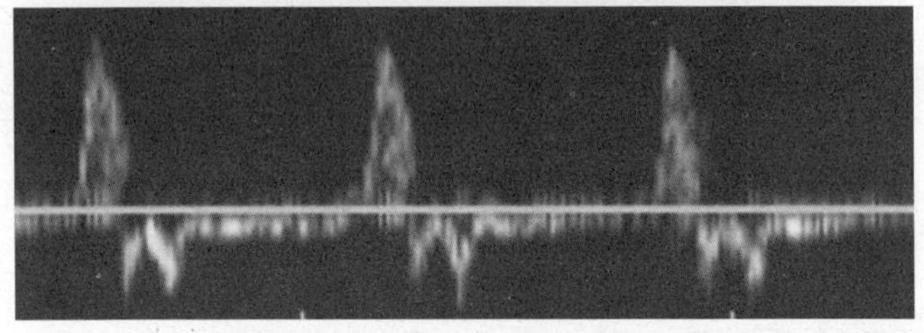

图 3.1 腹主动脉瘤。矢状位超声图示主动脉瘤伴有腔内血栓(箭头所示)。波形谱显示主动脉腔

5. 需要终身随访血管移植或支架植入后的图像,以发现可能出现的并发症。主动脉支架植入术后随访需在第1、6和12个月时进行,随后每年一次。在大多数机构,CTA被视作AAA修复后评估的金标准,然而,经验丰富的DUS操作者,可使用超声随访,那些不能使用碘造影剂,或脊柱内有金属固定,影响CT图像的AAA患者。
6. 相较于CTA而言,DUS在探查内漏上有较高的敏感度(范围77%~97%)[2,3]。内漏可经DUS确认,血管内支架外的血流信号在频谱多普勒下与心动周期有统一、一致、可重现的频谱彩色多普勒信号。

经颈静脉穿刺肝内门体静脉分流术（TIPS）

DUS是TIPS操作前后评价肝血管结构非常有用的方法。

1. 操作前，用DUS记录门静脉、脾静脉、肠系膜上静脉、肝静脉和颈内静脉的开放和血流情况，评估门静脉的分叉位置。未被发现的解剖学变异会增加TIPS操作中门静脉穿孔进入腹膜腔的风险。
2. 在TIPS操作后，DUS常规在24小时内、第3个月时，随后每间隔6个月进行一次，评估分流道通畅性和功能。TIPS支架表现为两条平行曲线，并呈波纹状壁，与肝静脉及门静脉相连（图3.2）。尽管典型的TIPS支架直径为10mm，但由于周围肝组织的回缩，其在体内的直径为8~9mm[4]。支架的近端和远端通畅略呈喇叭状，应分别位于肝静脉和门静脉内。一个新支架（或覆膜支架）可能含有一些气体，会在几天内出现声影，直到气体吸收。TIPS内频谱波形是单向的，略呈搏动。正常的峰值血流流速（PSV）在整个分流道回流中相似，在90~120cm/s，但它不应低于50cm/s。

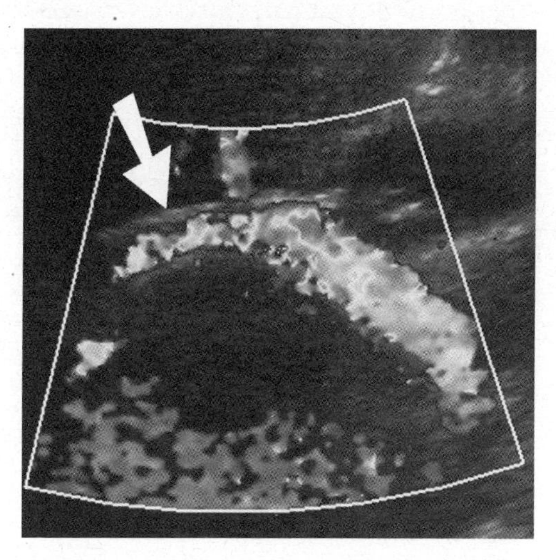

图3.2 正常TIPS解剖。彩色多普勒示TIPS分流道内血流从门静脉到肝静脉（箭头所示）

3. 诊断TIPS（分流道）狭窄的标准包括（图3.3）：
   a. 可见分流道狭窄。
   b. 在分流道内的任何位置流速均低于50~60cm/s。
   c. 相较分流道正常段，狭窄段的峰值增速大于100cm/s。
   d. 分流道内血流呈连续性、无搏动性。
   e. 门脉流速缓慢，小于30cm/s。

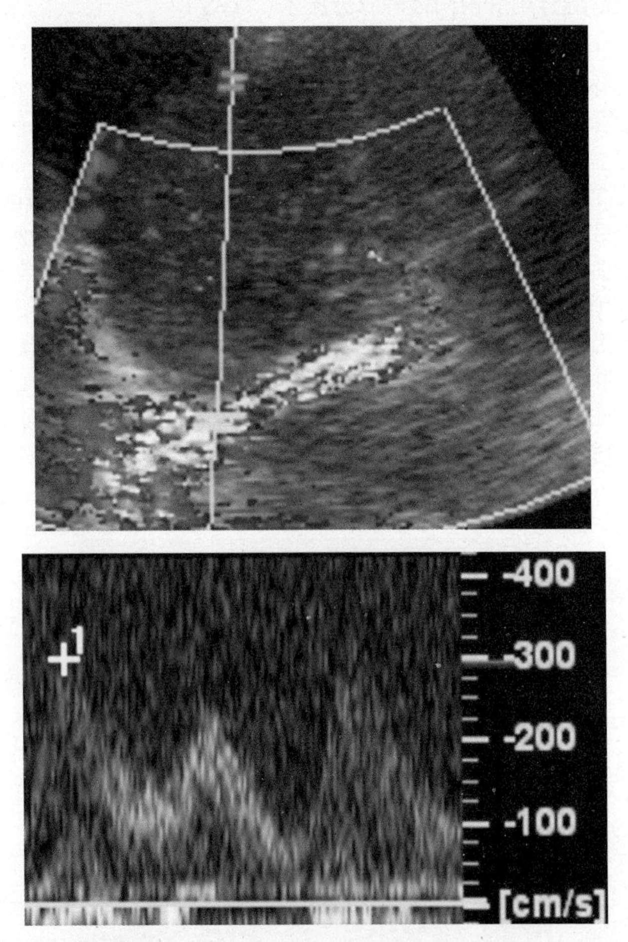

图 3.3 TIPS 狭窄。多普勒波形谱显示在 TIPS 的肝静脉端收缩期流速高达 298cm/s，提示有狭窄

4. TIPS 通道闭塞（图 3.4）需要尽快识别，因为它需要紧急介入纠正[5]。DUS 怀疑 TIPS 闭塞时应行血管造影确认。

肝移植

肝移植术后灰阶超声评估有无血肿、积液、肝梗死或胆道梗阻。多普勒扫描评估肝动脉、门静脉、肝静脉以及下腔静脉（IVC）是否通畅。

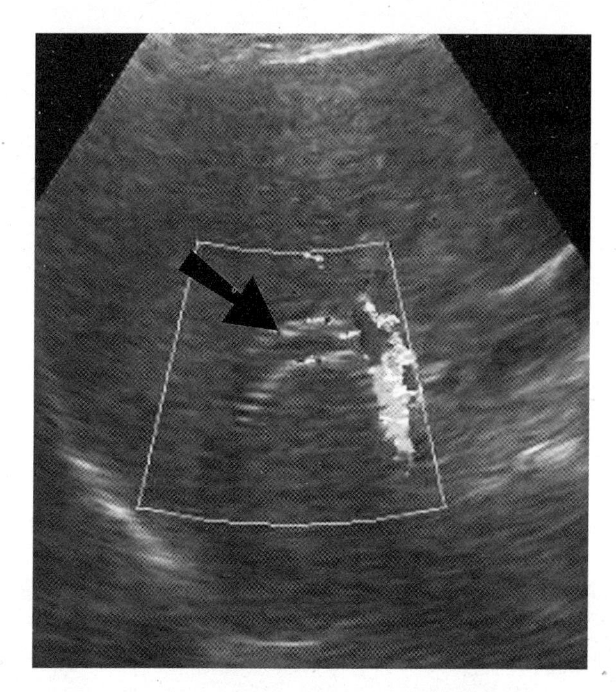

图 3.4 TIPS 通道闭塞。彩色多普勒示分流道内无血流（箭头所示）

1. 在肝移植后 24~48 小时内行基础 DUS。
   a. 正常肝动脉有锐利的向上收缩期升支、舒张期高流速及抵抗指数（RI），范围 0.5~0.7，收缩期加速时间小于 0.1 秒。在术后早期，RI 可因继发性再灌注水肿而升高。
   b. 正常门静脉因为直径大而更易于成像（图 3.5）。正常向肝回流门静脉流速小于 50cm/s。
   c. 正常肝静脉和下腔静脉因心脏冲动呈多相模式[6]。
2. 肝移植的血管并发症。
   a. 肝动脉血栓形成通常发生在术后 6 周至 3 个月内。DUS 可以诊断肝动脉血栓形成，敏感度为 60%~80%[7]，表现为肝动脉及其分支内动脉信号缺失。真实血栓可能在灰阶超声下显示。
   b. 肝动脉狭窄通常发生在吻合处，其特征为在狭窄处形成的高流速伴狭窄后湍流（≥200cm/s，或 3 倍于狭窄前段）。肝内动脉可能表现为小延迟波形，低 RI（<0.5），并且延迟收缩期加速时间 >0.1 秒。

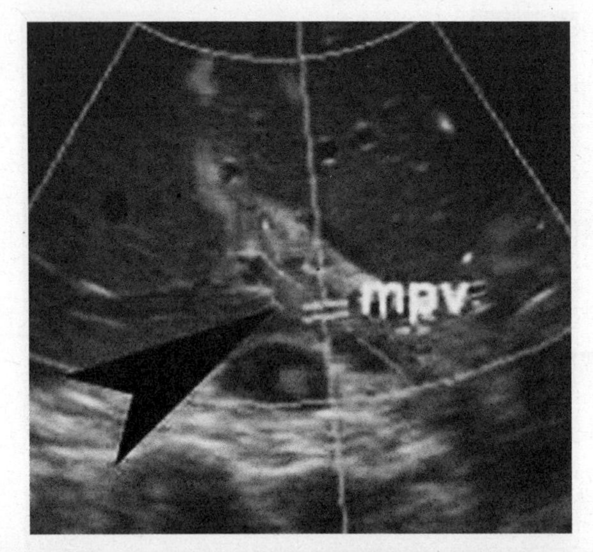

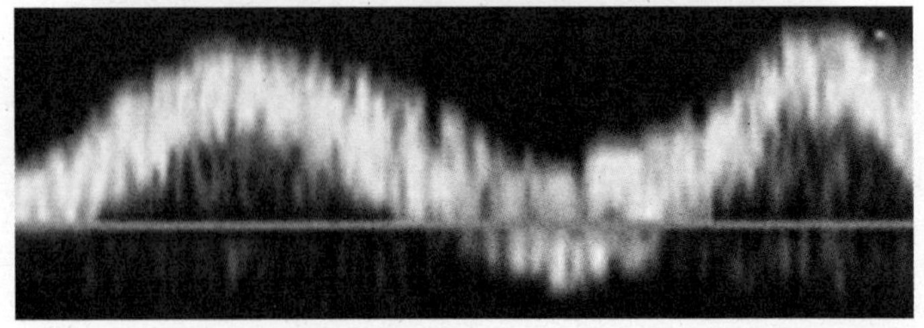

图 3.5　门静脉多普勒波形。正常门静脉具有波浪状波形血流（箭头所示）

c. 肝假性动脉瘤可被灰阶超声下探及，呈邻近肝动脉圆形液性无回声区[7]（图 3.6）。如果无血栓形成，DUS 下动脉瘤内可见往复模式波形。

d. 门静脉狭窄通常发生在供受体吻合口。DUS 上典型表现为门静脉局部狭窄、失真、狭窄处血流加速。当速度梯度增加至狭窄前段 3~4 倍时，认为有血流动力学意义[7]。门静脉血栓形成特征为无血流。

肾动脉

1. 正常肾动脉表现为有宽收缩期的低阻模式波形，舒张期持续性顺行血流。在每一肾动脉起始段、近段、中段以及末段分别获得 PSV、加速时间以及抵抗指数（RI）。肾内动脉波形和 RI 评估分别取自肾上极、中部以及下极的肾段动脉。

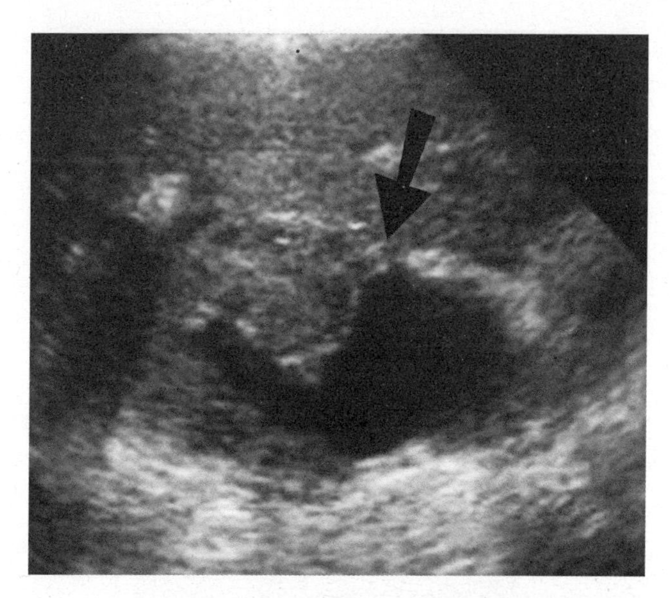

图 3.6 肝总动脉梭形动脉瘤。超声显示肝门部复杂囊性病灶(箭头所示)。彩色多普勒(未显示)见血流伴动脉瘤内壁上有血栓

2. 20%~30% 的患者由于技术原因被认为不适合进行多普勒检查,包括肥胖或动脉钙化[8]。
3. 在 DUS 中,肾动脉狭窄(图 3.7)表现为 PSV 增幅大于 180~200cm/s;肾 / 主动脉比值(狭窄段 PSV 除以肾动脉开口处主动脉的 PSV)大于 3.3 或 3.5;延长加速时间超过 0.07 秒;狭窄后段血流干扰。缓冲的肾内动脉波形(小迟发波形)是一种间接的而非特异的提示肾动脉狭窄征象。

内脏动脉

1. 内脏动脉多普勒检查是诊断狭窄和进行介入后患者随访的一项有效方法。
   a. 正常腹腔干动脉(终末器官)表现为低阻力血管,餐前和餐后没有很大区别。
   b. 正常肠系膜上动脉在餐前表现为高阻力肠道血管(图 3.8),存在一个收缩期峰值、舒张压低血流和收缩末期逆转流的三相波形。餐后肠系膜上动脉血流显著增多,伴随收缩期和舒张末期血液流速增加,以及逆向血流的缺失。

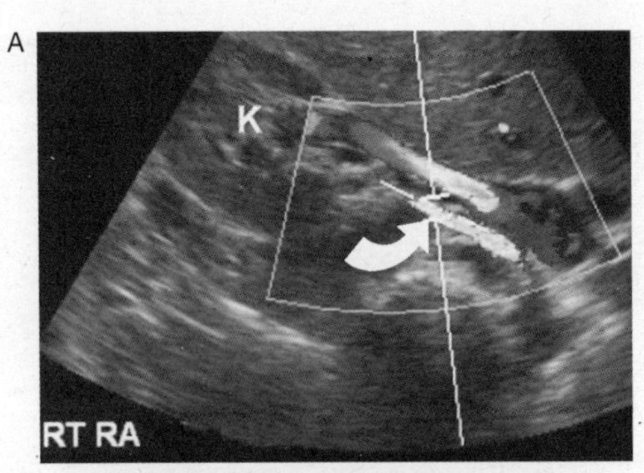

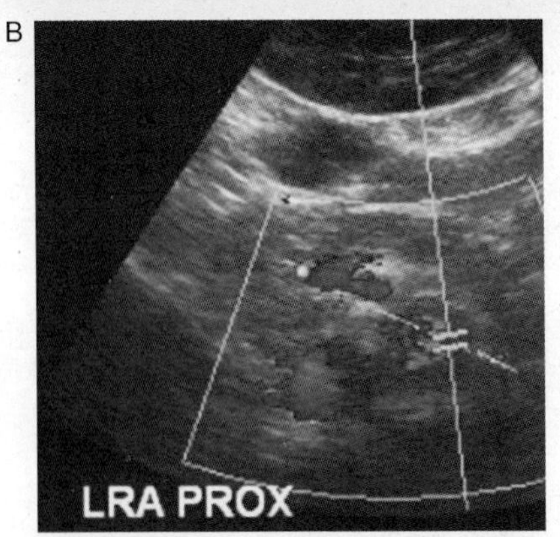

收缩期最高峰值血流速度 94.78 cm/s
舒张末期最低血流速度 28.42 cm/s

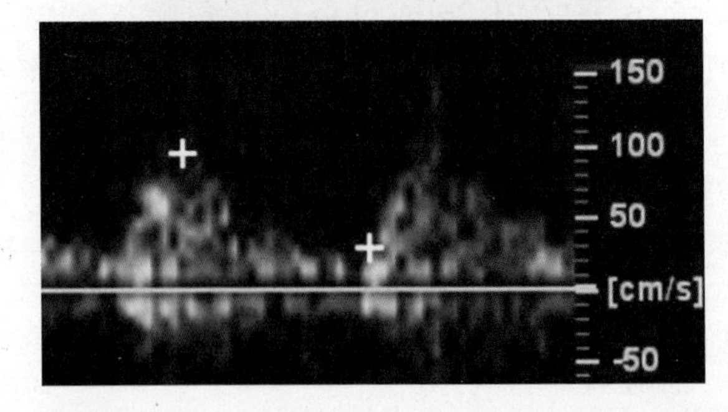

图 3.7　肾动脉狭窄。A. 沿血管方向彩色多普勒超声显示肾动脉（弯箭头所示）紧邻肾静脉（K，肾脏）。这里提示开口处狭窄。B. 肾动脉开口频谱多普勒（横断面方向）显示继发于骨性狭窄的小慢波（Tardus–Parvus 波形）

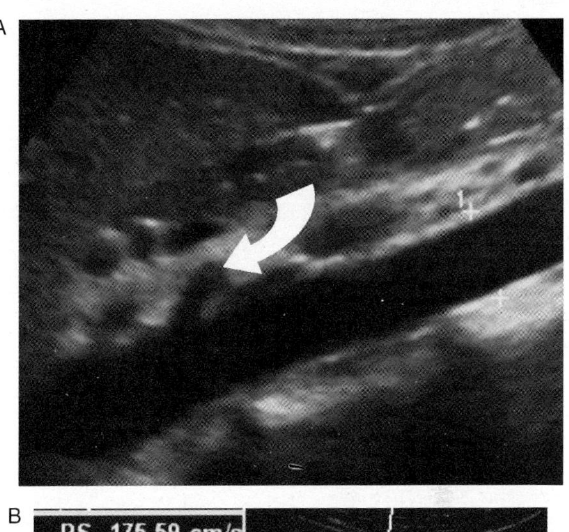

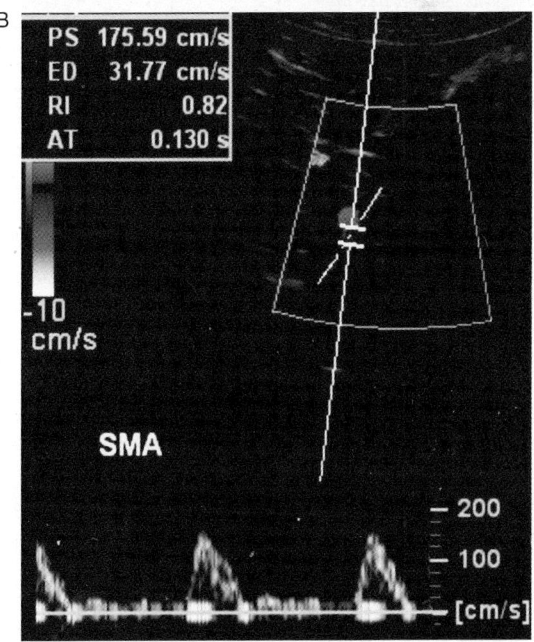

图 3.8 肠系膜上动脉血流动力学不明显的狭窄。A. 灰阶超声示肠系膜上动脉(弯箭头所示)发自近端腹主动脉。B. 多普勒波形谱显示收缩期峰值流速 176cm/s,收缩期上升支延迟。肠系膜上动脉与主动脉收缩期流速比(2.2)小于 3,这意味着达不到血流动力学明显狭窄标准

图注:PS 收缩期最高峰值血流速度;ED 舒张末期最低血流速度;RI 阻力指数;SMA 肠系膜上动脉

c. US 发现狭窄：局部管腔缩窄、彩色血流失真、狭窄后段湍流及侧支血管存在。

腹腔干，血流动力学明显的狭窄可以发现狭窄段内 PSV 为 200cm/s。肠系膜上动脉中，PSV ≥275cm/s 与显著狭窄相关，敏感度为 89%~100%，特异度为 92%~98%[9]。肠系膜上动脉与主动脉的流速比（肠系膜 / 主动脉流速比）≥3 时提示肠系膜上动脉明显狭窄。

（石红建 译　李麟荪 校）

参考文献

1. Zwiebel WJ. Ultrasound assessment of the aorta, iliac arteries, and inferior vena cava. In: Zwiebel WJ, Pellerito JS, eds. *Introduction to Vascular Ultrasonography*. 5th ed. Philadelphia, PA: Elsevier Saunders, 2005:529–552.
2. Golzarian J, Murgo S, Dussaussois L, et al. Evaluation of abdominal aortic aneurysm after endoluminal treatment comparison of color Doppler sonography with biphasic helical CT. *Am J Roentgenol.* 2002;178:623–628.
3. May J, Harris JP, Kido J, et al. Imaging modalities for the diagnosis of endoleak. In: Mansour A, Labropoulos N, eds. *Vascular Diagnosis.* Philadelphia, PA: Elsevier Saunders, 2005:407–419.
4. Middleton WD, Teefey SA, Darcy MD. Doppler evaluation of transjugular intrahepatic portosystemic shunts. *Ultrasound Q.* 2003;19:56–70.
5. Colombato L. The role of transjugular intrahepatic portosystemic shunt (TIPS) in the management of portal hypertension. *J Clin Gastroenterol.* 2007;41:S344–S351.
6. Pozniak MA. Doppler ultrasound of the liver. In: Allan PL, Dubbins PA, Pozniak MA, et al., eds. *Clinical Doppler Ultrasound.* London, UK: Churchill Livingstone, 2000:123–168.
7. Ackerman SJ, Irshad A. The role of sonography in liver transplantation. *Ultrasound Clin.* 2007;2:377–390.
8. Moukaddam H, Pollak J, Scoutt LM. Imaging renal artery stenosis. *Ultrasound Clin.* 2007;2:455–475.
9. Lim HK, Lee WJ, Kim SH, et al. Splanchnic arterial stenosis or occlusion: diagnosis at Doppler US. *Radiology.* 1999;211:405–410.

周围静脉的彩色多普勒和超声成像

下肢静脉

适应证

1. 急性发病的下肢肿胀或疼痛，高度怀疑急性下肢深静脉血栓形成（DVT）者。
2. 评估具有“高危”因素的无症状患者。“高危”因素内涵广泛，包括：高龄、长期卧床、外科术后（尤其是髋关节置换术、神经外科手术）[1]、创伤后[2]。

3. 抗凝治疗完成后，确定下肢深静脉的基线情况，以利于长期随访中明确是否有深静脉血栓复发。
4. 对疑为肺动脉栓塞导致呼吸困难的患者进行评估[3]（本检查的诊断效能并不高）[4]。
5. 对住院患者，特别是具有发生 DVT“高危”因素者，监测预防 DVT 的质量控制。
6. 大隐静脉和小隐静脉的术前成像。
7. 检查和分段分析静脉反流患者伴有：
   a. 静脉曲张。
   b. 静脉曲张介入术后复发。
   c. 皮肤溃疡。
   d. 严重静脉血流淤滞，伴或不伴有皮下硬结。

禁忌证

相对禁忌证

1. 因为患者的功能状态和（超声检查）所使用的探头（5.0 或 7.5MHz）致检查困难。
2. 检查部位近期接受过手术或者有伤口。
3. 肢体疼痛，不能耐受施加在检查部位的压迫。

检查前准备

1. 患者无需特殊准备。
2. 重症监护患者可在便携式设备监护下进行检查。
3. 检查设备
   a. 腹股沟韧带以下部位，使用具有彩色多普勒和脉冲多普勒成像能力的线型阵列探头，以获得高分辨力的 B 超图像。探头灰度频率在 5MHz 或以上；多普勒频率在 3MHz 或以上。线型阵列探头表面平坦，能将静脉很好地压迫在探头下方而不滑动。彩色多普勒成像和多普勒波形分析可用于发现、评估节段性静脉反流。
   b. 腹股沟韧带以上，检查髂静脉和下腔静脉，应使用较低成像频率的扇形探头。这样做的目的是使正常血管腔免受内部回声的影响。通常把伴行的动脉作为参照。
   c. 彩色多普勒成像是超声压迫检查的补充，在探测静脉血流以及诊断下腔静脉、髂静脉和小腿静脉的非阻塞性血栓方面颇有价值。在评估静脉炎后综合征方面省时，帮助颇大。

d. 需要评估是否存在静脉血液反流；对不能移动的患者行压迫检查时，应使用可倾斜检查床或担架以利充盈静脉（Reverse Trendelenburg，反特伦德伦伯格位）。

深静脉血栓形成（DVT）的检查

操作步骤

1. 静脉管壁**可压迫性**是急性血栓的检查、评估中最重要和具有可重复性的特性（图 4.1~ 图 4.3）。
   a. 检查应从腹股沟韧带水平开始并向足侧方向移动，直至腘静脉远端，包括小腿静脉。
   b. 静脉的检查：患者取仰卧位，下肢轻度外旋。头部及躯干抬高 15° ~20°，有利于静脉充盈。检查时应仔细观察股总静脉和股静脉，包括大隐静脉的近端，即大隐静脉 – 股静脉汇合部（恰好位于腹股沟韧带下方）。

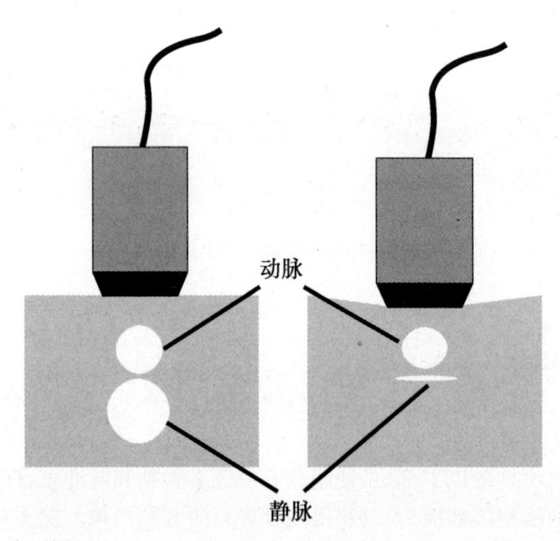

图 4.1　压迫操作时，检查者手持超声探头并使之横行于静脉。压力通过探头施压于皮肤表面。这种压力将向更深结构传递，导致静脉管壁塌陷。在实时成像上，重复压迫动作可导致静脉管壁一开一合。该示意图是股静脉压迫操作，股静脉位于动脉深部。在静脉形态改变之前，股动脉不会变形。罕见情况下，当患者缝匠肌明显时，可以在静脉改变之前观察到动脉塌陷。重新定位探头，使之位于大腿内侧的中部，重复进行压迫操作，这样或可得到正常的变化图像。（摘自 Polak JF. Peripheral vascular sonography. 2nd ed. Philadelphia，PA：Lippincott Williams & Wilkins，2004.）

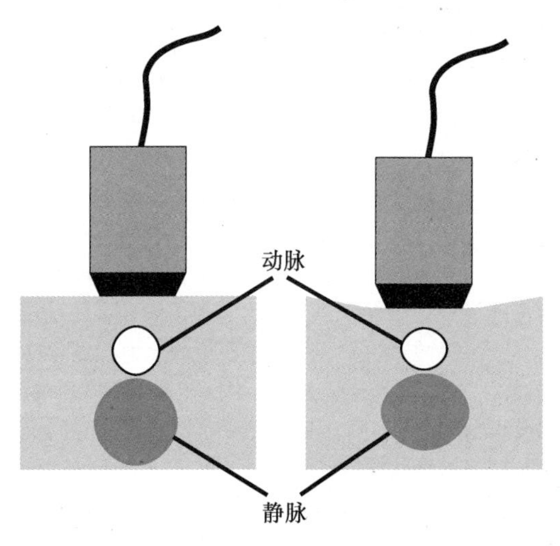

图 4.2 超声检查异常是指当压力通过探头施之于皮肤时，深静脉的管壁未塌陷。施加的压力使动脉管壁轻微变形就足够了。DVT 存在的一个辅助征象就是静脉扩张。若再在静脉腔内发现能产生回波的物质，则更加支持 DVT 的诊断。（摘自 Polak JF. Peripheral vascular sonography. 2nd ed. Philadelphia，PA：Lippincott Williams & Wilkins，2004.）

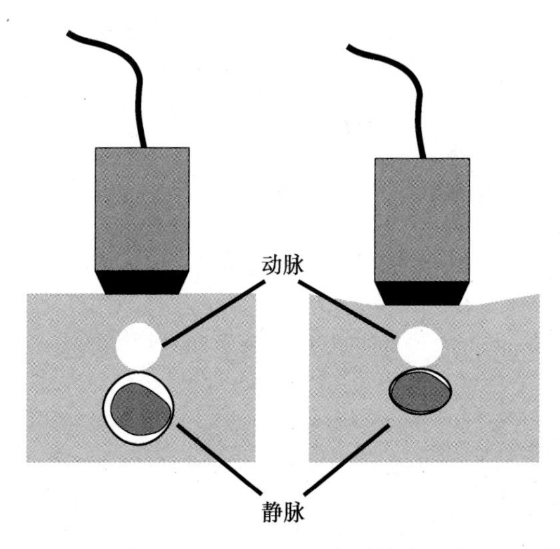

图 4.3 压迫法超声成像也可发现部分阻塞性静脉血栓。压迫操作时，静脉管壁不能完全塌陷，静脉不扩张，静脉管腔内回波信号可不显示。（摘自 Polak JF. Peripheral vascular sonography. 2nd ed. Philadelphia，PA：Lippincott Williams & Wilkins，2004.）

c. 检查时，手持超声探头，横行于所扫查静脉轴，并位于该段静脉的正中。这样施加在皮肤上的压力能使静脉受到压迫。正常静脉的管壁受到极小力量的压迫就会完全塌陷。当伴行动脉因探头压迫变形，而静脉没有压塌时，可视为静脉腔内血栓的一个阳性征象。
d. 行压迫（静脉）操作时，动作应连贯，探头沿静脉走行移动，做到每一厘米静脉都能得到（探头）压迫。
e. 股静脉通过亨特管（内收肌管）的部分，超声换能器难以有效施压，有可能导致假阳性结论。结合其他成像如多普勒成像，可以有效判定该段深静脉是否通畅，明确有无静脉血栓的存在。
f. 大隐静脉－股静脉结合部也是超声换能器难以施压的部位。检查时因仔细评估该段静脉，因为靠近结合部的大隐静脉内血栓可延伸至股总静脉，导致深静脉血栓形成。
g. 检查腘静脉时，下肢应略屈曲。患者也可取俯卧位，下肢抬高约30°，可在小腿下方放入毛巾或者枕头，防止自发性静脉压闭。患者检查时还可采用卧位。
h. 检查腘静脉时，探头应从收肌腱裂孔水平开始加压，至小腿静脉水平。
i. 胫前静脉位于小腿前部。探头应置于小腿的前外侧，胫前静脉一般位于同名动脉的两侧。孤立性胫前静脉的血栓一般罕见。
j. 检查胫后静脉及腓静脉时，探头应先置于小腿后方，并逐渐转向前方正中。胫后动脉和伴行的静脉位于胫骨的后方正中。腓动脉及伴行静脉位置较深，位于腓骨顶端。
k. 腓肠肌静脉丛与腓肠肌动脉关系密切，均位于腓肠肌内。腓肠肌静脉丛血栓的诊断标准和小腿三大主干静脉（胫前、胫后及腓静脉）血栓的标准相同。
l. 肌肉（通常是比目鱼肌）静脉位于腓肠肌肉的深部。这些静脉与腓静脉和胫后静脉相通，依据这些静脉不能够被压瘪，可获得肌间静脉有血栓的诊断。
m. 由于体位关系，压迫小腿静脉所需的力量一般较腘静脉、股静脉大。对于膝上静脉，一段静脉如果显示扩张，且不能被压闭，可诊断为静脉血栓形成。

2. 脉冲多普勒

一般用于评估：

a. 静脉内血液的自然流动。较大静脉内血流信号很容易被多普勒探测到，但小静脉检测需要血流增强技术。
b. 呼吸时相：股总静脉内血流周期性变动随呼吸周期相应变化。静脉血流速减慢、失去周期性提示近端静脉（骨盆或以上）阻塞。
c. 静脉血流增强：是指通过挤压小腿，加速小腿静脉血流排空，可使近侧静脉血流流速暂时性加快。存在这种血流增强效应提示小腿挤压部位与超声换能器所在部位之间静脉内没有血栓形成。

3. **彩色多普勒成像**

当压迫法超声成像的结果难以明确诊断,或者由于技术因素(如患者过于肥胖、既往 DVT 史、压迫部位疼痛等)导致压迫法超声成像难以应用时,彩色多普勒成像可提供帮助。

a. 调节色彩及其敏感度,以利显示静脉低速血流。

b. 检查下肢静脉应在横向或纵向两个平面进行。

c. 当血管管腔内彩色多普勒信号丢失时,视为血栓形成阳性结果。相反,当沿静脉管腔走行延伸,其内均为彩色多普勒信号显示时,则视为无静脉血栓形成。

d. 慢性 DVT 则可表现为静脉管壁增厚,管腔狭窄、不规则,有时伴有大量侧支静脉血管的形成。

4. **血栓成像**

直接显示静脉管腔内血栓是深静脉血栓形成最特异的征象。但是这种征象的敏感度较低,这是由于新鲜血栓的声波强度与血液近似。因此,如果仅仅用灰阶超声成像检查,就有可能使新鲜血栓漏诊。

检查后管理

小腿静脉血栓形成患者,如果没有行抗凝治疗,则应当在间隔 5~7 天后复查,以判定血栓是否扩展至腘静脉内[5]。同样,膝上静脉检查阴性患者也应当在间隔 5~7 天后复查,这是由于 20% 左右的小腿静脉血栓可以延伸、扩展至腘(膝上)静脉内[5,6]。

结果

1. 与顺行静脉造影相比,压迫法超声检查(不包括小腿静脉)有很高敏感度和特异度。它的临床价值正是建立在效益分析的结果之上,而且,检查结果阴性患者,DVT 复发的概率也很低[5,6]。
2. 单侧小腿静脉超声检查需要额外增加 5~10 分钟。对于表现为单纯小腿静脉血栓症状,且膝上静脉超声检查结果为阴性患者,小腿静脉超声成像的准确度很高(95% 以上)[7,8]。总体而言,超声成像可以成功地对 60%~90% 的患者小腿静脉进行检查评估。对于无症状性住院患者以及高危人群,超声成像对小腿静脉血栓的敏感度各家报道不一,差别较大。文献中报告的敏感度为 13%~85%。
3. 以随访 3 个月时的结果作为评估的时间点,全下肢检查准确性很高[6,9]。这些结果与两点法检查(仅在股总静脉和腘静脉两点压迫检查)在发病时以及 5~7 天时的结果具有可比性[5]。

并发症（罕见）

检查时压迫导致血块移动从而导致肺栓塞，此类并发症文献中已有报道。尚不清楚这种血块移动是由于检查导致，还是检查时碰巧观察到的自发性血栓移动。

腹股沟下旁路术前大隐静脉成像[10,11]

1. 设备：线阵探头，频率 5MHz 以上；彩色多普勒频率 3MHz 以上。
2. 将需要检查的肢体处于最大伸展位。检查时患者站立，或者 30° 反特伦德伦伯格位，膝关节轻度屈曲。
3. 检查从位于腹股沟韧带下方的大隐静脉 – 股静脉汇合处开始，探头呈横切位。灰阶成像最常用，需要时也可增加彩色多普勒成像。
4. 保持检查静脉位于探头正下方，手持探头垂直于皮肤表面。沿静脉走行前进，并在静脉路径上的皮肤表面做记号。注意观察静脉直径，有无重复 / 侧支，以及瓣膜异常改变。作压迫法检查以确定静脉是否通畅。
5. 检查小隐静脉也可使用同样方法，小隐静脉起自踝关节侧方，在腘窝水平汇入腘静脉。
6. 近端压迫可以用来充盈（远端）静脉[12]。

结果

1. 大隐静脉成像可以显示多种解剖变异：完全性重复静脉系统，分支静脉重复系统，以及标准型：大腿中部单根主干，小腿前方主干。
2. 约 10% 的患者静脉不适合用作移植物，另有 10% 的患者静脉用作移植物存在疑问。
3. 绝大多数病例都能很好地评估静脉直径[10,13]。

静脉反流的检查和节段性评估

1. 设备：5MHz 以上的探头和频率在 3MHz 或以上的脉冲和彩色多普勒。
2. 大腿上段检查，患者呈站立位，最好立于踏凳上，并有诸如椅子或者矫形架之类给予支撑。另一个可以选择的做法是使用担架，采用 20°~30° 反特伦德伦伯格位。检查小腿，患者可取坐位，小腿悬挂着或者置于检查者腿上。
3. 确定大隐静脉 – 股静脉汇合点，将多普勒采样探头置于股总静脉之上，记录其对瓦尔萨尔瓦动作的反应。这里会见到少量的血液反流。
4. 然后记录不同节段静脉血流对手动挤压小腿或者自动充气后的多普勒改变。气囊维持膨胀 3 秒；气囊快速缩小过程中反流会明显。记录血液反流的程度。正常静脉反流最多持续 5 秒。

5. 这些操作应在股总静脉上端、股静脉近端、股静脉远端、腘静脉近端及远端反复进行。还应在距离大隐静脉－股静脉汇合 4cm 处的大隐静脉，大腿远端大隐静脉及小腿上端处大隐静脉进行这些操作。根据临床表现，其他需要检查的静脉有小隐静脉－腘静脉汇合处小隐静脉和腘静脉。
6. 由于通常情况下不能通过体格检查或者临床表现来判定深静脉状况，因此推荐对深静脉和浅静脉要全面检查。深静脉处于何种状况对浅静脉反流性疾病的治疗影响重大。

检查后管理

无。

结果

1. 血液反流的上限是 0.75 秒，绝大多数患者的反流在 0.5 秒以内[14]。
2. 静脉功能不全可以是节段性的。具备这种认识，对病变节段仔细检查，可以使更多患者得到外科手术或者经皮介入治疗[15]。
3. 尽管存在争议，浅静脉功能不全有可能导致静脉溃疡的发生。对这些功能不全静脉进行检查、明确，可以为治疗提供重要的信息。
4. 灰阶超声成像用来定位交通静脉（交通支）。探头沿浅静脉放置，呈横切位。交通支走行于筋膜深部，正常情况下很难发现。评估交通支包括：对血流方向进行采样（正常方向是从皮肤流入深静脉），并测量直径（正常时 <2mm；静脉功能不全时交通支直径达到 3mm，几乎都能显示）。
5. 灰阶成像和彩色多普勒成像还用来确定静脉硬化治疗的注射部位，以及用来评估大隐静脉硬化治疗是否成功。
6. 灰阶成像和彩色多普勒成像还用来评估静脉硬化治疗以及大隐静脉腔内静脉闭合术是否成功。

并发症

无。

上肢静脉

适应证

1. 无法解释的上肢静脉肿胀。
2. 疑为中心静脉导管（CVC）相关性静脉血栓形成[16]。
3. 对呼吸困难、疑为肺动脉栓塞患者进行评估，尽管这种诊断效力变异很大[17]。

禁忌证

无。

检查前准备

无。

检查步骤

1. 患者取仰卧位，或稍呈特伦德伦伯格位，以利充盈上肢静脉。颈静脉和锁骨下静脉检查时，患者上肢置于身体一侧；腋静脉和肱静脉检查时，上肢略外展，手掌朝上。检查者可在患者头侧或身体一侧。
2. 设备：5.0MHz 或以上线阵探头，具备彩色多普勒成像能力（3MHz 或以上）。检查过程中间断使用彩色多普勒，以明确由于静脉内栓子存在所导致其周围出现血流偏移。
3. 检查从颈中上部的颈静脉开始。颈静脉紧邻颈动脉，易于辨别。该静脉是扁的，彩色多普勒可以确定其内的血流。多普勒流速波形成像可以反映和确定心脏冲动和呼吸周期所导致的改变。颈静脉应从长轴位和横切位两个方向来成像。
4. 横切位上，检查时探头从颈静脉移向锁骨。首先探测到颈总动脉-头臂动脉汇合处，然后，朝向动脉足侧，就能显示颈静脉-头臂静脉汇合处。为能显示这个部位，探头需向足侧呈锐角，并向锁骨上窝内压迫。应告知患者在检查时需要用力压迫，可能会有一些不适感。检查这个区域可以了解有无血栓，并用彩色多普勒成像检查记录。
5. 上肢中部静脉的检查可使用彩色多普勒和灰阶超声扫描。超声探头逐段压迫性检查上肢静脉直到腋窝的深部，探头不能触及为止。沿锁骨下检查用来显示在前述方法中没有显示的腋静脉和锁骨下静脉。
6. 当用横切位检查锁骨下静脉时，嘱患者用力吸气，正常情况下，静脉直径会变小。
7. 记录静脉内导管在位情况，同时记录导管对血流动力学的影响情况。

检查后管理

无。

结果

1. 压迫检查方法、血流增强方法以及改变呼吸等手段与下肢静脉检查相似[18,19]。探查到心脏搏动是中心静脉通畅的良好指标[18]。
2. 正常时，用力吸气这个动作会引起锁骨下静脉直径变小。

3. 与静脉造影相比，静脉超声检查结果的准确性很高。

并发症

未报告。

（施万印 译 石红建 校）

参考文献

1. Davidson H, Mazzu D, Gage B, et al. Screening for deep venous thrombosis in asymptomatic postoperative orthopedic patients using color Doppler sonography: analysis of prevalence and risk factors. *Am J Roentgenol.* 1996;166:659–662.
2. Schellong SM. Venous ultrasonography in symptomatic and asymptomatic patients: an updated review. *Curr Opin Pulm Med.* 2008;14:374–380.
3. Elias A, Colombier D, Victor G, et al. Diagnostic performance of complete lower limb venous ultrasound in patients with clinically suspected acute pulmonary embolism. *Thromb Haemost.* 2004;91:187–195.
4. Rosen MP, Sheiman RG, Weintraub J, et al. Compression sonography in patients with indeterminate or low-probability lung scans: lack of usefulness in the absence of both symptoms of deep-vein thrombosis and thromboembolic risk factors. *Am J Roentgenol.* 1996;166:285–289.
5. Birdwell BG, Raskob GE, Whitsett TL, et al. The clinical validity of normal compression ultrasonography in outpatients suspected of having deep venous thrombosis. *Ann Intern Med.* 1998;128:1–7.
6. Bernardi E, Camporese G, Buller HR, et al. Serial 2-point ultrasonography plus D-dimer vs. whole-leg color-coded Doppler ultrasonography for diagnosing suspected symptomatic deep vein thrombosis: a randomized controlled trial. *JAMA.* 2008;300:1653–1659.
7. Atri M, Herba MJ, Reinhold C, et al. Accuracy of sonography in the evaluation of calf deep vein thrombosis in both postoperative surveillance and symptomatic patients. *Am J Roentgenol.* 1996;166:1361–1367.
8. Simons GR, Skibo LK, Polak JF, et al. Utility of leg ultrasonography in suspected symptomatic isolated calf deep venous thrombosis. *Am J Med.* 1995;99:43–47.
9. Cogo A, Lensing AW, Koopman MM, et al. Compression ultrasonography for diagnostic management of patients with clinically suspected deep vein thrombosis: prospective cohort study. *BMJ.* 1998;316:17–20.
10. Seeger JM, Schmidt JH, Flynn TC. Preoperative saphenous and cephalic vein mapping as an adjunct to reconstructive arterial surgery. *Ann Surg.* 1987;205:733–739.
11. van Dijk LC, Wittens CH, Pieterman H, et al. The value of pre-operative ultrasound mapping of the greater saphenous vein prior to 'closed' in situ bypass operations. *Eur J Radiol.* 1996;23:235–237.
12. Hoballah JJ, Corry DC, Rossley N, et al. Duplex saphenous vein mapping: venous occlusion and dependent position facilitate imaging. *Vasc Endovascular Surg.* 2002;36:377–380.
13. Cruz CP, Eidt JF, Brown AT, et al. Correlation between preoperative and postoperative duplex vein measurements of the greater saphenous vein used for infrainguinal arterial reconstruction. *Vasc Endovasc Surg.* 2004;38:57–62.
14. Labropoulos N, Tiongson J, Pryor L, et al. Definition of venous reflux in lower-extremity veins. *J Vasc Surg.* 2003;38:793–798.
15. Garcia-Gimeno M, Rodriguez-Camarero S, Tagarro-Villalba S, et al. Duplex mapping of 2036 primary varicose veins. *J Vasc Surg.* 2009;49:681–689.
16. Luciani A, Clement O, Halimi P, et al. Catheter-related upper extremity deep venous thrombosis in cancer patients: a prospective study based on Doppler US. *Radiology.* 2001;220:655–660.
17. Prandoni P, Polistena P, Bernardi E, et al. Upper-extremity deep vein thrombosis. Risk factors, diagnosis, and complications. *Arch Intern Med.* 1997;157:57–62.
18. Baarslag HJ, van Beek EJ, Koopman MM, et al. Prospective study of color duplex ultrasonography compared with contrast venography in patients suspected of having deep venous thrombosis of the upper extremities. *Ann Intern Med.* 2002;136:865–872.
19. Mustafa BO, Rathbun SW, Whitsett TL, et al. Sensitivity and specificity of ultrasonography in the diagnosis of upper extremity deep vein thrombosis: a systematic review. *Arch Intern Med.* 2002;162:401–404.

5 磁共振血管成像

和常规血管成像相似，非常重要的是要在成像之前全面了解如何操作磁共振成像设备（见 LearnMRI.org）以及全面评估患者情况以确定需要特别关注的临床问题，选择合适的成像线圈和成像序列，评估扫描过程中患者如何配合屏气以及保持静止不动的能力。特别重要的是确定需要检查的血管范围，因为血管成像的范围不必和基于器官的 MR 成像区域相一致。一般来说，技术人员对检查血管需要覆盖的成像区域不太熟悉，往往需要放射学家的指导。

成像准备

1. **安全性评估：**在患者接受 MRI 前，应及时检查患者是否存在 MRI 检查的主要禁忌证（如有无植入起搏器、耳蜗、颅内动脉瘤瘤夹）。技术人员也应仔细评估其他少见的禁忌证，如有无眼眶内金属异物、其他医学植入物等。下腔静脉滤器，如果是非磁性且远离成像区域，一般不会造成安全问题；但如果在成像区域内，会产生伪影。
2. **肾源性硬化性纤维化（NSF）：**如果为住院患者，应检查患者血清肌酐水平，并计算肾小球滤过率（GFR）（计算 GFR，请访问 www.MDRD.com）。如果 GFR<30ml/min，应避免使用高剂量的钆（Gd）对比剂，或考虑采用非增强 MRA 成像技术。急性肾衰患者，如果肌酐水平没有恢复正常或没有施行血液透析，就不能使用钆对比剂。门诊患者应当询问是否在接受血液透析或者准备行血液透析治疗。所有血液透析患者 MR 检查应安排在下一次血液透析治疗之前完成。
3. **着装：**带有金属物（如拉链、夹子等）的衣物，包括胸罩都应脱去，患者应着病员服。不可佩戴发卡、金属珠宝等。可以佩戴非磁性的金银饰物（这样可避免丢失这些财物），但不应离扫描感兴趣区太近，更不要佩戴在扫描感兴趣区内。如果对随身携带的金属物品的安全性有疑问，可通过小型便携式磁铁进行测试。
4. **镇静：**患有幽闭恐惧症的患者，MR 扫描前 20~30 分钟口服 5~10mg 苯二氮䓬类药物（安定）或者 1~2mg 劳拉西泮（阿普唑仑）将对完成检查很有帮助。镇静剂应当在患者在扫描床上时给予，以免给药后却不能按时检查。给予镇静的患者应当由一位具有责任心的成年人护送回家。

5. **静脉(IV)给药**

a. 就 Gd-MRA 成像来说,经右手臂静脉途径是比较合适的,因为这是到达中央循环的最直接途径。可以在肘窝、手及腕部使用小号静脉针(最小 22G)。但是如果静脉通路过于迂曲,可以考虑应用非离子型、低渗透性钆对比剂,以避免因应用高渗性离子型钆对比剂外渗而导致的疼痛风险。另外,对于有发生 NSF 风险的患者,使用具有大环、线性的离子型对比剂较线性的非离子对比剂更加安全。一种可以应用于所有患者的对比剂是钆膦维司三钠(Vasovist,拜尔,德国柏林),该药最近已经 FDA 批准用于 MRA 成像。

b. 对于手动注射钆对比剂,可使用 Smart 装置(Topspins, Ann Arbor, MI)。这种装置依据瓣膜机制,无需施加额外力量就可以从对比剂注射自动转换到生理盐水冲洗,且不会造成两者间的连接中断。这种装置放在磁场之外,长短合适,功能齐全,操作方便,注射力量适中,使得对比剂的静脉注射能够轻松完成。特别需要警惕和当心的是,如果使用高压注射器,则有可能出现注射失误,发生对比剂的静脉外渗,使得患者对对比剂发生反应的风险加大。

6. **线圈选择**　尽可能选择最合适的线圈,这是因为合适的线圈决定了感兴趣区(FOV)的大小以及信噪比(SNR)的优劣,而 FOV 和 SNR 则是影响成像质量好坏的主要因素。选择线圈是一件很复杂的事情,很多放射学家都将这项工作交由技术人员去选择。而通常情况下,技术人员选择线圈的依据不是为了追求最佳的成像质量,而是选择能使检查容易完成的线圈。所以,对放射学家来说,掌握基本的线圈选择原则是极其重要的。

a. 在能覆盖扫描感兴趣区的前提下,尽可能使用最小的线圈。

b. 选择常规使用、性能可靠的线圈,如头、膝关节、躯干及体线圈。应当记住,带有“鸟笼”结构的环形线圈(如头、体和膝关节线圈)产生的 MR 信号的敏感度一致性最高,因此有可能在图像上产生或明或暗的斑点。

c. 使用线圈阵列时,应当确保每个元件都能正常工作。某个元件出现故障,都能使得局部血管信号降低,从而使疾病的诊断出现错误。

检查步骤

检查时间应尽可能缩短,以利于在整个检查过程中,患者能保持体位不动,这一点极其重要。力争整个成像时间少于 25 分钟,这样整个检查过程就有可能在 45 分钟之内完成。

1. **方案**

a. **测试序列**：当选择 MRA 的检查方案时，一个有用的做法是，先用一个具有大 FOV，低分辨力测试序列进行扫描，以便在后续检查中，在特定的血管扫描感兴趣区内，来指导选择具有更小 FOV 的序列[1-4]。

(1) **单次激发快速自旋回波序列**(SSFSE)(General Electric, Milwaukee, WI)或者半傅里叶采集单次激发快速自旋回波序列(HASTE)(Siemens, Erlangen, Germany)均可用来作为“黑血”测试序列。

(2) **三平面非门控稳态自由进动**(SSFP)序列是一个非常有用的局部“亮血”序列。这个序列 SNR 较高，成像快而运动伪影少，可以在较短的时间内完成多层成像，FOV 较大。

b. **多平面成像**：利用 MRI 多平面成像的能力，尽可能从不同的方位充分显示解剖结构。因此，每个主要平面都应当有至少一个序列用于成像：轴位、冠状位及矢状位。

c. **对比机制**：MRI 对比的机制各异，可以从不同途径充分显示解剖结构及病理改变。有关 MRA 中常见的对比机制包括

(1) T1 加权(T1-W)：高 SNR，黑血序列。

(2) 质子密度：SNR 较 T1-W 更高，黑血。

(3) T2 加权(T2-W)：肿瘤、炎症和其他病变信号亮，而快速流动的血流呈现黑色。血管瘤或者血管畸形中慢速血流信号也可较亮。T2-W 序列应用时通常结合应用脂肪饱和技术。

(4) 短 T1 反转恢复序列(STIR)：和脂肪饱和 T2-W 序列相似，但是没有因兴趣区异质性导致的信号衰退现象。静脉，尤其是血管畸形，由于血流缓慢，信号显示得特别亮。

(5) SSFSE 或者 HASTE：这些序列可以克服运动伪影产生。

(6) SSFP：高 SNR、亮血 MRA，但容易出现伪影。

(7) 三维(3D)Gd-MRA：系亮血 MRA，信号对比鲜明，效果和常规血管造影相似——较少出现伪影。

(8) 时间飞跃(TOF)：亮血 MRA 序列——低速血流信号差，易受运动伪影的影响。心电门控技术有助于降低动脉搏动导致的伪影带来的影响。

(9) 电影 -SSFP：每个心动周期中多次采集 SSFP 图像，并以电影的形式显示收缩期和舒张期之间的变化。

(10) 相位对比 MRA(PC-MRA)：可以量化血管内的血流，并可显示血流间的差异。

（11）动脉自旋标记：血流邻近感兴趣区（ROI）时被激发，进入ROI时成像。

（12）新鲜血液成像：无需借助钆即可显示动脉，是通过舒张期门控成像减影收缩期门控成像得到图像。

（13）“TimeSlip“或者非门控肾MRA：适合用于肾动脉（快速血流）成像，无需钆增强。

2. **MRA脉冲序列**

a. **3D Gd-MRA**：这是最能评估血管解剖结构及病理变化的序列。图5.1即为一3D Gd-MRA图像，显示的范围从腹主动脉至小腿近端。这幅图像显示了双侧髂总动脉和腘动脉的动脉瘤，证明了3D Gd-MRA的能力。3D Gd-MRA成像的过程和CT血管成像类似，它是在对比剂团注后的动脉期，采用三维扰相梯度回波（SPGR）脉冲序列进行成像[5]尽量缩短重复时间（TR）和回波时间（TE），但应记住不要让带宽（BW）值太高。翻转角30°左右较适合于动脉期成像，但当钆浓度下降时，静脉期和平衡期成像应采用更小的翻转角。团注持续时间应为扫描时间的一半，这样动脉内钆浓度达到最高的时间就能与*k*空间中心采集的时间相一致。对有发生NSF风险的患者（GFR<30），对比剂用量为0.1ml/kg。一般来说，钆用量越大，MRA图像的治疗越高。

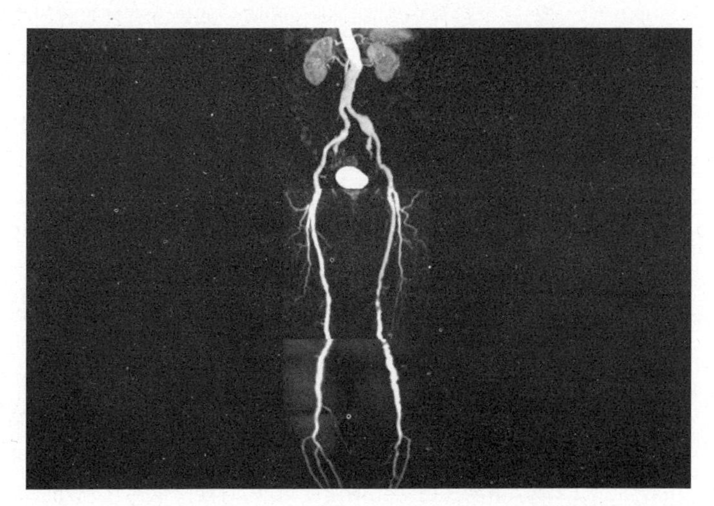

图5.1 3D Gd-MRA显示双侧髂总和腘动脉动脉瘤

（1）**长采集过程中团注时机**：对于持续时间超过100秒的长采集过程来说，团注时机较易把握，这是因为10~15秒的误差对整个扫描过程的影响较小。

（a）依序编码 k 空间，这样能使得 k 空间中心填充的时间刚好位于整个采集过程的中间。

（b）成像一开始即注射钆。当采集完成一半时即停止注射，并注意在采集完成一半前 10~30 秒时维持最大注射速率。这样能使动脉强化最明显时，采集完成一半，刚好是采集 k 空间中心数据的时间。

（c）使用 20ml 生理盐水（0.9% 氯化钠溶液）冲静脉注射管，确保对比剂完全得到利用。

（2）**快速（屏气）扫描的团注时机：**对于持续时间少于 30 秒的快速扫描，对比剂的团注时机选择极为关键，但难度很大。这是因为，15 秒的误差就能使一次快速（屏气）扫描失败。有一些方法能为这些快速序列确定最佳的注射时机。最简单，但是成功率很低的方法就是依据患者年龄、心功能状况、有无主动脉瘤病变以及静脉通路的位置来决定注射时机。

（a）对于持续时间 30~40 秒的屏气扫描，如果患者身体健康，注射部位位于肘窝静脉，间隔 10~12 秒注射是合适的。因此，在这种情况下，先注射，10 秒后开始扫描成像，这个过程中患者应屏住呼吸。如果没有钟表计时来计算这个间隔时间，可以利用患者呼吸的自然节律。一次深吸气然后再深呼气约需要 4 秒。这样呼吸 2 次是 8 秒，再深吸气 1 次是 2 秒，刚好是注射开始和扫描开始之间的间隔时间。

（b）如果为老年患者，有心脏病变或主动脉瘤，间隔时间额外增加一个或两个呼吸时间。另外，如果注射部位位于腕部静脉，间隔时间也要额外增加一个呼吸时间。

（c）相反，如果患者经常参加马拉松活动或者注射部位位于中央静脉，隔间时间最好为 1.5 个呼吸时间，或者为 6 秒。

（d）注射速度要快，以保持对比剂的团注浓度。但是，如果注射速度过快，有可能导致静脉破裂，造成对比剂外渗。手动注射对比剂速度足够，且能降低对比剂外渗的风险。

（3）**其他团注时机选择技术：**有一些技术能更加精确、可靠地确定对比剂循环时间，当然操作上更加复杂。这些技术包括：

（a）使用对比剂预团注，精确测定对比剂的循环时间[6]。

(b) 使用自动脉冲序列监测主动脉内的信号，当探测到对比剂到达主动脉内时即开始成像（透视激发[7]或自动激发[8]）。

(c) 采用时间分辨 MRA，这种技术成像速度极快，相应注射时机的选择显得无足轻重[9]。

b. **时间飞跃（TOF）：**采用下列方法，TOF-MRA 成像的亮血效果可以得到强化

(1) 采集图像垂直于感兴趣血管（通常在轴位）。

(2) 薄层扫描。

(3) TR 应当足够长，这样可以使脉冲之间有时间让新鲜、未饱和的血液流入（通常 10 ms/mm 层厚）。

(4) 应用梯度瞬间无效技术（血流补偿）—— 使用心电门控或者减小翻转角可以减少搏动伪影。

c. **SSFP：**该序列系亮血序列，是血管成像中革命性的序列，通过施加“回绕”梯度，从每个脉冲中采集残余信号，并将这些信号叠加到下一个脉冲中。这样多个脉冲过后信号得到加强，因而使 SNR 升高。由于血液系液体，T2 长，所以无需非饱和自旋质子流入，经过多个脉冲后就能获得高 SNR。准确“回绕”需要的 TR（<4 毫秒）要短，磁场一致性要好。“回绕”梯度在有金属夹或者其他敏感区域无效。SSFP 序列可用于获得快速非门控 2D 局部成像，如果结合应用门控技术，可显示心动周期中的血管搏动和血流变化情况。采用 3D“屏气”和漫游技术，SSFP 可用于冠状动脉成像。

d. **相位对比：**通过在基本的 TOF 技术上施加额外梯度成像能力，就有可能获得与血流速度成比例的相位位移，从而重建出相位图像：图像上的信号强度与血流速度成比例。这种成像技术有多种应用方法，所有方法都需要设置速度编码数值（VENC），来估计兴趣区动脉的血流速度。

e. **TimeSlip：**这种技术是通过施加在包含肾脏轴位块上的反转序列实现的。当背景组织完全抑制时，通过使用分段梯度回波，SSFP 或者其他技术就能读出信号。反转时间长，一般为 800~1400 毫秒，这样可有充足时间使得非饱和的血流流入成像区域。延长肾脏下方的反转块，有助于抑制从下方流入的静脉信号。

f. **双反转恢复序列（DIR）：**是一种采用屏气扫描和心电门控技术的 T1 加权“黑血”MRA 序列。反转时间设置在 650 毫秒左右，使得血流信号得到完全抑制，从而在图像显示为黑色。因为 R-R 间隔时间和反转时间基本相近，反转序列可在第一个心电门控激发后

使用,在第二个心电门控激发后读出信号。第一个反转序列需要覆盖线圈内的整个扫描组织,而第二个反转序列仅用于需要成像的层面。使用这种成像方式,需要成像的层面得到了360°成像,而成像层面以外的血流得到了180°的成像。当层面内血流完全被层面外无信号的血流代替时读出信号。DIR可以显示血管腔和管壁之间界面的细微改变,特别对显示细小的夹层内膜片很有帮助。DIR采集成像时,通常需要采用呼吸控制技术。一种更加先进的序列是采用更小的反转序列,这种序列可在单次R-R间隔中完成,因而使得采集的速度翻倍。

g. **肝脏快速容积采集(LAVA):**是一种“亮血”技术,需要结合对比剂增强技术、高分辨率的多平面成像,零充填插入以及均匀的脂肪抑制,扫描范围大。它是基于3D SPGR脉冲序列技术的。LAVA需要在一个屏气周期内采集一系列相互重叠的高分辨率层面图像。通常情况下需要重复3~4次这种采集。为了缩短屏气时间,可结合使用部分傅里叶充填并行采集技术和短TR/TE。这种技术在同时显示动脉管腔、管壁以及动脉瘤的细节方面特别有用,如瘤内血栓、瘤腔直径等。在显示下肢深静脉血栓形成方面也颇有帮助。

3. **采集后图像后处理**

a. **零填充:**这是一种通过内插法增加重建图像分辨率的好办法。它是在傅里叶转换之前用零来填充*k*空间的周边。虽然无需额外的时间来收集数据,傅里叶转换在更小的空间内重建更多的图像。例如,采用两倍零填充,如果层厚是3mm,那么傅里叶转换的额外图像也有3mm的层厚,1.5mm的层间隔,相互重叠50%。这对消除在用最大信号投影(MIP)重建的图像上容积平均伪影、增加小血管的平滑度等方面有帮助。推荐在层面方向上使用两倍零填充。

b. **MR数字减影血管造影(MRDSA):**利用增强前数据和动态数据、动脉期或静脉期数据进行数字减影,可改善图像对比。实现这种减影,可以通过层层相减的方法,或者在傅里叶转换之前用一种复杂的矢量减影方法。采用这种DSA方法增加图像对比,可以减少钆对比剂的用量。但是,这种方法需要患者体位在增强前和动态增强成像期间保持不动。这种对体位维持不动的要求,在盆腔、下肢较易满足,因为这些部位可用沙袋和绑带固定。在胸部和腹部,由于受呼吸、心脏冲动以及蠕动等因素影响,因而难以满足上述要求。通常情况下,在扫描仪产生图像之前,复杂的减影过程就自动运行了。

c. **多平面重建**：一种重建 MIP 子数据的方法是首先将整个动脉期 3D 容积数据导入电脑工作站 3D 分析系统，显示整个容积数据的冠状位、轴位和斜位重建图像。在冠状位上，从头侧向尾侧移动示踪位置图标，边调节观察轴位上的重建窗位，以显示肾动脉。像 MIP 一样显示矢状位重建图像，使斜位 MIP 有足够的厚度，以包括大部分主动脉。确定轴位上的 MIP 子集排列有序，使之与血管的起始部相并行。尽管不能在图像上整个显示血管的全貌，但可以准确地显示血管的起始部位，不与主动脉相互重叠。这种方法也可以在轴位图像上反复移动示踪图标，从而显示腹腔动脉和肠系膜上动脉的矢状位图像。同显示主动脉的前缘和后缘一样，这种方法可以最大限度显示腹腔动脉，肠系膜上动脉和肠系膜下动脉。

d. **容积再现**：这是一种 3D 显示方法，在容积再现上，不同的组织有不同的透明度，得以显示相互重叠的组织结构。这种方法比 MIPs 图像能提供更多的 3D 信息。

MRA 标准扫描方案（详情请访问 www.MRprotocols.com）

1. **主动脉弓和颈动脉**
   a. 线圈：如有可能使用向尾侧延伸（延至胸部，包括主动脉弓）的神经血管线圈。如没有神经血管线圈或者头颈线圈，则可使用躯干阵列线圈，使其中的元件从前向后排列，对应于上胸部和颈部。
   b. 轴位 2D TOF 成像，施加上方抑制。
   c. 轴位 T_1 加权成像，结合脂肪抑制（适于颈动脉夹层）。
   d. 冠状位 3D Gd-MRA（主动脉弓至颅底）。
2. **胸主动脉**：用于排除和诊断夹层、动脉瘤、栓子来源、缩窄、主动脉炎，以及大血管解剖 / 变异。
   a. 三平面非门控 SSFP 定位。
   b. 轴位“黑血”双反转恢复序列（DIR）。
   c. 矢状位电影 -SSFP，斜位观察主动脉弓，5~6 个层面可覆盖整个主动脉，每一层约一个呼吸周期。
   d. 升主动脉的冠状位电影 -SSFP，包括主动脉瓣膜。
   e. 轴位电影 -SSFP，观察主动脉瓣膜。
   f. 心电门控冠状位 3D Gd-MRA 成像。
   g. 钆增强后冠状位和轴位 LAVA。
3. **肺动脉**：栓塞，动静脉瘘，动脉瘤以及肺动脉高压。
   a. 三平面 SSFP 定位。
   b. 双肺冠状位 3D Gd-MRA 成像（一次注射）。

c. 钆增强后冠状位和轴位 LAVA。

4. **腹主动脉（动脉瘤）**：术前，支架植入前，测量直径。
   a. 三平面 SSFP 或 SSFSE 定位：使用大 FOV（48cm）。
   b. 冠状位 3D Gd-MRA 成像（图 5.1）。
   c. 钆增强后冠状位和轴位 LAVA。

5. **肾动脉**：高血压、肾衰竭、术后以及血管成形术前了解血管解剖。
   a. 三平面 SSFP 定位。
   b. 冠状位 3D Gd-MRA 成像。
   c. 肾动脉的轴位 3D 相位对比成像。
   d. 收集系统、输尿管和膀胱的冠状位 3D SPGR 延迟成像。静脉注射 Lasix（10mg）可改进图像质量。

6. **肠系膜动脉**：肠系膜缺血，手术前的肠系膜血管成像，肝移植前、肝移植后。采用肾动脉成像方案，再加上 MRCP 成像和钆增强后冠状位和轴位 LAVA 成像。

7. **周围动脉 MRA**：跛行、静息痛、难愈合性溃疡以及游离皮瓣修补前。
   a. 快速 MRA，主要用于症状性足部和小腿成像。
   b. 3D 团注追踪 MRA 成像，范围从横膈至踝部，将血压计袖带束于大腿，充气至 50~60mmHg，以减少静脉污染。

8. **深静脉血栓形成的下肢静脉成像**
   a. 保持肢体温暖，如有必要可使用毛毯，以使腿部血流最大，可考虑抬高踝部以增加静脉回流。
   b. 用三平面非门控 SSFP 定位，用 2D TOF 法成像，从髂窝直至膝下。
      （1）任何区域如发现腔内充盈缺损，都应增加 SSFP 或 2D 相位对比 MRA 成像，自上向下方血流编码，以确定 TOF 上的充盈缺损是真实或者是血液流动伪影。调节 VENC（流速编码）参数如下：盆腔为 40cm/s；大腿为 30cm/s；小腿为 20cm/s。
      （2）为了鉴别急性和慢性血栓，轴位 T2（结合脂肪抑制）和钆增强后 LAVA（3D T1 成像结合脂肪抑制）成像颇有裨益。急性血栓形成可引起静脉周围炎症反应，在 T2 加权图像上显示为高信号，并在钆增强图像上显示强化。
      （3）钆增强后轴位和冠状位 LAVA，矩阵 512×192，层厚 3~5mm，在显示细微 DVT 方面很有帮助。

（施万印　译　石红建　校）

参考文献

1. Potchen JE, Haacke EM, Siebert JE, et al. *Magnetic Resonance Angiography: Concepts and Applications.* St. Louis: Mosby; 1993.
2. Anderson CM, Edelman RR, Turski PA. *Clinical Magnetic Resonance Angiography.* New York: Raven Press; 1993.
3. Yucel EK. *Magnetic Resonance Angiography: A Practical Approach.* New York: McGraw-Hill; 1995.
4. Higgins CB. *Essentials of Cardiac Radiology and Imaging.* Philadelphia, PA: JB Lippincott; 1992.
5. Prince MR, Grist TM, Debatin JF. *3D Contrast MR Angiography.* 3rd ed. Heidelberg: Springer-Verlag; 2003.
6. McRobbie DW, Moore EA, Graves MJ, et al. *MRI: From Picture to Proton.* 2nd ed. Cambridge: Cambridge University Press; 2007.
7. Alart IP, Bongartz GM, Marchal G. *Magnetic Resonance Angiography.* Berlin: Springer-Verlag; 2003.
8. Duerinckx AJ. *Coronary Magnetic Resonance Angiography.* New York: Springer-Verlag; 2002.
9. Schneider G, Prince MR, Meaney JFM, et al. *MRA: Techniques, Indications and Practical Applications.* Milan: Springer; 2005.

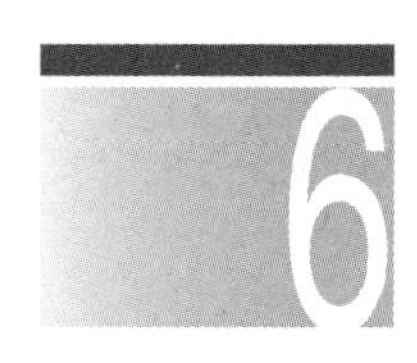

CT 血管成像

与经导管血管成像一样，CT 血管成像前，仔细评估患者十分重要。要确定合适的检查方法，检查中突出临床关注的重点，选择成像感兴趣区，并且评估患者能否配合检查。对所要检查的感兴趣区不熟悉或者对血管检查有关的团注时机把握不好的技术人员需要放射学家的指导。

选择合适的成像模式

下列情况，应使用 CTA 而不是 MRA[1]

a. 有对 CTA 更专业的人员。

b. 幽闭恐惧症患者。

c. 患者有 MR 检查禁忌的植入物（起搏器、耳蜗植入物等）。

d. 需要评估支架内管腔情况。

e. 需要描述动脉壁钙化情况（如评估人工血管搭桥部位）。

下列情况,应使用 MRA 而不是 CTA

a. 有对 MRA 更专业的人员。

b. 患者对含碘对比剂过敏。

c. 患者不希望接受电离辐射。

d. 血管广泛钙化,特别是小血管。

e. 需要对血管造影中隐性流出道进行成像。

f. 植入了 MR 相容性支架,怀疑存在内漏的患者[2]。当疑有内漏而其他成像方法不能显示时,应考虑 MR 成像。

检查准备

1. **对比剂诱导性肾病(CIN):**血管疾病有很多危险因素可诱发 CIN。因此,计算 GFR、避免患者出现脱水对完成检查至关重要。CIN 筛查指南及干预措施参见 84 章。

   a. 如果 GFR<30ml/min,应考虑采用非增强 MRA、CO_2 血管成像,或者联合应用这些方法。如采用 CTA,可通过动脉内注射稀释对比剂(对比剂与生理盐水稀释成 1∶10 或以上),这样可极大地减少对比剂的用量[3]。血液透析患者应尽可能将 CTA 检查安排在即将接受血液透析治疗之前进行。

2. **着装:**佩有金属饰物的衣物应从检查感兴趣区移开。
3. **镇静:**一般无需镇静。如果需要给予镇静,应有成年人负责护送。
4. **静脉通路:**如果胸主动脉(包括颈动脉 CTA)是检查的一部分,右臂静脉是一个理想的通路。其他检查,静脉穿刺的位置以及静脉管腔的大小应能满足至少 4ml/min 的注射速率。标准做法是选择肘窝静脉并使用 20G 静脉针。

检查步骤

本章主要介绍总体原则;每个检查都需要确定各自特定的扫描方案[4-6]。绝大部分血管床的 CTA 检查都能在多排 CT 机(4 排或以上)上完成,无需另外的硬件设备。检查应尽可能在最短时间内完成,这一点十分重要,以利患者在整个检查过程中保持体位不变。推荐应用球管自动调制电流,这样可以个体化辐射量,并能降低图像噪声[7]。为使整个血管感兴趣区都能得到充分成像,对 4 通道扫描仪来说,准直需为 2.5mm,8 通道为 1.25mm,16 通道一般采用 0.75~1mm 准直,而对 64 层 CT 扫描仪来说,准直更小(最常采用 0.6mm)。重建数据的有效层厚为 1.0~1.5mm,对于胸主动脉、腹主动脉以及周围动脉成像是足够的。微准直重建数据对于评估小动脉非常有用,如上肢或下肢周围动脉、颅内血管,偶尔也包括肾动脉。

1. **扫描方案**
   a. 测试程序：进行数字断层扫描，确定扫描区域，并选择对比剂团注激发的层面。
   b. 有时需要进行非对比增强扫描，例如需要明确钙化斑块的范围、程度。
   c. 预团注扫描（不采用团注激发技术）。
   d. 明确 CTA 采集的序列。
   e. 确定恰当的“延迟期”：当远端血管没有强化或者需要观察延迟强化（如观察内漏）时。
2. **对比剂注射**[8,9]
   a. 动脉强化的时程和密度取决于注射的速率和持续时间；后者根据需要检查的血管床来进行调整。
   b. 对寻常体形的患者，1~1.5g/s 的碘就能使动脉充分强化。对于体重超过 90kg 或低于 60kg 的患者，推荐按体重来调整注射速率和总量。
   c. 一般情况下可用高压注射器，并采取“双相法”静脉注射，即含碘对比剂注射后用生理盐水冲洗，这种方法可使动脉强化随时间变化而更加均衡。
3. **对比剂团注时机**[10,11]
   a. 静脉注射对比剂后，根据动脉强化程度调整扫描时机（对比剂循环时间）。
   b. 患者血管疾病的患者，对比剂循环时间变异极大，可通过使用下列方法进行补偿
      (1) 团注注射测试—注射 10ml 对比剂，每秒采集一系列图像。扫描过程中不移动检查床，并使感兴趣区位于所要检查的感兴趣动脉的近端。得到对比剂增强曲线，计算出增强峰值时间。
      (2) 团注激发技术—自动探测到团注对比剂到达，并激发扫描采集过程。
   c. 根据所要扫描的区域不同，确定扫描延迟（对比剂注射和扫描开始之间的间隔）等于对比剂通过时间。或者依据对比剂通过时间而提前设定间隔时间扫描。
   d. 采集过程中，扫描床缓慢移动（速度≤30mm/s）；注射持续时间和扫描时间相同。
   e. 如果需要扫描床快速移动，应当有足够长的扫描延迟时间，以确保在成像采集结束时末端血管有充分强化。

4. **图像后采集过程**[4,12,13]

从检查过程中储存的图像至少应包括一个序列的2D横断面图像。CT血管成像的评估主要依赖于这些图像。重建的图像大多数是用来确定在横断位上发现的情况，进一步评估复杂病变或迂曲血管，并为临床医师汇总影像所见。仅仅应用MIP和表面再现成像技术对于约60%的周围血管疾病患者是不够的[14]。

标准做法是，每种检查方法最好有各自对应的重建图像序列，至少有一个序列的重建图片应与常规血管造影图片相似。

a. **最大密度投影(MIP)**：MIP算法是任意设置一个阈值，将衰减值在该阈值之上的像素进行堆积，使之成为合成图像。最终得到图像与未减影经导管造影图像类似，除非在MIP图像合成前从数据库中将骨结构剔除。

不足之处

(1) 如果需要从数据库中人工剔除骨骼，图像产生的过程极为耗时。

(2) 在剔除骨骼过程中会不可避免地丢失一些血管信息，有可能导致误诊。

(3) 管壁致密钙化或者有支架存在，会使动脉管腔变得模糊，特别是小的血管。

b. **容积再现**：通过依次轻微改变数个MIP图像观察视角而实现图像再现，进而产生3D容积图像。3D再现技术能高效显示图像，使得对CTA大量数据能实现快速交互访问。操作者可以通过选择合适的观察角度而充分显示相关的血管段。通过应用“透明转化功能”可以达到对血管信息的精确调节。

不足之处

(1) 支架或者钙化会显著影响对血管腔的评价。

(2) 大部分工作站都不能在高分辨灰阶显示器上显示彩色信息。

c. **多平面重建(MPR)**：对于肺部或者主动脉检查，矢状位和(或)冠状位重建非常有用，对于颈动脉CTA，斜位MPR很有用。严重钙化或者植入支架的血管，结合从直角投影的角度观察，对于评估血管腔情况很有价值。曲面重建(CPRFs)也称为“中线”重建，是沿着血管中线走行预先画线后重建的血管长轴断面图像。对于植入支架的血管，CPRFs是另一种非常有用的评估方法。不足之处：对于正常或者病变轻微的血管，CPRFs容易完成；对于病变严重的血管段，CPRFs可能会操作失败。

本机构的 CTA 检查标准方案(64 排 CT/Ioversol 320)(其他方案可访问 http://www.ctisus.org/mdct64/protocols/ protocols.html)[15]

1. **主动脉弓和颈动脉:**除外颈动脉狭窄。
   a. 范围:主动脉弓至 Willis 环或者头顶。
   b. 准直:0.6。
   c. 对比剂:100ml,生理盐水追踪 30ml,5ml/s。
   d. 升主动脉自动触发——100Hu。
   e. 扫描延迟时间:4 秒。
2. **胸主动脉:**除外动脉夹层、动脉瘤,明确栓子来源,有无动脉缩窄、主动脉炎,了解大血管解剖/变异。
   a. 范围:胸尖部至横膈平面。
   b. 准直:0.6。
   c. 对比剂:90ml,生理盐水追踪 40ml,4ml/s。
   d. 升主动脉自动触发——100Hu。
   e. 扫描延迟时间:5 秒。
3. **肺动脉:**栓塞,动静脉瘘,动脉瘤,肺动脉高压。
   a. 范围:胸尖部至横膈。
   b. 准直:0.6。
   c. 对比剂:100ml,生理盐水追踪 30ml,5ml/s。
   d. 肺动脉主干自动触发——115Hu。
   e. 扫描延迟时间:7 秒。
4. **腹主动脉(动脉瘤):**术前,支架植入前,内漏。
   a. 范围:横膈至转子间水平。
   b. 准直:0.6。
   c. 对比剂:90ml,生理盐水 追踪 40ml,4ml/s。
   d. T_{12} 水平主动脉自动触发——100Hu。
   e. 扫描延迟时间:15 秒。
   f. 如果系观察内漏,延迟 80 秒后相同范围扫描。
5. **肾动脉:**高血压、术后、肾移植术前肾动脉成像。
   a. 范围:横膈至髂嵴水平。
   b. 准直:0.6。
   c. 对比剂:120ml,生理盐水追踪 30ml,4ml/s。
   d. T_{12} 水平主动脉自动触发——100Hu。
   e. 扫描延迟时间:12 秒。
6. **肠系膜动脉:**肠系膜缺血性病变,术前肠系膜血管解剖成像,肝移植术前或术后。参考腹主动脉扫描方案(见上述)。

7. **周围动脉 CTA：**跛行，静息痛，不能愈合的溃疡，游离皮瓣修补前。
   a. 范围：横膈至足。
   b. 准直：0.6。
   c. 对比剂：120ml，生理盐水追踪 50ml，3.5ml/s。
   d. T_{12} 水平主动脉自动触发——100Hu。
   e. 扫描延迟：17 秒。
   f. 预先准备第 2 个采集程序，覆盖腘动脉及其以下血管。如果由于动脉延迟强化使第一次扫描落在造影剂到达之前，就需要启动第 2 次扫描。

（施万印 译 石红建 校）

参考文献

1. Chan D, Anderson ME, Dolmatch BL. Imaging evaluation of lower extremity infrainguinal disease: role of the noninvasive vascular laboratory, computed tomography angiography, and magnetic resonance angiography. *Tech Vasc Interv Radiol.* 2010;13:11–22.
2. van der Laan MJ, Bartels LW, Viergever MA et al. Computed tomography versus magnetic resonance imaging of endoleaks after EVAR. *Eur J Vasc Endovasc Surg.* 2006;32:361–365.
3. Gandhi D, Pandey A, Ansari SA. Multi-detector row CT angiography with direct intra-arterial contrast injection for the evaluation of neurovascular disease: technique, applications, and initial experience. *Am J Neuroradiol.* 2009;30:1054–1058.
4. Fleischmann D, Hallet RL, Rubin GD. CT angiography of peripheral arterial disease. *J Vasc Interv Radiol.* 2006;17:3–26.
5. Hallett RL, Fleischmann D. Tools of the trade for CTA: MDCT scanners and contrast medium injection protocols. *Tech Vasc Interv Radiol.* 2006;9:134–142.
6. Catalano C, Passariello R, eds. *Multidetector-Row CT Angiography.* Secaucus: Springer-Verlag Publishers, 2005.
7. Lee EJ, Lee SK, Agid R et al. Comparison of image quality and radiation dose between fixed tube current and combined automatic tube current modulation in craniocervical CT angiography. *Am J Neuroradiol.* 2009;30:1754–1759.
8. Fleischmann D. Use of high-concentration contrast media in multiple-detector-row CT: principles and rationale. *Eur Radiol.* 2003;13(suppl 5):M14–M20.
9. Bae KT, Tran HQ, Heiken JP. Multiphasic injection method for uniform prolonged vascular enhancement at CT angiography: pharmacokinetic analysis anD experimental porcine model. *Radiology.* 2000;216:872–880.
10. Fleischmann D, Rubin GD. Quantification of intravenously administered contrast medium transit through the peripheral arteries: implications for CT angiography. *Radiology.* 2005;236:1076–1082.
11. Laswed T, Rizzo E, Guntern D et al. Assessment of occlusive arterial disease of abdominal aorta and lower extremities arteries: value of multidetector CT angiography using an adaptive acquisition method. *Eur Radiol.* 2008;18:263–272.
12. Raman R, Napel S, Rubin GD. Curved-slabmaximum intensity projection: method and evaluation. *Radiology.* 2003;229:255–260.
13. Pomerantz SR, Harris GJ, Desai HJ. Computed tomography angiography and computed tomography perfusion in ischemic stroke: a step-by-step approach to image acquisition and three-dimensional postprocessing. *Semin Ultrasound CT MR.* 2006;27:243–270.
14. Koechl A, Kanitsar A, Lomoschitz E et al. Comprehensive assessment of peripheral arteries using multi-path curved planar reformation of CTA datasets. *Eur Radiol.* 2003;13:268–269.
15. By permission, Elliott K Fishman, MD (Johns Hopkins University).

7 放射核素成像

肺通气 – 灌注闪烁成像

适应证

1. 非心脏病患者出现急性胸痛。
2. 临床怀疑肺栓塞（PE），D– 二聚体升高。
3. 为 PE 高风险患者确立基线资料，并用于随访。
4. 严重肺病，如 COPD 患者[1,2]。

预防措施

1. 严重肺动脉高压（目前仅有 1 例死亡病例报道即见于注入了 $^{99}Tc^{m}$ 标记的大颗粒聚合白蛋白［MAA］后严重肺动脉高压患者）。剂量（微粒数量）应适当减少。
2. 孕妇：剂量应降低，以减少对胎儿的辐射剂量。

检查准备

备好在肺部扫描 24 小时内拍摄的胸片。

检查步骤

1. 用 $^{99}Tc^{m}$ 标记 MAA。
2. 患者仰卧，深呼吸，通过静脉注入 3~5 毫居里（mCi）（20 万 ~ 100 万微粒）、直径在 30~100μm 的 $^{99}Tc^{m}$ 标记的 MAA。
3. 分别从前位、后位、右侧位、左侧位、左后斜位、右后斜位、右前斜位、左前斜位等不同方位成像（最低计数 /75 万图像）。
4. 如果灌注图像正常，或者虽然灌注显示不均但没有楔形缺损影，就可结束检查，因为此时发生 PE 的可能性很低。
5. 如果灌注图像异常，当准备用氙 –133 行通气成像，应以最佳显示灌注缺损的体位行通气检查。患者做一次深呼吸，吸入放射性氙，得到单幅的呼吸图像。然后患者在一个闭合系统内呼吸 2~4 分钟，使得放射性氙平均分布于肺内。患者再向连接在放射性氙收集容器上的一个管状系统呼吸，得到氙洗脱图像。整个通气的过程不能少于

6 分钟。

6. 初次获得的图像计数为 10 万。平衡期和洗脱期图像应各自采集 45~60 秒。
7. 如果使用 $^{99}Tc^{m}$ 标记的二乙烯三胺五乙酸溶胶（DTPA）为通气剂，那么通气成像就可以在灌注成像之前完成。标记放射性溶胶需要 30~40mCi 的 $^{99}Tc^{m}$，实际吸入到患者体内的仅为 800~1000μCi。这种技术的优势是能够在多种体位成像，并能直接与灌注图像相比较。但是，很多患者一上来不能很好地完成深呼吸，很有可能使放射性溶胶沉积在气管 - 支气管树内，从而出现明显的伪影。

检查后管理

通常无需特殊处理。

结果

1. 修订版肺栓塞诊断前瞻性研究（PIOPED）V/Q 诊断标准[1]。
   a. **高度可能：**至少两个肺段出现灌注缺损，通气扫描或者胸片无异常。可以分为以下情况：
      （1）两个或以上肺段大部（>75%）出现灌注缺损，相应部位通气扫描或胸片无异常。
      （2）一个肺段大部和两个或以上的部分肺段（25%~75%）出现灌注缺损，相应肺段通气扫描或胸片无异常。
      （3）四个或以上的部分肺段出现灌注缺损，相应肺段通气扫描或胸片无异常。
   b. **中度可能**
      （1）一个肺段的部分至不足两个肺段的大部出现灌注缺损，相应肺段通气扫描或胸片无异常。
      （2）通气 / 灌注（V/Q）缺损区相匹配，胸片上相应肺段的下方肺实质实变。
      （3）单个肺段的部分区域 V/Q 缺损区相互匹配，胸片上无异常。
      （4）难以归为正常，低度可能或高度可能。
   c. **低度可能**
      （1）多发的互相匹配的 V/Q 缺损区，无论缺损区的大小，而胸片上无异常。
      （2）V/Q 缺损相互匹配，胸片上肺上野和中野实质实变。
      （3）V/Q 缺损相匹配，伴大量胸腔积液。
      （4）有灌注缺损，胸片上伴有更大区域明显的异常改变。
      （5）有灌注缺损，周围环绕以正常灌注的肺组织（条带征或环征）。

（6）单个或多发肺段小部分（<25%）灌注缺损，胸片正常。

（7）非节段性灌注缺损（圆形或非楔形）。

d. **正常**：无灌注缺损；放射活性物质均匀分布。

2. V/Q 扫描分类（PIOPED）：与临床 PE 的可能性之间具有相关性。
3. V/Q 扫描的 Biello 分类：与 PE 的可能性[3]。

a. **高度可能**

（1）单个肺段大部（>90% 肺段）V/Q 不匹配。

（2）灌注缺损明显大于胸片实变。

（3）多发的部分肺段（25%~90%）或者大部肺段 V/Q 不匹配，无胸片上的相应部位实变。

b. **中度可能**

（1）严重而广泛的阻塞性肺病，伴有灌注缺损。

（2）灌注缺损面积与胸片异常大小相一致。

（3）单个的部分肺段 V/Q 不匹配。

c. **低度可能**

（1）肺段小部分（25% 大小的解剖肺段）V/Q 不匹配。

（2）V/Q 不匹配，无相应部位的胸片异常改变。

（3）灌注缺损明显小于胸片实变。

4. V/Q 扫描的 McNeil 分类 评估 PE 可能性[4]。

a. **高度可能**

（1）单发的 V/Q 不匹配，肺叶或更广，胸片正常。

（2）多发的 V/Q 不匹配，肺段或更广，胸片正常。

b. **中度可能**

（1）V/Q 匹配和不匹配区域相混合。

（2）灌注缺损，与胸片上相应部位的实变相匹配。

c. **低度可能**

（1）单发的 V/Q 不匹配，肺段或者亚段；胸片肺野清晰。

（2）V/Q 灌注匹配。

（3）多发 V/Q 不匹配，亚段；胸片肺野清晰。

5. 在 96 例接受 V/Q 扫描（锝灌注和气溶胶通气）、胸片和肺动脉血管成像检查的患者中，比较了上述 3 种方法评估 PE 的结果[5]。

a. PIOPED 评价标准在预测 PE（血管造影上显示）方面具有最佳似然比。但是，PIOPED 预测的大部分为中等可能 PE。

b. McNeil 评价标准在预测 PE（血管造影上显示）方面似然比最差。

c. Biello 和 McNeil 评价标准在预测血管造影阴性 PE 方面具有最佳似然比。

并发症

1. 白蛋白微粒存在栓塞小血管区域如脑部的可能性，特别是存在未意识到的解剖上右向左分流。
2. 无意中经动脉注射大量白蛋白微粒，由于阻塞毛细血管床，可导致足部或手的缺血改变。

胃肠道出血研究

适应证

1. 胃窦远端的急性胃肠道出血（AGIH）（经鼻胃管未能抽吸出血液者）。
2. 间断性的胃肠道出血。
3. 决定是否需要行内脏血管造影以明确诊断和治疗 AGIH。

预防措施 / 限度

1. 多次输血前和慢性透析患者（因为这两种情况下，红细胞标记效果差）。
2. 孕妇。
3. 经鼻胃管能抽吸出鲜红血液者，或者经常出现大量便血者，应当行内镜检查。如果内镜没能明确诊断，这些患者应当行急诊血管造影来明确诊断和治疗。

检查前准备

无。

检查步骤[6,7]

1. 在体外用 20mCi 的 $^{99}Tc^{m}$ 高锝酸盐标记患者的红细胞。
2. 血流动力学研究：团注放射性药物试剂，以 5 秒 / 帧，共 60 秒成像。
3. 电影闪烁扫描：以 15 秒 / 帧连续采集 60 帧图像（共 15 分钟）（平均计数 35 万个点 /15 秒 / 帧）。回顾分析第一次采集的 15 分钟图像后，随之采集相同系列的 60 帧（15 分钟）图像。这个检查序列共需要采集 6 次 15 分钟图像。研究显示，电影闪烁扫描检查提高对胃肠道出血的定性和定位诊断能力[8]。
4. 静态成像也可作为检查的一种选择：每 5~10 秒成像一次，共计 90 秒。
5. 对于有症状的患者，如果第一次检查结果为阴性或者不能定性，应在 3、6 或者 24 小时之后延迟成像，以提高检查的敏感度。

结果[6]

1. 对于急性出血速率超过 0.1ml/min 者检查较敏感；能够评估出血的速率，并能确定哪些患者有发生大量胃肠道出血的风险，后者通常需要实施积极的治疗措施[9]。
2. 多达 65% 的有症状患者（便血，黑便，慢性贫血）可以发现和明确出血灶[6]。在闪烁扫描延迟成像（6~24 小时）上，常能发现和明确亚急性出血[10]。77% 的患者闪烁扫描可以正确定位出血灶。
3. 若扫描结果不能显示出血部位，血管造影结果为阴性的可能性大。

卡托普利增强肾闪烁扫描成像诊断肾血管性高血压

适应证

1. 显示血流动力学明显异常的肾动脉狭窄（RAS）或者能导致高血压的其他肾脏疾病。
2. 评估肾功能的细微变化。
3. 对高血压患者能否从血管再通中获益进行分层—无论是外科手术还是血管成形术（存在争议）。

禁忌证

相对禁忌证

1. 检查前不能较长时间停用血管紧张素转化酶（ACE）抑制剂类药物。
2. 不能在检查床上平躺不动至少 30 分钟。

检查准备

1. 应告知患者停用 ACE 抑制剂至少 48 小时[11,12]。
2. 如果不能停用 ACE 抑制剂，患者应暂停早晨服用，在核医学科于检查前 1 小时服用。
3. 其他所有非 ACE 抑制剂类降压药均应停用（至少一晚），因为这些药物都有可能降低患者对卡托普利（检查前服用）导致的降压反应。遗憾的是，临床实践过程中这一点很难得到真正施行。
4. 检查前夜早晨 3 点停止进食。
5. 建立静脉通路，低速滴注（15~20ml/min）生理盐水。静脉针须为 18~20G，一旦卡托普利导致低血压反应，能满足紧急扩容治疗的需要。
6. 膀胱排空障碍或者肾脏移植的患者，应当留置 Foley 管导尿。

检查

应用 ACE 抑制剂的闪烁扫描成像的方案较多。一些检查应用的是肾小球分泌型显像剂 $^{99}Tc^{m}$-DTPA，也有人应用肾小管分泌型显像剂，如 ^{131}I- 标记的马尿酸钠（^{131}I-HIP）或者 $^{99}Tc^{m}$- 标记的巯替肽（MAG-3）。对于基线检查和 ACE 抑制剂闪烁扫描检查，有人在同一天完成，有人则不在同一天检查。这里，我们提供两个扫描方案，一个使用肾小管分泌型显像剂，一个使用肾小球分泌型显像剂。

肾小管分泌型显像剂（$^{99}Tc^{m}$-MAG-3）[13]

1. ACE 抑制剂闪烁扫描检查：经静脉慢速滴注（>5 分钟）2.5mg 依那普利（0.04mg/kg）。每 5 分钟监测一次血压。滴注结束后 10 分钟，经静脉注射呋塞米 40mg（肾功能不全者 80mg）。MAG-3 剂量 5~10mCi，经静脉团注给入。
2. 或者，患者口服 50mg 卡托普利，等待 1 小时，期间监测血压。然后静脉注射呋塞米，再经静脉注入放射性药物制剂。
3. 如果患者收缩压低于 140mmHg，则不能从静脉注入依那普利，卡托普利的口服剂量应当减至 25mg。对于这种减少药物剂量是否会影响检查结果的敏感度尚无一致意见。
4. 注射结束后，在余辉显示器上监测到腹主动脉有显像剂时，即启动一个 1 帧 / 秒，计 60 秒的快速成像序列。然后以 20~30 秒 / 帧的速率采集 20~30 分钟。画出整个肾脏和皮质的感兴趣区，建立时间 - 效能曲线。计算出峰值到达时间，并以下列公式计算皮质残余活性（RCA）[14]：

   RCA=（20 分钟时皮质计数 / 皮质计数峰值）× 100%
5. 如果检查结果异常，重复一次检查（不口服卡托普利）为基线进行对比。

肾小球分泌型显像剂（DTPA）[15]

1. 患者的准备和肾小管显像剂成像法相似。口服 50mg 卡托普利。每 15 分钟监测一次血压，监测 1 小时。
2. 静脉注射呋塞米，然后注入 12mCi 的 $^{99}Tc^{m}$-DTPA。患者成像时，取仰卧位，以 1 帧 /20 秒，计 20~30 分钟的参数在后方位采集图像。
3. 给肾脏标记感兴趣区，除外盆腔运动的影响。绘制肾图。
4. 根据时间 - 效能曲线确定峰值效能时间，根据检查中第 2 秒和第 3 秒放射性核素的摄取量计算两侧（肾脏）功能指数。
5. 如果检查结果异常，重复一次检查（不口服卡托普利）为基线进行对比。

检查后管理

1. 分别在卧位和坐位检查患者的血压情况。如果收缩压发生体位性下降，应当给予患者经静脉途径的水化治疗，直到收缩压恢复正常，方可让患者离去。
2. 告知患者恢复服用之前医师处方的各种药物。

结果

1. 肾图曲线的建议分级系统[16]。
   a. 0 级：正常（图 7.1）。
   b. 1 级：曲线上升峰和到达最大效能时间（T_{max}）轻度延迟（6 分钟 ≤T_{max}≤11 分钟），或者到达排泄相轻度延迟（图 7.2）。
   c. 2 级：曲线上升峰和到达最大效能时间（T_{max}）延迟，存在排泄相延迟的证据（图 7.3）。
   d. 3 级：曲线上升峰和到达最大效能时间（T_{max}）延迟，无明显排泄相（图 7.4）。

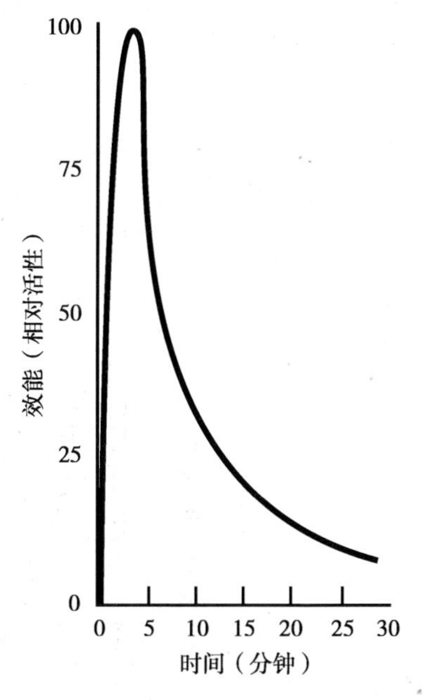

图 7.1　0 级肾图曲线（摘自 Nally JV et al.Diagnostic criteria of renovascular hypertension with captopril renography. Am J Hypertens，1991，4：749S–752S.）

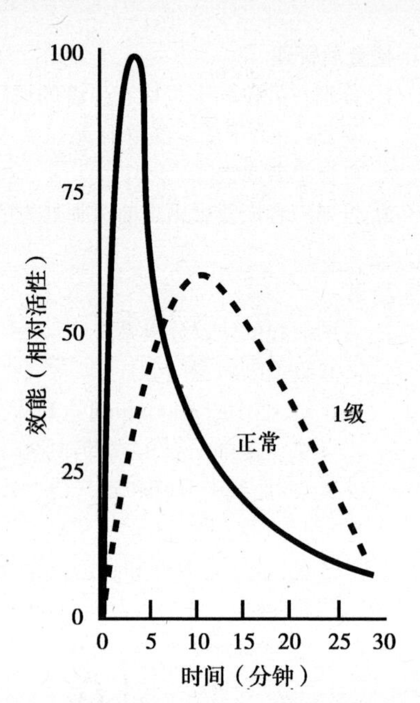

图 7.2 1级肾图曲线(摘自 Nally JV et al. Diagnostic criteria of renovascular hypertension with captopril renography. Am J Hypertens, 1991, 4: 749S–752S.)

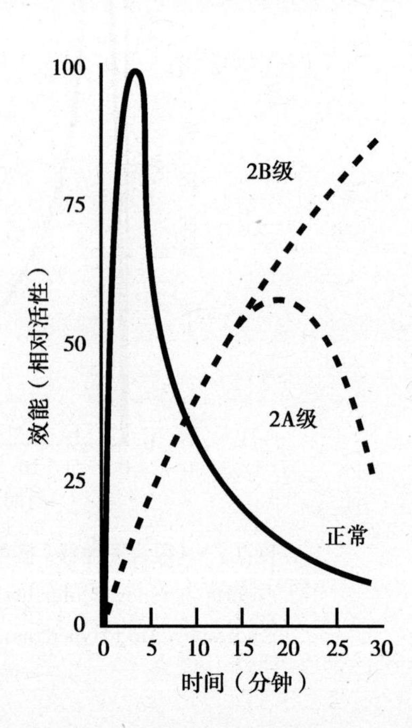

图 7.3 2A 和 2B 级肾图曲线(摘自 Nally JV et al. Diagnostic criteria of renovascular hypertension with captopril renography. Am J Hypertens, 1991, 4: 749S–752S.)

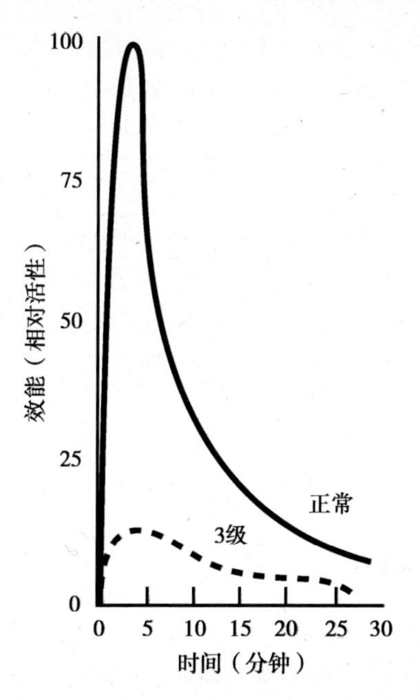

图 7.4　3 级肾图曲线（摘自 Nally JV et al. Diagnostic criteria of renovascular hypertension with captopril renography. Am J Hypertens.1991，4：749S–752S.）

2. 表 7.1 显示的是基于比较基线成像和卡托普利成像曲线诊断肾动脉狭窄（RAS）的可能性[16]。

表 7.1　基线肾图分级和卡托普利增强肾图分级对 RAS 可能性的预测

	基线		卡托普利增强后		
	0 级	**1 级**	**2A 级**	**2B 级**	**3 级**
0 级	L	H	H	H	H
1 级	L	I	H	H	H
2A 级	L	L	I	H	H
2B 级	L	L	L	I	H
3 级	L	L	L	I	I

注：RAS 可能性——L：低度可能；I：中度可能；H：高度可能

（摘自 Nally JV et al. Diagnostic criteria of renovascular hypertension with captopril renography. Am J Hypertens. 1991，4：749S–752S.）

3. 使用肾小管分泌型显像剂 ^{131}I-HIP，对于肾脏功能正常［血清肌酐水平 >1.5mg/dl（1mg/dl=88.41μmol/L）］的患者，皮质残余活性（RCA）在 30% 或以上，诊断肾血管性高血压的敏感度为 96%，特异度为 95%[17]。似乎 ^{131}I-HIP 的标准也能够适用于进行 ^{99}T^{m}-MAG-3 的研究。
4. RAS 患者接受经皮血管腔内成形术后，卡托普利增强肾图可以预测术后血压的下降情况（治愈或者改善）[18]。这个检查的总体敏感度为 91%，对单侧 RAS 的患者为 95%，而对双侧 RAS 均接受治疗的患者为 86%。对于 18 例卡托普利肾图阴性的患者，5 例血压得到改善，13 例没有发生变化。
5. 检查期间低血压会造成双侧肾动脉狭窄的假象。这种情况下诊断需慎重。
6. 一些原因引起的膀胱充盈可能会造成假阳性诊断。充盈的膀胱会延缓肾脏收集系统的排空，导致肾图曲线延长。膀胱排空存在障碍的患者，检查期间应保留 Foley 导管，以避免假阳性的诊断。
7. 患者的运动会在肾图曲线上留下一些点状伪影，这也是出现假阳性的一个原因。这种伪影容易鉴别，在合成图像上通过比较 3 分钟和 20 分钟时肾脏的位置即可判定有无运动伪影。

并发症

使用 ACE 抑制剂可能会导致严重低血压。通常发生于容量不足的患者，因此需要强调的是，在检查期间要给予患者充分的水化，并严密监测血压的变化。

肾脏尿路闪烁扫描

适应证[19]

1. 对上尿路梗阻性和非梗阻性扩张进行鉴别。
2. 评估梗阻性尿路疾病的疗效。
3. 对肾功能进行定量评估，以决定治疗方案。

禁忌证

脱水患者。

检查前准备

1. 建立静脉通路，生理盐水低速滴注（15~20ml/min）。
2. 排空膀胱。排空障碍的患者应使用和保留 Foley 管。

检查步骤

1. 放射性核素：$^{99}Tc^{m}$-MAG-3 优于 DTPA。剂量：3~6mCi。静脉团注后 1 分钟，肾实质开始摄取 MAG-3，3 分钟达到峰值。
2. 呋塞米（速尿）：婴儿，1mg/kg；儿童，0.5mg；成人，40mg。注射呋塞米后 1~2 分钟，尿路开始出现显像效果。
3. 静脉注射的时机：一些方案可供参考。
   a. 核素注射后 20 分钟开始注射呋塞米。
   b. 核素注射后 15 分钟开始注射呋塞米。
   c. 核素注射前注射呋塞米。我们比较推崇这个方案，因为它使整个检查得到简化和标准化。

检查后管理

适度水化。

结果

1. 正常：没有梗阻（与图 7.1 相似）。
2. 梗阻：峰值时间延长（T_{max}>6 分钟），滞留（20 分钟时 >50%）。

限度

1. 肾功能不全。
2. 患者不能保持制动。

（施万印 译　石红建 校）

参考文献

1. The PIOPED investigators. Value of the ventilation/perfusion scan in acute pulmonary embolism: results of the Prospective Investigation of Pulmonary Embolism Diagnosis (PIOMED). *JAMA*. 1990;263:2753–2759.
2. Worsley DF, Alavi A, Palevsky HI. Role of radionuclide imaging in patients with suspected pulmonary embolism. *Radiol Clin North Am*. 1993;31:849–858.
3. Biello DR. Radiological (scintigraphic) evaluation of patients with suspected pulmonary embolism. *JAMA*. 1987;257:3257–3259.
4. McNeil BJ. Ventilation–perfusion studies and the diagnosis of pulmonary embolism: concise communication. *J Nucl Med*. 1980;21:319–323.
5. Webber MM, Gomes AS, Roe D, et al. Comparison of Biello, McNeil, and PIOPED criteria for the diagnosis of pulmonary emboli on lung scans. *Am J Roentgenol*. 1990;154:975–981.
6. McKusick, KA, Froelich J, Callahan RJ, et al. Tc-99m red blood cells for detection of gastrointestinal bleeding: experience with 80 patients. *Am J Roentgenol*. 1981;137:1113–1118.
7. Bunker SR, Brown JM, McAuley RJ, et al. Detection of gastrointestinal bleeding sites: use of in vitro technetium Tc99m-labeled RBCs. *JAMA*. 1982;247:789–792.
8. Maurer AH, Rodman MS, Vitti RA, et al. Gastrointestinal bleeding: improved localization with cine scintigraphy. *Radiology*. 1992;185:187–192.
9. Smith R, Copely DJ, Bolen FH. 99mTc RBC scintigraphy: correlation of gastrointestinal bleeding rates with scintigraphic findings. *Am J Roentgenol*. 1987;148:869–874.
10. Alavi A. Scintigraphic detection of acute gastrointestinal bleeding. *Gastrointest Radiol*. 1980;5:205–208.
11. Sfakianakis GN, et al. Fast protocols for obstruction (diuretic renography) and for renovas-

cular hypertension (ACE inhibition). *J Nucl Med Tech.* 1992;20:193–208.
12. Balufox MD. The role and rationale of nuclear medicine procedures in the differential diagnosis of renovascular hypertension. *Nucl Med Biol.* 1991;18:583–587.
13. Sfakianakis GN, Bourgoignie JJ, Georgiou M, et al. Diagnosis of renovascular hypertension with ACE inhibition scintigraphy. *Radiol Clin North Am.* 1993;31:831–848.
14. Erbsloh-Moller B, Dumas A, Roth D, et al. Furosemide I-131-Hippuran renography after angiotensin-converting enzyme inhibition for the diagnosis of renovascular hypertension. *Am J Med.* 1991;90:23–29.
15. Setaro JF, Chen CC, Hoffer PB, et al. Captopril renography in the diagnosis of renal artery stenosis and the prediction of improvement with revascularization: the Yale vascular center experience. *Am J Hypertens.* 1991;4:698S–705S.
16. Nally JV Jr, Chen C, Fine E, et al. Diagnostic criteria of renovascular hypertension with captopril renography: a consensus statement. *Am J Hypertens.* 1991;4:749S–752S.
17. Sfakianakis GN, Bourgoignie JJ. Renographic diagnosis of renovascular hypertension with angiotensin converting enzyme inhibition and furosemide. *Am J Hypertens.* 1991;4:706S–710S.
18. Geyskes GG, de Bruyn AJG. Captopril renography and the effect of percutaneous transluminal angioplasty on blood pressure in 94 patients with renal artery stenosis. *Am J Hypertens.* 1991;4:685S–689S.
19. Boubaker A, Prior JO, Meuwly JY, et al. Radionuclide investigations of the urinary tract in the era of multimodality imaging. *J Nucl Med.* 2006;47(11):1819–1836.

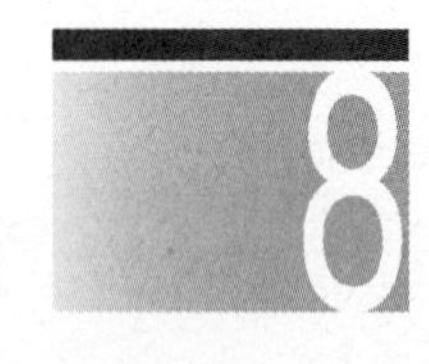

介入放射医师须知的肿瘤影像

简介

介入肿瘤学是介入放射学快速发展的一个分支。很多介入医师熟悉肿瘤患者的诊断性、治疗性介入操作适应证、禁忌证和技术。然而对于介入医师来说，重要的是将肿瘤影像与介入治疗密切结合起来，这样有助于提高诊断的准确性、引导介入手术，并与相关专科医师一起提高会诊质量。本章概述了介入医师工作中常见的胸腹部实体脏器的肿瘤影像。

肺癌

1. 肺癌的肿瘤病死率居首位，在美国约占所有肿瘤死亡的25%[1]。肺癌有两种类型：小细胞肺癌和非小细胞肺癌（NSCLC）。其中非小细胞肺癌（NSCLC）约占所有肺癌的75%，主要表现为原发灶引起的局部症状。而与之相比，小细胞肺癌常常表现为广泛区域侵犯或转移。
   a. 怀疑罹患肺癌的患者首选胸部摄片检查。
   b. 根据目前的肺癌分期方法，胸部CT扫描应包括肾上腺。有肺上沟瘤(肺尖部)症状或肿瘤胸壁及椎管侵犯的患者应接受MRI检查。

c. 正电子发射断层扫描(FDG-PET)是FDA批准的肺癌检查项目。它有助于发现CT无法看到的异常病灶,有利于肺癌分期。

2. 典型非小细胞肺癌影像学表现包括孤立性结节或包块、中央性包块、恶性胸腔积液、转移病灶等。20%~30%的肺癌表现为孤立性肺结节病灶(SPN)[2]。恶性孤立性肺结节病灶指征是直径大于3cm并且边缘有“短毛刺”征象,虽然恶性病灶也可能很小并且边缘光整。空洞和分叶征象不能用来鉴别孤立性结节的良恶性。中央型肺癌常表现为肺门包块伴远端肺不张或实变。增强CT扫描可以区分阻塞性中央性包块和不张的肺组织。增强扫描时不张的肺组织明显强化,而肿瘤组织相对强化较弱。癌肿可以侵犯脏层胸膜、胸壁、膈肌、心包膜、主支气管或其他纵隔内结构。淋巴结转移可能包括同侧支气管旁、肺门、纵隔或气管隆嵴下淋巴结组,晚期肿瘤可累及对侧。非小细胞肺癌(NSCLC)分期主要依据TNM分类法,具有指导治疗和预后的意义。

3. 细支气管肺泡癌(BAC)是一种腺癌的亚型(图8.1)。相比其他类型的腺癌对肺实质的侵害,细支气管肺泡癌沿肺泡和细支气管壁结构扩散(一种称之为跳跃生长的模式)。细支气管肺泡细胞癌多数情况下表现为伴有毛玻璃样改变和含有空泡征的孤立性结节。因此,当细支气管肺泡癌病灶局限时预后较好。但是,细支气管肺泡癌常表现为弥散的或多发的实变或结节病灶。

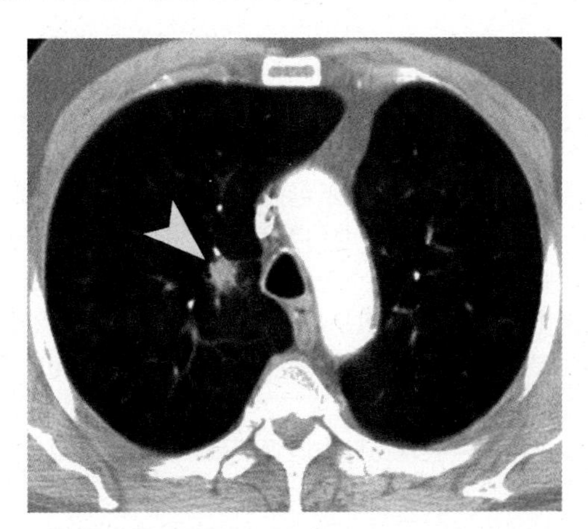

图8.1 支气管肺泡细胞癌。横断位CT显示可疑结节(箭头所示)位于右上肺叶中央

4. 小细胞肺癌通常表现为中央型肺癌。肿瘤病灶常发生在主支气管和肺叶支气管,伴有广泛地向气管周围侵犯,肺门增大或肺门旁肿块征象。广泛的纵隔和肺门淋巴结肿大较常见。小细胞肺癌预后较差,因为多数患者确诊时已经发生了癌肿转移。
5. 肺癌射频消融术广泛地应用于病灶直径小于 3cm、病灶个数 1~2 个的早期肺癌的介入治疗,也适用于转移性肺癌、拒绝外科手术或无法外科手术治疗的患者。

肝细胞癌

1. 肝细胞癌(HCC)(图 8.2)是最常见的原发性肝癌,常继发于慢性肝病(如肝硬化、血色素沉着和肝糖原贮积病)患者。在美国,近 20 年来肝细胞癌的发病率逐年增高,这可能与慢性丙型肝炎感染有关。肝细胞癌通常在 60~70 岁发病,在日本等高发地区可能更早。

   肝细胞癌的生长方式主要有三种:孤立性肿块、多发肿块和弥漫浸润性肿块。弥漫浸润性肿块可能很难诊断,尤其是有合并肝脏变形(肝硬化)患者。

   a. CT 检查:平扫时,肝细胞癌常常表现为肝实质内低密度或等密度病灶。增强扫描时,病灶动脉期表现为强化,强化不均匀时表明瘤体内有坏死或出血。肝细胞癌有侵犯邻近血管结构的倾向(特别是肝门静脉),导致肝血管阻塞和肝脏异常血流灌注[3]。
   b. 超声检查:肝细胞癌通常表现为混合性回声伴有或不伴有低回声的包膜。肿瘤内丰富的血供可以通过彩色多普勒超声显示。
   c. MRI 检查:肝细胞癌磁共振成像表现多样化。病灶在 T1 加权像(T1WI)表现为低信号、等信号或高信号;在 T2 加权像(T2WI)表现为稍高信号;钆增强扫描时信号增高[4]。
2. 肝细胞癌主要影像学鉴别诊断包括肝再生结节、胆管上皮癌、富血供肝转移癌、肝局灶性结节增生(FNH)以及肝内小血管瘤。
   a. 肝细胞癌影像学诊断要点包括:CT/MRI 增强扫描时肝动脉期病灶明显强化、肿块周围有卫星灶、肝门静脉侵犯及淋巴结肿大。
   b. 肝再生结节不能和肝细胞癌鉴别,虽然它在 CT/MRI 增强扫描时比肝细胞癌强化更均匀。
   c. 胆管上皮癌通常表现为肝内胆管扩张。如果病灶靠近肝实质边缘可见邻近包膜牵拉收缩。强化扫描时病灶延迟增强。
   d. 肝局灶性结节增生(FNH)在平扫和增强延迟扫描时影像特征与邻近肝组织相似。

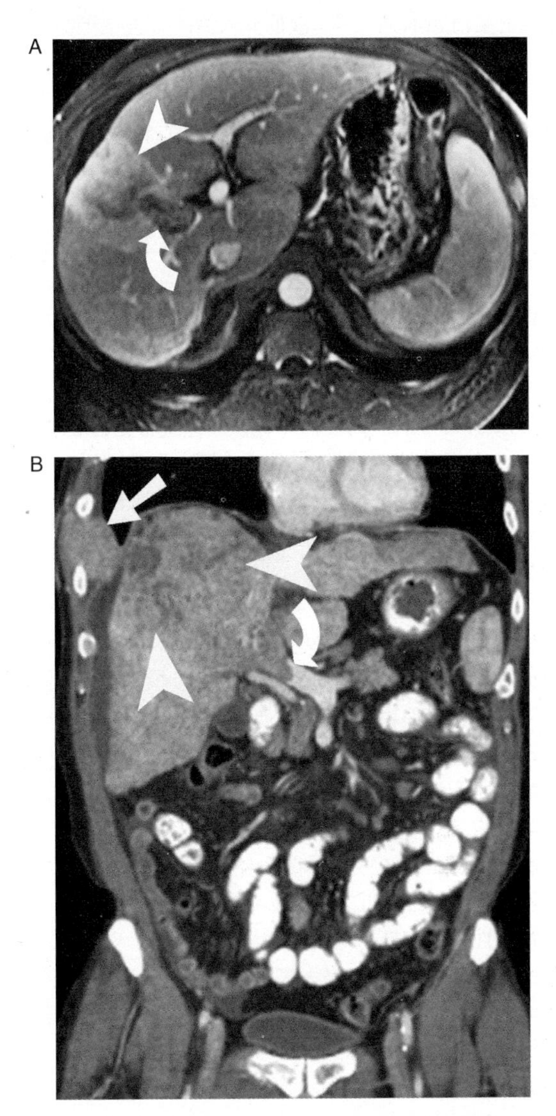

图 8.2 肝细胞癌。A：增强后 T1W 显示肝右叶增强肿块（箭头所示），病灶侵犯门静脉右支（弯箭头所示） B：增强后 CT 重建显示患者肝硬化表现，肝右叶内巨大肿块病灶（箭头所示）伴门静脉栓子（弯箭头所示）。在右侧胸壁下方（直箭头所示）显示沿穿刺针道播散种植的肿瘤病灶

3. 肝细胞癌射频消融术是一种有效的介入治疗方法(详见第59章),适用于无法进行外科手术、拒绝外科手术、术后复发或常规治疗无效的患者。射频消融术对于病灶直径小于3cm,病灶数少于3个的典型病例疗效显著。目前射频消融术广泛应用于结直肠癌肝内转移的治疗。

转移性肝癌

1. 转移性肝癌是最常见的肝脏恶性肿瘤,大多数来源于结肠、胃、胰腺、乳房和肺的恶性肿瘤。儿童患者,转移性肝癌通常来源于神经母细胞瘤和威尔曼瘤(肾脏恶性肿瘤)。转移性肝癌的自然病程及预后取决于原发肿瘤的部位[5]。

   转移性肝癌大多是多发病灶,累及肝左右两叶。它可以是单一的、多发的或弥漫浸润性病灶。转移性肝癌最常见的表现是多发的、境界清楚的、从几毫米到几厘米的、大小不一的、占位性病灶。CT是首选的影像检查方法。MR检查适用于有CT检查禁忌或需进一步明确诊断的病例。无论是CT还是MR检查,转移癌病灶必须行门静脉期增强扫描。

   a. CT增强扫描,转移性肝癌通常呈低密度病灶。
   b. 超声检查,转移性肝癌通常表现为低回声病灶。
   c. MRI检查,典型的转移性肝癌T1WI表现为低信号,T2WI表现为高信号。MRI增强扫描时有不同程度的增强。
   d. 当疑似为富血供转移性肝癌时,要得到CT/MRI增强扫描肝动脉期影像[6]。此类病灶大多在肝动脉后期显著强化。富血供转移性肝癌的原发病灶包括胰岛细胞瘤、类癌、甲状腺癌、肾细胞癌和嗜铬细胞瘤。乏血供转移性肝癌通常为原发性上皮恶性肿瘤。影像学表现为中央密度减低边缘环形强化。
   e. 囊性转移性肝癌表现为低密度肿块,呈水样低密度伴有壁结节、囊壁厚,有分隔。此类转移癌大多源自囊腺癌或肉瘤。
   f. 伴有钙化灶的转移性肝癌通常源自黏蛋白腺癌、畸胎瘤,或者是曾经治疗过的转移性肝癌。

2. 栓塞化疗和(或)射频消融治疗适用于某些转移性肝癌。

肾脏细胞癌

1. 肾细胞癌(RCC)(图8.3)是最常见的肾恶性肿瘤,在成年人肾脏原发恶性肿瘤中约占85%。肾脏细胞癌源自肾小管上皮细胞,典型者位于肾皮质中央。通常单侧发病,但是在一侧肾脏呈可多发病灶。约50%的肾脏细胞癌患者表现为无症状,常常在横断面扫描时偶然发现。

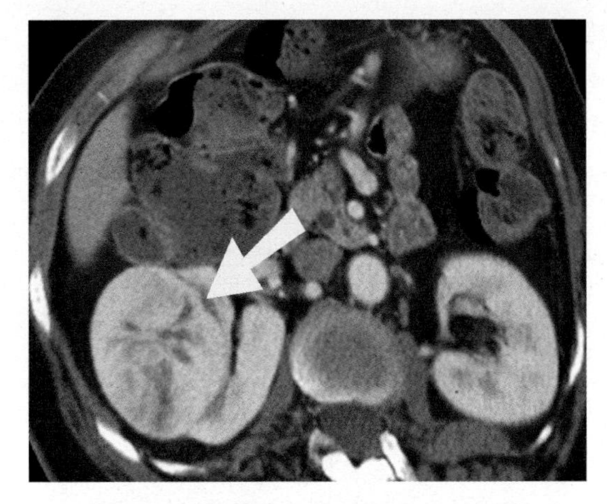

图 8.3 肾脏细胞癌。增强 CT 显示右侧肾脏实性强化肿块（直箭头所示）

肾脏细胞癌可以侵犯肾脏集合系统，与移行细胞癌类似，导致肾脏包膜下或肾周出血。肾静脉侵犯并不少见，常可见癌肿累及肾静脉和下腔静脉。癌栓常延伸至血管腔内，增强扫描时强化，因此可与血栓相鉴别。

2. CT 和 MRI 都是发现和确定肾脏细胞癌最佳的检查方法。
   a. CT：肾脏细胞癌常见表现为复杂的囊性病变到实质性、位于肾皮质中央、强化肿块。如果病灶较大，可向肾脏轮廓之外突出生长。瘤体较大时增强可不均匀，瘤体较小时可均匀强化，密度稍低于邻近肾实质。
   b. MRI：肾脏细胞癌在 T1WI 像上与肾实质相比呈等信号，在 T2WI 像上表现为等或高信号。由于肿瘤组织中细胞质脂质成分的存在，出相位扫描可能表现出信号强度的降低。MRI 增强扫描特征与 CT 相类似[7]。
3. 肾脏细胞癌主要的鉴别诊断包括嗜酸性粒细胞腺瘤、肾脏转移癌、淋巴瘤、移行细胞癌和肾脓肿。这些疾病大多数不单纯依赖影像学鉴别诊断。需要注意的是：当肾皮质中发现可强化的小的实质性包块时，要怀疑肾脏细胞癌并将可能排除。肾脏转移癌和淋巴瘤患者通常会有肾脏外原发病。多数移行细胞癌影像学表现为癌肿位于肾盂中央浸润性生长。肾脓肿患者大多伴有感染的临床症状。
4. 影像学引导下穿刺活检术适用于 Bosniak Ⅲ型肾囊肿（囊性肾癌），肾转移癌、淋巴瘤，以及射频消融术前诊断。射频消融术对于直径小于 3cm、远离肾门及大血管的肾脏细胞癌疗效较好。

肾上腺转移癌

1. 肾上腺是常见转移癌好发部位(图 8.4)。肾上腺转移癌通常无临床症状,体积较大的肾上腺转移癌可以产生肾上腺皮质功能减退症的症状。肾上腺转移癌常常源自肺癌、乳腺癌、皮肤癌(黑色素瘤)、甲状腺癌、肾癌和大肠癌。

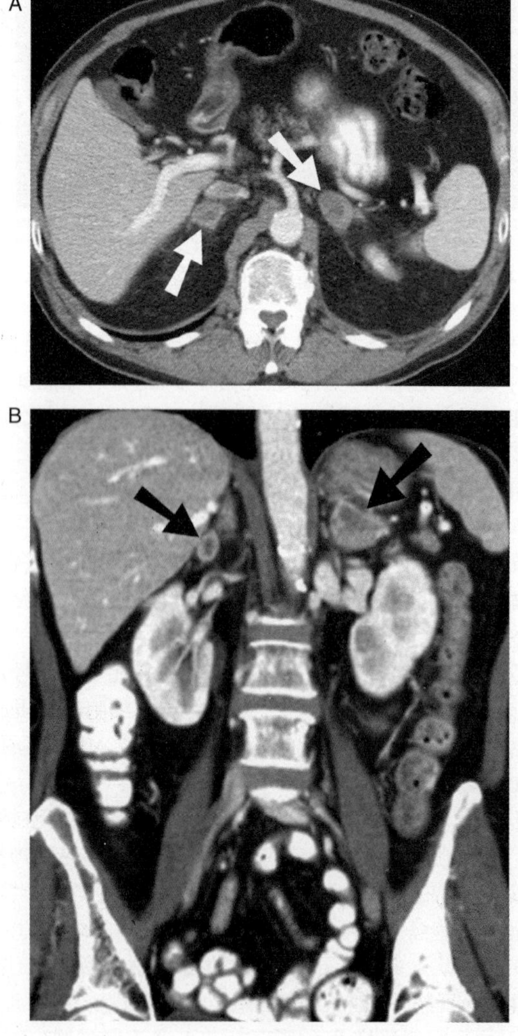

图 8.4　肾上腺转移癌。A:CT 增强扫描显示源自黑色素瘤的双侧肾上腺转移癌病灶(直箭头所示)　B:CT 重建冠状位图像显示源自支气管肺癌的双侧肾上腺转移癌病灶(直箭头所示)

当患者有肾上腺恶性肿瘤时,肾上腺软组织肿块鉴别诊断包括腺瘤、转移癌。CT(平扫或增强扫描)和在同相位和反相位 MRI 影像上能够用来辨别上述两种疾病。

a. 肾上腺转移癌的 CT 特征性表现是:境界清晰的实性肾上腺肿块,伴正常肾上腺组织变薄。肿块可能是圆形、卵圆形或不规则形态,也可能是单侧或双侧生长。体积较大的肿块内部可能有坏死或出血,导致密度不均匀。肾上腺肿块密度测量,CT 值小于 10Hu 者肯定是富脂质腺瘤。在 CT 增强扫描时,肾上腺转移癌比腺瘤对比剂消退延迟。当对比剂注射后 10~15 分钟 CT 值消退小于 50% 时,提示转移癌或者非典型腺瘤[8,9]。

b. 肾上腺转移癌因其组织成分不同 MRI 表现为不同信号。瘤体内有坏死和出血灶的在 T1WI 和 T2WI 像上变现为不均匀的混杂信号。瘤体内无坏死和出血灶的在 T1WI 像上表现为均匀一致的低信号,在 T2WI 像上表现为均匀一致的高信号。源自恶性黑色素瘤的肾上腺转移癌在 T1WI 和 T2WI 像上表现为特征性的高信号影像。压脂 T1WI 像和出相位影像可用于鉴别含脂质的腺瘤和其他肾上腺肿块[10]。

胰腺癌

1. 胰腺癌是胰腺外分泌瘤中最常见的原发恶性肿瘤,约占胰腺肿瘤的 75%(图 8.5)。尽管对于该病的早期诊断和治疗方法不断改进,胰腺癌仍是病死率较高的肿瘤之一。一般在进行内镜逆行胰胆管造影术(ERCP)前进行 CT 检查,这是胰腺癌首选的诊断和分期的方法。因为 CT 能比胆管内检查清楚地显示胆管系统和胰腺结构[11]。胰腺癌好发于胰头部,其次是胰体和胰尾部,多数明确诊断时的大小为 2~3cm。

   a. 典型的增强 CT 早期征象包括形态不规则、境界不清楚、低密度胰腺肿块,伴有胰腺导管和(或)胆总管的阻塞。胰腺癌强化程度通常低于邻近胰腺组织。有些病例可以有胰腺局限性增大、胰腺轮廓异常等征象。如果胰腺占位性病灶内脂肪组织缺失,则提示肿瘤可能。胰腺导管和胆管扩张(双管征)是胰头癌的继发征象。当 CT 图像上未显示肿瘤病灶,而出现孤立的胰体部或尾部胰管扩张,伴有胰腺组织萎缩征象时,应当高度怀疑是肿瘤引起的梗阻。CT 可以显示癌肿向胰周结构、血管、淋巴结的侵犯及肝内转移病灶。

   b. MRI 和磁共振胆管胰腺造影术(MRCP)是诊断和评估胰腺癌患者的有价值的方法。胰腺癌通常在 T1WI 像表现为低信号,在

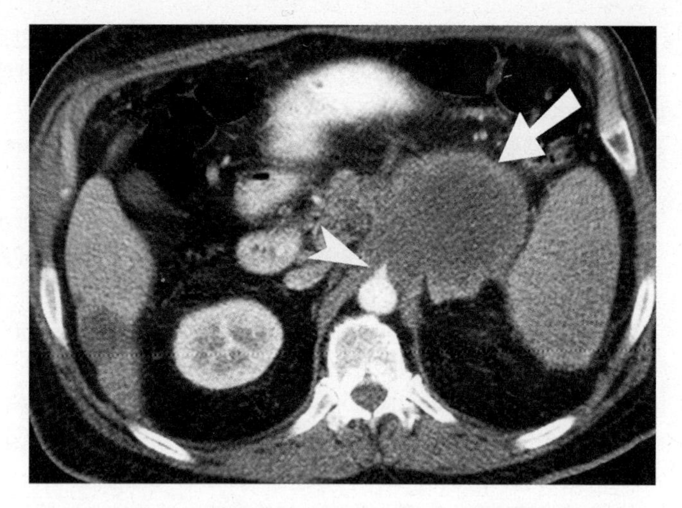

图 8.5 胰腺癌。增强 CT 显示巨大的无法切除的胰腺体部癌肿（直箭头所示），侵犯腹腔动脉周围脂肪层（箭头所示）

T2WI 像信号变化多样，在脂肪抑制 T1WI 像更加明显。增强扫描时观察动态 MRI 影像，胰腺癌强化特性与 CT 检查相似。磁共振胆管胰腺造影术（MRCP）可评估胰管和胆总管阻塞的程度和位置[12]。

2. 这些胰腺癌患者常常到介入科进行胆管阻塞的介入治疗。（见第 64 章）

（苏浩波 译 石红建 校）

参考文献

1. Jemal A, Clegg LX, Ward E, et al. Annual report to the nation on the status of cancer, 1975–2001, with a special feature regarding survival. *Cancer*. 2004;101:3–27.
2. Viggiano RW, Swensen SJ, Rosenow ECr. Evaluation and management of solitary and multiple pulmonary nodules. *Clin Chest Med*. 1992;13:83–95.
3. Murakami T, Kim T, Hori M, et al. Double arterial phase multi-detector row helical CT for detection of hypervascular hepatocellular carcinoma [letter]. *Radiology*. 2003;229(3):931–932.
4. Baron RL, Peterson MS. From the RSNA refresher courses: screening the cirrhotic liver for hepatocellular carcinoma with CT and MR imaging: opportunities and pitfalls. *Radiographics*. 2001;21:S117–S132.
5. Baker ME, Pelley R. Hepatic metastases: basic principles and implications for radiologists. *Radiology*. 1995;197:329–337.
6. Kanematsu M, Kondo H, Goshima S, et al. Imaging liver metastases: review and update. *Eur J Radiol*. 2006;58:217–228.
7. Pedrosa I, Sun MR, Spencer M, et al. MR imaging of renal masses: correlation with findings at surgery and pathologic analysis. *Radiographics*. 2008;28:985–1003.
8. Dunnick NR, Korobkin M. Imaging of adrenal incidentalomas: current status. *AJR Am J Roentgenol*. 2002;179:559–568.
9. Caoili EM, Korobkin M, Francis IR, et al. Adrenal masses: characterization with combined unenhanced and delayed enhanced CT. *Radiology*. 2002;222:629–633.

10. Korobkin M, Lombardi TJ, Aisen AM, et al. Characterization of adrenal masses with chemical shift and gadolinium-enhanced MR imaging. *Radiology.* 1995;197:411–418.
11. Li D, Xie K, Wolff R, et al. Pancreatic cancer. *Lancet.* 2004;363:1049–1057.
12. Barish MA, Soto JA. MR cholangiopancreatography: techniques and clinical applications. *AJR Am J Roentgenol.* 1997;169:1295–1303.

9 诊断性血管造影术

适应证

1. 原发血管性疾病的诊断（如血管阻塞性疾病、血管炎、血管痉挛、动脉瘤、动静脉畸形、动静脉瘘）。
2. 血管性小肿瘤的诊断和定位（如甲状旁腺腺瘤、胰岛细胞瘤）。
3. 外科术前造影明确血管解剖结构（如血运重建、局部肿瘤切除、器官移植）。
4. 疾病或手术相关血管性并发症造影诊断和治疗。
5. 经皮穿刺血管腔内操作（如溶栓术、球囊血管成形术、动脉粥样硬化斑块切除术、血栓旋切术、支架术、栓塞术、药物灌注术）。

禁忌证（周围血管造影术）

绝对禁忌证

伴有多脏器功能减退生命体征不稳定患者（如果病情需要必须接受血管造影检查，应当积极纠正潜在的功能异常，预防可能发生的相关并发症）。

相对禁忌证

1. 近期有新发心肌梗死、严重心律失常、电解质紊乱。
2. 既往有确定的严重对比剂不良反应（详见第 83 章）。
3. 严重肾功能不全（详见第 84 章）。
4. 患者不配合检查（可考虑在全身麻醉下进行造影检查）。
5. 凝血功能障碍或严重凝血功能改变者。
6. 因充血性心力衰竭或严重呼吸功能障碍而不能平卧于造影检查床的

患者。

7. 近期有消化道钡餐检查,钡剂未排净的患者(残存钡剂影响观察腹部血管)。
8. 妊娠患者(电离辐射对胎儿的影响)。
9. Ehlers-Danlos 综合征(先天性结缔组织发育不全综合征)。

血管造影术前准备

1. 病史评估及体格检查,制订合适的造影检查流程。准确填写患者相关数据信息表格(图 9.1)。所有的术前影像学检查和生理检查结果(如非侵袭性血管检查、磁共振血管造影检查、CT 检查和放射性核素扫描检查)在造影检查时必须提供给造影术者作参考。

姓名:__________ 年龄:______性别:______
编号:__________ 科室:__________
放射医师:__________ 申请医师:__________
日期:__________

临床资料

血管造影指征:__________
主诉和症状:__________
内科病史:
——心脏疾病(冠心病、心肌梗死、充血性心力衰竭、心律失常、心脏瓣膜病)__________
——外周血管疾病__________
——高血压__________
——糖尿病__________
——肾脏疾病__________
——凝血性疾病__________
——短暂性脑缺血发作 / 脑卒中 / 癫痫发作__________
——肿瘤__________
——其他(肝功能异常、多发性骨髓瘤、嗜铬细胞瘤、镰状细胞病和高胱氨酸尿症)__________
外科手术史:
____
当前用药情况:__________
过敏史(药物敏感性):__________
既往对比剂反应:__________

体格检查

血压:______脉搏:______体温:______呼吸频率:______

心脏检查:

脉搏:	桡动脉	腋动脉	股动脉	腘动脉	足背动脉	胫后动脉
左侧	______	______	______	______	______	______
右侧	______	______	______	______	______	______

血管杂音:	颈部	腹部	大腿
左侧	______	______	______
右侧	______	______	______

其他情况:______

实验室检查结果

心电图:______

肌酐:______尿素氮:______血细胞比容:______血红蛋白:______

凝血酶原时间:____部分凝血酶原时间:____血小板:______白细胞:______

既往影像学检查结果:______

其他无创检查结果:______

造影计划(见附录 C)

穿刺部位:(检查有无腹股沟疝、近期手术或手术瘢痕、局部感染、股动脉瘤、医源性动静脉瘘等)

1. 穿刺针:______
2. 导丝:______
3. 导管:______
4. 护士和技术人员的特别说明/注意事项:______

图 9.1 患者信息数据表

2. 获得患者知情同意[1-3](详见第 76 章)。
3. 查阅受检者实验室结果:血尿素氮(BUN)、血肌酐(Cr)、血细胞比容/血红蛋白、国际标准化比值(INR)、部分凝血活酶时间(PTT)、血小板计数等(详见附录 C:个人正常参考值)。经股动脉入路血管造影前需进行凝血功能的评估[4]。有研究认为高血压和不恰当的血管造影方法是导致动脉穿刺后出血的重要危险因素。这一研究建议对于有临床明确出血倾向、肝脏疾病或正在接受抗凝治疗的患者要控制其凝血功能。
4. 一般在血管造影术前一天午夜后或术前 8 小时限制进食、水,以减少肠道内液体。允许口服药物时摄入少量的水。
5. 造影术前一夜可静脉输液(如静脉滴注生理盐水,150ml/h)以确保患者充分水化[5]。对于糖尿病患者避免输入不必要的葡萄糖。监测液体状态(详见第 84 章,对比剂诱导性肾病,预防治疗)。
6. 护理单元的术前准备:
   a. 开始静脉输液。

b. 患者前往造影检查室前应排尽尿液。

c. 护送患者至造影检查室,携带患者身份标识、相关病历表格、最近一次相关检查结果。相关病历表格首页上要注明针对患者的预防措施和注意事项,以保护患者和医务人员。

7. 一些特殊疾病或情况的患者造影时注意事项:咨询主治医师或主管医师,下列所有项目(详细内容请参阅相关章节)。

a. **肝素化的患者:** 为了使患者机体凝血状态正常化,动脉穿刺前2小时停止使用肝素。没有其他出血性疾病的患者,其活化部分促凝血酶原激酶时间(APTT)数值控制在正常值的1.2倍以内。也可以选择监测患者的活化凝血时间(ACT),因为ACT监测可以在床边进行,这有助于术者准确掌握移除导管和重新给予肝素化的时机。重新肝素化可以在移除导管并穿刺点压迫止血后2小时内进行[6],部分患者可以更早进行重新肝素化(例如使用穿刺点闭合装置的患者)。

b. **服用华法林的患者:** 如果病情允许,在动脉穿刺前几天停用华法林片(香豆素类),并持续地监测患者国际标准化比值(INR)。如果是急诊造影检查,可临时给予新鲜冰冻血浆(快速而短效)或维生素K(25~50mg,穿刺前4小时肌内注射)[6]。造影前使国际标准化比值(INR)低于1.5。维生素K起效依赖于肝功能状况,有些患者需要几倍的剂量。

c. **血小板减少的患者:** 经股动脉或腋动脉入路时,有功能的血小板计数要大于75 000/μl[6]。

d. **胰岛素依赖的糖尿病患者:** 与相关主治医师沟通,造影术当天早晨胰岛素减半给药,并安排患者当天第一台接受造影检查(大约上午8:00)。造影术开始前缓慢输注5%葡萄糖注射液。患者完成造影检查后回到病房,中午进食并恢复注射胰岛素。术后需监测血糖水平,在恢复正常治疗饮食前胰岛素用量需要边增加边观察。如果一个糖尿病患者在造影期间使用中性鱼精蛋白锌胰岛素,那么不要用硫酸鱼精蛋白中和肝素,因为这可能引起致命性变态反应[7]。糖尿病患者(伴有或不伴有糖尿病肾病)都应当适度水化以降低发生急性肾小管坏死的风险[8]。

e. **肾功能不全的患者:**(详见第84章)。

f. **既往有对比剂反应的患者:** 处理方法详见本书第72、83章。此类患者可以考虑选择钆增强的磁共振血管造影检查。二氧化碳动脉造影术和多普勒血管超声检查(腹股沟以下)可以帮助一些患者进行诊断(详见相关章节)。

g. **预防措施:** 在患者携带的病历及相关表格首页应当注明针对受检

者需要注意的事项,包括患者信息(尤其是当免疫功能低下时)和传染性疾病接触史(如艾滋病、传染性肝炎、耐甲氧西林的葡萄球菌等)。

h. **利多卡因过敏(局部浸润麻醉):**(详见第82章)。解决方法

(1)预先皮试,如果阴性,那么可进行局部浸润麻醉。

(2)使用盐酸普鲁卡因(一种酯链局部麻醉药)。

(3)用无菌生理盐水浸润。

8. **用药措施和注意事项**(详见第82、88和89章)

a. **镇静和镇痛:**绝大多数血管造影和介入手术能够在咪达唑仑和芬太尼的联合镇静镇痛作用下安全而快速地完成[9]。

b. **年龄:**老年患者药物剂量一般减少30%~50%。

c. **严重冠脉、脑血管疾病:**避免使用导致血压和心排出量过度下降的药物[6,10]。

d. **癫痫发作:**避免使用降低癫痫发作临界点的药物[如哌替啶(杜冷丁),酚噻嗪类药物][6]。

e. **肝功能异常:**避免使用主要通过肝脏代谢的药物,如巴比妥类药物[6]。减少镇静和镇痛药物的初始剂量。

f. **肾功能不全:**要特别小心使用哌替啶。此类肾功能不全的患者可能因为代谢物累积效应而引发中枢神经系统兴奋或癫痫发作。

g. **嗜铬细胞瘤:**嗜铬细胞瘤患者因为不稳定的高血压需要在造影检查前一周使用α受体拮抗药:酚苄明(达苯尼林)10mg口服,1次/日[6]。约8%的嗜铬细胞瘤患者在造影术中有发生高血压危象的潜在风险,可用酚妥拉明(利其丁)进行治疗[11]。对于疑似有嗜铬细胞瘤患者要避免使用胰高血糖素。

h. **多发性骨髓瘤:**有糖尿病肾病患者在造影术后要充分水化,以免发生急性肾小管坏死[6,8]。

i. **镰状细胞性贫血和真性红细胞增多症:**此类患者可能在造影术后出现血栓栓塞并发症[10,12]。

操作步骤

逆行股动脉插管造影,Seldinger技术

1. **术前准备**

a. 穿刺部位皮肤消毒(含碘消毒液擦拭腹股沟区)、铺无菌单。务必使患者处于舒服的平卧姿态,术前准备能够耐受手术过程。

b. 所有在清醒镇静的状态下接受造影或介入手术的患者,术中要进行生命体征监测(详见第82、88章)。

c. 用1%~2%的利多卡因(利多卡因气雾剂)在穿刺处皮肤进行局部

浸润麻醉（不用肾上腺素）。为尽量减少在注射过程中产生的烧灼感，可以在注射器中每 10ml 的利多卡因加入 1ml 8.4%碳酸氢钠。

（1）先在穿刺部位皮内进行皮丘注射（用 25G，5/8 英寸针头），然后在股动脉两侧呈倒锥形分布注射（用 22G，1.1/2 英寸针头）

（2）避免针头穿入股动静脉将利多卡因注入血管中。缓慢、轻柔地注射会减轻患者不适感。利多卡因注射后 2 分钟用 11 号手术刀片在皮肤表面做一个小切口（长 3mm、深 3mm）。

（3）用弯头的 5 英寸蚊式止血钳分离切口皮下组织，要避免直接扩张到动脉血管。

d. 穿刺动脉前检查血管造影机设备运转正常。

2. **股动脉穿刺**（图 9.2）

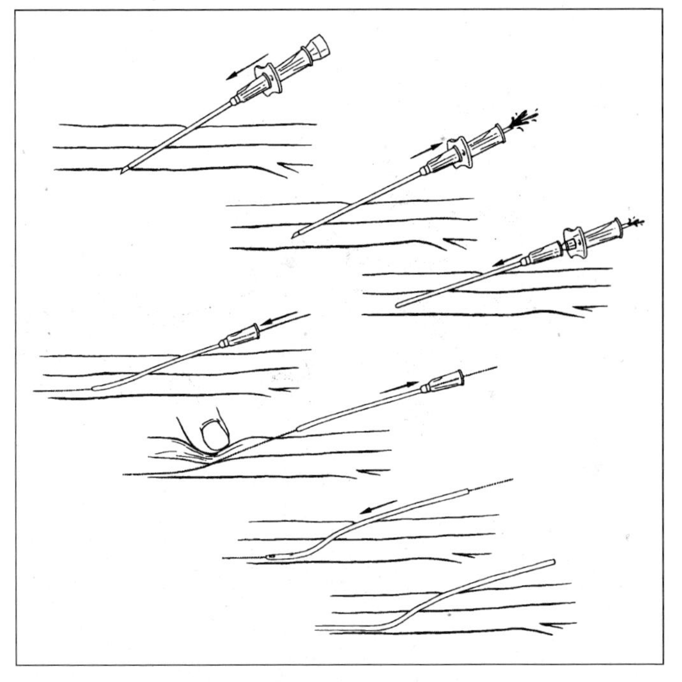

图 9.2　塑料套管穿刺针 Seldinger 穿刺技术图解。自上而下依次为：（1）穿刺针和针芯作为整体进入动脉。（2）移除针芯后慢慢回撤穿刺针直至尾端有动脉血搏动性喷出。（3）移除金属内套管。（4）通过塑料套管送入导丝。（5）固定导丝，移除塑料套管，压迫穿刺点。（6）扩张穿刺道。（7）通过导丝插入导管（摘自 Johnsrude IS，Jackson DC，Dunnick NR. A Practical Approach to Angiography. 2nd ed.Boston，MA：Little，Brown，1987：36，reprinted with permission.）

a. 通过触诊确定股动脉和腹股沟韧带(从髂骨棘前上方至耻骨结节)的位置(图 9.3)。腹股沟韧带准确的位置是在触诊或透视所确定部位的下方 1~2cm[13,14]。

b. 股动脉穿刺点应当位于股骨头中内侧 1/3 处上方,而皮肤穿刺点应当低于股骨颈下方位置。股动脉适合安全穿刺的血管段 3~5cm(图 9.4)。

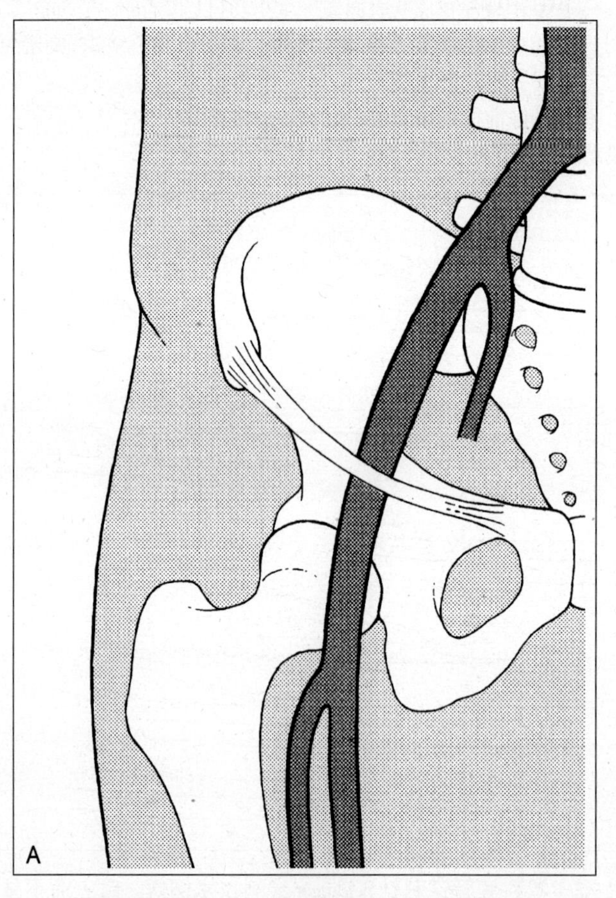

图 9.3 股动脉周围解剖结构关系。A:图示股动脉从股骨头中内侧 1/3 上方穿过。股静脉(未画出)在股动脉内侧 0.5~1.5cm 处。股动静脉穿刺点应位于股骨头上方、腹股沟韧带(图中连接髂前上棘和耻骨结节的韧带)下方

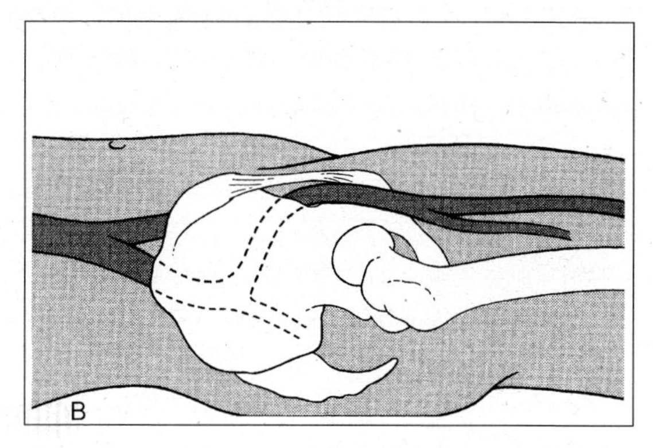

图 9.3 (续)B:图示同一区域侧位结构,说明髂外动脉和静脉(未画出)从腹股沟韧带向骨盆深部走行。超过腹股沟韧带的穿刺点难以进行有效的压迫止血,从而会导致盆腔出血

c. 对于穿刺难度较大的病例,可以用通过超声导向、透视确定股骨头位置[13,14]或者特殊的触诊方法进行解剖定位[15],其目的在于:

(1) 避免因股动脉穿刺入点位置过高导致无法进行有效压迫止血,造成难以控制的内出血[16]。

(2) 避免因股动脉穿刺入点位置过低导致股浅动脉假性动脉瘤形成[17]。

d. Seldinger 穿刺针(薄壁,18G,2.3/4 英寸,长针)应当与股动脉并行,约和体表皮肤呈 40° 夹角进行穿刺。这一过程中应当注意:

(1) 肥胖患者或穿刺点周围有过外科手术史的患者,其股动脉解剖位置可能和预期的位置有很大不同。

(2) 如果遇到股动脉穿刺困难时,可以用透视定位穿刺针的位置,也可以在超声引导下穿刺。

(3) 有时股动脉壁钙化影可以作为穿刺定位的目标。

e. 动脉穿刺可以采用透壁穿刺或前壁穿刺技术。当直接穿刺血管内移植物[18],或患者凝血功能异常以及强制性防止任何穿刺部位出血时,动脉前壁穿刺技术更为适合。当考虑给患者使用血管闭合器闭合穿刺点时,一次性成功完成股动脉前壁穿刺尤为重要。动脉透壁穿刺技术通常用于大多数患者。无论选择什么型号的穿刺针,穿刺技术选择不当都可能会导致血管壁损伤[19](关于穿刺针的选择详见第 74 章)。

f. 以下是介绍右利手手术者进行右侧股动脉穿刺的过程及步骤：用左手的中指和示指分别按压住穿刺点皮肤切口的上下方。用右手中指和示指夹住穿刺针，拇指按在针芯上。缓慢进针直至通过穿刺针感受到股动脉搏动感，之后稳定地向股动脉刺入。

g. 移除 Seldinger 穿刺针针芯。如果穿刺针搏动性回血良好，那么在透视监控下轻柔地将导丝插入股动脉，经髂动脉进入主动脉。

（1）如果穿刺针尾端不是搏动性喷血，排除穿刺静脉（需要向更外侧穿刺）；针尖部分位于血管壁中（调整针尖位置）；严重阻塞性疾病（此时可手推对比剂进行检查明确）。

（2）经穿刺针送入导丝时，若针尾部有明显阻力感，此时切勿蛮力推送导丝，可以轻柔的进行调整导丝的操作，不过最好的选择是移除导丝和穿刺针，穿刺点压迫止血 3~5 分钟，重新进行穿刺。

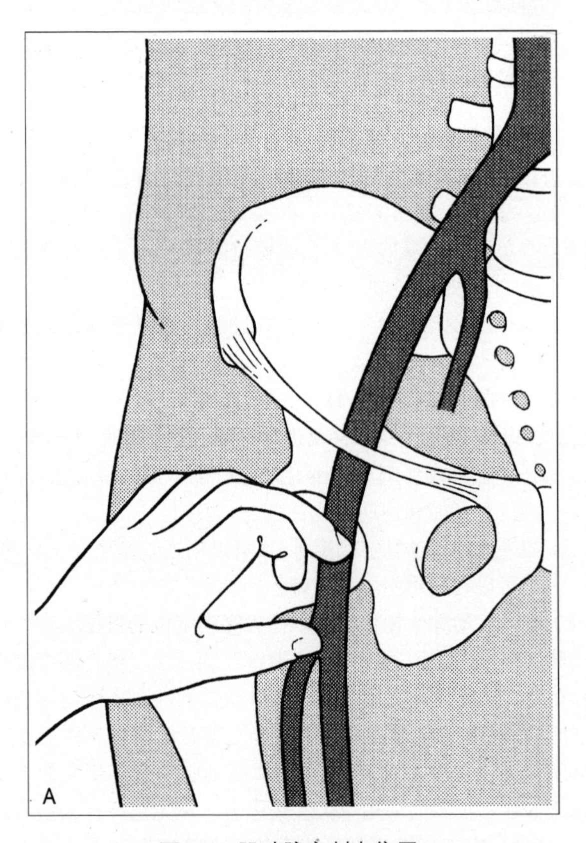

图 9.4 股动脉穿刺点位置。
A：正位显示腹股沟韧带下方触诊股动脉

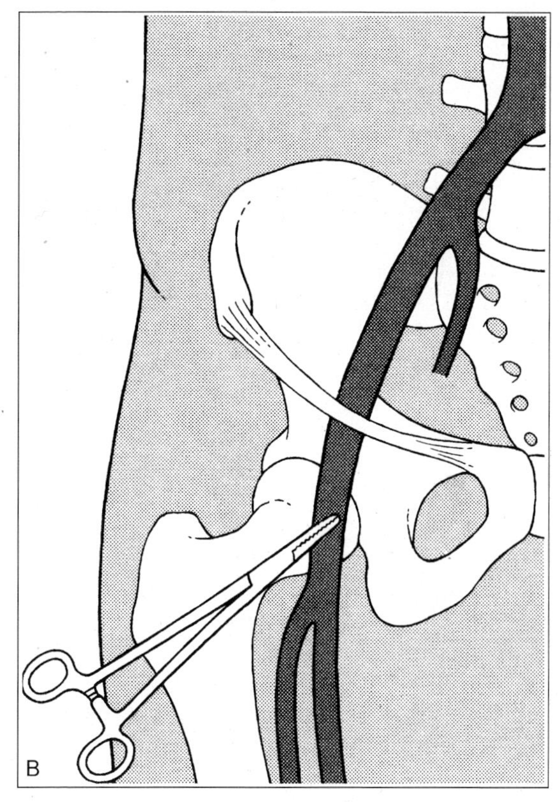

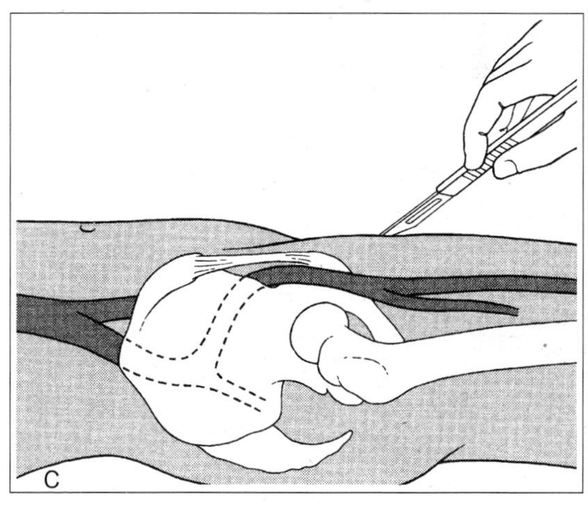

图 9.4 （续）B：透视下将止血钳放置在合适穿刺部位（也可用来穿刺前测试透视）。C：侧位图示皮肤切口和血管壁穿刺入点的位置关系

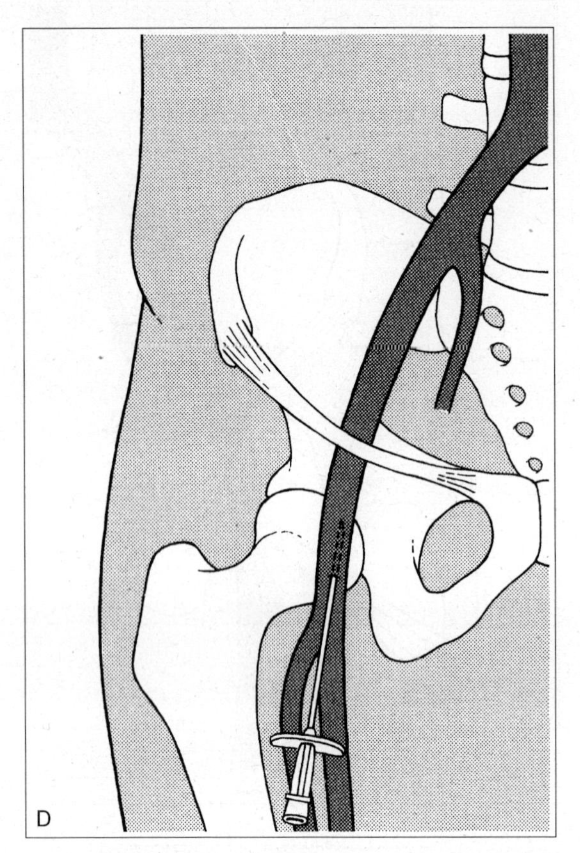

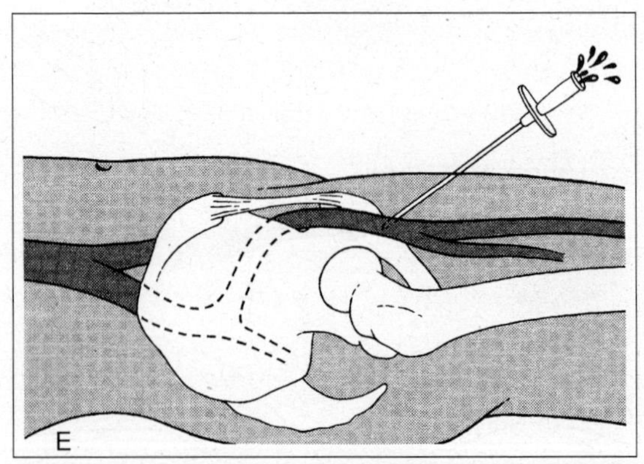

图 9.4 （续）D：Seldinger 穿刺针进入股动脉血管。E：侧面观示穿刺针尖位于血管腔内，针芯已去除

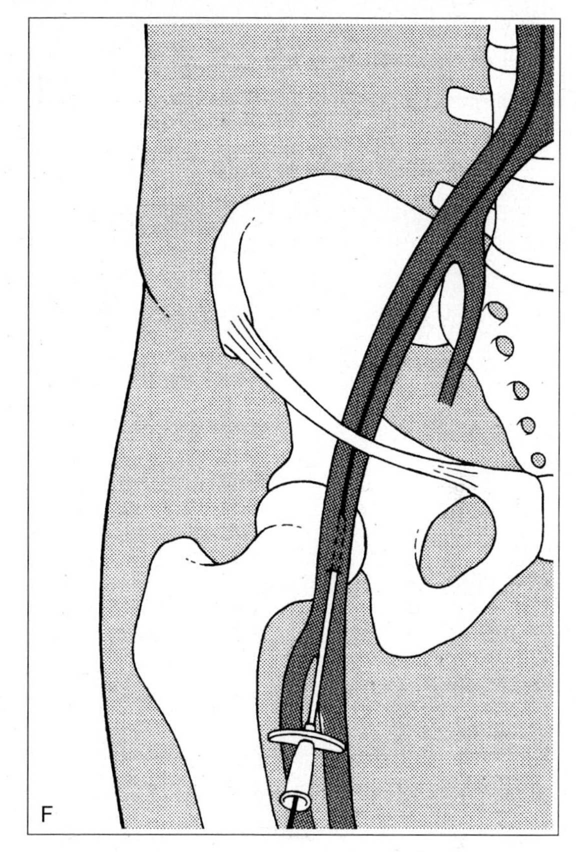

图 9.4 （续）F：导丝经穿刺针进入血管到腹主动脉。导丝用来扩张穿刺针道和插入导管（未显示导管）

（3）如果导丝无法通过髂动脉，那么可以沿导丝送入 5F 扩张管进入股动脉，此时若扩张管尾端动脉喷血良好，则可通过扩张管手推注入适量对比剂评估原因。

（4）术者要熟悉选用的导丝性能，这有助于克服血管扭曲，顺利通过髂动脉。

3. **插导管技术**

a. 导丝进入主动脉后，可用扩张管沿导丝扩张穿刺道，为交换插入合适的导管做准备。

（1）如果穿刺道过于垂直或皮下组织没有充分扩张，那么推送导管可能较困难。

（2）对于肥胖患者，如果需要可选用更粗的（0.038 英寸）超硬导丝来克服皮下扭曲。用胶带固定腹部赘肉离开腹股沟区有助于插管。

b. 在高压注射造影前务必经常性透视确认导管头端的位置。

（1）检查血液回流是否通畅。

（2）如果必要，尝试手推对比剂 2~3ml。

（3）避免将对比剂注入肋间动脉或腰动脉内。

4. **注射对比剂：**告知护士和技术员对比剂类型、总量、注射速率（详见表 9.2）。

5. **影像采集：**告知技术员合适的造影序列、体位等参数。Darcy 简要总结了下肢动脉造影的最佳技术参数[20]（详见表 9.2）。

其他动静脉穿刺入路方式

1. **顺行股动脉穿刺**（图 9.5）：一些患者穿刺点皮肤切口（不是动脉穿刺入点）可以选择在腹股沟韧带以上水平。对于肥胖患者，赘肉应当向上回缩和固定。髋臼是最好的皮肤切口标志。股动脉穿刺点，穿刺角度和操作技术要点和逆行股动脉穿刺相似。

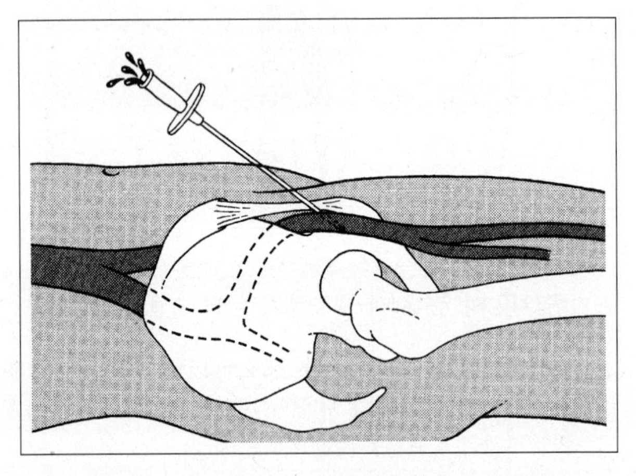

图 9.5 侧位显示顺行股动脉穿刺的合适部位

2. **股动脉逆行穿刺转换为顺行穿刺：**有人建议需要“牧羊钩”导管 – 导丝联合实现此反转技术[21]。

3. **左侧腋动脉或高位肱动脉上段穿刺：**当股动脉无法穿刺时常选择腋动脉或肱动脉入路。术前要明确血管有无粥样动脉硬化狭窄[22]。

a. 最大限度伸展左上肢，并将手枕于头下。

b. 触摸腋动脉、肱动脉、尺动脉和桡动脉的搏动状况。

c. 确定腋动脉穿刺位置在腋窝外侧肱骨颈近端上方。此位置在压迫止血时其下方的肱骨可以起到支持作用(图 9.6)。肱动脉上段穿刺时穿刺点要位于肱骨干上方。

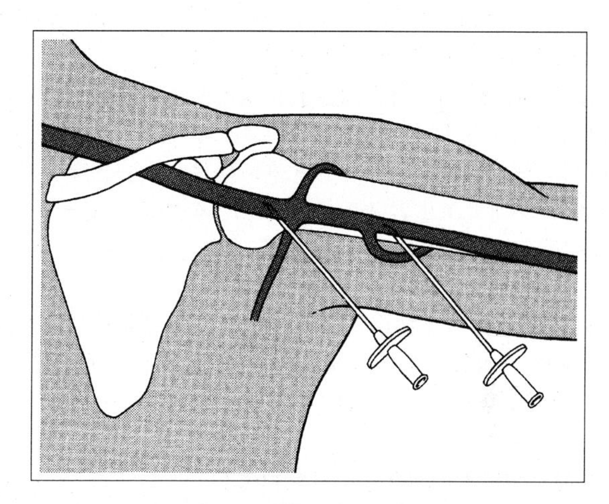

图 9.6 腋动脉及肱动脉上端穿刺部位、腋动脉与肱骨头之间的解剖毗邻关系

d. 术者在做局部浸润麻醉时要小心,因为邻近有臂丛神经通过,所以避免注射针头刺入过深而伤及神经。血肿压迫臂丛神经是腋动脉穿刺入路的并发症之一,所以多数情况下选择肱动脉上段穿刺入路。

e. 腋动脉、肱动脉很容易向旁边滑动,所以穿刺时术者需用左手的示指和中指牢固固定拟穿刺部位的血管两侧。虽然使用血管鞘导致血管穿刺针眼扩大 1.5Fr,但可以降低并发症[22]。

f. Potts-Cournand 穿刺,一种针管中心有一个尖锐的针芯的穿刺针,可以容易实现前壁穿刺。

g. 一种 21G 前壁穿刺针附带 0.018 英寸的导引导丝和 4~5Fr 的同轴特氟隆扩张管的微穿刺套装(COOK, Bloomington, IN 和 AngioDynamics, Queensbury, NY)可以微创地进行腋动脉或肱动脉穿刺。

h. 目前配备血管探头的便携式超声仪已经成为造影检查室进行定位血管的常用设备。动脉血管一般不能被探头压扁,这是鉴别动静脉血管特征之一。将超声探头用无菌塑料套包裹后可以用来实时超声引导下进行穿刺操作。

i. 将穿刺套管针与皮肤平面呈 45° 角,缓慢轻柔将针整体进入。当看到血液从针芯喷出，移除针芯并通过 Seldinger 技术交换插入导管。

4. **股静脉穿刺**

a. 股静脉位于股动脉内侧 0.5~1.5cm（见图 9.3）。股静脉穿刺术前准备和前文所述的股动脉穿刺类似。

b. **前壁穿刺技术：**股静脉前壁穿刺技术需要针尖呈斜面的 18G 前壁穿刺针（非套管针）或者 21G 微穿刺针套装。针的尾部连接 5ml 注射器，注射器内装有 1ml 肝素生理盐水。股静脉穿刺部位如前所述，穿刺时要求患者做瓦尔萨尔瓦动作（深吸一口气屏住，就像做排便动作），这时术者用穿刺针向股静脉缓慢进针，穿刺针尾端接注射器略带负压吸引。当针尖穿过股静脉前壁时，注射器内将看到暗红色静脉血抽出。保持固定针的位置并移除注射器。如果针的尾端继续有静脉血涌出，即可向股静脉内插入合适的导引导丝。后续扩张管和导管的插入如前文面所描述的股动脉插管一致。

c. **透壁穿刺技术（Seldinger 针穿刺技术）**

（1）Seldinger 针穿刺（18G）常用于静脉穿刺。穿刺时让患者做瓦尔萨尔瓦动作使得静脉充盈扩张，便于进行穿刺。皮肤穿刺入点和股静脉穿刺入点应当位于股动脉内侧及下方各约 1cm。

（2）当穿刺针触及股骨头骨膜时，移除针芯后用 20ml 注射器连接穿刺针尾端，略带负压抽吸并缓慢回撤穿刺针，当见到暗红色静脉血抽出时表明针尖位于股静脉腔内。接着经穿刺针插入导丝进入股静脉。后续扩张管和导管插入如前文面所描述的股动脉插管一致。

（3）透壁穿刺技术用于股静脉穿刺有一定的缺陷。因为股动脉较股静脉位置浅表，常常会穿透股动脉后再进入股静脉。当术者移除针芯并缓慢回撤穿刺针时，首先看到是静脉血而误认为股静脉穿刺成功，接着便通过股动脉交换插入导管进而导致股动脉损伤，或造成股动静脉瘘。用超声引导将最大限度降低股动脉损伤的几率。

d. 股静脉造影术完成后，腹股沟充分压迫需 5~10 分钟。

造影术后处理[1]

1. **动脉穿刺点压迫止血**（15 分钟）：如果患者术中进行了肝素化，术后在拔除导管和穿刺点压迫止血前要明确凝血指标是否恢复正常（PTT 接近控制值或 ACT 约 150 秒）。

a. 要明确患者体位是否舒适，因为压迫止血过程中需要患者配合。必要时要在穿刺点周围再补充进行利多卡因浸润麻醉。
b. 拔除导管，允许有 2ml 左右的回血。在拔除猪尾导管时应插入导丝使卷曲的导管顺直。
c. 压迫止血过程中要使用防渗手套，不能使用海绵纱布或棉垫。压迫过程中要能看到任何出血现象，要移去腹股沟区手术单以便清楚地观察有无血肿形成。
d. 用中指压迫实际穿刺点部位，同时用示指压迫穿刺点以上位置，环指压迫穿刺点以下位置（图 9.7）。

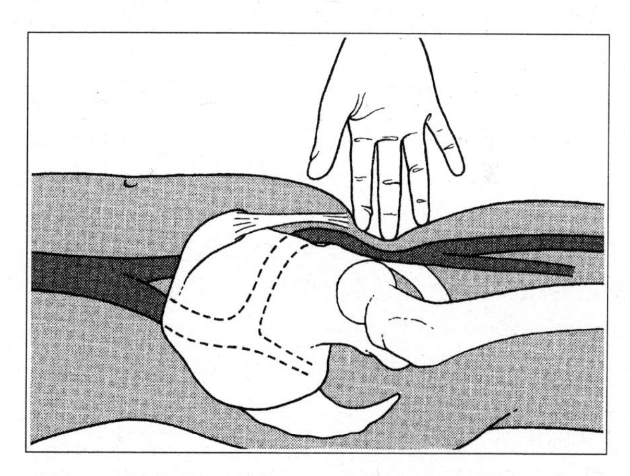

图 9.7 侧位显示右利手压迫右侧股动脉至股骨头。中指压迫在血管穿刺点上，示指在穿刺点上方，环指在穿刺点下方。压迫时不要压闭血管腔

e.（压迫止血力度适中）不要使动脉搏动消失，肢端应当可触及微弱的动脉搏动。
f. 先用适中的力度持续压迫约 10 分钟，然后再略减轻力度继续压迫 5 分钟。不要突然地放松压迫。
g. 如果发生再出血，要重新压迫 15 分钟。
h. 自动持续腹股沟压迫装置（如 C–clamp，空气加压囊带）是一种省力的装置，适用于一些能配合的患者。
i. 压迫止血结束后，要检查肢端脉搏状况并与术前检查相比较。

2. **动脉穿刺闭合装置：**动脉穿刺闭合器一般使用胶原栓、机械缝合或夹子进行穿刺点闭合。使用胶原栓闭合穿刺点比徒手压迫可明显减少止血时间，适用于高危和接受抗凝治疗的患者[23,24]。这些装置可减少并发症的发生率，但是增加了预防并发症的费用[25]。有报道表明

机械缝合装置也可以显著减少穿刺点止血时间，使得患者能较早下床活动[26]。与徒手压迫止血相比较，在诊断性造影中其并发症发生率较低[26]。机械缝合装置的价格比胶原栓闭合装置要昂贵一些[23]。穿刺点闭合装置并发症主要是动脉感染性炎症，一旦发生可能危及穿刺侧肢体和患者生命，处理起来花费较大。

3. **静脉穿刺点压迫**（10分钟）：适用持续稳定的压迫（如上所述），压迫结束时要缓慢减轻压迫力度。
4. 动脉穿刺后要嘱患者卧床休息，下肢伸直制动约6小时（电动控制床头适度抬高）；患者可以允许在护理人员帮助下“滚原木”样侧翻身。为了降低并发症，静脉穿刺患者（导管规格较小的）卧床休息约3小时。
5. 检查腹股沟区有无出血及血肿形成：第1小时内每15分钟检查1次；第2小时内每30分钟检查1次；其后4小时内每1小时检查1次。
6. 一般压迫止血后2小时内每隔30分钟检测一次血压和脉搏，之后4小时每隔一小时检测一次。
7. 静脉输液：先静脉滴注生理盐水500ml，滴速为250ml/h，之后静脉滴注生理盐水500ml，滴速为150ml/h。要根据患者的心肺和肾功能状况调整输液。
8. 如果患者卧床期间排尿困难，可以进行导尿并保留尿管直至患者下床活动。
9. 恢复术前饮食。
10. 如果需要使用肝素，要确保无穿刺相关问题后可以在压迫止血后2小时重新开始静脉给药[6]。
11. 血管造影术者应当在造影术后当日晚间或次日检查住院患者，评估和处理与造影术相关的任何不良反应。

并发症的预防和处理

1. 并发症的发生率（表9.1）增加和患者潜在的临床状态严重程度密切相关，也和造影术持续时间有关[6,27-35]。因此，迅速完成造影是目的。
2. 血栓形成
   a. 通常由于导管导致血栓形成。形成原因包括：导管尺寸（相对于血管腔径）、材质[6]、导管暴露于血液中的长度（约50%的患者在造影后拔出导管时见到导管外壁上附有血栓[29,32,33]）。
   b. 血栓发生也和血管内膜损伤程度、血管痉挛以及患者凝血功能有关。
   c. 肝素的使用可减少血栓形成的风险[35]。

表 9.1 造影并发症——类型和发生率

	部位	
并发症类型	股动脉	腋动脉
总体发生率	1.73	3.29
死亡[a]	0.03	0.09
系统		
心脏	0.29	0.26
心血管性虚脱	0.03	0.04
神经系统疾病	0.17	0.46
癫痫发作	0.06	0.15
肾功能损害	0.01	0.01
寒战 / 发热	0.004	0.004
穿刺点		
出血[b]	0.26	0.68
血栓形成 / 血管阻塞[c]	0.14	0.76
假性动脉瘤	0.05	0.22
动静脉瘘	0.01	0.02
截肢	0.01	0.02
合计	0.47	1.7
导管导丝相关并发症		
穿孔 / 对比剂外渗	0.44	0.37
远端栓塞	0.10	0.07
导管导丝折断	0.10	0.02
对比剂特异质反应[30]		
总体发生率	4.0	
需要住院诊治	0.1	
致死性结果（1/20000）	0.006	

a. 约 25% 的死亡归因于主动脉夹层或破裂；18% 归因于心脏并发症；

b. 约 25% 的出血并发症需要外科手术干预，但是血肿是常见并发症，一般无需外科干预；

c. 约 25% 的血栓形成 / 血管阻塞并发症需要外科手术干预，无症状性血栓栓塞事件发生率较高[29]

3. 出血（穿刺点血肿）
   a. 确定股动脉穿刺点位置位于股骨头上方，因为这一位置是股动脉有效压迫的最佳位置。穿刺点高于或低于股骨头时很难进行准确压迫[13,14,16,17]。
   b. 要一直压迫皮肤穿刺点上方的位置（最佳的压迫手法：三个手指沿动脉走行依次压迫在皮肤穿刺入点的正上方及其上下两侧，力量要适度，不要压闭血管腔阻断血流）。
   c. 如果进针时穿刺针与皮肤平面的夹角过小，针穿透血管后壁的位置可能在腹股沟韧带之上，进而可能导致后腹膜血肿的发生[16]。
   d. 运用小尺寸的导管（<5F）可能会降低穿刺点出血的发生几率[36]。
   e. 通过 ACT 监测使患者的抗凝状态恢复至基线状态可以降低出血的风险。
   f. 穿刺点难以控制的出血及血肿形成的处理：
      （1）如果出现腹股沟血肿，用不易擦洗的记号笔标记血肿的边缘，注意观察血肿大小的变化。
      （2）如果出现难以控制的穿刺点出血，肢端脉搏减弱或消失，出现神经症状，或可疑的腹膜后血肿（在这种情况下，应做腹部 CT 扫描迅速确诊），立即通知血管外科医师 。
4. 假性动脉瘤
   a. 避免股浅动脉穿刺（穿刺位置过低）[17]，否则没有股骨的支撑难以实现腹股沟有效压迫止血。
   b. 如果疑似有假性动脉瘤，应当做彩色 DUS，必要时超声引导下尝试进行压迫闭塞动脉瘤[37]。
   c. 最近有文献报道在超声引导下穿刺假性动脉瘤腔并注射凝血酶治疗医源性假性动脉瘤是一种安全有效的方法，其疗效优于传统的超声引导下动脉瘤压迫[38]。
5. 栓塞：为了避免远端肢体栓塞的后遗症[39,40]，要考虑：
   a. 尽快进行经皮穿刺或外科血栓清除术。
   b. 根据症状严重及进展程度，选择溶栓治疗[41]。
6. 对比剂肾病：使用低渗对比剂可以降低对比剂肾病的发生率[42,43]。充分水化和降低对比剂使用量也很重要（见第 84 章节对于降低对比剂肾病发生率的详细描述）。

门诊患者的动脉造影术

门诊患者的动脉造影是安全的，并且成本低[1,44-49]。

选择标准

1. 患者应该是精神上有自主能力,能够感知到并发症的症状,并能遵从医嘱。
2. 术后当晚患者回家后应当有一个负责任的成年人陪护并照看。
3. 患者术后应当在1小时内能到达医疗机构,以便处理晚上出院后可能出现的并发症。

排除标准

患者应当由主治医师术前进行筛选,排除标准包括:

1. 血糖控制不佳的胰岛素依赖型糖尿病(IDDM)。对于门诊用低渗性非离子型对比剂进行血管造影的患者来说,稳定的胰岛素依赖型糖尿病(IDDM)不是禁忌证[6]。
2. 接受抗凝或抗血小板聚集药物治疗的患者(如果停药几天可能不符合患者的最佳利益),凝血病患者或电解质紊乱的患者。
3. 血压控制不佳的高血压患者(可能增加血肿形成的危险)。
4. 肾功能不全患者(增加发生对比剂肾病的危险)。
5. 心肺功能不全的患者。
6. 严重过敏史或有对比剂反应史的患者。

术前准备

1. 造影术前一天进行术前患者评估,最好抽血化验以下几项:
   a. 全血计数含血小板。
   b. 血肌酐和血尿素氮。
   c. 国际标准化比值。
2. 患者就诊时由心血管科或介入放射科门诊相关主治医师进行术前评估。门诊造影病历包括主诉、主要现病史、过去史、过敏史、既往外科手术史以及当前诊疗记录。就诊时要介绍造影术经过、签署知情同意书、完成简要的体格检查。要对患者做上述医嘱的相关说明。
3. 手术安排,必要时应当和相关临床医师进行讨论。

术前向患者做出的相关医嘱

1. 造影检查当天上午8:00,患者应当由陪护人员(术后护送患者回家)陪同到达造影等候区。
2. 造影当天安排:有时,接受血管造影检查的患者术后第二天要到外科住院。从技术上讲,这些患者“门诊造影”后就转换为住院患者。因此,应当安排他们尽早做血管造影检查,以便于相关主治医师做好后续安排。

3. 造影术前一天午夜之后可以饮水。嘱咐患者仍按日常计划服用口服药物。
4. 服用抗血小板药物的患者需要暂停服药(有些患者要停用几天),这需要事先和患者的主治医师协商后决定。

造影当天术前评估

造影当天应对在造影室患者再次进行快速评估。血管造影术前常规主要生命体征数据采集,开始静脉输液。完成其他标准血管造影术前准备工作(前文所述)。

操作步骤

1. 穿刺点位置:一般常用股动脉穿刺入路;也可选择肱动脉上段入路。推荐使用前壁穿刺技术,理论上讲,这可以减少对动脉壁的损伤。使用微穿刺套装也可以减轻血管损伤。
2. 使用 4F/5F 导管;新型儿科专用的 3F 系统适用于单侧下肢造影或数字减影血管造影研究。
3. 造影结束后,穿刺点压迫止血妥当,患者应在护士或医师陪同下转送至复苏室留观。部分患者可以选择使用穿刺闭合装置。

造影术后处理

1. 复苏室(局部观察方案):观察生命体征,肢端脉搏,穿刺点以及 4~6 小时出入量。持续静脉输液并鼓励患者多饮水。患者出院前应当生命体征稳定,能够下床活动,能够饮水及自主排尿,并要告知其注意事项。如果患者状态及穿刺部位保持稳定持续 4~6 小时,造影医师可以允许患者离院,同时告知其陪护者以下内容:
   a. 限制活动一天,特别是穿刺侧肢体(如果患者住在楼上,只允许爬一次,这样有利于穿刺侧肢体恢复)。
   b. 鼓励患者饮水。
   c. 如果发生出血或其他并发症,立即电话通知造影术者。患者离院前应告知造影术者的电话 / 手机号码,最近的急诊室地址及联系方式。
2. 造影术后 24~48 小时要电话随访,检查了解患者状态,穿刺点情况及相关主诉。造影术后一个月应进行一次电话随访。

并发症

如果在复苏室留观的 4~6 小时内穿刺点再次出血、患者状态不稳定或出现疑似造影术相关的并发症应立即采取适当的处置措施,如果需要应让患者住院观察。

注射速率和图像采集方案

注射速率和图像采集方案应当根据患者状况制订。但是,对于大多数患者,常规造影条件及采集序列是有用的。表 9.2~ 表 9.5 列出的常规造影条件及采集序列适用于胶片摄影或数字采集。在这些表格中推荐的序列参数更适合数字采集方案。表中所建议的对比剂注射总量及速率适用于使用充分稀释后的对比剂进行数字血管造影。如果使用不稀释的对比剂,注射总量及速率应减量,尤其是进行小血管造影时(例如内脏动脉、肾动脉和四肢动脉等)。为了弥补靶血管血流冲刷和稀释对比剂,造影时要设定足够的注射总量及速率以充分显示靶血管(通常靶血管要包括在采集帧幅中)。

表 9.2　内脏及外周动脉造影参数

造影部位（导管位置）	对比剂注射总量及速率[a]	图像采集序列[b]
腹主动脉(腹腔动脉之上)	50ml, 25ml/s	3 帧 / 秒 ×2 秒 1 帧 / 秒 ×2 秒 2 秒延迟
胸主动脉(升主动脉)	70ml, 35ml/s	3 帧 / 秒 ×3 秒 1 帧 / 秒 ×2 秒
双侧下肢动脉(腹主动脉远端)	60~80ml, 6~8ml/s	延迟 4 秒后采集 1 帧 / 秒 ×3 秒 = 骨盆 1 帧 / 秒 ×2 秒 = 大腿 1 帧 / 秒 ×2 秒 = 膝部 4 秒延迟 = 小腿
持续双侧盆腔动脉(腹主动脉远端)	30ml, 15ml/s	2 帧 / 秒 ×3 秒 1 帧 / 秒 ×3 秒
单侧下肢动脉(同侧髂总动脉)	25ml, 8ml/s	1 帧 / 秒 ×2 秒 = 骨盆 1 帧 / 秒 ×2 秒 = 大腿 1 帧 / 秒 ×3 秒 = 膝部 4 秒延迟 = 小腿
肾移植(髂窝;同侧髂总动脉)	20ml, 8ml/s	3 帧 / 秒 ×2 秒 2 帧 / 秒 ×2 秒 2 秒延迟

续表

造影部位（导管位置）	对比剂注射总量及速率[a]	图像采集序列[b]
肾移植（髂窝；选择性插管至同侧髂内动脉）	14ml，7ml/s	3 帧 / 秒 ×2 秒 2 帧 / 秒 ×2 秒 2 秒延迟
单侧肾动脉造影（单侧肾动脉近侧）	12ml，6~8ml/s	3 帧 / 秒 ×2 秒 1 帧 / 秒 ×2 秒 2 秒延迟 ×（捐肾者 5 秒延迟）
选择性应用肾上腺素后肾动脉造影	12ml，3ml/s	1 帧 / 秒 ×4 秒 4 秒延迟
选择性腹腔动脉造影	60ml，8~10ml/s	2 帧 / 秒 ×2 秒 1 帧 / 秒 ×6 秒 6 秒延迟
选择性肝动脉造影	30ml，6~8ml/s	2 帧 / 秒 ×2 秒 1 帧 / 秒 ×4 秒 2 秒延迟
选择性胃十二指肠动脉造影	15ml，4ml/s	2 帧 / 秒 ×2 秒 1 帧 / 秒 ×3 秒 3 秒延迟
选择性脾动脉造影	40~50ml，6~8ml/s	1 帧 / 秒 ×4 秒 7 秒延迟
选择性胃左动脉造影	20ml，4ml/s	1 帧 / 秒 ×6 秒 3 秒延迟
选择性胰背动脉造影	10ml，3ml/s	1 帧 / 秒 ×6 秒 3 秒延迟
选择性肠系膜上动脉造影	50~60ml，6~8ml/s	1 帧 / 秒 ×9 秒 6 秒延迟
选择性肠系膜下动脉造影	15ml，3ml/s	2 帧 / 秒 ×2 秒 1 帧 / 秒 ×3 秒 4 秒延迟

续表

造影部位 （导管位置）	对比剂注射 总量及速率[a]	图像采集序列[b]
选择性腰动脉造影	6ml，手推造影	1 帧 / 秒 ×8 秒
选择性膈下动脉造影	12ml，3ml/s	1 帧 / 秒 ×8 秒
选择性肾上腺中下动脉造影	6ml，手推造影	1 帧 / 秒 ×8 秒
锁骨下动脉造影（头臂干或锁骨下动脉）	20~25ml，6~8ml/s	肩部 2 帧 / 秒 ×3 秒 1 帧 / 秒 ×3 秒 上臂 0 帧 / 秒 ×1 秒 1 帧 / 秒 ×6 秒 4 秒延迟 手 0 帧 / 秒 ×3 秒 1 帧 / 秒 ×10 秒 3 秒延迟
手部血管造影（肱动脉）	16ml，4ml/s	0 帧 / 秒 ×2 秒 1 帧 / 秒 ×8 秒 2 秒延迟

a 对比剂：泛影葡胺 -76；
b 延迟 = 一帧间隔一秒

表 9.3 外周静脉造影参数

造影部位 （导管位置）	对比剂注射 总量及速率	图像采集序列
下腔静脉造影（髂静脉或下腔静脉）	50ml，20ml/s	2 帧 / 秒 ×4 秒
选择性股静脉造影	25ml，8ml/s	2 帧 / 秒 ×4 秒
选择性肾静脉造影（同侧肾静脉）	25ml，10ml/s 肾动脉注射肾上腺素后	2 帧 / 秒 ×4 秒 1 帧 / 秒 ×2 秒

续表

造影部位（导管位置）	对比剂注射总量及速率	图像采集序列
上腔静脉造影(单侧或双侧肘前静脉)	30ml，6ml/s	0 帧 / 秒 ×3 秒 1 帧 / 秒 ×12 秒
单侧下肢静脉(足背静脉)	80~200ml，碘酞葡胺 43ml 手推注射，透视监控下	前后位和小腿外侧 前后位大腿 前后位骨盆
肝静脉造影(超选择性肝静脉插管)	12ml，3ml/s	2 帧 / 秒 ×3 秒 1 帧 / 秒 ×3 秒

表 9.4 冠状动脉和肺动脉造影参数

造影部位（导管位置）	对比剂注射总量及速率	图像采集序列
选择性冠状动脉造影	左：6~9ml，手推造影 右：4~6ml，手推造影	电影采集或点片 4ml/s 速率
左心室造影(心腔内)	35~50ml，12~15ml/s	电影采集
选择性单侧肺动脉造影	40~50ml，20~25ml/s	3 帧 / 秒 ×3 秒 2 帧 / 秒 ×1 秒 1 帧 / 秒 ×3 秒
叶段肺动脉造影(插管至肺叶动脉内)	25ml，15ml/s	3 帧 / 秒 ×3 秒 2 帧 / 秒 ×1 秒 1 帧 / 秒 ×3 秒
右心室造影(心腔内)	50ml，15ml/s	电影采集
右心房造影(心腔内)	50ml，25ml/s	电影采集

表 9.5 一些有用的外周血管造影投照角度

颈动脉分叉部	侧位和前后位(头转向另一侧)
虹吸段	侧位
颅底动脉环(Willis 环)	经面部头转向对侧 10°
主动脉弓部(弓部展开)	前后位和大的右后斜位(70°)
主动脉弓部(显示头臂血管)	身体 45°右后斜位,同时头部转向侧位、下巴抬起、肩膀下垂
选择性肺动脉造影	前后位和侧位,或左后斜位 45°~60°;右后斜位 45°~60°
肠系膜血管的起始部	主动脉侧位
肝动脉分支	左:左后斜位 30°~45° 右:右后斜位 30°~45°
肾动脉起始部	左:右后斜位 15° 右:左后斜位 15°
髂总动脉分叉部	同侧后斜 45°(感兴趣区一侧朝下)
股动脉分叉部	对侧后斜 45°(感兴趣区一侧朝上)

注:AP:前后位;RPO:右后斜位;LPO:左后斜位

(苏浩波 译　石红建 校)

参考文献

1. Standards of Practice Committee of the Society of Cardiovascular and Interventional Radiology. Standard for diagnostic arteriography in adults. *J Vasc Interv Radiol.* 1993;4:385–395.
2. Bundy AL. *Radiology and the Law.* Rockville, MD: Aspen Systems, 1988:109–135.
3. Webber MM. Informed consent in research and practice. *Radiology.* 1982;144:939–941.
4. Wilson NV, Corne JM, Given-Wilson RM. Critical appraisal of coagulation studies prior to transfemoral angiography. *Br J Radiol.* 1990;63:147–148.
5. Eisenberg RL, Bank WO, Hedgkock MW. Renal failure after major angiography can be avoided with hydration. *Am J Roentgenol.* 1981;136:855–861.
6. Rose JS. *Invasive Radiology: Risks and Patient Care.* Chicago, IL: Yearbook, 1983:19–29.
7. Cobb CA, Fung DL. Shock due to protamine hypersensitivity. *Surg Neurol.* 1982;17:245–246.
8. Lang EK, Foreman J, Schlegel JU, et al. The incidence of contrast medium induced ATN following angiography: a preliminary report. *Radiology.* 1981;138:203–206.
9. Cragg AH, Smith TP, Berbaum KS, et al. Randomized double-blind trial of midazolam/placebo and midazolam/fentanyl for sedation and analgesia in lower-extremity angiography. *Am J Roentgenol.* 1991;157:173–176.
10. Johnsrude IS, Jackson DS, Dunnick NR. *A Practical Approach to Angiography.* 2nd ed. Boston, MA: Little, Brown, 1987:36.
11. Hessel SJ, Adams DF, Abrams HL. Complications of angiography. *Radiology.* 1981;138:273–281.

12. Rao VM, Rao AK, Steiner RM, et al. The effect of ionic and nonionic media on the sickling phenomenon. *Radiology*. 1982;144:291–293.
13. Rupp SB, Vogelzang RL, Nemcek AA Jr., et al. Relationship of the inguinal ligament to pelvic radiographic landmarks: anatomic correlation and its role in femoral angiography. *J Vasc Interv Radiol*. 1993;4:409–413.
14. Grier D, Hartnell G. Percutaneous femoral artery puncture: practice and anatomy. *Br J Radiol*. 1990;63:602–604.
15. Millward SF, Burbridge BE, Luna G. Puncturing the pulseless femoral artery: a simple technique that uses palpation of anatomic landmarks. *J Vasc Interv Radiol*. 1993;4:415–417.
16. Kaufman JL. Pelvic hemorrhage after percutaneous femoral angiography. *Am J Roentgenol*. 1984;143:335–336.
17. Rapaport S, Sniderman KW, Morse SS, et al. Pseudoaneurysm: a complication of faulty technique in femoral arterial puncture. *Radiology*. 1985;154:529–530.
18. Smith DC, Grable GS, Shipp DJ. Safe and effective catheter angiography through prosthetic vascular grafts. *Radiology*. 1981;138:487.
19. Frood LR, Smith DC, Pappas JM, et al. Use of angiographic needles with or without stylets: pathologic assessment of vessel walls after puncture. *J Vasc Interv Radiol*. 1991;2:269.
20. Darcy MD. Lower-extremity arteriography: current approach and techniques. *Radiology*. 1991;178:615–621.
21. Hartnell G. An improved reversal technique from retrograde to anterograde femoral artery cannulation. *Cardiovasc Interv Radiol*. 1998;21:512–513.
22. McIvor J, Rhymer JC. 245 transaxillary arteriograms in arteriopathic patients: success rates and complications. *Clin Radiol*. 1992;45:390–391.
23. Silber S. Rapid hemostasis of arterial puncture sites with collagen in patients undergoing diagnostic and interventional cardiac catheterization. *Clin Cardiol*. 1997;20:981–992.
24. O'Sullivan GJ, Buckenham TM, Belli AM. The use of the angio-seal hemostatic puncture closure device in high risk patients. *Clin Radiol*. 1999;54:51–55.
25. Bos JJ, Hunink MG, Mali WP. Use of a collagen hemostatic closure device to achieve hemostasis after arterial puncture: a cost-effectiveness analysis. *J Vasc Interv Radiol*. 1996;7: 479–486.
26. Greckens U, Cattlaens N, Lampe EG, et al. Management of arterial puncture site after catheterization procedures: evaluation of a suture-mediated closure device. *Am J Cardiol*. 1999;83:1658–1663.
27. Waugh JR, Sacharias N. Arteriographic complications in the DSA era. *Radiology*. 1992;182:243.
28. Egglin TKP, O'Moore PV, Feinstein AR, et al. Complications of peripheral arteriography: a new system to identify patients at increased risk. *J Vasc Surg*. 1995;22:787–794.
29. Shehadi WH. Contrast media adverse reactions: occurrence, recurrence and distribution patterns. *Radiology*. 1982;143:11.
30. Shawker TH, Kluge RM, Ayella RJ. Bacteremia associated with angiography. *JAMA*. 1974;229:1090–1092.
31. Formanek G, Frech RS, Amplatz K. Arterial thrombus formation during clinical percutaneous catheterization. *Circulation*. 1970;41:833–839.
32. Strickland NH, Rampling M, Dawson P, et al. Contrast media-induced effects on blood rheology and their importance in angiography. *Clin Radiol*. 1992;45:240–242.
33. Dawson P, Strickland NH. Thromboembolic phenomena in clinical angiography: role of materials and techniques. *J Vasc Interv Radiol*. 1991;2:125.
34. Athanasoulis CA. Regarding "complications of arteriography" [Letter to the Editor]. *J Vasc Surg*. 1995;24:301.
35. Antonovic R, Rosch J, Dotter CT. The value of systemic arterial heparinization in transfemoral angiography: a prospective study. *Am J Roentgenol*. 1976;127:223–225.
36. Cragg AH, Nakagawa N, Smith TP, et al. Hematoma formation after diagnostic arteriography: effect of catheter size. *J Vasc Interv Radiol*. 1991;2:231–233.
37. Chatterjee T, Do DD, Kaufmann U, et al. Ultrasound-guided compression repair for the treatment of femoral artery pseudoaneurysms: acute and follow-up results. *Cathet Cardiovasc Diagn*. 1996;38:335–340.
38. Perzullo JA, Dupuy DE, Cronan JJ. Percutaneous injection of thrombin for the treatment of pseudoaneurysms after catheterization: an alternative to sonographically guided compression. *Am J Roentgenol*. 2000;175:1035–1040.
39. van Andel GJ. Arterial occlusion following angiography. *Br J Radiol*. 1980;53:747–753.
40. Bolasny BL, Killen DA. Surgical management of arterial injuries secondary to angiography. *Ann Surg*. 1971;174:962–964.

41. Mills JL, Wiedeman JE, Robison JG, et al. Minimizing mortality and morbidity from iatrogenic arterial injuries: the need for early recognition and prompt repair. *J Vasc Surg.* 1986;4:22–27.
42. Lautin EM, Freeman NJ, Schoenfeld AH, et al. Radiocontrast-associated renal dysfunction: incidence and risk factors. *Am J Roentgenol.* 1991;157:49–58.
43. Lautin EM, Freeman NJ, Schoenfeld AH, et al. Radiocontrast-associated renal dysfunction: comparison of lower-osmolality and conventional high-osmolality contrast media. *Am J Roentgenol.* 1991;157:59–65.
44. Adams PS, Roub LW. Outpatient arteriography and interventional radiology: safety and cost benefits. *Radiology.* 1984;151:81–82.
45. Saint-Georges G, Aube M. Safety of outpatient angiography: a prospective study. *Am J Roentgenol.* 1985;144:235–236.
46. Rogers WF, Moothart RW. Outpatient angiography and cardiac catheterization: effective alternatives to inpatient procedures. *Am J Roentgenol.* 1985;144:233–234.
47. Wolfel DA, Lovett BP, Ortenburger AI, et al. Outpatient arteriography: its safety and cost effectiveness. *Radiology.* 1984;153:363–364.
48. Fierens E. Outpatient coronary arteriography. *Cathet Cardiovasc Diagn.* 1984;10:27–32.
49. Dyet JF, Hartley WC, Galloway JM, et al. Outpatient arteriography—a safe and practical proposition? *Clin Radiol.* 1990;42:114–115.

10 血管封堵装置

前言

1953 年 Sven–Ivar Seldinger 首次发表了关于经皮动脉穿刺入路及用手压迫止血封堵血管穿刺点的文章[1]。五十多年后，人工压迫止血的方法仍然是封堵经皮动脉穿刺点的“金标准”。血管穿刺点的并发症仍然有很高的发病率和死亡率，且 20%~40% 的血管穿刺并发症需要外科手术修补[2,3]。目前，据估计全世界每年超过 1500 万患者接受经皮动脉导管插入治疗。血管封堵装置对处理血管穿刺点产生很大的影响，可允许患者尽早下床活动及减少血管穿刺点的出血。

标准的动脉穿刺与人工腹股沟区压迫止血

请参照第 9 章有关动脉穿刺的正确方法与穿刺点人工压迫止血的图例。

动脉封堵装置（见表 10.1 及表 10.2）

理想的封堵装置[4]

1. 安全无并发症。

表 10.1 各种血管封堵装置特性的比较

夹闭/钉	缝合	密封剂/胶	胶原/脚钉	其他	辅助压迫	补片
StarClose（雅培公司）	Perclose Proglide/AT（雅培公司）	Mynx（Access-Closure）	Angio-seal（圣犹达医疗）	Boomerang（Cardiva）	FemoStop（拉迪医疗系统）	Syvek（海洋聚合物技术）
EVS（自膨血管钉）（美敦力公司）	ProStar XL（雅培公司）	Duett（Vascular Solutions）			Radistop（拉迪医疗系统）	Clo-Sur P.A.D. Nonwoven Hydrophilic Wound Dressing（美敦力）
	SuperStitch（Sutura）					Chito-Seal Topical Hemostasis Pad（雅培血管）
	Closer S（雅培血管）					D-Stat Dry（Vascular Solutions 公司）
						MPatcHVascular Closure Device（Medafor 公司）

表 10.2　各种封堵血管穿刺点方法的特性

血管封堵方法	优点	缺点
压迫止血	容易学	压迫点疼痛
	费用低	止血时间长
		制动时间长
缝合止血	止血点无疼痛	器械使用,有学习曲线
	止血时间短	器械费用高
	制动时间短	
胶原塞止血	止血点无疼痛	器械使用,有学习曲线
	止血时间短	不推荐使用于重复穿刺点
	制动时间短	如果器械止血失败,不推荐压迫止血
	可用于外周血管疾病	器械费用高
夹闭止血	止血点无疼痛	器械使用,有学习曲线
	止血时间短	组织穿刺通道可能有渗出
	制动时间短	器械费用高
	可用于外周血管疾病	

2. 适用于所有患者。
3. 能减少患者的不适。
4. 能减少患者的卧床时间。
5. 能减少止血时间。
6. 容易学习和使用。
7. 性价比高。
8. 非侵袭性(没有异物残留)。
9. 使用快速便捷。

血管封堵装置的临床益处[5,6]

1. 所有操作都在介入手术室内完成。
2. 可靠、快速止血。

3. 不需要终止抗凝治疗。
4. 患者可以尽早下床活动 / 出院。
5. 减少恢复室恢复时间。
6. 提高患者舒适感。
7. 多项研究表明血管封堵装置可减少患者的止血时间及卧床时间。

安全性 / 不良事件[6-9]

早期无对照病例的报道

1. 与人工压迫止血相比,血管封堵装置止血增加了少见并发症的发生率。
2. 血管封堵装置的可导致包括感染、股动脉损伤、动脉撕裂、无法控制的出血、假性动脉瘤、动静脉瘘、封堵装置栓塞、下肢缺血等不良事件。
3. 许多病例需要外科治疗。
4. 所有类型的血管封堵装置均有可能出现不良事件。

最近十年,多项大样本研究 /Meta 分析评估血管封堵装置的并发症发生率

1. 数据主要来自接受心脏导管插入术的患者。
   早期诊断或者经皮冠状动脉介入治疗患者。
2. 美国食品和药物管理局(FDA)通过美国心脏病协会——全国封堵装置登记数据库(ACC-NCDR)中的 166 680 例患者启动了大规模的调查。

对于接受导管插管诊断的患者

1. 血管并发症发生率为 0.5%~1.7%。
2. 使用血管封堵装置的并发症发生率并没有明显增加或降低。
3. ACC-NCDR:使用血管封堵装置的并发症发生率明显降低。

对于接受经皮冠状动脉介入治疗的患者

1. 不同类的血管并发症为 0.8%~5.5%。
2. 没有数据证明使用血管封堵装置的血管并发症风险增高。
3. ACC-NCDR :认为使用血管封堵装置的血管并发症发生率没有明显降低。
4. 经皮冠状动脉介入治疗(PCI)的血管并发症的主要危险因素。
   a. 老年患者。
   b. 血管疾病患者。
   c. 女性患者。

d. 急诊手术。
e. 低体表面积患者。

患者选择

1. 每位患者导管插管治疗结束后,都要常规行经股动脉鞘的血管造影。
   a. 确认手术后出现腹膜后出血的主要危险因素:穿刺点位于腹壁下动脉上方。
   b. 血管封堵装置用于股总动脉分叉处或分叉下方的有效性还不明确,需要进一步的研究。
   c. 股动脉明确有疾病的患者选择人工压迫止血的方法是恰当的选择。
2. 优良的血管穿刺技术对于不复杂的血管封堵装置释放起关键的作用(见第 9 章和图 10.1)

   多次穿刺后才获得穿刺成功或者后壁穿刺都可能导致血管封堵装置封堵失败

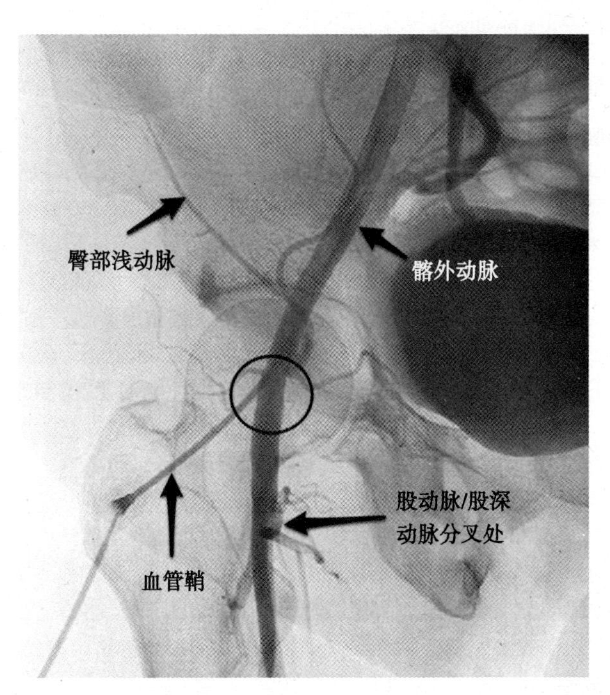

图 10.1 股总动脉鞘造影显示合适的股动脉穿刺点应位于腹股沟韧带下方,股浅－股深动脉分叉处上方的一段股总动脉处(Mount Sinai Hospital, New York, NY. 供图)

其他原因

1. 血管直径。
2. 鞘的直径。

器械的改进、操作者的经验和临床处置

1. 每一种器械都有随时间而改进和完善的过程。

    第三代 Angio-Seal 血管封堵装置与第一代相比,其血管并发症发生率降低了 37%。

2. 数据表明每一种器械都有其固有的学习曲线。
    a. 最初的 50 例 Angio-Seal 血管封堵装置释放的失败率是后面的三倍多(14%∶3.5%)。
    b. 缝合封堵装置的学习曲线更陡峭 / 时间更长。

新的抗凝 / 抗血小板策略

1. 低剂量的普通肝素(unfractionated heparin)。
2. 比伐卢定(bivalirudin)。

几种血管封堵装置的介绍

1. **Clip/staple**(例如:StarClose)[5,6,10]
    a. **工作原理**

        镍钛合金夹在动脉切开点释放,并与组织紧紧相贴。

    b. **释放**
        (1)StarClose 血管封堵装置插入血管鞘内。按下血管定位按钮。血管封堵装置滑出直到感觉有阻力(图 10.2A)。
        (2)前移拇指器完成鞘与血管封堵装置的分离(图 10.2B)。抬高释放装置使血管封堵装置与血管的夹角稍小于 90°(图 10.2C)。
        (3)镍钛合金夹释放(图 10.2D 和图 10.3)。
        (4)退出血管封堵装置。
    c. **优点**
        (1)设计不影响管腔直径及远端血流。
        (2)机械封堵 - 止血不依赖血凝块。
        (3)血管腔外镍钛合金夹 - 动脉内不残留任何异物。
    d. **缺点**
        (1)镍钛合金夹仍留在血管上。
        (2)价格高。

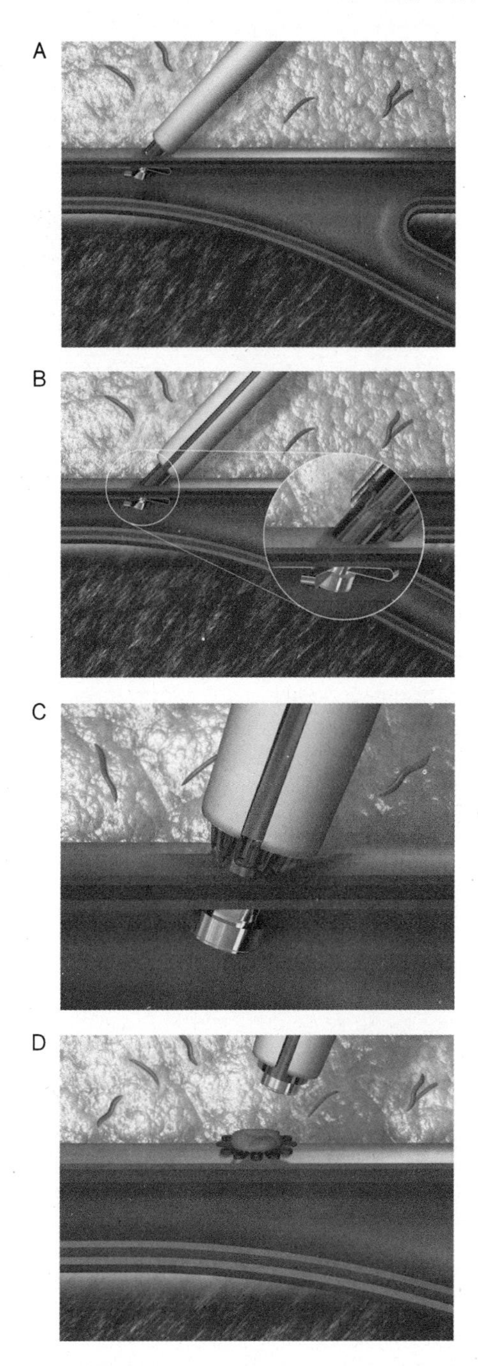

图 10.2　StarClose 装置释放(Courtesy of Abbott Vascular, Abbott Park, IL.)

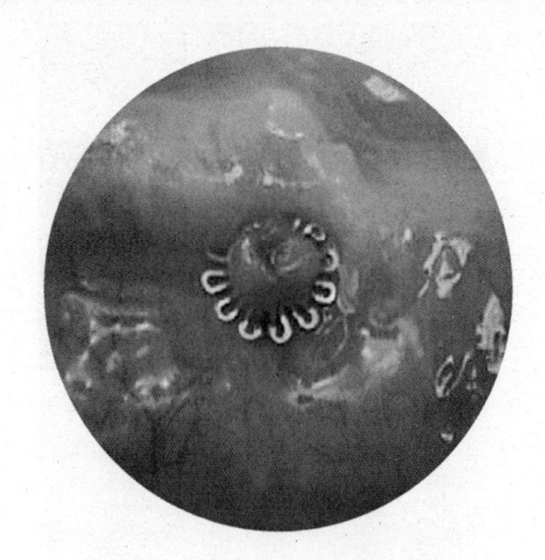

图 10.3　释放后的 StarClose 装置

（Courtesy of Abbott Vascular, Abbott Park, IL.）

2. **Suture Mediated**（例如 Perclose）[5,6,11]

a. **工作原理**

两根针脚将缝线配置在动脉切开点两侧的动脉壁上，收紧缝线，可使组织紧紧相贴（图 10.4）。

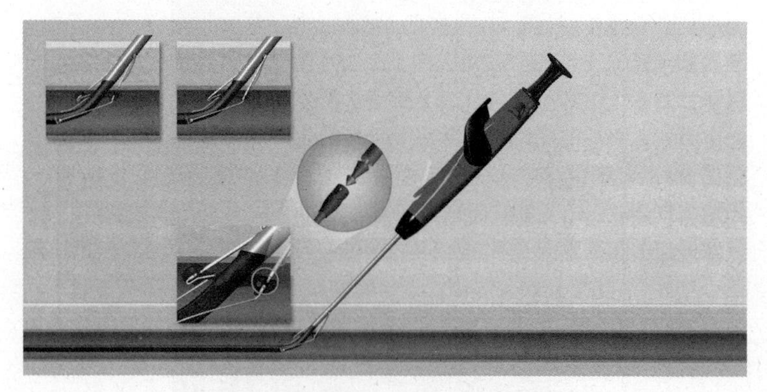

图 10.4　Perclose 装置释放过程

（Courtesy of Abbott Vascular, Abbott Park, IL.）

b. **释放**

（1）通过导丝交换入 Preclose 血管封堵装置专用鞘。

（2）当血管封堵装置进入血管内恰当的深度后，动脉血将从标志管腔内流出。

（3）抬高释放杆，释放封堵脚钉，脚钉释放后将释放杆退缩到血管壁内。

（4）压下活塞，经鞘送出两根针通过动脉壁到封堵脚钉。

（5）用针缝合，抽出活塞，把缝线经血管封堵装置的近端拉出。

（6）降低释放杆以使该装置部分地撤回，同时缝线/缝线结能够自由拉动。

（7）退出释放装置，在打结推进器的帮助下，缝线结的滑动部分被推到动脉切口周围。

（8）缝线结被打紧以保证动脉切口安全。

c. **优点**

（1）旨在提供完整的组织结合，达到一期愈合。

（2）如果以前用过 Preclose 封堵器成功修补动脉切口，再次使用没有限制。

d. **缺点**

（1）异物（缝线）留在血管上。

（2）学习曲线较长。

（3）价格高。

3. **Sealant/Gel**（例如 Mynx）[5, 6, 12]

a. **工作原理**

当 Mynx 冻干密封胶释放到组织通道内，冻干胶能立即从动脉切口吸收血液和体液，凝固并闭合通道。

b. **释放**

（1）经手术鞘插入 Mynx 封堵装置，并充盈一个小的半柔性球囊暂时止血（图 10.5A）。

（2）释放密封胶，使密封胶暴露在血液和皮下体液下，产生持久的止血（图 10.5B）。

（3）抽瘪球囊并退出封堵装置，从而使密封胶位于动脉切口表面（图 10.5C），提供了一个天然血管愈合的平台（图 10.5D）。

c. **优点**

（1）不需要换鞘，保持了血管的完整性。

（2）释放轻柔，避免扯动血管。

（3）密封胶释放在血管的外面，不需要使用缝线和永久的金属移植物。

（4）30 天内通过水解作用完全降解。

d. **缺点**

（1）学习曲线长。

（2）价格高。

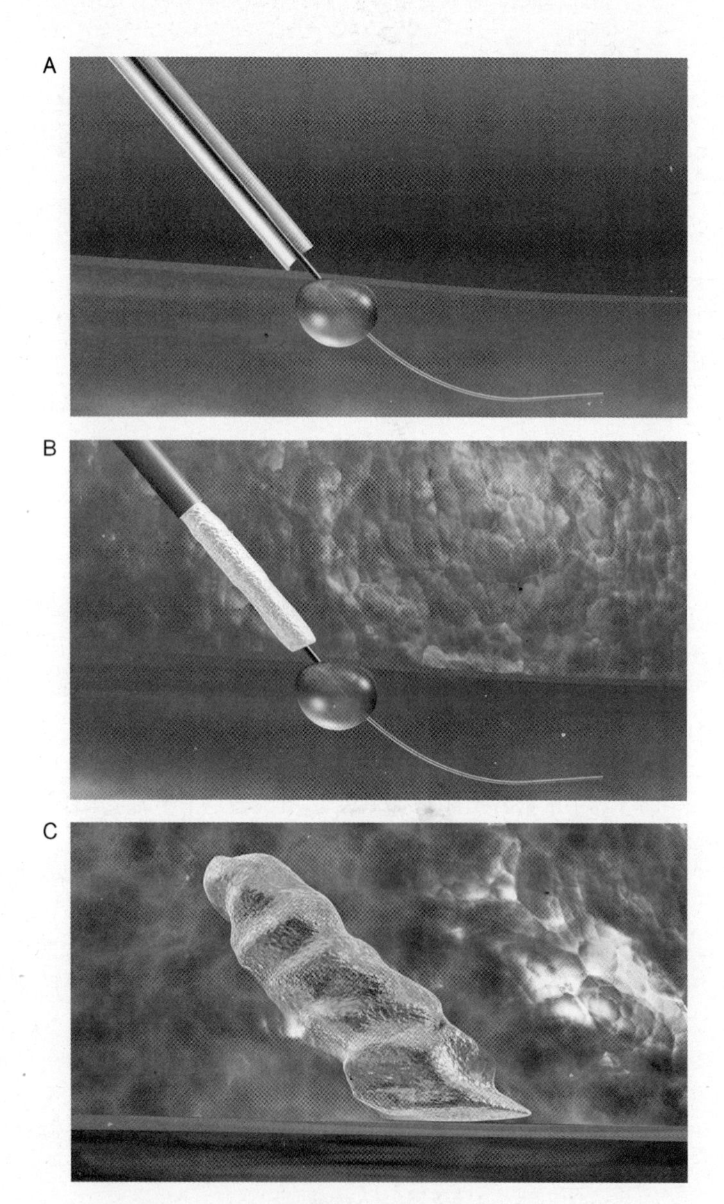

图 10.5　Mynx 装置释放（Courtesy of Access Closure, Mountain View, CA.）

D
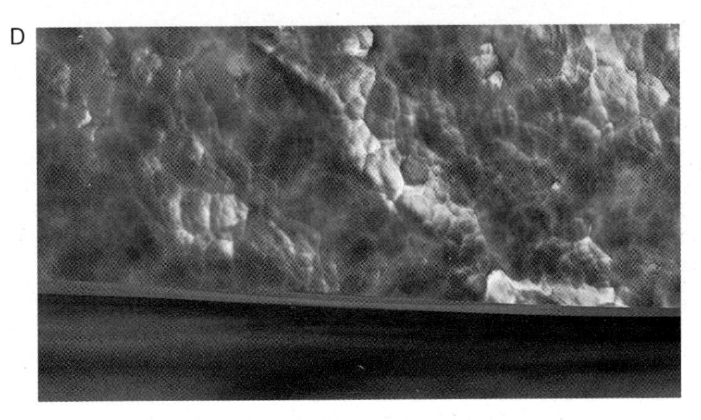

图 10.5 （续）

4. **Collagen/fooplate**（例如 Angio-Seal）[5,6,13]

a. **工作原理**

（1）血管腔内：牵拉锚钩，使其抵住血管壁内侧。

（2）血管腔外胶原蛋白：释放在动脉切口外侧到穿刺路径上的皮下组织通道内。

（3）将血管腔内的锚钩与血管腔外的胶原粘合在一起，形成一个扣紧的密封栓。

b. **释放**

（1）将 Angio-Seal 鞘通过保留的导丝，植入血管内。缓慢推进 Angio-Seal 鞘直到有血液从扩张器内孔流出（图 10.6A）。然后后退 Angio-Seal 鞘至血流停止，然后再推进 Angio-Seal 鞘至血液从扩张器内孔流出，以确定 Angio-Seal 鞘进入血管内合适的深度。

（2）撤出定位器和导丝。

（3）将 Angio-Seal 装置完全插入鞘内，并 Angio-Seal 装置的箭头与鞘的箭头完全吻合。然后装置将锚钩释放在鞘的顶端（图 10.6B）。装置手柄的筒体在听到两次"咔"声后，后退手柄筒体，然后退出整个装置。锚钩在缝线的轻拉下，固定于血管腔内侧壁。退出 Angio-Seal 鞘后在缝线上可看到胶原塞头。

（4）一旦胶原塞头露出皮肤，推进胶原塞头使胶原塞打结，从而使得胶原塞压迫在动脉切口点上。

（5）在胶原塞头上方切断缝线，并拔出胶原塞头。

（6）最后在靠近皮肤处切断缝线。

c. **优点**

（1）所有成分在 60~90 天内完全吸收。

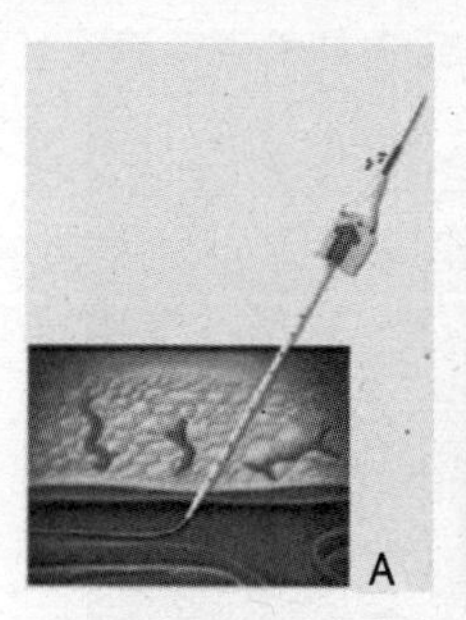

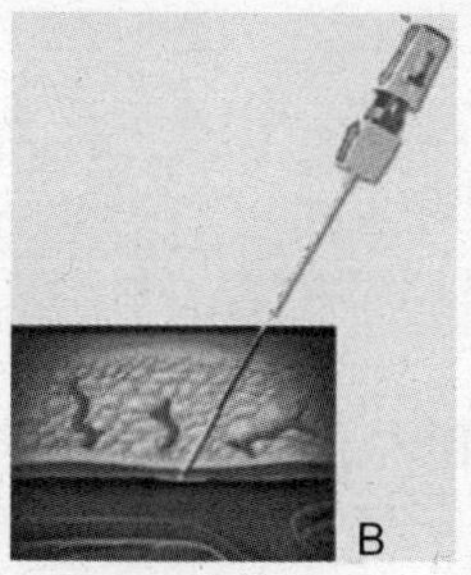

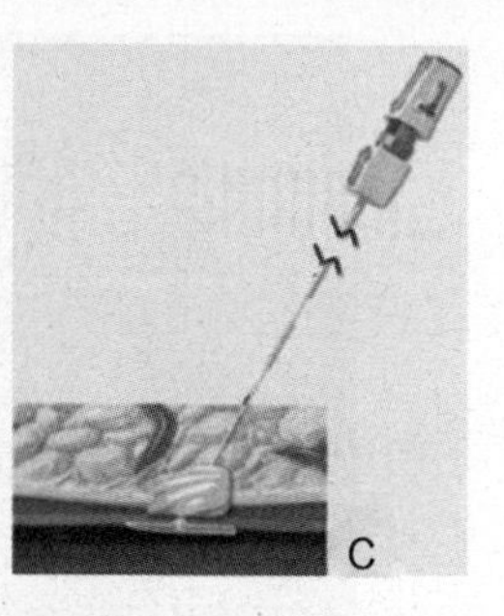

图 10.6　Angio-Seal 装置释放(Courtesy of St. Jude Medical, St. Paul, MN.)

(2)确切的机械性封堵,可达到持久的可预期的止血效果。

(3)用阿司匹林抗血小板治疗不影响胶原介导的止血。

d. **缺点**

(1)二次血管愈合使得重新进入血管困难。

(2)价格高。

5. **其他**(例如 Boomerang)[5,6,14]

a. **工作原理**

网盘释放到血管内,并滞留 15~20 分钟后再取出。

b. **释放**

(1)经原有的动脉鞘插入 Boomerang 导丝(图 10.7A)。

(2)顶端释放,并打开适合的网盘(图 10.7B)。

(3)退出鞘,填塞动脉切口处(图 10.7C)。

(4)退出装置,并轻轻压迫直到止血(图 10.7D)。

c. **优点**

(1)当正常的凝血机制开始时,动脉切口处血管壁弹性回缩包绕在 Boomerang 导丝周围。

(2)定点压迫动脉切口及穿刺道。

(3)动脉切口通过自然机制闭合——动脉壁弹性回缩和血栓形成。

d. **缺点**

(1)失败率高。

(2)学习曲线长。

(3)费用较高。

先进的操作手法 –Preclose 技术[15]

1. 多种缝线介导的封堵装置使用在关闭血管内动脉瘤修复术的大的动脉切开(最大到 22F)术中。

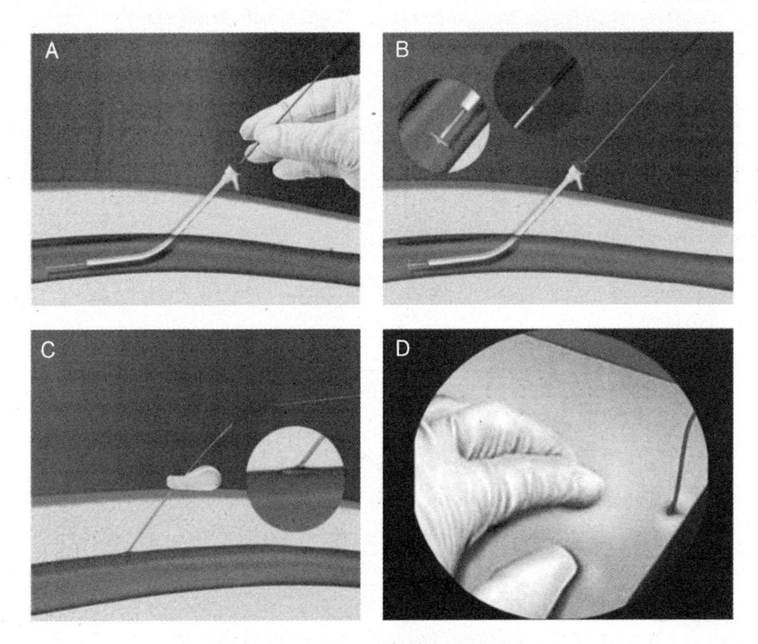

图 10.7 Boomerang 装置释放示意图

(Courtesy of Cardiva Medical, Sunnyvale, CA.)

2. 入路起初通过 7F 鞘和 0.035 英寸的导丝获得。
3. 两个 Preclose ProGlide 装置成功地释放后向相反的方向各旋转 30°,并将丝线留在体位。
4. 在一系列的动脉切口扩张后,完成动脉瘤的修复。
5. 在压迫动脉切口的同时通过 0.035 英寸的超硬导丝退出鞘,并在切口部位拉紧打好的结。
6. 在确定止血后,松开压迫并拔除导丝*。
7. 再使用人工压迫 5~10 分钟**;卧床休息 4~6 小时。

成本与效益[5]

哪一种血管封堵装置的效价比高仍不清楚

成本包含治疗的不同点的花费或节约的费用。

---

* 如果能观察到搏动式血流,就需要沿着导丝送入第三把缝合器(Preclose),进行止血。

** 如果仍然没有止血,就需要外科修补。

手术花费

包括器械的价格、器械释放时间（手术室时间、医师时间）。

患者满意程度

改善患者舒适程度及加速患者下床活动。

医院

住院时间。减少一夜的住院时间将减少保险公司的费用，但是同时减少医院的收入。

随访

1. 一旦发生并发症，其治疗并发症费用的增加将抵消任何潜在的节约费用。
2. 使用血管封堵装置不会明显节约费用，除非减少住院时间成为整个程序的一部分，例如门诊行肾动脉支架、冠状动脉支架。

结论

封堵装置不会没有风险，但它们确实能减少经皮穿刺治疗手术后拔鞘时间及制动时间。问题是目前的血管封堵装置是否能全面改善并发症风险发生率（特别是交替出现抗凝治疗后腹膜后血肿和（或）患者依从性不好以及封堵装置的栓塞或感染事件），仍没有明确的答案。新的技术将通过消除异物在封堵点的残留减少感染和异位栓塞的风险。各种各样的封堵装置均有减少止血时间及避免调整抗凝治疗的功能。只要给我们时间，我们的“金标准”将会被更好的技术产品所取代。

（周春高 译　杨正强 校）

参考文献

1. Seldinger SI. Catheter
1. Seldinger SI. Catheter replacement of the needle in percutaneous arteriography; a new technique. *Acta Radiol.* 1953;39(5):368–376.
2. Koreny M, Riedmüller E, Nikfardjam M, et al. Arterial puncture closing devices compared with standard manual compression after cardiac catheterization: systematic review and meta-analysis. *JAMA.*. 2004;291(3):350–357.
3. Dangas G. Essentials of Vascular Access and Closure. Available at: http://www.tctmd.com. Accessed November 17, 2009.
4. Madigan JB, Ratnam LA, Belli AM. Arterial closure devices. A review. *J Cardiovasc Surg.* 2007;48(5):607–624.
5. Hon LQ, Ganeshan A, Thomas SM, et al. Vascular closure devices: a comparative overview. *Curr Probl Diagn Radiol.* 2009;38(1):33–43.
6. Dauerman HL, Applegate RJ, Cohen DJ. Vascular closure devices: the second decade. *J Am Coll Cardiol.* 2007;50(17):1617–1626.
7. Carey D, Martin JR, Moore CA, et al. Complications of femoral artery closure devices. *Catheter Cardiovasc Interv.* 2001;52(1):3–7.

8. Tavris DR, Gallauresi BA, Lin B, et al. Risk of local adverse events following cardiac catheterization by hemostasis device use and gender. *J Invasive Cardiol.* 2004;16(9):459–464.
9. Warren BS, Warren SG, Miller SD. Predictors of complications and learning curve using the Angio-Seal closure device following interventional and diagnostic catheterization. *Catheter Cardiovasc Interv.* 1999;48(2):162–166.
10. Imam A, Carter RM, Phillips-Hughes J, et al. StarClose vascular closure device: prospective study on 222 deployments in an interventional radiology practice. *Cardiovasc Intervent Radiol.* 2007;30(4):738–742.
11. Kahn ZM, Kumar M, Hollander G, et al. Safety and efficacy of the Perclose suture-mediated closure device after diagnostic and interventional catheterizations in a large consecutive population. *Catheter Cardiovasc Interv.* 2002;55(1):8–13.
12. Scheinert D, Sievert H, Turco MA, et al. The safety and efficacy of an extravascular,water-soluble sealant for vascular closure: initial clinical results for Mynx. *Catheter Cardiovasc Interv.* 20071;70(5):627–633.
13. Kapadia SR, Raymond R, Knopf W, et al. The 6Fr Angio-Seal arterial closure device: results from a multimember prospective registry. *Am J Cardiol.* 2001;87(6):789–791, A8.
14. Doyle BJ, Godfrey MJ, Lennon RJ, et al. Initial experience with the Cardiva Boomerang vascular closure device in diagnostic catheterization. *Catheter Cardiovasc Interv.* 2007;69(2):203–208.
15. Howell M, Villareal R, Krajcer Z. Percutaneous access and closure of femoral artery access sites associated with endoluminal repair of abdominal aortic aneurysms. *J Endovasc Ther.* 2001;8(1):68–74.

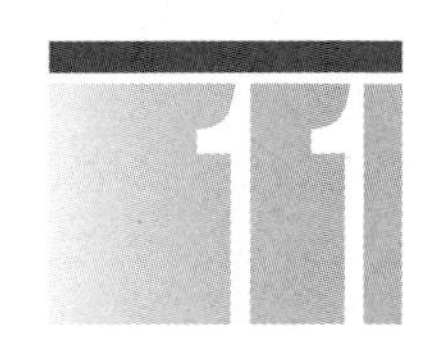

静脉造影术

下肢顺行性静脉造影

适应证[1,2]

1. 诊断深静脉血栓形成，尤其是：
   a. 超声检查未能明确诊断为深静脉血栓的患者。
   b. 临床高度怀疑深静脉血栓形成，而双功能多普勒检查阴性的患者。
2. 评价静脉血管畸形。
3. 评价肿瘤包绕侵犯的程度。

深静脉血栓临床征象的假阳性率超过 50% 以上，抗凝治疗患者的发病率为 3%~8%[1]。腹部手术后、整形外科手术后、神经外科手术后及巨大创伤后的患者发生深静脉血栓的危险性明显增高。而各种遗传性及获得性高凝状态患者发生深静脉血栓的危险性也很高[3,4]。

禁忌证

相对禁忌证

1. 以前发生过严重的对比剂反应(如果必要,应预先用药预防对比剂反应,如糖皮质激素或抗组织胺药物等)。
2. 妊娠(超声及磁共振静脉成像(MRV)首选,如果超声及MRV检查明确正常,则不需要做静脉造影)。
3. 严重的心肺功能不全(超声及MRV首选)。

术前准备

1. 禁食,不禁水。
2. 检查肾功能(尿素氮、肌酐),尤其是糖尿病患者。
3. 向患者解释手术过程、手术风险和其他替代检查方案,同时签知情同意书[5]。
4. 减少患者的焦虑,如果需要,口服地西泮5~10mg镇静(或其他适当镇静药物)。
5. 复习以前所有非侵袭性检查和影像检查结果。
6. 与患者的主管内科医师沟通,并了解临床要解决的问题。

图注

1. 以前有过严重对比剂反应史,需要预先给予预防用药。
2. 脚肿胀。
   a. 静脉造影术前抬高肢体几个小时,和(或)
   b. 根据需要,用弹力绷带包裹脚30~60分钟甚至更长时间。
3. 静脉塌陷,显示不佳。
   a. 保持下肢肢体位于下垂的位置,和(或)
   b. 给足背加温。
   c. 对静脉穿刺困难的患者,现在也常规用超声引导穿刺。
   d. 在少见情况下,需要外科手术切开暴露静脉。
4. 现在,静脉造影几乎都选用非离子低渗对比剂,因为在造影过程中,和离子型对比剂相比,非离子低渗对比剂的不适感更少[6]。静脉造影时在每50ml的对比剂中加入2ml利多卡因(2%),可以减少离子型对比剂静脉造影时产生的腓肠肌疼痛[7]。

操作步骤

1. 共有两个基本技术。
   a. 由Pabinov和Paulin[9]改良的Greitz技术[8]:患者卧于可倾斜的X线检查床,取60°的半直立位置,被检查侧的下肢处于放松状态，不用止血带结扎。每个下肢血管节段的检查均拍摄两个不同的投照体位，小腿检查时需要有侧位影像；在检查床快速倾斜至轻度头下位时可获得髂静脉的检查影像。

b. Lea Thomas 技术[10]：将患者置于 30° 的半直立位置，并在踝关节及膝关节上方使用止血带，被检查的下肢处于完全放松状态下再行逐段检查。一般不需要拍摄侧位影像。

2. 日常实践中演变而来的是上述两种技术的联合。

a. **透视倾斜**：扫描床需要有一个 6~12 英寸（1 英寸 =2.54cm）高的脚踏板，用于站立，方便被检查侧的下肢，处于悬空和放松状态。检查床大约倾斜 45°。

b. **穿刺针**：19~22G 蝶式不锈钢针。

c. **灌注方案**：使用三通开关，两个入口分别连接对比剂注射器和肝素化的生理盐水，出口连接静脉造影的输液管。

d. **穿刺点**：足背外周静脉，可能的情况下，针尖直接对着足趾，有助于充盈深静脉。穿刺要细心，确保穿刺针回抽血液以及注射对比剂顺畅。如果发生皮下对比剂外渗（局部疼痛和肿胀），要停止注射对比剂，并评估对比剂外渗的严重程度。如果外渗较轻，选择另外的穿刺点，并保留原穿刺针在外渗部位直到操作结束再拔除。如果外渗明显，则停止操作（见并发症的第 3 条）。

e. **对比剂**：静脉造影是深静脉系统内血液与对比剂混合，而不是用对比剂完全替代深静脉内的血液[11]。静脉造影理想的对比剂碘的浓度是 200mg/ml[12]。高浓度对比剂可能会掩盖小的血栓。随着数字影像的广泛应用，与胶片成像技术相比，对比剂用量减少了，而得到的影像图像更好了。常规静脉造影要使用 50~100ml 的低渗或等渗的对比剂。

f. **图像**

（1）静脉注射对比剂后间断透视，直到对比剂使腘静脉显影（约需要 50ml 对比剂）。

（2）拍摄适当放大的数字图像，尤其是在小腿或大腿有血栓充填的静脉。

（3）如果不能获得数字图像，则要获得小腿（前后位和侧位）、膝关节（前后位和侧位）、大腿（前后位和斜位）、盆腔（倾斜仰卧前后位）的胶片图像（图 11.1）。

（4）获得肾输尿管膀胱平片（KUB）以检查肾脏排泄对比剂的情况。

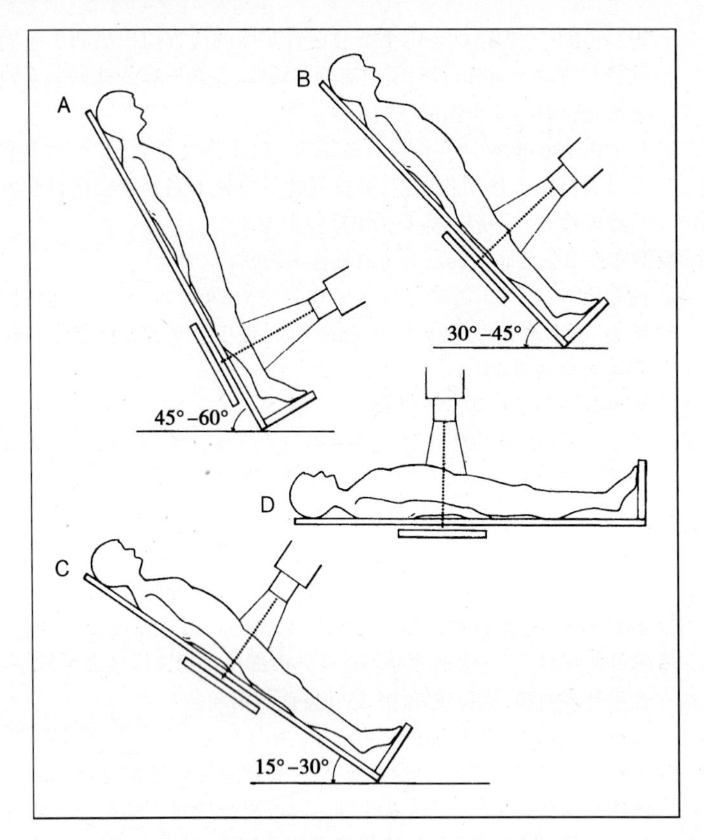

图 11.1　倾斜检查床顺行性静脉造影，获得X线顶部投照图像如下：A：膝关节下，床倾斜45°~60°，摄取正位和侧位片。B：膝关节以上，床倾斜30°~40°，拍摄正位和侧位。C：大腿和腹股沟以上，床倾斜15°~30°，摄取正位。D：仰卧正位摄取盆腔和下腹部，抬高患者被检查侧下肢的同时做瓦尔萨尔瓦动作，有助于显示髂静脉和下腔静脉（摘自Kim DS, Orron DE. *Peripheral Vascular Imaging and Intervention*. St. Louis：Mosby-Year Book, 1992：284, with permission.）

3. 注解

a. 优先充盈浅静脉：深静脉没充盈，可在踝关节和（或）膝关节上方应用止血带。注意压缩伪影（在图像上要看到）和小腿深静脉不完全充盈。要避免这些问题，则不得不松开止血带。血压计袖带置于踝关节，并充盈至压力为50mmHg时，可获得均匀一致的压力。如果浅静脉直接充盈，则必须调整穿刺针的位置。

b. 特别要注意对比剂的流动。记录任何不适当的从深静脉向浅静脉流动的穿支静脉的血流。

c. 提高髂静脉及下腔静脉的显影性：①压迫患者腹股沟韧带下方的股静脉；②压迫小腿和大腿（如果透视下大静脉内看不到大的血栓）；③抬高肢体或者倾斜检查床到水平位置；④在盆腔 X 线摄片前松开压迫[13, 14]。

术后处理

1. 常规造影不要求手术相关的处理。
2. 鼓励可以进食的患者多饮水，以期增加尿量；住院患者可以考虑静脉输注液体。
3. 造影结束后用肝素水冲洗对比剂。与非离子型对比剂[7, 15]相比，这种方法降低了静脉造影后血栓栓塞性静脉炎[15]的发生率，其发生率约为 3%；而文献报道的离子型对比剂的静脉造影后血栓栓塞性静脉炎的发生率为 30%[7, 16]（见“并发症”）。

结果

1. 急性血栓性静脉炎唯一确定的造影表现是血栓，显示为静脉内充盈缺损。对直径大于 0.5cm 的血栓，造影诊断的敏感度为 100%。在多体位造影，且用充盈缺损作为严格标准，其特异度为 95%[2]。
2. 对于大多数静脉造影检查的目的，确定有血栓是最重要的发现，一旦确定，就要开始抗凝治疗。但是，对于溶栓治疗或考虑进行临床试验，必须有血栓的大小和治疗变化的定量评估。讨论各种评估系统的方法、优点、缺点超出本章讨论的范围：（a）The Marder 评分[17]；（b）血管外科学会 / 国际心血管外科学会（SVS/ISCVS）改良指数[18]；（c）美国静脉注册表[19]；（d）容积指数（VVI）[20]；（e）Bjorgell 评分系统[21]。

并发症

1. 感染（少见）。
2. 静脉造影后血栓性静脉炎。
    a. 文献报道使用没有稀释的标准碘对比剂的发生率为：30%[7, 16, 22]。
    b. 发生高峰在 24 小时，症状消退后没有后遗症。
    c. 使用稀释碘对比剂，非碘离子对比剂，减少对比剂与内皮细胞接触时间，或者用肝素水冲洗，可降低静脉造影后血栓性静脉炎的发生率至 10% 以下[7, 15]。
3. 对比剂向皮下组织渗漏。
    a. 立即停止注射。
    b. 评估外渗的范围：没有外周动静脉疾病的患者，且外渗量少于

10ml,临床症状不明显[23-25]。

c. 如果外渗较轻,选择另外的穿刺点,并保留原穿刺针在外渗部位直到操作结束。

d. 用止痛、热敷患处24小时来治疗明显的对比剂外渗;立即局部按摩和抬高患肢亦有效[25]。皮肤坏死脱落发生率少见[23,24]。

e. 告知相关医师所发生的一切。

4. 对比剂不良反应[26,27](见表83.1)。

a. 过敏:5%。

b. 死亡的风险:0.006%。

下肢逆行静脉造影

适应证

血栓栓塞后综合征:评价静脉瓣膜损伤和功能不全。

禁忌证

参见"下肢顺行性静脉造影"的禁忌证。

术前准备

参见"下肢顺行性静脉造影"的"术前准备"。

操作步骤[28]

1. 在标准的无菌方式下(见第9章)采用股静脉入路。
2. 在股总静脉向头侧做顺行方向穿刺,置入Teflon套针或4Fr扩张器。
3. 将患者置于60°半垂直位的检查床上。要求患者平静呼吸。
4. 在透视下注射15ml 60%的离子型高渗对比剂,或者注射碘浓度为300mg/ml的非离子型低渗对比剂。
5. 当缓慢注入对比剂时,获得点片记录反流的程度。
6. 患者做瓦尔萨尔瓦动作时重复上述步骤。
7. 通常需要双侧注射对比剂(与只穿刺单脚的下肢顺行性静脉造影不同)。双侧股静脉置入穿刺针后,双侧同时注入对比剂以使髂静脉和低位下腔静脉显影。

术后处理

1. 拔除导管,局部压迫5~10分钟。
2. 常规造影不要求特别的术后处理。
3. 鼓励患者多饮水,加快造影剂排泄。
4. 观察患者30分钟后方可离开医院。

结果[29]

1. 静脉瓣膜功能不全可按下列方式分类：
   a. 0级：完全没有对比剂反流。
   b. 1级：轻微功能不全，对比剂反流超过股静脉最上面的瓣膜，但没超过大腿的近端。
   c. 2级：轻度功能不全，反流到股静脉至膝关节水平。
   d. 3级：中等功能不全，反流到膝关节下方。
   e. 4级：重度功能不全，反流到双侧小腿静脉的踝关节水平。
   0级和2级认为是正常的。
2. 大部分患者在做瓦尔萨尔瓦动作时会显示对比剂反流。而做瓦尔萨尔瓦动作的目的仅仅是确定静脉解剖。

并发症

1. 对比剂相关的不良反应[26,27]（见表83.1）。
2. 血肿形成（无凝血功能障碍的患者不常见）。

上肢静脉造影

适应证

1. 评价上肢浅静脉和深静脉血栓的存在。
2. 评价患者可疑有上腔静脉的阻塞或狭窄。
3. 评价患者可疑有继发于锁骨骨折、胸廓出口综合征、肿瘤等导致的腋–锁骨下静脉压迫。
4. 在静脉起搏器或中心静脉导管植入前，确定上肢静脉的通畅性。
5. 评价近端血液透析入口的静脉引流情况。
6. 作为在颈内静脉或锁骨下静脉评价中心静脉导管功能失调的部分。
7. 评价上肢血液透析通路的术前规划。

禁忌证

相对禁忌

1. 以前发生过严重的对比剂反应（如果必要，可预防用药）。
2. 妊娠（考虑非侵袭性超声、MRV检查）。
3. 肾功能不全，或严重的心肺功能受损（考虑超声或MRV检查）。

术前准备

1. 上肢静脉造影常规为门诊手术。
2. 标准准备工作包括在静脉注射造影剂前，限制患者液体摄入、检查肾功能、获得知情同意。

3. 获得患者以前的放射性核素静脉造影、彩色多普勒超声，或以前的静脉造影结果。
4. 获得患者的血管性疾病的病史，通过静脉造影了解并解决患者的临床问题。
5. 用至少22G（18或20G更好）的蝶形穿刺针或聚四氟乙烯静脉导管建立静脉通道。静脉通道可以在手背，如果感兴趣区在肘部，静脉通道可建立在肘前的大静脉。
6. 在对比剂注入前，先用手注射生理盐水来确定穿刺点周围没有肿胀，如果有肿胀，指示有外渗。然后在透视下注射少量对比剂，观察针头部位是否有对比剂外渗。

操作步骤

1. 大部分上肢静脉造影可通过DSA技术完成造影。但是，当静脉内没有闭塞性血栓，胶片成像技术也可获得优越的空间分辨率图像，现在很少使用减影技术。
2. **注射参数**
   a. **数字减影成像**：注射速率为2~4ml/s，总量为8~20ml的稀释的对比剂（对比剂：生理盐水为：1∶2或1∶3），可获得高质量的减影图像。如果介入放射医师认为静脉穿刺针稳定，则可用高压注射。每次注射后都要检查穿刺点，是否有造影剂外渗。
   b. **胶片成像**：注射20~40ml纯60%的离子型对比剂，或者碘浓度为300mg/ml的非离子型低渗对比剂，或者50~60ml的碘拉葡胺（碘酞葡胺-43）（碘离子浓度：202mg/ml）。
   c. 这些注射和成像参数只是一个参考。为了优化图像及解决临床问题，高速或慢速注射要根据注射速率、注射体积以及拍摄序列而变化。
3. **图像**：不论是数字或胶片成像，在大多数情况下，每秒一帧图像是足够的。胶片成像操作过程是10~15秒。根据对比剂到达视野区域的时间，成像序列可设计一定的延迟时间。这可在透视下通过小剂量试验性注射后观察到。
4. **其他考虑**
   a. 所有静脉通道都将被对比剂充盈。如果对比剂直接注射到头静脉的分支，肘关节上方的止血带可以帮助对比剂进入贵要静脉。
   b. 在肩关节后方放置一小枕或卷起的毛巾能够帮助打开胸廓出口，并防止对比剂在腋静脉-锁骨下静脉区滞留。
5. 在很少的病例中，当腋静脉-锁骨下静脉没有排空时，则容易进入头臂静脉，这时必须抬高上肢检查并证实没有静脉机械性狭窄阻止对比剂的流动。

6. 要获得手推注射对比剂的高质量中心静脉造影图像,或许需要在注射对比剂的连接管处用一个三通开关,对比剂注射后,经三通手推注射 20ml 生理盐水,以促使对比剂进入中心静脉的视野区域。
7. 如果对碘对比剂有禁忌,可用二氧化碳作对比剂[30,31]。在前臂或手的静脉,手推注射 50ml 二氧化碳进行造影。被检查的手臂应放在比肩膀稍低一点的位置。

解剖(见附录 A)

与下肢静脉一样,上肢静脉分为浅静脉系统和深静脉系统。但与下肢静脉不同的是,上肢浅静脉比深静脉粗,而且上肢血液大部分经浅静脉回流。

1. 上肢浅静脉位于皮下组织内。
   a. 头静脉:由手背静脉系统形成,延伸至前臂远端外侧,一直位于手臂外侧,在锁骨附近汇入腋静脉;在肘窝通过肘正中静脉与贵要静脉相交通。头静脉可以成对,能与颈内静脉和颈前静脉相通,并可作为在腋 – 锁骨下静脉血栓形成后吻合血管之源。
   b. 贵要静脉:起自肘前臂远端内侧区,位于手臂内侧,并深入皮下筋膜内,与肱静脉汇合成腋静脉。
   c. 前臂正中静脉:走行在前臂腹面,引流掌静脉丛的血液。
   d. 腋静脉:起于大圆肌下缘。在第一肋骨外缘变为锁骨下静脉。锁骨下静脉汇入颈内静脉后,成为头臂(无名)静脉。
2. 上肢深静脉细小、成对且相互交通,并与上肢动脉伴行。它们根据伴行的动脉命名,并称为相应的静脉。它们的血液引流到腋静脉。

术后处理

1. 通过灌注肝素化的生理盐水(1000U/L)数分钟,将静脉内对比剂冲洗干净。
2. 鼓励能进食的患者口服液体,或者对不能进食的患者静脉补充液体。
3. 确保心血管代偿期患者使用足够的利尿治疗,以前发生过充血性心力衰竭的患者,使用利尿剂是必要的。
4. 肾功能不全的患者监测肌酐和尿素氮,以评估肾功能恶化程度。

结果

1. 上肢静脉血栓形成是不常见的,其发生率是下肢深静脉血栓发生率的 1%~2%[32,33]。但是,研究表明 28% 的上肢静脉血栓形成的患者置入了锁骨下静脉导管,且没有临床症状[32-35]。另外,12% 的上肢静脉血栓形成的患者可能有肺动脉栓子[34]。有一项研究提示肺动脉栓塞的发生率在上肢深静脉血栓形成的患者中可能被低估了[35]。

2. 急性上肢深静脉血栓形成的静脉造影表现为静脉腔内充盈缺损,周围没有吻合静脉网。慢性静脉阻塞在静脉造影图像上可看到广泛的吻合静脉网绕过阻塞的位置。
3. 腋-锁骨下静脉阻塞后大的吻合通路[36]。
    a. 通过腰升静脉或肋间静脉的奇静脉系统。
    b. 胸腹壁静脉-髂外静脉。
    c. 椎静脉与上、下腔静脉间的肋间静脉、腰静脉和骶静脉交通。
    d. 颈内静脉-颅内横窦。
    e. 肩胛上静脉、肩胛下静脉、旋肱静脉、颈横静脉和胸外侧静脉。
4. 在下列情况下,要注意假阳性结果:
    a. 静脉充盈不佳致使一段静脉变得不透明,从而造成血栓的假象。
    b. 不慎注入气体,造成充盈缺损征象。
    c. 由正常结构造成的外在缺损,如胸小肌和患者手臂过度外展的肱骨头。肥胖患者在上臂内收状态下腋静脉不显影——将上臂处于外展状态下应该能使这段静脉显影[37]。

并发症

参见“下肢上行静脉造影”下的“并发症”。

腔静脉造影

一般在腔静脉滤器或支架植入前做腔静脉造影,但也并不一定。关于腔静脉造影的详细描述,读者可参见腔静脉滤器章节(第39章)。

肾静脉造影

适应证

诊断性导管导引的肾静脉造影越来越多地被微创的现代的多排CT血管造影(MD-CTA)和磁共振血管造影(MRA)所取代。经导管肾静脉造影现在一般用于介入治疗手术前。

1. 确诊肾静脉血栓形成,特别是有溶栓治疗的打算。
2. 滤器置入前评估肾静脉向下腔静脉的解剖变异引流。
3. 后腹膜手术前,更好地确定之前被CT或MRI诊断的肾静脉解剖异常的数量或位置。
4. 在建立脾肾静脉分流前,减轻术前门静脉高压症。
5. 传统的诊断性适应证有时仍然有用,主要包括:
    a. 评估由肾细胞癌导致的肿瘤侵犯肾静脉或非肾源性肿瘤导致肾静

脉外压性改变。CT 和 MR 血管造影现在一般使用得更多。

b. 评估没有明确肿瘤的肉眼血尿的肾静脉和肾静脉网。更细的血管很少能被 CTA 和 MRA 显示。

c. 当肾静脉在动脉造影的延迟相不显影(尤其受体是小孩),或者可疑有静脉阻塞时,确定肾移植供体的静脉引流解剖。现在可能 MRA 或 CTA 检查更好。

禁忌证

相对的

1. 与下肢和上肢静脉造影相同。
2. 由下腔静脉滤器所致的下腔静脉血栓形成或闭塞,不论选择股静脉或肘前静脉入路,都会妨碍导管插管。

术前准备

1. 肾静脉造影常规是门诊手术。
2. 标准准备工作包括在静脉注射对比剂前,限制患者液体摄入、检查肾功能、获得知情同意。
3. 静脉注射镇静药咪达唑仑(咪达唑仑针剂),并静脉注射镇痛药芬太尼,两药同时使用时,要自动监测脉搏、血氧饱和度、心动图和血压。

操作过程

1. 入路既可选择股静脉,也可选择颈静脉/肘前静脉途径。

a. 股静脉途径。

(1)入路是在标准的无菌方式下(见第 9 章)的股总静脉,且最好是右侧股总静脉。

(2)对于股静脉途径,5Fr 或 6.5Fr,长度为 60cm 的 Cobra-2、Levin-2、Simmons-1 或者 visceral-hook 导管,头端有一个或两个侧孔,都可选择。导管在导丝的引导下进入膈肌水平,退出导丝,冲洗导管。导管进入肾静脉开口后,再引入导丝,导丝先进入肾静脉足够的距离后,再将导管前进数厘米,使得导管头端靠近肾门。

b. 颈静脉/肘前静脉途径。

(1)颈内静脉入路(见图 11.2:解剖)。现在在多数医疗中心,使用超声引导穿刺颈内静脉。从肘前静脉途径进入右侧颈内静脉可以利用下列标志:

(a)用左手的两个手指触诊并将右颈动脉从胸锁乳突肌前缘推开。

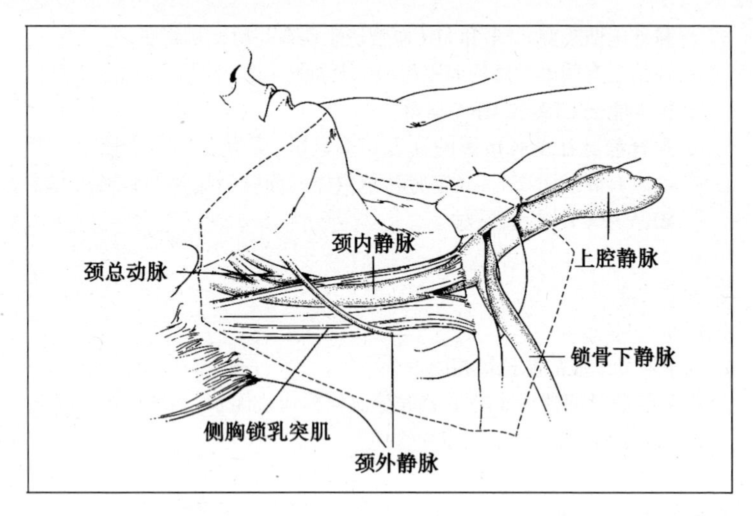

图 11.2　右侧颈内静脉穿刺的位置、消毒及铺单范围（摘自 Vander Salm TJ, Cutler BS, Wheeler HB. *Atlas of Bedside Procedures*. 2nd ed. Boston：Little, Brown and Company, 1988：68, with permission.）

（b）选择胸锁乳突肌前缘中点作为穿刺针的穿刺点（与锁骨及下颌角等距）。

（c）直接将针头对着同侧乳头，并与冠状面成 45° 角。

（2）另外，同样有效（低并发症），利用标准的 19G 穿刺针或微血管穿刺套件（Cook, Inc, Bloomington, IN）将导管插管至大的肘前静脉。

（3）然后 0.035 英寸的直头亲水涂层导丝（Boston Scientific/Medi-Tech, Natick, MA）进入锁骨下静脉。多功能弯头导管（6.3Fr）或者 Berenstein 锥形导管（5Fr 或 6Fr）在导丝的导引下进入下腔静脉，再选择至肾静脉开口。

（4）偶尔，特别是年轻患者，静脉痉挛会阻止导管的进入。通过导管注射生理盐水，并等待 5~10 分钟，静脉痉挛会消失。罕见的情况，必须静脉注射硝酸甘油。患者要当心硝酸甘油导致的头痛，这种头痛很容易被对乙酰氨基酚（acetaminophen）治愈。

2. 因为大部分肾静脉造影是为了证实存在肾静脉血栓，所以导管必须小心地插管至肾静脉内。一旦导管置于肾静脉内，轻轻地用手推注射大约 5ml 的对比剂来检查肾静脉主干内血栓。数字成像或单次曝光点片可用来记录血栓。

3. 为了能清晰地显示肾静脉网，可以采用一些减慢肾动脉血流的方法。简单的肾静脉注射不能完全清楚地显示所有肾静脉通道。例外的情况是通过肾动脉狭窄的机制来减少肾动脉血流。

4. 下面描述两种减少流量的方法。
   a. 肾动脉内注射肾上腺素最常被用来引起小动脉收缩和降低血流速率进行肾静脉造影。使用的方法是在500ml的5%葡萄糖水内稀释1ml的1∶1000的肾上腺素(2μg/ml)。常用的剂量是8~10μg,用5%的葡萄糖水稀释至20ml后,在肾静脉造影时经肾动脉导管注射20~30秒。然后对比剂立即注入肾静脉内。有人提出肾上腺素用于肾静脉造影时可能对肾脏有损害[38],但是,这种说法并未得到证实。
   b. 有人通过球囊部分阻塞肾动脉来减慢肾动脉流速[39]。经充盈稀释的对比剂使肾动脉近端球囊导管膨胀可明显减慢血流。在肾动脉内注射1000~2000U肝素。然后在球囊充盈后立即行肾静脉造影检查。虽然这种方法似乎有点复杂,但它适用于患心血管疾病的老年患者,因为这些老年患者对肾上腺素相对禁忌。
5. 注射76%的泛影葡胺钠或碘浓度为350mg/ml的非离子低渗对比剂,注射速率为15~20ml/s,总量为30~40ml。
6. 摄片技术
   a. 数字减影成像:3帧/秒,大约10秒。
   b. 胶片成像:3片/秒,维持4秒;2片/秒,维持2秒;及1片/秒,维持4秒。

术后处理(见“下肢顺行性静脉造影”)

1. 拔除导管,穿刺点局部压迫5~10分钟止血。
2. 对于门诊患者,观察2~3小时无并发症后,可以出院。
3. 常规肾静脉造影不需要特别的术后处理。

并发症

1. 肾静脉的血栓栓塞。
2. 冠状动脉因肾上腺素的使用而导致的心肌缺血或心律失常。
3. 由球囊阻塞引起肾动脉痉挛而导致的肾动脉血栓形成。

结果

1. 用手推少量对比剂就能诊断完全的肾静脉血栓形成。对比剂将聚集在血栓间隙内,并表现为滞留或非常缓慢的冲刷。
2. 对于不完全的肾静脉血栓形成,对比剂可显示静脉内血栓的轮廓和充盈缺损。血栓可从肾静脉延伸到下腔静脉,甚至可达到右心房。

3. 左肾静脉通过肠系膜上动脉与主动脉之间形成的夹角（“胡桃夹”现象）的压迫，被认为是左肾静脉高压致血尿的原因[40]。其他导致左肾静脉压迫的有腹膜后肿瘤、胰体尾肿瘤和淋巴结病[41]。左肾静脉在血流动力学上有明显受压的情况下，可以测量肾静脉与下腔静脉之间的压力梯度（正常压力梯度 <2cm 水柱）。
4. 肾静脉曲张是肉眼血尿的不常见的原因，肾静脉造影可检测肾静脉曲张[42]。
5. 在特殊情况下，肾静脉造影可用来区分肾脏先天性缺失和小固缩肾[43]。在右侧，肾缺如表明没有肾动脉和肾静脉。在左侧，即使肾不发育，肾静脉环的背侧段仍然形成静脉（位于主动脉腹侧）引流左肾上腺和生殖器的静脉。即使在肾发育不良的情况下，仍然可以检测到节段性引流静脉的存在。

（周春高 译 杨正强 校）

参考文献

1. Hull R, Hirsh J, Sackett DL, et al. Cost effectiveness of clinical diagnosis, venography and non-invasive testing in patients with symptomatic deep-vein thrombosis. *N Engl J Med.* 1981;304:1561–1567.
2. Bettmann MA. Acute leg pain of suspected vascular origin. In: McNeil BJ, Abrams HL, eds. *Brigham and Women's Handbook of Diagnostic Radiology.* Boston: Little, Brown and Company, 1986:225–229.
3. Weinmann EE, Salzman EW. Deep-vein thrombosis. *N Engl J Med.* 1994;331:1630–1641.
4. Salzman EW, Hirsh J. The epidemiology, pathogenesis and natural history of venous thrombosis. In: Colman RW, Hirsh J, Marger VJ, et al. eds. *Hemostasis and Thrombosis: Basic Principles and Clinical Practice.* 3rd ed. Philadelphia: JB Lippincott, 1994:1275–1296.
5. Spring DB, Akin JR, Margulis AR. Informed consent for intravenous contrast-enhanced radiography: a national survey of practice and opinion. *Radiology.* 1984;152:609–613.
6. Bettmann MA, Robbins A, Braun SD, et al. Contrast venography of the leg: diagnostic efficacy, tolerance, and complication rates with ionic and nonionic contrast media. *Radiology.* 1987;165:113–116.
7. Ockelford PA, et al. Lidocaine and the reduction of post-venographic pain. *Aust N Z J Med.* 1984;14:622–625.
8. Greitz T. The technique of ascending phlebography of the lower extremity. *Acta Radiol.* 1954;42:421.
9. Rabinov K, Paulin S. Roentgen diagnosis of venous thrombosis in the leg. *Arch Surg.* 1972;104:134.
10. Lea Thomas M. Phlebography. *Arch Surg.* 1972;104:145.
11. Bettmann M. Venography. In: Baum S, ed. *Abrams' Angiography.* 4th ed. Boston: Little, Brown and Company, 1997:1743–1754.
12. Bettmann MA, Paulin S. Lower limb phlebography: the incidence, nature and modification of undesirable side effects. *Radiology.* 1997;122:101–104.
13. Smith TP, et al. Lower-extremity venography: value of femoral-vein compression. *Am J Roentgenol.* 1986;147:1025–1026.
14. Dure-Smith P, Tison JB. Ileo-femoral segment and inferior vena cava visualization using a non-catheter technique: an adjunct of leg phlebography. *Radiology.* 1984;153:251–252.
15. Minar E, et al. Prevention of postvenographic thrombosis by heparin flush: fibrinogen uptake measurements. *Am J Roentgenol.* 1984;143:629–632.
16. Albrechtsson U, et al. Double blind comparison between Iohexol and metrizoate in phlebography of lower limb. *Acta Radiol.* 1983;366(suppl):58–64.
17. Marder VJ, Soulen RL, Atchartakarn V, et al. Quantitative venographic assessment of deep vein thrombosis in the evaluation of streptokinase and heparin therapy. *J Lab Clin Med.* 1977;89:1018–1029.

18. Porter JM, Moneta GL. International Consensus Committee on Chronic Venous Disease. Reporting standards in venous disease: an update. *J Vasc Surg.* 1995;21:635–645.
19. Mewissen MW, Seabrook GR, Meissner MH, et al. Catheter directed thrombolysis for lower extremity deep vein thrombosis: report of a national multi-center registry. *Radiology.* 1999;211:39–49.
20. Ouriel K, Greenberg RK, Green RM, et al. A volumetric index for the quantification of deep venous thrombosis. *J Vasc Surg.* 1999;30:1060–1066.
21. Bjorgell O, Nilsson PE, Svensson PJ, et al. A new scoring system for the detailed description of the distribution and thrombotic burden in deep leg vein thrombosis. *Angiology.* 1999;50:179–187.
22. Thomas ML, Briggs CM, Kuan BB. Contrast agent-induced thrombophlebitis following leg phlebography: meglumine ioxaglate versus meglumine iothalamate. *Radiology.* 1983; 147:399–400.
23. Spigos DG, Thane TT, Capek V. Skin necrosis following extravasation during peripheral phlebography. *Radiology.* 1977;123:605–606.
24. Gordon IJ. Evaluation of suspected deep venous thrombosis in the arteriosclerotic patient. *Am J Roentgenol.* 1978;131:531–533.
25. Kadir S. Venography. In: Kadir S, ed. *Diagnostic Angiography.* Philadelphia: WB Saunders, 1986:555.
26. Rose JS. *Invasive Radiology—Risks and Patient Care.* Chicago: Year Book, 1983:53.
27. Goldberg M. Systemic reactions to intravascular contrast media. *Anesthesiology.* 1984; 60:46–56.
28. Neiman HL. Techniques of angiography. In: Neiman HL, Yao JST, eds. *Angiography of Vascular Disease.* New York: Churchill Livingstone, 1985:21.
29. Herman, RJ, et al. Descending venography: a method of evaluating lower extremity venous valvular function. *Radiology.* 1980;137:63–69.
30. Sullivan KL, Bonn J, Shapiro MJ, et al. Venography with carbon dioxide as a contrast agent. *Cardiovasc Intervent Radiol.* 1995;18:141–145.
31. Hahn ST, Pfammattter T, Cho KJ. Carbon dioxide gas as a venous contrast agent to guide upper-arm insertion of central venous catheters. *Cardiovasc Intervent Radiol.* 1995;18: 146–149.
32. Coon WW, Willis PW. Thrombosis of axillary and subclavian veins. *Arch Surg.* 1966; 94:657–663.
33. Adams JT, McEvoy RK, DeWeese JA. Primary deep venous thrombosis of upper extremity. *Arch Surg.* 1965;91:29–42.
34. Horattas MC, et al. Changing concepts of deep venous thrombosis of the upper-extremity—report of a series and review of the literature. *Surgery.* 1988;104:561–567.
35. Monreal M, et al. Upper-extremity deep venous thrombosis and pulmonary embolism. *Chest.* 1991;99:280–283.
36. Neiman HL, Yao JS, eds. *Angiography of Vascular Disease.* New York: Churchill Livingstone, 1985:486.
37. Hewitt RL. Acute axillary vein obstruction by the pectoralis minor muscle. *N Engl J Med.* 1968;279:595.
38. Cochran ST, et al. Nephrotoxicity of epinephrine assisted venography. *Invest Radiol.* 1982;17:583–592.
39. Kadir S. Balloon occlusion technique for renal venography. *Fortschr Geb Rontgenstr Nuklearmed Erganzungsbd.* 1979;131:185–186.
40. Sacks BA, et al. Left renal venous hypertension in association with the nutcracker phenomenon. *Cardiovasc Intervent Radiol.* 1981;4:253–255.
41. Cope C, Isard HJ. Left renal vein entrapment: a new diagnostic finding in retroperitoneal disease. *Radiology.* 1969;92:867–872.
42. Mitty HA, Goldman H. Angiography in unilateral renal bleeding with a negative urogram. *Am J Roentgenol.* 1974;121:508–517.
43. Athanasoulis CA, Brown B, Baum S. Selective renal venography in differentiation between congenitally absent and small contracted kidney. *Radiology.* 1973;108:301–305.

12 肺动脉造影

与过去的十年相比,肺动脉造影在诊断肺动脉栓塞中的作用有了明显的变化[1-10]。随着非侵袭性放射摄影设备的进步,如多排 CT,单独或联合静脉血管超声及血清 D- 二聚体水平,大大地降低了经导管直接肺动脉造影的诊断价值。但是,肺动脉造影对于判定可疑肺动脉栓塞(相对于其他设备)、血管解剖诊断及肺动脉栓塞的治疗仍然有价值。

适应证

肺动脉栓塞的诊断

1. 临床表现怀疑肺动脉栓塞,而与放射性核素扫描的通气 / 灌注(V/Q)比值评价肺动脉栓塞的可能性之间往往有偏差。例如:患者的临床表现高度怀疑肺动脉栓塞,而放射性核素扫描通气 / 灌注(V/Q)比值却较低,在肺栓塞检测前瞻性研究(Prospective Investigation of Pulmonary Embolism Detection,PIOPED Ⅰ)中,此类患者中 40% 造影发现肺动脉栓塞[7]。并且,下肢静脉超声检查阴性,同时通气 / 灌注(V/Q)扫描比值低而排除临床表现高度怀疑肺动脉栓塞的患者,是不充分的。在本组研究中,肺动脉栓塞的发病率为 8%[8]。仅仅在临床表现与通气 / 灌注(V/Q)比值扫描相吻合时才能确定诊断肺动脉栓塞,或排除肺动脉栓塞[7]。PIOPED Ⅱ研究评价 CTA(肺动脉 CTA- 下肢静脉 CTV)对发现肺动脉栓塞的作用,并使用联合检测指标作为诊断肺动脉栓塞的"金标准",这些检查指标包括通气 / 灌注(V/Q)比值扫描或静脉超声检查结果与临床信息和实验室检查结果,如心电图或血清 D- 二聚体水平相吻合[9]。在 PIOPED Ⅱ研究中,肺动脉造影(DSA)作为"金标准"来诊断或排除诊断肺动脉栓塞,在所有研究人群中仅仅占 27.3%。这与前面提到的近年来侵袭性肺动脉造影诊断肺动脉栓塞的作用在降低相一致[10]。
2. 当通气 / 灌注(V/Q)比值的结果被解释成下列情况时[1][7,11-13]。
   a. **中度可能**为肺动脉栓塞时。

   在 PIOPED Ⅰ研究中,30% 的患者造影证实为肺动脉栓塞。另外,

---

1 血管造影与核素通气灌注(V/Q)的相关性,取决于核素通气灌注结果的解释标准,这样,不同检查之间,结果中的轻微变化可以被标注出来。

临床表现为中度可疑（20%~79%）或高度可疑（80%~100%）为肺动脉栓塞的患者，造影阳性率分别为 28% 和 66%。

b. **高度可能**为肺动脉栓塞，而抗凝或溶栓治疗为高危患者时（肺动脉造影对排除临床表现为肺动脉栓塞是有价值的）。

在 PIOPED Ⅰ研究中，肺动脉造影在所有通气 / 灌注（V/Q）比值扫描结果高度可疑肺动脉栓塞的患者中的阳性率为 87%。更重要的是 56% 的临床表现为肺动脉栓塞的可能性（0%~19%）不高，而通气 / 灌注（V/Q）比值为肺动脉栓塞可能性较高的患者中，肺动脉造影有阳性发现[7]。

3. 临床表现怀疑肺动脉栓塞，而螺旋 CT 扫描肺动脉结果之间往往有偏差。CT 扫描的敏感性与特异性不能可靠地排除肺动脉外围分支的肺动脉栓塞。

肺栓塞的治疗

1. 预期的介入治疗［溶栓治疗和（或）腔静脉滤器置入］。在下腔静脉滤器置入前，下肢深静脉或肾静脉血栓形成必须证实为栓子的来源[14]。
2. 怀疑由大面积肺动脉栓塞导致的血流动力学改变的患者，可以从经皮或外科血栓栓子切除术中获益[6]。超声心动图和经静脉数字减影血管造影（DSA）在这组病例中有诊断作用[15]。
3. 慢性肺动脉栓塞，栓子位于肺动脉主干内，导致肺动脉高压的患者，有血栓栓子切除术的潜在适应证[16, 17]。
4. 如果考虑准备抗凝治疗时，可以测量右心室舒张末期压力（RVEDP）来评价和降低出血风险。
5. 尽管临床高度怀疑肺动脉栓塞，但不能诊断为肺动脉栓塞或 CT 肺动脉血管造影（CTPA）阴性，特别是没有明显依据的治疗往往带来很高风险（即治疗的选择必须是明确诊断为肺动脉栓塞或明确排除肺动脉栓塞）。

心肺的解剖诊断

1. 评价和经导管治疗先天性发育异常。
2. 评价和治疗动静脉畸形 / 动静脉瘘（获得性和先天性），以及支气管动脉造影阴性的咯血。

禁忌证

相对的

下列病例可能需要心脏检查

1. 同时存在严重的肺动脉高压（见步骤 3）。通过超声心动图非侵袭性评估肺动脉压力及肺动脉血流特征[18]（可能将来 MRA 也可用来评估肺动脉压力及肺动脉血流特征[19]）。

2. 心动图显示左束支传导阻滞。置入经静脉起搏导管中断完全性心脏传导阻滞以防导管诱导右束支传导阻滞的发生。
3. 心室刺激。仅仅当抗凝或溶栓治疗风险较高时，进行肺动脉造影。因为肺动脉栓塞治疗前必须有客观证据。
4. 肺动脉造影前，其他伴发的危及生命的疾病（例如充血性心力衰竭）应该得到恰当的评估和治疗。
5. 之前发生过严重的对比剂反应。考虑使用替代的对比剂。

术前准备

1. 执行标准的造影术前准备（见第 11 章，造影章节）。如果造影结果是阳性的，决定有无滤器置入的适应证。
2. 检查心肺状态（病史、体检、诊断性测试等）。尽管每个个体的临床和实验室检查数据可能无特殊性，但是，根据具有肺动脉栓塞的显著特征的患者进行诊断性造影是有价值的[11]。
3. 复习
    a. **胸部 X 线：**主要用于排除肺动脉栓塞的临床特征，并帮助解释通气 / 灌注结果[20]。
    b. **心电图：**排除急性心肌梗死、评估心律失常、评价右心室劳损（肺性 P 波、电轴右偏、右束支传导阻滞或 S1Q3T3）。
    c. **通气 / 灌注（V/Q）扫描：**与临床评估相结合，可帮助选择肺动脉造影的患者，同时可作为制订肺动脉造影顺序时的参考。值得注意的是，目前通气 / 灌注（V/Q）扫描的作用在降低。
    d. **静脉造影：**节省成本的诊断策略是考虑通气 / 灌注扫描与下肢深静脉血栓评估结果，可以排除需要做肺动脉造影患者的治疗是相同的，不论患者是肺动脉栓塞的患者或下肢深静脉血栓的患者（例如抗凝治疗）[12]。在低或中等可能通气 / 灌注扫描患者亚组，仅仅双侧下肢压迫超声检查正常的患者需要肺动脉造影的进一步检查[21]。
    e. **右侧血流动力学**（如果需要，可置入 Swan-Ganz 导管）**：**肺毛细血管楔压除外左侧心力衰竭是有用的。右心室舒张末期压力和肺动脉压能决定肺动脉高压的程度，而且可用来指导特定的肺动脉造影。
    f. **CT 肺动脉造影：**主要是指导选择性导管插管至相对更可疑的肺段内。另外，CT 肺动脉造影可以提供形态学数据，避免在解释肺动脉造影结果时，造成混淆。（例如肺大疱，或者由于其他肺实质异常导致的低灌注）
4. 检查血清电解质、尿素氮 / 肌酐、抗凝数据（PTT 小于对照 1.5 倍；

PT<15 秒)、血小板计数(>75 000/L)。

5. 预防性用利多卡因 50~100mg 静脉注射治疗心律失常。必要时心内科医师会诊。
6. 所有患者应有持续的心脏监测。如果患者有左束支传导阻滞,要准备植入并激活经静脉起搏器。

操作过程

1. **静脉入路:** 如果没有髂股静脉血栓的证据,一般选择股静脉(常用右侧)入路。高达 14% 的患者,在行肺动脉造影时,可发现有下腔静脉栓子[20]。如果可疑,股静脉穿刺前行股静脉超声检查,并行盆腔和(或)下腔静脉造影。
2. **导管**
   a. 股静脉入路:建议置入静脉鞘。可以在顶端转向导丝的导引下使用预塑形导管(如:Grollman 导管)或猪尾巴导管。高流量导管可用于快速换片造影,而新的低流量导管,只要在安全流速下注射,可用于数字减影血管造影。
   b. 颈静脉或肱静脉入路:预塑形低流量导管在没有顶端转向导丝的导引就能进入肺动脉内。
   c. 所有静脉入路都适合使用 Swan-Ganz 导管,它不仅可用于测量压力,同时可用于超选择性球囊阻塞注射。如果必要,这种导管还可通过导丝交换另外的诊断导管。交换导管应该要迅速,以避免导丝接触到心内膜导致的心律失常。
3. **测量右心压力:** 大约 30% 的患者接受肺动脉造影可能有肺动脉高压[2][3]。右心室舒张末期压力必须小于或等于 20mmHg(并且肺动脉收缩期压力≤70mmHg);如果上述压力过高,则与肺动脉造影相关的死亡率升高(2%~3%)[22]。在这种情况下,使用超选择注射(必要时使用球囊阻塞技术)和非离子型对比剂。如果心排血量低于正常值,这些安全措施则更重要[6]。
4. **动脉造影技术**
   a. 对比剂:首选非离子型低渗对比剂,对于右心压力升高的患者,必须使用非离子型低渗对比剂,而对于右心压力正常的患者,可以使用便宜的替代对比剂。
   b. 注射速率。
      (1)选择性造影:右侧或左侧肺动脉,总量为 30~50ml,流速为 15~25ml/s。

---

2 肺动脉高压的分级:肺动脉收缩压在 30~40mmHg= 轻度;40~70mmHg= 中度;高于 70mmHg= 重度。

（2）超选择性造影：以通气/灌注扫描或CT肺动脉造影为参考，尤其是有肺动脉高压的患者（右心室舒张末期压力≥20mmHg）。根据造影部位血管尺寸调整流速和对比剂总量（5~15ml/s，维持2秒；球囊导管阻塞造影，总量不超过5~7ml，造影后迅速抽瘪球囊）。

（3）主肺动脉注射：为了评估主肺动脉先天性异常的解剖，总量70ml，流速35ml/s[23]。

（4）注射速率可以根据DSA影像修改和（或）稀释对比剂。

c. 技术：与快速换片造影相比，经动脉内DSA造影图像质量相当于或优于快速换片造影图像[24,25]。两种技术均可接受。

d. 影像：利用通气/灌注扫描或CT肺动脉造影作为路径，证实为单个血栓对于决定治疗是必要的。

（1）总是在最大吸气时获取图像（获得最优化吸气相图像、视野和影像照相技术）。

（2）优先行可疑患侧前后斜位（45°~60°）造影，偶尔需要其他前后位造影。

（3）可能需要超选择性放大外周视野，尤其先前的造影提示肺动脉外周分支栓塞，这种情况主肺动脉造影可能漏诊[6,7]。在PIOPED Ⅰ研究中，76%的患者在造影中仅发现一枚栓子，而这些栓子的25%位于肺动脉分支的外周[6,7]。另外，在PIOPED Ⅱ研究[9]中，CT肺动脉造影发现亚段肺动脉分支栓塞有75%的假阳性率。因此，如果想获到肯定的阳性结果，则应行超选择性放大外周视野的造影。

（4）如果球囊导管用于超选择性造影，要确保造影期间球囊没有完全阻塞肺动脉，同时，造影结束后迅速抽瘪球囊导管。

（5）一旦怀疑手术相关的心脏损伤，立即停止操作。评估心脏压塞（压力、心电图、床边急诊超声心动图）。直到排除心脏损伤才能继续操作。

经导管治疗

肺动脉造影后，如果患者明确有肺动脉栓塞，且需要治疗，而患者有已知的抗凝和（或）溶栓治疗禁忌证，在静脉鞘/导管拔除之前，可以考虑经导管血栓清除术和（或）下腔静脉滤器置入术。参见经皮导管导引的肺动脉血栓清除术和下腔静脉滤器置入术章节。

术后处理

1. 标准的血管造影术后管理。

2. 心脏损伤：停用抗凝药、心脏科医师会诊及将患者转入心脏监护病房。
3. 心律失常：对于频繁的室性期外收缩——经导管在右心房内推注利多卡因50mg（总量最多100mg）。对于复发性室性心动过速——推注利多卡因（与频繁的室性期外收缩相似），并开始持续滴注利多卡因，2~4mg/min。避免快速灌注，以免导致心肌收缩力下降和可能的心脏病发作。

结果

敏感性

如果操作迅速且细心，肺动脉造影的敏感性很高[11,12]。高质量的阴性肺动脉造影实质上排除了临床诊断的肺动脉栓塞[6]。在PIOPED Ⅰ研究中，肺动脉造影的假阴性率（根据随访结果决定）是0.6%[26]。

PIOPED Ⅱ研究结果显示：对于临床征象高度怀疑的肺动脉栓塞患者，而多排CTA-CTV结果是阴性的，需要进一步检查。而CTPA-CTV的假阴性率为18%（仅仅CTPA检查的最高假阴性率可达40%）。但是，进一步检查不必限于肺动脉数字减影血管造影，而应该包括下肢静脉超声或肺通气/灌注扫描检查。根据Moores等[27,28]报道，对于可疑肺动脉栓塞，而肺动脉CTA正常的患者，在抗凝治疗前，常规行下肢影像检查（CTV检查或超声检查）是必需的。这些研究说明了可疑肺动脉栓塞的诊断和治疗进展。当联合使用这两种造影策略，血管造影替代策略可能会显示相同的敏感性/特异性。

特异性

利用腔内明确充盈缺损或动脉突然中断的严格标准，肺动脉造影的特异度几乎是100%[12]。

图像中肯的评论

1. 肺动脉栓塞急性发作后24小时行肺动脉造影可能会是假阴性，因为在这期间，栓子可能发生碎裂和部分溶解[23]。
2. 肺动脉栓塞在急性发作后的10~14天内可能会自发溶解，但是大部分患者在2周时仍然有造影发现[5,29]。
3. 肺动脉栓塞造影征象仅仅是明确的腔内充盈缺损，或肺动脉突然中断，或两者均有[23]。在阳性肺动脉造影中，94%的患者可看到腔内充盈缺损征象[30]。
4. 在PIOPED Ⅰ研究中，3%的造影不能诊断，1%的造影诊断不完全（常常因为并发症）[26]。不同的阅片者诊断同一个肺动脉造影时，诊断的一致性随肺动脉部位不同而有明显的差异，在肺动脉主干，诊断一致性可达到97%，而在肺动脉外周分支，诊断一致性下降到40%。

5. 在慢性肺血栓栓塞性疾病的情况下，细心地解读肺血管造影对于确定手术可行性是必需的。慢性肺动脉栓塞的血管造影发现可能很敏感[31]，造影表现可包括点状充盈缺损、网状改变、管壁不规则、腔内狭窄和闭塞[17]。
6. 通气/灌注扫描仍然有诊断价值，尤其是肾功能不全的患者，或者是碘对比剂禁忌的患者，甚至是慢性阻塞性肺疾病的患者[32]。尽管通气/灌注扫描结果大部分为中等可能。扫描结果为高或低可能性肺动脉栓塞及正常结果，在一定程度上，可明确诊断或排除肺动脉栓塞，避免了进一步的检查。
7. 自从1990年PIOPED Ⅰ研究结果报道后，许多先进诊断手段的应用，在一些情况下，降低了用肺动脉造影来诊断肺动脉栓塞的临床需求。包括血清D-二聚体水平测定（纤维蛋白溶解产物，对静脉血栓栓塞性疾病敏感），预测的临床评分模型（如Wells模型[3]）[33]，高分辨率超声扫描（包括技术上的领先和操作者积累的经验）。例如，确诊大面积肺动脉栓塞只要下列三项检查结果中的两项为阳性：临床症状、超声心动图、下肢超声检查[34,35]。同样，血清D-二聚体阴性，同时肺动脉栓塞的临床可能性低或中等的患者，可排除肺动脉栓塞[36,37]。但是，在临床上肺动脉栓塞可能性高的患者，血清D-二聚体阴性，需要进一步的影像检查，因为，超过15%的这类患者最终证实为肺动脉栓塞[38]。
8. 在PIOPED Ⅱ研究中，检验了高质量肺动脉CTA和下肢/盆腔静脉CTV诊断肺动脉栓塞的作用。与PIOPED Ⅰ研究不同，它没有用DSA作为诊断肺动脉栓塞的“金标准”，而是作为一个“综合参考标准”[包括DSA、通气/灌注扫描、和（或）静脉超声]去诊断或除外肺动脉栓塞。这看起来更合理，因为：
   a. DSA是侵入性的检查，有一定的风险，且价格高、操作时间长、需要有资质的团队操作，并不能在所有的医院开展。
   b. 在最近的十年中，许多研究表明，CTA/CTV诊断肺动脉栓塞的敏感性和特异性与DSA相当[39-42]。
   c. 不能诊断的CTA/CTV图像并不常见，而低质量的肺动脉造影图

---

3 下列参数和设定的评分（括弧里的数值）被用作Wells评分系统：有深静脉的临床症状（3.0），没有替代诊断（3.0），心率>100（1.5），行动不便或者前4周内有外科手术史（1.5），以前发生过深静脉血栓或肺动脉栓塞（1.5），血透病人（1.0）和恶性肿瘤（1.0）。根据评分系统，<2.0，2.0~6.0，>6.0，而分列为低、中、高三种级别的可能性，确定病人是不是要被考虑其中。

像则更常见,因为高质量的DSA需要更高的专业知识和患者的配合。

d. 最近关于猪的模型[42]报道证明:CTA与DSA在中央肺动脉及肺段肺动脉有相等的高敏感性,在亚段肺动脉有相等的低敏感度(87%)(临床相关性有疑问)。根据PIOPED Ⅰ研究数据,对于亚段肺动脉栓塞,不同阅片者一致认为DSA敏感度低达66%,因此DSA作为诊断肺动脉栓塞的金标准仍然存在问题。

e. PIOPED Ⅱ中一项辅助研究显示不一致结果:CT肺动脉造影比DSA诊断肺动脉栓塞更敏感[43]。

f. CTA既能诊断可疑的肺动脉栓塞的患者[44-47],又能使深静脉系统成像(通过CT静脉造影),因此CTA能发现盆腔及下肢的血栓[48-50]。

9. 被DSA或肺动脉CTA漏诊的外周(亚段)肺动脉栓塞病例,在临床上并不重要,因为肺动脉造影正常,且没有接受抗凝治疗的患者,一年后复查肺动脉造影而发现肺动脉栓塞的阳性率仅为1.6%[51]。同时,6个月后对通气/灌注扫描为肺动脉栓塞可能性低或正常的患者,复查CT结果无显著差别[52]。

10. 与其他设备相比,DSA毋庸置疑的优点是在诊断肺动脉栓塞的同时,可通过对大面积的肺动脉栓塞和右心功能不全的患者进行直接碎栓治疗[53]。

11. 对于可疑肺动脉栓塞、有严重碘过敏反应或肾功能不全的患者,推荐采用D-二聚体检查、静脉超声检查和通气/灌注扫描检查代替肺动脉造影检查或CTA/CTV。因为CTV和超声检查有相似的诊断准确率,超声检查更适合于年龄小于40岁的患者。对于妊娠的患者,优先选择CT肺动脉造影还是通气/灌注扫描并无一致意见。但是,许多中心认为,低剂量CT肺动脉造影方案优于优化的通气/灌注扫描方案,因为低剂量CT肺动脉造影胎儿吸收剂量很低[54]。

12. 最近的述评认为目前的文献不支持常规使用CTV作为CT肺动脉造影的补充,同时推荐限制CTV用于高危深静脉血栓的患者[55]。

并发症

1. 死亡:发生率为0.1%~0.5%[3,22,26,56]。一项回顾性分析1350例肺动脉造影的研究报道死亡率为0.2%,所有这些患者的右心室舒张末期压力都大于20mmHg[4][22]。另外一项研究表明:在患有严重肺动脉高压和右心室舒张末期压力升高的患者,死亡发生率低于0.5%[3]。危及生命的并发症继发于伴有持续存在严重肺动脉高压的急性肺源性

4 对比而言,肺动脉栓塞患者,没有治疗的死亡率估计在26%,治疗过的死亡率在8%(55)。

心脏病和右侧心力衰。

2. 在 PIOPED Ⅱ研究（n=111）中，非致命性的严重和轻度并发症发生率分别为 1% 和 5%[26]。在另外一研究中，非致命性的严重并发症发生率低于 2%[57]。PIOPED Ⅱ研究中的 209 例患者接受数字减影血管造影检查，轻度并发症的发生率为 0.5%，而没有出现严重并发症，表明使用现代的设备、对比剂和技术，肺动脉造影是相对安全的。其他特别并发症[22]的报道包括：
   a. 右心室穿孔：1%（无后遗症）。
   b. 心内膜损伤：0.4%（无后遗症）。
   c. 明显症状性心律失常：0.8%。
   d. 心搏呼吸骤停：0.4%。
   e. 对比剂反应：0.8%。
   f. 肾功能不全：1%，通常发生于老年人[26]。

（周春高 译 杨正强 校）

参考文献

1. McNeil BJ. Ventilation–perfusion studies and the diagnosis of pulmonary embolism: concise communication. *J Nucl Med.* 1980;21:319–323.
2. Braun SD, Newman GE, Ford K, et al. Ventilation–perfusion scanning and pulmonary angiography: correlation in clinical high-probability pulmonary embolism. *Am J Roentgenol.* 1984;143:977–980.
3. Perlmutt LM, Braun SD, Newman GE, et al. Pulmonary arteriography in the high-risk patient. *Radiology.* 1987;162:187–189.
4. McNeil BJ. Pulmonary embolism. In: McNeil BJ, Abrams HL, eds. *Brigham and Women's Handbook of Diagnostic Imaging.* Boston: Little, Brown, 1986:124–128.
5. Newman GE. Pulmonary angiography in pulmonary embolic disease. *J Thorac Imaging.* 1989;4:28–39.
6. Sostman HD, Newman GE. Evaluation of the patient with suspected pulmonary embolism. In: Strandness DE, van Breda A, eds. *Vascular Diseases: Surgical and Interventional Therapy.* New York: Churchill Livingstone, 1994:913–929.
7. The PIOPED Investigators. Value of the ventilation/perfusion scan in acute pulmonary embolism: results of the Prospective Investigation of Pulmonary Embolism Diagnosis (PIOPED). *JAMA.* 1990;263:2753–2759.
8. Meyerovitz MF, Mannting F, Polak JF, et al. Frequency of pulmonary embolism in patients with low-probability lung scan and negative lower extremity venous ultrasound. *Chest.* 1999;115:980–982.
9. Stein PD, Fowler SE, Goodman LR, et al. PIOPED II Investigators. Multidetector computed tomography for acute pulmonary embolism. *N Engl J Med.* 2006;354:2317–2327.
10. Kluetz PG, White CS. Acute pulmonary embolism: imaging in the emergency department. *Radiol Clin North Am.* 2006;44:259–271.
11. Stein PD, Terrin ML, Hales CA, et al. Clinical, laboratory, roentgenographic, and electrocardiographic findings in patients with acute pulmonary embolism and no pre-existing cardiac or pulmonary disease. *Chest.* 1991;100:598–603.
12. Stein PD, Hull RD, Saltzman HA, et al. Strategy for diagnosis of patients with suspected acute pulmonary embolism. *Chest.* 1993;103:1553–1559.
13. Webber MM, Gomes AS, Roe D, et al. Comparison of Biello, McNeil, and PIOPED criteria for the diagnosis of pulmonary emboli on lung scans. *Am J Roentgenol.* 1990;154:975–981.
14. Ferris EJ. George W. Holmes Lecture. Deep venous thrombosis and pulmonary embolism: correlative evaluation and therapeutic implications. *Am J Roentgenol.* 1992;159:1149–1155.
15. Musset D, Rosso J, Petitpretz P, et al. Acute pulmonary embolism: diagnostic value of digital subtraction angiography. *Radiology.* 1988;166:455–459.

16. Goldhaber SZ. Pulmonary embolism. *N Engl J Med.* 1998;339:93–104.
17. Auger WR, Fedullo PF, Moser KM, et al. Chronic major-vessel thromboembolic pulmonary artery obstruction: appearance at angiography. *Radiology.* 1993;182:393–398.
18. Himelman RB, et al. Noninvasive evaluation of pulmonary artery pressure during exercise by saline-enhanced Doppler echocardiography in chronic pulmonary disease. *Circulation.* 1989;79:863–871.
19. Meaney JF, Weg JG, Chenevert TL, et al. Diagnosis of pulmonary embolism with magnetic resonance angiography. *N Engl J Med.* 1997;336:1422–1427.
20. Worsley DF, Alavi A, Aronchick JM, et al. Chest radiographic findings in patients with acute pulmonary embolism: observations from the PIOPED Study. *Radiology.* 1993;189:133–136.
21. Beecham RP, Dorfman GS, Cronan JJ, et al. Is bilateral lower extremity compression sonography useful and cost-effective in the evaluation of suspected pulmonary embolism? *Am J Roentgenol.* 1993;161:1289–1292.
22. Mills SR, Jackson DC, Older RA, et al. The incidence, etiologies, and avoidance of complications of pulmonary angiography in a large series. *Radiology.* 1980;136:295–299.
23. Kadir S. Pulmonary angiography. In: Kadir S, ed. *Diagnostic Angiography.* Philadelphia: WB Saunders, 1986:598–605.
24. Hagspiel KD, Polak JF, Grassi CJ, et al. Pulmonary embolism: comparison of cut-film and digital pulmonary angiography. *Radiology.* 1998;207:139–145.
25. Johnson MS, Stine SB, Shah H, et al. Possible pulmonary embolus: evaluation with digital subtraction versus cut-film angiography—prospective study in 80 patients. *Radiology.* 1998;207:131–138.
26. Stein PD, Athanasoulis C, Alavi A, et al. Complications and validity of pulmonary angiography in acute pulmonary embolism. *Circulation.* 1992;85:462–468.
27. Moores LK, Jackson WL Jr, Shorr AF, et al. Meta-analysis: outcomes in patients with suspected pulmonary embolism managed with computed tomographic pulmonary angiography. *Ann Intern Med.* 2004;141:866–874.
28. Moores LK, Collen JF, Woods KM, et al. Practical utility of clinical prediction rules for suspected acute pulmonary embolism in a large academic institution. *Thromb Res.* 2004;113:1–6.
29. Dalen JE, Banas JS Jr, Brooks HL, et al. Resolution rate of acute pulmonary embolism in man. *N Engl J Med.* 1969;280:1194–1199.
30. Hull RD, Hirsh J, Carter CJ, et al. Pulmonary angiography, ventilation lung scanning, and venography for clinically suspected pulmonary embolism with abnormal perfusion lung scan. *Ann Intern Med.* 1983;98:891–899.
31. Brown KT, Bach AM. Paucity of angiographic findings despite extensive organized thrombus in chronic thromboembolic pulmonary hypertension. *J Vasc Interv Radiol.* 1992;3:99–102.
32. Lesser BA, Leeper KV Jr, Stein PD, et al. The diagnosis of acute pulmonary embolism in patients with chronic obstructive pulmonary disease. *Chest.* 1992;102:17–22.
33. Wells PS, Anderson DR, Rodger M, et al. Excluding pulmonary embolism at the bedside without diagnostic imaging: management of patients with suspected pulmonary embolism presenting to the emergency department by using a simple clinical model and D-dimer. *Ann Intern Med.* 2001;135:98–107.
34. Stein PD, Woodard PK, Weg JG, et al; PIOPED II Investigators. Diagnostic pathways in acute pulmonary embolism: recommendations of the PIOPED II Investigators. *Radiology.* 2007;242:15–21.
35. Wells PS, Rodger M. Diagnosis of pulmonary embolism: when is imaging needed? *Clin Chest Med.* 2003;24:13–28.
36. van Belle A, Büller HR, Huisman MV, et al. Christopher study investigators. Effectiveness of managing suspected pulmonary embolism using an algorithm combining clinical probability, D-dimer testing, and computed tomography. *JAMA.* 2006;295:172–179.
37. Perrier A, Roy PM, Sanchez O, et al. Multidetector-row computed tomography in suspected pulmonary embolism. *N Engl J Med.* 2005;352:1760–1768.
38. Stein PD, Hull RD, Patel KC, et al. D-dimer for the exclusion of acute venous thrombosis and pulmonary embolism: a systematic review. *Ann Intern Med.* 2004;140:589–602.
39. Mullins MD, Becker DM, Hagspiel KD, et al. The role of spiral volumetric computed tomography in the diagnosis of pulmonary embolism. *Arch Intern Med.* 2000;160:293–298.
40. Remy-Jardin M, Remy J, Deschildre F, et al. Diagnosis of pulmonary embolism with spiral CT: comparison with pulmonary angiography and scintigraphy. *Radiology.* 1996;200:699–706.
41. Prologo JD, Gilkeson RC, Diaz M, et al. CT pulmonary angiography: a comparative analysis of the utilization patterns in emergency department and hospitalized patients between 1998 and 2003. *Am J Roentgenol.* 2004;183:1093–1096.
42. Baile EM, King GG, Müller NL, et al. Spiral computed tomography is comparable to angiography for the diagnosis of pulmonary embolism. *Am J Respir Crit Care Med.* 2000;161:1010–1015.

43. Wittram C, Waltman AC, Shepard JO, et al. Analysis of the CT–angiographic discordant reads from the PIOPED II study. Presented at: RSNA Scientific Assembly and Annual Meeting. Chicago, IL, USA 26 November–1 December 2006.
44. Cross JJ, Kemp PM, Walsh CG, et al. A randomized trial of spiral CT and ventilation perfusion scintigraphy for the diagnosis of pulmonary embolism. *Clin Radiol.* 1998;53:177–182.
45. Garg K, Sieler H, Welsh CH, et al. Clinical validity of helical CT being interpreted as negative for pulmonary embolism: implications for patient treatment. *Am J Roentgenol.* 1999; 72:1627–1631.
46. van Strijen MJ, de Monye W, Schiereck J, et al. Single-detector helical computed tomography as the primary diagnostic test in suspected pulmonary embolism: a multicenter clinical management study of 510 patients. *Ann Intern Med.* 2003;138:307–314.
47. Kim KI, Muller NL, Mayo JR. Clinically suspected pulmonary embolism: utility of spiral CT. *Radiology.* 1999;210:693–697.
48. Garg K, Kemp JL, Wojcik D, et al. Thromboembolic disease: comparison of combined CT pulmonary angiography and venography with bilateral leg sonography in 70 patients. *Am J Roentgenol.* 2000;175:997–1001.
49. Cham MD, Yankelevitz DF, Shaham D, et al. The Pulmonary Angiography-Indirect CT Venography Cooperative Group. Deep venous thrombosis: detection by using indirect CT venography. *Radiology.* 2000;216:744–751.
50. Loud PA, Katz DS, Klippenstein DL, et al. Combined CT venography and pulmonary angiography in suspected thromboembolic disease: diagnostic accuracy for deep venous evaluation. *Am J Roentgenol.* 2000;174:61–65.
51. Henry JW, Relyea B, Stein PD. Continuing risk of thromboemboli among patients with normal pulmonary angiograms. *Chest.* 1995;107:1375–1378.
52. Goodman LR, Lipchik RJ, Kuzo RS, et al. Subsequent pulmonary embolism: risk after a negative helical CT pulmonary angiogram-prospective comparison with scintigraphy. *Radiology.* 2000;215:535–542.
53. Murphy JM, Mulvihill N, Mulcahy D, et al. Percutaneous catheter and guidewire fragmentation with local administration of recombinant tissue plasminogen activator as a treatment for massive pulmonary embolism. *Eur Radiol.* 1999;9:959–964.
54. Winer-Muram HT, Boone JM, Brown HL, et al. Pulmonary embolism in pregnant patients: fetal radiation dose with helical CT. *Radiology.* 2002;224:487–492.
55. Goodman LR, Sostman HD, Stein PD, et al. CT Venography: a necessary adjunct to CTPA or a waste of time, money, and radiation. *Radiology.* 2009;250:327–330.
56. Ferris EJ, Athanasoulis CA, Clapp PR. Inferior vena cavography correlated with pulmonary angiography. *Chest.* 1971;59:651–653.
57. Hudson ER, Smith TP, McDermott VG, et al. Pulmonary angiography performed with iopamidol: complications in 1,434 patients. *Radiology.* 1996;198:61–65.

13 急性脑卒中：治疗原则和技术方法

脑卒中是一种复杂的疾病，需要多学科治疗。所涉及的各科医师（神经内科、神经介入、神经ICU、康复科，甚至脑外科、心内科、血管外科）必须从最初的治疗开始了解患者。建立脑卒中团队，获得脑卒中治疗中心的医院认证，可能会提高急性脑卒中患者治疗的比例并改善其预后。

适应证

溶栓患者的选择

时间就是大脑！目前，仅5%~10%的急性脑卒中患者能够在治疗时间窗内完成最初的临床评估、头部CT检查以及治疗前的动脉造影。脑卒中已经被认为与急性心肌梗死一样危急。

获得满意疗效的关键是溶栓患者的选择必须遵循严格的入选标准。尽管存在禁忌证（表13.1），须根据个体临床情况做出判断——平衡脑卒中患者长期获益与潜在并发症的相对风险——从而决定治疗方案，特别是当相对禁忌证与脑无关时。在大多数患者中，如已经出现严重神经功能障碍，则长期预后较差。溶栓治疗所需的药物剂量一般很少导致全身性出血。如果能够缓解颅内主要动脉闭塞造成的神经功能障碍，即使发生其他部位出血，处理这些出血并发症也是可以接受的。

虽然用于急性缺血性脑卒中的纤溶药物有多种，但本文主要讨论的药物是由美国FDA批准可以静脉使用的重组组织型纤溶酶原激活剂（recombinant tissue-plasminogen activator（rt-PA））。对急性缺血性脑卒中，目前的治疗选择有经静脉输注rt-PA、经动脉注射rt-PA、rt-PA静脉给药后继以动脉给药（桥接治疗），或机械性祛栓治疗。应根据个体情况选择治疗方案，从而获得最佳疗效。美国脑卒中协会定期发布缺血性脑卒中治疗指南[1]。

表 13.1 急性栓塞性脑卒中溶栓治疗的禁忌证

患者相关
绝对禁忌证
头颅 CT 平扫显示颅内出血
头颅 CT 平扫显示大面积低密度或占位效应，CTP 仅见较小或没有缺血半暗带
对造影剂严重过敏
相对禁忌证（1，20）
症状发生超过 3 小时
症状轻微或很快缓解
头颅影像学检查提示严重脑卒中（超过 1/3 大脑半球）
脑卒中发生时伴有癫痫
过去 3 个月内发生过脑卒中
伴有出血，或过去 3 周内发生严重或危险性出血
颅内出血史
怀疑蛛网膜下腔出血
过去 1 周穿刺过压迫难以止血的血管
过去 3 个月发生过心肌梗死
过去 3 个月发生过头颅外伤
颅内肿瘤、动静脉畸形或动脉瘤
治疗相关（见纤溶药物一般禁忌证）
血小板≤100 000/μl
PTT（或 ACT）延长；48 小时内使用过华法林
患者口服抗凝药或 INR>1.7
颅内出血（尤其是早期）风险增加：收缩压 >185mmHg 或舒张压 >110mmHg，或伴有积极的降压治疗
两周内较大的手术

缺血性脑卒中治疗一般标准

1. 无颅内出血（头颅 CT 平扫）。
2. 无新近发生的大面积脑梗死［头颅 CT 平扫，表现为颅内大血管灌注区域，通常为大脑中动脉（MCA）］的密度降低。小于 MCA 区域 1/3~1/2 的病变被认为可以接受溶栓治疗。

3. 如果神经动态影像学显示存在缺血半暗带。
4. 患者症状较轻或能迅速缓解非静脉溶栓适应证。
5. 通常颅内主要动脉闭塞的患者可能表现为 NIHSS（美国国立卫生院脑卒中量表）评分 >10，而在以往该评分也被认为是经动脉溶栓的一个标准。最近，对于明确存在神经功能障碍和一支主要动脉闭塞的患者，即使 NIHSS<10 也建议治疗，特别是当患者伴有失语症时。

治疗方案的选择

1. **静脉给予 rt–PA：**根据 NINDS 临床实验的资料[2]，溶栓药物要求在症状发生后 3 小时内给予。比较理想的患者是非主要血管性缺血，并能在症状发生后迅速被送至医院。对于颅内主要血管[颈内动脉（ICA）、MCA 的 M1 段、大脑前动脉（ACA）的 A1 段、基底动脉，或这些血管主要分支的近端]的闭塞，动脉溶栓的疗效优于静脉溶栓。超过 3 小时静脉给予 rt–PA 的收效降低，可能是因为可挽救的脑组织减少，而出血的风险升高[3]。最近的研究显示，卒中症状发生后 4.5 小时静脉给予 rt–PA 仍能获益[4]。相对于时间窗，影像上发现缺血半暗带可能会是更好的治疗指针[5,6]。
2. **动脉给予 rt–PA：**虽然经动脉给予 rt–PA 未获得 FDA 批准，但美国卒中协会指南仍指出“对于 MCA 闭塞导致较重卒中或静脉溶栓禁忌的患者，6 小时内可选择经动脉溶栓（Ⅰ级推荐）。推荐的治疗方法有助于治疗方案的选择[7]。对于大血管（ICA、M1、A1、基底动脉，或这些血管主要分支的近端）闭塞的患者，动脉溶栓的血管开通率高于静脉溶栓，预后也更好。经动脉溶栓治疗已常规用于超过 3 小时时间窗的患者。在我们目前的日常工作中，由于使用了 CT 血管造影（CTA）和 CT 灌注（CTP），时间窗作为是否行动脉溶栓的依据已经不那么重要。我们曾经治疗卒中症状发生后 18~24 小时的患者，这些患者治疗前的 CTA/CTP 均提示缺血半暗带的存在。静脉溶栓的时间窗为 4.5 小时，动脉溶栓的选择通常是依据是否存在缺血半暗带。
3. **经动脉溶栓的适应证**
   a. 大或中等尺寸的血管闭塞（微导管能够到达），例如 ICA，ACA 的 A1、A2 近端，MCA 的 M1 近端或远端，M2 的近端，或基底动脉。
   b. 急性神经系统症状（NIHSS>4，排除单独的失语或偏盲症状）。大血管近端急性闭塞通常会瞬间导致严重可检测到的神经系统症状。
   c. 如果进行动态影像学（CTP）检查，在与症状对应的受损区域中应该存在缺血半暗带。
   d. 患者最好（并非必须）在症状发生后 6 小时内完成栓子 / 血栓的溶栓治疗。如果动态影像学检查明确发现缺血半暗带，可以延长时间窗。

e. 对于一些症状发生后4~5小时送至医院,且头颅CT平扫显示仅有轻微的早期缺血性改变的患者,往往很难做决定。如果判断适合行动脉溶栓治疗,则必须迅速进行。

f. 如果仅存在较小的缺血半暗带而梗死面积较大,其他方式的支持治疗可能会是更好的选择。

4. **"桥接治疗"——静脉继以动脉rt-PA:** 对于有些患者,可结合早期静脉rt-PA治疗和动脉溶栓治疗的高开通率,从而获得较好的疗效[8,9]——通常称为"桥接治疗"。一旦主要血管(MCA,ACA,PCA,基底动脉)闭塞伴有缺血性半暗带存在的诊断成立(<3小时),如果存在溶栓禁忌证,迅速静脉给予0.6mg/kg剂量(即目前推荐全剂量0.9mg/kg的2/3)的rt-PA,最大剂量不超过69mg,15%作为初始剂量,剩余剂量给药超过30分钟。患者迅速送至导管室行脑血管造影,如果栓子仍存在则经动脉灌注rt-PA。该方案允许合适的患者在院外接受初始的静脉溶栓,然后迅速送至有介入治疗能力的医院。大多数大的卒中治疗中心都有桥接治疗的流程。证据显示,即使静脉已给予了足量的(0.9mg/kg)rt-PA,相对较低剂量的动脉内给药,也不会增加经动脉治疗的风险[10]。

5. **机械祛栓:** 除了经静脉和动脉给予rt-PA,机械性去除栓子也是有效的辅助治疗方法。FDA通过几种祛栓装置的认证,可以分为以下几类:捕获装置[11,12],超声辅助溶栓装置[8,13],抽吸装置[14]。每种装置在使用方面均需专业培训——本文将不作详细介绍。球囊成形术[15-18]或栓子内支架植入[16,19]有时也比较有效。总的来说,接受祛栓治疗的患者,其闭塞部位(同时存在缺血性半暗带;通常在椎动脉,基底动脉,颈内动脉,大脑中动脉M1段,M2近端)必须是溶栓装置能够到达的部位,而且必须有溶栓禁忌证或在溶栓失败后。

禁忌证

见表13.1。

术前准备

临床评估

本章采用的是目前推荐的治疗时间窗,但动态影像学检查对超出时间窗患者显示缺血半暗带的能力,在将来无疑会改变治疗的适应证。

1. **明确急性缺血性脑卒中的诊断至关重要:** 神经内科医师必须在第一时间参与。

a. 根据我们的经验,神经内科医师进行快速及时的神经体格检查,是最有效的选择适合纤溶治疗脑卒中患者的筛查方法，同时可以通过 NIHSS 评分明确最初神经功能障碍的等级。

b. 临床上容易误诊为脑卒中的疾病包括 Todd 瘫痪（继发于癫痫的瘫痪）、复杂的偏头痛、脑外伤（无明显颅外伤）、多发性硬化症，以及严重的代谢紊乱。通过 CT 可以排除的头部鉴别诊断包括：出血、肿瘤、脓肿以及颅内转移灶。

2. **明确卒中猝发确切时间至关重要：**明确患者被认为是正常状态的最后时间。例如，患者醒来发现偏瘫，肯定被认为是夜间睡眠时发生卒中，而不是在起床时发生，临床上，多数患者通常可以认为在起床前 15 分钟内发病。
3. **神经血管检查：**包括心脏检查有无心律不齐，外周动脉脉搏触诊和心率听诊（排除主动脉夹层），颈部杂音的听诊。
4. **神经体征定位：**有助于解释 CT 上细微的变化。

急性栓塞性脑卒中多（75%~80%）涉及 MCA 区域[3]。临床医师必须能够鉴别病变位于颈内动脉系统还是基底动脉系统，并必须能够识别 MCA 远端分支闭塞的病例，这些患者通常不需要动脉溶栓治疗。

a. 左侧 MCA 脑卒中导致右侧偏瘫（面部及上肢较下肢更常受累及），触觉障碍，失语，可出现左侧凝视。失语症可分为理解困难（接收性失语）和说话困难（表达性失语），或两者都有。这与构音障碍不同（见右侧 MCA），后者主要表现为口齿不清，而无理解或表达障碍。在右利手人群中语言中枢基本均位于左侧半球，在左利手人群中有 50% 位于左半球。因为视觉通路和下肢的纤维束走行深入半球，该部位受累产生的同侧偏盲和下肢无力意味着整个 MCA 区域缺血。如果视觉或下肢症状单独出现，意味着更远端分支栓塞，预后会较好。有些患者起始症状表现为完全一侧 MCA 受累，但继而改善为分支闭塞。

b. 右侧 MCA 卒中与左侧卒中症状对称（累及左侧面部及肢体），可出现右侧凝视。依据卒中严重程度，也可出现左侧同向偏盲。右侧 MCA 卒中可出现典型的构音障碍而非失语症。右侧 MCA 区域大面积梗死常会出现左侧忽略症，表现为忽视或不识身体左半部分，忽视房间内左侧物体，甚至忽视自身的神经功能障碍。

c. MCA 远端分支闭塞表现为对侧上肢或下肢麻木或无力，或对侧面部麻木，通常症状发生后能够迅速缓解。该类患者很少需要溶栓治疗，只要支持治疗及护理即可。症状发生后能够迅速缓解是保守治疗的适应证。

d. 基底动脉闭塞（BAO）可引起致命的卒中综合征，由于症状和临床表现的多样性，导致诊断非常困难。BAO 症状可能包括：双侧运动功能受累、构音困难、眩晕、恶心、呕吐、颅神经功能障碍、视力障碍以及意识改变等。BAO可以表现为突发严重功能障碍，也可表现为为期数天到数周的渐行性病情加重。BAO或后循环梗死区别于其他部位梗死的独特症状，包括复视、眼球震颤、颅神经功能障碍以及嗜睡（眩晕）等，并可为双侧功能障碍。对于同侧面瘫伴对侧肢体无力等交叉性表现，临床医师应警惕脑干受累。昏迷或闭锁综合征是典型的基底动脉严重受累症状。

e. 一侧脑桥梗死特征为同侧面瘫伴对侧肢体无力和感觉障碍。若一侧延髓梗死，可表现为完全对侧运动和感觉功能受累，也可表现为与脑桥梗死同样的症状，及同侧面部伴对侧肢体障碍。

f. 腔隙性梗死是由供应脑深部结构的小穿支动脉闭塞所致。患者可表现为单纯运动、单纯感觉或运动感觉障碍，例如“共济失调”。无失语，无意识不清，无视野缺损。这类患者多预后良好，无需经动脉治疗。

初始治疗和辅助检查

1. 体格检查和病史：准确的病史和体格检查对选择治疗方案和评估预后至关重要。临床医师应该从各种可能来源（患者、家庭成员、前治疗单位、急救人员甚至旁观者）迅速获取详细的病史并行体格检查，从而不延误治疗。病史收集包括：
   a. 症状发生时间。
   b. 症状的变化过程（突发，加重或改善）。
   c. 排除其他病因（癫痫，中毒，糖尿病休克）。
   d. 既往史，如有无卒中史或基础神经功能障碍。
   e. 现服用药物。
   f. 神经体格检查（最好使用NIHSS评分）。
   g. 心脏听诊。
   h. 脉搏检查（脉搏缺失提示主动脉夹层）。
2. 初始治疗
   a. 初始经鼻给氧2~6L/min。
   b. 建立可靠的静脉通道并快速补液（通常为生理盐水）。
   c. 检测血压，初始血氧饱和度和脉氧。
   d. 静脉给药控制顽固性高血压（>185/110mmHg），特别是准备溶栓治疗的患者。
   e. 必须控制高热和高血糖。
3. 辅助检查
   a. 心电图。

b. 胸部X线检查。

c. 全血细胞计数(CBC)，PT，APTT，血清电解质和血糖，尿素氮(BUN)，肌酐(Cr)以及心肌酶谱。

d. 动脉血气，血中酒精浓度，药物筛选。

4. 脑部影像学检查——CT或MRA

a. **立即进行头颅CT平扫**(如果可以，同时行CTA/CTP检查)：颅内出血的患者(~15%)不能进行溶栓治疗。在急性缺血性卒中的患者中，头颅CT平扫不应该出现较严重梗死灶，即CT上表现为密度减低区或受累区域(通常为MCA)灰白质境界模糊。受累面积小于MCA区域1/3~1/2通常认为可以接受溶栓治疗(图13.1A)。如果CT显示与临床症状吻合的大面积(>1/2MCA区域)低密度区，则不管何时发病，经动脉溶栓效果都会适得其反。"MCA高密度征象"提示MCA内存在栓子，仅从静脉给予rt-PA可能无效[20,21]。

b. **动态影像学检查(CTA/CTP，MR PWI/DWI)**：通过检测缺血半暗带的存在，这些检查手段已经改变了对卒中患者的评估办法。已梗死的脑实质与"处于危险"的缺血性脑实质之间的差异被称为

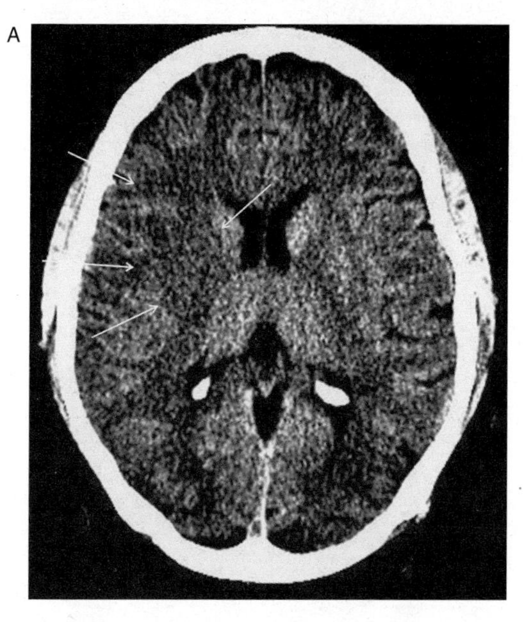

图13.1 A：女性，41岁，1小时20分钟前突发左侧面瘫和肢体无力。右侧基底核区轻微密度降低，尾状核外侧缘境界欠清(箭头所示)，提示梗死已经发生。这种脑实质改变就是所谓的缺血半暗带。恢复缺血半暗带的血流是治疗急性脑卒中的目标

"缺血半暗带"。通过恢复缺血半暗带脑组织的血流是治疗急性缺血性脑卒中的目的。

c. **CTA/CTP**：CTA 可以发现是否存在适合经动脉溶栓治疗的闭塞血管（图 13.1B），CTP 显示缺血半暗带的范围（图 13.1C~E）。通过 CTP，在 MTT 和 TTP 图像（图 13.1D）上显示的缺血区域应该大于在 CBV 图像上显示的梗死区域[22]。梗死面积小于 MCA 区域 1/3~1/2，而大部分 MCA 区域处于缺血状态，这类患者通常认为应该接受溶栓治疗。关于缺血半暗带面积与梗死面积比例多少适合经动脉血管再通治疗（图 13.1E），目前还没有明确共识。

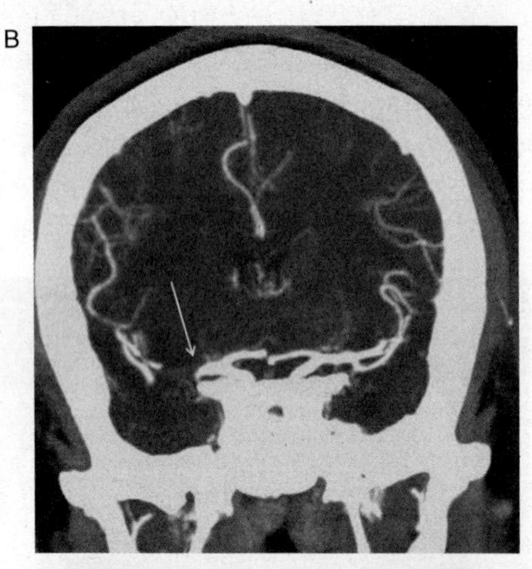

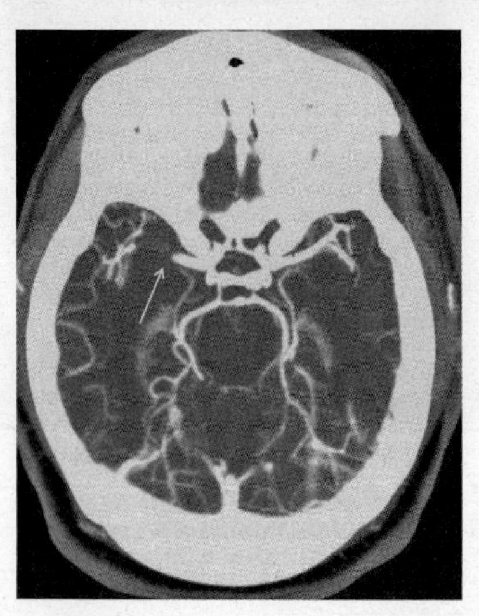

图 13.1 B：CTA 显示右侧大脑中动脉 M1 段闭塞（箭头所示）

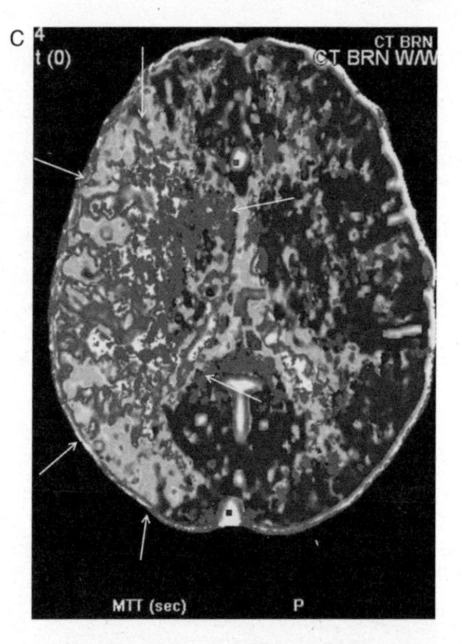

图 13.1 C:CT 灌注成像。MTT 显示缺血 + 梗死区累及整个右侧 MCA 区域(箭头所示)

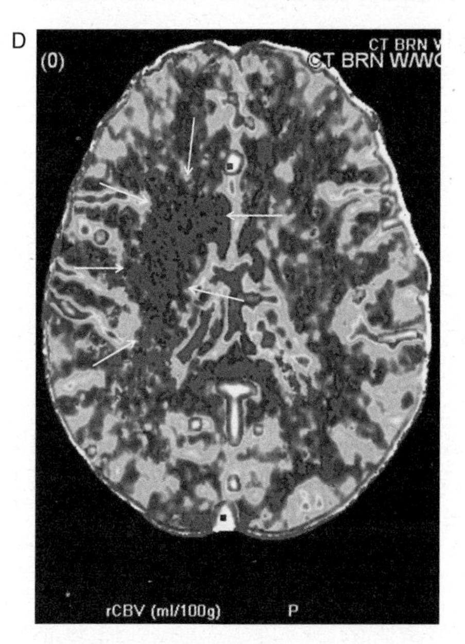

图 13.1 D:CBV 显示右侧基底核区血容量减少(箭头所示)。这是梗死区域

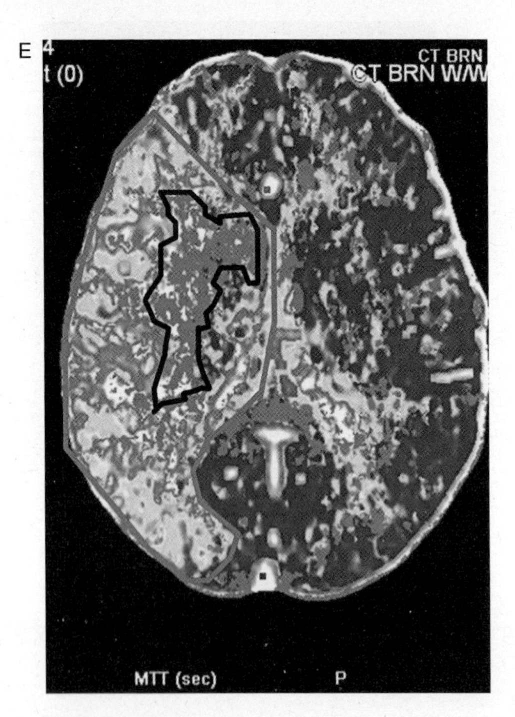

图 13.1 E：CBV 显示的受累区域（梗死组织，黑色边界）和 MTT（缺血 + 梗死组织，灰色边界）之间的差异即为缺血半暗带（可挽救组织）。症状发生后 2.5 小时静脉予以 0.6mg/kg rt-PA 溶栓治疗

d. **MR**：MR 通过灌注成像（PWI）和弥散加权（DWI）序列，提供关于缺血半暗带的信息。PWI 显示灌注降低的区域，而 DWI 显示梗死的区域。DWI 与 PWI 图像之间的差异即"灌注弥散不匹配"，代表着缺血半暗带。

临床上，CTA/CTP 更常使用。传统 CT 因为在 Willis 环和基底核区所获得层面太少而受限。然而，新的多排 CT（64 排 MDCT）的应用则有更多优势。DWI/PWI 磁共振成像以及 MRA 可以提供更多的信息，但并非随时随地可进行该检查（有些医院无 MR，有些医院则不能一周七天每天 24 小时开机），而且患者需要从 CT 室转运至 MR 室。将来 MR 也可能成为首选检查方法。

操作

静脉 rt-PA 溶栓需在症状发生 4.5 小时内给药，否则超出时间窗颅内出血的几率将增大。如前文所述，对于大血管闭塞，全身性溶栓治疗相对无效[23-25]，而经动脉局部溶栓则可能获得较高的血管开通率。如果 MCA 内发现高密度，提示 MCA 内存在急性栓子，单纯静脉溶栓可能无法清除栓子[21]。有多种导管引导溶栓方案，不管选择哪种方案（或常规静脉或动脉溶栓），溶栓一般为 1~2 小时。何种纤溶药物最优，浓度和剂量多少最为理想，目前仍不明确。我们之前报道过尿激酶溶栓方案[26]，与大多数美国介入医师一样，我们现在使用 rt-PA，而在大多数亚洲国家，尿激酶仍广泛使用。rt-PA 动脉给药的合适剂量为 1~10mg/h，在过去曾用过更大的剂量[27-29]。如果选用 rt-PA，肝素剂量必须很小（200~400U/h）或完全不用。用尿激酶时全身肝素化需足量。机械祛栓可以作为初始治疗，也可以作为辅助治疗。经动脉溶栓可以将导管置于颈内动脉或椎动脉行区域性溶栓，也可以将微导管头直接置于栓子内行接触溶栓。区域溶栓技术简单，但并不确定溶栓药物是否接触到栓子，因为血流更容易进入近端开放的分支血管。所以，接触性溶栓可能会有更高的血管开通率和更好的预后。

造影评估和治疗

最好具备双球管 DSA，至少也应该具备单球管 C- 臂，以便获得多维图像。

1. 诊断性造影
   a. 选用 6Fr 鞘，到达横膈水平的长鞘（45cm）可能更好。
   b. 如果造影前已行 CTA（64 排或以上）检查，基本上可获得满意的颈部和颅内动脉解剖，则无需全脑血管造影，直接将导引导管置于相关血管（图 13.1F）。
   c. 诊断性造影最好尽快完成，不超过 10 分钟。如果因血管扭曲导致常规 4~5Fr 诊断性造影导管颈动脉插管困难，应该迅速换成外径更大、更硬的诊断导管，以便获得更好的扭控性，必要时可更换更大尺寸的导管鞘。我们的经验是如果更换导管，则选择 125cm 6Fr Vitek 导管（Cook Inc., Bloomington, IN），该导管的长度足以应付迂曲的血管解剖。
   d. 在以往，需行双侧颈内动脉和至少一侧椎动脉常规造影，而现在 CTA 使之在大多数情况下变得不必要。但全脑造影有助于评估侧支循环对闭塞区域的代偿情况，如果缺血区域代偿较差，则预后较差。
      （1）如果有必要，可行主动脉弓造影，以探寻大血管近端有无活动斑块。行主动脉弓造影时，最好正位相并包含整个头部，有助于评估整个脑灌注。

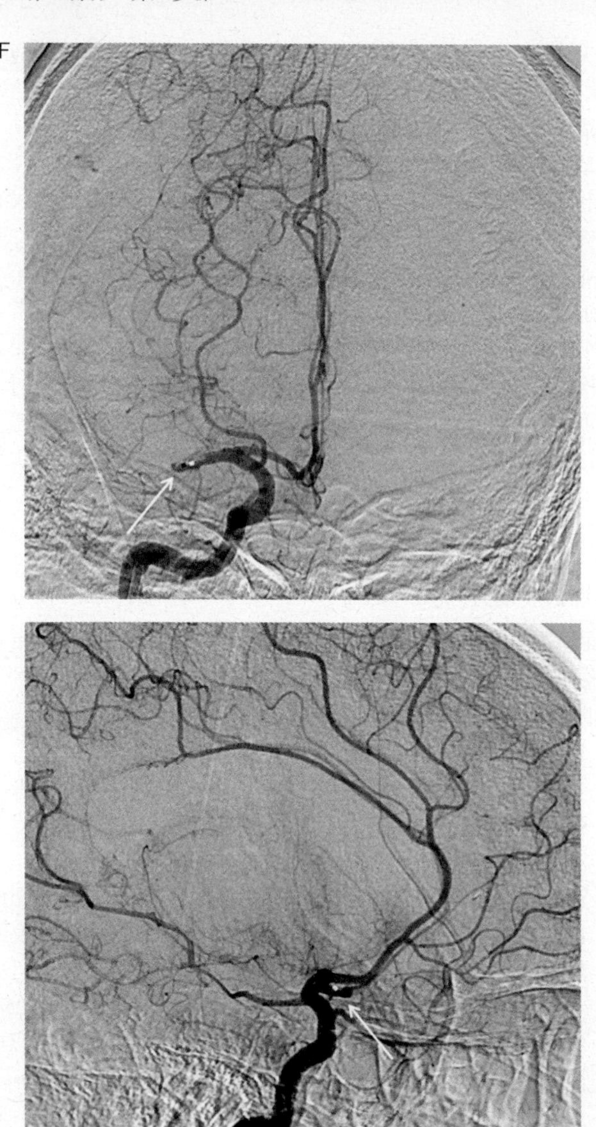

图 13.1　F：造影显示 M1 段闭塞与 CTA 所示无变化。症状发生后 3.5 小时开始予以经动脉 rt-PA 溶栓治疗。箭头显示微导管头端

（2）若大脑中动脉 M1 段闭塞，缺血区域的代偿血供可来自 ACA 或 MCA 的软脑膜血管。受累侧颈动脉造影通常可以显示上述代偿血供，所以我们一般不行其他血管造影。

（3）如果颈动脉“T”形闭塞或颈段颈内动脉闭塞，通常需行其他血管造影，以评估其他血管对缺血区域的供血。若缺乏从对侧颈内或后循环的代偿，则意味着预后差。

（4）若基底动脉尖闭塞，颈动脉造影可通过后交通动脉显示大脑后动脉的供血范围。

（5）后颅窝卒中，常需评估双侧锁骨下动脉和椎动脉，以探寻血管近端有无可造成进一步栓塞的栓子。

e. 若评估多支血管，则最后造影目标血管。

f. 颅内血管的栓子有时较难发现，因为其可能被其他重叠的血管所掩盖。寻找血流缓慢的血管，脑实质期在血管闭塞处可能有造影剂滞留。其他迹象包括从软脑膜侧支循环向缺血区的逆向灌注以及该区域动脉延迟充盈。众所周知，M2 近端的栓子最难发现，汤氏位有助于显示 M2 近端。MCA 的颞前支常发自 M1 的水平部，该支闭塞常会漏诊。

2. 插管动脉局部溶栓

本文仅讨论解剖较直的血管，如 MCA 或基底动脉。如果遇到复杂的解剖，需向更有经验的医师咨询。在科罗拉多大学，我们的技术在不断发展（目前的技术流程见表 13.2）。

表 13.2 目前 UCDHSC 缺血性脑卒中溶栓治疗方案

局部溶栓（颅内动脉插管）
1. 微导管头端置于血栓远端的通畅管腔内
2. rt-PA 的准备
a. 浓度 0.2mg/ml（50mg 加入 250ml 生理盐水中，或 40mg 加入 200ml 生理盐水中）
b. rt-PA 不能与肝素相混（两者不相溶）。
3. 阿昔单抗的准备
浓度 1mg/ml（每瓶 5ml 溶液内含 10mg 药物，另加 5ml 无菌生理盐水）
4. rt-PA 联合阿昔单抗给药
a. 在栓子内注入 rt-PA 1mg。将微导管超过血栓，再将微导管头端退回至栓子内注射 1mg 阿昔单抗
b. 将微导管头端置于残存血栓近端，输注 rt-PA，速度为 10mg/h

续表

c. 每10分钟停止输注一次，注射1mg阿昔单抗，然后继续输注rt-PA
d. rt-PA最大剂量20mg
5. 不需全身肝素化
6. 至少每15分钟从导引导管内复查造影一次
7. 每5~10分钟检查一次神经功能
8. 停止输注
a. 血栓完全溶解，或不再闭塞
b. 神经功能检查示临床症状明显改善
c. 临床或造影提示颅内出血
区域溶栓（导管置于颈部）
1. 同样的准备工作和输注（rt-PA浓度0.2mg/ml），但从颈内动脉或椎动脉给药
2. 输注前不需要注射

如果全身麻醉能够迅速到位，将很有帮助。为节省时间，术者可在对侧股动脉置入4Fr鞘，以方便麻醉师检测动脉压。在有些医院，可能全身麻醉不能迅速到位，常需在患者清醒状态下进行治疗，其优点是可以在溶栓时对清醒状态下患者进行临床评估。但另一方面，大血管急性闭塞的患者通常烦躁不安，对语言交流没有反应。因为微导管的超选择插管必须精准，所以有的时候为了使患者保持安静需从静脉给予镇静药。另外一个选择就是在急诊室时静脉置管，介入术中使患者保持深度镇静状态。

欲行经动脉局部溶栓，介入医师必须熟悉以下内容：①脑血管造影和解剖；②使用微导管进行超选；③溶栓原则——包括如何输注、注射方式以及脉冲式给药技术。

a. **导引导管的选择**：颅内动脉插管时，必须使用导引导管或长鞘，以便在微导管外行颈动脉或椎动脉造影。术毕复查造影必须经导引导管，不能经微导管，因为在溶栓后微导管造影导致脑实质出血的几率较高[30]。可选择6Fr导引导管或5Fr长鞘，通常选90cm长。
b. **微导管和导丝的选择**：任何用于颅内、能够配套0.014或0.018英寸导丝的标准编织微导管均可。必须使用头端较软的微导管，如

Transend Platinum 或 Transend Floppy（Boston Scientific，Natick，MA），Agility 14（Cordis，Miami Lakes，FL），或 Expedion（ev3，Minneapolis，MN）。微导管一般头端塑形 45°~70°，微导丝一般 60°~90°。

c. **MCA 的插管：**颅内动脉急性闭塞最常见的就是 MCA。闭塞部位的细微差异将决定不同的预后。最重要的是快速恢复豆纹动脉的血供[31]，由于该区域侧支循环差，即使能够迅速完全开通血管，也会造成基底核区梗死。另一方面，M1、M2 交界处或 M2 段近端闭塞的动脉开放，通常临床预后较好。首要原则是尽快重建血流。

对于熟悉超选择插管的介入医师来说，MCA 插管技术上并不难。

（1）如果颈总动脉或颈内动脉没有明显狭窄，导引导管或鞘置于颈内动脉颈段。在经微导管溶栓时，用加压肝素水（1000ml 生理盐水加 6000U 肝素）冲洗导引导管。

（2）在 DSA 路径图的引导下，侧位透视，微导管通常更容易通过 MCA。

（3）微导丝头端通常弧度 >90°，塑第二弧有时很有用，通常约 45°，距离第一弧几毫米。导丝头端的重塑形将会在远端产生“J”形，从而使之很容易通过颈内动脉的岩段和海绵窦段。

（4）从颈总动脉分叉到颈内动脉末端分叉，可能影响微导丝微导管通过的点包括眼动脉、后交通动脉以及脉络膜前动脉开口处。微导丝头端塑成“J”形通常可以避免误入上述血管。在侧位相透视或路途下，可以清楚地显示微导丝或导管向前向上进入眼动脉、向后进入后交通或脉络膜前动脉。

（5）几乎在所有患者中，颈动脉末端的角度都朝向 MCA，所以通常微导丝或微导管会自动从颈动脉末端进入大脑中动脉 M1 段。而同样原因，A1 段的插管相对困难，因为 A1 段与颈内动脉末端通常存在 >90° 的锐利成角，所以 A1 段的超选择插管需要有丰富经验的介入医师。

d. **基底动脉的插管：**导引导管置于最合适的一侧椎动脉内（血管管径较大，迂曲少，与基底动脉汇合时无锐利夹角）。同样，微导丝塑成“J”形容易插管。基底动脉的插管相对简单，通常在正位相路途引导下完成。然而超选对侧椎动脉、小脑后下动脉、小脑前下动脉常需要足够的耐心，这种情况下双球管 DSA 比较有优势。如果基底动脉插管困难，应立即将微导管置于椎动脉远端，然后重塑形微导丝。

e. **颅内血管插管：**颅内血管与外周血管相比主要有以下两点不同：

(1)颅内动脉较外周动脉管壁较薄(血管中膜和外膜较薄),因此插管时一定要操作轻柔。

(2)颅内动脉常有很多小的穿支血管,尤其是M1段发出的**豆纹动脉**。如果微导管头端误入上述动脉,即使轻柔地注射造影剂或生理盐水也可能使这些穿支血管破裂。如果术者不能确定微导管头端是否在主要血管腔内,应在注射前将微导管后退一到两毫米,以避免损伤穿支血管。

应特别注意避免**空气栓塞**。笔者在使用微导管时常规使用持续肝素水冲洗系统。如果不使用冲洗系统,则在每次移除导丝时,微导管尾端需用肝素水持续填充,以避免因负压使空气进入导管。

3. 溶栓药物的使用　我们联合使用rt-PA和阿昔单抗(abciximab),该药为2b/3a受体拮抗剂,可通过阻止血栓再形成,从而降低治疗时间和rt-PA用量[32,33]。科罗拉多州丹佛健康科学中心(UCDHSC)目前的治疗方案见表13.2。

a. **rt-PA的准备:**不管是注射还是后来持续输注,药物浓度均为0.2mg/ml。可准备一袋250ml输液袋(50mg rt-PA),或两袋100ml的输液袋(每袋20mg rt-PA)。应确保完全排除输液皮条内空气。

b. **阿昔单抗的准备:**药物浓度为1mg/ml,用生理盐水稀释。

c. **滴注和输注:**如果血栓/栓子位于MCA(好发部位),将微导管轻柔地通过血栓到达M1-M2交界处,即MCA分支进入侧裂的入口处。用微导丝穿透闭塞的血栓可恢复部分血流。如果M1段有狭窄,则微导管通过可能会有困难。颅内血管狭窄更常见于亚洲人群和黑种人[34-37]。通过微导管轻柔地注射少量造影剂[稀释到(4:1)~(6:1)]以证实导管头端超过闭塞处位于通畅的M2段。将微导管头端撤回至血栓内,在血栓内注射rt-PA 1mg(5ml)。再将微导管推进超过栓子,重复上述步骤注射1mg阿昔单抗。结束上述步骤后,用泵(10mg/h或50ml/h)或手动推注rt-PA。每10分钟停一次,用1ml注射器注射阿昔单抗1mg。

d. **复查造影:**用无菌水(非生理盐水)稀释的等渗(威视派克)或非离子造影剂,每15分钟经导引导管造影复查,以评估血栓溶解情况。除特殊需要,不应经微导管造影[30]。

4. 溶栓治疗的终结

a. **输注终点:**当血栓完全溶解或血栓大小明显减小不再阻塞血管时(图13.1G),停止输注。如果导引导管造影显示血栓移行到M1段远端,则推进微导管使其头端进入血栓内。如果血栓移行到M2段近端并造成单支堵塞,通常可以继续将微导管头端深入至血栓内。对于M2段开口以远的闭塞,因为存在血管穿透的风险，只能由经验丰富医师进行超选择插管。如果多支 M2 分支远端闭塞，则闭塞部位的超选择插管效果差（或可行性差）。这种情况下可以从 M1 段继续输注溶栓药直至达到最大量。有些操作者则认为一旦血流恢复，即使仍存在残留血栓，也应该停止溶栓[38]。大多数血栓在 24 小时内溶解，在这段时间内，完全或部分闭塞段以远的侧支循环可能足够维持缺血半暗带组织的存活。

G

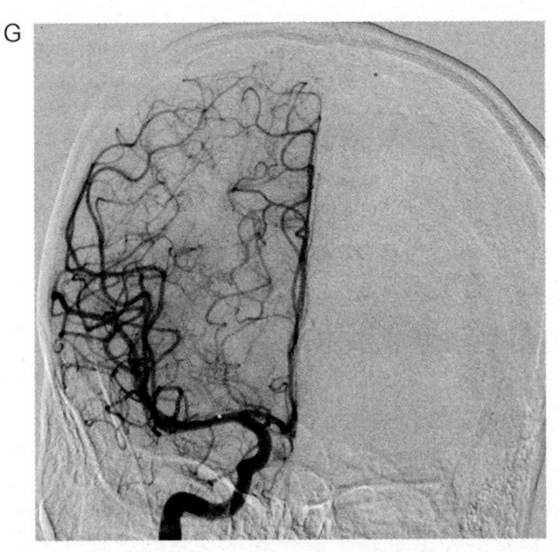

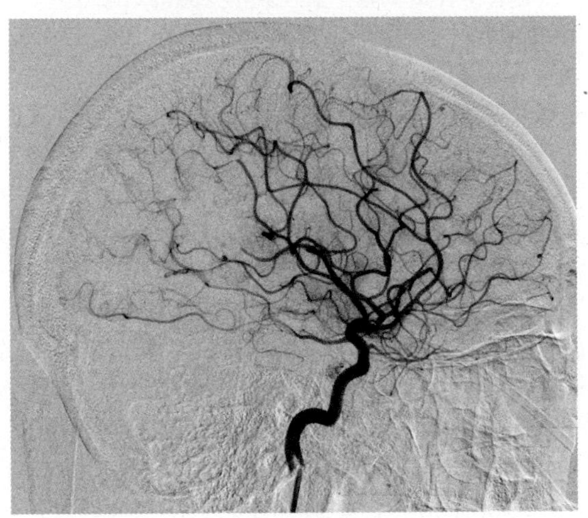

图 13.1 G：症状发生 5.25 小时后，经动脉给予 13.5mg rt-PA 和 3mg 阿昔单抗，血管再通

b. **临床改善**：如果主要血管的闭塞已改善，即使更远端仍残存小的闭塞，也可以终止溶栓药物的输注。输注溶栓药物时每5~10分钟由神经内科医师评估患者的神经功能状态。患者镇静状态的程度将会明显影响临床检查的质量。

5. 区域输注：如果是经验欠缺的操作者或遇到血管狭窄，不能完成颅内局部溶栓，也可以在颅外动脉的合适部位进行区域输注，技术上也比较简单。诊断性导管（通常4~5F）的头端置于颈内动脉颈段或椎动脉内。rt-PA的输注速度为10mg/h，至少每15分钟造影复查一次，每5~10分钟神经功能检查一次。如上所述，影像学和临床终点决定治疗时间的长短。

特殊情况

1. **急性颈段ICA闭塞**：ICA的血栓性闭塞预后较差，通常伴有ICA狭窄，好发部位为颈动脉分叉处，有时也见于颅内段。如果不伴有颅内血管栓塞，则患者的状态取决于Willis环的情况。患者可能表现为反复发作或逐渐加重的分水岭相关的TIA症状。如果侧支循环良好，患者可能没有临床症状。如果没有相关的颅内血管栓塞，治疗应以维持血压和抗凝（肝素）为主。若想开通ICA，应注意维持Willis环的血流，不能造成远端颅内血管栓塞。在颈总动脉放置球囊导管（Merci Ballon Guide Catheter，Concentric Medical，Inc.，California），可防止因微导管溶栓造成整个血栓脱落导致的远端栓塞。除了溶栓外，颈段ICA植入支架通常效果较佳[39-41]。
2. **诊断性造影时发生脑栓塞**：患者临床症状通常会有变化，反应迟钝或烦躁不安，伴有说话方式的改变。增大经鼻给氧的流速至5~12L/min。若患者的诊断为TIA伴有颈动脉狭窄，应考虑患者最近是否发生过无症状性脑梗死，这是溶栓的禁忌证。如果存在这样的疑问，溶栓前应行CT检查，或回顾造影前CT（如果已有）。新的平板DSA通常可以在台上行CT平扫检查。寻求麻醉科、神经内科或神经外科医师帮忙。如果行CT检查，检查结束后应复查血管造影。栓子内很有可能含有白色血栓（富含血小板）。若栓子位于颅内血管近端（A1，M1，M2近端，基底动脉，大脑后动脉近端），采用导管接触溶栓（联合阿昔单抗）治疗。如果近端未发现栓子，通过支持治疗（维持血压，肝素化）患者一般能够恢复。静脉给予阿昔单抗可以防止栓塞加重[32,33]。静脉注射阿昔单抗的初始计量为0.25mg/kg，5分钟完成，然后继以0.125μg/（kg·min）输注，维持12小时。输注时，4.5ml=9mg阿昔单抗加入250ml生理盐水中。根据体重调整输液的速度，不能超过17ml/h。
3. **颈内动脉远端伴A1和M1闭塞**：颈内动脉分叉处闭塞伴血栓延伸至

A1 和 M1 段（T 形闭塞），则通过 Willis 环的侧支循环中断，这种情况非常危险，需积极治疗，但通常预后较差。对侧 A1 和前交通动脉供应患侧 A2，并通过软脑膜侧支循环供应患侧 MCA。通常对侧 ACA 不可能给患侧 ACA 和 MCA 区域提供足够的血液。该类闭塞通常预后极差，几乎没有例外[25,42]。

4. **后循环卒中**
   a. 后循环血管堵塞通常因自身血栓形成造成，而前循环通常由异位栓子脱落造成[43]。
   b. 后循环缺血性卒中可能有较长的时间窗进行再通治疗，因为脑干侧支循环相对丰富，因此没有必要立即进行溶栓治疗。
   c. 另一方面，除了基底动脉尖（通常为栓子），后循环卒中闭塞部位多伴有狭窄。溶栓治疗可以发现潜在的狭窄，可能需要血管成形治疗。颅内血管成形术是风险大、难度大的操作，需要专门的血管成形球囊、微导丝和支架。对于该操作不熟练的医师，应该向更有经验的医师求助。颅内血管成形术的细节已经发布[44,45]。为防止局部血栓再形成，静脉给予阿昔单抗（静脉团注 0.25mg/kg，继以 10mg/min 持续 12 小时）是很有必要的。
5. **颅内小的栓子伴颈动脉分叉处贴壁血栓**：如果患者急性神经系统症状不严重或已改善，最好的治疗方案是抗凝（肝素）治疗，给机体血栓自溶的时间，并通过调整血流动力学治疗卒中。颈动脉分叉处血栓通常肝素化后 7 天内溶解，然后颈动脉分叉处病变可选择性的行支架治疗[46,47]。
6. **多发近端栓塞（如 M1 段或后循环近端）**：可在导引导管尾端接两个止血阀，将两根微导管分别通过一个止血阀进入导引导管。例如，6F Envoy 导引导管（Cordis；Miami Lakes，FL）可通过两根 14［直径 0.014 英寸］或一根 14 和一根 10（直径 0.010 英寸）的微导管。6F Envoy 导引导管不能同时通过两根 18 或一根 18 和一根 14 的微导管。注意 5F **鞘**的内径稍大于 6F **导引导管**［如 5F Shuttle 鞘（Cook，Inc；Bloomingon，IN）的内径为 0.074 英寸，而 6F Envoy 导引导管的内径为 0.070 英寸］。

术后管理

1. 患者术后最好住进 ICU 病房，护士和（或）医师需密切观察患者及对患者进行神经系统功能评估。
2. 溶栓后即刻行头颅 CT 检查以发现有无颅内出血，通常 24 小时后重复一次 CT 检查。
   a. 没有出血的患者在最初 12 小时内予以全身肝素化，300U/h。如果需要可增加剂量，使 PTT 达到 40~60 秒。溶栓后梗死区内出现出血点的患者是否需接受抗凝治疗目前尚无定论，但大多数研究者建议不使用。

b. 溶栓后增强 CT 通常可见脑实质染色，但没有占位效应[48]，染色 24 小时内消失。治疗后 CT 平扫可见梗死灶（低密度，水肿），或伴有点状出血。

c. 任何神经功能损伤加重的迹象都应该立即予以重视，积极行 CT 检查排除出血。

3. 必须严格控制血压。成功开通血流后，应立即控制收缩压至 120mmHg 或更低，以防止再灌注损伤。静脉给予降压药，如柳胺苄心定、尼卡地平或硝普钠。
4. 静脉给予等渗液体使患者充分水化，从而促进肾清除率。乙酰半胱氨酸和碳酸氢钠可防止造影剂造成的肾功能损害。
5. 严格控制血糖，必要时用胰岛素。
6. 常规血液检查检测肾功能和心肌酶谱。
7. 阿司匹林通常从急性恢复期开始给药（第一个 24 小时）。
8. 对于心房颤动患者，rt-PA 溶栓治疗后，至少在最初的 24 小时内停止抗凝治疗。
9. 股动脉鞘通常保留 24 小时，必须用肝素封管，停止从鞘内输液后不能再重新输液。
10. 术后严密随访神经功能症状，并用 NIHSS 评分记录，从而获得客观书面的临床改善情况。
11. 应对卒中病因进行常规检查（心脏超声，心脏回波扫描，血脂，糖化血红蛋白 A1C，凝血功能等）。
12. 患者需维持禁食直到吞咽功能恢复。

结果

1. **血栓的再通：**通过快速溶解血栓和恢复组织再灌注从而获得较好的预后，溶栓治疗的目的即是为此提供最好的机会（图 13.2）。最新的 Meta 分析关注了血管开通率以及其与临床预后之间的关系[49]。静脉溶栓的总体开通率为 46.2%，动脉为 63.2%，后者明显较高。动静脉联合溶栓的开通率为 67.5%，与动脉治疗相当。机械祛栓的开通率最高，为 83.6%。
2. **临床成功率：**临床结果通常用改良 Rankin 评分（mRs）记录，从 0 分（正常）到 6 分（死亡）。mRs ≤2 分的患者可以行动自理，通常被认为治疗成功（好的临床结果）。血管成功开通的患者中 58.1% 有较好的临床结果，未开通的患者约为 24.8%；而在血管开通的患者中死亡率约为 14.4%，未开通的患者为 41.6%。

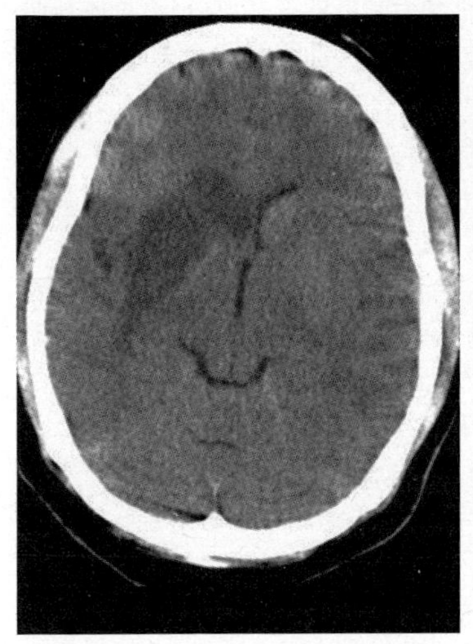
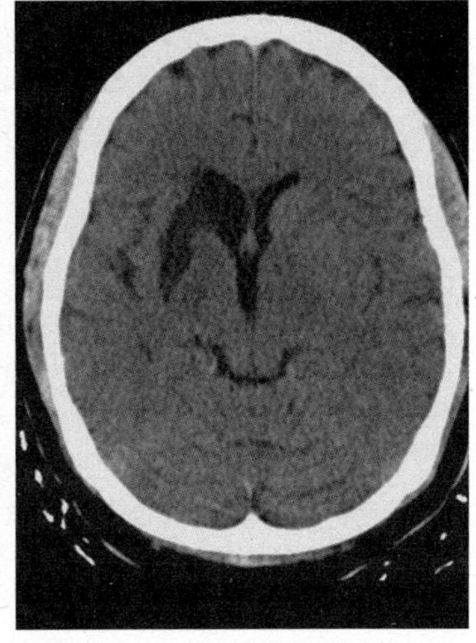

图 13.2 动脉溶栓 36 小时和 3.5 个月后 CT 显示基底核区梗死，与术前梗死区域一致（见 CBV 扫描，图 13.1 D）。缺血区的脑皮质存活。患者有轻微的运动障碍（mRs=1）

3. **血栓部位**：治疗的成功与否取决于血栓的初始位置。
   a. 位于 MCA 或 ACA 的血栓，再通率通常较好。在上述 Meta 分析中，MCA/ACA 的总体血管开通率为 61%[49]，其中静脉为 54.7%，动脉为 66.6%，动静脉联合为 66.7%，机械祛栓为 78.4%。临床预后差异较大，大多数患者可恢复至完全依赖别人长期护理的生活与完全生活自理之间。临床预后取决于 MCA 哪一段受累以及患者失语症是否消失。在一组病例报道中，M1 或 M2 闭塞的患者临床疗效较好（mRs ≤2 分）的占 59%，而 M3 或 M4 段闭塞的患者 95% 疗效较好[50]。在同一医疗机构的随后一组病例报道中，60% 的患者获得好的临床疗效（mRs ≤2 分），无性别差异[51]，而在最初 CT 平扫提示 MCA 内高密度影的患者中预后较好的占 53%[52]。M1 闭塞溶栓成功的患者，MCA 供应的脑皮质通常或全部能够存活，而起病时被栓子堵塞的豆纹动脉供血的基底核区常发生脑梗死（见图 13.2）。M1–M2 结合处或 M2 近端的血管再开通，若不伴有后继的豆纹动脉堵塞，该类患者临床疗效最佳。因为闭塞段以远的软脑膜侧支循环的存在，M1 远端和 M2 近端的闭塞通常有较长的治疗时间窗。
   b. 急性**椎基底动脉**闭塞如果不治疗预后极差，死亡率高达 86%[53]。即使能够成功开通血管，幸存者也会留下严重的神经功能损伤。

即使如此，血管重建仍然是改善预后最好的选择，据报道总体开通率为66.2%，静脉为80%，动脉为63.5%，动静脉联合为66.7%，机械祛栓为78%。血管重建能够改善存活率，以及存活患者的临床疗效：总体临床疗效较好（mRs ≤2分）的占35%[54,55]，但幸存者中该比例为57%~71%[56,57]。据报道血管内治疗的患者死亡率为38%~44%[54,55,57,58]。

c. 急性**ICA**闭塞一般预后较差，但若能够开通血管，预后将得到改善。Meta分析显示总体血管开通率为49.8%[49]：静脉为13.9%，动脉为48.8%，动静脉联合为60.5%，机械祛栓为77.8%。ICA MERCI研究显示，血管成功开通组临床疗效较好者（90天mRs ≤2分）占39%（19/49），而未开通组仅为3%（1/30）。成功开通组90天死亡率为30%，未开通组为73%（1·1）。ICA远端“T”形闭塞血栓延伸至A1和M1段的预后极差[25]，死亡率为33%~50%，仅17%~38%的患者能够获得较好的临床疗效[42,59,60]。

4. **其他因素**影响患者的预后，包括年龄、基础NIHSS评分、治疗距症状发生的时间间隔、血糖水平、有无对侧症状及症状程度以及血栓等级等[61]。

并发症

溶栓治疗最可怕的并发症是**颅内出血（ICH）**，不同研究报道的发生率差异较大。不同的研究设计、ICH的定义、检测方法，以及治疗方案和时间的差异均会影响所报道的ICH发生率。治疗后颅内出血的严重程度，可以是小的良性无症状的梗死灶内点状出血，也可是伴占位效应的巨大脑实质血肿。症状性颅内出血（sICH）通常定义为相关临床症状加重（NIHSS评分增加4分或更多）的ICH。

静脉rt-PA：最初的NINDS t-PA研究显示，3小时内接受静脉溶栓治疗的患者中6.4%发生sICH，而对照组仅为0.6%[62]。发生sICH的患者死亡率较高（47%），但rt-PA治疗组的总体死亡率低于对照组（17% *vs* 21%）。其他静脉rt-PA溶栓治疗时间窗延至4.4、5、6小时的研究（ECASS Ⅲ，ATLANTIS，ECASS Ⅱ）显示*sICH*的发生率分别为2.4%、7.0%和8.8%，总的*ICH*发生率分别为27%、21.4%和35.7%[4,63,64]。

动脉rt-PA：经导管引导动脉溶栓治疗的sICH的发生率为7%~11%。急性脑梗死6小时内经动脉尿激酶溶栓治疗实验（PROACT Ⅱ）结果显示，10.9%的患者发生sICH。其他报道动脉rt-PA溶栓后sICH的发生率为18%（7%NIHSS评分加重≥4分，另外11%加重1~3分），总体颅内出血的发生率为39%[65]。桥接治疗试验——IMS Ⅰ和IMS Ⅱ显示sICH发生率分别为6.3%和9.9%，总体出血发生率为48.8%

和 42%[9]。

sICH 风险增加的可能因素（65）

1. 溶栓时间：超过 6 小时后血管开通可能增加 sICH 风险。血管开通较早的患者可能出现梗死灶内良性点状出血，而延迟开通的患者出现症状性脑实质内血肿的风险较大。这再次强调了延迟治疗将增加不良预后风险的事实[66]。
2. 卒中严重程度：最初的影像学检查显示较大的缺血区域（如 CT 显示水肿或占位效应），以及 NIHSS 评分较高的患者发生 sICH 的风险较高。
3. 血小板减少症：将增加 sICH 的发生率。目前的治疗指南建议对血小板计数 <100 000μl 的患者禁用 rt-PA 治疗。
4. 高血糖：与溶栓后出血风险增加相关。这与长期糖尿病引起的小血管损伤还是其他因素有关，目前仍不清楚。目前的建议是如果患者血糖 <50mg/dl（18mg/dl=1mmol/L）或 >400mg/dl 禁用 rt-PA 治疗。
5. 血压：高血压增加梗死后出血的风险，因此动脉溶栓后收缩压控制 <120mmHg 比较合理。至于静脉 rt-PA 溶栓，建议对于溶栓时或溶栓后收缩压 >180mmHg 舒张压 >120mmHg 的患者予以降压药物治疗。

（赵林波 译　杨正强 校）

参考文献

1. Adams HP, Jr., del Zoppo G, Alberts MJ, et al. Guidelines for the early management of adults with ischemic stroke: a guideline from the American Heart Association/American Stroke Association Stroke Council, Clinical Cardiology Council, Cardiovascular Radiology and Intervention Council, and the Atherosclerotic Peripheral Vascular Disease and Quality of Care Outcomes in Research Interdisciplinary Working Groups: The American Academy of Neurology affirms the value of this guideline as an educational tool for neurologists. *Circulation.* 2007;115:e478–534.
2. National Institute of Neurological Disorders and Stroke rt-PA Stroke Study Group. Tissue plasminogen activator for acute ischemic stroke. *New Engl J Med.* 1995;333:1581–1587.
3. Hacke W, Donnan G, Fieschi C, et al. Association of outcome with early stroke treatment: pooled analysis of ATLANTIS, ECASS, and NINDS rt-PA stroke trials. *Lancet.* 2004;363:768–774.
4. Hacke W, Kaste M, Bluhmki E, et al. Thrombolysis with alteplase 3 to 4.5 hours after acute ischemic stroke. *N Engl J Med.* 2008;359:1317–1329.
5. Davis SM, Donnan GA, Butcher KS, et al. Selection of thrombolytic therapy beyond 3 h using magnetic resonance imaging. *Curr Opin Neurol.* 2005;18:47–52.
6. Davis SM, Donnan GA, Parsons MW, et al. Effects of alteplase beyond 3 h after stroke in the Echoplanar Imaging Thrombolytic Evaluation Trial (EPITHET): a placebo-controlled randomised trial. *Lancet Neurol.* 2008;7:299–309.
7. Janjua N, Brisman JL. Endovascular treatment of acute ischaemic stroke. *Lancet Neurol.* 2007;6:1086–1093.
8. Tomsick T, Broderick J, Carrozella J, et al. Interventional Management of Stroke II Investigators. Revascularization results in the Interventional Management of Stroke II trial. *Am J Neuroradiol.* 2008;29(3):582–587.
9. The Interventional Management of Stroke (IMS) II Study. *Stroke.* 2007;38:2127–2135.

10. Shaltoni HM, Albright KC, Gonzales NR, et al. Is intra-arterial thrombolysis safe after full-dose intravenous recombinant tissue plasminogen activator for acute ischemic stroke? *Stroke.* 2007;38:80–84.
11. Flint AC, Duckwiler GR, Budzik RF, et al. Mechanical thrombectomy of intracranial internal carotid occlusion: pooled results of the MERCI and Multi MERCI Part I trials. *Stroke.* 2007;38:1274–1280.
12. Smith WS, Sung G, Saver J, et al. Mechanical thrombectomy for acute ischemic stroke: final results of the Multi MERCI trial. *Stroke.* 2008;39:1205–1212.
13. Mahon BR, Nesbit GM, Barnwell SL, et al. North American clinical experience with the EKOS MicroLysUS infusion catheter for the treatment of embolic stroke. *Am J Neuroradiol.* 2003;24:534–538.
14. Bose A, Henkes H, Alfke K, et al. The Penumbra System: a mechanical device for the treatment of acute stroke due to thromboembolism. *Am J Neuroradiol.* 2008;29:1409–1413.
15. Nogueira RG, Schwamm LH, Buonanno FS, et al. Low-pressure balloon angioplasty with adjuvant pharmacological therapy in patients with acute ischemic stroke caused by intracranial arterial occlusions. *Neuroradiology.* 2008;50:331–340.
16. Choi JW, Kim JK, Choi BS, et al. Adjuvant revascularization of intracranial artery occlusion with angioplasty and/or stenting. *Neuroradiology.* 2009;51(1):33–43.
17. Abou-Chebl A, Vora N, Yadav JS. Safety of angioplasty and stenting without thrombolysis for the treatment of early ischemic stroke. *J Neuroimaging.* 2009;19(2):139–143.
18. Lum C, Stys PK, Hogan MJ, et al. Acute anterior circulation stroke: recanalization using clot angioplasty. *Can J Neurol Sci.* 2006;33:217–222.
19. Lavallee PC, Mazighi M, Saint-Maurice JP, et al. Stent-assisted endovascular thrombolysis versus intravenous thrombolysis in internal carotid artery dissection with tandem internal carotid and middle cerebral artery occlusion. *Stroke.* 2007;38:2270–2274.
20. De Keyser J, Gdovinova Z, Uyttenboogaart M, et al. Intravenous alteplase for stroke: beyond the guidelines and in particular clinical situations. *Stroke.* 2007;38:2612–2618.
21. Tomsick T, Brott T, Barsan W, et al. Prognostic value of the hyperdense middle cerebral artery sign and stroke scale score before ultraearly thrombolytic therapy. *Am J Neuroradiol.* 1996;17:79–85.
22. Wintermark M, Flanders AE, Velthuis B, et al. Perfusion–CT assessment of infarct core and penumbra: receiver operating characteristic curve analysis in 130 patients suspected of acute hemispheric stroke. *Stroke.* 2006;37:979–985.
23. Tomsick T, Broderick J, Carrozella J, et al. Revascularization results in the Interventional Management of Stroke II trial. *Am J Neuroradiol.* 2008;29:582–587.
24. Takami T, Suzuki T, Tokuno H, et al. A case report of dural sinus thrombosis: direct thrombolytic therapy using endovascular surgery. *No Shinkei Geka.* 1995;23:321–325.
25. Rubiera M, Ribo M, Delgado-Mederos R, et al. Tandem internal carotid artery/middle cerebral artery occlusion: an independent predictor of poor outcome after systemic thrombolysis. *Stroke.* 2006;37:2301–2305.
26. Kumpe D, Hughes R. Thrombolytic therapy for acute stroke. *Adv Vasc Surg.* 1996;4:71–97.
27. Sasaki O, Takeuchi S, Koike T, et al. Fibrinolytic therapy for acute embolic stroke: intravenous, intracarotid, and intra-arterial local approaches. *Neurosurgery.* 1995;36:246–253.
28. Theron J, Coskun O, Payelle G, et al. Local intraarterial thrombolysis of ischemic strokes in the carotid territory (Abstract). *Radiology.* 1995;197(P):206.
29. Zeumer H, Freitag HJ, Zanella F, et al. Local intra-arterial fibrinolytic therapy in patients with stroke: urokinase versus recombinant tissue plasminogen activator (r-RT-PA). *Neuroradiology.* 1993;35:159–162.
30. Khatri P, Broderick JP, Khoury JC, et al. Microcatheter contrast injections during intra-arterial thrombolysis may increase intracranial hemorrhage risk. *Stroke.* 2008;39(12):3283–3287.
31. Connors J, Wojak J. Specific stroke situations, territories, and guidelines for therapy. In: Connors J, Wojak J, eds. *Interventional Neuroradiology: Strategies and Practical Techniques.* WB Saunders: Philadelphia, 1999, 692–750.
32. Abou-Chebl A, Bajzer CT, Krieger DW, et al. Multimodal therapy for the treatment of severe ischemic stroke combining GPIIb/IIIa antagonists and angioplasty after failure of thrombolysis. *Stroke.* 2005;36:2286–2288.
33. Lee DH, Jo KD, Kim HG, et al. Local intraarterial urokinase thrombolysis of acute ischemic stroke with or without intravenous abciximab: a pilot study. *J Vasc Interv Radiol.* 2002;13:769–774.
34. Uehara T, Tabuchi M, Kozawa S, et al. MR angiographic evaluation of carotid and intracranial arteries in japanese patients scheduled for coronary artery bypass grafting. *Cerebrovasc Dis.* 2001;11:341–345.
35. Wong KS, Huang YN, Gao S, et al. Intracranial stenosis in Chinese patients with acute

stroke. *Neurology.* 1998;50:812–813.
36. Yoon BW, Bae HJ, Kang DW, et al. Intracranial cerebral artery disease as a risk factor for central nervous system complications of coronary artery bypass graft surgery. *Stroke.* 2001;32:94–99.
37. Kappelle LJ, Eliasziw M, Fox AJ, et al. Importance of intracranial atherosclerotic disease in patients with symptomatic stenosis of the internal carotid artery. The North American Symptomatic Carotid Endarterectomy Trail. *Stroke.* 1999;30:282–286.
38. Barnwell SL, Nesbit GM, Clark WM. Local thrombolytic therapy for cerebrovascular disease: current Oregon Health Sciences University experience (July 1991 through April 1995). *J Vasc Interv Radiol.* 1995;6:78S–82S.
39. Jovin TG, Gupta R, Uchino K, et al. Emergent stenting of extracranial internal carotid artery occlusion in acute stroke has a high revascularization rate. *Stroke.* 2005;36:2426–2430.
40. Nedeltchev K, Brekenfeld C, Remonda L, et al. Internal carotid artery stent implantation in 25 patients with acute stroke: preliminary results. *Radiology.* 2005;237:1029–1037.
41. Wang H, Wang D, Fraser K, et al. Emergent combined intracranial thrombolysis and carotid stenting in the hyperacute management of stroke patients with severe cervical carotid stenosis. *Am J Neuroradiol.* 2007;28:1162–1166.
42. Arnold M, Nedeltchev K, Mattle HP, et al. Intra-arterial thrombolysis in 24 consecutive patients with internal carotid artery T occlusions. *J Neurol Neurosurg Psychiatry.* 2003;74: 739–742.
43. Connors J, Wojak J. General considerations in emergency stroke therapy. In: Connors J, Wojak J, eds. *Interventional Neuroradiology: Strategies and Practical Techniques.* WB Saunders: Philadelphia, 1999:613–615.
44. Connors J. Intracranial angioplasty. In: Connors J, Wojak J, eds. *Interventional Neuroradiology: Strategies and Practical Techniques.* WB Saunders: Philadelphia, 1999:500–555.
45. Connors JJ, 3rd, Wojak JC. Percutaneous transluminal angioplasty for intracranial atherosclerotic lesions: evolution of technique and short-term results. *J Neurosurg.* 1999;91:415–423.
46. Bhatti AF, Leon LR Jr., Labropoulos N, et al. Free-floating thrombus of the carotid artery: literature review and case reports. *J Vasc Surg.* 2007;45:199–205.
47. Combe J, Poinsard P, Besancenot J, et al. Free-floating thrombus of the extracranial internal carotid artery. *Ann Vasc Surg.* 1990;4:558–562.
48. Barr JD, Mathis JM, Wildenhain SL, et al. Acute stroke intervention with intraarterial urokinase infusion. *J Vasc Interv Radiol.* 1994;5:705–713.
49. Rha JH, Saver JL. The impact of recanalization on ischemic stroke outcome: a meta-analysis. *Stroke.* 2007;38:967–973.
50. Arnold M, Schroth G, Nedeltchev K, et al. Intra-arterial thrombolysis in 100 patients with acute stroke due to middle cerebral artery occlusion. *Stroke.* 2002;33:1828–1833.
51. Arnold M, Kappeler L, Nedeltchev K, et al. Recanalization and outcome after intra-arterial thrombolysis in middle cerebral artery and internal carotid artery occlusion: does sex matter? *Stroke.* 2007;38:1281–1285.
52. Mattle HP, Arnold M, Georgiadis D, et al. Comparison of intraarterial and intravenous thrombolysis for ischemic stroke with hyperdense middle cerebral artery sign. *Stroke.* 2008;39:379–383.
53. Hacke W, Zeumer H, Ferbeert A. Intraarterial thrombolytic therapy improves outcome in patients with acute vertebrobasilar occlusive disease. *Stroke.* 1988;19:1216.
54. Arnold M, Nedeltchev K, Schroth G, et al. Clinical and radiological predictors of recanalisation and outcome of 40 patients with acute basilar artery occlusion treated with intra-arterial thrombolysis. *J Neurol Neurosurg Psychiatry.* 2004;75:857–862.
55. Eckert B, Koch C, Thomalla G, et al. Aggressive therapy with intravenous abciximab and intra-arterial rt-PA and additional PTA/stenting improves clinical outcome in acute vertebrobasilar occlusion: combined local fibrinolysis and intravenous abciximab in acute vertebrobasilar stroke treatment (FAST): results of a multicenter study. *Stroke.* 2005;36:1160–1165.
56. Lutsep HL, Rymer MM, Nesbit GM. Vertebrobasilar revascularization rates and outcomes in the MERCI and multi-MERCI trials. *J Stroke Cerebrovasc Dis.* 2008;17:55–57.
57. Smith WS. Intra-arterial thrombolytic therapy for acute basilar occlusion: pro. *Stroke.* 2007;38:701–703.
58. Lutsep HL. Mechanical endovascular recanalization therapies. *Curr Opin Neurol.* 2008;21:70–75.
59. Urbach H, Ries F, Ostertun B, et al. Local intra-arterial fibrinolysis in thromboembolic "T" occlusions of the internal carotid artery. *Neuroradiology.* 1997;39:105–110.
60. Zaidat OO, Suarez JI, Santillan C, et al. Response to intra-arterial and combined intravenous and intra-arterial thrombolytic therapy in patients with distal internal carotid artery occlusion. *Stroke.* 2002;33:1821–1826.
61. Barreto AD, Albright KC, Hallevi H, et al. Thrombus burden is associated with clinical out-

come after intra-arterial therapy for acute ischemic stroke. *Stroke*. 2008;39(12):3231–3235.
62. Intracerebral hemorrhage after intravenous t-PA therapy for ischemic stroke. The NINDS t-PA Stroke Study Group. *Stroke*. 1997;28:2109–2118.
63. Clark WM, Wissman S, Albers GW, et al. Recombinant tissue-type plasminogen activator (Alteplase) for ischemic. *JAMA*. 1999;282:2019–2026.
64. Hacke W, Kaste M, Fieschi C, et al. Randomised double-blind placebo-controlled trial of thrombolytic therapy with intravenous alteplase in acute ischaemic stroke (ECASS II). Second European-Australasian Acute Stroke Study Investigators [see comments]. *Lancet*. 1998;352:1245–1251.
65. Kidwell CS, Saver JL, Carneado J, et al. Predictors of hemorrhagic transformation in patients receiving intra-arterial thrombolysis. *Stroke*. 2002;33:717–724.
66. Molina CA, Alvarez-Sabin J, Montaner J, et al. Thrombolysis-related hemorrhagic infarction: a marker of early reperfusion, reduced infarct size, and improved outcome in patients with proximal middle cerebral artery occlusion. *Stroke*. 2002;33:1551–1556.

颈动脉支架

引言

美国每年大约有 795 000 人发生卒中，其中约 150 000 人死亡，这就使得卒中成为美国第三大死亡病因[1]。卒中同时也是导致严重的、长期功能障碍的首要因素，15%~30% 的幸存者存在永久的功能障碍。87% 新发生的卒中来源于缺血性事件，其中 20%~30% 估计是由颈内动脉颅外段的动脉粥样硬化导致。在 20 世纪 50 年代早期，动脉粥样硬化与脑卒中之间的密切关系促进了开放式颈动脉内膜剥脱术（carotid endarterectomy，CEA）的发展[2-4]。二十多年前，临床上出现了一种可替代 CEA 外的且创伤小的治疗方法：血管腔内治疗途径——颈动脉支架术（carotid artery stenting，CAS）。与 CEA 相比，CAS 具有相仿的临床效果且手术风险低、住院时间短以及住院费用低等优势，但是，挑战 CAS 技术发展的仍然是其安全性与有效性。目前，CEA 技术成熟，其有效性和低手术死亡率被广泛认可[5,6]。早期研究就已表明 CAS 具有低风险，且与 CEA 临床疗效相似。关于这些技术的两组大规模的随机对照研究结果已经发表（见后面的主要的研究总结）[7,8]。目前，CAS 主要适用于严重狭窄、需要外科干预，但 CEA 又存在高风险和症状性的颈动脉粥样硬化性疾病。CREST 以及 ICSS 研究结果包含了 CAS 的相关技术以及术者所应具备的条件，这些可能会促进 CAS 在全球范围内的发展。尽管 CAS 技术上是先进的，但患者的选择、术者的经验以及术者对血管解剖的了解仍然是 CAS 安全和成功的关键。

颈动脉血管重建的一般准则

颈动脉血管重建，无论是 CEA，还是 CAS，适用于两类主要的患病人群。这些适应证是建立在 CEA 与药物治疗的随机对照研究的基础上（见“主要的对照试验总论”），代表了目前的争论。患者存在以下标准的适合 CEA，这些人群可能也适合 CAS[9,10]。

1. 有症状患者，存在单侧颈动脉狭窄（50%~99%）。症状包括卒中、短暂性脑缺血发作（TIAs）以及一过性黑蒙。
2. 无症状患者，颈动脉狭窄大于 60%。

适应证

存在 CEA 高风险的患者如果行 CAS 能显著降低手术的风险。因此，从 2005 年起，美国政府医疗保险以及医疗救助服务中心对存在症状性颈内动脉狭窄同时行 CEA 风险高的患者同意行 CAS[11]，并要求使用血管腔内栓子脱落保护装置。

高风险的患者主要是指存在“显著的并存病和（或）解剖危险因素”。除了清晰列出来的标准外，医疗保险覆盖全美国的测定中（NCD）还包括了“CAS 之前针对高风险 CEA 所进行试验和研究中的其他情况”。下列适应证包括了 NCD 详细说明的以及 ARCHeR、BEACH、EREATE、APPHIRE 试验中应用的情况[11-15]。

1. 并存病
   a. 充血性心力衰竭（纽约心脏协会分级Ⅲ / Ⅳ）。
   b. 左心室射血分数 <30%。
   c. 最近发作的心肌梗死（30 天内）。*
   d. 至少两支冠状动脉病变存在大于 70% 的狭窄和心绞痛病史。*
   e. 不稳定型心绞痛（加拿大心血管协会分级Ⅲ / Ⅳ或者静息心电图改变）。*
   f. 最近开胸的心脏手术病史（6 周内）。
   g. 颈动脉血管重建后需要择期行冠状动脉搭桥或者血管置换手术。*
   h. 慢性肺阻塞性疾病（FEV1 ≤30%）。
   i. 年龄 >75 岁。
   j. 颈动脉血管重建后需要择期行周围血管或者腹主动脉瘤外科手术。*
   k. 依靠透析的肾衰。
   l. 不可控制的糖尿病［快速血糖 400mg/dl（18mg/dl=1mmol/L），尿酮体 >2+］。

m. 患者处于评估或者等待主要器官移植。

2. 解剖危险因素

a. 串联狭窄（存在明显的血流动力学上的颈动脉狭窄同时存在一处或者多处同侧颅内动脉狭窄）。

b. 颈动脉夹层。

c. 对侧颈动脉闭塞，对侧颈动脉病变需要血管重建或者存在其他交叉循环受限。*

d. CEA 或者动脉切开术后残余狭窄或者复发狭窄，病程在一个月以内的。

e. 既往接受过包括颈部在内的放射治疗。

f. 既往有颈动脉根部的夹层。

g. 病变高于颈 2 或者低于锁骨。

h. 肿瘤包绕着颈动脉。

i. 明显的、不规则的溃疡斑块。

j. 颈椎不稳。

k. 喉麻痹或者喉切除手术史。

l. 存在气管造口术。

*条款中标记星号的是指一些研究中“较小的”标准。这些研究中至少需要两种这样的较小标准。

禁忌证

除了适用于所有血管造影和介入操作的绝对的以及相对的禁忌证外，以下条件也为 CAS 的禁忌证。

绝对禁忌证

a. 慢性的颈动脉闭塞。

b. 对抗血小板聚集药物过敏。

c. 对金属支架过敏（镍、钛、钴、铬和其他金属，依据所选择的支架）。

d. 血管解剖结构上，导管到达病变部位困难。

e. 由于解剖结构的原因，使得器械到达不了目标位置。

相对禁忌证

a. 狭窄处有新鲜的血凝块。

b. 最近发生的卒中（<4 至 6 周）或者既往致残性卒中（改良 Rankin 量表 >3）。

c. 最近发生的蛛网膜下腔出血。

d. 血培养阳性 / 脓毒血症。

e. 免疫受损状态。

f. 周围循环或附近血管钙化。

术前评估

1. 临床
   a. 基本病史和体格检查。
      （1）手术前进行心肺功能的评估。
      （2）患者存在任何肾功能潜在的损害，需进行对比剂诱导肾病的评估。透析治疗必须作为晚期肾脏疾病患者的协同治疗。
   b. 神经科专家需进行复杂的神经功能评估，包括 NIH 卒中量表、改良 Rankin 量表和日常生活能力表[16-18]。
   c. 12 导联心电图检查。
   d. 血化验：纤溶酶、电解质包括尿素氮和肌酐，CBC，PT/PTT/INR。
   e. 女性生育年龄阶段尿检 hCG。
2. 影像学检查
   a. 超声检查（灰阶和多普勒）：颈动脉狭窄筛选的主要手段。
      （1）要求探测并量化狭窄（超声标准的放射学会，见表 14.1 和第 2 章）[19]。

表 14.1 ICA 狭窄的灰阶及多普勒超声诊断标准

狭窄程度	基本参数		其他参数	
	ICA PSV（cm/s）	斑块评估（%）[a]	ICA/CCA PSV 比率	ICA EDV（cm/s）
正常	<125	没有	<2.0	<40
<50%	<125	<50	<2.0	<40
50%~69%	125~230	≥50	2.0~4.0	40~100
≥70% 但小于接近闭塞	>230	≥50	>4.0	>100
接近闭塞	高、低或者探测不到	可见	可变	可变
完全闭塞	探测不到	可见或者没有可探测的真腔	不适用	不适用

ICA：颈内动脉
PSV：收缩期峰值流速
EDV：舒张末期流速

(a) 主要参数：最大收缩速度(PSV)；直接估计斑块的厚度。
(b) 次要参数：舒张末期速度(EDV)；颈内动脉/颈总动脉比(同侧颈内动脉和颈总动脉 PSV 比)。
(2) 能评估斑块的成分以及表面特征(稳定还是不稳定斑块)。
(3) MRA/CTA 的补充，能够评价颈动脉的其他病变(串联病变、夹层和血栓)，椎动脉和颅内的变异。

b. MRA：能够用来排除狭窄，但对于狭窄程度的量化上，受到限制并容易出现各种伪影。可以运用多种技术进行成像。
(1) 时间飞跃法——不需要使用血管内对比剂。
(2) 相位对比 MRA——能够获得量化的血流、血流速度以及血容量。
(3) 对比增强——提高图像的质量并降低非血流相关的伪影。

c. CTA：能评价主动脉弓以及颈动脉的钙化，这些信息对于制订介入操作途径以及设备的选择是有帮助的。
(1) 如果超声和 MRA 的结果不一致，或者存在 MRA 禁忌证时，CTA 能起到明显的作用。
(2) 评价颈内动脉岩骨段以及床突旁段受到限制。

d. 数字减影血管造影(DSA)：仍然是评价颈动脉以及颅内动脉粥样硬化的金标准。
必须完成四根血管造影来评估颅内动脉粥样硬化、动脉瘤以及其他可能影响治疗途径的血管异常。造影可以和择期的 CAS 同时进行。

术前准备

1. 预防
a. CAS 可以在清醒镇静或者在全身麻醉状态下进行。患者必须术前禁食 6~8 小时，或者从午夜时开始禁食。
b. 控制 β 受体拮抗药(靠近颈动脉球部的操作，存在潜在的心动过缓)和二甲双胍(手术前 24 小时和 48 小时)。
c. 监控胰岛素以及香豆素水平。
d. 标记对比剂/乳胶过敏。
2. 手术过程中持续监测
a. 心电图。
b. 血压。
c. 脉搏血氧测定。
3. 药物
a. 术前用药。

（1）选择性病例：手术前2~4天开始。

（a）波立维（氯吡格雷）75mg口服，一天一次。

（b）拜阿司匹林100mg口服，一天一次。

（c）他汀类药物。

（2）急诊病例（患者存在频繁发作加重的TIAs）：手术前3~4小时开始加量使用。

（a）波利维（氯吡格雷）300mg口服一次。

（b）阿司匹林650mg口服一次或者600mg口服一次。

（3）对于不能够口服波利维的患者，使用力抗栓（噻氯匹定）250mg口服，一天两次。这类患者急诊手术前至少接受两天的口服剂量（500mg）。

b. 患者必须继续服用以往在家中服用的药物。

c. 清醒镇静［Ⅳ芬太尼和咪达唑仑针剂（咪达唑仑）］或者必须准备全身麻醉剂。

d. 术中抗凝。

（1）预防性抗凝。

（a）持续肝素化，激活凝固时间（ACT）控制在250~300秒。手术开始给予5000U肝素快速静脉注射。

（b）临床上常采用直接凝血酶抑制剂，特别是对于那些容易发生肝素诱导的血小板减少的患者。已报道的凝血酶抑制剂有阿加曲班（argatroban）和比伐卢定（bivalirudin），但给予的剂量范围尚未形成标准[20,21]。建议阿加曲班的剂量为1mg/kg，快速静脉注射一次，随后给予2.5mg/（kg·h）静脉注射 ×4 h。

（2）GPⅡb/Ⅲa阻滞剂（按需要）。

（a）决定手术开始前200s左右的ACT值，可以降低颅内出血的风险。

（b）依替巴肽注射液180μg/kg开始剂量，10分钟重复一次。

（c）阿昔单抗0.25mg/kg。

e. 手术过程中心动过缓的治疗。

（1）格隆溴铵（glycopyrrolate）0.2mg静脉注射，可以重复给药一次。当靶病灶部位靠近颈动脉球部时，经皮血管腔内球囊扩张成形（PTA）以及支架植入会诱导心动过缓，格隆溴铵主要用于预防性给药。

（2）阿托品0.6~1mg静脉注射1次。

（3）很少采用多巴胺。

f. 治疗血管成形术、颅内保护装置、支架植入相关的血管痉挛采用动脉内给予尼卡地平，2~10mg 缓慢动脉内给药，给药时间超过 10 分钟，给药过程中密切监测血压。尼卡地平同样适用于动脉高血压。

g. 胶体溶液（20% 白蛋白）通过扩张血管容量可以用于控制围术期的高血压；另外，白蛋白能够增加颅内微循环，而不需要依靠增加血压来实现。白蛋白给药需要慢，50ml 静脉滴注 20 分钟以上，每 4~6 小时可以重复给药。

4. 装置

a. CAS 采用的装置包括导引导丝、诊断性导管、导引导管、栓子保护装置、血管成形的球囊以及支架系统。血管入口处封堵装置也常采用。

b. 导引导丝。

（1）具有旋转、亲水性的 0.035 英寸导引导丝，头端可以成形帮助超选择插管至颈总动脉（例如，导引导丝，Terumo Medical Corporation，Somerset，NJ）。

（2）当诊断性导管需要与导引导管交换时，需采用 0.035 英寸硬交换导丝（例如，Amplatz 超硬导丝 260cm 或者 300cm 长；Cook Medical，Inc.，Bloomington，IN）。

（3）有些病例不能采用颅内保护装置，需采用 0.014 英寸或者 0.018 英寸长的交换导丝，选择插入并超过狭窄部位以支撑球囊扩张。

c. 导管。

（1）4F 或者 5F 的诊断性导管，用于手术前血管造影（例如，Berenstein Ⅱ，Sidewinder Ⅱ，Multipurpose）。

（2）6F 或者常采用的 7F 导引导管（例如，Envoy，Codman Neurovascular，Raynham，MA orShuttle，Cook Medical，Inc.，Bloomington，IN）。

d. 颅脑保护（CP）装置。

（1）临时性阻断球囊和抽吸装置（例如，Guardwire Temporary Occlusion and Aspiration System；Medtronic Vascular，Santa Rosa，CA）。

不再广泛应用于 CAS。技术上主要包括狭窄远端球囊撑开以阻断进入颅内的血流，球囊扩张以及支架植入后，采用特殊的装置从颈动脉的近段至撑开的球囊部位抽吸血液以及栓子碎颗粒，最后抽瘪球囊。

（2）滤网装置（见表 14.4）。

颅脑保护装置中应用最普遍的，由绑定在 0.014 英寸（1 英寸 = 2.54cm）导丝上的可以收缩的滤网组成。导引导丝先通过狭窄部位，然后释放滤网，血管球囊扩张成形和支架植入后，滤网以及栓子颗粒一起跟随保护装置输送系统撤出体外。

（3）流动反转系统（GORE Flow Reversal System；W.L.GORE & Associates，INC.，Flagstaff，AZ）。

（a）和其他的装置不同之处在于该系统需要动、静脉两个入路。

（b）这个系统包含了一个球囊导管和第二个绑定在导丝上的球囊。第一个球囊撑开以阻断颈总动脉，第二个球囊阻断颈外动脉。这种流动反转装置依靠 Willis 环的交叉血流进入颈内动脉，血流直接通过导引导管经过一个滤网进入到静脉循环。在再循环之前栓子碎粒被体外的滤网捕获。

e. PTA 球囊。

（1）如用于预扩张（支架植入前），选择（3.0~4.0）mm×20mm 非顺应性的 PTA 球囊。

（2）如用于支架植入后扩张，选择（4.0~7.0）mm×20mm 非顺应性的 PTA 球囊。球囊的直径需要与狭窄远端正常动脉直径相匹配。

f. 支架（见表 14.4 自膨式支架）。

（1）大部分 CAS 采用自膨式支架，原因在于支架具有抗压性以及变形后的再塑性。这些优点对于颈部的运动非常重要。球囊扩张式支架可以精确定位释放，同时比较适合颈总动脉开口处的病变，因其受到胸廓的保护。

（2）支架放置的位置需要超过动脉粥样硬化斑块近端以及远端各 5~10mm。最理想的结果是采用一个支架覆盖整个病变部位。病变部位如位于扭曲的颈动脉部位，可以采用两个短支架重叠放置，以避免病变远端到支架部分动脉血管的扭折。

（3）支架的直径需要大于支架释放部位血管直径 1~2mm。与 PTA 球囊截然相反，支架的选择必须以最大的、更近端的血管直径为参考。也可以采用逐渐变细的支架，特别是对于支架释放的近端与远端血管直径存在较大的偏差。

g. 血管入口处止血装置（见血管入口处管理章节）。

（1）局部止血贴：压迫时放置于穿刺部位促进止血。由促进凝血的不同成分浸泡而成。

（a）聚氨基葡糖（Chito-seal；Abbott Vascular，Santa Clara，CA）。

（b）多聚 -N- 乙酰神经氨酸（SyvekExcel；Marine Polymer Technologies，Danvers，MA）。

（c）凝血酶（D-stat Dry；Vascular Solutions，Inc.，Minneapolis，MN）。

（2）动脉缝合装置：存在几种不同的缝合装置，所有的技术都包括：首先缝合装置替代股动脉血管鞘，然后定位于股动脉壁，最后释放封堵材料。每一种装置都有各自的优点和不足。

（a）Angio-seal（St, Jude Medical, Minnetonka, MN）：完全的生物可吸收系统，包括了一个可以在血管腔内表面释放的用于固定的锚钩以及血管腔外表面压缩的胶原塞。

（b）Perclose（Abbott Vascular, Santa Clara, CA）：可以经皮肤缝合动脉穿刺口处。

（c）StarClose（Abbott Vascular, Santa Clara, CA）：在动脉穿刺口处释放一个小的、永久性的周围血管镍钛夹。

操作

1. 入路

大部分 CAS 通过股动脉途径。桡动脉、肱动脉、腋动脉甚至直接穿刺颈动脉途径也可以采用。

2. 诊断性血管造影

a. 采用改良 Seldinger 技术以及微穿刺系统建立入路通道。

b. 放置 6F 长血管鞘。血管鞘必须与肝素化的加压袋连接（1 滴 / 秒持续滴注）。

c. 采用 5F 猪尾巴导管进行主动脉弓造影。

d. 采用 4F 或者 5F 诊断性导管和亲水性导丝配合完成双侧颈动脉以及椎动脉选择性插管造影。造影位置包括颈部前后位、斜位、侧位；颅内血管包括前后位、侧位以及其他必要的位置。颈动脉球部的 3D 造影有利于评估高级别的狭窄和病变钙化。

e. 评估的关键要点。

（1）评估从颈外动脉以及后循环的侧支血液供应情况。

（2）鉴别一些颈外动脉和椎基底动脉系统与颈内动脉系统存在的危险吻合。

（3）评估 Willis 环以及颅内的侧支供血情况。

（4）详细了解病变的范围（狭窄的长度以及程度）和局部解剖情况（放置支架局部血管的直径、病变与颈动脉球部的关系、钙化的程度、颈动脉扭曲情况、局部病灶溃疡以及血栓情况）。

3. 颈动脉支架植入技术（见分步图解，图 14.1）

a. 股动脉血管鞘放置以及诊断性造影完成后，给予全身肝素化并确保 ACT 250~30 秒。

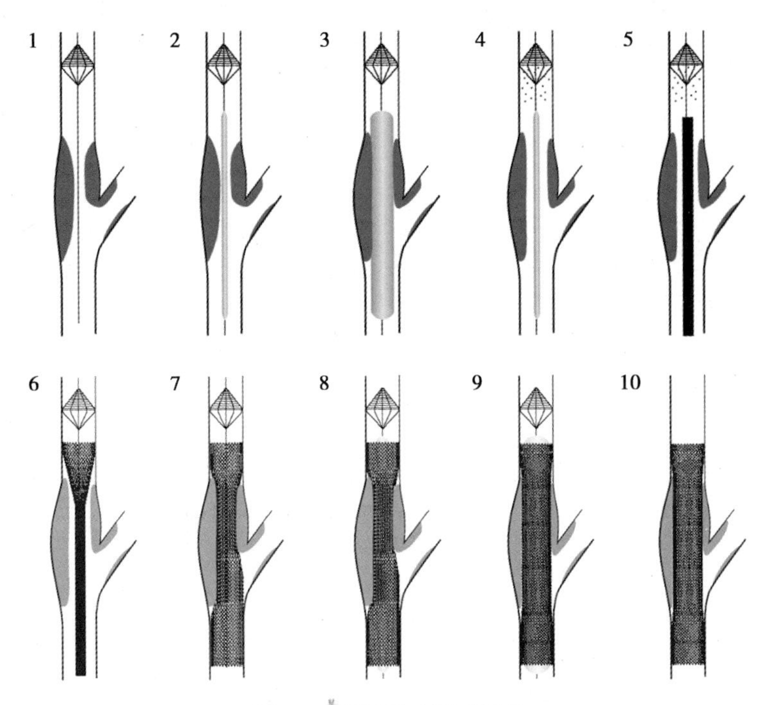

图 14.1　颈动脉支架成形术

b. 在路径图状态下，将造影导管与亲水性导丝配合送至同侧的颈外动脉。
c. 撤出导丝，并替换成 300cm 硬交换导丝。
d. 通过交换导丝，将造影导管交换成 6Fr 或者 7Fr 导引导管。将导引导管放置于距离病变部位约 20mm 处。导引导管需与肝素化的加压袋连接（1 滴 / 秒持续滴注）。
e. 步骤 1：在路径图引导下，将脑保护装置通过病变处并释放在比较直的颈内动脉段。
f. 进行颈总动脉造影（造影范围必须包括颈动脉分叉处）。
g. 步骤 2~4：PTA 球囊定位并进行血管腔内成形术（残余管腔 <2mm）。
h. 撤出球囊并进行颈总动脉造影。
i. 步骤 5~7：支架系统准确定位并释放，支架需完全覆盖病变部位，包括斑块邻近的狭窄段。
j. 撤出支架输送导管。
k. 进行颈总动脉造影并评估残余狭窄程度。
l. 步骤 8，9：如果残余狭窄 >10%~15%，进行球囊后扩张。球囊直径的选择需与远端正常血管直径匹配。

m. 步骤 10:撤出 PTA 球囊。
n. 完成多角度的颈总动脉造影。
o. 撤出脑保护装置。
p. 进行颈总动脉和颅内血管造影,评估血管痉挛、夹层以及远端有无栓子。
q. 撤出导引导管。
r. 中断肝素化。
s. 选择封堵股动脉入路的方法并撤出股动脉血管鞘。

术后处理

1. 如果患者术后病情稳定,进入观察室观察 24 小时。
   a. 每小时检查患者的生命体征并进行神经系统相关检查。
   b. 保证收缩压维持在 100~160mmHg。
   c. 如果放置了导尿管,导尿管需一直放置到出院前几小时。
   d. 术后开始先给予静脉输液,如果患者能够耐受给予规律性进食。
   e. 0.9% 生理盐水 150ml/h,总量达 400ml。
   f. 预防 DVT 发生。
   g. 卧床休息直到第二天上午。
2. 后续治疗以及随访。
   a. 每天口服波利维 75mg 以及阿司匹林 325mg,持续 6 周。6 周后终生每天口服阿司匹林 81mg。
   b. 术后 6 个月以及一年随访复查彩色多普勒超声。

并发症和治疗

1. 心动过缓:如果责任病灶钙化明显,并且靠近颈动脉球部,容易发生心动过缓,心动过缓往往是短暂的、可以自发恢复的。在心电监护下缓慢扩张 PTA 球囊能够避免心动过缓的发生。可以采用阿托品或者格隆溴铵进行治疗。
2. 动脉低血压:静脉滴注胶体液体。必要时也可以给予多巴胺、新福林。
3. 动脉痉挛:一般情况下能够自行恢复。也可以给予尼卡地平(2~10mg,10 分钟以上)。
4. 动脉夹层:立即采用支架植入,或者终止 PTA/CAS 手术和采用药物治疗。如果选择药物治疗,可以使用持续肝素化过渡到口服华法林,术后采用华法林抗凝 6 个月。
5. 急性血栓栓塞:咨询神经介入医师。可以采用多种措施来治疗急性血栓栓塞,包括动脉内注射阿昔单抗(abciximab),动脉内灌注 tPA,利用血凝块取出装置进行血栓切除术,血栓抽吸,输注胶体以及诱导动脉内高血压等。

6. 斑块破裂导致血管闭塞：进行 CAS。
7. 未能完全覆盖责任病灶：放置第二枚支架。
8. 颈部出血：可能发生的原因是 PTA/CAS 过程中静脉或者动脉破裂。一般发生在曾经有过 CEA 手术的患者。快速给予鱼精蛋白中和肝素化（每 1000U 肝素给予静脉注射 10mg 鱼精蛋白）。如果是大血管破裂，采用球囊导管快速阻断血流；可以考虑采用弹簧圈经血管安全、永久性阻断颈动脉。如果可能，也可以转移患者行急诊外科手术。
9. 再灌注脑水肿：采用甘露醇和皮质类固醇治疗。
10. 颅内出血：咨询神经外科。颅内出血可能与再灌注或者迟发的小缺血损伤有关。
11. 对比剂反应（见 83 章节）：对于怀疑碘对比剂过敏的患者预防性给予苯海拉明以及氢化可的松。如果发生了对比剂过敏反应，保证气道通畅并进行气管内插管。咨询麻醉科医师。
12. 心肌梗死：咨询心脏科。PTA/CAS 过程中很少发生心肌梗死。
13. 腹股沟血肿：一般采用保守治疗。如果患者存在低血压，给予补充血容量。如果血细胞比容明显下降，可以给予输血。如果怀疑假性动脉瘤，可以通过 B 超或者 CTA 明确诊断，超声引导下加压 / 凝血酶注射或者植入带膜支架。必要时咨询血管外科。

结果：主要临床试验总结

Dr.C.Miller Fisher 在 1950 年[4]首先认识到颈动脉粥样硬化与卒中的关系。建立在对这种关系的理解的基础上，Eastcott 和 DeBakay 分别在 1953 年和 1954 年[2,3]首先在外科颈动脉血管重建方面进行了尝试。20 世纪 70 以及 80 年代，CEA 得到了广泛的推广，CEA 与药物治疗之间大的随机对照研究结果（对于所有外科手术的最大的随机对照研究）发表于 20 世纪 90 年代早期。

主要的研究结果总结在表 14.2 中。北美症状性颈动脉内膜切除术试验研究（NASCET）是第一个表明症状性颈动脉狭窄患者采用外科血管重建获益超过药物治疗，并且大大降低了颈动脉狭窄超过 50% 的患者脑卒中的发生率以及死亡率[6]。这些发现也被欧洲颈动脉外科试验研究（ECST）证实并作为症状性患者行颈动脉血管重建术建立标准的基础[22-24]。无症状性颈动脉粥样硬化试验研究（ACAS）发现对于狭窄程度超过 60% 的患者，CEA 优于药物治疗，并将这一条件作为选择患者行血管重建术的基础[25]。

表 14.2 CEA 与药物治疗随机对照试验

	狭窄程序（%）	患者例数		30 天卒中或死亡		远期风险				
		药物	CEA	药物（%）	CEA（%）	风险期限（y）	终点事件	药物（%）	CEA（%）	P
							任何同侧卒中	26.0	9.0	<0.001
NASCET[5,6]	70~99	331	328	3.3	5.8	2	大的或者致命的同侧卒中	13.1	2.5	<0.001
							任何卒中或死亡	32.3	15.8	<0.001
							任何同侧卒中	22.2	15.7	0.045
				2.4	6.7	5	同侧残疾	7.2	2.8	0.054
							卒中			
	50~69	428	430				任何卒中或死亡	43.3	33.2	0.005
							任何同侧卒中	18.7	14.9	0.16
							同侧残疾	4.7	4.6	0.95
	<50	690	678				卒中			
							任何卒中或死亡	37.0	36.2	0.97

续表

	狭窄程序（%）	患者例数		30天卒中或死亡		远期风险				
		药物	CEA	药物（%）	CEA（%）	风险期限（y）	终点事件	药物（%）	CEA（%）	P
ECST[22]							同侧大的卒中	20.6	13.8	<0.001
	80~99[a]	389	586	0.1[b]	6.9[b]	3	任何大的卒中或死亡	26.5	11.6	0.001
ACAS[25]							同侧卒中或围术期的卒中或死亡	11.0	5.1	0.004
	≥60	834	825	0.4	2.3	5	同侧TIA或者卒中或者所有围术期的TIA/卒中/死亡	19.2	8.2	<0.001

*NASCET 和 ECST 采用不同的方法测量狭窄。NASCET 狭窄≈[（ECST 狭窄）−40]/0.6，所以 ECST80% ≈ NASCET67%（26）

30 天 ECST 数据仅包括“大的卒中”或者死亡

颈动脉和椎动脉经腔内血管成形研究（CAVATAS）纳入患者跨度从1992年到1997年，是第一个颈动脉经血管腔内重建术与CEA之间的随机对照研究[27]。这些对照研究的结果总结在表14.3中。CAVATAS研究中入组患者为非高危CEA患者。CAS最初用于治疗PTA不成功或者出现并发症的患者，并成为最佳的经血管内治疗的方法，所观察到的临床效果促进了支架的发展。尽管只有26%的患者行支架植入，并且没有有效的脑保护装置，CAVATAS研究中关于CEA与CAS在围术期（30天）以及远期（3年）疗效没有发现明显的统计学上的差别。

随着CAS设备的不断增加，完成了一些由制造商支持的研究（表14.4）。SAPPHIRE研究是对比CEA与CAS结果的随机研究[15,28]。SAPPHIRE研究结果表明对于高危CEA的患者30天卒中、死亡或者心肌梗死发生以及远期3年的终点复合事件的发生，CAS疗效不次于CEA。其他一些制造商支持的研究总结在表14.5中。这些随机研究大多数为无对照试验，结果显示对于高危CEA患者，CAS不次于从既往CEA研究中得到的结果。这些研究的结果也使得FDA批准不同的CAS设备上市并促进CAS在高危人群中的持续开展。

非高危CEA患者是否接受CAS，目前仍存在争议。颈动脉和椎动脉经腔血管成形研究（CAVATAS）前瞻性研究了CAS与CEA在卒中/死亡的发生上没有明显的差别[33,36]（见表14.5），氯吡格雷联合阿司匹林降低症状性颈动脉狭窄栓子研究（CaRESS）也验证了这一结果。更近一些的两个随机对照研究怀疑过CAS的安全性。有症状重度颈动脉狭窄患者动脉内膜切除术与血管成形术比较（EVA-3S）研究，和保护性支架血管成形术和颈动脉内膜剥脱术比较研究（SPACE），因均未能证实CAS在围术期并发症的发生率不次于CEA而被早期终止。这些失败来源于研究设计的不同方面。EVA-3S研究由大量的中心完成，并且术者的经验限制条件不足（以前完成过5例CAS或者没有CAS经验，但有导师指导）[29]。这也许能够解释该项研究中CAS围术期高的发病率和死亡率（9.6%*vs* 2.1%~8.6%其他有脑保护装置的研究）。SPACE研究中有27%的病例没有强制性使用脑保护装置，可能是围术期意外事件高发的原因，最终导致研究失败[30]。

最近发表了两组大规模的随机对照研究结果。国际颈动脉支架植入研究（ICSS）将1713例患者随机分为CAS或者CEA组，分析结果表明CEA优于CAS。120天的随访显示CAS组卒中、死亡以及心肌梗死的发生率为8.5%，而CEA组为5.2%（P=0.006）[8]。CAS组中任何类型的卒中以及死亡同样高于CEA组。因此，ICSS研究者得出这样的结论：CEA仍然适合颈动脉血管重建。

表 14.3 经血管腔内重建与 CEA 的随机对照试验

	狭窄程度和外科手术风险	患者例数		30 天中风或死亡		远期风险				
		血管腔内	CEA	血管腔内（%）	CEA（%）	风险期	终点事件	血管腔内（%）	CEA（%）	P
CAVATAS[27]（26%CAS，74% PTA，没有脑保护装置）	≥50% 狭窄 96% 有症状 无 CEA 高危因素	251	253	10.0	9.9	3 年	死亡或者致残性中风	14.3	14.2	0.9
SAPPHIRE[8]（CAS 采用脑保护装置）	有症状，≥50% 无症状，≥80% 有 CEA 高危因素	167	167	4.8^{a}	9.8^{a}	3 年	30 天中风/死亡/心梗和同侧中风、死亡从 31 天到 3 年	24.6	26.9	0.71
EVA-3S[29]（CAS，92% 采用脑保护装置）	有症状，≥60% 无 CEA 高危因素	261	259	9.6	3.9		30 天的数据后研究终止			
SPACE[30]（CAS，27% 采用脑保护装置）	有症状，≥50% 无 CEA 高危因素	599	584	6.8^{a}	6.3^{a}					

续表

	狭窄程度和外科手术风险	患者例数		30天中风或死亡		远期风险				
		血管腔内	CEA	血管腔内（%）	CEA（%）	风险期	终点事件	血管腔内（%）	CEA（%）	P
ICSS[7]（CAS，≥72%采用脑保护装置）	有症状，>50%或者非侵袭的相等的无CEA高危因素	853	857	7.5[a]	4.0[a]	120天期中分析	中风、死亡或者手术过程中的心梗	8.5	5.2	0.006
CREST[8]（CAS采用脑保护装置）	有症状：造影≥60%，超声≥70%，或者超声50%~69%但CTA/MRA≥70%	126	124				30天中风/死亡/心梗			
	无症状：造影≥60%，超声≥70%，或者超声50%~69%但CTA/MRA≥80%无CEA高危因素	2	0	*5.2	*4.5	4年	和同侧中风从31天到3年	7.2	6.8	0.51

[a]SAPPHIRE，ICSS，and CREST 30天数据包括心梗：SPACE 30天数据仅仅包括单侧中风

[b]SAPPHIRE 研究的85.6%的CAS患者和70.1%的CEA患者有3年的随访数据

表 14.4 颈动脉支架和脑栓塞保护装置

厂商	滤网	支架系统	临床试验
Abbot Vascular	Accunet	RX Acculink	ARCHeR, CAPTURE
(Santa Clara, CA)	Emboshield Bare Wire	Xact	SECuRITY
Boston Scientific(Natick, MA)	FilterWire EZ	WALLSTENT	BEACH, CaRESS[a]
Cordis Corporation(Miami, FL)	Angioguard RX	Precise RX	SAPPHIRE CASES~PMS
ev3 Inc.(Plymouth, MN)	SpiderFX	PROTÉGÉ RX	CREATE

[a] 在 CaRESS 研究中，WAllSTENT 装置采用导引导丝 + 脑保护装置(Medtronic Vascular, Santa Rosa, CA)，目前颈动脉手术中已不再采用该方法

表 14.5 非随机对照 CAS 装置试验研究(所有 CAS 手术包括脑保护装置)

	狭窄程序和外科手术风险	患者例数		30 天卒中 / 死亡 / 心肌梗死		远期风险			
		CAS	CEA	CAS(%)	CEA(%)	风险期(年)	终点事件	CAS(%)	CEA(%)
ARCHeR[13,31]	有症状≥50% 无症状≥80% CEA 高危因素	278	—	8.6	—	1	30 天卒中 / 死亡 / 心肌梗死和同侧卒中从 31 天到 365 年	10.2	—
BEACH Pivotal[32]	有症状≥50% 无症状≥80% CEA 高危因素	480	—	5.4[a]	—	1	24 小时无 Q 波心肌梗死,30 天卒中 / 死亡 / 无 Q 波心肌梗死 1 年同侧卒中和神经相关的死亡	8.9	—
CaRESS[33]	有症状≥50% 无症状≥75% 广泛风险人群	143	254	2.1[b]	4.4	1	任何卒中或者死亡 任何卒中、死亡或心肌梗死	10.0[b] 10.9[b]	13.6 14.3

续表

	狭窄程序和外科手术风险	患者例数		30 天卒中/死亡/心肌梗死		远期风险			
		CAS	CEA	CAS (%)	CEA (%)	风险期(年)	终点事件	CAS (%)	CEA (%)
CREATE[12,34]	有症状≥70%								
	无症状≥80%	419	—	6.2	—	1	任何卒中、死亡或心肌梗死	9.4	—
	CEA 高危因素								
SECuRITY[35]	有症状≥50%						死亡	9.5	—
	无症状≥80%	305	—	7.5	—	1	同侧卒中	7.9	—
	CEA 高危因素						心肌梗塞	2.3	—

[a]BEACH30 天数据仅包括 Q 波心肌梗塞。[b]CAS 与 CEA 事件的发生率不同没有统计学意义

但是，ICSS研究结果与颈动脉内膜剥脱血管重建术与支架植入术的对比试验（CREST）不一致。CREST是设计最为严密的多中心随机双盲对照研究。它的主要终点事件是围术期内任何脑卒中、心肌梗死或死亡的发生率及随访的任何同侧脑卒中的发生率。2502例患者随访4年，在终点事件上CEA与CAS无明显差别（7.2% *vs* 6.8%，P=0.51）[7]。但是，CAS存在比较高的围术期卒中发生率（4.3% *vs* 2.3%，P=0.01），而CEA存在较高的围手术期心肌梗死发生率（1.1% *vs* 2.3%，P=0.03）。在卒中的发生方面，大的围手术期脑卒中两者没有明显的差别（0.9% *vs* 0.7%，P=0.52），这就说明了大部分的卒中事件为微小事件。CREST与ICSS出现不同的研究结果，可能在于CREST研究的设备以及操作更加规范化，同时选择做介入手术的医师要求较高且要求有丰富的CAS经验[37]。虽然CREST研究的数据表明了CAS具有与CEA相似的临床作用，但从CREST与ICSS研究结果的不一致上来看，研究机构操作者的经验显得非常重要。

（吕朋华 译　施海彬 校）

参考文献

1. Lloyd-Jones D, Adams R, Carnethon M, et al. Heart disease and stroke statistics—2009 update: a report from the American Heart Association Statistics Committee and Stroke Statistics Subcommittee. *Circulation*. 2009;119(3):480–486.
2. Eastcott HH, Pickering GW, Rob CG. Reconstruction of internal carotid artery in a patient with intermittent attacks of hemiplegia. *Lancet*. 1954;267(6846):994–996.
3. DeBakey ME. Successful carotid endarterectomy for cerebrovascular insufficiency. Nineteen-year follow-up. *JAMA*. 1975;233(10):1083–1085.
4. Estol CJ. Dr C. Miller Fisher and the history of carotid artery disease. *Stroke*. 1996;27(3):559–566.
5. Barnett HJ, Taylor DW, Eliasziw M, et al. Benefit of carotid endarterectomy in patients with symptomatic moderate or severe stenosis. North American Symptomatic Carotid Endarterectomy Trial Collaborators. *N Engl J Med*. 1998;339(20):1415–1425.
6. North American Symptomatic Carotid Endarterectomy Trial Collaborators. Beneficial effect of carotid endarterectomy in symptomatic patients with high-grade carotid stenosis. *N Engl J Med*. 1991;325(7):445–453.
7. Clark W, on behalf of the CREST investigators. The Carotid Revascularization Endarterectomy versus Stenting Trial. *International Stroke Conference*. San Antonio, TX; 2010.
8. International Carotid Stenting Study investigators. Carotid artery stenting compared with endarterectomy in patients with symptomatic carotid stenosis (International Carotid Stenting Study): an interim analysis of a randomised controlled trial. *Lancet*. 2010;375(9719):985–997.
9. Biller J, Feinberg WM, Castaldo JE, et al. Guidelines for carotid endarterectomy: a statement for healthcare professionals from a special writing group of the Stroke Council, American Heart Association. *Stroke*. 1998;29(2):554–562.
10. Moore WS, Barnett HJ, Beebe HG, et al. Guidelines for carotid endarterectomy. A multidisciplinary consensus statement from the ad hoc Committee, American Heart Association. *Stroke*. 1995;26(1):188–201.
11. Medicare National Coverage Determinations: Percutaneous Transluminal (balloon) Angioplasty (PTA) with Stenting. Centers for Medicare and Medicaid Services, United States Department of Health and Human Services, 2008.
12. Safian RD, Bresnahan JF, Jaff MR, et al. Protected carotid stenting in high-risk patients with severe carotid artery stenosis. *J Am Coll Cardiol*. 2006;47(12):2384–2389.
13. Gray WA, Hopkins LN, Yadav S, et al. Protected carotid stenting in high-surgical-risk patients: the ARCHeR results. *J Vasc Surg*. 2006;44(2):258–268.

14. White CJ, Iyer SS, Hopkins LN, et al. Carotid stenting with distal protection in high surgical risk patients: the BEACH trial 30 day results. *Catheter Cardiovasc Interv.* 2006;67(4):503–512.
15. Yadav JS, Wholey MH, Kuntz RE, et al. Protected carotid-artery stenting versus endarterectomy in high-risk patients. *N Engl J Med* 2004;351(15):1493–1501.
16. Mahoney FI, Barthel DW. Functional evaluation: the Barthel index. *Md State Med J.* 1965;14:61–65.
17. Muir KW, Weir CJ, Murray GD, et al. Comparison of neurological scales and scoring systems for acute stroke prognosis. *Stroke.* 1996;27(10):1817–1820.
18. Bamford JM, Sandercock PA, Warlow CP, et al. Interobserver agreement for the assessment of handicap in stroke patients. *Stroke.* 1989;20(6):828–828.
19. Grant EG, Benson CB, Moneta GL, et al. Carotid artery stenosis: gray-scale and Doppler US diagnosis—Society of Radiologists in Ultrasound Consensus Conference. *Radiology.* 2003;229(2):340–346.
20. Bush RL, Lin PH, Mureebe L, et al. Routine bivalirudin use in percutaneous carotid interventions. *J Endovasc Ther.* 2005;12(4):521–522.
21. Lewis BE, Rangel Y, Fareed J. The first report of successful carotid stent implant using argatroban anticoagulation in a patient with heparin-induced thrombocytopenia and thrombosis syndrome: a case report. *Angiology.* 1998;49(1):61–67.
22. European Carotid Surgery Trialists' Collaborative Group. Randomised trial of endarterectomy for recently symptomatic carotid stenosis: final results of the MRC European Carotid Surgery Trial (ECST). *Lancet.* 1998;351(9113):1379–1387.
23. European Carotid Surgery Trialists' Collaborative Group. MRC European Carotid Surgery Trial: interim results for symptomatic patients with severe (70–99%) or with mild (0–29%) carotid stenosis. *Lancet.* 1991;337(8752):1235–1243.
24. European Carotid Surgery Trialists' Collaborative Group. Endarterectomy for moderate symptomatic carotid stenosis: interim results from the MRC European Carotid Surgery Trial. *Lancet.* 1996;347(9015):1591–1593.
25. Executive Committee for the Asymptomatic Carotid Atherosclerosis Study. Endarterectomy for asymptomatic carotid artery stenosis. *JAMA.* 1995;273(18):1421–1428.
26. Rothwell PM, Gibson RJ, Slattery J, et al. Equivalence of measurements of carotid stenosis. A comparison of three methods on 1001 angiograms. European Carotid Surgery Trialists' Collaborative Group. *Stroke.* 1994;25(12):2435–2439.
27. CAVATAS Investigators. Endovascular versus surgical treatment in patients with carotid stenosis in the Carotid and Vertebral Artery Transluminal Angioplasty Study (CAVATAS): a randomised trial. *Lancet.* 2001;357(9270):1729–1737.
28. Gurm HS, Yadav JS, Fayad P, et al. Long-term results of carotid stenting versus endarterectomy in high-risk patients. *N Engl J Med* 2008;358(15):1572–1579.
29. Mas J-L, Chatellier G, Beyssen B, et al. Endarterectomy versus stenting in patients with symptomatic severe carotid stenosis. *N Engl J Med.* 2006;355(16):1660–1671.
30. Ringleb PA, Allenberg J, Brückmann H, et al. 30 Day results from the SPACE trial of stent-protected angioplasty versus carotid endarterectomy in symptomatic patients: a randomised non-inferiority trial. *Lancet.* 2006;368(9543):1239–1247.
31. RX Acculink®. *Carotid Stent System: Information for Prescribers.* Santa Clara, CA: Abbot Vascular; 2007.
32. Iyer SS, White CJ, Hopkins LN, et al. Carotid artery revascularization in high-surgical-risk patients using the Carotid WALLSTENT and FilterWire EX/EZ: 1-year outcomes in the BEACH Pivotal Group. *J Am Coll Cardiol.* 2008;51(4):427–434.
33. CaRESS Steering Committee. Carotid revascularization using endarterectomy or stenting systems (CaRESS) phase I clinical trial: 1-year results. *J Vasc Surg* 2005;42(2):213–219.
34. PROTEGE RX® *Carotid Stent System: Instructions for Use.* Plymouth, MN: ev3, Inc.; 2006.
35. XACT® *Carotid Stent System: Information for Prescribers.* Santa Clara, CA: Abbott Vascular; 2008.
36. CaRESS Steering Committee. Carotid revascularization using endarterectomy or stenting systems (CaRESS): phase I clinical trial. *J Endovasc Ther.* 2003;10(6):1021–1030.
37. Hopkins LN, Roubin GS, Chakhtoura EY, et al. The Carotid Revascularization Endarterectomy versus Stenting Trial: credentialing of interventionalists and final results of lead-in phase. *J Stroke Cerebrovasc Dis.* 2010;19(2):153–162.

15 头颈部血管急诊

头颈部的血管急诊可以分为两大类，一类伴有神经内科或神经外科症状，另一类伴有耳鼻喉科症状。少部分患者可能会同时存在这两种症状，如面部和颅底部创伤和合并颈动脉破裂出血的患者。卒中的急诊介入治疗在另一章节具体阐述。

同其他部位的血管系统一样，选择性插管是头颈部血管安全和成功介入栓塞的关键。可以根据介入治疗的需要制订不同的诊断性血管造影策略。

神经内科和神经外科病症

颅内蛛网膜下腔出血

病因学和诊断学[1,2]

1. 创伤是蛛网膜下腔出血最常见的原因。根据出血的分布以及伴随的颅内和软组织损伤可以区分大多数动脉瘤性的蛛网膜下腔出血。
2. 囊状或浆果样动脉瘤破裂是导致蛛网膜下腔出血的第二常见原因。其余病因包括动静脉畸形、硬膜动静脉畸形或动静脉瘘、血管炎、烟雾病等。不同位置的动脉瘤的破裂的几率有所不同（表 15.1）。

表 15.1 不同部位破裂动脉瘤的发生率

部位	发生率
前交通动脉	30.3
后交通动脉	25
大脑中动脉分叉	13.1
颈内动脉分叉	4.5
脉络膜前动脉	4.3
大脑中动脉 M1 段	3.9
基底动脉分叉部位	2.0
大脑前动脉 A1 段	1.5
大脑中动脉远端	1.4
大脑后动脉远端	0.9
椎基底动脉移行部位	0.9
基底动脉中段	0.8
小脑后下动脉	0.8

3. 临床症状：剧烈头痛、恶心、呕吐、颈项强直、畏光。
4. 头颅 CT 平扫检查示出血位于蛛网膜下腔、基底池、脑沟和脑室。出血的分布因动脉瘤位置而异（表 15.2）。

表 15.2 动脉瘤导致的蛛网膜下腔出血（SAH）的分布

前交通动脉	大脑半球内前裂或透明隔部位出血
	大脑前叶前中部血肿
后交通动脉	鞍上池及中脑周围池出血
	大脑前叶前中部血肿
	基底核出血
大脑中动脉	同侧外侧裂出血
	颞叶血肿
基底动脉	脚间池出血
	中脑血肿
小脑后下动脉	桥前池及第四脑室出血
	小脑血肿

5. 首次 CT 检查时行 CT 血管成像（CTA）可能会较脑血管造影检查更早发现动脉瘤[3,4]。

适应证[1,2]

1. 临床及影像学检查怀疑非外伤性蛛网膜下腔出血。
2. 脑血管造影证实蛛网膜下腔出血的原因并指导制订手术或者血管内介入治疗的方案。

禁忌证

脑血管造影检查的相对禁忌证包括：肾衰、难以控制的高血压及病情不稳定。在行血管造影之前需稳定患者的病情。

术前准备

除了常规造影前的工作、准备以及监测外，还需要根据患者的病情进行 Swan-Ganz 插管和颅内压的监测。

操作步骤[5,6]

1. 造影开始时给予普通肝素静脉注射（成人 1000~2000U）。
2. 双侧颈总动脉造影或双侧颈内、颈外动脉分别造影。
3. 双侧椎动脉造影或一侧椎动脉造影及对侧椎动脉反流至小脑后下动

脉近端显影。

4. 血管造影需包括前后位、侧位及至少一次斜位,方便显示动脉瘤起始处的血管分支情况。
5. 附加操作
   a. 交叉颈动脉压迫法:通过按压对侧颈动脉以达到增加前交通动脉显示。
   b. Alcock 试验:椎动脉造影时,压迫双侧颈动脉,增加后交通动脉显示。
   c. 阴性脑血管造影:目的在于排除因血管痉挛或是血栓导致破裂动脉瘤的漏诊,一般在首次造影检查后的 7~10 天进行第二次脑血管造影检查。
   d. 在手术探查过程中的动脉瘤破裂可能需要进行急诊术中或术后血管造影检查以评估动脉夹的位置及邻近血管的通畅程度,重新调整动脉夹可能会改善预后。
6. 脊髓蛛网膜下腔出血
   a. 脊髓蛛网膜下腔出血往往会有中枢神经症状。在颅底部及上颈部可能会发现出血。
   b. 除常规脑血管造影外,还应包括双侧椎动脉造影、双侧肋颈干动脉、甲状颈干动脉造影。
   c. 脊髓神经根动脉必须逐一进行插管造影以排除脊髓来源的蛛网膜下腔出血。当脑动脉造影检查为阴性时,应完成脊髓动脉造影。
   d. 脊髓 MRA 在区分血管分流和可疑脊髓硬膜动静脉瘘可能有部分价值,但对急性脊髓蛛网膜下腔出血没有价值。

术后管理

1. 常规按压动脉穿刺点止血。
2. 如果需要行术中造影检查,可在手术室中经左侧股动脉穿刺入路置入血管鞘。

结果[1,2,5,6,]

1. 绝大多数情况下(>85%)诊断性血管造影能够显示脑动脉瘤。重复血管造影可以将发现脑动脉瘤的概率提升到 95% 以上。
2. 脊髓动脉系统评估和辅助脑 MRI 检查有一定的诊断意义。

颅内囊性动脉瘤的治疗[1,2,7]

外科夹闭术

1. **术中脑血管造影**可能对证实钛夹放置和载瘤血管的通畅有辅助作用。
2. **球囊抽吸压迫**:术中将不可解脱的球囊导管插入到颈内动脉,在放置钛夹的时候充盈球囊，在阻断血流的过程中，缓慢抽吸球囊导管可以使得动脉瘤的压力降低，有利于钛夹的夹闭。

血管腔内可解脱铂金弹簧圈栓塞术

适应证

a. 适合栓塞治疗的解剖学指征。
 （1）窄颈动脉瘤。
 （2）动脉瘤壁上无穿支或分支血管。
b. 尤其适合于基底动脉尖动脉瘤。
c. 球囊辅助技术和支架辅助技术扩大了血管腔内弹簧圈成功栓塞动脉瘤的范围。

禁忌证

a. 因动脉粥样硬化血管严重扭曲导致进入动脉瘤途径危险。
b. 梭形动脉瘤。
c. 动脉瘤颈显示不清晰。
d. 因血管痉挛导致插管困难及弹簧圈释放。

术前准备

a. 全身麻醉。
b. 与血管造影相同的一般准备。

操作步骤

a. 电解脱血管腔内动脉瘤栓塞弹簧圈系统（GDC；Fremon，CA）。
b. 经 5Fr 或 6Fr 导引导管将微导管头端送入动脉瘤腔内，经微导管送入钛合金微弹簧圈。
c. 对于 10 或 18 微导管系统，有较多的不同大小和形状的弹簧圈可供选择。
d. 在造影开始前进行普通肝素（成人用 1000~2000U）静脉注射后，肝素使用逐步增加达到 ACT 值约 200 的水平。

术后管理

a. 术后至少 48 小时保持全身肝素化（PTT 在 60~80 秒）。
b. 通常加用阿司匹林抗血小板治疗。
c. 股动脉穿刺入路可能要保留 24~48 小时。最近，经皮缝合器的使用使得患者可以保持头高足低体位以方便 ICP 的控制。
d. 患者入住重症监护病房（ICU），监测和预防脑血管痉挛。

e. 术后 6 个月进行随访复查血管造影，评估弹簧圈稳定性。

结果

a. 通过使用 GDC 技术，大约 80% 的 5~10mm 动脉瘤可以完全闭塞。
b. 更小的动脉瘤完全栓塞的几率更高。
c. 50% 的直径大于 15mm 的动脉瘤可以达到完全栓塞。

血管腔内治疗动脉瘤：载瘤血管闭塞技术

适应证

对于部分无法进行外科治疗的巨大动脉瘤，载瘤血管闭塞技术仍然是可行的。

术前准备

a. 在行载瘤血管栓塞前需要行诊断性血管造影来观察动脉瘤及评价 Willis 环的功能。
b. 行球囊闭塞试验（BOT 试验）评估患者对血管永久闭塞的耐受能力。
c. 在球囊闭塞时，通过可控制的降低血压，六甲基丙胺肟（HMPAO）单光子发射计算机断层成像（SPECT）或者氙 –CT 测试脑血流量，提高 BOT 的预测价值。

操作步骤

a. 采用可脱球囊和（或）微弹簧圈可以容易且安全地闭塞颈内动脉或者椎动脉。
b. 闭塞近端血管通常足以诱导血栓形成，而无需栓塞动脉瘤。

并发症[7,8]

a. 诊断性血管造影检查的并发症包括造影剂过敏、TIA、卒中（0.5%~2%），血肿、血管夹层。
b. 造影期间动脉瘤破裂的危险较小，而在血管内弹簧圈栓塞的过程中动脉瘤破裂的可能为 1%~3%。
c. 血管内弹簧圈栓塞的过程中发生 TIA 或卒中的几率为 3%~5%。有学者认为造影以及弹簧圈栓塞术中、栓塞术后 48 小时内使用肝素可以降低卒中的发生率。

脑血管痉挛的治疗

通常是由于蛛网膜下腔出血导致 Willis 环局部血管受到刺激进而

导致脑血管痉挛。机体自我调控、血管收缩和血流控制能力的丧失导致脑实质缺血和临床症状加重。

蛛网膜下腔出血后的 7~10 天是脑血管痉挛发生的高峰期。脑血管痉挛导致了相应供血区域的脑组织缺血。临床症状因受累部位的不同而异，症状包括意识受抑、局部神经功能缺失等。经颅多普勒（TCD）可能对脑血管痉挛的评价有一定作用。

"三 H"治疗法：包括扩容、升压、血液稀释以保持血压及组织血液供应。这些方法在神经症状加重时使用。

适应证[8-15]

1. 可疑脑痉挛血管造影检查的主要适应证是局部或整个神经系统功能恶化、内科治疗无效（"三 H" 治疗法）。
2. 症状发生后以及最初的治疗失败后应尽早进行脑血管造影，以使临床症状的恢复获得最大的可能性。
3. 血管造影前进行 CT 检查（无对比剂），以明确缺血性损伤的部位，并排除其他原因（非血管痉挛性的）导致的神经功能恶化，如脑水肿或再出血。

禁忌证

1. 脑血管造影术的相对禁忌证包括肾衰和难以控制的高血压。
2. 脑血管痉挛治疗的相对禁忌证包括受累脑组织缺血性或出血性梗死。血运重建可导致严重缺血和（或）梗死的脑组织出血。

术前准备

1. 血管造影前评估出血参数（PT，PTT，INR）以及肾功能（尿素氮和肌酐）。
2. 患者必须在重症监护室进行监测；大多数患者需要插管、镇静、麻醉，特别是已接受血管成形术的患者。ICP 监测是有帮助的。麻醉支持是比较理想的方法。
3. 进行非对比剂的 CT 扫描。

血管痉挛的诊断

1. 血管造影时给予普通肝素静脉团注（成人平均剂量 1000~2000U），另外在手术过程中需加用大约 1000 U/h，以维持 ACT 在 200~250 秒。
2. 诊断血管造影需包括颈动脉和椎动脉供血区域，临床怀疑缺血区的供应血管则为造影检查的重点。

3. 血管痉挛的造影诊断标准为:
   a. 近端血管狭窄。
   b. 造影剂通过时间延长。
   c. 脑实质染色。
   d. 有条件的可与初次诊断性血管造影相比较。

步骤

1. 血管内治疗血管痉挛:罂粟碱灌注
   a. 使用5Fr或6Fr导引导管,将微导管(10或18系统)插入到所涉及的颈动脉、椎动脉或近端分支,进行血管造影。确认血管痉挛并固定导管位置。
   b. 利用1毫升注射器将300mg/100ml浓度的罂粟碱通过微导管脉冲式或持续灌注到病变血管。
   c. 间断进行动脉造影,记录血管反应。使用能够使脑血流恢复的最低剂量。每根血管注入的最大剂量是300mg。
   d. 血管内治疗血管痉挛的并发症:
      (1)增加ICP的风险,尤其是在快速输注时,ICP可能会导致出血、脑疝。在罂粟碱用药期间ICP监测可以帮助预防ICP,以控制ICP。
      (2)低血压,是使用罂粟碱的反应;脑灌注压下降。
      (3)呼吸停止(基底动脉灌注),可能会导致老年人心脏传导阻滞。
      (4)眼底出血(眼动脉以下灌注)。
      (5)继发于血管痉挛后脑梗死的脑出血(梗死性脑出血)。
2. 血管成形术治疗血管痉挛[8,9,11,12,15]
   a. 顽固的血管痉挛可能对罂粟碱治疗无效,可能需要血管成形术治疗,这可能与痉挛的程度和治疗时间有关。
   b. 颈内动脉远端、大脑中动脉M1段,大脑前动脉A1段,椎基底动脉交界处,基底动脉,有时大脑后动脉P1段的血管痉挛可能适合血管成形术。
   c. 血管成形术治疗血管痉挛,通过间断、轻柔的扩张不可解脱的硅胶微球囊以达到扩张血管改善血流的目的。
   d. 血管成形术能成功治疗远端的颈内动脉和大脑前动脉A1段和大脑中动脉M1段的脑血管痉挛。椎基底动脉系统的血管痉挛也可以应用血管成形术,但在基底动脉大脑后动脉(P1)段由于穿支动脉的存在,治疗的风险更大(见下文)。
   e. 血管痉挛行血管成形术的并发症[8,9,11,12,15]。

（1）风险比单纯注射罂粟碱更高。
（2）动脉夹层。
（3）动脉破裂。
（4）动脉血栓形成 / 闭塞。
（5）继发栓塞后遗症。

结果[8-15]

1. 约 66%的患者对罂粟碱治疗脑血管痉挛有效。
2. 其余约 54%的患者对罂粟碱和血管成形术的联合治疗有效。
3. 症状发作后 12 小时内开始治疗是最好的。临床症状发作超过 48 小时的患者，很少能获得临床症状明显改善。

术后管理（罂粟碱灌注或血管成形术后）

1. 维持“三 H”治疗和密切的神经监测血管痉挛复发的迹象。
2. 顽固性血管痉挛的患者可能需要每天进行血管造影和罂粟碱治疗。
3. TCD 是一种随访血管痉挛复发有效方法。

脑实质出血

病因及诊断

1. 基底核血肿：基底核出血通常是由于豆纹动脉微动脉瘤（Charcot 动脉瘤）所致。这些都是不适合的干预，一般不需要造影。
2. 非基底核区的脑实质出血病变：
   a. 动静脉畸形，硬脑膜动静脉瘘，海绵状血管瘤，毛细血管扩张，及其他血管造影隐匿性脑血管畸形。
   b. 肿瘤转移。
   c. 动脉瘤破裂可能导致的脑血肿，通常与一些蛛网膜下腔出血相关。
      （1）大脑中动脉动脉瘤可能破裂到相邻的颞叶。
      （2）前交通动脉瘤可能破裂到额叶内侧。
   d. 非外伤性轴外血肿偶尔可能发病源于动脉瘤，动静脉畸形或硬脑膜动静脉瘘。他们往往合并“蛛网膜或脑实质出血”，血管造影的诊断标准，与脑实质内血肿的评估类似。

适应证

1. 当出血并不局限于基底核区，不合并高血压或出血部位不典型时，建议血管造影检查。
2. 由于血肿的占位效应，需要急诊降颅压手术的患者，需要等到手术结束后才能血管造影。这也有利于显示因为占位效应压迫而掩盖的血管病变。

镇静前的准备

1. 无创性影像,包括CTA(在初次CT平扫检查时进行)或脑MRI/MRA成像评估的基础血管病变。
2. 脑血管造影常规准备,包括评估出血的参数(PT、PTT、INR),肾功能(尿素氮、肌酐)。

手术操作

1. 血管造影时行肝素静脉注射(成人用1000~2000U),但需要考虑到外科手术的时间。
2. 血管造影检查应包括颈内动脉和颈外动脉,或者双侧颈总动脉和双侧椎动脉。
3. 急诊血管内介入治疗AVM的标准:
   a. 动静脉畸形栓塞治疗通常在非急性期进行,但如果急诊手术,可以进行早期栓塞。
   b. 根据畸形的性质选择栓塞剂,包括N-丁基-氰基丙烯酸酯(NBCA),聚乙烯醇(PVA)颗粒,铂金微弹簧圈。
   c. 出血后急性期行栓塞治疗,出现栓塞过程中或栓塞后再出血风险是较高的。这是因为新近破裂的血管比较脆弱。
4. 急诊血管内介入治疗AVM,脑动脉瘤破裂与脑实质内血肿的标准为:
   a. 在许多情况下,根据进行紧急手术减压的需要,可以行GDC弹簧圈栓塞治疗[7]。
   b. 治疗的选择通常取决于动脉瘤的形态结构和是否需要血肿减压来决定。
   c. 对于常见的动脉瘤与脑实质内血肿。
      (1)大脑中动脉瘤一般需要在三分叉水平重建,可能并不适合弹簧圈为主要形式的治疗。有时在彻底治疗之间进行部分弹簧圈栓塞以稳定动脉瘤。
      (2)尽管存在血肿,前交通及胼周动脉瘤在很多情况下可以进行栓塞。

术后管理

包括穿刺部位止血及术后监护。

结果与并发症

1. 颅内血肿进行急诊血管造影取决于非侵入性影像学检查结果确定的

血肿位置和性质。

2. 非侵入性成像敏感度可通过造影前增加对比度浓度和(或)CTA提高。
3. 并发症包括脑血管造影诊断和任何干预的相对风险在前面均已描述。

耳鼻喉科(ENT)急诊

鼻出血

病因及诊断[16-23]

1. **遗传性血管发育异常:**原称为遗传性出血性毛细血管扩张症,常染色体显性遗传性血管异常增生,毛细血管扩张。可以累及鼻腔黏膜、皮肤和呼吸道。常见合并有肝、肺动静脉畸形。
2. **肿瘤:**累及鼻腔和(或)鼻窦原发性或转移性肿瘤可导致顽固性鼻出血。CT可以确定病变的位置和程度,可以提示诊断。
3. **鼻子和面部创伤:**无论是贯穿伤或是顿挫伤都可能会导致血管损伤,包括裂伤、闭塞、假性动脉瘤、动静脉瘘。CT可以明确骨损伤的程度,并显示附近的骨折碎片、异物或头颈部主要血管轨迹。CTA额外的好处在于显示头部和颈部大血管通畅度,指导是否需要进行血管造影检查[4]。
4. **鼻出血的颅内来源**
   a. 偶尔,岩段或海绵窦段颈内动脉瘤的破裂可能会导致鼻出血;在此位置中的外伤性假性动脉瘤,包括在垂体或蝶窦手术期间颈内动脉的医源性损伤[24]。
   b. 硬脑膜动静脉畸形也可能是鼻出血的来源。
5. **特发性鼻出血**
   a. 无造影能确定的出血原因,可能与出血体质及抗凝治疗有关。
   b. 保守的鼻腔填塞无法控制出血时可以考虑行颗粒栓塞。

适应证

血管造影的适应证包括:鼻前庭和后庭填塞治疗无效,往往伴有大量失血,需要输血的顽固性鼻出血。

镇静前的准备

1. 脑血管造影常规准备,包括评估出血的参数(PT、PTT、INR),肾功能(尿素氮、肌酐)。
2. 维持气道通畅极其重要,因患者仰卧位造影检查,可能会因出血而窒息。最好有麻醉支持,包括气管插管和全身麻醉。

程序

1. 血管造影时进行标准肝素静脉注射(成人用1000~2000U)。
2. 血管造影应该包括颈内动脉和颈外动脉,或因颈内动脉闭塞性疾病,无法安全地选择性插管,可以行双侧颈总动脉造影检查。
3. 必须评估鼻黏膜的血管供应
   a. 上颌动脉的远端和面动脉的远端均供应鼻黏膜。
   b. 眼动脉可通过筛前分支主要供应鼻黏膜。
   c. 其他血管来源包括:颈内动脉海绵窦段的下外侧干、动脉圆孔或其他岩骨或海绵窦分支。
4. **血管造影**
   a. 颈内动脉(双侧)。
   b. 颈外动脉(双侧)。
   c. 颌内动脉(双侧)。
   d. 面部动脉(双侧)。
5. **栓塞**
   a. 远端鼻腔黏膜分支应通过颈外动脉供应鼻的四支大的动脉分支中的三支进行栓塞,保留完整的主干。
   b. 至少一个的主要供血动脉的远侧供血范围保持不变,以便提供侧支血流到其他黏膜和防止坏死。
   c. 栓塞剂包括以下:
      (1) PVA颗粒,直径选择在150~250μm或250~355μm,以避免黏膜坏死。
      (2) 明胶海绵颗粒和铂金弹簧圈可以作为部分患者的辅助选择,但应该避免近端闭塞,强调出血部位栓塞。这将允许根据需要在未来重复栓塞。
      (3) Embospheres和其他新的栓塞剂可作为潜在的PVA替代品。

并发症

并发症包括常规的脑血管造影的风险以及局部血管损伤导致皮肤或鼻腔黏膜脱落的风险,特别易发生于栓塞颗粒过小或侧支循环被破坏的患者。

术后管理

1. 穿刺部位止血。
2. ICU或降压管理。
3. 血管造影与肝素静脉注射后凝血功能指标已恢复到正常后可将鼻填充物取出(通常于术后次日取出填充物)。

创伤性血管损伤

病因

1. **钝挫伤**
   a. 包括的面部、颅底、颈椎骨折，可能会导致大血管损伤。
   b. CT/ CTA 用于确定的骨折断端及正常动脉结构的关系是有用的。
2. **穿透性创伤**
   a. 带或不带扩展血肿，穿透性创伤可能需要导管造影来评估血管损伤。
   b. CT 和（或）CTA 可显示的贯通路径或显示血管损伤。
   c. 血管撕裂、假性动脉瘤形成（± 血肿），血管痉挛可以经血管造影确定。

镇静前的准备

1. 脑血管造影常规准备，包括评估出血的参数（PT、PTT、INR），肾功能（尿素氮、肌酐）。
2. 一般损伤血管造影应包括双侧颈总动脉、主动脉弓、双侧颈内动脉和颈外动脉、椎动脉。应根据机制和性质，改变造影策略。
3. 血管造影时进行标准肝素静脉注射。可以根据伤害程度和手术时间进行改变。

步骤：选择血管造影

1. **面部骨折合并口腔或鼻腔出血**[25, 26]
   a. 血管造影与鼻出血相同。
   b. 栓塞出血源，通常是一个颈外动脉的分支，采用临时的栓塞剂，如明胶海绵或大的 PVA（300~500μm 或更大的）颗粒，以进行即时止血和局部愈合。
2. **颈动脉受伤**[27–31]
   a. 血管造影需要评估双侧颈总动脉和至少一个椎动脉，为了寻找血管损伤，评估通过 Willis 环的侧支循环。
   b. 颈动脉损伤最常见于直接的盾形打击或手术创伤。颈动脉损伤也可以发生在接合部位，如颅底水平、硬脑膜刺破颈动脉、床突水平与海绵窦内的颈内动脉受伤。
   c. 颈动脉可能撕裂或断裂，导致血管闭塞或颈内动脉海绵窦瘘的形成[31]。
   d. 在创伤发生时立即治疗颈内动脉是有希望的，血运重建旁路手术通常不可行。
   e. 颈内动脉穿透性创伤可能形成假性动脉瘤。

f. 如果有足够的侧支血管供应，假性动脉瘤可能通过闭塞载瘤动脉治疗。血管内治疗可以通过支架、覆膜支架，或传统的支架加GDC弹簧圈，通过线圈网眼到假性动脉瘤血管内介入治疗。手术修复也许是可能的，这取决于假性动脉瘤的位置[32-36]。

g. 颈动脉内膜切除后可能出现颈动脉闭塞致使短暂性脑缺血发作或偏瘫，往往需要再次手术。经常进行急诊血管造影，以明确症状的病因和重新检查血管性质。

3. **外伤性颈动脉海绵窦瘘**[31,37]

a. 通常发生在头部严重受伤一段时间后。

b. 除非视力受到威胁，否则不需要紧急处理。

c. 颈内动脉海绵窦瘘的治疗包括经动脉和经静脉闭塞瘘口的两种方法。

d. 在治疗某些动静脉瘘时必须闭塞载瘤动脉，尤其是当瘘口以下水平颈动脉损伤严重。

4. **椎动脉损伤**[27,29,32,38]

a. 血管造影必须包括双侧颈总动脉和至少一支椎动脉，以寻找血管损伤部位和评估通过Willis环的侧支循环的水平。

b. 椎动脉损伤也可能由于顿挫伤或贯穿伤导致，一些交界固定点，如C5–6横突孔部位，C1–2的交界处，C1和枕骨大孔之间是潜在的损伤部位。

c. 颈椎骨折，尤其是贯穿横突孔，通常与合并椎动脉损伤（夹层、闭塞性假性动脉瘤，瘘形成）。

d. CT脊柱平扫检查可以显示横突孔的完整性。对比增强CTA在最初的影像检查中观察椎动脉的通畅度是最有用的。

e. 再通撕裂或夹层形成的椎动脉可能导致远端血管栓塞、卒中。

f. 血管内栓塞治疗通常包括保证足够的侧支循环的情况下闭塞椎动脉。通常使用可脱球囊或铂金弹簧圈进行血管闭塞。

5. **椎动脉–颈静脉瘘**

a. 常见于颈部穿透伤。

b. 可以出现脑和（或）上肢动脉盗血现象，瘘较大时可能导致血流动力学不稳定。

c. 可以从椎动脉途径使用弹簧圈或可脱性球囊栓塞，通常合并椎动脉近端闭塞。偶尔可以采用经颈静脉途径的辅助技术。较少采用外科手术。

并发症

这些包括常规脑血管造影的风险以及局部血管损伤和卒中的风险。

因治疗技术的不同,风险不同。

术后管理

1. 穿刺部位止血。
2. ICU 神经系统的监测,特别是脊椎或颈内动脉闭塞时。
3. 如果闭塞了大血管,需进行血流动力学支持。

头颈部恶性疾病[39-42]

头部和颈部癌症患者的顽固性口鼻出血时通常需要紧急干预。CT 或 MRI 检查评估残留的肿瘤对计划的血管内介入治疗是有用的。

血管内介入治疗通常包括栓塞起自颈外动脉分支的肿瘤新生血管或闭塞的一个主要分支、颈总动脉、或颈内动脉。

激惹试验是治疗这些患者的一个重要组成部分(见下文)。

术前准备

1. 脑血管造影常规准备,包括评估出血的参数(PT、PTT、INR),肾功能(尿素氮、肌酐)。
2. 气道管理对于因出血而行仰卧位的造影检查患者是极其重要的。为了进行临床试验,局部麻醉支持与气管插管联合的情况下,优选全身麻醉。

诊断性动脉造影

1. 一般来说,血管造影应包括双侧颈总动脉、颈内动脉和颈外动脉。颅内和颅外血管都需进行研究。
2. 在考虑行颈动脉闭塞前应评估椎动脉循环系统,应评估 Willis 环,前、后交通动脉的通畅。

球囊闭塞测试[39]

介绍

a. 可能行手术治疗或血管内闭塞颈内动脉患者,术前需行血管造影评估颈动脉闭塞的耐受性。
b. 包括血管造影检查评估侧支循环,闭塞过程中的临床试验,HMPAO SPECT 或氙 CT 脑血流评估暂时阻断动脉对脑血流的影响。

程序

a. BOT 测试采用将不可解脱的球囊导管放置到颈内动脉或颈总动脉

内。可用微球囊或常规的 8.5mm 的闭塞气囊。

b. 临时闭塞试验期间患者需全身肝素化（ACT 240~260 秒）。

c. 临时闭塞试验期间进行的神经学功能测试。

d. 常使用硝普钠（Nipride）滴注诱导全身性低血压，将平均动脉压的减少到正常时的 2/3 水平。在此期间，患者注射 HMPAO 对脑血流量第一次评估。

e. 气球放气并撤回。患者送到核医学部门采取 SPECT 成像，血管鞘缝合在原位。

f. 能够耐受临床检查和 SPECT 检查无局部异常的患者再次行血管造影对血管进行永久性栓塞。（见颈动脉永久栓塞章节）

颈动脉永久性栓塞

介绍

a. 急诊颈动脉栓塞是在没有任何支架保留颈动脉的办法下进行。

b. 择期行颈动脉栓塞。

（1）在颈部局部复发的头颈部癌患者手术和（或）放射治疗后可能有条件进行根治性手术方式的选择，往往需要对手术范围内的颈动脉进行切除术。

（2）外科手术的同时进行颈动脉栓塞较外科手术前几周进行颈动脉栓塞的围术期脑卒中的风险高。

术前准备及步骤

a. 脑血管造影常规准备，包括评估出血参数（PT、PTT、INR），肾功能（尿素氮、肌酐）。

b. 血管闭塞之前，患者要进行中心静脉置管（静脉给肝素之前；因此，当拟永久闭塞，中心静脉置管是在血管造影诊断和 BOT 测试之前完成）。

c. 诊断性脑动脉造影特别注意 Willis 环和前交通动脉和后交通动脉的通畅，在颈部的颈总动脉也要检查（见上文）。

d. 颈动脉永久闭塞之前进行 BOT 测试，如果能够耐受可行永久闭塞。

e. 血管内颈动脉闭塞采用可脱性球囊，GDC 弹簧圈或组合使用。此外，在某些情况下，也可以使用螺旋状弹簧圈。

颈动脉爆裂综合征

介绍

a. 颈动脉的爆裂综合征是继发于相邻恶性肿瘤侵蚀的头部和颈部的

脉管，而经口、鼻或气管急性出血的综合征。

b. 亚急性的颈动脉爆裂症患者多为慢性或间歇性出血，哨兵出血的情况并不少见。

术前准备及步骤

a. 脑血管造影常规准备，包括评估出血参数（PT、PTT、INR），肾功能（尿素氮、肌酐）。

b. 这部分人群的患者进行评估必须包括气道评估。患者需行气管插管、全身麻醉进行气道管理。为了监测患者生命体征，中心静脉置管是非常重要的，特别是在有可能进行颈动脉闭塞的情况下。

c. 血管造影包括双侧颈总动脉、颈内动脉、椎动脉，以明确 Willis 环的完整性，如同明确病灶本身。

d. 如果时间允许，临时 BOT 试验是通过注入 HMPAO，以确定稳定的颈动脉闭塞的颅内血液循环和耐受力。

e. 在这之后，在颈动脉闭塞使用可脱球囊，或在某些情况下，采用 GDC 和复杂的螺旋弹簧圈组合。

f. 当由于不完整的 Willis 环，侧支循环不足，或不能耐受暂时性球囊阻断颈动脉，不能进行颈动脉闭塞时，在本组患者中颅外到颅内旁路可能是必需的。常规和覆膜支架在这类患者中使用有限。

g. 有时，颈动脉爆裂表现为无法控制的出血，为挽救患者生命，必须在不能进行颈动脉闭塞试验的情况现闭塞颈动脉。在这些患者中，卒中的风险是相当高的，在这种情况下，在完成颈动脉闭塞后进行 HMPAO SPECT 扫描，以进行积极的高血压和高血流量的管理。

术后管理：主要血管牺牲

1. NICU 管理，包括治疗高血压和高容量治疗，关键是要保持脑灌注，让患者适应脑灌注的变化。
2. 全身肝素化（PTT 60~80 秒）保持至少 48 小时；通常使用阿司匹林抗血小板治疗。
3. 股动脉通路可以被保持为 24~48 小时。或者，为术后数天能行全身肝素化和抗血小板治疗，可采用经皮血管封堵器封堵血管穿刺点。

结果和并发症：大血管牺牲[40-41]

1. 具有良好的侧支循环，良好的临床和 HMPAO SPECT 反应的闭塞测试患者对颈动脉和（或）椎动脉闭塞的耐受性良好。
2. 积极的 ICU 管理，旨在最大限度提高脑灌注，再加上抗凝，是成功的必要条件。

3. 这些风险包括手术过程中及术后第一周出现脑低灌注卒中、局部脑梗死。
4. 侧支循环差、测试闭塞反应差、血流灌注不足 HMPAO SPECT 和(或)大量出血,需要紧急颈动脉闭塞的患者风险增加。

肿瘤出血

1. 口腔、鼻腔或气管出血可能由于导致肿瘤的新生血管形成,或肿瘤侵蚀小血管,而非大血管造成出血。
2. 可能会遇到血管撕裂或假性动脉瘤的,并直接栓塞处理具体的出血部位。
3. 在大多数这些患者中,亚急性颈动脉闭塞的耐受性评估是必要的,随后进行颈动脉闭塞。
4. 与鼻出血患者的血管造影方法及步骤与之一致。
5. 并发症包括常规的脑血管造影的风险以及局部血管损伤和卒中的风险。风险因治疗的方法不同而异。在一般情况下,风险类似于鼻出血患者。
6. 仔细诊断造影和肿瘤出血部位的栓塞,其控制出血有效率超过 95%。
7. 术后管理
   a. 穿刺部位止血。
   b. 出血需进行 ICU 密切观察或后续治疗需待出血参数稳定。
   c. 颈动脉闭塞后注意行神经监测和血流动力学疗法(高容量、高张力)治疗。

(吕朋华 译 施海彬 校)

参考文献

1. Lasner TM, Raps EC. Clinical evaluation and management of aneurysmal subarachnoid hemorrhage. *Neuroimaging Clin N Am.* 1997;7:669–678.
2. Bagley LJ, Hurst RW. Angiographic evaluation of aneurysms affecting the central nervous system. *Neuroimaging Clin N Am.* 1997;7:721–737.
3. Zouaoui A, Sahel M, Marro B, et al. Three-dimensional computed tomographic angiography in detection of cerebral aneurysms in acute subarachnoid hemorrhage. *Neurosurgery.* 1997;41:125–130.
4. Rubin GD, Shiau MC, Schmidt AJ, et al. Computed tomographic angiography: historical perspective and new state-of-the-art using multi detector-row helical computed tomography. *J Comput Assist Tomogr.* 1999;23(suppl 1):S83–S90.
5. Lin JP, Kricheff II. Angiographic investigation of cerebral aneurysms; technical aspects. *Radiology.* 1972;105:69–76.
6. Setton A, Davis AJ, Bose A, et al. Angiography of cerebral aneurysms. *Neuroimaging Clin N Am.* 1996;6:705–738.
7. Nelson PK. Neurointerventional management of intracranial aneurysms. *Neurosurg Clin N Am.* 1998;9;879–895.
8. Earnest F IV, Forbes G, Sandok BA, et al. Complications of cerebral angiography: prospective assessment of risk. *Am J Neuroradiol.* 1983;4:2292–2297.

9. Theodotou BC, Whaley R, Mahaley MS. Complications following transfemoral cerebral angiography for cerebral ischemia: report of 159 angiograms and correlation with surgical risk. *Surg Neurol.* 1987;28:90–92.
10. Fandino J, Kaku Y, Schuknecht B, et al. Improvement of cerebral oxygenation patterns and metabolic validation of superselective intraarterial infusion of papaverine for the treatment of cerebral vasospasm. *J Neurosurg.* 1999;89:93–100.
11. Chopko B, Wong W. Endovascular treatment of vasospasm. *West J Med.* 1998;168:269–270.
12. Song JK, Elliott JP, Eskridge JM. Neurological diagnosis and treatment of vasospasm. *Neuroimaging Clin N Am.* 1997;7:819–835.
13. Mathis JM, Jensen ME, Dion JR. Technical considerations on intra-arterial papaverine hydrochloride for cerebral vasospasm. *Neuroradiology.* 1997;38:90–98.
14. Touho H. Hemodynamic evaluation with dynamic DSA during the treatment of cerebral vasospasm: a retrospective study. *Surg Neurol.* 1995;44:63–73; discussion 73–74.
15. Eskridge JM, Newell DW, Winn HR. Endovascular treatment of vasospasm. *Neurosurg Clin N Am.* 1994;5:437–447.
16. Johnson MJ. Vascular lesions of the paranasal sinuses and nasal cavity. *Semin Ultrasound CT MR.* 1999;20:426–444.
17. Koh E, Frazzini VI, Kagetsu NJ. Epistaxis: vascular anatomy, origins, and endovascular treatment. *Am J Roentgenol.* 2000;174:845–851.
18. Ernest RJ, Bulas RV, Gaskill-Shipley M, et al. Endovascular therapy of intractable epistaxis complicated by carotid artery occlusive disease. *Am J Neuroradiol.* 1995;16:1463–1468.
19. Alvarez H, Theobald ML, Rodesch G, et al. Endovascular treatment of epistaxis. *J Neuroradiol.* 1998;25:15–18.
20. Pelz DM. Endovascular therapy for intractable epistaxis. *Radiology.* 1992;183:284–285.
21. Sudhoff H, Stark T, Knorz S, et al. Massive epistaxis after rupture of intracavernous carotid artery aneurysm: case report. *Ann Otol Laryngol.* 2000;109:776–778.
22. Chen D, Concus AP, Halbach VV, et al. Epistaxis originating from traumatic pseudoaneurysm of the internal carotid artery: diagnosis and endovascular therapy. *Laryngoscope.* 1998;108:326–331.
23. Teitelbaum GP, Halbach VV, Larsen DW, et al. Treatment of massive posterior epistaxis by detachable coil embolization of a cavernous internal carotid artery aneurysm. *Neuroradiology.* 1995;37:334–336.
24. Raymond J, Hardy J, Czepko R, et al. Arterial injuries in trans-sphenoidal surgery for pituitary adenoma: the role of angiography and endovascular treatment. *Am J Neuroradiol.* 1997;18:655–665.
25. Komiyama M, Nishikawa M, Kan M, et al. Endovascular treatment of intractable oronasal bleeding associated with severe craniofacial injury. *J Trauma.* 1998;44:330–334.
26. Naidoo NM, Corr PD, Robbs JV, et al. Angiographic embolization in arterial trauma. *Eur J Vasc Endovasc Surg.* 2000;19:77–81.
27. Gomez CR, May AK, Terry JB, et al. Endovascular therapy of traumatic injuries of the extracranial cerebral arteries. *Crit Care Clin.* 1999;15:789–809.
28. Ditmars ML, Klein SR, Bongard FS. Diagnosis and management of zone III carotid injuries. *Injury.* 1997;28:515–520.
29. Weiss VJ, Chaikof EL. Endovascular treatment of vascular injuries. *Surg Clin N Am.* 1999;79:653–665.
30. Risberg B, Lonn L. Management of vascular injuries using endovascular techniques. *Eur J Surg.* 2000;166:196–201.
31. Goodwin JR, Johnson MH. Carotid injury secondary to blunt head trauma: a case report. *J Trauma.* 1994;37:119–122.
32. Higashida RT, Halback VV, Tsai FY. Interventional neurovascular treatment of traumatic carotid and vertebral artery lesions: results in 234 cases. *Am J Roentgenol.* 1989;153:577–582.
33. Matsuura JH, Rosenthal D, Jerius H, et al. Traumatic carotid artery dissection and pseudoaneurysm treated with endovascular coils and stent. *J Endovasc Surg.* 1997;4:339–343.
34. Huang A, Baker DM, al-Kutoubi A, et al. Endovascular stenting of internal artery false aneurysm. *Eur J Vasc Endovasc Surg.* 1996;12:375–377.
35. Duke BJ, Ryu RK, Coldwell DM, et al. Treatment of blunt trauma to the carotid artery by using endovascular stents: an early experience. *J Neurosurg.* 1997;87:825–829.
36. Thalhammer C, Kirchherr AS, Uhlich F, et al. Postcatheterization pseudoaneurysms and arteriovenous fistulas: repair with percutaneous implantation of endovascular covered stents. *Radiology.* 2000;214:127–131.
37. Hemphill JC 3rd, Gress DR, Halbach VV. Endovascular therapy of traumatic injuries of the intracranial cerebral arteries. *Crit Care Clin.* 1999;15:811–829.
38. Demetriades D, Chahwan S, Gomez H, et al. Penetrating injuries to the subclavian and axillary vessels. *J Am Coll Surg.* 1999;188:290–295.

39. Chaloupka JC, Putman CM, Citardi MJ, et al. Endovascular therapy for the carotid blowout syndrome in head and neck surgical patients: diagnostic and managerial considerations. *Am J Neuroradiol.* 1996;17:843–852.
40. Chaloupka JC, Roth TC, Putman CM, et al. Recurrent carotid blowout syndrome: diagnostic and therapeutic challenges in a newly recognized subgroup of patients. *Am J Neuroradiol.* 1999;20:1069–1077.
41. Citardi MJ, Chaloupka JC, Son YH, et al. Management of carotid artery rupture by monitored endovascular therapeutic occlusion (1988–1994). *Laryngoscope.* 1995;105:1086–1092.
42. Lee S, Huddle D, Awad IA. Indications and management strategies in therapeutic carotid occlusion. *Neurosurg Q.* 2000;10:211–223.

胸主动脉瘤与胸主动脉夹层的腔内治疗

介绍

胸主动脉瘤（TAA）[1]

1. 定义为胸主动脉局限性扩张，超过正常径的 50%。降主动脉正常管径的上限是 3~3.5cm。
2. 发生率：每年（5.9~10.4）/100 000。
3. 男女性别比：（1.5∶1）~（1∶1）。
4. 分类：
   a. 解剖部位：30%~40% 累及降主动脉。
   b. 形态学：梭形（80%），瘤样（20%）。
5. 病因学：大多数是退行性病变，粥样硬化的后期。其他病因包括夹层、感染、感染性动脉炎（大动脉炎），结缔组织病（如马方综合征）、外伤或医源性。
6. 自然病程是进行性扩张。当直径超过 6cm 时破裂的风险（经常是致命性的）显著增高。
7. 开放性手术具有很高的致死率及致残率[2]。择期选择性手术的患者短期内死亡率为 5%~20%，而急诊手术的死亡率高达 50%。脊髓缺血的风险为 5%~25%。

主动脉夹层[1,3]

1. 血流通过主动脉内膜的破口后在中膜内形成假腔。假腔可以压迫真腔或者堵塞主动脉分支的血流，造成器官缺血。绝大多数起源于动脉韧带或者距主动脉瓣膜的几厘米内。真假腔可以在其他处沟通。

2. 发生率：每年（2.6~3.5）/100 000。
3. 男女性别比：（2∶1）~（5∶1）。
4. 分类
   a. 解剖位置
      （1）Stanford 分型
         （a）A 型：累及升主动脉（60%~70%）。
         （b）B 型：局限在降主动脉（30%~40%）。
      （2）DeBakey 分型
         （a）Ⅰ型：累及升主动脉及降主动脉。
         （b）Ⅱ型：局限在升主动脉。
         （c）Ⅲ型：局限在降主动脉，累及（Ⅲa）或未累及（Ⅲb）腹主动脉。
   b. 发病时间
      （1）急性：少于 2 周。
      （2）慢性：大于 2 周。
   c. 临床过程：接近 30% 的患者可出现主动脉破裂、急性分支血管缺血、迅速假腔瘤样形成、顺行或逆行夹层进展、难以控制的血压升高或疼痛。动脉瘤形成是急诊治疗的适应证。
5. 病因学：高血压（70%~90%）。其他病因包括结缔组织病（例如马方综合征）、二叶形主动脉瓣、妊娠、动脉粥样硬化、外伤或医源性。
6. 疾病转归多样化。近远期并发症是假腔的扩大（破裂的概率接近 18%）。
7. B 型夹层的内科治疗是降压。尽管有内科严格治疗，25%~40% 的患者可形成假腔瘤样扩张[4]。急诊外科手术适用于出现急性并发症的患者[3]。截瘫发生率为 7%~36%，死亡率为 35%~50%。在支架未出现之前，对于分支血管缺血，撕裂内膜片的开窗治疗用于真假腔的压力平衡[5]。现在此种方法的利用率明显下降。

支架移植物

截至目前，FDA 批准用于降主动脉瘤的腔内治疗的支架移植物有三种：TAG（Gore，Flagstaff，AZ），Talent（Medtronic，Santa Rosa，CA），Zenith TX2（Cook，Bloomington，IN）。后两种支架移植物同样被批准用于治疗穿透性动脉粥样硬化性溃疡。每种支架的通用特点总结在表 16.1。除美国市场外，还有很多商用支架用于临床。

表 16.1 FDA 批准的胸主动脉移植物特性

	Gore（戈尔公司）	Talent（美敦力公司）	Zenith（Cook 公司）
支架材料	镍钛合金	镍钛合金	不锈钢
移植物材料	膨体聚四氟乙烯	聚酯	聚酯
活动固定装置	没有	支架近端和远端为裸支架	支架近端和远端有金属倒钩
模块化	否	是	是
支架直径	26~40mm	22~46mm	28~42mm
输送系统外径	7.6~9.2mm	7.3~8.3mm	7.7~8.6mm
输送系统	20, 22, 24Fr	22~25Fr	20 or 22Fr[a]
最小颈长	≥20mm	≥20mm	≥25mm
最小颈直径	23~37mm	18~42mm	24~38mm[b]
支架长度	10/15/20cm	11.2~11.6cm	8.1~21.6cm

[a] 内径

[b] 外壁至外壁的直径

胸主动脉腔内修复（TEVAR）的目标

1. 胸主动脉瘤：提供持续的动脉瘤纵向血流，使得动脉瘤腔压力减少、血栓形成以及最终的动脉瘤直径的稳定或者缩小。
2. 主动脉夹层：覆盖初始的内膜破口导向血流至真腔内以及假腔内血栓形成，促使主动脉壁全层恢复原位形成真腔以及减轻分支血管的堵塞。

适应证[2]

FDA 批准的适应证[7-9]

1. 降主动脉瘤
    a. 无症状，最小直径大于 5.5cm 或者大于邻近正常血管直径的 2 倍。
    b. 无症状，每年直径增加大于 1cm。
    c. 有症状，不考虑动脉瘤的大小。
2. 穿透性动脉粥样硬化性溃疡（Talent 和 Zenith TX2 被批准使用）。

用于未标识用途的适应证

1. 急性 B 型主动脉夹层[10,11]
   a. 破裂、分支血管缺血、假腔直径每年增加大于 1cm，接近左侧锁骨下动脉的夹层逆行发展。
   b. 尽管观念不完全统一，通常适应证包括夹层顺行性进展、难以缓解的疼痛、内科治疗难以控制的高血压。
2. 已报道的用于未标识的适应证包括慢性 B 型主动脉夹层、急性外伤性主动脉横断伤、外伤后或外科手术后的假性动脉瘤形成、壁间血肿、主动脉瘘、真菌性动脉瘤、急性主动脉破裂等[1]。

禁忌证

绝对禁忌证[7-9]

1. 对器械材料敏感或过敏。
2. 可能增加腔内移植物感染风险的情况。

相对禁忌证

未被 FDA 批准的标准可以在手术者谨慎考虑下实行，但手术者需牢记手术结果的多样性[12]。

1. 用于 TEVAR 的血管解剖条件不足。

   解剖障碍可以通过辅助性的外科干预克服，例如外科血管重建用于延长锚定区[13]。
2. 对造影剂敏感或过敏，肾功能不全。
3. 严重的并发病，预计寿命相对较短。

术前影像学检查[14]

术前影像学检查需在手术前的 3 个月内完成。

1. CT 检查需要从胸廓入口至股动脉分叉水平。
   a. 平扫：有助于评估血管钙化、IMH、高密度病变。
   b. CTA 是术前影像学检查最关键的部分。心电门控技术需用于累及升主动脉病变的观察。
   c. 多平面重建对于精确测量是必需的。
   d. 对于 B 型主动脉夹层，延迟扫描可以评价分支血管缺血和其他潜在的并发症。
2. MRA 可以用于肾功能不全的患者或不能使用碘对比剂的患者。但对钙化灶的评价作用有限。
3. 经食管超声检查（TEE）可用于准确定位夹层患者原始破口的位置。
4. 如果目标病变接近左侧锁骨下动脉，需考虑头颈部 CTA 或 MRA。

测量技术和图像评价

测量主要是在动脉期。图 16.1 表明了数个建议需要测量的参数，用于病例选择及手术计划。

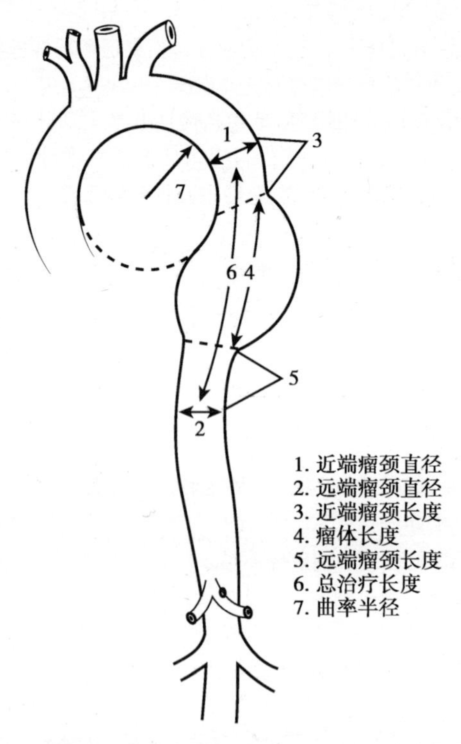

图 16.1 胸主动脉瘤支架移植物植入前推荐测量的参数

1. 胸部降主动脉瘤
   a. 从左锁骨下动脉（或左颈总动脉）到胸主动脉瘤的近端起始部之间的距离，为近端（支架）附着区的长度。
   b. 远段锚定区的长度就是 TAA 的远端距腹腔干开口的距离。
   c. 整个治疗的长度就是动脉瘤的长度与所选择的近远端锚定区长度之和。
   d. 锚定区的直径是血管内壁到内壁的距离，不包括钙化，但是包括腔内的血栓和斑块。值得注意的是，Zenith TX2 是用外壁对外壁的测量来选择支架的直径。
   e. 锚定区形态的评估包括成角、扭曲以及血管腔内血栓和钙化。
   f. 潜在的血管入路的质与量的评估，范围包括双侧股总动脉、髂外动脉、髂总动脉以及远段的肾下主动脉。

g. 主动脉的整个形态及粥样硬化的程度也需要评估。

2. 伴发并发症的急性B型主动脉夹层
   a. 通过细心地追踪夹层内膜,必须清楚地显示原始内膜破口。下游再次开窗亦必须显示清楚。
   b. 进一步血管造影包括夹层范围的近远端以及可能累及的主动脉弓分支血管。
   c. 如果分支血管发生缺血,非常重要的是确认缺血器官的供血来自真腔还是假腔。

腔内移植物治疗的选择标准

病例选择决定于以下两方面:

1. 解剖考虑。不适合的血管解剖条件是最常见治疗失败的原因之一。
2. 临床考虑。在考虑整个寿命预期以及生活质量的情况下,TEVAR的手术风险与外科手术以及内科治疗需要平衡考虑。

解剖标准

1. 近远端锚定区
   a. 降主动脉瘤:离左侧锁骨下动脉或者左侧颈总动脉以及近腹腔干的正常的主动脉段长度需大于等于20mm。
   b. 伴发并发症的急性B型主动脉夹层:没有严格的解剖标准。近端锚定区距离左侧锁骨下动脉大于等于10mm通常是足够的。
   c. 无显著的血栓或钙化。
   d. 支架直径的选择需考虑到可供支架的直径,一般小于40mm。
   e. 曲率半径大于35mm或者主动脉成角小于60°通常是可行的。
2. 髂股动脉入路
   a. 足够的管腔以利于输送系统进入以及解剖适合外科建立通路。
   b. 无明显的扭曲、钙化和血栓。

术前准备

胸主动脉介入术前准备需慎重考虑。

降主动脉瘤介入治疗的器械的选择

1. 支架移植物的直径:通常是大于锚定区管腔直径的10%~20%。

如果远段锚定区的直径明显小于近段,渐缩的腔内移植物或者不同管径的支架重叠。

2. 支架移植物长度:可能的话,锚定区越长越好。
   a. 如果需要用到多支架,支架间重叠必须至少5mm。

b. 如果锚定区成角,需治疗的区域长度需延长。特别重要的是近端锚定区,支架的边缘不可以放置在接近成角的顶端,以防支架移植物沿着内弧的错位,从而增加Ⅰ型内漏或者支架移植物断裂的可能性[15]。
c. 对于较大的胸主动脉瘤,支架移植物的长度须有剩余,以防支架移植物向动脉瘤腔内突出。

伴发并发症的急性B型主动脉夹层的支架选择

1. 支架的直径:以大于邻近原发破口的未被夹层累及的主动脉直径的5%~10%为宜。
2. 支架的长度:支架合适的长度仍有争议,因为有的是只覆盖原发破口,覆盖整个夹层段的不常见。覆盖肠系膜分支血管是不可取的。如果夹层伴发破裂,那么支架应该要覆盖到破口。

特别事项

1. 左锁骨下动脉及腹腔干[13]
   a. 主动脉病变如果接近左侧锁骨下动脉,则要行杂交外科手术和腔内治疗,如象干技术[16]。
   b. 如果病变靠近而非接近左侧锁骨下动脉,有限的锚定区增加了手术的挑战性。左侧锁骨下动脉有意识的覆盖经常是必需的,以有效延长近段锚定区。
   c. 虽然有不同意见的存在,近来的研究还是倾向于如果计划覆盖左侧锁骨下动脉,则常规术前行左侧锁骨下动脉的血管重建[17]。
   d. 不建议不进行血管重建就覆盖腹腔干,而推荐通过杂交手术治疗胸腹主动脉瘤[18]。
2. 脑脊液引流
   a. 脑脊液引流可以在外科手术以及腔内治疗胸主动脉疾病中预防和逆转脊髓缺血[19]。
   b. 预防性脑脊液引流应该应用在如下患者中:术前低血压(平均动脉压小于70mmHg)、主动脉病变治疗长度大于20cm、支架移植物覆盖在T8到T12水平、以前有腹主动脉瘤修补的手术史。

手术操作

不同支架的释放过程是不一样的。术者在使用支架前必须熟悉每种支架的特性[7-9]。以下步骤是胸主动脉支架移植物一般的释放过程。

血管入路

1. 动脉入路一般推荐股总动脉,但也可通过髂外动脉、髂总动脉或者远段肾下腹主动脉。

2. 入路可以经皮穿刺或者外科暴露,通过植入一临时管道。
3. 对于主动脉夹层,选择的入路点需保证进入真腔。

降主动脉瘤

1. 持续监测重要生命体征,特别是动脉血压的持续监测是必需的。
   a. 如果左侧锁骨下动脉预计被覆盖,无创动脉测压管需放置在右侧桡动脉。
   b. 手术中应用体感诱发电位及脑电图监测神经系统并发症、经食管超声检查或者其他的侵入性监测方法不在手术者考虑范围内。
2. 手术需在患者全身麻醉或者传导麻醉下进行。
3. 患者取仰卧位,血管入路部位的无菌处理。
4. 为了后续的血管造影,如果肱动脉入路是需要的,患者的手臂应上举至 90°。
5. 为了血管造影,将导管插入预计支架移植物系统通过的对侧的股总动脉内是常规的操作。肱动脉也可以。
6. 在鞘植入后,金标猪尾巴导管放置在主动脉弓近端。
7. 以左前斜位,垂直于主动脉弓(通常是 45°~75°),通过术前的 CT 或者 MR 测量进行最初的主动脉造影。
8. 获得支架移植物植入的动脉入路。
9. 一旦入路建立,在整个手术过程中抗凝,以维持 ACT 在 250~300 秒。
10. 根据生产厂家的说明书准备支架移植物输送系统。
11. 在持续的透视监视下垂直于近端锚定区,通过 0.035″ 超硬导丝植入支架移植物输送系统,通过输送系统的不透线标志精确定位于目标位置。
12. 再次确认位置后,依据厂家提供的说明书,在持续透视下释放支架。
    a. 对于麻醉插管的患者,支架释放时暂停呼吸有助于支架的精确释放。
    b. 其他预防支架错位的方法,如暂时性低血压或者肾上腺素诱导的心搏暂停,不再是必需的。
13. 在透视观察下小心回撤输送系统导管。
14. 如有需要,可进行塑形球囊血管成形术。
15. 补充释放其他支架移植物只是在特定情况下进行。支架移植物释放的顺序取决于系统本身。
16. 全面的血管造影通过放置在支架移植物近端的造影导管进行。
17. 如果需要,释放补充支架和(或)球囊扩张以保证足够的覆盖、支架移植物的扩张以及血管壁的重置。

伴发并发症的急性 B 型主动脉夹层

TEVAR 治疗伴发并发症的 B 型主动脉夹层的手术过程与胸主动脉瘤的腔内治疗过程相似，主要有以下不同点：

1. 血压必须严格控制在一个正常的窄的范围内，以减少夹层的进展。
2. 经食管超声检查对于确定原发破口的位置以及释放过程中假腔隔绝的判定有帮助。
3. 确保导丝是在真腔内，如果支架移植物是通过假腔的，将造成致命的后果。
4. 一旦支架释放，尽量避免进一步操作或球囊塑形，因为夹层内膜片是非常脆弱的，容易导致穿孔或者逆向撕裂至主动脉弓近端[4,20]。避免使用近端坚硬或者有裸支架的器械。
5. 如果在原发破口被覆盖后有持续异常灌注，裸支架的释放或内膜开窗可以在夹层远端进行，和（或）在每一堵塞的主动脉分支血管植入支架。

重要点

1. 导丝及输送系统在主动脉弓的操作尽量少。
2. 低血压应该避免，以减少脊髓缺血的风险。

术后处理

立即处理

患者需在重症监护单元监护不少于 12~24 小时。

a. 平均动脉压需在支架释放后立即维持在 100mmHg 以上。
b. 监测血流动力学和如下并发症的症状和体征：截瘫或者下肢轻瘫，脑梗死，肠系膜血管或者下肢动脉缺血，其他潜在的早期并发症。
c. 术后抗凝不是需要的。

影像学随访

1. 影像学随访及临床评估在 1、6、12 个月及其后每一年进行。如果内漏存在，需要更严密随访。
2. CT 是术后影像学随访默认的方法。
3. MRA 是 MDCT 的备选方法。虽然现被 FDA 批准使用的器械都可以进行 MR 检查，但因为邻近支架的区域图像质量的问题而受到使用限制。
4. 胸部 X 线：前后位、侧位及双侧 45° 后斜位观察整个支架的形态，评估支架移植物的完整性。

结果[21-23]

降主动脉瘤

典型的结果包括：

1. 98.8% 的技术成功率。
2. 1 年：
   a. 91.6% 的胸主动脉瘤保持稳定或者直径缩小大于 5mm，8.4% 增大。
   b. 0.2% 的动脉瘤破裂，0.4% 需要外科干预，1.6% 支架移植物发生移位。
3. 5 年：
   a. TEVAR 治疗的患者中动脉瘤相关性死亡率为 2.8%，外科治疗为 11.7%[24]。
   b. 81% 的胸主动脉瘤保持稳定或者直径缩小，19% 增大。

伴发并发症的急性 B 型主动脉夹层

1. 942 例 TEVAR 治疗的患者的 Meta 分析[25]：
   a. 技术成功率为 95%。
   b. 完全假腔血栓形成为 85%。
   c. 脑梗死或者截瘫率为 3.1% 和 1.9%。
   d. 30 天死亡率为 9%。
   e. 远期死亡率（平均 20 个月）为 3.6%。

并发症[15]

早期

1. 移植物植入后综合征：低热、背痛、轻度白细胞增多、C- 反应蛋白增高，这些都是自限性的，可以在一周内恢复。
2. 脊髓缺血：较外科手术不少见。
   a. 如果发现早，可以通过适当的脑脊液引流和提高收缩压大于 160mmHg 得到逆转。
   b. 为了防止颅内压降低，引流应该在 24~72 小时内进行，以及引流量限制在每小时 15ml 内 或者每天小于 350ml。
3. 脑血管意外：与在主动脉弓的手术时间较长以及器械操作过频相关[16]。
4. 主动脉穿孔、新发夹层、已存在的夹层范围扩大。
5. 支架错位、未完全扩张、移位和断裂。
6. 血管入路并发症包括：血栓形成、夹层、破裂和撕裂。

远期

1. 内漏：内漏及其治疗在第 19 章讨论。
2. 脊髓缺血可在支架植入后 30 天发生。

3. 支架移位、塌陷、组成部分分离。
4. 支架断裂：单纯支架断裂，一般临床后果不严重。
5. 支架结构破裂。
6. 残留或者复发的病变以及最终向破裂进展。

（夏金国 译 刘圣 校）

参考文献

1. Wang DS, Dake MD. Endovascular stent-grafts for treatment of thoracic aortic diseases. In: Baum S, Pentecost MJ, eds. *Abrams' Angiography: Interventional Radiology*, 5th ed. New York, NY: Little, Brown, and Company; 2005.
2. Svensson LG, Kouchoukos NT, Miller DC, et al. Expert consensus document on the treatment of descending thoracic aortic disease using endovascular stent-grafts. *Ann Thorac Surg*. 2008;85:S1–S41.
3. Hagan PG, Nienaber CA, Isselbacher EM, et al. The International Registry of Acute Aortic Dissection (IRAD): New insights into an old disease. *JAMA*. 2000;283:897–903.
4. Fattori R, Tsai TT, Myrmel T, et al. Complicated acute type B dissection: Is surgery still the best option? A report from the International Registry of Acute Aortic Dissection. *JACC Cardiovasc Interv*. 2008;1:395–402.
5. Leurs LJ, Bell R, Degrieck Y, et al. Endovascular treatment of thoracic aortic diseases: Combined experience from the EUROSTAR and United Kingdom Thoracic Endograft registries. *J Vasc Surg*. 2004;40:670–679.
6. Hartnell GG, Gates J. Aortic fenestration: A why, when, and how-to guide. *Radiographics*. 2005;25:175–189.
7. W. L. Gore & Associates, Inc. Instructions for use: Gore TAG Thoracic Endoprosthesis. Flagstaff, AZ: W. L. Gore & Associates, Inc; 2006.
8. Medtronic, Inc. Talent Thoracic Stent Graft System: Instructions for use. Santa Rosa, CA: Medtronic, Inc; 2008.
9. Cook Medical, Inc. Zenith TX2 TAA Endovascular Graft with the H&L-B One-Shot Introduction System: Instructions for use. Bloomington, IN: Cook Medical, Inc; 2008.
10. Akin I, Kische S, Ince H, et al. Indication, timing and results of endovascular treatment of type B dissection. *Eur J Vasc Endovasc Surg*. 2009;37:289–296.
11. Dake MD, Wang DS. Will stent-graft repair emerge as treatment of choice for acute type B dissection? *Semin Vasc Surg*. 2006;19:40–47.
12. Adams JD, Angle JF, Matsumoto AH, et al. Endovascular repair of the thoracic aorta in the post-FDA approval era. *J Thorac Cardiovasc Surg*. 2009;137:117–123.
13. Reece TB, Gazoni LM, Cherry KJ, et al. Reevaluating the need for left subclavian artery revascularization with thoracic endovascular aortic repair. *Ann Thorac Surg*. 2007;84:1201–1205.
14. Ueda T, Fleischmann D, Rubin GD, et al. Imaging of the thoracic aorta before and after stent-graft repair of aneurysms and dissections. *Semin Thorac Cardiovasc Surg*. 2008;20:348–357.
15. Lee WA. Failure modes of thoracic endografts: Prevention and management. *J Vasc Surg*. 2009;49:792–799.
16. Fann JI, Dake MD, Semba CP, et al. Endovascular stent-grafting after arch aneurysm repair using the "elephant trunk". *Ann Thorac Surg*. 1995;60:1102–1105.
17. Buth J, Harris PL, Hobo R, et al. Neurologic complications associated with endovascular repair of thoracic aortic pathology: Incidence and risk factors. A study from the European Collaborators on Stent-Graft Techniques for Aortic Aneurysm Repair (EUROSTAR) registry. *J Vasc Surg*. 2007;46:1103–1110.
18. Moon MR, Mitchell RS, Dake MD, et al. Simultaneous abdominal aortic replacement and thoracic stent-graft placement for multilevel aortic disease. *J Vasc Surg*. 1997;25:332–340.
19. Gravereaux EC, Faries PL, Burks JA, et al. Risk of spinal cord ischemia after endograft repair of thoracic aortic aneurysms. *J Vasc Surg*. 2001;34:997–1003.
20. Fattori R, Lovato L, Buttazzi K, et al. Extension of dissection in stent-graft treatment of type B aortic dissection: Lessons learned from endovascular experience. *J Endovasc Ther*. 2005;12:306–311.
21. Makaroun MS, Dillavou ED, Kee ST, et al. Endovascular treatment of thoracic aortic aneurysms: Results of the phase II multicenter trial of the GORE TAG thoracic endopros-

thesis. *J Vasc Surg.* 2005;41:1–9.
22. Fairman RM, Criado F, Farber M, et al. Pivotal results of the Medtronic vascular talent thoracic stent graft system: The VALOR trial. *J Vasc Surg.* 2008;48:546–554.
23. Matsumura JS, Cambria RP, Dake MD, et al. International controlled clinical trial of thoracic endovascular aneurysm repair with the Zenith TX2 endovascular graft: 1-year results. *J Vasc Surg.* 2008;47:247–257.
24. Makaroun MS, Dillavou ED, Wheatley GH, et al. Five-year results of endovascular treatment with the Gore TAG device compared with open repair of thoracic aortic aneurysms. *J Vasc Surg.* 2008;47:912–918.
25. Parker JD, Golledge J. Outcome of endovascular treatment of acute type B aortic dissection. *Ann Thorac Surg.* 2008;86:1707–1712.

头臂动脉介入

简介

头臂动脉(无名动脉、左颈总动脉、左锁骨下动脉)阻塞在症状性颅外脑血管疾病中约占17%[1-3]。其中约50%的患者伴有冠脉疾病,27%伴周围血管疾病,29%伴颈/椎动脉疾病[4,5]。与其他动脉粥样硬化性疾病相比,头臂动脉闭塞性疾病发生在相对年轻的患者,且男性稍多[4]。迄今为止,动脉粥样硬化是最常见的病因,其次是多发性大动脉炎、肌纤维发育不良、外伤、胸腔出口综合征、辐射诱发的狭窄[4,6]。不同于其他血管床,减轻阻塞以缓解症状是必要的[7,8]。

球囊血管成形术作为锁骨下动脉狭窄(锁骨下动脉窃血综合征的一种)的主要治疗手段最初报道于1980年[9],1982年被报道用于其他头臂动脉阻塞[10]。虽然学者们最初持怀疑态度,但用球囊扩张头臂动脉的临床治疗不断增加,并在20世纪90年代报道了几个单中心研究,每个中心研究对象都超过100名患者且随访5年以上[11-13]。据他们报道 <1%的脑卒中/死亡率,>95%初始技术/临床成功率,和5年以上的随访中 <15%的症状复发率。这十年期间还开发了支架植入术。在1993年,Mathias报道了联合使用肱动脉入路和自膨胀支架治疗锁骨下动脉闭塞,再通的疗效得到改善[14]。随后,许多报道支持支架用于未成功血管成形术的二次治疗[4-6]。

支架植入术后是否能保持长期通畅目前仍有相当大的争议。部分学者强烈支持以支架植入术为主[15,16]，而部分学者坚决建议以经皮腔内（球囊）血管成形术（PTA）为主，配合选择性支架植入术[17]。而一部分人认为支架植入术的长期效果好于PTA[18]。在开始使用支架成形前很多年就开始的一个长达14年的研究报告显示8年PTA的临床成功率约96%[12]。因此，支架植入术的地位仍存在争议[19]。

在某种程度上，这是缺乏长期、随机试验数据造成的。然而，值得注意的是，随着患者数据库和随访时间的增长，一组同时具有丰富PTA和支架植入治疗经验的研究人员改变了这种看法。具体来说，Henry等已经发表了两篇文章，比较锁骨下动脉PTA伴或不伴支架植入术的长期结果。1999年，他们报道了8年的首次和二次通畅率分别为83%和90%，不高于支架植入术[13]。然而，在2007年，他们的报道的一组14年的研究结果显示：237例患者锁骨下动脉随访10年的首次和二次通畅率，PTA组为79.1%和88.5%，支架组为89.7%和96.9%。这些结果表明，支架能提高长期通畅率[21]。

适应证

1. 锁骨下动脉狭窄/闭塞
   a. 锁骨下动脉窃血综合征[9-23]。
   b. 上肢缺血/栓塞[12,16,20,24]。
   c. 内乳动脉至冠状动脉旁路移植前[12-18]。
   d. 内乳动脉至冠状动脉旁路移植后的心绞痛[13,17,25-29]。
   e. axillo-axillary的旁路移植术前[12]。
   f. 颈动脉、锁骨下动脉旁路移植术前[12,20,30]。
2. 左颈总动脉狭窄
   a. 短暂性脑缺血发作[12]。
   b. 同侧颈动脉内膜切除术前[12,20,28]。
   c. 颈动脉-锁骨下动脉旁路前[12]。
3. 无名动脉狭窄
   a. 上肢缺血[4,10,18,28]。
   b. 同侧颈动脉内膜切除术前[4,10,13,18,30]。
   c. 颈动脉-锁骨下动脉旁路移植术前[10,18,28]。
   d. axillo-axillary的旁路移植术前[10]。

禁忌证

1. 部分活动血栓附着到动脉粥样硬化斑块导致栓塞，溶栓或抗凝治疗2~4周，以清除血栓。
2. 新鲜闭塞（3个月）能导致栓塞。因此，等到它形成（3个月），或考虑

PTA/ 支架植入前溶栓，尤其是 1 个月时（12）。

3. 颈总动脉 PTA/ 支架植入术及同侧颈动脉分叉部动脉内膜切除术都有约 14% 的卒中发生率。

术前准备

1. 阿司匹林 81mg/d+ 氯吡格雷（波立维）75mg/d，术前使用 3~7 天，以减少支架内血栓形成的机会，并协助内源性清除血栓[10]。
2. 正常化 INR。
3. 检查血清肌酐、血小板计数、APTT。
4. 安抚患者。
5. 基线心电图。
6. 输血相关准备。

手术

头臂动脉狭窄

1. 使用 Seldinger 技术建立股动脉入路。
2. 选择 “鞘”
   a. 在最终决定是否介入前，如果计划行主动脉弓或选择性血管造影，选用 5F 鞘。
      （1）23cm 长的外鞘，最大限度减少与髂动脉的摩擦并促进转矩控制导管。
   b. 6F，80cm 长的鞘或导引套管。
      （1）如果无需诊断性造影。
      （2）如果计划使用 0.014″~0.018″ 的导丝（GW）配套的 PTA/ 支架设备。
      （3）放置降主动脉近端。
   c. 7F 至 8F，80cm 的鞘或导引套管。
      （1）如果计划使用 0.035″ 的 GW- 配套 PTA/ 支架设备。
3. 导管插入主动脉弓前使用 5000U 肝素（IV 或 IA）。
4. 推进 5Fr 猪尾型导管，直到侧孔近端靠近无名动脉起源，并进行主动脉弓造影。
5. 使用 20~25ml/s 的速度注射对比剂 2 秒，同时利用左前 30° ~45° 斜位（LAO）和右前斜位（RAO）投影（见图 17.1）。
   a. 左前斜位：
      （1）右侧椎动脉。
      （2）无名动脉。
      （3）左颈总动脉。

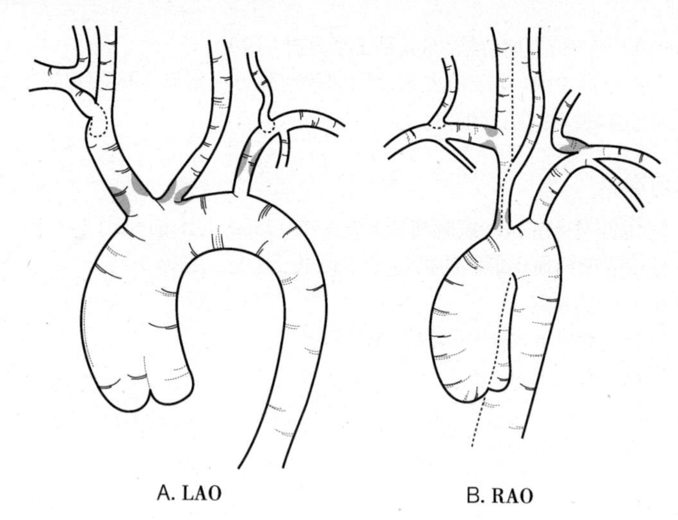

图 17.1　显示头臂动脉狭窄或闭塞的投照位置。A：左前斜位（LAO）很好地显示右侧椎动脉，无名动脉，左侧颈总动脉和左侧锁骨下动脉的狭窄，但是，右侧的锁骨下动脉和左侧的椎动脉狭窄显示不佳。B：右前斜位（RAO）很好地显示右侧锁骨下和左侧椎动脉的狭窄

（4）左锁骨下动脉。

b. 右前斜位：

（1）无名动脉分叉和起始端：

（a）右锁骨下动脉。

（b）右颈总动脉。

（2）左侧椎动脉。

（3）这些信息也可以通过选择性插管至无名动脉，和（或）左锁骨下动脉，然后行右前斜位造影获得。

c. 头足侧投影成像：

（1）如果迂曲头臂动脉的起始端靠后，这可能是必需的。

（2）标准投影能缩短近段，并不表示狭窄。

6. 如果这些图像已经通过 MRA 或 CTA 获得，则步骤 4 和步骤 5 可以省略。

7. 如果不行主动脉弓造影，使用 4Fr 或 5Fr 导管选择性插管，并行动脉造影。

8. 诊断性导管的选择

a. 亲水涂层有利于到达病灶。

b. 通过 5Fr 导管的支撑，更容易推送 0.035″ 或 0.038″ 的导丝通过曲折的头臂动脉。

c. 容易推进壁较薄的 4Fr 椎动脉导管。

d. 单弯导管有利于到达病变处，如果弓被拉长，则对分支的选择和保持稳定的位置，会更加困难。

(1) 左侧椎动脉。

(2) Berenstein 处。

(3) JB-1，JB-2，JR-4 弧。

e. 复杂的反向弧促进 GW 在细长弓里的选择和推进，但可能很难到达所有病灶。

(1) Simmons、Vitek、Hawkins 导管。

(2) 复杂的弧需要导丝对导管提供更多的支撑力来使其前进。

(a) 推进导丝到更远端。

(b) 超硬导丝。

(3) 操作过程中对主动脉壁有力的摩擦增加了栓塞的风险。

9. 当最终决定时，调整肝素，确保术前双重抗血小板处理的情况下，ACT 是 250 秒，或无处理的情况下，ACT 在 300 秒。

10. 通过狭窄段

a. 0.035″ 的亲水导丝（Glidewire，波士顿科学公司）是最常用的。

b. 0.035″ 或 0.038″ 超硬导丝（Roadrunner，库克公司），对导管推进提供更稳定的支撑，但其硬度可能在选择性插管推进导丝时使导管滑脱。

c. 导管插入颈外动脉与肱动脉。

11. 推进鞘或引入长 / 大鞘。

a. 至头臂动脉开口。

b. 通过手推造影剂确定具体位置。

c. 鞘的交换可能需要交换更长更硬的导丝。因此，最简单的方法是开始就使用所需的鞘管。

12. 如果是超过导丝长度的器械，交换使用 260cm 导丝。例如：

a. 如果是 0.035″

(1) 硬导丝（Rosen or Roadrunner, Cook Inc.）。

(2) 硬，成角的，亲水导丝（Glidewire, Boston Scientific）。

(3) Wholey 导丝（Mallincrodt/Tyco）Storq 导丝（Cordis 公司）。

b. 0.018″：McNamara Renal, 120curve（Cook Inc.）。

c. 0.014″：Grand Slam（Asahi Inc.）。

13. 球囊血管成形术为主

a. 如果狭窄达到 80%或严重钙化，选用直径小于正常段 2cm 的球囊。如果结果不理想，则选用正常直径。

b. 缓慢扩张，当“腰”征消失时停止。

能降低撕裂的可能。

c. 短时间扩张。

30 秒基本足够。

(1) 缩短血流停止的时间。

(2) 可降低卒中风险及导管表面血栓形成。

d. 如果疼痛变得严重,则降低扩张压力。

(1) 每次扩张程度降低。

(2) 扩张后反弹值得担忧。

e. 在扩张结果不理想,准备使用更大球囊或支架前,可以考虑二次扩张增加压力。

(1) 选用直径大于正常段 1mm 的球囊。

(2) 考虑在低压下扩张 2 分钟来固定撕裂处。

f. 目标是无残余狭窄。

(1) 残余百分比多少适合支架植入术目前仍有争议。

(2) 可能≥20%。

14. 支架为主

a. 预扩张球囊直径小于正常 1~2mm。

b. 球囊扩张支架(BE),直径与正常血管相同。

c. 自膨胀支架(SX),使用直径大 1~2mm。

不考虑后扩张,以减少栓塞的风险。

d. 避免支架延伸到主动脉,并覆盖左侧椎动脉。

(1) 左颈总动脉通常是唯一真正的病变开始处,并在左前斜位上较好成像(图 17.1)。需要很小心,以避免支架卡在主动脉。

(2) 左侧椎动脉起源在右前斜位上能较好显示(图 17.1)。

(3) 在右锁骨下动脉起始部植入支架最好在右前斜位进行,以尽量减少支架延伸到右侧颈总动脉的风险。

(4) 右侧无名动脉支架植入术最好在左前斜位进行,以避免支架支撑在主动脉。

15. 进行 PTA 和支架植入前

a. PTA 后使鞘通过狭窄段。

(1) 使用 BX 支架(降低支架移位风险)。

(2) 使用 SX 支架,起始部与主动脉成 90° 角。

b. 推送鞘管越过缓慢扩张的 PTA 球囊。

(1) 使鞘管靠中心,降低鞘撕裂风险,并有利于发现偏心钙化狭窄或首个支架。

(2) 低压膨胀(2~4 个大气压),并允许鞘前进时压缩球囊(图 17.2)。

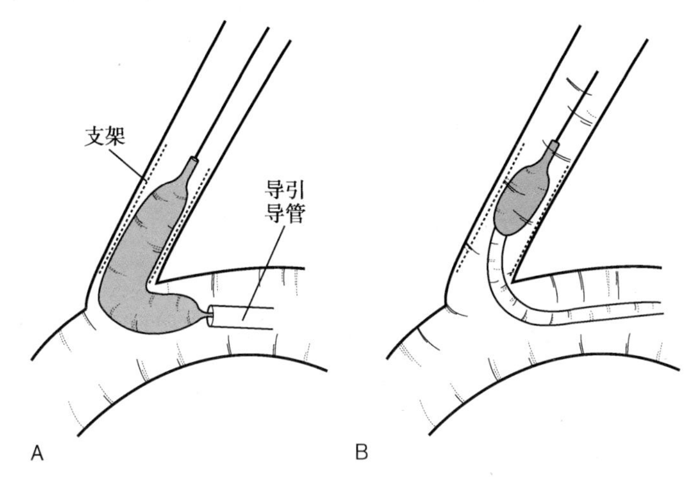

图 17.2　操控导引导管或者长鞘进入支架而不被支架的边缘卡住的方法。A：充盈 PTA 球囊到 2.0 大气压（atm）。B：固定球囊导管和导丝，推进导引导管或长鞘，使球囊能够被挤压，收纳到导引导管或长鞘中

（3）不考虑行支架后 PTA。
（4）没有 PTA，SX 支架可能持续扩大。
（5）PTA 可能增加栓塞的风险。

16. 取出鞘管。
 a. 参见下面的“闭塞”一节

头臂动脉闭塞

1. 最好有影像，包括介入前的三维重建。
2. 通路。
 a. 股动脉，8 周时间栓子会更加柔软。
 b. 上肢，8 周。
  （1）更容易从手臂穿过闭塞。
  （2）超声引导下更易进入。
 c. 如果难以通过上肢和股动脉。
  （1）主动脉导管开口处是一个很好的目标。
  （2）可以从主动脉注入造影剂获得更好的图像。
  （3）能使导丝通过上肢到主动脉，并通过股动脉入路传送装置，减小上肢鞘的尺寸[20]。
  （4）考虑经皮动脉内溶栓（PIAT 图 17.3）
   （a）若 8 周，可以实现完全的血栓清除。
   （b）小样本研究结果显示 3~8 周的闭塞有很高的成功率[12]。

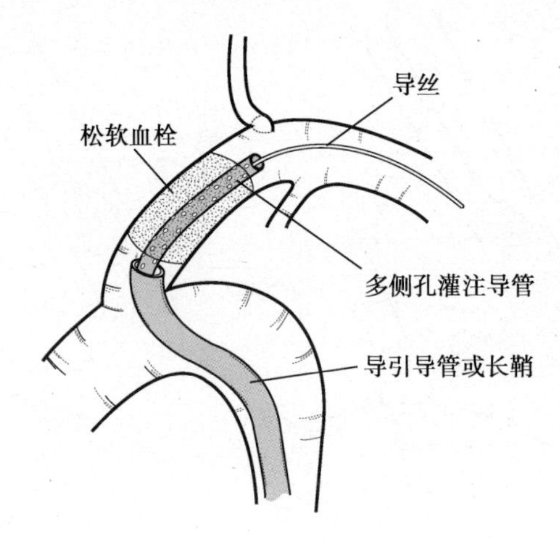

图 17.3　新鲜血栓的溶栓

（c）超声增强溶栓导管加速血栓裂解（EKOS, Bothell, WA）。

（d）植入支架避免导致狭窄。

（5）鞘的尖端接近闭塞近端：考虑使用与解剖相匹配的鞘。

（6）弯曲导管和亲水导丝，选择

（a）Triaxial：鞘，4~5F 导管，微导管，0.014″/0.018″ 导丝。

（b）同轴：鞘，4~5F 导管，0.035″/0.038″ 导丝。

（c）新的超声导管可以改进病灶的显示：如果导管是直的话，效果最好。

3. outback 导管（Cordis 公司）在一般操作失败时使用　可能会增加穿孔的危险。
4. 支架为主　预扩球囊直径小于参考值 1~2mm。
5. 考虑经上肢导丝通过闭塞后经股动脉入路拉出[20]：可以最大限度减少上肢鞘的尺寸。
6. PTA 后推进鞘通过狭窄段
   a. 使用 BX 支架（降低支架移位的风险）。
   b. 使用 SX 支架，且起始端与主动脉呈 90°。
7. 推进鞘越过缓慢充气的 PTA 球囊
   a. 使鞘管靠中心，降低鞘撕裂风险，并有利于发现偏心钙化狭窄或首个支架。
   b. 低压膨胀（2~4 个大气压），并允许鞘前进时压缩球囊。
8. 不考虑行支架后 PTA。
   a. SX 没有 PTA 可能继续扩大。
   b. PTA 可能会增加栓塞的风险。

9. 取出鞘管
   a. 股动脉：使用血管封堵器。
   b. 上肢动脉：使用血管封堵器。
      （1）没有使用抗血小板药物：直到 ACT 为 150 秒。
      （2）使用抗血小板药物：直到 ACT 达到正常。

术后处理

1. 生命和神经系统体征：术后 4 小时内每 15 分钟检查 1 次，继续 2 小时内每 30 分钟检查，再继续 2 小时，每 1 小时检查 1 次。
2. 日常检查入路和外周脉搏。
   a. 双侧上肢血压，无论治疗的是左锁骨下动脉还是无名动脉。
   b. 检查手瘀斑。
3. 恢复或启动双联抗血小板治疗方案。
4. **如果怀疑脑缺血，**神经系统咨询 / 住院。
5. 如果手术顺利，生命体征平稳，神经功能完好，无认知障碍，则 2~4 小时后出院。

结果

1. 来自多个国家数以千计的病例已经被报道。
2. **据报道**狭窄动脉的初次成功率始终在 90% ~99%。
3. 闭塞动脉的初次成功率在 56% ~90%。
4. 报道 30 天的死亡率和脑卒中的发病率变化较大，但比较有经验医师的报道结果都小于 0.5%。
5. 使用 PTA/ 支架或 PTA 不理想情况下选择性支架植入作为狭窄主要治疗仍然存在争议。
6. 大多数人都同意 PTA 为治疗闭塞的首选。
7. 越来越多的报告证明了长期疗效。
8. 一项长达 15 年（184 个月）的研究报告表明，患者 10 年的生存率为 80%，首次通畅率为 84%（生命表分析）[12]。这表明，这些患者的生存期能延长，且这种治疗有继续下去的意义。

（夏金国 译　刘圣 校）

参考文献

1. Tyras DH, Branar HB. Coronary-subclavian steal. *Arch Surg*. 1977;112:1125–1127.
2. Fields WS, Lemak NA. Joint study of extra-cranial arterial occlusion. Subclavian steal: a review of 168 cases. *JAMA*. 1972;222:1139–1143.
3. Kandarpa K, Becker GJ, Hunink MG, et al. Transcatheter interventions for the treatment of peripheral atherosclerotic lesions: part I. *J Vasc Interv Radiol*. 2001;12(6):683–695.
4. Brountzos EN, Malagari K, Kelekis DA. Endovascular treatment of occlusive lesions of the

subclavian, and innominate arteries. *Cardiovasc Intervent Radiol.* 2006;29(4):503–510.
5. Brountzos EN, Petersen B, Binkert C, et al. Primary stenting of subclavian, and innominate artery occlusive disease: a single center's experience. *Cardiovasc Intervent Radiol.* 2004; 27(6):616–623.
6. Amor M, Eid-Lidt G, Chati Z, et al. Endovascular treatment of the subclavian artery: stent implantation with or without predilatation. *Catheter Cardiovasc Interv.* 2004;63(3):364–370.
7. Ackerman H, Diener HC, Seabold TH, et al. Ultrasonographic follow-up of subclavian stenosis, and occlusion: natural history, and surgical treatment. *Stroke.* 1988;19:431–435.
8. Moran KT, Zide RS, Persson AV, et al. Natural history of subclavian steal syndrome. *Am Surg.* 1988;54:643–644.
9. Bachman DM, Kim RM. Transluminal dilation for subclavian steal syndrome. *Am J Roentgenol.* 1980;135:995–996.
10. McNamara TO. Initial experience with balloon angioplasty treatment of brachiocephalic obstructions [abstract]. Presented at American Society of Neuroradiology Annual Meeting; 1977.
11. Motarjeme A. Percutaneous transluminal angioplasty of the supra-aortic vessels. *J Endovasc Surg.* 1996;3:171–181.
12. McNamara TO, Greaser LE, Fischer JR, et al. Initial, and long-term results of treatment of brachiocephalic arterial stenoses, and occlusions with balloon angioplasty, thrombolysis, stents. *J Invas Cardiol.* 1997;9:372–383.
13. Henry M, Amor M, Henry I, et al. Percutaneous transluminal angioplasty of the subclavian arteries. *J Endovasc Surg.* 1999;6:33–41.
14. Mathias K, Luth I, Haarman P. Percutaneous transluminal angioplasty of proximal subclavian artery occlusions. *Cardiovasc Intervent Radiol.* 1993;16:214–218.
15. Sullivan TM, Gray BH, Bacharach JM, et al. Angioplasty and primary stenting of the subclavian, innominate, and common carotid arteries in 83 patients. *J Vasc Surg.* 1998;28: 1059–1065.
16. Patel SN, White CJ, Collins TJ, et al. Catheter-based treatment of the subclavian, and innominate arteries. *Catheter Cardiovasc Interv.* 2008;71:963–968.
17. vanHattum ES, de Vries JP, Lalezari F, et al. Angioplasty with or without stent placement in the brachiocephalic artery: feasible and durable? A retrospective cohort study. *J Vasc Interv Radiol.* 2007;18:1088–1093.
18. Sixt S, Rastan A, Schwarzwalder U, et al. Results after balloon angioplasty or stenting of atherosclerotic subclavian artery obstruction. *Catheter Cardiovasc Interv.* 2009;73:395–403.
19. Society of Interventional Radiology Standards of Practice Committee. Guidelines for percutaneous transluminal angioplasty. *J Vasc Interv Radiol.* 2003;14:209S–217S.
20. Henry M, Henry I, Polydorou A, et al. Percutaneous transluminal angioplasty of the subclavian arteries. *Int Angiol.* 2007;26:324–340.
21. A new vascular syndrome: the subclavian steal [Editorial]. *N Engl J Med.* 1961;265:912.
22. Reivich M, Holling HE, Robert B, et al. Reversal of blood flow through the vertebral artery, and its effect on the cerebral circulation. *N Engl J Med.* 1961;265:875–878.
23. Smith JM, Koury HI, Hefner CD, et al. Subclavian steal syndrome – a review of 59 consecutive cases. *J Cardiovasc Surg.* 1994;35:11–14.
24. Bryan AJ, Hicks E, Lewis MH. Unilateral digital ischemia secondary to emboliztion from subclavian atheroma. *Ann R Coll Surg Engl.* 1989;71:140–142.
25. Breal JA, Kim D, Blaim DS, et al. Coronary subclavian steal: an unusual cause of angina pectoris after successful internal mammary-coronary artery bypass grafting. *Cathet Cardiovasc Diagn.* 1991;24:274–276.
26. Granke K, Van Meter CH Jr, White CJ, et al. Myocardial ischemia caused by post-operative malfunction of an internal mammary coronary artery graft. *J Vasc Surg.* 1990;11:690–693.
27. Brown AH. Coronary steal by internal mammary graft with subclavian stenosis. *J Thorac Cardiovasc Surg.* 1977;73:690–695.
28. Olsen CO, Duntun RF, Maggs PR, et al. Review of coronary-subclavian steal following internal mammary artery-coronary bypass surgery. *Ann Thorac Surg.* 1988;46:675–626.
29. Singh RN. Atherosclerosis, and the internal mammary arteries. *Cardiovasc Intervent Radiol.* 1983;6:72–77.
30. Selby JB Jr, Matsumoto AH, Tegtmeyer CJ, et al. Balloon angioplasty above the aortic arch: immediate and long-term results. *Am J Roentgenol.* 1993;3:619–626.

18 腹主动脉瘤的腔内治疗

介绍

1. 腹主动脉瘤与吸烟、年龄增加、冠心病、高胆固醇血症、外周血管病、高血压、家族史(直系亲属有着更高的发生率)有关。据估计 1 700 000 人患有腹主动脉瘤。在美国,共有 190 000 新发病例被诊断,超过 50 000 例得到治疗,每年接近 15 000 例死亡与腹主动脉瘤相关[1]。在 65~80 岁人群中该病发生率在 4%~7%。随着社会老龄化,以及诊断设备不断进步和检查次数的增多,其发生率明显的增加[2]。
2. 腹主动脉瘤的自然史是持续的扩张导致破裂和远端栓塞的风险增加。腹主动脉瘤破裂的危险因素包括:动脉瘤大小、扩张的速率、未能有效控制的高血压、慢性阻塞性肺疾病和吸烟。动脉瘤定义为超过正常主动脉直径的 50%。许多小动脉瘤直径每年增加 2.5mm,而其正常每年最大的增长速度是 4mm[3]。对于瘤体直径小于 4.0cm 的腹主动脉瘤 5 年内破裂的风险是 2%,超过 5cm 的是 25%~41%[3]。随着腹主动脉瘤持续性增大,动脉瘤上下段主动脉也会发生变化。近段瘤颈和远段出口长度缩短,整个主动脉长度增加和变得更扭曲,髂动脉扭曲增加以及髂动脉瘤形成[4]。腹主动脉瘤男女性别比为 5∶1,但是女性破裂的风险明显高于男性[5]。因为女性的主动脉直径小,腹主动脉瘤直径为 5.5cm 时,其瘤体直径增长速度明显加快,因此破裂的风险增加[6]。破裂的腹主动脉瘤是男性第十位死亡的原因,女性第十三位死亡的原因[2]。许多患者死亡发生在到达医院之前。急诊外科修补的死亡率为 50%~60%[7]。
3. 直径大于 5.5cm 的腹主动脉瘤每年破裂的风险明显增加,超过了的选择外科手术的死亡率 4%~6%[7]。因此,这个已成为选择性修补的直径标准。近来这个观点受到挑战,部分人建议直径 4.0~5.4cm 的腹主动脉瘤也需要修补。在这部分人群中需要修补的可能性是因为 5 年的破裂率为 65% 和 8 年的破裂率为 75%[8]。外科手术的死亡率随着年龄的增加、肾功能不全和心肺疾病而增加,而诊断为腹主动脉瘤的患者在 5~8 年后病情更重。此外,这些患者 5~8 年后的血管解剖条件不再适合腔内治疗。以及腔内修补围术期的低死亡率更加强调要早期介入治疗腹主动脉瘤。

4. 动脉试验开始于1976年,而第一次使用涤纶移植物包裹在球囊扩张的Palmaz支架上的小样本人群研究,发表于1991年[9]。在过去的十年间,支架移植物的技术得到极大的发展。目前有5种支架移植物被FDA批准(表18.1):Excluder(Gore,Flagstaff,AZ),Zenith(Cook,Bloomington,IN),Powerlink(Endologix,Irvine,CA),AneuRxAAAdvantage,Talent(Medtronic,Santa Rosa,CA)。

目标

1. 给低风险、低手术死亡率及致残率、减少术后疼痛和并发症以及缩短康复期的患者提供创伤性小的治疗选择。
2. 给高危不能承受外科手术修补以及腹主动脉瘤无其他治疗选择的患者提供治疗手段。

适应证

1. 急诊
   a. 已发生或者可疑的破裂。
   b. 症状性动脉瘤(压痛、腹部或背部疼痛),不考虑动脉瘤的直径。
   c. 动脉瘤快速增大:6个月内增长大于0.5cm。
2. 择期
   a. 非症状性梭形动脉瘤:男性直径大于5.5cm,女性直径大于4.5~5.0cm。
   b. 非典型(穿透性粥样硬化性溃疡或瘤样扩张)动脉瘤,直径是正常肾下腹主动脉直径的2倍。
   c. 小的腹主动脉瘤并发髂动脉瘤需要治疗或者相关的血栓或栓塞并发症。
   d. 感染性腹主动脉瘤。

禁忌证

1. 肠系膜上动脉明显狭窄,肠系膜下动脉是肠道主要供血动脉。
2. 患者必须有着成功进行腔内治疗的解剖条件,包括适宜的近远段锚定区以及适合的血管入路(图18.1)。
3. 相对禁忌证包括严重的并发病预计寿命短暂、肾功能不全、严重对比剂反应。腔内治疗可以在肾功能不全或者严重对比剂反应的患者施行,可以通过减少使用、稀释对比剂以及运用其他对比剂,如钆或二氧化碳。

表 18.1 FDA 批准用于 EVAR 的器械

器械	厂家	获批时间	支架材质	覆膜材质	附着位置	近端颈部最大直径	输送系统	26mm 支架需要的血管鞘直径（外径）
AneuRx	Medtronic	1999	镍钛合金	针织聚酯	肾动脉下方，不带倒钩	26	一体化鞘	21
Excluder	Gore	2002	镍钛合金	可膨胀聚四氟乙烯	肾动脉下方，有倒钩	29	分离式鞘	21
Zenith Flex	Cook	2003	不锈钢	针织聚酯	肾动脉上方，有倒钩	32	一体化鞘	23
Powerlink	Endologix	2004	钴铬合金	可膨胀聚四氟乙烯	主动脉分叉的解剖位置	32	一体化鞘	21
Talent	Medtronic	2008	镍钛合金	针织聚酯	肾动脉上方，没有倒钩	32	一体化鞘	24

FDA：美国联邦食品药品管理局，EVAR：动脉瘤腔内修补术

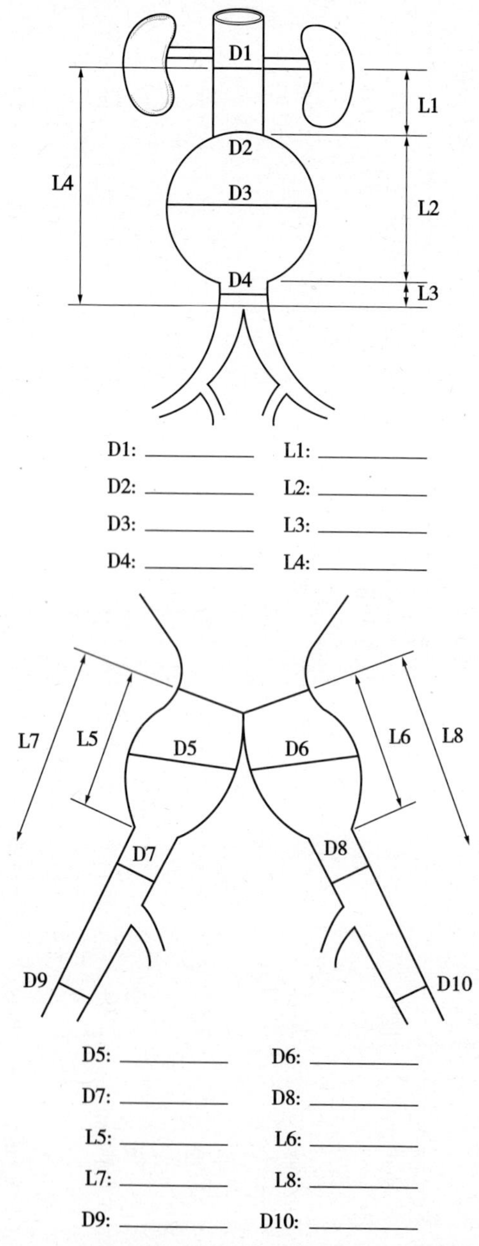

图 18.1 腹主动脉瘤的参数测量。直径 D 为在 CTA 横断面图像上的测量值，且横断面图像是与血管长轴垂直的重建图。长度 L 为标志导管在 DSA 图像上的测量值或从 CTA 三维重建图像上的测量值

术前影像学检查

对于传统的外科手术，只需要知道动脉瘤累及的范围。移植物的尺寸可以在术中估计，通过对移植物的塑形及修补而适合动脉瘤治疗[10]。相比较于外科手术修补，腹主动脉瘤的腔内治疗完全依赖术前、术中及术后的影像学检查。

准确的病变直径和长度的测量是支架植入成功的必要步骤。CTA以及三维重建是腔内主动脉瘤治疗术前计划和术后随访的推荐的影像学检查手段。

1. **CTA**
   a. 优点
      (1) 非侵入性。
      (2) 高分辨率：可以显示解剖细节如钙化以及数量少的成熟血栓。
      (3) 准确的直径测量。
      (4) 可以在3D工作站进行图像后处理，提供多平面图像，中心线测量以获得精确的长度。
   b. 缺点
      (1) 放射性损伤。
      (2) 对比剂的肾毒性。
   c. 不同的CT有着不同的图像处理方案。通常，多探头的CT的平扫、动脉相及延迟相可提供薄层和3D重建。
2. **血管造影**。血管造影基本上被CTA或者MRA所代替，因为它们完全符合用于EVAR的术前解剖和适应性评估，所以单纯的血管造影诊断已很少使用。
   a. 优点
      (1) 准确估计长度和直径。
      (2) 定位主动脉分支，包括肾动脉（主肾动脉和副肾动脉）、肠系膜动脉、下腹部动脉、腰动脉以及内脏动脉。
   b. 缺点
      (1) 有创性。
      (2) 血栓效应：血管造影是管腔造影，只能显示血流的管腔，所以测量直径是不可靠的。单一的投照角度可能不能显示真实的最大腔的横断面直径。血栓的存在可能模糊主动脉壁的真实直径。
      (3) 不能显示血管壁病变如血栓和小钙化。
      (4) 放大误差：局限性点到面的距离是标准的，但是患者的身体可能导致放大误差。测量导管可避免因为放大相关所导致的测量误差。
      (5) 在长度测量上缩短产生的误差。

（6）视觉误差。

（7）对比剂肾毒性。

c. 标准程序

（1）置入5Fr测量/标记猪尾巴或者直头冲刷导管于肾动脉水平。导管的第一个标志置于低位肾动脉开口水平。

（2）腹主动脉的前后位及侧位观察。前后位，视野应该包括肾动脉到双侧髂动脉分叉水平。这有助于支架移植物选择的长度测量。

（3）在近端瘤颈成角的患者中，在瘤颈处放大造影，15°~20°头位，轻度右前斜位或者左前斜位取决于成角的方向。这将降低在前后位上的重叠导致的瘤颈测量值的缩短，从而提高近端瘤颈真实长度的测量。

（4）导管退到主动脉分叉水平进行盆腔的前后位和双侧斜位造影。为了更好地显示下腹部动脉的开口，需要在血管扭曲的患者中增加斜位造影的角度。

3. **MRI**

a. 优点

（1）避免使用碘对比剂。

（2）非侵入性。

（3）无放射性损伤。

（4）良好的软组织分辨率。

b. 缺点

（1）较差的空间分辨率。

（2）运动伪影。

（3）不能直接发现钙化。

（4）可能忽略吻合血管。

4. **超声**

a. 优点

（1）随到随用。

（2）非侵入性。

（3）无放射性损伤。

b. 缺点

（1）相对其他检查方法，直径与长度的测量不可靠。

（2）操作者经验和患者身体状态影响检查。

5. **血管内超声**

血管内超声不是常规用于腹主动脉瘤的初始评估。导管经常不是在同轴的平面，这样会扭曲解剖。然而，部分学者建议在支架移植物释放中使用血管内超声来监测支架移植物的植入[11]。

腔内移植物修复的选择标准

1. 成功的腹主动脉瘤的腔内治疗取决于解剖和患者的选择。
2. 血管解剖的评估包括主动脉和血管入路的形态。直径与长度的正确测量是保证腔内治疗成功的必须条件。
3. 腔内治疗动脉瘤的测量评估的细节描述见图 18.1。
4. 病例的选择基于择期手术的风险、动脉瘤破裂的风险、并发病、寿命预期以及患者的选择。

解剖标准

1. **近段瘤颈**
   a. 近段瘤颈定义为低位肾动脉开口至动脉瘤上缘的主动脉段。
   b. 近段瘤颈的形态在动脉瘤评估中非常重要，也是最常见的排除腔内治疗的因素。
   c. 长度：大多数支架移植物需要至少 15mm 的长度保证足够的近段覆盖。一些支架移植物允许覆盖肾动脉近端开口，使得瘤颈只有 10mm 的患者能够接受腔内治疗。
   d. 直径：近段瘤颈的直径需要取决于支架的选择。为了准确地测量直径，应利用血管外壁的限制。外膜是为支架移植物提供支撑和锚定的结构。瘤颈不能有明显成熟的血栓。厚度大于 2mm 的血栓占近段瘤颈超过 25% 者不适合进行腔内治疗[12]。大多数瘤颈近端有着圆锥形的形态，尽管瘤颈的形态取决于患者情况以及支架释放装置，但是通常的规则是圆锥形瘤颈近端到远端的直径增大不能超过 10%。
   e. 成角：近段瘤颈成角是常见现象，并可以测量（图 18.2）。然而，如果超过 60°，支架植入是禁忌的。严重成角可能导致支架在植入中发生扭结或者向下移位[5]。
2. **远段主动脉**
   a. 如果考虑使用直筒主动脉支架，远段锚定区的长度必须大于 20mm，并且没有明显的血栓。肾动脉开口下方直筒主动脉支架的应用情况很少，因为其并发症的发生率较高。
   b. 如果需要分支型支架，必须测量远段主动脉直径。远段主动脉直径达到 18mm 可适合分支型支架释放。如果直径小于 18mm，会使得支架释放困难或者导致支架髂腿支的血流动力学明显狭窄。在原主动脉分叉处的明显狭窄需要在支架植入之前及之后行血管成形。另外，要考虑的是植入主动脉 - 单侧髂腿支的支架时合并使用股 - 股搭桥的情况。

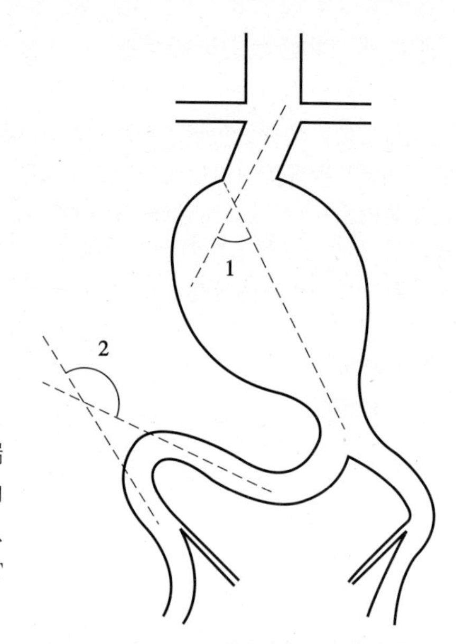

图 18.2　角度 1 是瘤颈近端的角度；角度 2 是髂动脉的扭曲角度。2 个角度都可从血管造影图像或多排重建 CT 血管造影图像上测得

c. 需要评价远段主动脉的重要分支，如副肾动脉和肠系膜下动脉。

d. 小的副肾动脉可以被覆盖。然而，这会增加术后肾功能不全以及发生Ⅱ型内漏的可能和风险。

e. 患者不能完全依靠肠系膜下动脉向肠道供血，因为肠系膜下动脉会被支架覆盖。肠系膜下动脉慢性闭塞的患者有较好的肠系膜动脉解剖。有慢性肠系膜上动脉闭塞和肠系膜下动脉扩张的患者不太适合腔内治疗，如果要进行血管腔内治疗，将会有着明显的肠道缺血与坏死的临床风险。

3. **髂动脉**

a. 髂总动脉的直径和长度必须精确测量，因为这是分支型支架移植物的远段附着点。

b. 腹主动脉瘤的患者中，16% 有单侧髂动脉瘤样扩张，12% 是双侧髂动脉瘤样扩张[13]。

c. 除非髂总动脉的近段受累，髂总动脉远段可作为支架移植物远段的附着点。

d. 如果髂总动脉瘤累及髂动脉分叉，髂外动脉将成为远段的附着点。这就需要预先弹簧圈栓塞同侧髂内动脉以防止逆向充盈的Ⅱ型内漏。这需要对侧髂内动脉的畅通，以防臀部跛行，同时患者不能依赖髂内动脉供血到肠道。

e. 腔内治疗双侧累及髂动脉分叉水平的髂总动脉瘤，需要栓塞双侧髂内动脉以保障完全隔绝动脉瘤。虽然盆腔或者肠道缺血可能发生,许多研究表明双侧髂内动脉的闭塞通常只局限在臀部跛行及勃起障碍[14]。

f. 技术上的考虑可以降低双侧髂内动脉栓塞后不良事件的发生率,如栓塞的程度以及栓塞主干可以保留盆腔的侧支血管。

4. **血管入路**

a. 必须仔细评估股总动脉及髂动脉的血管情况,因为它们是支架移植物进入的通道。明显的粥样硬化伴有严重的钙化和斑块形成、直径过小以及明显扭曲是增加支架植入难度以及血管腔内治疗的不可行的因素。技术上失败最常见的原因是引入支架移植物通过髂动脉的不可行,或者在退出器械中髂动脉的破裂。

b. 据知,女性的髂动脉管径较男性小。只要没有严重的钙化,血管扭曲常可通过植入超硬导丝如 Amplatz 超硬导丝或者 Lunderquist 导丝而解决。局限性的狭窄亦可经简单的血管成形而得到治疗。

手术步骤

1. 每种器械的手术操作步骤是不一样的。然而,一些基本步骤是通用的。
2. 双侧股总动脉通路可以通过经皮穿刺或者外科切开,静脉注射肝素达到全身抗凝。
3. 猪尾巴导管通过对侧的入路植入肾动脉水平。腹主动脉造影有助于术前长度的测量。
4. 同侧软导丝可以通过置于降主动脉的诊断导管交换为超硬导丝。
5. 支架移植物的主体以及植入鞘通过超硬导丝植入直至支架移植物的上缘达到低位肾动脉水平。
6. 在放大透视下,支架移植物的上缘与低位肾动脉在视野的中心以减少因为视差所导致的错误。此外,图像增强器可以选择角度以及旋转来最好显示低位肾动脉。
7. 即刻造影用来调整支架移植物正好位于低位肾动脉开口的下缘。一旦恰当的位置确定后,透视下释放支架主干和同侧髂腿支。
8. 同时,对侧通过导丝引入导管。一旦导丝经支架主体内通过后可引入猪尾巴导管,避免进入动脉瘤腔。
9. 超硬导丝通过猪尾巴标记导管引入,然后定位以标记位于对侧血管入路口。逆行对侧鞘内动脉合适角度造影以显示下腹动脉的开口。这将有助于长度的精确测定以及对侧髂腿支的精确定位,从而保证下腹部动脉的血流。
10. 沿着超硬导丝将猪尾巴导管交换为对侧髂腿支,精确定位后释放。如果同侧的髂腿支需延长,相同的技术可以用来测量长度和定位。

11. 这时，近段、远段以及重叠的附着点需要球囊扩张以获得最大的贴合。
12. 猪尾巴导管再次引入至肾动脉水平后最后造影。需要关注的是肾动脉及下腹部动脉的血流以及内漏的存在。如果需要，再次介入也是可行的。

术后处理

1. 立即及住院的术后处理包括双侧腹股沟入路部位的评价，如感染、血肿、远端灌注以及肾功能、早期走动。通常住院时间为2~3天。
2. 最初的术后康复以及长期的影像学随访是需要的。特别关注腹主动脉瘤的直径、内漏的发现以及分型、支架移植物形态的评价。
3. 不同的影像学检查方法有着不同的优缺点。CTA是最常用的EVAR术后的随访手段。
4. 肾功能不全的患者，可以进行CT平扫、彩色多普勒超声检查以及X线平片检查。此外，植入性无线压力感受系统现在已发展并且可以在术中植入无血栓形成的瘤腔内，但仍需大量研究来检验其临床有效性[15]。
5. 体格检查以及影像学随访建议在术后1~3个月和6个月进行。如果没有内漏，以后患者每年随访一次。如果存在内漏，起初2年内每6个月随访一次，以后每年一次，除非需进一步处理。

结果

1. 腔内主动脉瘤修补已逐渐取代外科手术治疗肾下腹主动脉瘤[16]。
2. EVAR手术与开放性修补术相比，失血量明显减少，监护时间缩短，住院时间缩短，全身并发症减少，住院期间及30天死亡率降低[17]。
3. 与开放性修补术相比，EVAR最大的不足是增加了局部并发症的发生率，与治疗内漏的再次介入处理有关。另外一个缺点是需要长期影像学随访。
4. 中期结果是EVAR术后4年动脉瘤相关性死亡率为4%，开放性修补术为7%[18]。
5. 长期研究的结果仍在进行中，将会帮助人们更好地了解EVAR手术的临床有效性、持久性及性价比。

并发症

1. 虽然相比于开放性手术，EVAR手术创伤小，以及腹主动脉瘤远期每年破裂率小，但仍有各种并发症发生，包括支架移植物的移位、移植物的狭窄和血栓形成、移植物感染、腹股沟以及腹膜后血肿、内漏。

2. 远期需要再次介入处理的并发症,据报道为 2.1%~2.8%[19]。内漏是 EVAR 手术特有的并发症,据报道可发生在 25%~44% 的患者身上[20,21]。内漏及其治疗在第 19 章讨论。

并发症的处理

1. 髂腿支内或者远端狭窄。这经常与严重血管壁钙化、髂腿支远端出口对着扭曲血管、支架移植物因为动脉瘤重塑形的位置改变相关。球囊血管成形术可能有效,但经常是裸支架或者髂腿支延长更需要。
2. 髂腿支闭塞。处理选择包括:
   a. 重新开放髂腿支通过球囊碎栓或溶栓。一旦血凝块被清理,应该通过血管造影寻找发生这样问题的机制,如果需要,动脉内压力评估是必需的。
   b. 髂腿支闭塞不处理,但行股 – 股分流。

(夏金国 译 刘圣 校)

参考文献

1. Creager MA, Halperin JL, Whittemore AD. Aneurysmal disease of the aorta and its branches. In: Loscalzo J, Creager MA, Dzau VJ, eds. *Vascular Medicine*. New York: Little, Brown; 1996:901.
2. Beebe HG, Kritpracha B. Screening and preoperative imaging of candidates for conventional repair of abdominal aortic aneurysm. *Semin Vasc Surg*. 1999;12:300–305.
3. Dorros G, Parodi J, Schonholz C, et al. Evaluation of endovascular abdominal aortic aneurysm repair: anatomical classification, procedural success, clinical assessment and data collection. *J Endovasc Surg*. 1997;4:203–225.
4. Ohki T, Veith FJ. Patient selection for endovascular repair of abdominal aortic aneurysms: changing the threshold for intervention. *Semin Vasc Surg*. 1999;12:226–234.
5. Lederle FA, Johnson GR, Wilson SE, et al. The aneurysm detection and management study screening program: validation cohort and final results. Aneurysm Detection and Management Veterans Affairs Cooperative Study Investigators. *Arch Intern Med*. 2000;160:1425–1430.
6. Norman PE, Powell JT. Abdominal aortic aneurysm: the prognosis in women is worse than in men. *Circulation*. 2007;115:2865.
7. Dolmatch BL, Ulrich B. *Stent-Grafts: Current Clinical Practice*. New York: Thieme Medical Publishers; 2000.
8. Lederle FA, Wilson SE, Johnson GR, et al. Immediate repair compared with surveillance of small abdominal aortic aneurysms. *N Engl J Med*. 2002;346:1437.
9. Parodi JC, Palmaz JC, Barone HD. Transfemoral intraluminal graft implantation for abdominal aortic aneurysms. *Ann Vasc Surg*. 1991;5:491–499.
10. Broeders IAMJ, Blankensteijn JD. Preoperative imaging of the aortoiliac anatomy in endovascular aneurysm surgery. *Semin Vasc Surg*. 1999;12:306–314.
11. Beebe HG. Imaging modalities for aortic endografting. *J Endovasc Surg*. 1997;4:111–123.
12. Chaikof EL, Fillinger MF, Matsumura JS, et al. Identifying and grading factors that modify the outcome of endovascular aortic aneurysm repair. *J Vasc Surg*. 2002;35:1061–1066.
13. Armon MP, Wenham PW, Whitaker SC, et al. Common iliac artery aneurysms in patients with abdominal aortic aneurysms. *Eur J Vasc Endovasc Surg*. 1998;15:255–257.
14. Schoder M, Zaunbauer L, Holzenbein T, et al. Internal iliac artery embolization before endovascular repair of abdominal aortic aneurysms: frequency, efficacy, and clinical results. *Am J Roentgenol*. 2001;177:599–605.
15. Ellozy SH, Carroccio A, Lookstein RA, et al. Abdominal aortic aneurysm sac shrinkage after endovascular aneurysm repair: correlation with chronic sac pressure measurement. *J Vasc Surg*. 2006;43:2–7.

16. Giles KA, Pomposelli F, Hamdan A, et al. Decrease in total aneurysm-related deaths in the era of endovascular aneurysm repair. *J Vasc Surg*. 2009;49:543–550.
17. Prinssen M, Verhoeven EL, Buth J, et al. A randomized trial comparing conventional and endovascular repair of abdominal aortic aneurysms. *N Engl J Med*. 2004;351:1607–1618.
18. EVAR Trial Participants. Endovascular aneurysm repair versus open repair in patients with abdominal aortic aneurysm (EVAR trial 1): randomized control trial. *Lancet*. 2005;365:2179–2186.
19. Hiramoto JS, Reilly LM, Schneider DB, et al. Long-term outcome and reintervention after endovascular abdominal aortic aneurysm repair using the Zenith stent graft. *J Vasc Surg*. 2007;45:461–466.
20. Veith FJ, Baum RA, Ohki T, et al. Nature and significance of endoleaks and endotension: summary of opinions expressed at international conference. *J Vasc Surg*. 2002;35:1029–1035.
21. Moor WS, Rutherford RB. Transfemoral endovascular repair of abdominal aortic aneurysm: results of North American EVT phase 1 trial. EVT Investigators. *J Vasc Surg*. 1996;23:543–553.

19 内漏的诊断与治疗

引言

主动脉瘤血管腔内修复

1. 血管内主动脉瘤修复术（EVAR）用于胸、腹主动脉瘤，是一种实用的替代开放性外科手术方法。
2. EVAR 是放置覆膜支架在整个的动脉瘤囊中作为一个血液流动的渠道，从而降低动脉瘤囊压力[1]。
3. 某些解剖因素术前必须确定，包括合适的近端与远端锚定点、主动脉的角度和弯曲和是否存在动脉钙化及闭塞性疾病，这些都会倾向于引起特定类型的并发症[1]。

血管内主动脉瘤修复术（EVAR）和内漏

1. EVAR 需要终身监测评估可能的并发症[2]。
2. 由于越来越频繁地使用 EVAR，其并发症发生率已经上升。最常见的并发症是内漏（25%~35% 的患者），内漏的发展会引起动脉瘤扩张和破裂[3]。
3. 内漏被定义为从支架移植物以外持续灌注血流至动脉瘤囊腔中。
4. 原发性内漏主要发生在支架移植物放置后第一个 30 天以内。继发性内漏发生在支架移植物放置的第一个 30 天之后，并且在其发生之前至少有一段阴性期[1]。

5. 有五种类型的内漏,基于血液流入动脉瘤囊腔的病因进行分类[4]。

内漏的分型(表 19.1)

1. Ⅰ型内漏
   a. 血液灌注来源于支架移植物的附着点[近端附件点(IA 型),远端附着点(IB),放置单臂支架后从一个不完全闭塞的对侧髂总动脉灌注(类型 IC)][1,4]。
   b. Ⅰ型内漏更常发生在胸主动脉和主动脉的附着点处,通常是由于血栓,短的和(或)成角的颈部,和扩张的,不规则的髂动脉造成的[1,4]。
   c. Ⅰ型内漏在支架放置后即刻造影就可以发现,因为不完全膨胀的支架移植物,主动脉扭曲,或陡峭的主动脉成角[5]。
   d. 迟发性的Ⅰ型内漏可能与主动脉的变形相关,如主动脉动脉瘤囊收缩[4]。
2. Ⅱ型内漏
   a. 灌注的血液来源于患者主动脉分支血管(最常见的为肠系膜下动脉(IMA)和腰动脉),逆行流回动脉瘤囊[5]。
   b. 其他不太常见的来源包括髂内动脉、骶正中动脉、副肾动脉和性腺的动脉。
   c. Ⅱ型内漏进一步分为ⅡA 型由单一的血管参与,ⅡB 型涉及两个或两个以上的血管[4]。
   d. Ⅱ型内漏是最常见(40%)类型的内漏[5]。
3. Ⅲ型内漏
   a. 来源的血流量是通过结构缺陷的支架移植物,包括支架移植物断裂或编制的孔洞(ⅢA 型),模块连接处发生分离(ⅢB 型)[1]。
   b. Ⅲ型内漏产生的压力可能来自于动脉的搏动或动脉瘤囊收缩。
4. Ⅳ型内漏
   a. 灌注的血流量是通过支架移植物孔隙,在已经完全抗凝的患者放置支架之后行血管造影表现为“脸红”现象[1]。
   b. Ⅳ型内漏的诊断是排除其他类型的内漏后可以考虑Ⅳ型内漏。
   c. 现在由于提高了支架移植物的制造工艺,Ⅳ型内漏很少看到。
5. Ⅴ型内漏
   a. 继续动脉瘤扩张,在没有明确的内漏时动脉瘤持续扩张。
   b. 确切的病因尚不清楚,但Ⅴ型内漏可能代表神秘类型Ⅰ、Ⅱ、Ⅲ,超滤的内漏血液穿过支架移植物,或动脉粥样化/血栓等存在于某一个附着点,导致无效的屏障作用和压力传输[4]。

表 19.1 内漏的分型

内漏分型	病因学[a]	发生率[b]	临床意义	治疗方法
Ⅰ型	血流从支架的近端(IA)或者远端(IB)附着区渗漏,或者腹主动脉-单侧髂动脉覆膜支架,血流从对侧的髂总动脉渗漏到瘤腔(IC)	12.6	需要立即治疗,因为瘤腔和高压的动脉血流交通,会增加破裂的风险	在近端或远端放置延长的覆膜支架 用球囊扩张或裸支架压迫附着区 外科手术修补
Ⅱ型	血流从分支血管(多数是IMA,腰动脉)逆流入动脉瘤腔内。 ⅡA 单支血管 ⅡB 两支或多支血管	25.2	通常不需要马上治疗,因为Ⅱ型内漏常常能够自行形成血栓	经动脉途径或直接穿刺的途径,进行栓塞 外科手术修补
Ⅲ型	由于支架的缺陷引起的渗漏。覆膜破裂或有孔洞(ⅢA),多层结构连接处分离(ⅢB)	1.0	和Ⅰ型类似,需要立即治疗,因为瘤腔和高压的血流直接交通,会增加破裂的风险	在原支架内,延长的覆膜支架覆盖分离的多层结构或者孔洞。 覆膜支架重新释放

续表

内漏分型	病因学[a]	发生率[b]	临床意义	治疗方法
Ⅳ型	在完全抗凝治疗的病人中，支架释放后的即时造影呈现“泛晕“（blush）”征象，血流从多孔性的支架覆膜出现渗漏	<1.0	非常少见，自限性或不需要治疗 一旦患者的凝血状态好转后，会自行好转	停止抗凝治疗
Ⅴ型	动脉瘤腔持续扩张，未知渗漏的原因。无法确知病因，Ⅴ型或者是隐匿的Ⅰ、Ⅱ或者Ⅲ型的渗漏，血液通过膜超滤，囊内的血栓导致压力不能有效的传递	2.0	诊断此型之前，必须所有的影像检查手段都要考虑到，因为外科手术是此型的唯一方法	影像（和可能远程压力感受器）监测动脉瘤的囊内压。 开放性手术

[a] 病因学：内漏的类型确立依据对比剂进入被隔绝的动脉瘤囊腔内。

[b] EVAR治疗后内漏的发生率

血管内主动脉瘤修复术后的成像

终身影像监测在 EVAR 之后是十分必要的。理想的用于影像的监测方案尚未建立。

1. 放射透视
   a. 经常在做增强 CT 之前进行，以避免对比剂显影。
   b. 有助于检测腹部支架移植物的缺陷和胸主动脉支架移植物的构成[6]。
   c. 典型的透视包括正位、侧位（移位和组件分离）和斜位（可能会提高断裂的检出率）[7]。
   d. 随着 CT 和 MRI 的改进，普通 X 线片的作用没以前有用了。
2. CT
   a. 最常见的用于监视 EVAR 之后的成像技术。
   b. 高度准确地判断动脉瘤大小和体积，对于检测内漏的灵敏度比常规血管造影要敏感[8]。
   c. 通常的检查过程包括三个阶段：平扫、动脉期、静脉期。
   d. 平扫有助于将真正的内漏与同样的高密度成像如钙化、金属等区分开来。
   e. 动脉期用于检测内漏和规划经腰动脉栓塞内漏[9]。
   f. 静脉期成像比动脉相成像检测内漏更加敏感（特别是远端的 Ⅰ 型内漏）[9]。
   g. 辐射剂量是 CT 检查需要关注的，消除其中的一个阶段，特别是平扫期，正在探索中。
3. MR
   a. 许多研究已证明钆 MR 增强扫描在确定动脉瘤大小和支架移植物的位置方面至少是和 CT 同样准确的，并且在检测镍钛构成支架的内漏方面也十分有用[10]。
   b. MR 检查慢流速的 Ⅱ 型内漏要比 CT 更好[11]。
   c. 钆 MR 增强的研究有利于检测小的内漏[12]。
   d. 稳态自由进动序列（SSFP）成像可有效地区分内漏和内张力[12]。
   e. 时间分辨 MR 血管造影可正确区分多个 Ⅰ 型内漏，而这些 Ⅰ 型内漏最初通过 CT 检查被认为是 Ⅱ 型内漏[13]。
   f. 患者有长时间的生存期，对碘过敏的患者更适合用 MR 进行监测。
   g. 不锈钢支架可以导致广泛的磁敏感而合金支架可以掩盖支架移植后的管腔，因此无法用 MR 评估[1]。
   h. MR 成像与 CT 相比更为费时，价格更高。
4. 超声
   a. 有些研究人员已经发现超声在血管内主动脉瘤修复术之后的监测

方面是有用的，特别是可以通过多普勒频谱分析、微泡对比剂等更加详细地描述内漏[14]。

b. 内漏出现喷射血流流进动脉瘤囊[5]。

c. 通过超声获得多普勒波形和流动速度可以帮助预测从Ⅱ型内漏中分辨自发性内漏[14,15]。

d. 通过超声测量的动脉瘤尺寸要小于 CT 和 MR 测量结果[16,17]。

e. 虽然超声是更加轻便、安全、便宜，但受限于它的操作者经验，并对评估肥胖患者有潜在的困难。

5. DSA

a. 内漏分类的金标准，因为它能够监测内漏的流动方向以及有很高的空间和时间分辨率[18]。

b. 内漏的分类很重要，因为它可指导患者治疗。

c. DSA 对于寻找Ⅱ型内漏中导致内漏的血管非常有用[18]。

d. 长时间的观测可以用于检测在 CT 延迟相中被遗漏的慢流速的内漏。

6. 远程压力传感器

a. 远程压力传感器是一种新颖的、非侵入性的方法检测内漏，监测手术成功与否和长期的 EVAR 术后支架移植物稳定与否的手段，特别是胸主动脉支架移植物。

b. 远程压力传感器使用无线射频技术，被传递成为电子信号，通过电子直接测量剩余囊腔内的收缩压、舒张压、平均压力和脉压，并直接确定动脉瘤囊压力变化[19]。

c. 平均尺寸是 30mm × 5mm × 1.5mm[19]。

d. 远程压力传感器的优点包括对一个特定患者多种多样的检查，在一年内的任何时间不使用电离辐射，早期检测到张力变化，并提前发现内漏[19]。

e. 仍需要长期研究证明它作为有效的监测手段。

内漏的治疗

取决于内漏的类型。

1. Ⅰ型内漏

a. 直接的治疗是必要的，因为与高压的动脉血直接沟通，患者有动脉瘤破裂的风险[1]。

b. 这些内漏可以通过血管内的技术固定附着点来治疗，包括血管成形术球囊、支架或支架移植物的扩展[1]。

c. 栓塞和外科手术是其他选择[20]。

2. Ⅱ型内漏

a. 可以通过经动脉途径或者经皮经腰途径栓塞治疗[1]。

b. 通过血管的治疗包括动脉栓塞供应内漏的血管。栓塞后,流入可以转向另一个动脉并再通内漏。这也许可以解释经栓塞治疗Ⅱ型内漏复发率高达80%,而经腰途径复发率为8%[21]。

c. 经皮经腰部主动脉方法最常使用透视下穿刺动脉瘤囊,然后进行栓塞治疗。

d. 最常用的栓塞材料是不锈钢圈或铂金弹簧圈。但粘合胶、凝血酶和Onyx(ev3,Plymouth,MN)也常被使用[11]。

e. 开放或腹腔镜手术结扎流入和流出的血管也已经被使用[11]。

f. 推荐选择性干预Ⅱ型内漏,因为大多数患有Ⅱ型内漏的患者没有干预并且Ⅱ型内漏经常自发形成血栓(1)。在一个大型单机构研究Ⅱ型内漏患者的记录中,大约75%的Ⅱ型内漏在5年内自发闭塞,大约80%的病例在4年内无囊腔扩张大于5mm,以及大约65%的患者在4年之后仍然没有干预[22]。

3. Ⅲ型内漏

a. 像Ⅰ型内漏一样,这种内漏在明确诊断时应立即治疗,因为高压的动脉血液和动脉瘤囊直接相通[5]。

b. 一个支架移植扩展物通常放置在原支架内,用于覆盖在分离的模块或孔洞上。

4. Ⅳ型内漏

这些内漏是自限性的,不需要治疗。只要患者的凝血功能恢复正常,内漏可以自行消退[5]。

5. Ⅴ型内漏

内张力通常接受开放的动脉瘤修复。因此,所有诊断形式(CT、MRI和超声)应该在做出这个诊断之前进行[4]。

成像和治疗的策略

长期的(超过十年)标准化的放置支架的临床数据还没有被整理出来。

1. 典型的初始监测形式包括透视以及CT,除非患者有严重碘过敏,或肾脏功能不全。超声、MRI和DSA可以进行进一步评估内张力或CT未监测到的内漏。

对于EVAR术后的患者通常采取1个月、6个月、1年复查X片和CT,然后每年复查[1,23]。

2. 如果动脉瘤囊的大小是逐渐增加(动脉瘤直径每年超过5mm),预示更高的压力和相对风险较高的破裂可能,因而不管是哪一型的内漏,更紧急的治疗是必需的[5]。

a. 高压的内漏（类型Ⅰ和Ⅲ）需立即治疗。

b. 低压的内漏（类型Ⅱ和Ⅳ）被认为是不那么紧迫。

3. 如果动脉瘤囊腔直径的持续增长，则要通过血管造影或直接瘤囊腔穿刺测压评估其安全性[5]。
4. EVAR7 年之后发生的内漏已经被报道[1]。

特别注意

1. 术前动脉瘤囊内的血栓数量及相连接的血管数量与评估发生内漏的风险相关[1]。
2. 位于边缘的动脉瘤囊而没有支架覆盖可以表现为Ⅱ型内漏。一个管状结构对接主动脉壁也预示Ⅱ型内漏。如果位于前壁，最可能的血管是肠系膜下动脉。如果位于后侧壁，最可能的血管是腰动脉[5]。
3. 与位于中央位置相比，对比剂位于支架周围但不是在动脉瘤囊腔外围的，可能表现为Ⅰ型或Ⅲ型内漏，并且必须立即进行处理[5]。
4. 大于 1.5cm 的Ⅱ型内漏可能与后续动脉瘤扩张相关[25]。
5. 几乎所有的内漏在 CT 造影中可见对比剂出现在肠系膜下动脉或腰动脉内。这种对比剂可能是从Ⅰ型或Ⅲ型内漏流出的对比剂，或是流进Ⅱ型内漏的对比剂。因此，DSA 是内漏分型的黄金标准。通常在介入治疗之前使用 DSA 进行评估[1]。

（夏金国 译　刘圣 校）

参考文献

1. Stavropoulos SW, Charagundia SR. Imaging techniques for detection and management of endoleaks after endovascular aortic aneurysm repair. *Radiology.* 2007;243:641–655.
2. Alimi YS, Chakfe N, Rivoal E, et al. Rupture of an abdominal aortic aneurysm after endovascular graft placement and aneurysm size reduction. *J Vasc Surg.* 1998;28:178–183.
3. Walschot LH, Laheij RJ, Verbeek AL. Outcome after endovascular abdominal aortic aneurysm repair: a meta-analysis. *J Endovasc Ther.* 2002;9:82–89.
4. Veith FJ, Baum RA, Ohki T, et al. Nature and significance of endoleaks and endotension: summary of opinions expressed at an international conference. *J Vasc Surg.* 2002;35:1029–1035.
5. Bashir MR, Ferral H, Jacobs C, et al. Endoleaks after endovascular abdominal aortic aneurysm repair: management strategies according to CT findings. *Am J Res.* 2009;192:W178–W186.
6. Fearn S, Lawrence-Brown MM, Semmens JB, et al. Follow-up after endovascular aortic aneurysm repair: the plain radiograph has an essential role in surveillance. *J Endovasc Ther.* 2003;10:894–901.
7. Murphy M, Hodgson R, Harris PL, et al. Plain radiographic surveillance of abdominal aortic stent-grafts: the Liverpool/Perth protocol. *J Endovasc Ther.* 2003;10:911–912.
8. Armerding MD, Rubin GD, Beaulieu CF, et al. Aortic aneurysmal disease: assessment of stent-graft treatment—CT versus conventional angiography. *Radiology.* 2000;215:138–146.
9. Farner MC, Insko E, Jati A, et al. Endoleak detection: CT angiography versus delayed CT. Presented at the 28th Annual Scientific Meeting of the Society of Interventional Radiology, Salt Lake City, Utah, March 27–April 1, 2003.
10. Cejna M, Loewe C, Schoder M, et al. MR angiography vs CT angiography in the follow-up of nitinol stent grafts in endoluminally treated aortic aneurysms. *Eur Radiol.* 2002;12:2443–2450.

11. Baum RA, Carpenter JP, Stavropoulous SW, et al. Diagnosis and management of type 2 endoleaks after endovascular aneurysm repair. *Tech Vasc Interv Radiol.* 2001;4(4):222–226.
12. Haulon S, Lions C, McFadden EP, et al. Prospective evaluation of magnetic resonance imaging after endovascular treatment of infrarenal aortic aneurysms. *Eur J Vasc Endovasc Surg.* 2001;22(1):62–69.
13. Lookstein RA, Goldman J, Pukin L, et al. Time-resolved magnetic resonance angiography as a noninvasive method to characterize endoleaks: initial results compared with conventional angiography. *J Vasc Surg.* 2004;39:27–33.
14. McWilliams RG, Martin J, White D, et al. Detection of endoleak with enhanced ultrasound imaging: comparison with biphasic computed tomography. *J Endovasc Ther.* 2002;9:170–179.
15. Bendick PJ, Bove PG, Long GW, et al. Efficacy of ultrasound scan contrast agents in the noninvasive follow-up of aortic stent grafts. *J Vasc Surg.* 2003;37:381–385.
16. d'Audiffret A, Desgranges P, Kobeiter DH, et al. Follow-up evaluation of endoluminally treated abdominal aortic aneurysms with duplex ultrasonography: validation with computed tomography. *J Vasc Surg.* 2001;33:42–50.
17. Raman KG, Missig-Carroll N, Richardson T, et al. Color-flow duplex ultrasound scan versus computed tomographic scan in the surveillance of endovascular aneurysm repair. *J Vasc Surg.* 2003;38:645–651.
18. Stavropoulos SW, Clark TW, Carpenter JP, et al. Use of CT angiography to classify endoleaks after endovascular repair of abdominal aortic aneurysms. *J Vasc Interv Radiol.* 2005;16:663–667.
19. Milner R, Kasirajan K, Chaikof E. Future of endograft surveillance. *Semin in Vasc Surg.* 2006; 19:75–82.
20. Sheehan MK, Barbato J, Compton CN, et al. Effectiveness of coiling in the treatment of endoleaks after endovascular repair. *J Vasc Surg.* 2004;40:430–434.
21. Baum RA, Carpenter JP, Golden MA, et al. Treatment of type 2 endoleaks after endovascular repair of abdominal aortic aneurysms: comparison of transarterial and translumbar techniques. *J Vasc Surg.* 2002;35:23–29.
22. Silverberg D, Baril DT, Ellozy SH, et al. An 8-year experience with type II endoleaks: natural history suggests selective intervention is a safe approach. *J Vasc Surg.* 2006;44:453–459.
23. Eskandari MK, Yao JS, Pearce WH, et al. Surveillance after endoluminal repair of abdominal aortic aneurysms. *Cardiovasc Surg.* 2001;9:469–471.
24. Nevala T, Biancari F, Manninen H, et al. Finnish multicenter study on the midterm results of use of the Zenith Stent-Graft in the treatment of an abdominal aortic. *JVIR.* 2009;20:448–454.
25. Timaran CH, Ohki T, Rhee SJ, et al. Predicting aneurysm enlargement in patients with persistent type II endoleaks. *J Vasc Surg.* 2004;39:1157–1162.

肾动脉成形和支架植入术

肾动脉狭窄的经皮血管重建术主要有以下两大适应证：肾血管性高血压（控制血压）和肾功能不全（保护肾功能）。这两种适应证往往同时伴发，但也可独立表现。血流动力学上或生理上明显的肾动脉狭窄（renal artery stenosis，RAS）是肾功能不全（renal insufficiency，RI）和高血压的少数可以根治的病因之一。在进行血管重建（介入技术或外科手术）之前，临床医师需要明确什么样的 RAS 患者能够从中获益。因此，RAS 必须先通过临床初诊怀疑然后影像解剖上确诊。接下来，需要考虑它的生理学作用和其与高血压或 RI 的相关性。再后面，需要评估比较药物替代治疗和有创性治疗的风险和收益，以及还需与其自然病程做比较。

肾血管性高血压

肾血管性高血压（renovascular hypertension，RVH）约占所有高血压患者发病原因的 5%[1-3]。它通常由动脉粥样硬化性（75% 的 RVH）或肌纤维发育不良导致。RVH 经常是依据外科或介入血管重建后高血压的改善或治愈而做出的回顾性诊断。有 RAS 的表现并不意味着它是高血压的病因。原发性高血压或其他肾疾病影响肾小血管后也可发展累及肾动脉的主干或主要分支，其也是广义上的动脉粥样硬化病程的一部分。血管重建不能改善原发性高血压患者的血压情况。

适应证[4-10]

造影上表现为 RAS 或肾动脉闭塞且有持续性高血压（大于 140/95mmHg）的病史并有如下条件：

1. 优化的内科治疗无效。
2. 需多种抗高血压药物控制血压（其目标为减少服药次数甚至不服药）。
3. 临床高度怀疑 RVH 或“卡托普利刺激试验”阳性［检测血管紧张素转换酶抑制剂（angiotensin-converting enzyme inhibitor，ACEI）后血浆肾素活性］。
4. 采用血管紧张素转换酶（angiotensin-converting enzyme，ACE）（卡托普利或依那普利）刺激后核医学肾图显示阳性。
5. 动脉狭窄侧肾静脉肾素（renal vein renin，RVR）分泌增多抑制了未狭窄侧的肾素分泌（见“肾静脉肾素采样”）。
6. 肾动脉狭窄段测量的平均动脉压力梯度大于体循环动脉压力的 10%[11]。网状狭窄区域，造影上似乎程度不严重，但有明显动脉压力梯度，此种情况相较动脉粥样硬化，更常见于肌纤维发育不良患者。

注意：并不是每例患者都有适应证 1~5 的表现，但每例患者必须符合适应证 6。

肾功能不全

肾动脉狭窄或闭塞可导致肾脏硬化引起 RI。为恢复肾功能或预防由于血流减少导致肾功能进一步下降，可采用血管重建术。

适应证[5-16]

造影显示肾动脉狭窄或闭塞且肾功能恶化或优化的药物治疗后稳定的 RI，但是：

1. 超过 50% 的肾动脉狭窄，狭窄段的收缩压压力梯度大于体循环收缩压的 10%。
2. 一系列的影像学检查显示肾实质不对称性缩小。一些学者认为肾脏在长轴上至少 >8cm 才有可能恢复肾功能[14,15]。
3. 肾动脉狭窄段的平均动脉压力梯度大于体循环血压的 10%。

血管重建性高血压，或氮质血症，或两者并存，伴有以下任何一种情况

适应证[15-18]

1. **移植肾动脉狭窄**：绝大多数的移植肾动脉狭窄是由于吻合段血管的内膜增生，动脉粥样硬化加剧，血管夹损伤，或其他医源性损伤。
2. **肾动脉隐静脉旁路移植性狭窄**：和在动脉循环中的动脉化的静脉移植物狭窄相似，这些病变的狭窄也最常见于血管吻合处。当需要造影时，血管吻合的近端和远端均需通过多个造影角度去仔细检查来评估狭窄的严重程度。
3. **肺水肿复发**：这些有血管重建性高血压和（或）氮质血症患者，经常合并有严重的冠状动脉病变，有严重的双侧肾动脉狭窄导致肾脏不能排泄钠和水[17]。
4. **不稳定型心绞痛**：一些有不稳定型心绞痛和肾动脉狭窄的患者自觉冠状动脉病变的症状改善[18]。

肾动脉血管重建的禁忌证[5-18]

绝对禁忌证

1. 临床上不稳定的患者。
2. 血流动力学上无显著狭窄。

相对禁忌证

1. 长段的完全闭塞。
2. 严重的主动脉病变，导致治疗过程中粥样斑块脱落造成栓塞的可能性增加。

肾动脉球囊扩张成形术

术前准备

1. 在术前尽可能停止服用长效降压药；必要情况下服用短效降压药控

制血压(可咨询内科医师)。

2. 术前 1~2 小时口服硝苯地平 10mg 有助于防止血管痉挛,但这通常只对肌纤维发育不良(FMD)的年轻患者有效。
3. 对已有肾功能不全(RI)的患者或由于如糖尿病、多发性骨髓瘤、肾疾病或脱水等因素导致肾功能不全风险增加的情况下,应在术前一夜进行水化,方案为碳酸钠 /0.45% 生理盐水以每小时 100~150ml 维持 4~12 小时。如果不能进行夜间补液,则建议至少补液 1 小时和使用乙酰半胱氨酸(在术前一天和手术当天使用,每次 600mg,一天两次)[19-21]。并可考虑采用稀释的碘造影剂或采用其他造影剂如 CO_2。
4. 标准的造影前准备(参见第 9 章节)。
5. 复习之前的影像学检查(如 CTA、MRA、多普勒超声、核医学图像、造影和肾静脉肾素检查)。

介入手术(图 20.1)

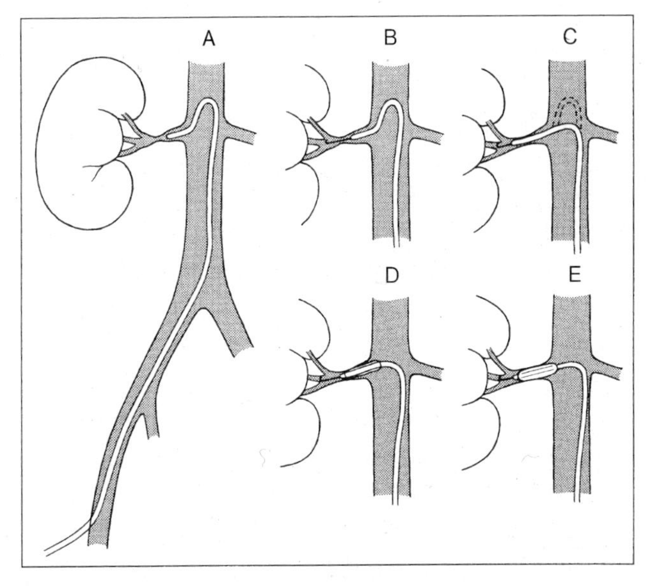

图 20.1 采用牧羊钩导管进行肾动脉成形技术。选择病变的肾动脉后(A),透视下采用弯头导丝通过病变狭窄段(B)。通过在穿刺处拉导管使得导管头端通过狭窄段(C)。然后导丝交换为质地较硬的 J 形导丝(D),将适宜的球囊导管通过狭窄段病扩张(E)。(依据 Tegtmeyer CJ, Selby JB. Percutaneous transluminal angioplasty of the renal arteries. In: Castañeda-Zúñiga WP, Tadavarthy TM, eds. *Interventional Radiology*, vol. 2, 2nd ed. Baltimore: Williams & Wilkins; 1992: 370. 重画)

1. **选择右侧股总动脉(偏好)作为入路:**几乎所有的肾动脉介入治疗均可采用股动脉入路。经股动脉植入动脉鞘(带有侧臂冲洗功能)。对有明显髂股动脉粥样硬化的患者,由于其较易引起远端胆固醇斑块栓塞风险,因此建议采用远端可至腹主动脉底端的动脉长鞘(20~30cm)。这样,可减少由于导管置换和操作带来的斑块碎裂脱落风险。左侧肱动脉高位入路适用于主动脉远端闭塞或从下入路血管角度不利操作的患者。
2. **诊断性血管造影:**开始造影时最好采用冲刷型导管。造影角度需要采用适当的斜位以便更好地显示病变血管。绝大多数的动脉粥样硬化患者的狭窄位于动脉开口和近端;若为左肾动脉狭窄最好为前后位,若为右肾动脉狭窄最好为左前斜位30°[22]。对于怀疑为肌纤维发育不良的儿童或其他患者则需至少采用两个斜位角度。当患者有双侧显著狭窄时,先对较大一侧肾脏进行血管成形(因为病变相对较轻,技术上通常也相对简单);如果患者能够忍耐长的手术时间,则尝试另一侧血管成形。
3. **跨过病变段:**总的来讲,应当采用柔软而无创的导丝如Benston导丝和头端带反折的导管如4F的SosOmni选择性导管(AngioDynamic, Queesbury, NY)或Simmons导管(图20.1)。在寻找肾动脉和通过动脉狭窄段时如果过度或粗暴操作导管则可能导致血管斑块栓塞。文献报道了一些可以降低这种风险的方法。Feldman等[23]采用"不接触"技术来尽可能减少导引导管和主动脉壁之间的接触;此方法和"Sos flick"技术[24]类似。一旦导丝通过病变血管段,导管则可通过下拉的动作跨过病变段。只有在极少数情况下才需用到可扭转Torquable导丝如Glidewire(Boston Sicentidc/Medi-Tech, Natick, MA)。需谨慎小心地操作这些导丝以避免造成病变血管的夹层。在行任何导丝插入病变血管前,可通过选择性插管经动脉灌注100~200μg硝酸甘油(NTG)至肾动脉以防止血管痉挛。如果导丝推进有阻力或导丝头端打圈且不能伸直则需停止导丝操作。需重新评估判断导丝是否进入了内膜下。如果发生了严重的血管夹层或穿孔,则手术需往后延迟数天再做。如果肾动脉走形呈足侧角度且从下入路很难通过狭窄段,则可考虑采用不同的导管(如Cobra弯管)或不同的入路(如腋动脉远心端或肱动脉近心端,只有在极少数情况下才需要)。一旦导管安全通过狭窄段,即经静脉给予5000U肝素(70U/kg)。
4. **跨狭窄段的压力梯度:**如果压力梯度值是体动脉压的10%或以上则认为其是显著的[11]。如果没有明显的压力梯度,则行血管再通对患者是没有帮助的。向肾动脉灌注100~200μg NTG可能更易测出压力梯度值。压力梯度的测量应采用直径较小的器械，以避免非人为地夸大狭窄严重程度。最理想的器械是 0.014″ 的压力导丝。也可采用 4F 的导管，尽管其会夸大狭窄的严重程度，但可用于筛除尚未达到需要介入治疗阈值的患者。

5. **在球囊成形术和支架植入术间选择**[26-28]：首先需要考虑的是患者的病变属于什么类型。如果是动脉粥样硬化导致的开口处狭窄，则首要考虑行支架植入术。如果是非开口处狭窄（距肾动脉开口处 >1cm），则无论是动脉粥样硬化导致的还是肌纤维发育不良导致的，应优先考虑采用球囊成形术。

6. **肾动脉球囊扩张成形术**

   a. 选择球囊的直径应大约大于根据动脉造影估测"正常"血管直径的 10%。避免采用狭窄后扩张的血管直径而选择了太大的球囊。如果估计不准，可以先采用小一些的球囊。

   b. 尽管有的介入医师还采用 0.035″ 导丝匹配 5F 的球囊系统；但越来越多的医师已采用 0.014″~0.018″ 的导丝匹配 4Fr 以下的冠状动脉类型球囊系统。

   c. 导引导管（5~8Fr）的使用是为了提供支撑和在动脉开口处稳定的作用。它们拥有柔软的钝型头端从而最大限度减少对血管的损伤，但导管管体较硬且需要置入较大的动脉鞘。现在有一些导管鞘 / 导引导管系统能够既提供必需的支撑作用又能保证穿刺入路点不渗血（如 Ansel Sheath，Cook，Bloomington，IN）。该鞘拥有两个扩张管，一个缩细后可置入 0.035″ 导丝，另一个缩细后可置入 0.018″ 导丝。当需通过只能导丝而非球囊可通过的严重狭窄段时，导引导管提供的额外支撑会非常有用。对于单通道的球囊系统，使用导引导管是必需的。

7. **球囊扩张（见图 20.1）**：将一根头端柔软的硬轴导丝经狭窄段置入肾动脉远端分支。将造影导管交换为鞘 / 导引导管或直接交换为球囊导管。固定好导丝避免导丝头端移动，防止可能会造成远端细小分支血管痉挛。如果导丝过于伸入到血管外周分支也有可能造成血管穿孔。将球囊标记横跨病变血管段。

8. 缓慢充盈球囊直到球囊完全充盈或达到了球囊的最大压力。如果患者感到重度疼痛则需要停止充盈球囊。

9. 快速完全抽瘪球囊以防止球囊表面形成血栓从而可能造成血管堵塞。

10. 保留导丝，撤出球囊导管。

11. 在血管被扩张后，最好避免再通过被扩张的血管段。保留跨过病变血管的导丝位置进行造影。如果有导引导管 / 鞘，可直接经鞘造影。如果没有导引导管 / 鞘，也可采用 5F 的多侧孔导管经导丝将头端送至肾动脉开口后经侧臂接口造影。同样,也可以保留导丝,然后从对侧的股动脉穿刺置入猪尾巴导管行球囊扩张后造影。经常可看到血管成形后形成裂纹,通常约在3个月后消失[7]。

12. 如果造影结果和球囊扩张后动脉压力梯度可接受,则终止手术;如果结果不满意,则将球囊经导丝送入狭窄段再次行球囊扩张直至结果满意。次优化的结果或夹层可通过后期支架植入治疗。
13. 请记住如果球囊扩张成形或支架植入失败,以及患者无介入血管成形意愿只打算行外科血管重建术,造影医师则应当将最可能被用于血管重建的血管进行造影。高质量的腹腔动脉造影应显示好可用于重建左侧肾动脉的脾动脉[28]和可用于重建右侧肾动脉的肝动脉和胃十二指肠动脉[28-30]。
14. 当需要从动脉撤出球囊导管时,应抽吸球囊并将球囊导管顺着球囊翼折叠的方向旋转;但一些制造商不建议对聚乙烯材料的球囊用力抽吸,因为这样可能会损伤球囊折翼(应参考包装说明)。当使用动脉鞘时,应避免形成穿刺部位血肿;特别是当球囊被回撤到鞘内时需要小心操作。

肾动脉支架植入术

适应证[32-48]

对以下的适应证可以考虑行肾动脉支架植入术:

1. 球囊扩张术后再狭窄。
2. 肾动脉开口处狭窄。
3. 外科术后狭窄(肾动脉旁路和移植肾动脉)。
4. 高度偏心性肾动脉狭窄。
5. 肾动脉球囊扩张成形术由于以下原因急性失败:
   a. 血管扩张后回缩有闭塞的风险。
   b. 形成复杂的夹层。
   c. 残余狭窄率 >30%。
6. 病灶局限于主肾动脉。

禁忌证[32-48]

相对禁忌证

1. 肾动脉分支型病变。
2. 病变长段 >2cm。
3. 肾动脉直径 <4mm(可考虑冠状动脉和(或)药物洗脱支架)。
4. 肾动脉结构不利,远端分支没有足够的长度用于可能需要的外科旁路手术。
5. 弥漫性肾内血管病变。
6. 非顺应性病变。
7. 肾脏体积 <7cm。

器械使用建议

1. **支架**：推荐用球扩式金属支架。常用的支架长度在 1~2cm，直径在 4~8mm。它们采用 0.014″（冠状动脉型）、0.018″ 以及 0.035″ 的导丝系统。
2. **导丝**：如在前面"肾动脉球囊扩张成形术"部分所述，首先应当采用柔软的无创伤性的导丝，其后再交换为更硬一些的导丝以便支架输送。对于 0.035″ 导丝系统，合适的导丝包括 TAD- Ⅱ型和标准 Rosen 导丝（不同的厂家）。一些支架生产厂家采用 0.018″ 系统导丝。对于这些系统，应当用硬导丝如 V18 导丝（Boston Scientific/Medi-Tech）或 Ironman 导丝（Abbott Vascular Solutions，Santa Clara，CA）。
3. **造影导管**：初始诊断性造影和后续的选择性肾动脉插管的导管选择标准与肾动脉球囊成形术相同。
4. **导引导管 / 鞘**：支架释放通常都需要导引导管和导引鞘。使用 Ansel 鞘（Cook，Bloomington，IN）特别合适。该鞘有两个扩张管：一个缩细后适用于 0.035″ 导丝，另一个缩细后适用于 0.018″ 导丝。

术前准备

肾动脉支架植入的术前准备与经皮球囊扩张成形术相同。

手术过程

1. 进行标准的诊断性造影以评估病变情况。采用合适的斜位造影以能够很好地显示肾动脉开口。左肾动脉宜采用前后位，右肾动脉宜采用左前斜 30°。
2. 记录跨病变段的压力梯度值。静息压力梯度值若达到体血管收缩压分峰值的 10%，则认为在血流动力学上有明显意义。
3. 同球囊血管成形术一样的方法用导丝和导管通过病变段。经静脉团注 3000~5000U 肝素，后续予以每小时灌注 750~1000U。目标活化凝血时间（ACT）应当是基线值的约 2.5 倍。
4. 可选择性经肾动脉团注 100μg NTG 以消除血管痉挛。
5. 支架释放有几种方法。其中包括采用相对小的直径≤5mm 的球囊或用经鞘植入狭窄段的锥形扩张管进行预扩。还有"裸背"技术是采用导引鞘或导管不通过狭窄段，而是使用更细的支架输送系统

（0.018″或更细）。这些更细的输送系统非常适合直径≤4mm的副肾动脉狭窄。采用经导丝导引（OTW）输送方式适用于所有0.035″和许多0.014″兼容性球囊导管和支架。而且0.018″或更细的器械也适宜于快速交换操作。在冠状动脉的治疗中，单通道快速交换球囊操作简单快捷，但在肾动脉治疗中只需要更短的导管和导丝，因此其优势并不明显（图20.1）。单通道系统最大的缺点在于缺少一个完整的导丝输送通道，从而使得其不能够注入造影剂、测量动脉压力以及[3]介入操作中交换导丝。一些医师仍喜欢采用0.035″的系统和使用带有头端缩细的65cm长的6Fr鞘进行预扩。在股动脉穿刺点处采用筋膜扩张管以便置入合适大小和长度的鞘通过病变段。当然，也可采用短鞘和有合适内径的导引导管。如果一开始就决定行支架植入，则当导丝通过病变段时即可植入支架释放用鞘。对于质地较硬的病变可能需要采用4~5mm的球囊进行预扩。然后导管鞘可以经球囊通过肾动脉病变段，或者导管鞘的扩张管也可被重新置入通过病变段。

6. 选择合适球扩式支架能够覆盖病变段且扩张支架使其直径略大于正常血管直径的10%。不要采用狭窄后扩张后的血管直径而选择了过大的球囊。如果对球囊的大小选择存在不确定性，则应采用小一些的球囊，同时需要的话再用大一些的球囊进行后扩。如果病变在肾动脉开口，则支架应保留大约1mm的长度在主动脉腔内。
7. 支架需小心通过输送鞘的止血装置段。如果采用标准的血管鞘，注意避免通过鞘的止血膜时在球囊表面的支架发生移位。
8. 固定血管鞘，透视观察下将支架从血管鞘送入病变部位。
9. 当支架到位后，保持支架不移位，回撤鞘以露出支架。但支架完全露出后，不能再将鞘推送进去，因为可能会造成支架从球囊上滑脱。当采用“裸背”技术时，支架需要小心通过病变段以确保支架没有刮到狭窄血管壁上。
10. 如果必要的话通过鞘再次行造影确认支架位置是否合适。造影位置应采用显露病变段血管最好的斜位。这点对于肾动脉开口端狭窄的支架定位最为重要。
11. 在透视下使用球囊充盈器械充盈球囊直至其完全膨开。不要让球囊压力超过其爆破压。
12. 抽瘪球囊。有必要时可使用50ml注射器抽吸。固定导丝，经鞘撤出球囊。如果球囊撤出的过程中支架发生移位，可用鞘抵住支架防止支架后移。
13. 在支架近端，经鞘或经导管（导丝导引）再次行造影。有可能的话保留经过支架段的导丝位置。造影评估支架的贴壁性和有无残留狭窄。

14. 如有必要,采用更大直径的球囊扩张支架。
15. 如果还需再放支架,将鞘或者另一个支架输送系统通过已释放支架时需要额外小心,必须使用鞘的扩张管以避免支架移位或变形。如果已释放支架需要通过导丝,则可采用 3mm J 形导丝,其可避免支架边缘发生夹层或通过支架网眼。
16. 需放置多个支架时,支架间需有大约 2mm 的重叠段。避免支架间留有间隙或支架间重叠过多,因为可能会造成局部的血管内膜增生。
17. 当支架释放好并完全打开后,重复造影,测量横跨支架段的压力梯度。若有必要,可采用血管内超声评估支架贴壁情况或有无支架未完全膨开情况。
18. 当活化凝血时间(ACT)<180 秒时,拔出股动脉鞘。采用按压或血管封堵器进行穿刺点止血。

术后治疗

1. 检测血压 24~48 小时[6]。
   a. 如果血压一开始高,后下降并持续下降至正常范围以下,则经静脉予以补充生理盐水。
   b. 如果在术中或术后升高,则服用卡托普利[6](一种血管紧张素转化酶抑制剂)或短效降压药(当血压 >100mmHg 时)。
2. 常规术后不应用肝素。但是,如果在最后造影显示肾动脉血流较慢时可以考虑(也可采用 bilivarudin)。很少用华法林,可考虑采用抗血小板药物。
3. 需做好造影后的常规处理工作。
4. 口服阿司匹林 325mg 和(或)更强效的抗血小板药物(可选择),持续 6 个月。
5. 治疗后开始对血压和肾功能的随访需较频繁。绝大多数的高血压复发发生在术后 8 个月内。

结果[5-19, 16, 39, 42, 48-62]

1. **首次**手术技术成功率:80%~90%[5-9, 63]。
2. 治疗**即刻**成功率
   a. **高血压**(血压改善患者占技术成功患者的百分比):
      (1)肌纤维发育不良:90%~100%。[5, 6, 8, 9, 16]
      (2)动脉粥样硬化:50%~90%[5, 6, 8, 9]。

(3) 移植的肾动脉: 70%~100%[5,7]。

b. **氮质血症**: 81% 的患者的肾功能改善或稳定[15]。

3. **再次扩张**: 在一项研究中[5],约 13% 的狭窄需要再次扩张。技术成功率约在 90%。需要再次扩张最重要的决定因素是首次扩张后残余狭窄率≥30%。
4. 血压变化的结果评估
   a. 治愈——不用药物,血压在 140/90mmHg 或更低。
   b. 改善——在服相同的或减量的降压药情况下,舒张压降幅≥15mmHg;或服药情况下,尽管舒张压降幅 <15mmHg,但血压变为正常。
   c. 稳定——在服相同的或减量的降压药情况下,舒张压波动在 ±15mmHg 之间。
   d. 无效——在服相同的或减量的降压药情况下,舒张压增幅 >15mmHg。
5. 对肾功能不全的变化结果评估
   a. 改善——血清肌酐较基值降幅≥20%。
   b. 稳定——血清肌酐较基值波动在 20% 以内。
   c. 无效——血清肌酐较基值升幅≥20%。

并发症

1. **总的**并发症发生率: 13%[5,6,9,18,63,64]。
2. **严重**并发症发生率(如需要外科手术干预或改变原住院治疗过程): 3%~11%[5,6,9,63,64],而外科旁路移植手术的发生率为 20%[9]。
3. **30 天死亡率**: <1%[5,6,9,18,63,64]。以前报道的外科手术死亡率为 5.9%[11];最近报道的死亡率为 0%~5.4%[51,52]。
4. **成形血管部位**并发症
   a. 局部血栓形成: 1%[5,63,64]。
   b. 血管成形导致的非血管闭塞性夹层: 2%~4%[6,63,64]。如有需要,绝大多数患者均能行成功的外科旁路移植手术[6]。
   c. 动脉破裂: 1%~2%[5,63,64]。
   d. 外周肾栓塞: 2%[63]。
   e. 导丝导致的夹层: 4%[63]。
5. **血管成形术相关的**并发症
   a. 肾衰竭: 急性肾衰竭或者慢性肾衰竭的急性恶化: 1.5%~6.0%[5,6,9,63,64]。这可由多种原因导致。造影剂肾病和微胆固醇斑块栓塞是最常见的原因。大约有 1% 的患者可能需要长期血液透析[64]。
   b. 肾切除: 1%[6],而外科旁路肾移植为 15%[9]。

c. 不需治疗或无后遗症的节段性的肾梗死和肾外周血肿：3%[9]。所有患者均达到治疗上的成功。

6. **其他并发症**

a. 肢体栓塞事件：1.5%~2.0%[5,9]。

b. 胆固醇微栓子栓塞：1%[15]。

c. 穿刺部位血肿需外科手术处理：1%~3%[6,25]。

d. 心肌梗死：1%[15]。

7. **并发症处理**

a. 如果局部血栓形成，但没合并有明显的血管夹层或穿孔，可考虑采用经动脉局部溶栓治疗：灌注 5mg TPA 持续 30 分钟以上，后以 0.5mg/h 持续 24 小时。

b. 如果动脉发生破裂穿孔，可在动脉撕裂处充盈球囊导管以阻止或减轻后腹膜出血。可考虑应用某些覆膜支架系统来封闭血管破裂处。

c. 如果球囊发生破裂且血管没有损伤，可考虑更换新的球囊导管再次行血管成形术。

d. 夹层：血管成形术总是会引起微小的血管夹层，其可在数月内自愈。对不影响血流的夹层即使其影像学上很严重也可采用保守治疗[67]。出现影响血流的夹层则需要中止手术。可考虑采用支架植入解决；对于严重的夹层，应当推迟 1~2 周后再行尝试治疗。

e. 慢性类固醇激素治疗：对长期服用类固醇激素的患者在行血管成形术时需特别谨慎，因为其容易出现血管损伤破裂[68]。

肾静脉肾素采样

用 RAR 活性来预判患者能否从血管重建术受益还存在争议[3,69-75]。有报道连续研究了 143 例患者，其中 20 例有肾血管性高血压（RVH），研究得出 RVR 的敏感度为 65%，阳性预测值为 18.6%，阴性预测值为 89.3%。作者认为该项研究结果 RVR 没有足够的敏感度和特异度来排除无肾血管性高血压的患者。另一组老年病例组研究（平均年龄为 60 岁）的 RVR 特异度很低（21%），阴性预测值为 16%，因此限制了 RVR 检查在老年患者群中的应用。该项研究还发现在行血管成形术前没有进行 RVR 分析对临床结果没有明显影响。

但是，病变侧的 RVR 分泌对可治愈性高血压依旧有明显的阳性预测值，且能影响血管重建术的手术方案。

适应证

1. 评价那类肾性高血压患者可能从血管成形术或外科手术中获益。
2. 肾动脉造影证实的狭窄但难以分级,评价其生理学意义。

禁忌证

1. 不是血管重建术适应证的患者将不能从选择性 RVR 测定中受益。
2. 至肾静脉或下腔静脉(IVC)缺乏合适的路径(如静脉闭塞或 IVC 滤器导致没有安全路径)。

术前准备

1. 同肾动脉造影(参见第 9 章)。
2. 理想情况下患者采样术前 2 周需停用所有抗高血压药物(除非患者住院,否则很少能做到)。但是,患者通常需在采样数天前停用 β 受体拮抗药和 ACE 抑制剂。因为受长期服用 ACE 抑制剂的影响,血浆肾素分泌增加会导致 RVR 采样的预测价值较差。
3. 对于肾动脉病变的患者术前 60~90 分钟服用卡托普利(根据体重按 1mg/kg 计算)可以增大两个肾脏间的肾素水平的差别,从而提高了其诊断的准确性[72]。术前采用卡托普利刺激[72]和脱盐[73]或许能增加采样的敏感性,对检测结果可能有帮助。

手术过程

1. 静脉穿刺:采用前壁穿刺针(并嘱患者做瓦尔萨尔瓦动作)来避免因疏忽而穿刺到静脉前方的动脉而造成动静脉瘘。
2. 选择性肾静脉插管:
   a. 使用 5F 的 Cobra2 型导管;并在距导管头端 2~3mm 处剪一个侧孔。
   b. 有时候需要使用 Sidewainder 导管或其他带角度的导管。
3. 在行左侧肾静脉采血时,导管深度应超过左侧性腺静脉汇入左肾静脉开口的位置(其一般开口于左肾静脉的近 2/3 段内)。而右肾静脉采血时,只需在近下腔静脉的肾静脉近端,因为右侧性腺静脉直接回流入下腔静脉。
4. 由于造影剂会影响采样的肾素,因此插肾静脉是不用造影剂。在导管插至每侧的肾静脉后存取图像以记录导管的位置。在下腔静脉全程寻找肝静脉位置和可能存在的多个肾静脉或变异的肾静脉。
5. 经肾下静脉采样取得对照的标本。取样时先抽取至少 5ml 血并废弃,后再抽取新的样本。
6. 取样本的时间间隔应尽可能短(最好在 20 分钟以内)。取样后,样本需放在冰块中并送至实验室处理。并要和你所在单位的生化实验室确认他们希望如何处理样本。

结果的阐释

结果的阐释通常采用以下两种方法之一[4]：

1. **简单比率法：**采用目标侧的肾脏肾素活性水平值除以对侧肾脏的肾素活性水平值。尽管有多个“阈值”，但绝大多数研究者认为 1.5∶1.0 的比率为阳性结果（特异度分别为 62% 和 60%[67]）。
2. **增量比率法：**由于简单比率法的缺陷，由 Vaughn 等[74]提出的增量比率法：

$$\frac{V-A}{A}$$

公式中 V 代表左侧或右侧肾静脉肾素活性，A 代表动脉肾素活性（其和肾下静脉的肾素活性相等）。疑似病侧肾脏的肾静脉肾素水平相较于动脉肾素值异常增高，而受影响的健侧的肾素水平分泌受抑制，则可用来反映病侧肾脏缺血程度。当一侧的比率高于 0.48 且对侧的肾静脉肾素分泌受抑制则考虑为该侧肾脏缺血而导致肾素分泌增加所致的阳性结果；也可作为外科血管重建[70]和球囊血管成形术[6]对高血压可治愈性的预后提示。

RVR 取样的注意事项

1. 长期服用 ACE 抑制剂或 β 受体拮抗药的患者不能安全地停药，其取得 RVR 的预测价值低。
2. 未能发现多支的肾静脉或变异的肾静脉。肾段动脉狭窄可导致肾段静脉肾素递增而在主肾静脉采样时可能检测不到异常。
3. 从左侧性腺静脉汇入左肾静脉的近端采血或错误的从较低的肝静脉采血会影响采样的准确性。
4. 对所采血样未能合理处理，包括延迟运送样本至实验室。

（周卫忠 译　刘圣 校）

参考文献

1. Berglund G, Anderson O, Wilhelmsen L. Prevalence of primary and secondary hypertension: studies in a random population sample. *Br Med J.* 1976;2:554–556.
2. Lewin A, Blaufox MD, Castle H, et al. Apparent prevalence of curable hypertension in the hypertension detection and follow-up program. *Arch Intern Med.* 1985;145:424–427.
3. Safian RD, Textor SC. Renal-artery stenosis. *N Engl J Med.* 2001;344:431–442.
4. Pickering TG. Diagnosis and evaluation of renovascular hypertension: indications for therapy. *Circulation.* 1991;83(suppl I):I-147–I-154.
5. Tegtmeyer CJ, Kellum CD, Ayers A. Percutaneous transluminal angioplasty of renal arteries: results and long-term follow-up. *Radiology.* 1984;153:77–84.

6. Sos TA, Pickering TG, Sniderman K, et al. Percutaneous transluminal renal angioplasty for renovascular hypertension due to atherosclerosis and fibromuscular dysplasia. *N Engl J Med.* 1983;309:274–279.
7. Gerlock AJ Jr, MacDonell RC Jr, Smith CW, et al. Renal transplant arterial stenosis: percutaneous transluminal angioplasty. *Am J Roentgenol.* 1983;140:325–331.
8. Muller FB, Sealey JE, Case DB, et al. The captopril test for identifying renovascular disease in hypertensive patients. *Am J Med.* 1986;80(4):633–44.
9. Miller GA, Ford KK, Braun SD, et al. Percutaneous transluminal angioplasty vs. surgery for renovascular hypertension. *Am J Roentgenol.* 1985;144:447–450.
10. Kuhlmann U, Greminger P, Gruntzig A, et al. Long-term experience in percutaneous transluminal dilatation of renal artery stenosis. *Am J Med.* 1985;79:692–698.
11. De Bruyne B, Manoharan G, Pijls NH, et al. Assessment of renal artery stenosis severity by pressure gradient measurements. *J Am Coll Cardiol.* 20067;48(9):1851–1855.
12. Martin LG, Casarella WJ, Gaylord GM. Azotemia caused by renal artery stenosis: treatment by percutaneous angioplasty. *Am J Roentgenol.* 1988;150:839–844.
13. Pickering TG, Sos TA, Saddekni S, et al. Renal angioplasty in patients with azotemia and renovascular hypertension. *J Hypertens.* 1986;4:S667–S669.
14. Hallett JW Jr, Fowl R, O'Brien PC, et al. Renovascular operations in patients with chronic renal insufficiency: do the benefits justify the risks? *J Vasc Surg.* 1987;5:622–627.
15. Lawrie GM, Morris GC, DeBakey ME. Long-term results of treatment of the totally occluded renal artery in 40 patients with renovascular hypertension. *Surgery.* 1980;88:753–759.
16. Sos TA. Angioplasty for the treatment of azotemia and renovascular hypertension in atherosclerotic renal artery disease. *Circulation.* 1991;83(suppl I):I-162–I-166.
17. Tegtmeyer CJ, Selby JB, Hartwell GD, et al. Results and complications of angioplasty in fibromuscular disease. *Circulation.* 1991;83(suppl I):I-155–I-161.
18. Pickering TG, Herman L, Devereux RB, et al. Recurrent pulmonary edema in hypertension due to bilateral renal artery stenosis: treatment by angioplasty or surgical revascularization. *Lancet.* 1988;9:551–552.
19. Tami LF, McElderry MW, al-Adhi NM, et al. Renal artery stenosis presenting as crescendo angina pectoris. *Cathet Cardiovasc Diagn.* 1995;35:252–256.
20. Merten GJ, Burgess WP, Gray LV, et al. Prevention of contrast-induced nephropathy with sodium bicarbonate: a randomized controlled trial. *JAMA.* 2004;291(19):2328–2334.
21. Tepel M, van der Giet M, Schwarzfeld C, et al. Prevention of radiographic-contrast-agent-induced reductions in renal function by acetylcysteine. *N Engl J Med.* 2000;343(3):180–184.
22. Kay J, Chow WH, Chan TM, et al. Acetylcysteine for prevention of acute deterioration of renal function following elective coronary angiography and intervention: a randomized controlled trial. *JAMA.* 2003;289(5):553–558.
23. Kim P, Khilnani N, Trost D, et al. Fluoroscopic landmarks for optimal visualization of the proximal renal arteries. *J Vasc Interv Radiol.* 1999;10:37–39.
24. Feldman RL, Wargovich TJ, Bittl JA. No-touch technique for reducing aortic wall trauma during renal artery stenting. *Catheter Cardiovasc Interv.* 1999;46(2):245–248.
25. Sos TA, Trost DW. Renal angioplasty and stenting. In: Kandarpa K, ed. *Peripherial Vascular Interventions.* Philidelphia: Lippincot Williams & Wilkins, 2008:287–314.
26. Martin LG. Angioplasty of renal artery stenosis. In: Kadir S, ed. *Current Practice of Interventional Radiology.* Philadelphia: BC Decker, 1991:605–611.
27. Tegtmeyer CJ, Sos TA. Techniques of renal angioplasty. *Radiology.* 1986;161:577–586.
28. Tegtmeyer CJ, Selby JB. Percutaneous transluminal angioplasty of the renal arteries. In: Castaneda WR, Tadavarthy SM, eds. *Interventional Radiology,* vol 2, 2nd ed. Baltimore: Williams & Wilkins, 1992:364–377.
29. Moncure AC, Brewster DC, Darling RC, et al. Use of the splenic and hepatic arteries for renal revascularization. *J Vasc Surg.* 1986;3:196–203.
30. Khauli RB, Novick AC, Ziegelbaum M. Splenorenal bypass in the treatment of renal artery stenosis: experience with sixty-nine cases. *J Vasc Surg.* 1985;2:547–551.
31. Moncure AC, Brewster DC, Gertler J, et al. Use of the gastroduodenal artery in right renal artery revascularization. *J Vasc Surg.* 1988;8:154–159.
32. Palmaz JC. Balloon-expandable intravascular stent. *Am J Roentgenol.* 1988;150:1263–1269.
33. Richter GM, Roeren T, Brado M, et al. Renal artery stents: long-term results of a European trial. Society of Cardiovascular and Interventional Radiology meeting abstracts. *J Vasc Interv Radiol.* 1993;4:47.
34. Palmaz JC, Kopp DT, Hayashi H, et al. Normal and stenotic renal arteries: experimental balloon-expandable intraluminal stenting. *Radiology.* 1987;164:705–708.
35. Joffre F, Abernadet P, Rousseau H, et al. The usefulness of an endovascular prosthesis for

treatment of renal artery stenosis. *Diagn Interv Radiol.* 1989;1:15–21.
36. Van de Ven PJ, Kaatee R, Beutler JJ, et al. Arterial stenting and balloon angioplasty in ostial atherosclerotic renovascular disease: a randomized trial. *Lancet.* 1999;353:282–286.
37. Iannone LA, Underwood PL, Nath A, et al. Effect of primary balloon expandable renal artery stents on long-term patency, renal function, and blood pressure in hypertensive and renal insufficient patients with renal artery stenosis. *Cathet Cardiovasc Diagn.* 1996;37:243–250.
38. Blum U, Krumme B, Flugel P, et al. Treatment of ostial renal artery stenoses with vascular endoprostheses after unsuccessful balloon angioplasty. *N Engl J Med.* 1997;336:459–465.
39. White CJ, Ramee SR, Collins TJ, et al. Renal artery stent placement: utility in lesions difficult to treat with balloon angioplasty. *J Am Coll Cardiol.* 1997;30:1445–1450.
40. Rundback JH, Gray R, Rozenblit G, et al. Renal artery stent placement for the management of ischemic nephropathy. *J Vasc Interv Radiol.* 1998;9:413–420.
41. Dorros G, Jaff M, Jain A, et al. Follow-up of primary Palmaz-Schatz stent placement for atherosclerotic renal artery stenosis. *Am J Cardiol.* 1995;75:1051–1055.
42. Tuttle KR, Chouinard RF, Webber JT, et al. Treatment of atherosclerotic ostial renal artery stenosis with the intravascular stent. *Am J Kidney Dis.* 1998;32:611–622.
43. Henry M, Amor M, Henry I, et al. Stents in the treatment of renal artery stenosis: long-term follow-up. *J Endovasc Surg.* 1999; 6:42–51.
44. Rodriguez-Lopez JA, Werner A, Ray LI, et al. Renal artery stenosis treated with stent deployment: indications, technique, and outcome for 108 patients. *J Vasc Surg.* 1999;29: 617–624.
45. Rees CR, Palmaz JC, Becker GJ, et al. Palmaz stent in atherosclerotic stenoses involving the ostia of the renal arteries: preliminary report of a multicenter study. *Radiology.* 1991;181:507–514.
46. Rees CR. Stents for atherosclerotic renovascular disease. *J Vasc Interv Radiol.* 1999;10: 689–705.
47. Bloch MJ, Trost DW, Pickering TG, et al. Prevention of recurrent pulmonary edema in patients with bilateral renovascular disease through renal artery stent placement. *Am J Hypertens.* 1999;12:1–7.
48. Khosla S, White C, Collins TJ, et al. Effects of renal artery stent implantation in patients with renovascular hypertension presenting with unstable angina or congestive heart failure. *Am J Cardiol.* 1997;80:363–366.
49. Martin LG, Cork RD, Kaufman SL. Long-term results of angioplasty in 110 patients with renal artery stenosis. *J Vasc Interv Radiol.* 1992;3:619–626.
50. Losinno F, Zuccala A, Busato F, et al. Renal artery angioplasty for renovascular hypertension and preservation of renal function: long-term angiographic and clinical follow-up. *Am J Roentgenol.* 1994;162:853–857.
51. Karagiannis A, Douma S, Voyiatzis K, et al. Percutaneous transluminal renal angioplasty in patients with renovascular hypertension: long-term results. *Hypertens Res.* 1995;18: 27–31.
52. Jensen G, Zachrisson BF, Delin K, et al. Treatment of renovascular hypertension: one-year results of renal angioplasty. *Kidney Int.* 1995;48:1936–1945.
53. Hoffman O, Carreres T, Sapoval M, et al. Ostial renal artery stenosis angioplasty: immediate and mid-term angiographic and clinical results. *J Vasc Interv Radiol.* 1998;9:65–73.
54. Klow NE, Paulsen D, Vatne K, et al. Percutaneous transluminal renal artery angioplasty using the coaxial technique: ten years of experience from 591 procedures in 419 patients. *Acta Radiol.* 1998;39:594–603.
55. Bloch MJ, Trost DA, Whitmer J, et al. Ostial renal artery stent placement in patients 75 years of age or older. *Am J Hypertens.* 2001;14(10):983–988.
56. Harden PN, MacLeod MJ, Rodger RS, et al. Effect of renal-artery stenting on progression of renovascular renal failure. *Lancet.* 19;349(9059):1133–1136.
57. Rocha-Singh KJ, Mishkel GJ, Katholi RE, et al. Clinical predictors of improved long-term blood pressure control after successful stenting of hypertensive patients with obstructive renal artery atherosclerosis. *Catheter Cardiovasc Interv.* 1999;47(2):167–172.
58. Gill KS, Fowler RC. Atherosclerotic renal arterial stenosis: clinical outcomes of stent placement for hypertension and renal failure. *Radiology.* 2003;226(3):821–826.
59. Lederman RJ, Mendelsohn FO, Santos R, et al. Primary renal artery stenting: characteristics and outcomes after 363 procedures. *Am Heart J.* 2001;142(2):314–323.
60. Gardiner GA Jr, Meyerovitz MF, Stokes KR, et al. Complications of transluminal angioplasty. *Radiology.* 1986;159:201–208.
61. Trost DW, Sos TA. Complications of renal angioplasty and stenting. *Semin Interv Radiol.* 1994;11:150–160.

62. Dixon GD, Anderson S, Crouch TT. Renal arterial rupture secondary to percutaneous transluminal angioplasty treated without surgical intervention. *Cardiovasc Intervent Radiol.* 1986;9:83–85.
63. Gardiner GA Jr, Meyerovitz MF, Harrington DP. Dissection complicating angioplasty. *Am J Roentgenol.* 1985;145:627–631.
64. Lois JF, Takiff H, Schechter MS, et al. Vessel rupture by balloon catheters complicating chronic steroid therapy. *Am J Roentgenol.* 1985;144:1073–1074.
65. Pickering TG, Sos TA, Vaughan ED Jr, et al. Predictive value and changes of renin secretion in hypertensive patients with unilateral renovascular disease undergoing successful renal angioplasty. *Am J Med.* 1984;76:398–404.
66. Roubidoux MA, Dunnick NR, Klotman PE, et al. Renal vein renins: inability to predict response to revascularization in patients with hypertension. *Radiology.* 1991;178:819–822.
67. Martin LG, Cork RD, Wells JO. Renal vein renin analysis: limitations of its use in predicting benefit from percutaneous angioplasty. *Cardiovasc Interv Radiol.* 1993;16:76–80.
68. Thibonnier M, Joseph A, Sassano P, et al. Improved diagnosis of unilateral renal artery lesions after captopril administration. *JAMA.* 1984;251:56–60.
69. Strong CG, Hunt JC, Sheps SG, et al. Renal venous renin activity: enhancement of sensitivity of lateralization by sodium depletion. *Am J Cardiol.* 1971;27:602–611.
70. Vaughan ED, Buhler FR, Laragh JH, et al. Renovascular hypertension: renin measurements to indicate hypersecretion and contralateral suppression, estimate renal plasma flow, and score for surgical curability. *Am J Med.* 1973;55:402–414.
71. Foster JH, Maxwell MH, Franklin SS, et al. Renovascular occlusive disease: results of operative treatment. *JAMA.* 1975;231:1043–1048.
72. Canzanello VJ, Millan VG, Spiegel JE, et al. Percutaneous transluminal renal angioplasty in management of atherosclerotic renovascular hypertension: results in 100 patients. *Hypertension.* 1989;13(2):163–172.
73. van Jaarsveld BC, Krijnen P, Pieterman H, et al. The effect of balloon angioplasty on hypertension in atherosclerotic renal-artery stenosis. Dutch Renal Artery Stenosis Intervention Cooperative Study Group. *N Engl J Med.* 2000;342(14):1007–1014.
74. Burket MW, Cooper CJ, Kennedy DJ, et al. Renal artery angioplasty and stent placement: predictors of a favorable outcome. *Am Heart J.* 2000;139(1 Pt 1):64–71.
75. Boisclair C, Therasse E, Oliva VL, et al. Treatment of renal angioplasty failure by percutaneous renal artery stenting with Palmaz stents: midterm technical and clinical results. *Am J Roentgenol.* 1997;168(1):245–251.

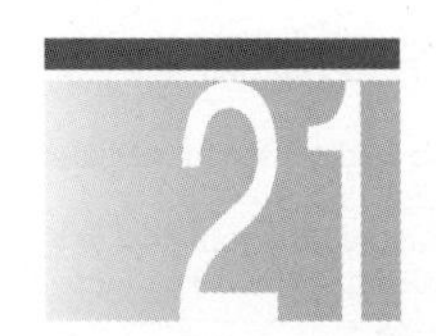

急性肠道缺血

引言

急性肠道缺血（acute mesenteric ischemia，AMI）是临床急症，需要快速干预以便取得良好的预后[1]。尽管现在诊断和治疗水平有较大的提高，但其相关致死率仍达到60%~80%[2-4]。由于该病的严重性，临床若有疑似病例需引起足够重视，特别是对有栓子脱落或血栓形成危险因素的老年患者。常见的危险因素有心房颤动，长期低血压，服用某些药物（如洋地黄、血管加压素），动脉粥样硬化 +/– 不稳定斑块和任何高凝状态。

患者典型的临床表现为严重的急性脐周痛。尽管有 25% 的患者有腹膜刺激征，但大多数患者腹部查体无特殊[5]。而且，当有腹膜刺激征时，需要考虑肠道缺血可能已发生坏死。此外，常见症状还有厌食、恶心、呕吐、腹泻、血便。更缺乏特异性的表现是有近 1/3 的老年患者意识可发生变化[6]。AMI 在老年患者群中不太容易和其他更常见疾病相鉴别，如肠梗阻、胰腺炎、憩室炎和腹膜炎。因此，临床症状需与患者的检验和影像学检查结果综合起来考虑。在一些情况下，非特异性的发现或许能提示病变的解剖部位，如严重腹痛更多见于小肠缺血而不是大肠缺血，而下腹痛同时合并血便更常见于大肠缺血。

尽管统称为 AMI，但其实它包含了不同种类的疾病，其可分为累及动脉或静脉的闭塞性和非闭塞性肠道缺血。闭塞性的 AMI 病因包括肠系膜上动脉（superior mesenteric artery，SMA）栓塞、SMA 血栓形成、肠系膜静脉血栓形成和一些不常见原因（外伤、疝气 / 粘连 / 阻塞、胆固醇栓子和主动脉夹层）。非闭塞性的 AMI 病因为肠系膜动脉血管收缩，也称为非闭塞性肠道缺血（nonocclusive mesenteric ischemia，NOMI），通常由于低血压事件和（或）使用了血管加压素导致。尽管低血压得到了纠正或血管加压素停止了使用，但肠道动脉收缩（肠道动脉痉挛）仍会持续，导致肠道低灌注和肠道缺血。其他的 NOMI 病因还有药物（如可卡因）和血管炎。NOMI 还可是肠系膜静脉血栓形成或 SMA 远端栓塞。

正确诊断 AMI 的病因很重要，因为其会影响到患者的临床表现、治疗以及预后。举例来讲，肠系膜静脉血栓形成导致的 AMI 常起病较隐匿，而急性 SMA 栓子栓塞则发病急且症状明显。而且治疗方面也有很大不同；外科开放手术是 SMA 栓子栓塞或 SMA 血栓形成的一线治疗方法，特别是合并有肠道坏死的时候。相反，当没有肠道缺血坏死时，介入腔内治疗可适用于 NOMI、SMA 栓子栓塞、SMA 血栓形成、肠系膜静脉血栓甚至主动脉夹层，从而可能不需要外科治疗。表 21.1[5,7-10]总结了 AMI 不同病因和它们的不同治疗方案。图 21.1 显示的是作者单位的治疗策略。

适应证

1. AMI 的诊断和明确病因
   a. 尽管数字血管造影（DSA）依据是诊断 AMI 的金标准，但目前计算机断层血管成像（CTA）和磁共振血管成像（MRA）已基本可替代 DSA 的诊断作用[11,12]。

表 21.1 急性肠系膜缺血的病因和治疗

病因	概况	影像学特征	治疗
肠系膜上动脉（SMA）栓子	占急性肠系膜缺血病例的40%~50%； 常和心脏疾病（如房颤）相关； 表现为严重急腹痛和腹泻（便血）； 20%的病例同时合并有外周动脉栓塞； 33%的病例有既往动脉栓塞病史。	通常为距离SMA开口3cm以远的充盈缺损； 缺少侧枝代偿； 远端血供差； 15%的病例位于SMA近端，50%位于结肠中动脉分叉处，25%位于回结肠支，10%位于SMA的小肠血管远端分支； **肠梗阻，肠壁水肿，肠坏死。**	标准治疗是外科手术，特别是发生肠坏死时； 如不能完全清除血栓或为远端栓子，术中行溶栓治疗； 当血管收缩时可应用罂粟碱； 全身抗凝； 当未出现肠坏死时依据个体情况进行管腔内治疗（直接血栓内灌注） 1. 短段血管栓塞 2. 远端有足够的侧枝代偿 3. 没有腹膜刺激症状或乳酸的升高。不能耐受外科手术者。

续表

病因	概况	影像学特征	治疗
非闭塞性肠系膜缺血（NOMI）	占急性肠系膜缺血病例的10%~15%； 典型表现为之前有低血压事件，即使低血压得以纠正； 和心输出量减少、低血容量、低血压以及内脏血管收缩有关。也可与使用血管活性药物（如血管加压素，α受体兴奋剂和地高辛）； 可隐匿性发病。	广泛的血管痉挛和常在接近血管分叉点处的节段性、香肠样的狭窄或弥漫性的狭窄； 远端动脉和肠壁内血管分支的充盈延迟； 延迟的肠壁强化和/或静脉显影； 经SMA使用60mg罂粟碱后造影显示血流改善； **肠梗阻，肠壁水肿，肠坏死。**	主流的治疗方法：经SMA直接用罂粟碱以1mg/min的速度灌注直至症状改善（通常在12–36小时内）。如果出现腹膜刺激征，则需在继续使用罂粟碱的同时考虑手术探查切除坏死肠管。

续表

病因	概况	影像学特征	治疗
急性SMA血栓形成	占急性肠系膜缺血病例的25%； 常见于有动脉粥样硬化基础病的患者； 50%~75%的患者有肠绞痛病史； 可在慢性症状上急性加重。	常在距SMA开口约1~2cm处发生闭塞； 有侧枝血管提示可能存在慢性血管闭塞； 肠梗阻，肠壁水肿，肠坏死。	治疗依据有无出现肠坏死（腹膜激惹和/或乳酸升高）； 有乳酸升高或腹膜刺激征，需要行主动脉肠系膜旁路手术和/或血栓动脉内膜切除术： 1. ± 外科术前使用动脉罂粟碱（或许不可行，因为这些病变通常位于SMA近端） 2. 在24~48小时后行再次探查手术 3. 术后需要使用血管扩张药物； 如果无腹膜刺激征或乳酸酸中毒可行血管腔内治疗： 1. 可采用支架 ± 滤网 ± 溶栓 2. 由于病变通常是由于慢性血管狭窄合并急性血栓形成，因此可在支架植入前行溶栓术，以减少远端栓塞的风险。

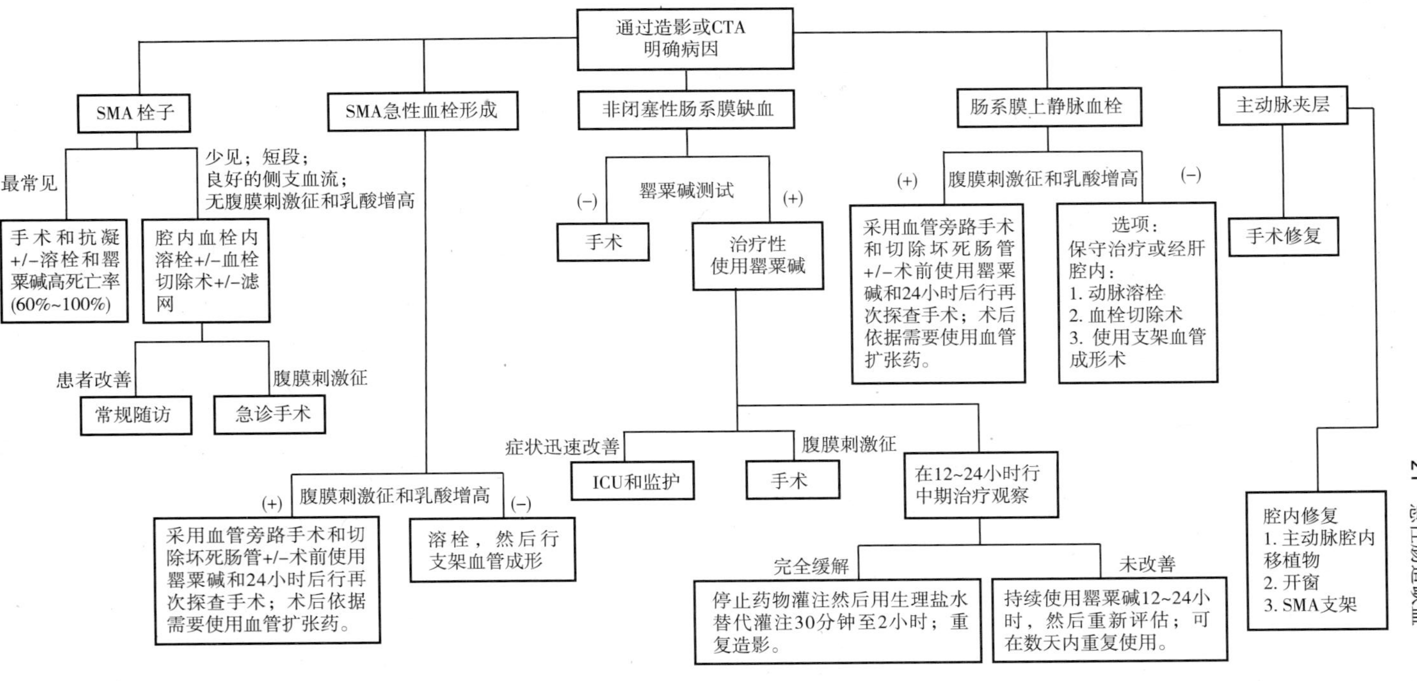

图 21.1 急性肠系膜缺血的治疗

(1) CTA 和 MRA 可产生高清晰度二维和三维的肠系膜血管解剖影像,依据此可做出准确的诊断和治疗方案。

(2) CTA 和 MRA 上肠道缺血的继发相关表现:

(a) 肠梗阻和肠管扩张。

(b) 肠管增厚/肠管指纹样改变。

(c) 黏膜内或门静脉内积气和(或)气腹。

(d) 肠管壁异常增强。

(e) 显示其他脏器梗死提示有栓塞性疾病。

(3) CTA 的方便快捷特性使其适宜于急诊使用。

b. DSA 适用于 CTA 或 MRA 诊断为可疑 AMI 的患者或考虑进行血管介入治疗的患者。

(1) 对于合适的患者,行直接造影可免去行 CTA 检查,从而可减少造影剂的用量和减轻肾功能损害。

(2) 造影目前主要适用于计划行血管介入治疗的患者。

2. AMI 的治疗

a. 对于确诊为未发生肠梗死的急性早期肠缺血患者或不适宜外科手术患者,可考虑行血管腔内治疗[13,14,18]。

b. 不管什么病因,导管介入治疗技术是治疗 AMI 的一种有力手段[14]。但是,介入治疗的一线选择方案需根据其病因确定(表 21.1)。

介入治疗选择包括:灌注血管扩张剂、溶栓或机械取栓(使用或不使用滤网)、血管成形、支架植入。

c. 由于外科手术的高致死率[15],一些学者建议拓宽介入治疗 AMI 的适应证:可包括肠道梗死的患者(有腹膜刺激征和乳酸酸中毒)[16-18]。

禁忌证

1. 传统的造影剂禁忌证包括肾功能不全和未术前用药处理的严重造影剂过敏。
2. 有肠梗死迹象可能需要急诊外科剖腹探查和坏死肠管切除术。采用介入技术作为一线方案治疗此类患者作用有限,除非患者外科术前有机会采用动脉内导管灌注罂粟碱以减轻血管痉挛。
3. 造影和介入治疗的相对禁忌证包括未能控制的菌血症和未能纠正的出血倾向[18]。
4. 其他禁忌证,由所选择的的介入治疗方法决定:

a. 罂粟碱的禁忌证有完全性心脏传导阻滞和对罂粟碱过敏。此外,还有一些其他相对禁忌证(表 21.2)。

表 21.2 罂粟碱管理

适应证	非闭塞性肠系膜动脉缺血的主要治疗或者任何原因引起的急性肠系膜动脉缺血的辅助治疗。 对那些需要外科手术血管重建的患者,可以术前或术后的使用。
禁忌证	绝对禁忌证 完全性房室传导阻滞 相对禁忌证 和碱性物质同时输液经过相同的导管。包括林格氏液,尿激酶,肝素,等。 窄角青光眼 严重的心脏疾病(特别是缓慢性心律失常) 严重的肝功能衰竭
剂量	经动脉途径,团注 45~60mg,继以 0.5~1.0mg/min 进行泵注。初始治疗的时长 12~24 小时,再次进行评估
可选药物	硝苯地平 10~20mg 口服,每隔 6 小时给药,可以作为罂粟碱的辅助治疗和利于确定的血管扩张效果,但是有可能加重低血压的风险,诱发反射性心悸和心肌缺血
常见并发症	系统性的血管扩张 / 低血压,但是 90% 的药物经过肝脏时被代谢 经过重建的血流进入肠管后,腹泻和腹痛比较常见

b. 溶栓的相对禁忌证包括活动性出血或出血性疾病、近期外伤、不能纠正的高血压、近期胃肠道出血、妊娠、近期手术、近期脑血管事件或急性颅内或脊髓内高压[18]。

术前准备

1. 一旦诊断为 AMI,需要回顾患者的病史、临床评估、检验学和影像学结果以及患者的查体[5]。
2. 如果患者发生了肠梗死,患者需行外科手术。如果是 NOMI,强烈建议在外科术前和围术期使用动脉内罂粟碱灌注治疗。
3. 评估患者以便选择合适的介入治疗方法(如罂粟碱和(或)溶栓药

灌注，直接经肝行门静脉血栓治疗）。

4. 对于不配合的患者可考虑使用全身麻醉。对于烦躁或昏迷的患者，气管插管建议保留至治疗结束后。
5. 患者需禁食直至介入手术完成和患者有较活跃的肠鸣音。
6. 保留大直径的静脉输液通道和采用患者能耐受的液体量行复苏治疗。
7. 当行治疗时，应尽可能及早纠正潜在的低血压、凝血功能障碍和电解质紊乱。
8. 围术期行生命体征监测（脉氧饱和度、血压、脉搏和心电图）直至在ICU观察期间治疗完成。
9. 若有担忧肠梗死或肠系膜静脉血栓导致肠缺血应考虑静脉使用广谱抗生素。
10. 对于血管闭塞导致的AMI应尽可能及早使用全身抗凝。

介入手术

1. **动脉路径：**动脉路径可以选择从股动脉或肱动脉。无论采用何种路径，需要植入合适的导管鞘并予以保留。
   a. 尽管由于导管和导管鞘技术的改进减少了需要采用肱动脉入路的机会，但在某些情况下还需要使用，包括腹股沟入路不能采用（如主动脉或髂动脉闭塞，腹股沟区感染，屈曲挛缩）和肠系膜解剖因素（当肠系膜血管和主动脉之间呈向足侧很锐的角度时）。在这些情况下，采用肱动脉入路插管操作更合适。
   b. 肱动脉入路是作为二线选择方案，因为它较股动脉入路并发症发生率更高[19,20]。采用左侧肱动脉入路发生脑卒中的风险较采用右侧肱动脉入路低，因为左侧入路避免了导丝导管操作对脑供血动脉起始部的影响（除了左侧椎动脉）。
   c. 如果考虑使用溶栓药物，动脉穿刺需有超声导引以确保为前壁穿刺。
2. **初步造影**
   a. 采用猪尾巴导管进行腹主动脉的侧位和前后位的造影，最好是同时（双平板）。如果术前有CTA或MRA确定解剖关系则可以免去上述造影并缩短手术时间。可以直接针对病变进行选择性造影。
      （1）前后位的主动脉造影对评估主动脉病变、侧支血管情况和肠管总体血流灌注情况特别有用。此外，大多数情况下均累及的是肠系膜血管近端的主干和一级分支，在前后位上能更好地显示远端血管的解剖情况。

（2）在前后位上进行延迟造影可以显示肠系膜上静脉、肠系膜下静脉和门静脉情况以判断其通畅性。

（3）侧位可以用来判断腹腔干近端、肠系膜上动脉（SMA）和肠系膜下动脉（SMV）的起始部的通畅性。

3. **肠系膜上动脉插管**

a. 有多种市面上的4F或5F导管可用于SMA插管（AngioDynamics，Queesbury，NY；Boston Scientific，Natick，MA；Cook Medical，Bloomington，IN）。尽管RC1、RC2和C2 Cobra导管常用于SMA插管，带反折的导管如Simmons 1和SOS Omni选择性（AngioDynamics）导管具有更好的导管稳定性以便进一步的介入治疗（如灌注罂粟碱）。

（1）RC1/2型和C2 Cobra导管先置于目标血管的上方然后慢慢回拉导管至导管头端插入目标血管内。可以先经导管用软头导丝插管至SMA的远端然后经导丝送入导管至SMA内并使其导管头端位置稳定。

（2）一旦成形后，反折导管（SOS Omni或Simmons 1型）从下方向头侧方向插管至导管头插至目标血管。然后用软头导丝经导管插入目标血管内远端，再将导管沿导丝回拉至SMA内并使导管头端位置稳定。

b. 在一些介入手术情况下（如支架植入，机械祛栓和抽吸取栓）采用长鞘（如Ansel 2，Cook Medical）插至SMA的开口处对稳定操作有帮助。

4. **SMA造影**

a. AMI的诊断和病因判断常是通过先前的CTA或MRA来完成，但也可以采用主动脉造影和（或）选择性SMA造影来诊断。不同病因导致AMI的影像学表现见表21.1。

（1）前后位的SMA造影时造影剂注射速率为4~6ml/s，持续时间为10秒（总造影剂量为40~60ml）。摄片时间需持续至少30~40秒以显示肠系膜静脉。选择性SMA造影对于NOMI的诊断特别有帮助，特别是当经SMA内直接灌注60mg罂粟碱后重复造影显示血流明显改善并能显示直小血管时。此外，选择性SMA造影也能够显示由于肠道血管病变、肠扭转、疝气、远端栓子或肠系膜静脉血栓导致的肠系膜缺血。

5. **治疗（表21.1，图21.1）**

a. 需按照病因进行针对性治疗（见表21.1）。

b. SMA栓子。

(1)手术依旧是主要的治疗方法,特别是当已经发生肠坏死时。手术取栓的目的是为了让坏死肠管切除后尽快恢复肠系膜的血液灌注和循环。外科术前或术后的经SMA辅助灌注罂粟碱能够帮助增加缺血肠管的血液灌注以尽可能保留更多的肠管。

(a)大约有50%的患者需要在24~48小时之间行第二次手术探查,以确定有无更多的肠管坏死。

(2)经血管腔内治疗选项:

(a)适宜于非手术患者或早期诊断的栓塞病变较短、有足够的远端侧支代偿、无腹膜刺激征或乳酸酸中毒的患者。

(b)如果没有肠梗死,经动脉导管血栓内灌注溶栓药是一种可接受的治疗方法。它通常适宜于起病持续时间在12小时内的患者[21]。重组组织型纤溶酶原激活剂(recombinant tissue plasminogen activator, rtPA)是在美国最常用的溶栓药。它是FDA批准的药物,但它在此处的使用是超出药物说明书范围外的使用。它通过动脉导管滴注方式进行给药至栓子。偶尔,也采用药物团注的方法,经常是应用脉冲喷射的方式[18,22,37]。但是,在多数情况下,均是采用rtPA以1mg/h的方式持续灌注,在灌注前可以团注。短时间内(如每4~8小时)的造影评估治疗效果是需要的。在溶栓同时是否合并使用肝素是依据不同医院医师的使用偏好。笔者的经验是当患者有心源性栓子再脱落风险时,采用全身肝素化以便使患者处于抗凝状态。如果溶栓患者出现腹膜刺激征则可能需要急诊外科手术[18]。

(c)罂粟碱也可用于解除弥漫性血管痉挛导致的肠道缺血。需要采用同轴灌注技术。罂粟碱不能和rtPA使用相同的导管通路,因为两者药物混合会产生沉淀物。

(d)对于狭窄或闭塞病变,必要时可采用血管成形和(或)支架植入术。

(e)在极少数情况下,对于严重缺血的或已坏死的肠道通过治疗建立的血液再灌注后可能会造成再灌注综合征而导致弥漫性血管内凝血(DIC)或成人呼吸窘迫综合征(ARDS)。

c. NOMI。

(1)经动脉内灌注血管扩张剂是主要的治疗方法。手术适用于患者出现腹膜刺激征或肠道坏死。

（a）先经导管团注45~60mg的罂粟碱至SMA，再按30~60mg/h的速率进行持续灌注（0.5~1mg/min，1mg/min最常用）。通常为了提高疗效，罂粟碱持续使用12~24小时。在12~24小时后，如果缺血症状改善，则停用罂粟碱改用肝素水灌注。如果患者再持续6~12小时没有症状而且血流动力学稳定（没有低血压或不需要升压药），则可撤除导管。如果对患者症状和肠系膜血管解剖间关系存有疑问，则需要行重复血管造影[18]。

①如上所述，罂粟碱对外科手术治疗起辅助作用，可在术前或术后12~24小时使用。

②通常将4F或5F导管插管SMA行罂粟碱灌注。采用微导管可以进行更一步的超选插管给药。

③更多有关因素的信息请见表21.2。

（b）也有报道采用动脉内使用其他血管扩张药灌注，包括妥拉唑林和前列地尔[23, 24]。

（c）每6小时口服硝苯地平10~20mg或许能有辅助扩张血管的作用（可选择）。

d. SMA血栓。

（1）如果患者有腹膜刺激征或乳酸酸中毒表现则提示有肠道梗死，需要外科手术干预。手术方法包括主动脉肠系膜血管旁路手术和（或）血栓动脉内膜切除术并行坏死肠管切除。这些血管闭塞的原因通常是由于患者有慢性的SMA动脉粥样硬化的基础上形成血栓。

（a）对于SMA栓子的外科手术，通常在术后的24~48小时需要对约50%的患者进行再次手术探查，以评估有无发生进一步坏死的肠管。

（b）经动脉内辅助灌注血管扩张药对于此类患者技术上要困难一些。因为患者的SMA闭塞部位通常位于SMA开口处，用于灌注的导管通常不能稳定在开口处。

（2）对于没有发生肠道梗死的患者可以采用腔内治疗技术，可采用支架植入，并可在支架植入术前采用过滤导丝（防止远端血块移位）或溶栓。有时候我们采用球扩式支架（iCast；Atrium Medical, Hudson, NH）来抓捕支架和血管壁间的急性血栓。

e. 肠系膜上静脉血栓。

（1）首要目标是充分使患者水化，稳定其心血管功能，以及纠正急性不良事件。

（2）和所有肠道系膜血管缺血一样，如果出现腹膜刺激征或乳酸值升高则提示肠坏死，需要急诊外科手术探查。

（3）抗凝是治疗的一个重要方面，因为此类患者高发再次血栓栓塞。

（4）绝大多数患者经过支持治疗、水化和谨慎的抗凝后症状会改善。但是，一些患者尽管采取上述措施但没有改善甚至症状加重，则需要行腔内治疗。溶栓是腔内治疗的主要治疗方法。采用将导管置于 SMA 经动脉溶栓，或经静脉行全身溶栓，或经肝穿刺直接将导管置于静脉血栓内溶栓。需要时可行机械祛栓、血管成形和支架植入。上述各种方法均有报道能够成功开通肠系膜静脉，但和其他导管直接溶栓是一样，导管置于静脉血栓内直接溶栓被认为是最有效的。但是，经肝脏途径（直接经皮穿刺或经颈内静脉）其出血风险较大。所以，需在术前向患者充分告知积极介入治疗和相对保守介入等治疗的利与弊，由患者来决定。

f. 主动脉夹层。

继发于主动脉夹层的肠系膜血管缺血是因为夹层内膜片延伸至 SMA 或由于假腔压迫真腔导致 SMA 的灌注压力降低。由于开放手术治疗急性主动脉夹层导致肠系膜缺血的死亡率接近 90%，因此现在更多是采用腔内治疗的方法来解决这个问题。

（a）主动脉腔内覆膜支架植入的目标是覆盖夹层的入口来降低假腔的灌注压力，促使假腔闭合，并使 SMA 通过真腔增加灌注。当夹层内膜片累及 SMA 时，可采用自膨式非覆膜支架使内膜片贴合复位，从而增加 SMA 的灌注。血管内超声对于判断真假腔以确定支架释放在真腔很有用。

（b）如果血管腔内移植物或支架不可行，则可采用开窗技术，使真假腔获得同等的血流灌注。能够同步测量真假腔的压力是很有用的，因为需要的话，可以采用更大的球囊来扩张开窗的血管窗口大小。

术后处理

1. 不管何种病因，所有肠系膜缺血的患者均应由 ICU 收治。围术期的治疗目标为补液水化、复苏、避免再灌注损伤、防止血栓增多、防止败血症和尽可能减少肠坏死的范围。

a. 可能需要积极监测生命体征和中心静脉压。尽管罂粟碱经 SMA 给药时，其有 >90% 经过肝脏首过效应代谢，因此发生低血压的概率极低，但当使用血管扩张剂时还是要注意监测血压防止低血压发生。若有必要，可以分别使用血管加压药物或强心药物，包括多巴胺［2~5μg/（kg·min）］或多巴酚丁胺［从0.5~1.0μg/（kg·min）可调整至2.5~20μg/（kg·min）］。但注意限制在必要时使用。由于考虑到可能会加重缺血的肠系膜血管收缩，应避免使用抗利尿剂和α-受体激动剂。

b. 有必要纠正液体和电解质紊乱，从而降低心律不齐和进一步低血压的风险。

c. 推荐经静脉肝素抗凝。首次肝素的团注剂量按100U/kg计算（除非需要行介入干预，如经肝穿刺），然后调整剂量使得部分催凝血酶原激酶时间（PTT）维持在60~80秒。如果计划采用腔内治疗，则不建议使用低分子肝素，因为低分子肝素半衰期长，且通过肾脏排泄受肾功能影响。此外，监测低分子肝素的功能（如PTT）也较麻烦，需要进行凝血因子水平的检验。

d. 肠系膜静脉血栓可继发胃肠道细菌引起的栓塞导致肠道黏膜水肿和（或）黏膜崩解。所以，此类患者有可能会发生由革兰阴性菌或厌氧菌导致的感染性血栓性静脉炎，所以对此类患者推荐使用广谱抗生素。

（1）哌拉西林/他唑巴坦钠：每6小时静脉给药（通常静脉剂量3.375g）。

（2）甲硝唑：以15mg/kg的剂量超过1小时滴完然后每6~8小时以7.5mg/kg的剂量给药。

（3）左氧氟沙星：每24小时剂量为500mg，与哌拉西林/他唑巴坦钠或甲硝唑配合使用。

e. 防止再灌注损伤。

（1）对于接受罂粟碱胰高血糖素治疗的患者，胰高血糖素可作为辅助用药。胰高血糖素可以使肠道血管扩张和保持低渗性，减少氧需求。如果患者能耐受的话，使用剂量可以从1μg/（kg·min）增加至10μg/（kg·min）；但是，使用该药物时常引起恶心、呕吐，因此不经常使用。

（2）其他药物如别嘌呤醇和依那普利，作为自由基清除剂，可能降低再灌注损伤的风险。但对它们的使用缺乏临床经验。

2. 对于接受罂粟碱或其他血管扩张剂的患者，需行监测有无肠道梗死的症状或体征。

a. 对于意识发生改变或使用了甾体类激素或镇痛剂的患者，乳酸酸中毒指标（正常值=0.5~2.2mmol/L）较腹膜刺激征更有提示价值。根据我们的经验，乳酸值如果高于6.0mmol/L提示预后不良。

b. 如果患者病情稳定,其治疗可持续至5天。但是,如果病因是NOMI且低血压因素也已解除,罂粟碱灌注一般不超过36小时[5,26]。

3. 行溶栓的患者通常在间隔例如4~8小时行重复造影。血浆纤维蛋白原水平需同时监测以评估全身溶栓系统功能。溶栓药物可能需要减量以保持纤维蛋白原值>100g/L。一些患者可能需要输注新鲜冰冻血浆。
4. 有腹膜刺激征或乳酸酸中毒者需要外科手术探查[5]。如果患者接受了广泛的肠切除,则有发生短肠综合征的风险(达20%~60%)[4],需要向消化科医师咨询饮食调整方案。
5. 如果治疗了动脉近端的闭塞,则术后一个月行CTA复查。如果进行了支架植入,则在术后6~12个月需行CTA或多普勒超声复查以评价有无支架内再狭窄。
6. 行支架植入的患者需服用氯吡格雷(波利维;Bristol Myers Squibb,纽约,纽约州),首次负荷剂量是300mg,后每天75mg服用3~6个月;同时终身服用阿司匹林81~325mg。

结果

1. 快速的诊断和干预可取得最优化的疗效。
   a. 尽管在治疗上有进步,但由于快速诊断存在困难,因此在过去70年患者死亡率没有明显降低[4,27,28]。有个别报道死亡率低至24%[29],也有高至96%[30],但大多数在60%~80%。
   b. 有篇报道认为延迟向外科咨询或延迟手术和明显增加患者死亡率直接相关(比值比分别是9.4和4.9)[1]。
2. 尽管外科手术依旧是AMI的主要治疗方法,但目前缺乏外科手术和腔内治疗结果的前瞻性、随机性临床研究。

许多作者建议采用CTA做AMI的早期诊断并采用腔内治疗作为治疗方法,甚至作为一线治疗方案[13,31-39]。

3. 尽管有样本量的限制,文献报道的腔内治疗效果和手术治疗效果具有可比性。
   a. 对于由NOMI导致的AMI,报道使用血管扩张剂的有效率在70%~80%[18,40]。

   不同的血管扩张剂的效果类似(例如罂粟碱、妥拉唑林等)。
   b. 对于SMA栓子溶栓也是有效的。最大的一组病例报道(10例)显示经动脉溶栓后血管影像学上成功率为90%,70%的患者能够有临床症状的改善[18,34]。另一项研究显示AMI患者在溶栓后其临床成功率达到62.5%[18,41,42]。
   c. 对于SMA血栓的一些患者,采用血管成形和(或)支架植入和溶栓是有效的。有篇研究显示对AMI的患者其技术成功率为71%。对于治疗成功的患者，有80%的患者表现为临床症状改善[18,42]。有一组病例的报道，其临床表现为急性SMA血栓或SMA栓子，甚至有的病例在临床上发生了肠梗死，积极地采用腔内治疗，部分联合了外科手术治疗，达到临床良好结果的比例达81%(17/21例)[43]。

并发症

1. 穿刺点

   血肿或假性动脉瘤形成

   当行溶栓和抗凝时增加上述风险。

2. 罂粟碱(或其他血管扩张剂)相关的低血压:

   当导管头不经意脱落出SMA至主动脉更易发生[18]。

3. 造影剂相关并发症

   a. 肾毒性:当脱水、肾功能不全和肾血管栓塞后其风险增加。

   b. 变态反应。

4. 溶栓相关并发症:

   穿刺点或远端出血、栓塞、卒中、经肝穿刺治疗肠系膜静脉血栓导致腹膜内出血。

5. 血管成形相关并发症

   a. 血管损伤:夹层，破裂。

   b. 远端栓塞。

6. 再灌注损伤。
7. 心律失常[5]。

(周卫忠 译 刘圣 校)

参考文献

1. Eltarawy IG, Etman YM, Zenati M, et al. Acute mesenteric ischemia: the importance of early surgical consultation. *Am Surg.* 2009;1:212–219.
2. Sachs SM, Morton JH, Schwartz SI. Acute mesenteric ischemia. *Surgery.* 1982;92:646–653.
3. Mamode N, Pickford I, Leiberman P. Failure to improve outcome in acute mesenteric ischemia: seven-year review. *Eur J Surg.* 1999;165:203–208.
4. Berland T, Oldenburg WA. Acute mesenteric ischemia. *Curr Gastroenterol Rep.* 2008;10(3):341–346.
5. Kandarpa K. Acute mesenteric ischemia. In: Kandarpa K, Aruny J, eds. *Handbook of Interventional Radiologic Procedures,* 3rd ed. Philadelphia: Lippincott Williams & Wilkins, 2002:211–217.
6. Tendler DA, LaMont JT. Acute mesenteric ischemia. In: Frideman LS, Bonis PA, eds. *Up To Date.* Version 17.1, 2008.
7. Leung DA, Matsumoto AH, Hagspiel KD, et al. Endovascular interventions for acute and chronic mesenteric ischemia. In: Baum S, Pentecost MJ, eds. *Abrams' Angiography Interventional Radiology.* 2nd ed. Philadelphia: Lippincott, 2006:398–414.
8. Kessel D, Robertson I. *Interventional Radiology: A Survival Guide.* London: Churchill, 2000.

9. Matsumoto AH, Angle JF, Spinosa DJ, et al. Endovascular therapy for intestinal angina. *J Am Coll Surg.* 2002;194:22–31.
10. Sheeran SR, Murphy TP, Khwaja A, et al. Stent placement for treatment of mesenteric artery stenosis or occlusions. *J Vasc Interv Radiol.* 1999;10:861–867.
11. Ofer A, Abadi S, Nitecki S, et al. Multidetector CT angiography in the evaluation of acute mesenteric ischemia. *Eur Radiol.* 2009;19(1):24–30.
12. Shih MC, Hagspiel KD. CTA and MRA in mesenteric ischemia: part 1. Role in diagnosis and differential diagnosis. *Am J Roentgenol.* 2007;188:452–461.
13. Demirpolat G, Oran I, Tamsel S, et al. Acute mesenteric ischemia: endovascular therapy. *Abdom Imaging.* 2007;32:299–303.
14. Gray BH, Sullivan TM. Mesenteric vascular disease. *Curr Treat Options Cardiovasc Med.* 2001;3:195–206.
15. Hirsch AT, Haskal ZJ, Hertzer NR, et al. ACC/AHA 2005 guidelines for the management of patients with peripheral arterial disease (lower extremity, renal, mesenteric, and abdominal aortic): executive summary: a collaborative report from the AAVS/SVS, Society for Cardiovascular Angiography and Interventions, Society for Vascular Medicine and Biology, SIR, and the ACC/AHA Task Force on Practice Guidelines endorsed by the American Association of Cardiovascular and Pulmonary Rehabilitation; National Heart, Lung, and Blood Institute; Society for Vascular Nursing; Transatlantic Inter-Society Consensus; and Vascular Disease Foundation. *J Am Coll Cardiol.* 2006;47:1239–1312.
16. Van Deinse WH, Zawacki JK, Phillips D. Treatment of acute mesenteric ischemia by percutaneous transluminal angioplasty. *Gastroenterology.* 1986;91:475–478.
17. Brountzos EN, Critselis A, Magoulas D, et al. Emergency endovascular treatment of superior mesenteric artery occlusion. *Cardiovasc Intervent Radiol.* 2001;24:57–60.
18. Boyer L, Alfidja A, Cassagnes L, et al. Acute mesenteric ischemia. In: Mauro MA, Murphy KPJ, Thomson KR, et al. eds. *Image-Guided Interventions.* 1st ed. Philadelphia: Saunders, 2008:690–698.
19. Kaufman JA. Invasive vascular diagnosis. In: Mauro MA, Murphy KPJ, Thomson KR, et al. eds. *Image-Guided Interventions.* 1st ed. Philadelphia: Saunders, 2008:39–61.
20. McIvor J, Rhymer JC. 245 transaxillary arteriograms in arteriopathic patients: success rate and complications. *Clin Radiol.* 1992;45:390–394.
21. Brandt L, Boley S. AGA technical review on intestinal ischemia. American Gastrointestinal Association. *Gastroenterology.* 2000;118:954–968.
22. Roberts A. Thrombolysis: clinical applications. In Baum S, Pencost MJ eds. *Abrams' Angiography Interventional Radiology.* 2nd ed. Philadelphia: Lippincott Williams & Wilkins, 2006:233–256.
23. Huwer H, Winning J, Straub U, et al. Clinically diagnosed nonocclusive mesenteric ischemia after cardiopulmonary bypass: retrospective study. *Vascular.* 2004;12:114–120.
24. Ernst S, Luther B, Zimmermann N, et al. Current diagnosis and therapy of non-occlusive mesenteric ischemia. *Rofo.* 2003;175:515–523.
25. Kim HS, Patra A, Khan J, et al. Transhepatic catheter-directed thrombectomy and thrombolysis of acute superior mesenteric venous thrombosis. *J Vasc Interv Radiol.* 2005;16:1685–1691.
26. Kaleya RN, Sammartano RJ, Boley SJ. Aggressive approach to acute mesenteric ischemia. *Surg Clin North Am.* 1992;72:157–201.
27. Clark ET, Gewitz BL. Mesenteric ischemia. In: Hall JB, Schmidt GA, Wood LD eds. *Principles of Critical Care.* New York: McGraw-Hill, 1998:1279–1286.
28. Kaleya RN, Boley SJ. Acute mesenteric ischemia: an aggressive diagnostic and therapeutic approach. 1991 Roussel Lecture. *Can J Surg.* 1992;35:613–623.
29. Foley MI, Moneta GL, Abou-Zamzam AM, et al. Revascularization of the superior mesenteric artery alone for treatment of intestinal ischemia. *J Vasc Surg.* 2000;32:37–47.
30. Konturek A, Cichon S, Gucwa J, et al. Acute intestinal ischemia in material of the III Clinic of General Surgery, Collegium Medicum at the Jagellonian University. *Przegl Lek.* 1996;53:719–721.
31. Gartenschlaeger S, Bender S, Maeurer J, et al. Successful percutaneous transluminal angioplasty and stenting in acute mesenteric ischemia. *Cardiovasc Intervent Radiol.* 2008;31:398–400.
32. Shoots IG, Levi MM, Reekers JA, et al. Thrombolytic therapy for acute superior mesenteric artery occlusion. *J Vasc Interv Radiol.* 2005;16:317–329.
33. Wakabayashi H, Shiode T, Kurose M, et al. Emergent treatment of acute embolic superior mesenteric ischemia with combination of thrombolysis and angioplasty: report of two cases. *Cardiovasc Intervent Radiol.* 2004;27:389–393.
34. Simo G, Echenagusia AJ, Caunez F, et al. Superior mesenteric arterial embolism: local fibrinolytic treatment with urokinase. *Radiology.* 1997;204: 775–782.
35. Hiroto S, Matsumoto S, Yoshikawa T, et al. Simultaneous thrombolysis of superior mesenteric artery and bilateral renal artery thromboembolism with three transfemoral catheters. *Cardiovasc Intervent Radiol.* 1997;20:397–400.

36. McBride KD, Gaines PA. Thrombolysis of a partially occluding superior mesenteric artery thromboembolus by infusion of streptokinase. *Cardiovasc Intervent Radiol.* 1994;17:164–166.
37. Badiola C, Scoppetta DJ. Rapid revascularization of an embolic superior mesenteric artery occlusion using pulse-spray pharmacomechanical thrombolysis with urokinase. *Am J Roentgenol.* 1997;169:55–57.
38. Acosta S, Wadman M, Syk I, et al. Epidemiology and prognostic factors in acute superior mesenteric artery occlusion. *J Gastrointest Surg.* 2010;4:628–635.
39. Resch TA, Acosta S, Sonesson B. Endovascular techniques in acute arterial mesenteric ischemia. *Semin Vasc Surg.* 2010;1:29–35.
40. Boley SJ, Sprayregan S, Siegelman SS, et al. Initial results from an aggressive roentgenological and surgical approach to acute mesenteric ischemia. *Surgery.* 1977;82:848–855.
41. Yamaguchi T, Saeki M, Iwasaki, Y, et al. Local thrombolytic therapy for superior mesenteric artery embolism: complications and long-term clinical follow-up. *Radiat Med.* 1999;17:27–33.
42. Simonetti G, Lupattelli L, Urigo F, et al. Interventional radiology in the treatment of acute and chronic mesenteric ischemia. *Radiol Med.* 1992;84:98–105.
43. Acosta S, Sonesson B. Resch T. Endovascular therapeutic approaches for acute superior mesenteric artery occlusion. *Cardiovasc Intervent Radiol.* 2009;32:896–905.

22 急性胃肠道动脉出血

引言

血管造影和栓塞是现代胃肠道出血治疗的重要组成部分。它不仅可以提供重要诊断信息还可以提供挽救生命的治疗措施。总体来说，这些介入诊治方法成功率高，并发症发生率低。

适应证

1. 上消化道出血（upper GI bleeding，UGIB）通常首选采用内镜下诊治。因为内镜下大多数患者均可获得疾病诊断，同时出血可以通过注射或热针凝固等方法止血。造影通常不是用于诊断目的，而是用于处理持续的出血（通常是栓塞）。适应证如下：
   a. 出血量太大导致内镜医师不能确定出血部位。
   b. 内镜治疗未能止血。
   c. 由于医疗或患者解剖结构等因素，导致患者不能采用内镜下治疗。
   d. 缺少能够诊治的内镜医师。
2. 对于下消化道出血（lower GI bleeding，LGIB），内镜治疗较困难所以较少作为首选治疗方案。造影可以用于明确出血部位为外科手术做准备；但其最常用于确定出血部位并行止血治疗。造影和计划性栓塞治疗的不同适应证罗列如下：

a. 标记红细胞扫描或CT扫描证实有持续性出血。由于这些检查较造影具有更高的诊断敏感性，因此如果这些检查结果为阴性则造影通常不是适应证。对于标记红细胞扫描、CT扫描和造影检查其可检测到出血的出血速率分别要达到0.1ml/min、0.3ml /min、0.5~1.0ml /min。

b. 对于下消化道大出血，可以不用行上述红细胞标记检查或CT检查而直接行造影检查。

c. 对于间歇性的慢性下消化道出血，造影可用于检查患者有无器质性病变。

禁忌证

绝对禁忌证

1. 如果造影和栓塞是抢救患者的治疗，则无绝对禁忌证。
2. 历史上有过造影剂导致的致命性变态反应是重要的禁忌证。但是如果需要造影来停止严重出血，则可以术前快速使用甾体类激素来预防。

相对禁忌证

1. 以下列出的为相对禁忌证，可以帮助决定能否行造影，特别是没有很强的适应证的时候。
   a. 肾功能不全。
   b. 造影剂过敏。
   c. 不能纠正的凝血功能障碍。
   d. 如果出血量很大时，可能更合适外科手术而不是造影，因为造影有可能没有外科手术控制出血来得迅速。

术前准备

1. 病史采集及体格检查
   a. 获得恰当的病史或许能为判断出血部位提供线索。例如，下消化道出血的患者近期有息肉切除术病史，其出血考虑与息肉切除有关，而上消化道出血的患者近期有明显的呕吐则提示可能为食管黏膜撕裂症。
   b. 一些可能增加造影剂风险的情况也需要评估（特别是心肺功能和过敏情况）。
2. 确保适当的监护
   a. 由于上消化道出血患者可能会有低血压，自动监测血压是必要的。

b. 心电图和脉氧检测——血液丢失和输注晶体导致血液稀释会降低血液的携氧功能，增加心肌缺血甚至诱发心律不齐或心肌梗死的风险。
c. 体温——由于大量输注液体可能会导致患者低温。低温会降低多种凝血因子功能而导致凝血功能障碍。注意给患者包裹，使用血液保温仪和使用可加热毛毯。

3. 复苏作用——尽管心肺复苏很重要，但它不能作为造影前孤立的事件看待。一些患者需要止血后才能使得病情获得稳定。所以，一些患者需要快速去行造影检查，而至造影室前需持续行复苏过程。
a. 保持合适的静脉通路以便静脉输入生理盐水或输血使用。常规推荐采用两路16G的静脉通路。
b. 纠正低血压——首先输入生理盐水但之后不久需要进行输血以便保持足够的血红蛋白值和维持血液的携氧功能。
c. 纠正凝血功能障碍——对于有凝血功能障碍的患者，介入栓塞效果欠佳，因为栓塞剂只是作为血栓形成的框架作用。

介入手术

1. 诊断性造影
a. 在穿刺入路的动脉需保留一个血管鞘，以防止造影导管在栓塞时发生堵管后撤管失去血管入路。除了某些情况如髂动脉闭塞的患者，对绝大多数患者采用股动脉入路。
b. 通常不做主动脉造影，因为显示造影剂渗出到消化道需要选择性插管造影。
c. 根据患者的病史、临床症状以及标记红细胞扫描或CT扫描提示给出的出血定位来选择首先需要造影的血管。如果没有很好的线索，有些学者偏好先进行肠系膜下动脉造影以研究直肠情况，从而避免造影过程中膀胱内充盈造影剂对结果的影响。对于怀疑上消化道出血的患者，腹腔动脉和肠系膜上动脉是首选造影的血管。对于下消化道出血，肠系膜下动脉和肠系膜上动脉是首选造影的血管。如果肠系膜动脉造影均为阴性，则需行腹腔动脉（例如胃十二指肠动脉）造影，因为十二指肠远端的迅猛出血也可表现为下消化道出血。如果在各血管的主干行造影均未见造影剂外溢，则可能需要行超选择造影。例如对于十二指肠或胃底的出血，需要分别行胃十二指肠动脉和胃左动脉的造影。标记红细胞检查或CT检查定位可帮助超选择插管的血管选择。
d. 对于腹腔动脉和肠系膜上动脉，建议造影剂流速为5~6ml/s；对于肠系膜下动脉，建议造影剂流速为2~3ml/s。造影剂注射时长4~5秒以帮助最好地显示造影剂外溢同时避免动脉期和静脉期影像重叠。

e. 造影过程应持续至静脉期造影剂完全廓清，以便区分造影剂外溢和持续性的静脉显影。尽管 DSA 是标准检查技术，非减影模式下查看图片也很重要，因为其可以区别是真的造影剂渗出还是呼吸或胃肠蠕动导致的伪影。造影术前使用胰高血糖素可以减少肠蠕动导致的伪影。

f. 然而，由于消化道出血经常是间隙性的，因此即使术前标记红细胞检查结果是阳性的，造影结果也可能是阴性的。如果没有发现出血部位，一些学者[2,3]建议采用激发方法，如灌注血管扩张剂、肝素或使用溶栓剂（如 tPA）。其目的在于刺激出血以便能明确病变部位，从而能够进行处理。在近期的研究中，使用上述灌注药物，帮助明确了 37.5% 的病例的出血部位，同时没有造成任何血流动力学不稳定的情况[3]。

2. 灌注血管加压素止血

a. 血管加压素的作用机制为收缩肠系膜血管，减少出血部位的血流，达到在出血部位形成血栓的目的。

b. 和栓塞相比，该方法存在一些不足之处[4]，所以它很少应用除非患者不是栓塞治疗的适应证，如弥漫性出血或栓塞导管不能到达出血部位。

c. 患者需要持续的心电监护，因为使用血管加压素会引起冠状动脉收缩。

d. 造影导管应当置于供应出血部位的动脉主干，不需要进行超选择插管。灌注的速率从 0.1U/min 开始。

e. 在 15~20 分钟后行重复造影以确定出血是否停止和血管有无过度收缩。如果还在出血，则剂量加大到 0.2U/min。重复前面过程，剂量最大可加大到 0.4U/min。在每次增大剂量后，均应重复造影，以确定出血是否停止和血管有无过度收缩。在造影时，要注意造影剂是否经血管能够到达肠管系膜对侧壁。如果造影剂不能到达血管壁，则需停止或减少药物灌注剂量并在十分钟内行重复造影以评估血管有无过度收缩。血管过度收缩会导致肠管坏死。

3. UGI 栓塞

a. 出血动脉需要采用超选择插管［通常为胃十二指肠动脉（GDA）或胃左动脉］。对于胃左动脉出血，常用的栓塞技术为采用明胶海绵颗粒栓塞，通过血流将海绵颗粒冲到远端分支。对于 GDA 出血，先将微导管超选至出血部位远端用弹簧圈或明胶海绵进行栓塞以防止其有供血至出血点。然后后退导管并进行栓塞，直至栓塞至 GDA 开口处。在 GDA 近开口处栓塞时需注意避免栓塞剂如弹簧圈或明胶海绵反流造成肝动脉的异位栓塞。

b. 需注意不能单纯采用弹簧圈栓塞动脉血管近端。因为栓塞远端侧支循环很快会形成来供应出血点。

c. 在栓塞完 GDA 后，需行 SMA 造影以确定有无通过胰十二指肠动脉弓形成的侧支血管供应出血点。

d. 如果内镜下确定了出血的部位，可以采用经验性栓塞（尽管造影时无造影剂外溢，但仍栓塞可疑的出血动脉）。例如，十二指肠溃疡栓塞 GDA、胃底或食管胃连接处出血栓塞胃左动脉。

4. 下消化道出血栓塞

a. 为避免下消化道出血栓塞引起缺血性并发症，需要行超选择性插管。先采用 5F 的导管置于目标血管主干的开口，后采用 3F 微导管进行同轴插管。其微导管头端应尽可能接近造影剂外溢的位置。对于结肠出血，经常能插管至肠壁内的直小动脉。

b. 如果导管头端能够到达出血部位，可以经微导管填塞入 0.018 英寸（1 英寸 =2.54cm）的微弹簧圈。通常，只需要 1~2 枚微弹簧圈。

c. 如果出血较为弥漫（例如肠道血管发育不良导致的出血）或微导管头端只能接近但不能到达出血部位，则可采用 PVA 颗粒进行栓塞。需注意只能注射少量的 PVA 颗粒以避免过度栓塞。颗粒的大小应选择 300μm 以上，因为小的颗粒容易达到外周血管远端更易引起消化道梗死。

d. 近来，有学者[5]提出采用氰基丙烯酸二丁酯胶来栓塞。该胶较 PVA 颗粒具有透视下显影性更好且栓塞更持久。当然，需要更多的研究来证明其有效性。

术后处理

1. 常规造影术后处理和穿刺点的护理

a. 需经常监测生命体征以尽早发现有无新的出血迹象，例如腹股沟韧带处的高位置点的穿刺造成后腹膜血肿。

b. 需查看穿刺点和生命体征以判断有无血肿。

c. 需查看穿刺点所在肢体远端的血管神经情况，以评估有无发生血管闭塞或远端栓塞。

2. 评估消化道出血有无停止

a. 依据生命体征来判断血流动力学是否稳定。如果持续性低血压或心律增快则提示还在出血。

b. 检测血红蛋白和血细胞比容水平。

c. 依据出血的量和性质。需注意结肠容量很大，能够容纳很多出血。所以，当出血已经实际上被止住后，仍有可能经直肠排出一些出血。此临床表现需结合临床其他情况综合判断。如果一名患者生命体征平稳且血细胞比容无变化仅排出暗红色血便则不可能会有持续性活动性出血。

3. 灌注血管加压素
   a. 如果开始灌注血管加压素，患者需在 ICU 监护并持续监测心电。
   b. 在 ICU，血管加压素继续持续滴注约 12 小时。在此后，每 12 小时血管加压素的滴注剂量减少 0.1U/min。当滴注速率降低至 0.1U/min 并持续滴注 12 小时后，将血管加压素改为生理盐水再滴注数小时。如果没有再出血的迹象，则可拔除导管。

结果

1. 血管加压素

尽管血管加压素能有效控制超过 85% 的憩室导致的出血，一旦停止灌注，其收缩血管的作用也就停止。所以，在使用该药物的病例中，再出血率达到 50%[4]。由于该原因，再加上需要长时间保留导管，因此现在很少使用血管加压素灌注。

2. 上消化道血管栓塞
   a. 技术成功的定义为能够将栓塞剂送至需要的栓塞点并达到止血的目的。技术成功和临床成功是有区别的，因为有的患者即使达到了技术成功，但临床上仍继续出血。这可能是由于出血点弥散（例如肠道血管发育不良），栓塞血管周围形成侧支血流，或凝血障碍导致不能形成稳定的血栓。
   b. 由于腹腔动脉系统有众多的侧支血管以及上消化道出血经常是由于一个弥漫性的病因例如胃炎，因此上消化道出血的临床成功率明显低于技术成功率。在上消化道出血病例中，介入栓塞能控制出血且不需要再干预达到 56%~88%[6-8]。近期的两项研究[9,10]报道了对于内镜治疗无效的上消化道出血采用外科手术和介入栓塞的效果比较，两者在稳定患者血流动力学（稳定率在 75%~88%）和改善死亡率方面效果相当。
   c. 有报道称经验性栓塞（针对血管造影阴性患者）的效果可以和发现有造影剂外溢的阳性患者的栓塞效果一样好。两组病例在 30 天出血相关死亡率和需要外科手术干预方面结果是相当的。

3. 下消化道出血
   a. 下消化道出血的栓塞技术成功率较高，通常达到 90%~100%[11-13]。这是因为微导管的应用可以将导管头端插至靠近出血点的位置。技术失败最常见的原因是血管扭曲或痉挛导致导管不能插到可以进行栓塞的位置。

b. 临床成功率低于技术成功率，在 84%~92%，也就意味着有 8%~16% 的患者栓塞后不久出现了再次出血[11-14]。栓塞后小肠较结肠更容易再出血[15,16]。这可能是由于小肠系膜较结肠系膜有更多更丰富的侧支血管。此外，临床成功率也和不同病因相关。在一则报道中，憩室出血栓塞后再出血率仅有 15%，而肠道血管发育不良和其他病因栓塞后再出血率达到了 45%[17]。这是由于憩室出血通常仅有单个的直小动脉供血，而血管发育不良出血通常有多支供血动脉。

并发症

1. 造影相关普遍并发症
   a. 穿刺点出血、血管堵塞、血管夹层，但发生率很低。
   b. 造影剂过敏反应。
2. 血管加压素相关并发症
   a. 可发生肠道梗死，但极少。
   b. 心血管并发症包括心肌梗死、心律不齐和高血压，是最常见的，其发生率在 4.2%。
3. 栓塞并发症
   a. 异位栓塞为栓塞剂非故意栓塞至非靶血管。这可能是由于注射栓塞剂时压力过大或栓塞弹簧圈时导管局部屈曲退出靶血管导致。这种并发症很少。
   b. 栓塞后终末脏器缺血
      (1) 对于上消化道出血栓塞，因为胃和十二指肠周围有丰富的侧支血管网，因此发生缺血的情况罕见。如果患者之前有过上消化道的外科手术病史，则导致缺血的可能性会增大，因为其侧支血管网可能被手术破坏。
      (2) 下消化道出血的超选择栓塞后，轻微的缺血并发症发生率在 2%~20%，症状有自限性的腹痛、无症状的血清乳酸值升高或在随访时发现无症状的肠道黏膜改变，绝大多数均不需要治疗。严重缺血并发症包括肠道梗死或缺血性肠道狭窄并不常见，发生率仅在 0~6%[4,11-14,18,19]。
   c. 有研究报道了一例上消化道出血栓塞后弹簧圈透过肠管壁发生了腐蚀，并导致了致命性的再出血[20]。

并发症的处理

1. 穿刺点的并发症
   a. 血肿通常是自限性的，也不需要特殊治疗。

b. 腹膜后血肿并有持续性出血会有生命危险，需要外科手术修补穿刺点。征询外科意见是需要的。

c. 穿刺点假性动脉瘤一般可通过超声导引下压迫或注射凝血酶治疗。

2. 造影剂反应（参见第 83 章）。
3. 动脉夹层

a. 如果较大动脉发生了夹层（例如髂动脉），则可以通过植入血管支架使得血流恢复通畅。

b. 如果是较小的动脉（直径 <5mm），支架可能因其有限的通畅性而不是很合适。采用球囊扩张可能会让夹层的血管内膜片贴壁，但也可能导致夹层进展延伸。

4. 异位栓塞

a. 治疗的必要性取决于栓塞剂栓塞的非靶血管是否为重要的血管。如果是不重要的血管（例如股深动脉的浅表分支），则可不用处理。

b. 如果栓塞了重要的血管，则需要尝试去除栓塞剂。对于颗粒状的栓塞剂，可以采用导管抽吸，对于弹簧圈则需要鹅颈抓捕器套取。

5. 缺血性并发症

a. 对于短暂性的变化例如自限性腹痛或无症状的血清乳酸增高，不需要治疗。

b. 如果肠道发生了确切坏死，通常需要外科手术。

c. 对于慢性缺血性并发症例如肠道狭窄，可采用球囊扩张，但如果狭窄导致了症状性梗阻则需要外科手术切除狭窄的肠段。

（周卫忠 译　刘圣 校）

参考文献

1. Kuhle WG, Sheiman RG. Detection of active colonic hemorrhage with use of helical CT: findings in a swine model. *Radiology*. 2003;228(3):743–752.
2. Johnston C, Tuite D, Pritchard R, et al. Use of provocative angiography to localize site in recurrent gastrointestinal bleeding. *Cardiovasc Intervent Radiol*. 2007;30(5):1042–1046.
3. Ryan JM, Key SM, Dumbleton SA, et al. Nonlocalized lower gastrointestinal bleeding: provocative bleeding studies with intraarterial tPA, heparin, and tolazoline. *J Vasc Interv Radiol*. 2001;12(11):1273–1277.
4. Darcy M. Treatment of lower gastrointestinal bleeding: vasopressin infusion versus embolization. *J Vasc Interv Radiol*. 2003;14(5):535–543.
5. Frodsham A, Berkmen T, Ananian C, et al. Initial experience using *N*-butyl cyanoacrylate for embolization of lower gastrointestinal hemorrhage. *J Vasc Interv Radiol*. 2009;20(10):1312–1319.
6. Larssen L, Moger T, Bjornbeth BA, et al. Transcatheter arterial embolization in the management of bleeding duodenal ulcers: a 5.5-year retrospective study of treatment and outcome. *Scand J Gastroenterol*. 2008;43(2):217–222.
7. Padia SA, Geisinger MA, Newman JS, et al. Effectiveness of coil embolization in angiographically detectable versus non-detectable sources of upper gastrointestinal hemorrhage. *J Vasc Interv Radiol*. 2009;20(4):461–466.

8. Poultsides GA, Kim CJ, Orlando R, III, et al. Angiographic embolization for gastroduodenal hemorrhage: safety, efficacy, and predictors of outcome. *Arch Surg.* 2008;143(5):457–461.
9. Defreyne L, De Schrijver I, Decruyenaere J, et al. Therapeutic decision-making in endoscopically unmanageable nonvariceal upper gastrointestinal hemorrhage. *Cardiovasc Intervent Radiol.* 2008;31(5):897–905.
10. Eriksson LG, Ljungdahl M, Sundbom M, et al. Transcatheter arterial embolization versus surgery in the treatment of upper gastrointestinal bleeding after therapeutic endoscopy failure. *J Vasc Interv Radiol.* 2008;19(10):1413–1418.
11. Funaki B, Kostelic JK, Lorenz J, et al. Superselective microcoil embolization of colonic hemorrhage. *Am J Roentgenol.* 2001;177(4):829–836.
12. Kickuth R, Rattunde H, Gschossmann J, et al. Acute lower gastrointestinal hemorrhage: minimally invasive management with microcatheter embolization. *J Vasc Interv Radiol.* 2008;19(9):1289–1296.e2.
13. Lipof T, Sardella WV, Bartus CM, et al. The efficacy and durability of super-selective embolization in the treatment of lower gastrointestinal bleeding. *Dis Colon Rectum.* 2008;51(3):301–305.
14. Koh DC, Luchtefeld MA, Kim DG, et al. Efficacy of transarterial embolization as definitive treatment in lower gastrointestinal bleeding. *Colorectal Dis.* 2009;11(1):53–59.
15. Peck DJ, McLoughlin RF, Hughson MN, et al. Percutaneous embolotherapy of lower gastrointestinal hemorrhage. *J Vasc Interv Radiol.* 1998;9(5):747–751.
16. Tan KK, Wong D, Sim R. Superselective embolization for lower gastrointestinal hemorrhage: an institutional review over 7 years. *World J Surg.* 2008;32(12):2707–2715.
17. Khanna A, Ognibene SJ, Koniaris LG. Embolization as first-line therapy for diverticulosis-related massive lower gastrointestinal bleeding: evidence from a meta-analysis. *J Gastrointest Surg.* 2005;9(3):343–352.
18. Bandi R, Shetty PC, Sharma RP, et al. Superselective arterial embolization for the treatment of lower gastrointestinal hemorrhage. *J Vasc Interv Radiol.* 2001;12(12):1399–1405.
19. Luchtefeld MA, Senagore AJ, Szomstein M, et al. Evaluation of transarterial embolization for lower gastrointestinal bleeding. *Dis Colon Rectum.* 2000;43(4):532–534.
20. Ooishi T, Nishikawa J, Satake M, et al. Ulceration after arterial microcoil embolization. *Gastrointest Endosc.* 2008;67(4):723; discussion 4.

内脏动脉瘤

引言

内脏动脉瘤是一种少见病,有报道发生率低于 0.2%。

然而,由于现代横断面影像的广泛应用,使得内脏动脉瘤能够被早期偶然发现而产生了治疗的需要。真性动脉瘤壁含有正常动脉的三层,而假性动脉瘤则由于管壁的不完整而没有正常的三层膜结构。由于假性动脉瘤有较高的破裂风险(达到 25%),因此必须接受治疗[1,2]。创伤性假性动脉瘤的治疗在第 24 章介绍。由于真性动脉瘤的破裂风险较低,且缺乏关于其自然病程的长期分层数据,因此治疗上需要个体化考虑患者的动脉瘤大小、症状、动脉瘤生长速度、动脉瘤所在血管区域以及患者的状态。

病因

1. 外伤后。
2. 医源性：经皮介入术后（如活检、引流、经皮肝穿刺胆管造影），经内脏血管介入术后。
3. 外源性：如心内膜炎，静脉药物滥用。
4. 蛋白水解：如胰腺炎
5. 遗传性疾病：Ehler-Danlos 综合征，Marfan 病
6. 膀胱中层坏死
7. 脉管炎：结节性动脉炎
8. 纤维肌性发育不良
9. 药物成瘾：苯丙胺滥用
10. 动脉粥样硬化
11. 肿瘤：肾脏血管平滑肌瘤

适应证

1. 假性动脉瘤（无论其大小和症状）。
2. 真性动脉瘤。
   a. 未孕女性患者在受孕期间，动脉瘤直径 2.0~2.5cm。
   b. 需要肝移植患者，动脉瘤直径 2.0~2.5cm。
   c. 有症状的患者（如缺血、出血、肾血管性高血压）。
   d. 随访调查中动脉瘤在增大。

注意：美国心脏病学会和美国心脏病协会已发表的指南指出，需要治疗的动脉瘤直径需大于 2.0cm；而其他学者建议动脉瘤直径大于 2.5cm[3,4]。

禁忌证

绝对禁忌证

无绝对禁忌证。

相对禁忌证

1. 有造影禁忌的患者。
   a. 对碘造影剂有严重过敏反应（可考虑 CO_2 或钆剂）。
   b. 凝血功能障碍不能纠正。
   c. 肾脏功能不全。
2. 孕妇。

3. 需治疗血管存在急性或慢性感染。
4. 急性甲状腺炎。
5. 甲状腺癌且计划碘照射治疗。
6. 孤立肾(肾动脉动脉瘤)。

术前准备

1. 术前评估
   a. 术前需行 CTA 或 MRA 以便了解血管解剖关系以及排除血管变异情况。对动脉瘤和局部的分支血管解剖情况至关重要。
   b. 近期的检验报告包括全血计数(CBC),血小板,部分凝血酶原时间(PTT),国际标准化比值(INR),肌酐,肾小球滤过率(GFR),以及 C- 反应蛋白(CRP)。
   c. 签订知情同意书。
2. 患者准备
   a. 患者术前 6 小时应禁食,除了服药所需的少量饮水。
   b. 建立静脉通道,确保患者处于补液状态。
   c. 预防性静脉使用抗生素仍存在争议。
   d. 监测患者生命体征(血压,心率和血氧饱和度)。
   e. 皮肤消毒。
   f. 绝大多数病例均采用经股动脉入路。在有些病例采用经肱动脉或腋动脉入路更合适(如肠系膜上动脉或腹腔干开口与主动脉呈小角度的锐角)。

介入手术过程

1. 建立动脉路径后,采用 4F 或 5F 导管(Cobra 或 Sidewinder)和亲水导丝选择性插管至目标内脏动脉。
2. 为了减少内脏蠕动,建议静脉团注 20~40mg 丁溴东莨菪碱。
3. 进行选择性动脉造影(需考虑到解剖变异情况)。
4. 如果可行的话,采用经动脉灌注强化的锥体束 CT(例如 DynaCT 数字血管造影机,西门子医疗公司,埃尔兰根,德国)能够提供额外有用的信息,特别是患者血管解剖不是很清楚的时候[5,6]。锥体束 CT 只需要探测器和 X 线球管选择一次就能获得患者的体层数据。可以采用参数设置:
   a. 48cm 长的视野,中心点位于导管头端。
   b. 注射速率 3ml/s,持续 8 秒。
   c. X 线延迟 2 秒,3° / 帧,单次屏气,C 臂旋转 200°(30° / 秒)。
   d. 在工作台重建图像,包括最大密度投影(MIPs)。需要评估动脉瘤的大小和形态、载瘤动脉的输入段和输出段和载瘤动脉的分支。

5. 为了使得治疗路径更稳定,可采用导引导管鞘或导引导管。
6. 为了防止导管堵塞血管或影响血流,导管最好应避免插入小于导管直径2倍的血管。有时采用同轴微导管更安全恰当,特别是当靶血管很细很扭曲时。**注意:**如果采用0.018英寸(1英寸=2.54cm)的可解脱微弹簧圈栓塞,则避免使用内径为0.028英寸的微导管。因为弹簧圈可能会盘曲在导管腔内而导致弹簧圈不能被释放。
7. 栓塞材料的选择可依据手术操作者的经验和喜好。文献报道了众多可使用的栓塞材料如支架、弹簧圈、弹簧圈和支架、胶、Amplatzer封堵器(AGA医疗,普利茅斯,蒙特塞拉特)[1,2,7]。各种栓塞材料的效果和并发症发生率没有显著差异。
8. 标准栓塞技术
   a. 前后门栓塞:此项技术可应用于治疗绝大多数的内脏动脉瘤。该技术通常采用弹簧圈栓塞载瘤动脉的远端输出段(后门)再栓塞载瘤动脉的输入段(前门)。也有报道联合应用弹簧圈和Amplatzer封堵器进行栓塞[7,8]。

      该技术最重要的是首先要将载瘤动脉的输出段进行完全的栓塞。在闭塞整个载瘤动脉前需行造影证实其远端已闭塞,否则若要再次进入技术上会很困难。**注意:**该项技术的改进版为采用一个大弹簧圈作为锚定栓塞载瘤动脉的远端(跨过动脉瘤段即可),再栓塞多个小弹簧圈直至载瘤动脉近端,最后再采用大弹簧圈彻底栓塞。
   b. 采用覆膜支架置于内脏动脉瘤颈段:由于有更小的支架输送器问世,使得采用覆膜支架技术变得越来越普遍[9,10]。此种方法的首要目的为隔绝动脉瘤并保持载瘤动脉远端通畅。与其他栓塞材料相比(如微弹簧圈),支架输送系统较粗较硬,因此它们最适合更大更直的内脏血管。当采用此项技术时,需明确载瘤动脉上靠近动脉瘤腔的分支情况以避免缺血性并发症。如果动脉瘤是由于系统性疾病(如血管炎)或炎症(如胰腺炎),不宜辨别血管病变段的长度,应考虑采用其他方法。
   c. 弹簧圈栓塞动脉瘤腔:作为一项隔绝术,理想情况下该项技术仅限于应用于栓塞真性动脉瘤。因为如果栓塞假性动脉瘤,其动脉瘤壁很薄弱较易穿孔导致弹簧圈疝出。弹簧圈栓塞动脉瘤腔可与上述的前后门栓塞技术结合来治疗真性或假性动脉瘤。
   d. 非覆膜支架和弹簧圈填塞:作为弹簧圈填塞动脉瘤的改进方法,该项技术在载瘤动脉内释放非覆膜支架覆盖动脉瘤颈。采用同轴微导管技术,将微导管通过支架网眼插管至动脉瘤腔填塞弹簧圈。单纯弹簧圈栓塞假性动脉瘤腔的限制条件也适用于该项技术。

e. 液态栓塞剂：在有经验的操作者手里，使用液态栓塞剂如胶或乙烯-乙烯醇（Onyx，EV3，普利茅斯，蒙特塞拉特）栓塞是一种安全有效的方式[11,12]。和采用其他栓塞材料一样，栓塞时同样需要栓塞载瘤动脉的远端和近端。为了减少侧支缺血事件，有建议采用球囊横跨动脉瘤颈部进行临时封堵。

f. 注射凝血酶：已经有报道经皮注射凝血酶治疗腹腔内脏动脉瘤，特别是在动脉路径很困难或没有动脉路径的时候，例如此前已用弹簧圈进行栓塞过[13,14]管瘤腔。如果采用超声或CT引导穿刺路径，使用透视下注射造影剂确定针在血管内位置，减少侧支血管损伤。需要注射能够产生闭塞效果的最小剂量和体积的凝血酶。采用500U的凝血酶溶解于1~2ml的普通生理盐水中就能使绝大多数的动脉瘤形成血栓，特别是对于已经采用血管路径栓塞后复发的动脉瘤。

9. 不同器官动脉瘤的建议

a. 脾动脉动脉瘤[3,15,16]。

（1）脾动脉动脉瘤是最常见的内脏动脉瘤，占60%。

（2）建立到达腹腔干的稳定的动脉路径对于脾动脉的选择性插管是必需的。可以采用6F的双弯肾动脉鞘（RDC-CCV；Terumo Destination，Terumo医疗公司，Elkton，美国）。通过该鞘采用0.035英寸（1英寸=2.54cm）的亲水导丝（Glidewire；Terumo医疗公司，东京，日本）和5F的亲水导管（Terumo医疗公司）配合插入脾动脉。

（3）绝大多数脾动脉瘤发生在脾门部。这些动脉瘤可以通过栓塞载瘤动脉的动脉瘤颈的近端和远端来达到栓塞效果。可能会发生一定程度的脾脏梗死。至于更近端的脾动脉动脉瘤可以采用覆膜支架治疗或采用弹簧圈进行完全的闭塞。

b. 肝动脉动脉瘤[13,17,18]。

（1）占内脏动脉瘤的比例约为20%。

（2）血管解剖变异常见：例如异位肝右动脉（达到15%）和异位肝左动脉（达到10%）。

（3）肝内动脉瘤破裂可能导致血性胆汁；肝外动脉瘤破裂可能引起急性的休克或大出血。

（4）由于肝脏的双重供血，因此可以安全栓塞肝动脉的分支。在肝动脉分支栓塞前，需行造影排除门静脉血栓以降低栓塞后肝脏坏死的风险。

（5）通常采用反向弯曲的导管（如 Sos 导管，Simmons 导管）插管至腹腔干和肠系膜上动脉（异位肝右动脉）。对于绝大多数肝内动脉瘤，建议使用同轴微导管技术。

（6）对于肝内单个动脉瘤通常采用弹簧圈分别在瘤颈远端及近端栓塞来隔绝动脉瘤。在多发假性动脉瘤的情况下（如外伤后），采用明胶海绵栓塞通常更有效。

c. 肾动脉动脉瘤[14,15,19]。

（1）对于绝大多数病例，通常使用以下器械组合：5F 或 6F 导管鞘（例如双弯肾动脉型）、4F 或 5F 的造影导管（例如 SosOmni 或 Cobra）和亲水导丝。对于分支血管动脉瘤可能需要应用微导管。

（2）依据术前的 CT 或 MR 选择合适的造影角度进行选择性血管造影来评估肾动脉的血管结构。

（3）由于栓塞肾动脉的分支不可避免会造成肾脏一定程度的缺血坏死，因此不太适宜采用前后门栓塞技术，特别是在患者肾功能已有损害时。在这些情况下，可采用胶或者弹簧圈对瘤腔进行填塞隔绝。此外，也可考虑外科手术。

（4）当治疗动脉瘤合并血管平滑肌脂肪瘤时，需先治疗动脉瘤，再考虑采用明胶海绵或固体颗粒栓塞肿瘤。

d. 肠系膜动脉动脉瘤[12,13,17,20]。

（1）占所有内脏动脉瘤的比例为 6%。尽管动脉瘤可能累及任何内脏动脉，但最常见的有胃十二指肠动脉（由于胰腺炎或十二指肠溃疡），胰十二指肠动脉（胰腺炎），肠系膜上动脉（真菌性血管炎或动脉粥样硬化），以及腹腔干（血管中膜囊性退变或正中弓状韧带综合征）。

（2）如果肠系膜上动脉、腹腔干和肝总动脉近端没有狭窄，则由于有侧支血管的存在，完全闭塞胃十二指肠动脉是安全的。

术后处理

1. 术后标准的卧床休息和观察。
2. 止痛处理（氯丙嗪和对乙酰氨基酚）。
3. 如果有症状行止吐处理（昂丹司琼和地塞米松）。
4. 在出院前或术后 1 个月，采用 CT 或 MRI 来评估动脉瘤腔的充盈以及远端缺血程度。
5. 患者的住院时间由不同的动脉瘤病因、栓塞后综合征的程度和并发症情况来决定。

结果

目前介入治疗内脏动脉瘤的文献数据有限。主要是依据多个单中心、回顾性、小样本的针对多种内脏动脉瘤和采用多种治疗路径的文献报道[1,2,9,11-13,15-21]。

1. 总体技术成功率为 90%~100%。
2. 目前还没有不同介入技术间或介入与外科治疗间进行比较的数据。

并发症

1. 动脉穿刺点（例如血肿，假性动脉瘤）。

脏器梗死：特别是肾脏、肝脏和脾门的动脉瘤。栓塞后综合征的表现很常见（发热，疼痛，恶心以及可能引起脏器功能改变）。

2. 极少形成脓肿（<1%）。
3. 技术相关的并发症（例如动脉瘤穿孔，非选择性栓塞导致胃肠道坏死，胰腺炎等）可以通过谨慎操作来最大限度降低此类并发症发生率。

并发症治疗

1. 脓肿：抗生素治疗，经皮穿刺引流。
2. 栓塞后综合征：采用水化、止吐和止痛等支持治疗。
3. 动脉瘤穿孔：需要紧急处理，通常采用介入治疗。极少采用外科手术处理。

（周卫忠 译 刘圣 校）

参考文献

1. Lookstein RA, Guller J. Embolization of complex vascular lesions. *Mt Sinai J Med.* 2004;71:17–28.
2. Larson RA, Solomon J, Carpenter JP. Stent graft repair of visceral artery aneurysms. *J Vasc Surg.* 2002;36:1260–1263.
3. Madoff DC, Denys A, Wallace MJ, et al. Splenic arterial interventions: anatomy, indications, technical considerations, and potential complications. *Radiographics.* 2005;25(suppl 1):S191–S211.
4. Hirsch AT, Haskal ZJ, Hertzer NR, et al. ACC/AHA 2005 guidelines for the management of patients with peripheral arterial disease (lower extremity, renal, mesenteric, and abdominal aortic). *J Am Coll Cardiol.* 2006;47:1239–1312.
5. Orth RC, Wallace MJ, Kuo MD. C-arm cone-beam CT: general principles and technical considerations for use in interventional radiology. *J Vasc Interv Radiol.* 2008;19:814–820.
6. Wallace MJ, Kuo MD, Glaiberman C, et al. Three-dimensional C-arm cone-beam CT: applications in the interventional suite. *J Vasc Interv Radiol.* 2008;19:799–813.
7. Kos S, Burrill J, Weir G, et al. Endovascular management of complex splenic aneurysm with the "Amplatzer" embolic platform: application of cone-beam computed tomography. *Can Assoc Radiol J.* 2009.
8. Lagana D, Carrafiello G, Mangini M, et al. Indications for the use of the Amplatzer vascular plug in interventional radiology. *Radiol Med.* 2008;113:707–718.
9. Rossi M, Rebonato A, Greco L, et al. Endovascular exclusion of visceral artery aneurysms with stent-grafts: technique and long-term follow-up. *Cardiovasc Intervent Radiol.* 2008; 31:36–42.
10. Carrafiello G, Rivolta N, Fontana F, et al. Combined endovascular repair of a celiac trunk aneurysm using celiac-splenic stent graft and hepatic artery embolization. *Cardiovasc Intervent Radiol.* 2010;33:352–354.

11. Bratby MJ, Lehmann ED, Bottomley J, et al. Endovascular embolization of visceral artery aneurysms with ethylene-vinyl alcohol (Onyx): a case series. *Cardiovasc Intervent Radiol.* 2006;29:1125–1128.
12. Tulsyan N, Kashyap VS, Greenberg RK, et al. The endovascular management of visceral artery aneurysms and pseudoaneurysms. *J Vasc Surg.* 2007;45:276–283.
13. Lagana D, Carrafiello G, Mangini M, et al. Multimodal approach to endovascular treatment of visceral artery aneurysms and pseudoaneurysms. *Eur J Radiol.* 2006;59:104–111.
14. Corso R, Carrafiello G, Rampoldi A, et al. Pseudoaneurysm after spontaneous rupture of renal angiomyolipoma in tuberous sclerosis: successful treatment with percutaneous thrombin injection. *Cardiovasc Intervent Radiol.* 2005;28:262–264.
15. Vallina-Victorero Vazquez MJ, Vaquero Lorenzo F, Salgado AA, et al. Endovascular treatment of splenic and renal aneurysms. *Ann Vasc Surg.* 2009;23:13–17.
16. Sadat U, Dar O, Walsh S, Varty K. Splenic artery aneurysms in pregnancy—a systematic review. *Int J Surg.* 2008;6:261–265.
17. Ferrero E, Gaggiano A, Ferri M, et al. Visceral artery aneurysms: series of 17 cases treated in a single center. *Int Angiol.* 2010;29:30–36.
18. Berceli SA. Hepatic and splenic artery aneurysms. *Semin Vasc Surg.* 2005;18:196–201.
19. Nosher JL, Chung J, Brevetti LS, et al. Visceral and renal artery aneurysms: a pictorial essay on endovascular therapy. *Radiographics.* 2006;26:1687–1704.
20. Carr SC, Mahvi DM, Hoch JR, et al. Visceral artery aneurysm rupture. *J Vasc Surg.* 2001;33:806–811.
21. Parildar M, Oran I, Memis A. Embolization of visceral pseudoaneurysms with platinum coils and N-butyl cyanoacrylate. *Abdom Imaging.* 2003;28:36–40.

创伤救治

引言

44 岁以下人群，创伤是导致死亡的首要原因[1]。出血性休克是预后不良的主要危险因素。介入放射学结合有效的护理是严重外伤患者治疗中不可或缺的组成部分。因意外伤或非意外伤进入急诊的患者首先根据临床状态、损伤发生机制及有无腹腔积血分诊为手术探查和非手术治疗两大组。手术组患者因血流动力学状态不稳定而需要紧急探查以控制出血，他们不能因断层扫描或血管造影耽误时间。非手术组患者的表现相对平稳，通常接受断层扫描来明确损伤部位。某些情况下如盆腔或四肢损伤，这些患者可以直接行血管造影。介入放射医师在创伤患者的非手术治疗方面做出了巨大的贡献。

介入放射医师治疗创伤的基本目的是通过止血恢复正常的血流动力学。创伤性损伤可以根据损伤发生机制（如钝力或穿透性）和损伤的解剖部位进行分类。本章节重点介绍腹部、盆腔和四肢创伤。基于患者的临床状态及损伤的类型和部位决定何时以及如何通过腔内技术治疗血管损伤。对于合适的创伤病例,介入放射学成为能够挽救生命的非手术治疗方法。

术前准备

1. 持续复苏是贯穿创伤救护各个方面包括血管腔内介入在内的关键。这意味着保持呼吸道通畅和适当的通气,同样重要的还有以大口径静脉输液管建立足够的静脉通路以保证液体、药物输入和输血。输液和输血对保持重要脏器有足够的灌注是必不可少的。此外,凝血因子的置换有助于止血。对于血流动力学状态不稳的患者而言,除了颈椎稳定以外的神经系统评估都要让位于止血。神经系统损伤尽管预后较差,但一般不会引起明显的血流动力学的改变[1,2]。
2. 基础实验室检查并非创伤血管造影的必备条件,不能因等待血细胞分析(complete blood count,CBC)、生化检查和凝血指标而延误操作。不断恶化的碱缺失是血流动力学改变最敏感的实验室指标,且早于血细胞比容下降出现。
3. 复习可用的所有影像学资料以尽可能发现可能的损伤部位和隐匿来源的出血对制订介入计划是必要的。
4. 建议在介入术前与创伤外科及患者和(或)家属讨论治疗方案。获得知情同意或行政许可。
5. 复苏必须贯穿手术全过程;但是不能因为等待血制品而推迟抢救生命的操作。患者在血管造影室中也可以进行输血以免耽误时间[2]。

一般程序(基本步骤)

1. 创伤腔内介入治疗的第一步,也是往往被忽视的一个步骤,就是明确损伤部位。有关特殊类型创伤性损伤的治疗将在其他章节中介绍。
2. 所有患者都必须植入血管鞘,任意一侧股总动脉是常用的动脉穿刺入路。当发生严重血流动力学改变时,可能无法触及肱动脉搏动,可以借助超声或透视导向进行穿刺。
3. 血管造影的范围务必广泛至足以包含所有可能的损伤部位。可能的话,术前影像应重点分析可疑的损伤部位。创伤时血管造影的发现包括对比剂外溢、血管闭塞、动静脉瘘或其他瘘、内膜撕裂及假性动脉瘤等。通常需要多角度进行造影,单一角度的造影可能会漏掉一些明显的征象,因此决不能作为排除血管损伤的依据[4,6,8,11,20,23]。
4. 腔内处理创伤性血管损伤的措施包括栓塞、支架或支架移植物植入、临时球囊封堵。
   a. 栓塞材料可以选择明胶海绵粉末或条、颗粒如 PVA 或栓塞微球

(embospheres)、金属弹簧圈或联合运用上述材料。明胶海绵用于临时性血管堵塞的情况，然而实践中，明胶海绵往往导致永久性栓塞。其他栓塞材料都是用作永久性血管堵塞，因而用于创伤的治疗并不十分令人满意。明胶海绵粉末或条对小出血或广泛分支出血效果很好[4,15,20,23]。弹簧圈适用于较粗血管或单纯动脉瘘的封堵[8,9,12]。本章节稍后将讨论基于根据损伤类型和部位决定的栓塞特定适应证和选择。

b. 支架和支架移植物植入适用于颈动脉、肝、肾、髂和股浅动脉等大血管以保证血管完整和远端血流通畅[14,18]。

c. 临时性球囊封堵常用来达到迅速止血的目的，是介入放射医师重要的止血武器。采用大小合适的球囊在对比剂外溢部位的近端充盈可以达到即刻止血的作用，并为下一步永久性治疗或转为外科治疗争取宝贵的时间。这项技术对于缩小外科手术暴露野也是非常有帮助的，例如锁骨下动脉贯通伤患者以临时性球囊封堵止住近端出血后，通过锁骨切开的径路就可以修复损伤，而不需要切开胸骨。

5. 栓塞或支架植入术后，必须复查造影确定出血停止后才能拔除血管鞘[4,6,8,9,23]。

腹部创伤

腹部钝伤和贯通伤是美国最常见的创伤病因。按照频率高低，最常见的损伤脏器依次为脾、肝和肾。随着断层成像和腔内技术的广泛应用，越来越多的患者可获得血流动力学稳定或足够的腹部创伤修复时间，而不再需要手术治疗[3,6,13]。

肝脏损伤[3-5]

肝脏是具有肝动脉和门静脉双重血供的富血管脏器。临床上常见的明显的创伤性出血通常来源于肝动脉循环。然而，最具破坏性的血管创伤是肝静脉损伤。非手术治疗肝脏创伤的最大优势是可以防止术中肝松解时由于肝静脉损伤而造成的无法控制的出血。肝脏损伤腔内治疗的适应证和禁忌证如下：

适应证

1. 钝性创伤[3-5]

a. 复苏后或24小时输红细胞超过4个单位血流动力学仍然不稳定，且CT发现明显的肝损伤。肝损伤的CT发现如下[3]：

(1) 撕裂。

（2）活动性外溢。

（3）被膜下或肝周大血肿。

b. 持续性胆道出血提示存在动脉胆管瘘。创伤后胆绞痛、黄疸及黑便反复发作，高度提示为胆道出血。

c. 作为手术中注意到但并未治疗的严重肝损伤的第二阶段处理措施。

d. 初次手术后复发出血或血流动力学不稳定。

2. 贯通伤

a. 通常血管造影对于腹部贯通伤的作用有限。局限于右上象限的局灶性贯通伤患者，如果血流动力学状态平稳且CT未发现肠管损伤的证据或临床不考虑腹膜炎，可以行肝动脉造影。损伤通道靠近肝门部血管者尤其适合做造影评估[6,7]。

b. 初次手术后复发出血或血流动力学不稳定[6]。

禁忌证[3-5]

绝对禁忌证

1. 复苏无效的难治性血流动力学不稳定者需要紧急手术而不是造影。
2. 合并有需要立即剖腹手术的损伤，如肠穿孔。

相对禁忌证

1. 妊娠。
2. 存在发生对比剂不良反应的高危因素，包括肾功能不全和过敏。
3. 肝脏疾病：患有严重肝脏疾病者，其肝功能依赖于剩余的肝组织，栓塞这些肝组织有发生肝衰竭的风险。必须格外谨慎操作并尽可能超选择性栓塞以尽量缩小肝梗死范围。
4. 门静脉供血不足：门静脉血栓或者门静脉为离肝血流的患者，其肝脏双重供血受损，肝动脉栓塞后发生肝梗死的风险极大。无论如何，必须权衡继续出血或外科手术的风险，才有可能进行有限度的超选择性栓塞以最低程度减少可能发生梗死的肝组织量[4]。

操作[4,5]

1. 以5Fr导管行腹腔动脉诊断行造影。
2. 行肠系膜上动脉造影时，一定要观察到静脉期以明确门静脉通畅，然后才能栓塞。门静脉血栓是肝动脉栓塞的相对禁忌证，也是肝梗死的高危因素，因此在操作时必须小心谨慎，尽可能少栓塞肝组织。此外，还需要评估门静脉是否有损伤。由于肝脏血管变异较多，肠系膜上动脉造影也可以排除副血管或迷走血管，如副肝右动脉。

3. 可以将5Fr导管推送至肝总动脉或肝固有动脉进行选择性肝动脉造影。如果需要的话,必须克服多发血管扭曲进行选择性的肝右或肝左动脉造影以排除动脉损伤,出现下列情况的血管损伤需要栓塞治疗:
   a. 多点对比剂外溢:可以采用明胶海绵条分别栓塞肝左和肝右动脉或者栓塞肝固有动脉(5F导管)。导管头端必须位于胆囊动脉远端以免误栓非靶器官并导致胆囊缺血。
   b. 单点对比剂外溢:以微导管超选择插管至损伤动脉分支进行局灶性栓塞,栓塞材料可以选择明胶海绵、颗粒或者微弹簧圈。
   c. 肝动脉与门静脉、肝静脉或胆管瘘:必须以弹簧圈或微弹簧圈瘘道血管与瘘隔离开,对于肝动脉主干的瘘,覆膜支架是比较有吸引力的选择。

结果

创伤行肝动脉栓塞的技术成功率为88%~100%。肝动脉栓塞治疗创伤的并发症包括脓肿形成、胆囊坏死和肝梗死[4,5]。

脾损伤

创伤性脾损伤一度以脾切除术治疗。随着脾动脉栓塞的出现,血流动力学状态稳定的患者可以进行非手术治疗以达到保留脾脏功能及防止带荚膜细菌感染的目的[8,10]。脾损伤腔内治疗的适应证和禁忌证如下:

适应证

1. 钝伤
   a. 我们相信所有无需急诊手术的明显脾脏钝伤都应该做血管造影。这是基于我们认为脾损伤的CT表现不足以判断患者预后的经验。造影时发现对比剂外溢是非常好的预后预测因素[9,11]。其他提倡的标准与肝损伤类似,血流动力学不稳定或24小时输红细胞超过4个单位,CT发现Ⅲ度或Ⅳ度撕裂伤或活动性出血[8,10]。
   b. CT发现脾段梗死提示脾动脉分支损伤。
   c. CT发现脾内假性动脉瘤或动静脉瘘。通常这是治疗无效或非手术治疗的指征[8,9,11,12]。
   d. 脾创伤经过初步观察或血管栓塞后反复发生血流动力学状态不稳或需要输血,提示有迟发性脾破裂者[11]。
2. 贯通伤

   对于脾脏贯通伤而言血管造影的作用有限,这部分患者通常需要手术治疗[7]。

禁忌证

绝对禁忌证

1. 复苏无效的难治性血流动力学状态不稳需要紧急手术而不是血管造影。
2. 需要立即开腹手术的相关损伤如肠穿孔。

相对禁忌证

1. 妊娠。
2. 存在对比剂不良反应的高危因素包括肾功能不全和过敏。

操作[7-10]

1. 经腹腔动脉造影直至门静脉期以观察脾静脉。
2. 将导管插入脾动脉再次行脾动脉造影。
3. 对比剂外溢有可能非常微量。如果没有对比剂外溢或血管损伤,则非手术治疗的成功率几乎为100%。这种情况下迟发性破裂的几率非常低[9,11]。
4. 如果发现对比剂外溢或血管损伤,可按如下方法进行介入治疗:
   a. 脾内出血[7-10]:脾内出血的治学方法是脾动脉近端弹簧圈栓塞。近端弹簧圈栓塞足以降低灌注量和灌注压以控制脾内出血。此外,由于侧支循环的存在,脾动脉近端弹簧圈栓塞后发生脾梗死的风险较低。近端栓塞选用的弹簧圈直径必须超过血管直径20%~25%并定位于胰背动脉的远端。弹簧圈直径之所以必须大于动脉直径是因为在发生血流动力学改变时动脉血管收缩,随着血流动力学恢复正常,动脉管径随之舒张,有可能继发弹簧圈移位的风险。
   b. 脾外出血[8-11]:经微导管以颗粒或弹簧圈进行超选择性远端脾栓塞,在充满技术挑战性的同时,由于远端侧支循环较差,发生脾梗死的风险随之加大,操作时间也较近端脾动脉弹簧圈栓塞增加。但是,脾外出血有可能加深血流动力学状态不稳定的程度和存在持续出血的危险,因此必须进行选择性栓塞。当发现明显的脾外出血时,可以联合运用远端超选择性栓塞和近端脾动脉弹簧圈栓塞以最大限度的止血。
   c. 脾实质内假性动脉瘤或动静脉瘘[8,12]:当发生独立分支供应的远端假性动脉瘤或动静脉瘘时,选择性微弹簧圈栓塞供血动脉可以最小化脾梗死的可能。

d. 脾动脉主干假性动脉瘤或动静脉瘘：这种少见的损伤可以是贯通伤或创伤后感染的结果。可以通过弹簧圈栓塞其近端和远端脾动脉来旷置损伤部位。也可以选择覆膜支架覆盖损伤部位并保证脾脏血流[8,12]。

结果

近端脾动脉弹簧圈栓塞术的技术成功率为90%~95%，脾梗死率或脾切除术率均较低。远端栓塞的止血成功率与此类似，但脾梗死率较高，手术时间较长[8-11]。

肾损伤

腹部创伤中肾脏严重损伤占的比例不大。大多数肾脏钝性创伤较轻微、自限，无需特殊治疗[14]。只有一个肾脏的患者需要更积极地保肾措施。肾血管损伤最常见的原因是肾活检或肾造瘘时导致的医源性损伤。肾损伤血管腔内治疗的适应证和禁忌证如下[13,15]：

适应证[13,15]

1. 钝伤
   a. 复苏后或24小时输红细胞超过4个单位血流动力学仍然不稳定，且CT发现如下明显的肾损伤：
      （1）肾破裂。
      （2）巨大包膜下血肿，等于或大于肾体积的50%。
      （3）活动性对比剂外溢。
   b. 肾血管损伤的CT证据：
      （1）肾与主动脉或下腔静脉之间的中央型肾周血肿提示肾动脉全层损伤。
      （2）节段性肾梗死提示肾动脉近端栓塞性病变或肾段动脉闭塞。
      （3）全肾梗死提示肾动脉主干损伤或者闭塞，往往保肾的预后较差。
   c. 腹部杂音或震颤提示有肾动静脉瘘。
   d. 持续肉眼血尿和（或）持续尿痛提示动脉肾盏瘘。
2. 贯通伤[19]
   a. 血管造影对后腹膜贯通伤的作用有限。当贯通伤同时累及腹腔内和腹膜后时，通常患者需要外科干预[7]。然而，如果损伤仅局限于后腹膜，栓塞治疗可以降低肾切除的风险。尤其对于肾活检或肾造瘘之后的医源性肾血管损伤，栓塞治疗是一种选择。
   b. 复苏后或24小时输红细胞超过4个单位仍然反复发作血流动力

学不稳定，CT 发现上述明显肾损伤且没有合并腹腔内损伤[7,19]。

禁忌证[13-17]

绝对禁忌证

1. 复苏无效的难治性血流动力学状态不稳需要紧急手术而不是血管造影。
2. 断层图像证实有腹腔内损伤，如腹腔内尿漏或胰腺撕裂伤或有剖腹手术的临床指征。

相对禁忌证

妊娠。

操作[13,15,18,19]

1. 如果疑有肾动脉主干损伤，必须先做主动脉造影评估血管开口的情况。
2. 以 5F 导管选择性进入肾动脉进行多次造影。如果选择性动脉造影无法显示完整的肾脏，要考虑到存在副肾动脉或血管分支血栓的可能。
3. 如果发现血管损伤，可按如下方法进行介入治疗：
   a. 肾动脉主干夹层、撕裂或外溢：如果能够成功并安全地通过病变段，可以用覆膜支架恢复肾脏血流[18]。
   b. 肾动脉主干闭塞：有报道采用动脉内灌注重组纤溶酶原激活剂进行溶栓治疗组织缺血时间小于 6 小时者[16]。
   c. 肾实质内出血或假性动脉瘤：必须经微导管以明胶海绵、其他颗粒或弹簧圈行超选择性栓塞治疗以最大限度保护肾组织[15,19]。
   d. 肾实质内动静脉瘘或动脉肾盏瘘：必须以微弹簧圈在损伤近端栓塞瘘血管。需要注意，因为对比剂是向集合系统排泄的，所以动脉肾盏瘘在造影上可能很难确诊。肾盏早期充盈是重要的提示[13,15,19]。
4. 15~30 分钟后摄片观察输尿管是否损伤，必须一直观察到膀胱水平。

结果

1. 已有多个系列报道肾创伤患者通过栓塞治疗肾实质损伤可获得超过 95% 的成功率，达到止血、最大程度保护肾功能和避免肾切除的目的。肾栓塞后肾实质梗死是很难完全避免的。肾动脉主干急性创伤后植入支架的疗效还有待评价，但仍有望替代外科手术。创伤后肾动脉闭塞进行溶栓治疗的报道有限[13-19]。

腰动脉损伤[20]

腰动脉损伤可导致明显的出血，且往往与腰椎椎体和横突骨折相关。如果在CT或X线平片上，发现腰椎椎体损伤，就需要怀疑是否伴有腰动脉损伤。此外，骨盆创伤也有可能伤及腰动脉。腰动脉损伤腔内治疗的适应证和禁忌证如下：

适应证

1. 钝伤
   a. 复苏后或24小时输红细胞超过4个单位血流动力学仍然不稳定，腰椎椎体或横突骨折伴或不伴有骨盆创伤[20]。
   b. CT征象提示腰动脉损伤，如后腹膜大血肿或活动性外溢。
2. 贯通伤

横贯腹膜的后腹膜贯通伤通常需要手术探查。当然，CT可以排除损伤延伸至腹腔内，从而发现孤立于后腹膜的局灶性贯通伤[7]。这时就可以考虑对复苏后或24小时输红细胞超过4个单位血流动力学仍然不稳定，且CT发现活动性外溢或肾周后间隙血肿的患者进行血管腔内治疗[20]。

禁忌证

绝对禁忌证

1. 复苏无效的难治性血流动力学状态不稳需要紧急手术而不是血管造影。
2. 断层图像证实腹腔内损伤或临床发现需要开腹手术。

相对禁忌证

1. 妊娠。
2. 存在对比剂不良反应的高危因素包括肾功能不全和过敏。

操作[20]

1. 初步分析需要做一次充分的主动脉造影。通常可能不会注意到活动性外溢；但是，发生后腹膜损伤时必须仔细分析双侧腰动脉。腰动脉损伤往往仅能发现血管痉挛或闭塞。
2. 在感兴趣区的水平进行选择性腰动脉造影，同时也要包括上一个和下一个椎体水平的腰动脉，以排除侧支供应损伤血管。一旦发现损伤，按如下方法栓塞治疗[20]：
   a. 腰动脉外溢，假性动脉瘤或闭塞：以微弹簧圈或明胶海绵颗粒栓塞腰动脉。
   b. 重要的是一定要避免误栓 Adamkiewicz 动脉。

c. 必须将导管插至腰动脉足够深的远端以防止发生栓塞材料反流入主动脉，必要时使用微导管。

结果

由于发现出血点的敏感度较低，后腹膜出血做血管造影的结果往往令人失望。很多时候，后腹膜出血具有自限性。当然，如果发现血管损伤，栓塞治疗的止血成功率是比较高的。相反，外科手术治疗腰动脉损伤的入路和处理都比较困难。

骨盆创伤

栓塞是治疗骨盆骨折引发的影响血流动力学的大出血的方法之一[21]，具有高效、特异性和快捷的优势。与外科手术相比较，栓塞治疗骨盆创伤的失血量更少，生存率更高。骨盆骨折的出血通常来自手术中可能无法识别的多发的、小血管分支。此外，双侧髂内动脉结扎是无效的。鉴于手术处理的难度，此类患者进行血管造影的要求就比较低；当然，大多数骨盆骨折出血的患者稳定病情需要输入的红细胞不会超过 4 个单位。骨盆创伤患者因血流动力学改变而不稳定时，第一件要做的事是通过超声检查创伤评估（FAST）或诊断性腹腔灌注（DPL）评估有无腹腔内出血。如果发现明确的腹腔出血，患者需要接受手术探查明确有无实质脏器损伤。没有腹腔出血的患者就需要进行动脉造影[20,23]。骨盆创伤及相关出血腔内治疗的适应证和禁忌证总结如下：

适应证

1. 钝性创伤[21,23]
   a. 骨盆骨折患者复苏后仍持续存在血流动力学改变，或不伴有腹腔出血的后腹膜血肿。
   b. 骨盆骨折进行性出血输入红细胞 24 小时内超过 4 个单位或 48 小时内超过 6 个单位。
   c. CT 显示盆腔后腹膜对比剂外溢。
   d. 剖腹探查发现巨大后腹膜血肿或后腹膜血肿增大。
2. 贯通伤
   a. 考虑为肠管损伤的盆腔贯通伤需要手术探查。但是，不考虑肠管损伤的、靠近大血管的盆腔损伤或经影像检查证实血管损伤的患者可以考虑血管造影[7,23]。
   b. 盆腔贯通伤行损伤控制性手术后排除血管损伤或进行最终止血。

禁忌证

绝对禁忌证

腹腔出血出现严重的血流动力学不稳定者需要手术探查[21]。

相对禁忌证

妊娠。

操作[21,23]

1. 目前,采用整形外科盆腔固定的方法来限制盆腔容量是较常用的有助于控制出血的方法,尤其静脉开口出血。许多外科医师将骨盆包裹并固定于床单上以便迅速稳定骨盆。栓塞可以用于骨盆骨折后动脉出血的治疗,切勿因为实施外固定而延误动脉栓塞[22]。
2. 骨盆创伤合并实质脏器损伤或后腹膜动脉损伤时,尤其是如果发现腰椎横突或椎体骨折时,一定要用灌注导管做充分的腹主动脉造影。
3. 用以评估髂总动脉和髂外动脉的包含盆腔血管全貌的盆腔动脉造影是最基本的。
4. 接着,以 5F 导管如 Cobra 或 Roberts 子宫动脉导管行选择性双侧髂内动脉造影。
5. 盆腔骨折最好发的是髂内动脉小分支损伤。一旦发现出血,按如下方法栓塞[21,23]
   a. 单处出血:单发的髂内动脉分支损伤,以明胶海绵或弹簧圈,经微导管超选择性栓塞出血动脉。
   b. 多发出血:大量盆腔血管损伤时,远端插管可能耗费时间或操作困难,可选择以明胶海绵粉末或条栓塞髂内动脉近端。重要的是注意避免误栓髂外动脉。
6. 弹簧圈阻断是一项防止广泛栓塞非损伤血管而影响血流的技术。以弹簧圈栓塞非损伤血管开口部,远端血管得以经侧支保留,并阻止栓塞剂进入非损伤血管。
7. 血管造影未发现血管损伤的证据而进行非选择性髂内动脉栓塞尚有争议,不推荐这么做。
8. 骨盆创伤时,血流动力学上明显的髂外动脉和分支损伤虽不常见但还是会发现的。阴部外动脉和闭孔外动脉是在做髂内动脉造影是最容易漏掉的损伤部位。髂内动脉主干损伤通常需要植入覆膜支架,而其末梢分支则可以明胶海绵或弹簧圈栓塞。血流动力学状态不稳定的患者,必要时可以考虑跨髋关节植入覆膜支架[21,23]。

结果

近期系列报道显示骨盆创伤患者可获得100%的技术成功率和95%的临床成功率。一组78例盆腔创伤患者接受栓塞治疗的报道中，只有4例复发出血，大多数二次栓塞后都获得成功[21]。

四肢外伤

绝大多数血管损伤发生在四肢，且可能导致破坏性的后果，包括外出血引起的失血和重症缺血导致的截肢。血管损伤的指征归类为硬性和软性两大类，硬性指征包括：

1. 搏动性血肿或血肿增大。
2. 活动性出血。
3. 脉搏减弱或无脉。
4. 杂音或震颤。
5. 重症缺血。

硬性指征诊断血管损伤的阳性预测值为95%[26]。软性指征包括：

1. 非增大性血肿。
2. 搏动性出血史。
3. 神经性缺失。
4. 无法解释的低血压。
5. 靠近血管结构。

软性指征的阳性预测值为30%[26]。另一方面，临床上也常发生明显的血管损伤。大多数四肢血管损伤由贯通伤引起；但是，钝性创伤也可引发明显的血管损伤，包括四肢压轧。下肢创伤腔内治疗的适应证和禁忌证如下[24,25]：

适应证[24-26]

1. 钝性创伤
   a. 伴或不伴有长骨骨折的四肢钝性创伤存在血管损伤的严重体征时通常需要整形外科和血管外科处理。如果骨折复位后仍无脉搏则有必要行血管造影检查[24]。
   b. 某些创伤性损伤与潜在的动脉损伤高度相关，需要进行血管造影。
      （1）膝关节脱位或胫骨近端粉碎性移位骨折。
      （2）肘关节脱位。
      （3）老年人肩关节脱位。
      （4）肩胸关节分离。

需要注意的是关节脱位的复位必须先于血管造影进行。

2. 贯通伤
   a. 四肢贯通伤合并血管损伤的严重体征常提示显著的血管损伤，既可以选择立即手术也可以选择血管造影。而血管损伤的体征较轻时则可择期做血管造影。
   b. 靠近大血管的贯通伤即使没有严重体征或其他损伤体征也要进行血管造影。高速损伤如来复枪伤可以造成弹道周围数厘米范围内的血管损伤。动能吸收造成暂时性组织空腔化和对血管壁的拉伸。可能发生的损伤包括血管痉挛、血栓形成、内膜撕裂、穿孔、动静脉瘘和壁内血肿[21]。

禁忌证[24-26]

绝对禁忌证

1. 复苏无效的难治性血流动力学不稳定或因无法压迫而无法控制的外出血，需要急诊行损伤控制性手术而不是造影。
2. 濒危的或不可逆的肢体缺血必须接受手术治疗。
3. 损伤肢体内出现骨室筋膜综合征，需要先行筋膜切开减压术再做造影。骨室筋膜综合征的危险包括神经功能和远端灌注缺失。

相对禁忌证

1. 妊娠。
2. 存在发生对比剂不良反应的高危因素，包括肾功能不全和过敏。

操作

1. 在伤口的入口和出口必须放置不透X线标记以便造影过程中识别损伤通道。
2. 必须从以损伤部位为中心的多角度造影开始进行分析。
3. 一旦发现损伤，一次流出道显影充分的血管造影对于分析远端灌注是非常重要的。
4. 按照如下描述的损伤部位和类型选择腔内治疗方法[24-26]。
   a. 大管径血管如股浅动脉、腘动脉、锁骨下动脉及其分支动脉。
      （1）已有报道显示覆膜支架治疗假性动脉瘤、动静脉瘘和活动性外溢。初步中期随访观察结果显示疗效和通畅率令人满意。然而，在推荐向年轻创伤患者推广应用之前，还需要等待长期随访的结果。
      （2）通过覆膜支架在损伤处搭桥并恢复远端血流来治疗血管闭塞的方法尚有争论。此外，在试图通过闭塞段血管时必须小心，因为导丝有可能移动闭塞伤口的血栓从而造成严重的出血。

b. 小管径血管如桡动脉、尺动脉、腓动脉和胫动脉：这些血管太小，无法植入现有的覆膜支架。但是这些小血管往往是可以牺牲掉的，建议使用弹簧圈栓塞。在栓塞之前必须通过流出道造影确定远端有充分的循环血供。

（1）发现外溢或横断时，建议用弹簧圈栓塞损伤的远端和近端。这首先要求能够通过病变段。使用直头导丝和可操控导管穿过完全横断的血管是一项非常有用的技术。栓塞过程中必须小心以完全旷置损伤部位并防止顺向和逆向出血，将近端弹簧圈置于任何一支供血侧支的远端以及将远端弹簧圈置于任何一支供血侧支的近端就可以达到这一目的。如果无法穿过横断的血管，必须用弹簧圈栓塞近端以控制顺向出血。

（2）小管径血管闭塞在血栓溶解后存在复发出血的风险，因此必须以弹簧圈将其栓塞。

c. 起自于主干血管如股深动脉、股浅动脉和腘动脉的肌肉动脉。

对外溢、闭塞和假性动脉瘤，必须在尽可能接近损伤的部位行超选择性弹簧圈或颗粒栓塞。

d. 动静脉瘘：创伤后动静脉瘘是一个复杂的技术难题。堵塞所有供血动脉才能永久性治愈瘘。大管径血管可以使用覆膜支架。在小血管，弹簧圈栓塞瘘的近心端和远心端以旷置瘘通常是有效的方法。操作中必须小心防止弹簧圈移位至静脉系统。腔内治疗动静脉瘘后建议行动脉造影随访观察以明确疗效。

结果

腔内治疗四肢创伤的技术成功率接近100%，且并发症发生率低。四肢创伤的可能并发症包括骨室筋膜综合征、重症缺血和持续性出血[24-26]。

术后处理

1. 所有创伤患者术后必须进行一系列的血液检查、体格检查和重要体征检查以密切观察有无持续性出血或迟发性出血的征象[1,2]。
2. 创伤患者必须充分注意预防感染和DVT。

在有争议的同时，许多创伤中心对骨盆骨折和长骨骨折、颅内出血或瘫痪患者预防性植入下腔静脉滤器[1,2]。

3. 动静脉瘘腔内治疗术后推荐进行血管造影随访。

并发症

1. 总体[1,2]
   a. 持续或复发出血：依据为持续血流动力学状态不稳定、输血量增加或肉眼观察到的出血。必须考虑二次造影和介入治疗的可能。同样，也可能需要外科干预。
   b. 感染：通常源于休克状态下的免疫力下降。脓肿形成时需要经皮引流或手术引流。
2. 肝脏[4,5]
   a. 胆囊坏死：为防止胆囊缺血，于栓塞之前确认导管头端位于胆囊动脉的远端是至关重要的。
   b. 肝坏死或肝衰竭：肝动脉栓塞前评估门静脉血流明确肝脏血供是非常重要的。
3. 脾脏[8-11]

   梗死：远端栓塞或弹簧圈过小以致移位至脾门是脾梗死的高危因素。
4. 肾脏[13,15-17]

   梗死：超选择栓塞以尽量缩小实质梗死范围。当然，作为末端脏器血供的肾动脉树，梗死是不可避免的肾动脉栓塞后果。
5. 腰[20]

   脊髓梗死：栓塞前确定导管位于亚当凯维奇动脉开口以远是至关重要的。
6. 盆腔[21,23,28,29]
   a. 阳痿：没有研究显示创伤时栓塞髂内动脉是导致阳痿的原因。尚不清楚盆腔骨折或栓塞术后是否会继发创伤后阳痿[29]。
   b. 臀坏死：已有关于盆腔创伤髂内动脉栓塞后发生臀部肌肉坏死的报道[28]。
7. 四肢[24,25]

   远端缺血：牺牲血管之前确定远端循环血供是非常重要的。

（楼文胜 译 施海彬 校）

参考文献

1. Parks SN. Initial assessment. In: *Trauma*. 5th ed. New York: McGraw-Hill Publishers, 2004:159–175.
2. ACEP Clinical Policies Committee; Clinical Policies Subcommittee on Acute Blunt Abdominal Trauma. Clinical policy: critical issues in the evaluation of adult patients presenting to the emergency department with acute blunt abdominal trauma. *Ann Emerg Med.* 2004;43:278–229.
3. Poletti PA, Mirvis SE, Shanmuganathan K, et al. CT criteria for management of blunt liver trauma: correlation with angiographic and surgical findings. *Radiology.* 2000;216(2): 418–427.
4. Hagiwara A, Yukioka T, Ohta S, et al. Nonsurgical management of patients with blunt hepatic

injury: efficacy of transcatheter arterial embolization. *Am J Roentgenol.* 1997;169(4): 1151–1156.
5. Monnin V, Sengel C, Thony F, et al. Place of arterial embolization in severe blunt hepatic trauma: a multidisciplinary approach. *Cardiovasc Intervent Radiol.* 2008;31(5):875–882.
6. Nicholas JM, Rix EP, Easley KA, et al. Changing patterns in the management of penetrating abdominal trauma: the more things change, the more they stay the same. *J Trauma.* 2003;55(6):1095–108; discussion 1108–1110.
7. Shanmuganathan K, Mirvis SE, Chiu WC, et al. Triple-contrast helical CT in penetrating torso trauma: a prospective study to determine peritoneal violation and the need for laparotomy. *Am J Roentgenol.* 2001;177(6):1247–1256.
8. Raikhlin A, Baerlocher MO, Asch MR, et al. Imaging and transcatheter arterial embolization for traumatic splenic injuries: review of the literature. *Can J Surg.* 2008;51(6):464–472.
9. Sclafani SJ, Weisberg A, Scalea TM, et al. Blunt splenic injuries: nonsurgical treatment with CT, arteriography, and transcatheter arterial embolization of the splenic artery. *Radiology.* 1991;181(1):189–196.
10. Hagiwara A, Yukioka T, Ohta S, et al. Nonsurgical management of patients with blunt splenic injury: efficacy of transcatheter arterial embolization. *Am J Roentgenol.* 1996;167(1):159–166.
11. Sclafani SJ, Shaftan GW, Scalea TM, et al. Nonoperative salvage of computed tomography-diagnosed splenic injuries: utilization of angiography for triage and embolization for hemostasis. *J Trauma.* 1995;39(5):818–825; discussion 826–827.
12. Tessier DJ, Stone WM, Fowl RJ, et al. Clinical features and management of splenic artery pseudoaneurysm: case series and cumulative review of literature. *J. Vasc Surg.* 2003;38(5): 969–974.
13. Hagiwara A, Sakaki S, Goto H. The role of interventional radiology in the management of blunt renal injury: a practical protocol. *J Trauma.* 2001;51(3):526–531.
14. Broghammer JA, Fisher MB, Santucci RA. Conservative management of renal trauma: a review. *Urology.* 2007;70(4):623–629.
15. Kitase M, Mizutani M, Tomita H, et al. Blunt renal trauma: comparison of contrast-enhanced CT and angiographic findings and the usefulness of transcatheter arterial embolization. *Vasa.* 2007;36(2):108–113.
16. Haas CA, Dinchman KH, Nasrallah PF. Traumatic renal artery occlusion: a 15-year review. *J Trauma.* 1998;45(3):557–561.
17. Knudson MM, Harrison PB, Hoyt DB. Outcome after major renovascular injuries: a Western trauma association multicenter report. *J Trauma.* 2000;49(6):1116–1122.
18. Schwartz J, Malhotra A, Lang E, et al. One-year followup of renal artery stent graft for blunt trauma. *J Urology.* 180(4):1507–1507.
19. Nicol AJ, Theunissen D. Renal salvage in penetrating kidney injuries: a prospective analysis. *J Trauma.* 2002;53(2):351–353.
20. Sofocleous CT, Hinrichs CR, Hubbi B, et al. Embolization of isolated lumbar artery injuries in trauma patients. *Cardiovasc Intervent Radiol.* 2005;28:730–735.
21. Velmahos GC, Toutouzas KG, Vassiliu P, et al. A prospective study on the safety and efficacy of angiographic embolization for pelvic and visceral injuries. *J Trauma.* 2002;53:303–308.
22. Krieg JC, Mohr M, Ellis TJ, et al. Emergent stabilization of pelvic ring injuries by controlled circumferential compression: a clinical trial. *J Trauma.* 2005;59:659–664.
23. Agolini SF, Shah K, Jaffe J, et al. Arterial embolization is a rapid and effective technique for controlling pelvic fracture hemorrhage. *J Trauma.* 1997;43:395–399.
24. Weiss VJ, Chaikof EL. Endovascular treatment of vascular injuries. *Surg Clin N Am.* 1999;79(3):653–665.
25. Compton C, Rhee R. Peripheral vascular trauma. *Perspect Vasc Surg Endovasc Ther.* 2005;17(4):297–307.
26. Modrall JG, Weaver FA, Yellin AE. Diagnosis and management of penetrating vascular trauma and the injured extremity. *Emerg Med Clin North Am.* 1998;16(1):129–144.
27. Rieger J, Linsenmaier U, Euler E, et al. Temporary balloon occlusion as therapy of uncontrollable arterial hemorrhage in multiple trauma patients [in German]. *Rofo Fortschr Geb Rontgenstr Neuen Bildgeb Verfahr.* 1999;170:80–83.
28. Yasumura K, Ikegami K, Kamohara T, et al. High incidence of ischemic necrosis of the gluteal muscle after transcatheter angiographic embolization for severe pelvic fracture. *J Trauma.* 2005;58:985–990.
29. Ramirez JI, Velmahos GC, Best CR, et al. Male sexual function after bilateral internal iliac artery embolization for pelvic fracture. *J Trauma.* 2004;56:734–739.

25 肝转移癌的栓塞化疗

适应证

1. 肝转移癌为主要病情。肝外疾病较轻微，而肝脏转移是致病及死亡的主要原因，则可以作为适应人群。
2. 除了肝脏原发恶性肿瘤如肝细胞癌和胆管上皮癌外，结直肠癌、眼黑色素瘤、胰岛细胞瘤、类癌和肉瘤肝脏转移均适合此治疗。有时，胰腺、肺或其他癌症仅发生肝脏转移或以肝转移为主。

禁忌证

1. 造影禁忌证
   a. 对比及严重过敏反应。
   b. 未纠正的凝血疾病。
   c. 严重的外周血管疾病无法行动脉穿刺。
2. 化疗禁忌证
   a. 严重血小板减少（<50 000）或白细胞减少（ANC<1000）。
   b. 心功能（AHA 分级Ⅲ～Ⅳ级心力衰竭）或肾功能不全[肌酐 >2.0mg/dl（1.0mg/dl=88.4μmol/L）]。
3. 肝动脉栓塞禁忌证
   a. 发生肝性脑病或黄疸是栓塞的绝对禁忌证。
   b. 肝动脉栓塞的程度取决于门静脉的入肝血流。因而造影时必须仔细评估门静脉。门静脉血流缺损仅为肝栓塞的相对禁忌证。如果入肝的侧支血流形成则即使门静脉闭塞也可以安全地进行栓塞化疗[1]但是，一次只能栓塞较少的肝脏体积。
   c. 当肝实质发生病变时，会变得更加依赖肝动脉而较少依赖门静脉。已经发现了一组肝动脉栓塞后发生急性肝衰竭的高危患者。这些患者超过 50% 的肝脏被肿瘤占据，乳酸脱氢酶大于 425U/L，天冬氨酸氨基转移酶大于 100U/L，总胆红素达到 2mg/dl（1.0mg/dl=88.4μmol/L）或更高[2]。
   d. 毕罗氏肠吻合术（biloenteric anastomosis）、胆管支架或前括约肌切开术都可以是肠道细菌移居至胆管。肝动脉栓塞造成微小的胆管损伤，导致形成肝脓肿，有时甚至是致命的[3]。尽管常规预防性使用抗生素，还是可能发生肝脓肿。强有力的预防措施可以将肝脓肿发生率降至约 30%[4]。

e. 胆道梗阻是相对禁忌证。即便血清胆红素水平正常，梗阻节段的肝脏因肝内胆管扩张还是处于发生胆管坏死和胆汁瘤形成的高危境地。推测是因为胆道流出道梗阻增加了肝窦的压力，使流入肝脏的门静脉血流下降，从而使肝脏更加依赖于动脉供血。

f. 导管头超选不到位，则难以避免误栓肠、皮肤或其他易受损伤的肝外结构，使患者有发生严重损伤的风险。为使栓塞化疗安全进行，可以采用弹簧圈堵塞非靶血管。尽管栓塞胆囊动脉后可能将增加栓塞后综合征的强度和持续时间，但还是安全的[5]。

术前准备

治疗前评估

1. 组织学诊断或令人信服的临床诊断（如特征性的肝肿块和肿瘤标志物增高）。
2. 腹部和盆腔断层图像（CT 或 MRI）。
3. 排除肝外疾病（胸部 X 线片或 CT，骨扫描）。
4. 实验室研究包括血细胞计数（CBC）、凝血酶原时间（PT）、部分促凝血酶原激酶时间（PTT）、肌酐、肝功能检测和肿瘤标志物。

患者宣教

在接受这一相对困难的治疗方案之前，必须将手术风险和不良反应彻底告知患者[6]。80%~90% 的患者发生栓塞后综合征，表现为疼痛、发热和恶心、呕吐、疲劳以及食欲减退。持续数小时至数天不等。其他明显毒性反应少见。术后严重并发症发生率为 5%~7%（见下文）。鉴于治疗后明显的不适、危害和花费，必须清楚理解这一治疗的姑息性作用。

患者准备

1. 患者术前一晚禁食。
2. 手术当天早晨安排患者入院。
3. 插导尿管。
4. 开始充分的静脉水化［普通生理盐水（NSS）200~300ml/h］。
5. 静脉内预防性用药
   a. 抗生素：头孢唑林（Ancef）1g，甲硝唑（Flagyl）500mg。
   b. 止吐剂 / 抗炎药物：昂丹司琼（枢复宁）24mg，地塞米松（地卡特隆）10mg，苯海拉明（苯那君）50mg。

6. 术中给予静脉内清醒镇静(芬太尼和咪达唑仑)。

操作

1. 室内所有人员必须进行眼保护并戴面罩,任何处理化疗药物者必须穿隔离衣戴双层手套。
2. 所有化疗及其相关的注射器必须存放于单独的托盘或梅奥柜中,按照医院规定进行处理。玻璃或聚碳酸酯注射器配合金属或聚碳酸酯阀使用。普通商用塑料注射器、阀或流量开关接触在化疗栓塞乳剂后将会迅速分解,因此绝对不能用。
3. 进行诊断性内脏动脉造影(腹腔动脉和肠系膜上动脉)明确肝脏血供和门静脉通畅情况。近半数人群中存在肝动脉解剖变异。仔细注意供应肠道的血管开口(胃十二指肠、胃右、十二指肠上)以免误栓胃或小肠。必须辨认胆囊动脉。在胆囊动脉近端的肝右动脉进行栓塞化疗是安全的;但是必须尽可能避免化学性栓塞胆囊以降低栓塞后综合征的严重程度。
4. 清晰了解动脉解剖之后,根据大部分肿块所占据的肝叶决定导管超选择性进入肝右或肝左动脉。注射任何化疗药物之前进行超选择性动脉造影明确导管位置并排除非靶血管。
5. 栓塞导管:大部分栓塞术都可以用 4F 带亲水涂层的 Cobra 导管和缩细的亲水导丝完成。导管不应进入直径小于导管直径 2 倍的血管内,以免造成医源性阻塞。当血管直径较小或扭曲时,可以使用高流量微导管通过反向曲线导管或 Cobra 导管进入靶血管内。腹腔动脉的正中弓状韧带常使得 Cobra 或类似性状的导管难以选择性进入肝动脉,此时选择反向曲线导管(如 Simmons)加微导管同轴插管效果较好。
6. 栓塞化疗的药物方案不尽相同:通常为顺铂 100~150mg、多柔比星 50mg 和(或)10~20mg 丝裂霉素 C 溶于 10ml 对比剂并与 10~20ml 碘化油(ethiodol)混合成乳剂,乳剂的混合比根据术者对瘤体大小和血供情况进行调整,通常为 1∶2 至 2∶1。较大且血供丰富的瘤体可以通过添加栓塞颗粒或增加油:对比剂的比例使乳剂更稠一些。相反,乏血供的瘤体则需要减少碘化油或颗粒含量以使乳剂稀薄一些。
7. 在药房将化疗药物溶于对比剂,装入无菌密封容器中。将化疗药 / 对比剂溶液抽至 20ml 玻璃或聚碳酸酯注射器中,如果需要用碘油,则抽至另一单独 20ml 注射器中。这两者作为术中药物容器备用。
8. 将总剂量分为 3~4 等份,以便术者在邻近栓塞结束时调整乳剂比将尽可能多的注入药物。为此,可以使用一支 5ml 或 10ml 注射器每次抽取 2ml 化疗药 / 对比剂溶液和碘油，与第 2 支注射器一同连接于金属或聚碳酸酯阀，通过强有力的反复回抽与推送注射器将药液乳化。

9. 首剂给一等份 4ml 的乳剂经导管缓慢注射，随后如下述以利多卡因冲洗。如果是微导管，最好使用 1ml 的 Luer-Lok 聚碳酸酯注射器注射黏稠的乳剂。
10. 每注射 4ml 的乳剂，应在动脉内灌注利多卡因 1 次：每份乳剂注射前及每两次注射之间注射 30mg，总量不超过 200mg。（注：这是除静脉内应用芬太尼和咪达唑仑之外的，根据需要达到缓解疼痛和栓塞过程中镇静的目的。）
11. 继续注射剩余的 4ml 一等份的乳剂，最后一份栓塞化疗乳剂中混入 100~300μm 的微球颗粒完成最后的栓塞。
12. 栓塞的终点是瘤体血供接近停滞。目标是栓塞肿瘤供血分支的末端而保留动脉主干血流，形成“tree-in-winter”表现。通过反复多次少量乳化，可以调整混合物的稠度，以达到在 90% 的血流停滞前将药物尽可能完全地注入靶血管内。

术后处理

出院前

1. 充分水化（生理盐水 3L/24h），至第 5 天改为半量，按 80ml/h 进行，直至口服摄入量足够。
2. 静脉注射抗生素：头孢唑林 500mg，每 8 小时 1 次，甲硝唑 500mg，每 12 小时 1 次。
3. 静脉注射止吐剂：昂丹司琼和地塞米松，8mg 静脉注射，每 8 小时 1 次。
4. 麻醉品、氯丙嗪（per chlorpromazine）和醋氨酚也广泛应用于控制疼痛、恶心和发热。疼痛严重时需要应用患者自控镇痛（PCA）泵。经典的 PCA 剂量硫酸吗啡 1~2mg/h，每次 1~2mg，锁定时间 10~15 分钟。或者也可以选择使用氢吗啡酮（二氢吗啡酮）0.2mg/h，每次 0.2mg。
5. 一旦口服摄入量足够及不再需要非口服麻醉药控制疼痛就可以出院。约 50% 患者 1 天内出院，平均住院日为 1.5 天。

出院后

1. 抗生素：阿莫西林 / 克拉维酸盐（力百汀）或环丙沙星（Cipro），500mg 口服，每天 2 次，持续 5 天。
2. 止吐剂：根据需要，氯丙嗪（甲哌氯丙嗪）10mg 口服，每 6 小时一次，或格拉司琼(凯特瑞)1mg 口服,每天 2 次,或昂丹司琼(枢复宁)8mg 口服,每天 2 次。

3. 麻醉剂:对乙酰氨基酚 / 可待因(Tylenol W/Codenine No.3,泰诺林),羟考酮 / 醋氨酚(Percocet,盐酸羟考酮和对乙酰氨基酚片剂),或氢吗啡酮(二氢吗啡酮,2mg)1~2 片,根据需要,每 4 小时 1 次。必须向服用麻醉药的患者说明便秘的可能及指导其服用缓泻剂。
4. 3 周后复查实验室检查(肝功能,肿瘤标志物)。
5. 手术间不需要常规影像学复查,除非患者出现症状或体征提示并发症可能。
6. 4 周以后患者可以进行第二次手术,直接处理另一个肝叶。根据动脉解剖,可能需要 2~4 次手术治疗整个瘤体,然后复查影像学和肿瘤标志物判断疗效。因为在栓塞侧与非栓塞侧肝叶之间的肝内侧支形成得非常迅速,因此即使是局限于一个肝叶的肿瘤仍然需要栓塞另一个肝叶。

并发症

肝栓塞的严重并发症包括肝功能不全或梗死(2%)、肝脓肿(2%)、胆管坏死或狭窄、肿瘤破裂、手术性胆囊炎和误栓肠管。通过注意病例选择和谨慎操作,这些严重事件的发生率总计为 5%~7%。其他并发症包括心脏事件、肾功能不全和需要输血的贫血,发生率均在 1% 以下。30 天死亡率为 1%~4%。

结果

1. 肝细胞癌[7,8]:60%~80% 肝癌患者病灶稳定或消退,如果 AFP 术前升高,治疗后可以观察到 AFP 水平下降。临床疗效中位稳定期为 12~15 个月。两项随机对照试验已证实生存期获得延长。重要的影响预后因素包括瘤体、分期、大血管侵犯、碘油摄取和肝脏基础疾病的严重程度。
2. 结肠癌[9,10]:45%~65% 可以控制病变。序贯全身化疗结合栓塞化疗的Ⅱ期试验结果显示诊断后的中位生存期约为 24 个月,这是以单纯全身化疗为历史对照的 2 倍,而栓塞化疗后的中位生存期约 12 个月。
3. 神经内分泌肿瘤[11]:颗粒栓塞或栓塞化疗的反应率高达 90% 以上。有限的经验提示栓塞化疗反应持续时间长于单纯颗粒栓塞。
4. 来自眼黑色素瘤、肉瘤和乳腺癌的肝转移的资料有限。

(楼文胜 译 施海彬 校)

参考文献

1. Pentecost MJ, Daniels JR, Teitelbaum GP, et al. Hepatic chemoembolization: safety with portal vein thrombosis. *J Vasc Interv Radiol.* 1993;4:347–351.
2. Charnsangavej C. Chemoembolization of liver tumors. *Semin Interv Radiol.* 1993;10:150–160.
3. Kim W, Clark, TWI, Baum RA, et al. Risk factors for liver abscess formation following hepatic chemoembolization. *J Vasc Interv Radiol.* 2001;12:965–968.
4. Patel SS, Tuite CM, Mondschein JI, et al. Effectiveness of an aggressive antibiotic regimen for chemoembolization in patients with prior biliary intervention. *J Vasc Interv Radiol.* 2006;17:1931–1934.
5. Leung DA, Goin JE, Sickles C, et al. Determinants of post-embolization syndrome following hepatic chemoembolization. *J Vasc Interv Radiol.* 2001;12:321–326.
6. Tuite CM, Sun W, Soulen MC. General assessment of the patient with cancer for the interventional oncologist. *J Vasc Interv Radiol.* 2006;17:753–758.
7. Lo CM, Ngan H, Tso WK, et al. Randomized controlled trial of transarterial lipiodol chemoembolization for unresectable hepatocellular carcinoma. *Hepatology.* 2002;35:1164–1171.
8. Llovet JM, Real MI, Montana X, et al. Arterial embolisation or chemoembolisation versus symptomatic treatment in patients with unresectable hepatocellular carcinoma: a randomized controlled trial. *Lancet.* 2002;359:1734–1739.
9. Vogl TJ, Gruber T, Balzer JO, et al. Repeated transarterial chemoembolization in the treatment of liver metastases of colorectal cancer: prospective study. *Radiology.* 2009; 250(1):281–289.
10. Albert ML, Kiefer MV, Stavropoulos SW, et al. CAM/Ethiodol/PVA chemoembolization of liver metastases from colorectal carcinoma. *Cancer 2010, in press.*
11. Ruutiainen AT, Soulen MC, Tuite CM, et al. Chemoembolization and bland embolization of neuroendocrine tumor metastases to the liver. *J Vasc Interv Radiol.* 2007;18:847–855.

肝细胞肝癌的栓塞化疗

引言

经动脉栓塞化疗（transarterial chemoembolization，TACE）已经成为不可切除肝细胞肝癌（hepatocellular carcinoma，HCC）的主要治疗方法。虽然肝脏实质主要由门静脉供血（60%~80%），但是肝脏肿瘤几乎完全由肝动脉（hepatic artery，HA）分支供血。因此，TACE 更倾向于将栓塞化疗的混合物直接注入到肿瘤的血管床。TACE 混合物主要有三种成分：①化疗药（丝裂霉素 C、多柔比星及顺铂单药、双联或更常用的三联混合组成）；②碘油（一种携带化疗药的不透 X 线的油）；③栓塞剂（颗粒或明胶海绵）可以减低血流，因此延长化疗药物在肿瘤内的存留时间。

TACE 已经被证明可以使不可切除 HCC 患者生存获益。三个决定性的试验建立了 TACE 作为不可切除 HCC 患者的主要治疗方法的地位，分别由 Llovet 等、Camma 等和 Lo 等发表[1-3]。对于这个方法的进一步改良也在探索中，包括药物洗脱微球（drug-eluting beads，DEBs）[4,5]和不同的 TACE 联合全身化疗的方案[6]。初步结果表明 TACE 可以进一步提高不可切除 HCC 患者的生存率。

适应证

1. 主要适应证为不可切除 HCC。
2. 次要适应证包括：
   a. 当患者在等待肝脏移植时的过渡性治疗，以尽量减少肿瘤增大超过移植体积标准的风险。数据很有力，但是并非结论性的[7]。
   b. 使患者降级为可切除或者符合移植体积标准。数据很有力，但是并非结论性的[8]。
   c. 缩小紧邻主要切除平面（如左或右门静脉）的 HCC 以辅助外科手术。支持的证据比较弱，主要根据外科医师的喜好。

禁忌证

绝对禁忌证

1. 代偿较差的进展期肝脏疾病（如 Child-Pugh C）。偶尔，如果能够选择性实施的话，代偿较好的 Child-Pugh C 级患者也可以做 TACE 治疗。
2. 体力状态较差。没有固定的标准，但是一般情况下 ECOG>2 或者 Karnofsky 指数 <70 时不适合做 TACE。
3. 不能纠正的出血体质。
4. 肝脏外有比较大的转移灶。如果 HCC 不是威胁生命的因素，则患者不会从 TACE 中获益。
5. 活动期感染。
6. 脑病。

相对禁忌证

1. 总胆红素 >4mg/dl（1mg/dl=88.4μmol/L）。如果高胆红素血症是由于胆道梗阻导致，并且能够通过引流纠正，可以考虑做 TACE。
2. 对比剂过敏。如果没有肾衰，可以考虑用钆剂取代。
3. 化疗药物过敏。
4. 一些作者认为门静脉阻塞是 TACE 的禁忌证。研究已经证明门静脉阻塞并不增加并发症的风险，只要肝功能储备在标准范围内（Child-Pugh A 或 B）和（或）流入肝脏的侧支循环已建立[9]。

术前准备

1. 有必要就患者的疾病状态进行多学科评估，以保证没有忽略任何治疗选择。
2. 临床访视并在此过程中使患者（必要时和家属）充分了解 TACE 的风险 / 获益，并拥有合理的期望值。
3. 评价断层图像以制定治疗步骤（图 26.1A）。
4. 镇静 / 麻醉前至少禁食 8 小时（除了允许的药物）。
5. 做好静脉水化。许多因素如禁食造成的脱水、对比剂负荷、化疗药物的肾毒性以及可能发生的肿瘤溶解综合征都会增加急性肾损伤的危险。

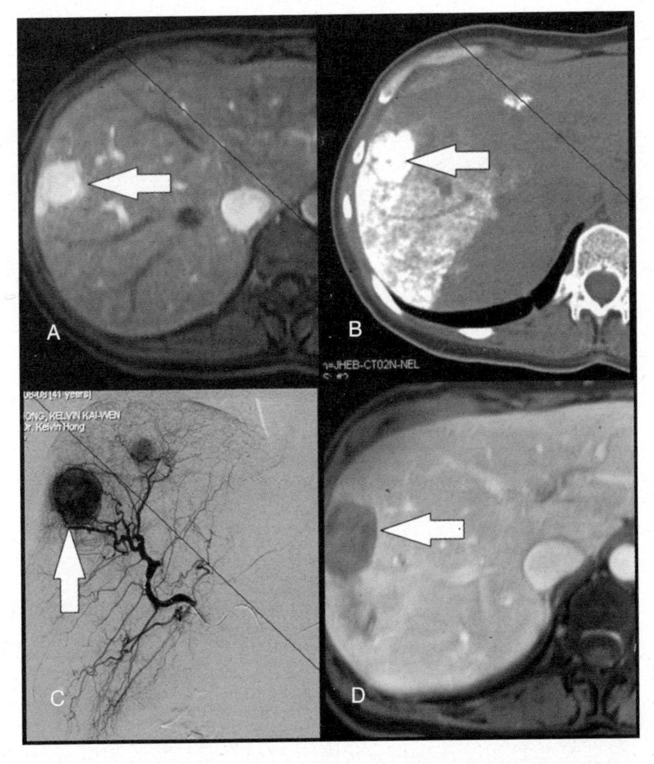

图 **26.1** 基线，增强 MRI，动脉期（A）显示肝内强化肿块（箭头所示）符合 HCC；TACE 术后，CT 平扫（B）显示病变区高密度碘油沉积；肝动脉造影（C）为富血供病灶；TACE 术后 5 周增强 MRI（D）显示病灶完全无强化，提示病灶坏死

6. 预防性用药
   a. 抗生素。
   b. 必要时保肾药物。

操作

1. 对大部分患者来说，中度镇静足够了。
2. 腹股沟区消毒。
3. 股总动脉入路（推荐选用合适的动脉鞘）。
4. 诊断性动脉造影
   a. 腹主动脉造影可以发现肿瘤的侧支供血动脉。
   b. 肠系膜上动脉造影排除副肝动脉。
   c. 腹腔动脉造影以准备栓塞计划。
5. 尽量向远端放置导管（必要时使用同轴微导管）以尽可能减少不必要的肝损伤，但也要足够近，以保证能栓塞整个目标病灶。
6. 为避免药物及栓塞剂反流至非靶血管，应该在连续透视监视下灌注化疗药/碘油/栓塞剂的混合物。
7. 拔除导管/鞘，腹股沟穿刺部位止血。

术后处理

1. 全身支持
   a. 充分水化。
   b. 控制疼痛（如患者自控镇痛）。
   c. 止吐剂。
   d. 抗生素。
   e. TACE 术后 C 臂 CT 机或者常规非增强 CT 观察化疗药物的分布（如非靶目标栓塞）（图 26.1B）。
2. 出院
   a. 当患者有足够的口服摄入量和尿量时就可以出院。大部分患者 23 小时或一夜住院就足够了。偶尔症状严重者需要延长住院时间。
   b. 通常应用抗生素 5~7 天，必要时服用止痛药物。
3. 随访
   a. 除非有并发症或者某些症状影响，TACE 术后 4~6 周需行 MRI 增强扫描（图 26.1D）以及 TACE 术后 4~6 周临床访视。
   b. 周期性重复 TACE 治疗，直至
      （1）MRI 显示大于 90% 肿瘤坏死。
      （2）至少两次 TACE 术后，病灶无反应。
      （3）患者出现禁忌证。

（4）患者降级到可行手术或者符合肝移植标准。

结果

1. 已证明与单纯支持治疗比较，Child-Pugh A 或 B 级患者 TACE 后生存获益。
   a. 2002 年，Llovet 等报道了一项提前终止的随机对照研究结果，因为 TACE 使治疗组获得了统计学显著意义的生存获益（TACE 组 1 年及 2 年的生存率分别为 82% 和 63%，而支持治疗组为 63% 和 27%）[1]。
   b. 一项针对同年发表的 5 个随机对照试验的 meta 分析同样总结出 TACE 降低了不可切除 HCC 患者的 2 年死亡率（比值比 0.54，95% *CI* 0.33~0.89，P=0.015）[2]。
   c. Lo 等[3]的报道显示使用碘油－顺铂乳剂栓塞化疗治疗的不可切除 HCC 患者取得了有统计学意义的生存获益。其 TACE 治疗患者 1、2 和 3 年生存率分别为 57%、31% 和 26%，而对照组分别为 32%、11% 和 3%。
   d. 另一个由 Llovet 发表的有关随机对照试验的 meta 分析显示，接受栓塞化疗的患者 2 年的死亡率显著减低，比值比为 0.53（95% *CI* 0.32~0.89，P=0.017）[10]。

并发症

可以预料的与 TACE 相关的并发症总结在表 26.1 中。TACE 最常见的不良反应即所谓的栓塞化疗后综合征，可见于高达 80% 的患者。它是由腹痛、恶心及发热组成的不属于并发症的三联征，主要与栓塞有关。TACE 相关的最严重的并发症是肝衰竭、非靶目标栓塞和肝脓肿。肝衰竭可以通过正确选择患者来避免，而非靶目标栓塞可以通过缜密的血管造影技术来避免。如果奥迪括约肌已经由于肝空肠吻合或者胆管的原因失去作用，则肝脓肿可能难以避免。当肠道菌群移植到胆管，同时由于胆管由肝动脉供血，TACE 术后可引起胆管缺血而导致局部脓肿形成。

并发症处理

1. 肝衰竭、脑病和死亡。这些并发症与 TACE 术前肝脏功能储备差有关，且干预措施可能只有全身支持治疗。静脉水化、血压维持、甲硝唑 / 半乳糖治疗脑病可帮助患者维持稳定直至肝功能恢复。

表 26.1 TACE 相关的并发症

并发症	危险因素	% 危险性	降低风险措施
肝衰竭、死亡、脑病	Child-Pugh C 总胆红素≥4mg/dl 白蛋白≤2mg/dl 体力状态差	5%~10% 未知	超选择性栓塞
肝脓肿	奥迪括约肌失去作用	30%~80%	广谱抗生素/消化道准备
非靶目标栓塞	解剖变异，尤其是胃左或胃右动脉	<10%	导管头端放在胃动脉开口以远。观察有无化学性反流
肺动脉栓塞	肿瘤分流	<1%	明胶海绵栓塞分流
上消化道出血	胃底食管静脉曲张	未知	TACE 术前结扎
急性肾衰竭	肾功能不全、糖尿病	0.05%~5%	水化、保肾药、减少对比剂用量

进展期肝病是指 Child-Pugh C、高胆红素血症、低蛋白血症、体力状态差以及脑病，是 TACE 术后发生肝衰竭的显著预测因素。这类患者应避免 TACE，除非为了增加肝移植的机会，而行超选择性 TACE。非靶目标栓塞有可能是灾难性的，但是可以通过熟悉的血管解剖知识、术者经验以及术者技术来避免。肺栓塞和肾衰竭通常是不可预知的，需要支持治疗加以解决。就像文中讨论的一样，如果胆管树受损则肝脓肿将是可预见的 TACE 并发症，且需要引流治疗

2. 肝脓肿。一种少见的并发症，除非因为奥迪括约肌失去功能（胆肠吻合或肝肠吻合）导致胃肠道菌落移植至胆管，在这种情况下发生肝脓肿的风险为 60%~80%，且仅能使用广谱抗生素和 TACE 术前胃肠道准备略降低其发生率。肝脓肿必须经皮穿刺引流。众所周知这种脓肿的治疗是很困难的，并且可能需要延长引流时间，反复引流以及长期使用抗生素。
3. 非靶目标栓塞。一旦发生立刻全身支持治疗，包括禁食、静脉水化、质子泵抑制剂以及胃黏膜保护。如果发生穿孔则需要外科手术。如果误栓胆囊，多数是一种自限性过程。大部分病例止痛、止吐、禁食、

静脉水化就足够了。胆囊最终产生瘢痕，症状消失。

4. 肾衰竭。脱水、对比剂肾损害、化疗药的肾毒性以及肿瘤溶解增加了肾损伤的风险。TACE 术前强有力的静脉水化是单一的非常重要的保护肾脏的方法。降低对比剂负荷和术前应用保肾药可以帮助降低肾衰竭的风险。
5. 消化道出血。消化道出血可由两种不同的并发症引起。首先，如前述，非靶目标栓塞可引起十二指肠或胃溃疡/穿孔。其次，患有门静脉高压、胃静脉曲张以及有曲张静脉出血病史者有较高的再发曲张静脉出血的危险。考虑为由短暂性门静脉压力增加所致。治疗为全身性的，如果不成功，则需要内镜下结扎或硬化治疗。

（楼文胜 译　施海彬 校）

参考文献

1. Llovet JM, Real MI, Montana X, et al. Arterial embolization or chemoembolization versus symptomatic treatment in patients with unresectable hepatocellular carcinoma: a randomized controlled trial. *Lancet.* 2002;359:1734–1739.
2. Camma C, Schepis F, Orlando A, et al. Transarterial chemoembolization for unresectable hepatocellular carcinoma: meta-analysis of randomized controlled trials. *Radiology.* 2002;224:47–54.
3. Lo CM, Ngan H, Tso WK, et al. Randomized control trial of transarterial lipiodol chemoembolization for unresectable hepatocellular carcinoma. *Hepatology.* 2002;35:1164–1171.
4. Malagari K, Chatzimichael K, Alexopoulou E, et al. Transarterial chemoembolization of unresectable hepatocellular carcinoma with drug eluting beads: results of an open-label study of 62 patients. *Cardiovasc Intervent Radiol.* 2008;31(2):269–280.
5. Poon RT, Tso WK, Pang RW, et al. A phase I/II trial of chemoembolization for hepatocellular carcinoma using a novel intra-arterial drug-eluting bead. *Clin Gastroenterol Hepatol.* 2007;5(9):1100–1108.
6. Hoffmann K, Glimm H, Radeleff B, et al. Prospective, randomized, double-blind, multi-center, Phase III clinical study on transarterial chemoembolization (TACE) combined with Sorafenib versus TACE plus placebo in patients with hepatocellular cancer before liver transplantation. *BMC Cancer.* 2008;26:8:349.
7. Aloia TA, Adam R, Samuel D, et al. A decision analysis model identifies the interval of efficacy for transarterial chemoembolization (TACE) in cirrhotic patients with hepatocellular carcinoma awaiting liver transplantation. *J Gastrointest Surg.* 2007;11(10):1328–1332.
8. Chapman WC, Majella Doyle MB, Stuart JE, et al. Outcomes of neoadjuvant transarterial chemoembolization to downstage hepatocellular carcinoma before liver transplantation. *Ann Surg.* 2008;248(4):617–625.
9. Georgiades CS, Hong K, D'Angelo M, et al. Safety and efficacy of transarterial chemoembolization in patients with unresectable hepatocellular carcinoma and portal vein thrombosis. *J Vasc Interv Radiol.* 2005;6(12):1653–1659.
10. Llovet JM, Bruix J. Systematic review of randomized trials for unresectable hepatocellular carcinoma: chemoembolization improves survival. *Hepatology.* 2003;37(2):429–442.

27 肝脏恶性肿瘤的放射性栓塞

引言

放射性栓塞是一种动脉内短距离放射治疗，将浸满同位素钇-90（^{90}Y）的玻璃或者树脂颗粒通过导管直接注入肝动脉。^{90}Y是一种纯的β放射源，并且物理半衰期为64.1小时，衰变为稳定的锆-90（^{90}Zr）。β粒子的平均能量为0.9367MeV，软组织穿透距离平均为2.5mm，最大穿透距离为10mm。一旦粒子经过导管注入肝动脉，它们将流到肿瘤内的远端血管，同位素发出β射线对肿瘤进行照射。

适应证

1. 玻璃微球

TheraSphere在1999年被美国食品与药品监督管理局（FDA）批准并且享受人道主义免税待遇，认为只要导管位置合适，治疗伴或不伴有门静脉血栓形成（PVT）的不可切除肝细胞肝癌，或者作为肝移植前的过渡，都是安全有效的。在欧洲以及许多亚洲国家也被批准用于肝脏肿瘤的治疗。

2. 树脂微球

SIR-微球在2002年获得FDA的上市前批准，被认为与氟脲苷联用治疗结直肠癌肝脏转移肿瘤安全有效。在欧洲、澳大利亚以及许多亚洲国家也被批准用于肝脏肿瘤的治疗。

禁忌证

绝对禁忌证

1. 造影禁忌证
    a. 不能纠正的凝血障碍。
    b. 严重的肾功能不全。
    c. 严重的碘对比剂过敏。
    d. 严重外周血管病致动脉入路受阻。
2. 迅速危及生命的肝外疾病。
3. 无法避开进入胃肠道的血流。

4. 肝肺分流
   a. 对于 Therasphere 微球，限制其注入肺的因素取决于剂量而不是肺分流分数（LSF）（每次注入 30Gray，累计 50Gray）。
   b. 对于 SIR 微球，注入的量受 LSF（20%）的限制。

相对禁忌证

1. 门静脉血栓形成
   a. 门静脉主干血栓形成的患者预后较差。Child-Pugh A 级的患者伴有门静脉主干血栓形成可以安全地治疗。
   b. 叶或者段门静脉血栓形成并不是放射性栓塞的禁忌证。
2. 肝功能储备差
   a. 总胆红素 >2 倍正常值。
   b. 通过超选择性放射性栓塞可以降低危险。
3. 体力状态差
   ECOG>2。
4. 胆管阻塞
   奥迪括约肌功能受损可大大地增加并发感染的风险。

术前准备

1. 患者选择
   a. 病史、体格检查以及患者体力状态的评估。
   b. 临床实验室检查（全血细胞计数、血尿素氮、血肌酐、电解质、肝功能、白蛋白、LDH、PT、肿瘤标志物如 CEA、AFP）。
   c. 胸部 CT 评估肺转移情况。
   d. 腹部及盆腔 CT/MRI 评估门静脉通畅情况。
   e. 动脉造影 /MAA（大颗粒聚合白蛋白）肺分流程度评估。
2. 患者准备
   a. 术前患者禁食 6 小时。
      可以用少量水服用必要的药物。
   b. 术前建立外周静脉通路。

手术过程

1. 治疗前动脉造影[1,2]
   a. 腹主动脉造影（流速 15ml/s，总量 30ml）。
      可以评估腹腔干、肠系膜上动脉（SMA）和肾动脉的通畅情况，主动脉迂曲程度，作为选择合适导管的参考。
   b. 肠系膜上动脉造影（流速 3ml/s，总量 30ml）。

可以评估变异的肝右动脉、肝固有动脉、肝总动脉（腹腔肠系膜干）、副肝右动脉、门静脉通畅情况以及少见的肠系膜上动脉供应肝脏的寄生血流。同时也可以评价有无逆向进入胃十二指肠动脉的血流（从肿瘤逆流，或腹腔干闭塞/狭窄）。

c. 腹腔动脉造影（流速 3~4ml/s，总量 12~15ml）。
评估腹腔干的解剖及明确有无任何可能的变异，包括肝左动脉发出胃左动脉（肝胃动脉干）以及右和左膈下动脉。胰背动脉也可以源自腹腔干。

d. 肝总动脉造影（流速 3ml/s，总量 10~12ml）。
（1）可能需要栓塞的源自 CHA（肝总动脉）的动脉，包括胃右动脉、胰背动脉以及胃十二指肠动脉。还包括以下复杂变异：
（a）源自肠系膜上动脉的肝右动脉，并且自 CHA 分为 GDA（胃十二指肠动脉）和肝左动脉（也可能是肝中动脉）的三分叉。在这种情况下，经常可以看到胃右动脉，并且除非计划进行节段性的放射性栓塞，否则 GDA/胃右动脉也应该进行栓塞。这使得肝总动脉转变为肝左动脉。
（b）CHA 三分叉为 GDA、肝右动脉及肝左动脉。这种情况下由于在叶或段灌注时所允许发生反流的余地很小，因此必须栓塞胃十二指肠动脉（取决于所应用的栓塞物）。
（c）“双肝动脉”：肝右动脉很早就自腹腔动脉分出。除非注射足量的对比剂并反流到腹腔干的开口部，否则这支动脉就有可能被漏掉。

e. 胃十二指肠动脉（流速 2ml/s，总量 8ml）。
（1）能够看到的动脉有（副）胆囊动脉、胰十二指肠上动脉、从 GDA 或其分支（胃网膜右、网膜/网膜分支）逆流入肝的血流以及副肝动脉（通常供应第 5、第 6 肝段）。
（2）鉴于栓塞胃十二指肠动脉的不良反应临床意义不大，如果需要高剂量的放射性栓塞，推荐行预防性的胃十二指肠动脉栓塞。不能栓塞 GDA 的情况包括有供应肝脏的寄生血管需要进一步并行放射性栓塞，因血流过多或腹腔动脉狭窄而致的来自 SMA 的逆向血流，或考虑使用最小的栓塞材料时。如果存在 GDA 寄生血流，可能的情况下推荐栓塞除供应肝肿瘤的一支外所有的远端分支，实际上就是将 GDA 转变为供应肝肿瘤血供的副肝动脉。如果实施 GDA 栓塞，必须在开口部位进行栓塞，因为即使近端非常小的分支也有可能增粗而导致栓塞不完全。

f. 肝固有动脉造影（流速 3ml/s，总量 12ml）。

（1）以这样的速率造影通常将超过肝动脉的生理流率并造成反流，但却能使那些常常被忽略的小血管显影。这其中最有价值的是胃右动脉。

g. 肝左动脉造影（流速 2ml/s，总量 8ml）。

（1）需要注意左膈下动脉、副胃左动脉、食管下动脉、胃右动脉和镰状动脉。预防性栓塞这些动脉可以降低放射性栓塞后的不良事件，如腹痛、胃炎和溃疡。此外，推荐肝左动脉造影时延迟观察以确定冠状静脉不显影。最后，肝左动脉造影还要确定是否有中间支供应第 4 肝段，如果没有中间支，则必须找到一支单独的肝中动脉，通常起源于肝右动脉。

（2）如果发现胃肝动脉干，则有些血管必须进行分辨。所有的胃分支发出后，动脉干变为水平走向。所有发自于胃肝动脉干水平部分的分支都是肝外供应食管和胃的血流。小剂量放射性栓塞必须越过这些分支才能进行注射，如果是大剂量放射性栓塞则必须栓塞这些分支。

h. 肝右动脉造影（流速 2~3ml/s，总量 10~12ml）。

需注意的血管包括肝中动脉、十二指肠上动脉和胆囊动脉。

i. 膈动脉造影（流速 1~2ml/s，总量 4~6ml）。

如果肝动脉造影发现肝肿瘤（尤其是 HCC）有部分不显影，则这些动脉造影可能会发现肿瘤的残余血供。

2. 大颗粒聚合白蛋白（MAA）注射

a. 经过导管向预期肝内分布区域注射 4~5mCi 的 $^{99}Tc^{m}$ MAA 颗粒可以测得 LSF（肺内观测到的 $^{99}Tc^{m}$ MAA 占所有 $^{99}Tc^{m}$ MAA 活性检测的分数）。

b. $^{99}Tc^{m}$ MAA 扫面还可以明确有无胃肠道血流存在。评估分流可以为制订放射性栓塞计划及尽量减少治疗时微球的确定分布提供依据。

c. 推荐当确定所有分支都栓塞之后进行 MAA 注射。鉴于肝转移性疾病（除非肿瘤负荷较大）患者肺分流的发生率较低，所有转移病例都在肝固有动脉进行注射。相反，HCC 患者注射 MAA 的部位稍有不同。如果 HCC 占据两个肝叶，除非发现粗大的肝静脉或门静脉分流，否则仍然选择肝固有动脉注射 MAA。具有分流分数是推测肝肿瘤占据两个肝叶的典型表现。如果双叶病变者造影发现分流，则每次仅行单叶注射 MAA 及单叶分析。当需要治疗第二个部位时再重复一次 MAA 注射。

d. 需要引起重视的是当存在动脉解剖变异时，MAA 必须分为几部分以尽可能一次注射覆盖整个肝脏，避免患者接受不必要的插管。如果发现异位肝右动脉，则在此血管注射 2~3mCi 的 MAA，剩下的 1~2mCi 在左肝给药。如果是胃肝动脉干，则 1~2mCi 的 MAA 在左肝注射，其余的注入肝右动脉。

3. 放射量测定

a. 玻璃微球：

（1）如产品说明中描述的，TheraSphere 是由整合了 ^{90}Y 的玻璃构成的不可溶解的玻璃微球。平均直径为 20~30μm。每毫克含有 22 000~73 000 个微球。TheraSphere 溶于 0.05ml 无菌、无致热源的液体包装于 0.3ml “V” 形底玻璃瓶，并密封在 12mm 透明丙烯酸屏蔽瓶中。TheraSphere 由厂商（MDS Nordion, Kanata, Canada）每周三封装并在周日的东部标准时间中午校准，有六种活性规格可选：3GBq（81mCi），5GBq（135mCi），7GBq（189mCi），10GBq（270mCi），15GBq（405mCi）和 20GBq（540mCi）。相对应的含有微球的数量分别是 120 万、200 万、280 万、400 万、600 万和 800 万。每一粒微球的活性约为 2500Bq。

（2）注入肿瘤所在肝叶的 TheraSphere 活性推荐为 80~150Gy，这一较宽的范围由临床医师灵活掌握。

对于有肝硬化的患者应该更加谨慎地给予治疗（80~100Gy），然而对于没有肝硬化的患者应当更加积极地治疗（100~150Gy）。

（3）假设 TheraSphere 的 ^{90}Y 微球在肝内分布均匀一致且原位完全衰减，则需要注入肝内的放射活性剂量可以按如下公式计算：$A(GBq)=[D(Gy)\times M(kg)]/50$。考虑到一部分微球将进入肺循环而不是完全停留在小动脉内，当把 LSF 计算在内时，实际进入目标部位的剂量变为：$D(Gy)=[A(GBq)\times 50\times (1-LSF)]/M(kg)$。$A$ 是进入肝脏的活性，D 是目标肝质量吸收的剂量，而 M 是目标肝质量。以 CT 测量肝脏体积（ml），按 1.03mg/ml 的转换因子换算为质量。需要注意的是放射量测定与肿瘤负荷无关。

b. 树脂微球：

如产品说明中所描述，SIR- 微球是包含了 ^{90}Y 的具有生物相容性的微球，直径 20~40mm（此处原书可能有误，应为 μm）。SIR- 微球以溶液的形式封装于瓶中作为永久性植入用。每瓶溶液 5ml 含有 3GBq 的 ^{90}Y（在校准时），4 千万 ~8 千万粒微球。因此，每粒 SIR- 微球的活性较 TheraSphere 低（50Bq vs.2500Bq）。厂商（Sirtex, Lane Cove, Australia）每周封装三次，每次治疗当天的东部标准时间下午 6 点校准。有效期为校准日期和时间后的 24 小时。与 TheraSphere 一样，假设 SIR- 微球在肝内分布均匀一致且原位完全衰减，则进入肝脏的放射活性可以按照两种方法中的一种来计算：

（a）第一种（推荐）方法综合体表面积和肿瘤负荷测量：A（GBq）=BSA（m^2）-0.2+（肿瘤侵犯 /100），BSA 为体表面积。

（b）第二种方法是基于如表 27.1 所示的肿瘤负荷大体分析。

表 27.1　给予肿瘤侵犯的 SIR- 微球放射量测量表

肝内肿瘤侵犯百分比	推荐 SIR- 微球剂量（GBq）
>50%	3.0
25%~50%	2.5
<25%	2.0

不论哪一种 SIR- 微球的剂量模式，A（GBq）都需要根据 LSF 的范围减量（LSF<10%，不减量；LSF 为 10%~15%，减量 20%；LSF 为 15%~20%，减量 40%；LSF>20%，不治疗）

4. 放射性栓塞
   a. 根据术前造影结果选择导管介入需治疗的血管内 TheraSphere 或 SIR- 微球都可以用作微球灌注。
   b. 推荐采用同时进行肝叶或亚段 / 段动脉栓塞化疗的治疗模式。如果经治医师一定要一次治疗整个肝脏，推荐以“双叶”模式进行灌注，也就是将导管先后分别插入其中一支肝动脉进行灌注。

术后处理

1. 出院后处理

   动脉穿刺点可以在闭合器械辅助下或者单纯压迫以止血。经过适当的恢复时间后就可以出院回家（缝合器止血后 2 小时，手工压迫止血后 6 小时）。如果患者整个右叶都进行了治疗且有胆囊，则可以应用氟喹诺酮 7~10 天。所有患者术后都需要使用质子泵抑制剂 7~10 天。

2. 临床随访

   术后 4~6 周行肿瘤标志物（AFP、CEA、CA-199、嗜铬粒蛋白 A、CA-125）、全血细胞计数、肝功能、全身生化检查，同时行横断位图像（三期 CT 以及动态钆增强 MRI、灌注成像）以及功能成像（PET）以评估治疗效果。疗效评估的短期随访后即可做另一叶的治疗(CT/PET/MR/tumor markers)。通常肝脏两叶都治疗后以及最后一次治疗后的30~60天即应完成疗效评价和判断(CT/PET/MR/肿瘤标志物)。

结果

1. 肝细胞癌
   a. 响应率为35%~47%[3,4]。
   b. 依据肝癌的分期不同中位生存期为15~24个月[5,6]。
   c. 伴有门静脉血栓的患者也可以安全接受治疗,中位生存期8~14个月[7]。
2. 结直肠癌肝转移
   a. 响应率为35%~43%[8,9]。
   b. 中位生存期5~14个月,取决于疾病分期以及化疗方案[8,10]。
   c. 尝试联合化疗的新方法[11]。
3. 神经内分泌肿瘤肝转移
   a. 响应率为50%~70%[12,13]。
   b. 中位生存期为24~70个月,取决于疾病分期和是否奥曲肽治疗失败。
4. 胆管细胞癌
   外周型胆管癌可能有效,浸润型则无效[14]。
5. 混合型肿物
   a. 该技术已经被应用于其他多种原发及转移性肝肿瘤。
   b. 生存期取决于最初的和自然生物学特性[9,15-17]。

并发症

1. 不良反应
   a. 疲乏。
   b. 腹痛。
   c. 呕吐。
   d. 厌食。
   e. 发热。
2. 特异性反应
   放射性栓塞术后短时间内患者可能会经历一种少见的不平常的反应。这种反应与应用尿激酶的反应几乎相同,表现为颤抖、寒战、血流动力学和生命体征的改变。
3. 并发症
   a. 脓肿。

b. 胆汁瘤。

c. 胃炎 / 溃疡。

d. 放射性胆囊炎。

并发症的处理

1. 不良反应

放射性栓塞的典型不良反应一般采用保守治疗，必要时可以使用非处方镇痛药。

2. 特异性反应

a. 支持治疗为主，包括低血压时的输液治疗。此外，还有苯海拉明和哌替啶。

b. 这种反应呈一过性，通常持续不超过 1 小时。

3. 并发症

a. 脓肿。

化脓性肝脓肿需要根据病原体选择有针对性的抗生素，且大部分病例需要引流。对于小的脓肿，单纯抗生素治疗就足够了。

b. 胆汁瘤。

胆汁瘤治疗包括经皮胆汁收集（胆汁瘤）引流、经皮经肝胆管引流或胆漏部位栓塞 / 硬化治疗。

c. 胃炎 / 溃疡。

治疗包括抑酸，难以愈合的溃疡可能需要手术治疗。

d. 放射性胆囊炎。

大部分患者的胆囊动脉是直接暴露在放射性颗粒中的，通常无症状，或即使有异常放射学发现，通过少许支持治疗即可康复。某些病例可能需要抗生素治疗或胆囊切除术。

（楼文胜 译　施海彬 校）

参考文献

1. Liu DM, Salem R, Bui JT, et al. Angiographic considerations in patients undergoing liver-directed therapy. *J Vasc Interv Radiol.* 2005;16:911–935.
2. Lewandowski RJ, Sato KT, Atassi B, et al. Radioembolization with (90)Y microspheres: angiographic and technical considerations. *Cardiovasc Intervent Radiol.* 2007;30:571–592.
3. Kulik LM, Atassi B, van Holsbeeck L, et al. Yttrium-90 microspheres (TheraSphere®) treatment of unresectable hepatocellular carcinoma: downstaging to resection, RFA and bridge to transplantation. *J Surg Oncol.* 2006;94:572–586.
4. Salem R, Lewandowski RJ, Atassi B, et al. Treatment of unresectable hepatocellular carcinoma with use of 90Y microspheres (TheraSphere): safety, tumor response, and survival. *J Vasc Interv Radiol.* 2005;16:1627–1639.
5. Geschwind JF, Salem R, Carr BI, et al. Yttrium-90 microspheres for the treatment of hepatocellular carcinoma. *Gastroenterology.* 2004;127:S194–S205.
6. Lau WY, Ho S, Leung TW, et al. Selective internal radiation therapy for nonresectable hepatocellular carcinoma with intraarterial infusion of 90yttrium microspheres. *Int J Radiat Oncol Biol Phys.* 1998;40:583–592.

7. Kulik LM, Carr BI, Mulcahy MF, et al. Safety and efficacy of 90Y radiotherapy for hepatocellular carcinoma with and without portal vein thrombosis. *Hepatology*. 2008;47:71–81.
8. Kennedy AS, Coldwell D, Nutting C, et al. Resin 90Y-microsphere brachytherapy for unresectable colorectal liver metastases: modern USA experience. *Int J Radiat Oncol Biol Phys*. 2006;65:412–425.
9. Sato KT, Lewandowski RJ, Mulcahy MF, et al. Unresectable chemorefractory liver metastases: radioembolization with 90Y microspheres—safety, efficacy, and survival. *Radiology*. 2008;247:507–515.
10. Mulcahy MF, Lewandowski RJ, Ibrahim SM, et al. Radioembolization of colorectal hepatic metastases using yttrium-90 microspheres. *Cancer*. 2009.
11. Sharma RA, Van Hazel GA, Morgan B, et al. Radioembolization of liver metastases from colorectal cancer using yttrium-90 microspheres with concomitant systemic oxaliplatin, fluorouracil, and leucovorin chemotherapy. *J Clin Oncol*. 2007;25:1099–1106.
12. Rhee TK, Lewandowski RJ, Liu DM et al. 90Y Radioembolization for metastatic neuroendocrine liver tumors: preliminary results from a multi-institutional experience. *Ann Surg*. 2008;247:1029–1035.
13. Kennedy AS, Dezarn WA, McNeillie P, et al. Fractionation, dose selection, and response of hepatic metastases of neuroendocrine tumors after Y90 microsphere brachytherapy. In: *American Brachytherapy Society Annual Meeting*. Orlando, FL, 2006.
14. Ibrahim SM, Mulcahy MF, Lewandowski RJ, et al. Treatment of unresectable cholangiocarcinoma using yttrium-90 microspheres: results from a pilot study. *Cancer*. 2008;113:2119–2128.
15. Jakobs TF, Hoffmann RT, Poepperl G, et al. Mid-term results in otherwise treatment refractory primary or secondary liver confined tumours treated with selective internal radiation therapy (SIRT) using (90)Yttrium resin-microspheres. *Eur Radiol*. 2006.
16. Bangash AK, Atassi B, Kaklamani V, et al. 90Y Radioembolization of metastatic breast cancer to the liver: toxicity, imaging response, survival. *J Vasc Interv Radiol*. 2007;18:621–628.
17. Coldwell DM, Kennedy AS, Nutting CW. Use of yttrium-90 microspheres in the treatment of unresectable hepatic metastases from breast cancer. *Int J Radiat Oncol Biol Phys*. 2007:69:800–804.

实质脏器的栓塞

引言

非外伤患者实体脏器的栓塞治疗有几种不同的适应证（肿瘤、动脉瘤、脾功能亢进、术前准备）。外伤后栓塞、内脏动脉瘤以及肝脏恶性肿瘤在本书的其他章节已有涉及。本章主要讨论脾栓塞治疗脾功能亢进以及肾栓塞治疗肾脏血管平滑肌脂肪瘤、无功能肾 / 肾病综合征和术前栓塞或肾细胞癌（renal cell carcinoma，RCC）。

适应证

1. 脾动脉栓塞治疗脾功能亢进以及全血细胞减少。
   a. 血液疾病（特发性血小板减少性紫癜、珠蛋白生成障碍性贫血、遗传性球形红细胞增多症)。

b. 肝硬化合并门脉高压。

c. 原发性恶性肿瘤(淋巴瘤、白血病)。

d. 先天性疾病(戈谢病、胆管闭锁)。

e. 原发性脾功能亢进。

f. 化疗相关的脾大。

2. 肾动脉栓塞

a. 完全栓塞。

(1) 终末期肾功能不全伴难治性继发性高血压。

(2) 终末期肾功能不全伴难治性蛋白丢失 / 肾病综合征。

(3) 终末期肾功能不全伴肾积水以及不可控制的胁腹痛[1]。

(4) 肾移植失败合并供体不耐受综合征。

(5) 不可切除的大 RCC 导致的瘤外综合征。

(6) 拒绝输血患者的术前准备。

(7) 非手术患者难治性肿块导致血尿。

b. 部分栓塞。

(1) 非手术患者中小 RCC 伴血尿或瘤外综合征。

(2) 仅有 1 个肾脏的非手术患者中大 RCC 伴血尿或瘤外综合征。

(3) 血管平滑肌脂肪瘤[2]。

(4) 射频或冷冻治疗 RCC 的术前准备[3]。

(5) 拒绝输血患者的术前准备。

禁忌证

绝对禁忌证

肾动脉及脾动脉栓塞无绝对禁忌证。已介绍的肝脏及脾脏栓塞治疗常涉及其他临床学科,即肿瘤学、肾病学、泌尿学、血液病学等,因此治疗前应该取得多学科共识。

相对禁忌证

1. 血管造影禁忌证

a. 对碘对比剂严重过敏(替代品:CO_2)。

b. 未纠正的凝血障碍。

c. 肾功能不全。

2. 妊娠。

3. 肾脏 / 脾脏的急性或慢性感染。

4. 急性甲状腺功能亢进。

5. 甲状腺癌并计划行放射性碘治疗。

6. 对肾动脉栓塞：孤立肾。

术前准备

1. 术前评估
   a. 术前必须取得知情同意。
   b. 术前必须行 CTA/MRA 检查，以描述血管解剖、走行和病变部位（例如肿瘤）、靶器官的大小（脾脏）。
   c. 近期的实验室检查包括 PTT、INR、肌酐、GFR、CBC、血小板计数以及 CRP。
2. 患者准备
   a. 不同中心甚至不同术者之间在患者准备及术前处理方面的技术差别很大。以脾动脉栓塞为例，1979 年 Spigos 等报道了一种方法，至今仍为学者所接受[4,5]，包括预防性应用抗生素（如头孢唑林 1g；术前 12 小时以及术后 1~2 周）。此外，将抗生素溶于栓塞溶液中局部应用（如庆大霉素）。

   注：其他方法还有使用广谱抗生素（如术后哌拉西林钠－三唑巴坦钠 3.375mg 静脉注射，每 12 小时 1 次 ×3 天）以及青霉素 V 500 万单位与栓塞剂一起注入，但是还没有证据推荐“最佳方案”。此外，应强调严格的无菌术（大范围的外科刷手 / 聚维酮碘浸泡）。
   b. 脾动脉栓塞时，术前 1 天应用（14– 价）肺炎链球菌菌苗。
   c. 术前至少禁食 6 小时。
   d. 建立静脉通路。
   e. 支持治疗（如容量、氧气）。
   f. 建立患者监测（ECG、RR、HR、脉氧）。
   g. 给予清醒镇静。**注**：肾脏完全栓塞，我们的经验是必须全身麻醉以理想地控制疼痛。
   h. 给予静脉止吐剂（如苯海拉明 50mg、地塞米松 10mg、昂丹司琼 2~4mg）。
   i. 标准的消毒准备及铺巾。
   j. 对绝大部分患者来说应选择经股动脉入路。少数患者（如盆腔动脉闭塞）可以采用经肱动脉或者腋动脉（有可能局部并发症发生率较高）入路。有一项研究报道采用经桡动脉入路[6]。

操作

1. 脾动脉栓塞
   a. 动脉穿刺成功后，行选择性腹腔干及脾动脉插管。通常以 5-Fr 选择性导管（如 cobra，sidewinder）配合亲水导丝插管。

b. 结合个体解剖进行动脉造影，推进导管以避开非靶血管（脾脏：误栓胰背动脉、胰大动脉以及胃短分支或者反流入主动脉；肾脏：肾上腺、脊髓以及腰动脉侧支）。但是，选择性插管不应插入小于两倍导管直径的血管内，以避免血流停滞和闭塞。目标血管的大小以及脾动脉迂曲常导致必须采用同轴导管系统。同轴微导管［如 Mira-Flex 高流量微导管（Cook，Bloomington，IN），Renegade 高流量微导管（Boston Scientific，Natick，MA），Progreat（Terumo Medical Corp.，Elkton，MD）和 Mass transit（Cordis，Miami，FL）］使得即使将导管插至脾门以远的脾动脉内也很安全。

注：如果计划释放微弹簧圈，不要用 0.028 英寸（1 英寸 =2.54cm）内径的微导管输送任何 0.018 英寸（1 英寸 =2.54cm）可解脱微弹簧圈，否则可能导致微弹簧圈在微导管中解脱或释放。建议采用注射式释放弹簧圈（**注：**这包括标准以及可控释放平台）。

术前动脉内可以超适应证注射盐酸利多卡因（50~100mg）（基于无对照的证据）以减少患者的不适和术中及术后腹痛。（**注：**因可能诱发心律失常，必须在 ECG 监护下缓慢注射）。

c. 栓塞剂可以根据术者的经验和偏好进行选择。有关脾动脉栓塞的文献中已报道了多种不同的栓塞剂［如自身血凝块、明胶海绵、聚乙烯醇颗粒、微球、微弹簧圈、乙醇、胶（异丁基 -2- 氰基丙烯酸）］。但是没有一种栓塞剂在预后以及并发症发生率上均占优势。比选择栓塞剂更重要的是动脉远端（门 / 门以远）释放栓塞剂，因为源于胰腺及胃的侧支可能使近端栓塞无法引起足够的脾梗死。（**注：**明胶海绵和星状颗粒会在微导管内结块，可以导致栓塞失控或需要更换导管和重新选择性插管）。

d. 与术后预后更相关的是应用栓塞的概念而不是所使用的栓塞剂。

（1）**完全**脾动脉栓塞最初在 1973 年报道，但因会发生严重的并发症现已**不**再应用[7]。

（2）**部分**脾动脉栓塞的疗效最好，且并发症发生率较低。针对脾功能亢进的任何栓塞均应采用部分栓塞。有两种部分栓塞的方法见诸报道（选择性和非选择性）。使用选择性技术，导管选择性进入脾动脉分支并栓塞至血流完全停滞。间断行动脉造影（实质期）证实实时的梗死范围。非选择性的方法，导管头端放在脾动脉主干胰腺分支以远后行栓塞。DSA 动脉造影显示实质染色减少 50%~80% 可以作为停止栓塞的客观终点。

（3）巨脾的栓塞治疗应该采用分次部分栓塞的观点，因为单次栓塞导致并发症（如栓塞后综合征）的可能性更大。对这类患者，部分作者推荐行分步部分栓塞（2~3次治疗）。

（4）目前还没有脾组织最佳梗死面积比例的相关证据。实践表明，脾组织栓塞50%~80%的预后要比脾组织栓塞小于50%者好，且并发症较脾组织栓塞小于80%者低。

2. 肾动脉栓塞

a. 采用选择性肾动脉栓塞的方法。大部分病例需要用5~6F标准鞘或5~6F内径的导引鞘[如renal double curve（RDC-CCV；Terumo Destination，Terumo Medical Corp.，Elkton，MD）]、4~5F诊断导管[如SOS-OMNI（AngioDynamics，Queenshury，NY，cobra，vertebral，angled taper）]以及亲水导丝的同轴系统。另外，小的肾肿瘤应以微导管行超选择性栓塞。

b. 选择性动脉造影应该在左前斜位12°的角度进行，以获得最佳的肾血管系统显示。

c. **注：**如果动脉造影提示存在动静脉瘘，特别是在肾癌患者中，必须在任何完全或部分性肾栓塞之前首先栓塞动静脉瘘，以避免矛盾静脉栓塞及其并发症（如肾静脉血栓形成、肺栓塞、卒中）。

d. 已报道的两种主要技术

（1）**完全性**肾栓塞。

（a）为使肾脏完全地去血管化，提出并应用了多种栓塞剂[如乙醇、胶、小颗粒、弹簧圈、AMPLATZER封堵器（AGA Corp.，Plymouth，MN）]。缺乏显著的证据证明某一种栓塞剂优于其他栓塞剂。乙醇由于其较高的性价比被许多单位使用。对于乙醇栓塞，我们建议用小封堵球囊（如5mm/20mm）在肾动脉近心端阻断血流并在全身麻醉下操作，因为全身麻醉对处理动脉内注入乙醇导致的血流动力学不稳定以及深部疼痛非常重要。在近端血管阻塞后，注射一次对比剂即可明确肾动脉树的个体充盈量。抽瘪球囊，对比剂排空后再次充盈球囊，即可安全地注入测量所得容量的医用乙醇（平均小于20ml）。需维持球囊充盈状态几分钟，在抽瘪球囊后残余乙醇通过球囊导管抽出。当不使用封堵球囊技术时，应在数分钟内缓慢注射4~10ml乙醇。动脉造影显示血液停滞为手术终点。

（2）**部分肾动脉栓塞**。

（a）部分肾动脉栓塞最常用于治疗肾脏肿瘤（RCC、血管平滑肌脂肪瘤），作为手术或局部治疗（不能手术患者）之前的治疗，或者替代手术或局部治疗，因此被称为"双重打击"（如射频、冷冻消融）。

（b）精确地描述血管解剖及肿瘤供血血管对选择性栓塞来说至关重要。

（c）对于小肿瘤，通常有必要应用同轴微导管超选择性插管至供瘤分支血管，以尽量减少健康组织发生梗死。

（d）超选择性栓塞供瘤分支血管时最常用的材料是小颗粒、微弹簧圈和胶。笔者的经验是使用小的、校准大小的直径 300μm 以下的微球。

术后处理

1. 脾动脉栓塞
   a. 静脉应用抗生素（头孢唑林 500mg~1g，每 8 小时 1 次，根据肾功能调整用量）。
   b. 镇痛治疗（氯丙嗪和对乙酰氨基酚）。对大部分患者来说需要使用患者自控镇痛泵（硫酸吗啡 1~2mg/h）。
   c. 止吐治疗（昂丹司琼和地塞米松）。
   d. 出院前或者出院后 1 个月行 CT 或 MR 扫描评估实际梗死量。
   e. 实际的住院天数取决于基础疾病、栓塞后综合征的程度、并发症的发生。笔者的经验，大多数患者术后 3~6 天即可出院。
   f. 提供具体的指导以最小化急性期及亚急性期（3~6 个月）脾脏破裂的风险。
   g. 2 周和 4 周时随访分析血液学指标。
2. 肾动脉栓塞
   a. 必须强调的是依笔者的经验全肾栓塞可导致剧烈的疼痛，因此我们建议在全身麻醉下进行手术，而这需要更严密的围术期康复。
   b. 进一步的术后护理，参见脾栓塞。

结果

1. 脾动脉栓塞　必须强调的是脾动脉栓塞的临床获益资料是基于有限的病例数和较少的临床试验。
   a. 高达 90% 的患者脾动脉栓塞术后可见血小板计数迅速上升。可能会发生暂时性的血小板过多且术后几年后仍可发现血小板计数正常。
   b. 一组 35 例源于胆管闭锁[31]、肝外门静脉阻塞[3]以及原发性肝硬化[1,8]的门静脉高压患者的资料显示了不足 70% 的较低成功率。
   c. Palsson 等[9]报道了 26 例门静脉高压患者行部分脾动脉栓塞的长

期结果。经常性的食管静脉曲张出血事件明显减低，且血红蛋白、白细胞及血小板增高[9]。然而，需要强调的是脾动脉栓塞治疗静脉曲张出血的疗效尚有争议。

d. 另外一项部分脾栓塞的报道中，11 例完全有效者中的 1 例和 9 例部分有效者中的 5 例在平均 34 个月后复发。再次栓塞后，1 例完全有效，4 例部分有效[10]。

e. 相比较于全脾切除术及其相关的致死性脾切除后感染的危险而言，即使是目前的外科文献也主张部分脾栓塞是一项安全有效的手术[11]。

2. 肾动脉栓塞

a. 没有证据表明肾栓塞治疗肾癌能够获益[12]，但是最近有证据表明选择性栓塞可以增加 T_1 期 RCC 患者获得腹腔镜手术的机会[13]。

b. 终末期肾病、继发性高血压和肾病综合征可以经双侧全肾栓塞来成功治疗（90%~100%）[14]。

c. 对于肾移植后供体不耐受者，完全性移植肾栓塞的临床成功率为 50%~90%[15,16]。

d. 一项 64 例多囊肾患者行肾栓塞的报道显示可以缩小肾脏体积并提高生活质量[1]。

e. 一项最新的研究报道了 34 例急性巨核细胞白血病（AML）患者行乙醇栓塞后长期随访的结果。临床和影像学综合成功率为 85%[17]。其他研究也证实栓塞治疗 AML 安全有效，且肾功能也得以保留[18,19]。

并发症

1. 脾动脉栓塞

a. 穿刺点局部的并发症（如血肿、假性动脉瘤）（<2%）。

b. 疼痛、腹泻、反应性胸腔积液、肺不张和栓塞后发热被认为是栓塞后不良反应而不是并发症。

c. 基于组织梗死及消化道细菌经脾静脉反流导致的脾脓肿（<10%）。

d. 其他可能的严重的并发症（如脾穿孔、胃壁坏死以及胰腺炎）的风险可以通过一丝不苟的技术和选择性栓塞来尽可能降低。

2. 肾动脉栓塞

a. 完全及部分栓塞，都可能发生穿刺点局部并发症（如血肿、假性动脉瘤）（<2%）。

b. 就像脾栓塞一样，严重并发症（主动脉反流、肾上腺梗死、结肠及外周栓塞）的风险可以通过精湛的技术和选择性栓塞来降低。

c. 如前述一样，栓塞后综合征通常被视作不良反应。

并发症处理

1. 肺炎和胸腔积液：抗生素治疗和胸腔引流。
2. 脾脏/肾脏脓肿：抗生素、经皮引流，脾脓肿如果治疗无效可行脾切除。
3. 栓塞后综合征：水化、止吐和止痛等对症治疗。

（楼文胜 译 施海彬 校）

参考文献

1. Ubara Y, Tagami T, Sawa N, et al. Renal contraction therapy for enlarged polycystic kidneys by transcatheter arterial embolization in hemodialysis patients. *Am J Kidney Dis.* 2002;39(3):571–579.
2. Kehagias D, Mourikis D, Kousaris M, et al. Management of renal angiomyolipoma by selective arterial embolization. *Urol Int.* 1998;60(2):113–117.
3. Tacke J, Mahnken A, Bucker A, et al. Nephron-sparing percutaneous ablation of a 5 cm renal cell carcinoma by superselective embolization and percutaneous RF-ablation. *Rofo.* 2001;173(11):980–983.
4. Spigos DG, Jonasson O, Mozes M, et al. Partial splenic embolization in the treatment of hypersplenism. *Am J Roentgenol.* 1979;132(5):777–782.
5. Madoff DC, Denys A, Wallace MJ, et al. Splenic arterial interventions: anatomy, indications, technical considerations, and potential complications. *Radiographics.* 2005;25(suppl 1): S191–S211.
6. Naritaka Y, Shiozawa S, Shimakawa T, et al. Transradial approach for partial splenic embolization in patients with hypersplenism. *Hepatogastroenterology.* 2007;54(78): 1850–1853.
7. Maddison FE. Embolic therapy of hypersplenism [abstract]. *Invest Radiol.* 1973;8:280–281.
8. Nio M, Hayashi Y, Sano N, et al. Long-term efficacy of partial splenic embolization in children. *J Pediatr Surg.* 2003;38(12):1760–1762.
9. Palsson B, Hallen M, Forsberg AM, et al. Partial splenic embolization: long-term outcome. *Langenbecks Arch Surg.* 2003;387(11–12):421–426.
10. Kimura F, Itoh H, Ambiru S, et al. Long-term results of initial and repeated partial splenic embolization for the treatment of chronic idiopathic thrombocytopenic purpura. *Am J Roentgenol.* 2002;179(5):1323–1326.
11. Amin MA, el-Gendy MM, Dawoud IE, et al. Partial splenic embolization versus splenectomy for the management of hypersplenism in cirrhotic patients. *World J Surg.* 2009;33(8): 1702–1710.
12. May M, Brookman-Amissah S, Pflanz S, et al. Pre-operative renal arterial embolisation does not provide survival benefit in patients with radical nephrectomy for renal cell carcinoma. *Br J Radiol.* 2009;82(981):724–731.
13. Simone G, Papalia R, Guaglianone S, et al. Preoperative superselective transarterial embolization in laparoscopic partial nephrectomy: technique, oncologic, and functional outcomes. *J Endourol.* 2009;23(9):1473–1478.
14. Golwyn DH Jr, Routh WD, Chen MY, et al. Percutaneous transcatheter renal ablation with absolute ethanol for uncontrolled hypertension or nephrotic syndrome: results in 11 patients with end-stage renal disease. *J Vasc Interv Radiol.* 1997;8(4):527–533.
15. Delgado P, Diaz F, Gonzalez A, et al. Intolerance syndrome in failed renal allografts: incidence and efficacy of percutaneous embolization. *Am J Kidney Dis.* 2005;46(2):339–344.
16. Atar E, Belenky A, Neuman-Levin M, et al. Nonfunctioning renal allograft embolization as an alternative to graft nephrectomy: report on seven years' experience. *Cardiovasc Intervent Radiol.* 2003;26(1):37–39.
17. Chick CM, Tan BS, Cheng C, et al. Long-term follow-up of the treatment of renal angiomyolipomas after selective arterial embolization with alcohol. *BJU Int.* 2010;105(3):390–394. [Epub 2009, Aug 25].
18. Lee SY, Hsu HH, Chen YC, et al. Embolization of renal angiomyolipomas: short-term and long-term outcomes, complications, and tumor shrinkage. *Cardiovasc Intervent Radiol.* 2009;32(6):1171–1178.
19. Lee SY, Hsu HH, Chen YC, et al. Evaluation of renal function of angiomyolipoma patients after selective transcatheter arterial embolization. *Am J Med Sci.* 2009;337(2):103–108.

29 子宫肌瘤栓塞

引言

1995年Ravina[1]首次报道子宫肌瘤栓塞(uterine fibroid embolization, UFE)并且迅速在全世界范围内被接受和实施。已有很多关于子宫肌瘤栓塞预后的研究,包括许多UFE与外科手术的随机对照研究[2-5]和一个大的注册中心研究[6-8]。最近美国妇产科医师协会有关子宫肌瘤行子宫切除术的替代疗法的实践公报显示了良好的数据结果(A级),证明“基于长期和短期随访结果,对于部分选择恰当的想保留子宫的女性来说,子宫动脉栓塞是一种安全有效的治疗方法”。

适应证

1. 月经量大

   子宫肌瘤通常会引起月经量过多,而月经间期没有出血,但黏膜下肌瘤例外,可导致月经间期出血和不规则出血。几乎在所有患者中,子宫肌瘤均位于宫体深部使宫腔扭曲导致严重出血。如果仅有浆膜肌瘤或小的肌壁间肌瘤,但是有大量经期出血,在栓塞之前应该考虑其他可能导致出血的原因。

2. 盆腔压迫感

   最常见的容积相关的症状是压迫感、沉重或胀感。这些症状通常在经期加重。UFE后通常会好转,虽然有些经期胀感是正常的(即使UFE成功依然会存在)。

3. 盆腔疼痛

   子宫肌瘤通常会引起经期痉挛或者轻度疼痛,也有少数会引起放射痛或严重疼痛。当严重疼痛是主要症状时,务必要考虑到其他可能引起女性盆腔疼痛的疾病如子宫内膜异位。即使一个特殊的肌瘤也可导致患者疼痛或压痛。如果肌瘤绝大部分位于盆腔的一侧而患者疼痛位于另一侧,则考虑其他原因导致的疼痛。

4. 尿急、尿频、尿失禁、尿潴留以及肾盂积水

   子宫肌瘤通常会压迫膀胱,导致尿急、尿频。尿失禁比较少见,之前有过阴道分娩的女性,尿失禁可能是多因素作用的结果。尿不尽是较少见的症状且UFE术后会加重,可能需要放置几天导尿管。肾

盂积水可能是子宫肌瘤增大所致,通常 UFE 术后会好转。但术后3~6 个月应行肾脏超声检查确定是否好转。

禁忌证

绝对禁忌证

1. 妊娠。
2. 怀疑平滑肌肉瘤或子宫内膜、宫颈、卵巢的恶性肿瘤。
   当怀疑为恶性肿瘤时,有时也需要手术切除前栓塞,而且其是栓塞治疗的应用之一,但是 UFE 绝不能作为疑为平滑肌肉瘤的单一治疗方法。

相对禁忌证

1. 凝血障碍或需要持续抗凝治疗
   手术时会有相似的或者更大的出血风险。穿刺点使用动脉闭合器械可以降低或者避免这种风险。
2. 肾功能不全。
3. 以前有过碘对比剂严重过敏反应。
4. 两年内计划妊娠
   虽然患者可以妊娠并维持到孕末期,但是 UFE 术后的这种可能性低于肿瘤切除术,至少在治疗后的两年内是这样[4]。

术前准备

1. 病史、体格检查以及与介入放射医师沟通。
   a. 1 年内由妇产科医师做妇产科检查。
   b. 在腹部检查时评估子宫大小(以妊娠周数为标准)是有帮助的。
2. 影像学评估
   a. 增强 MRI 检查是首选的影像检查方法。可以准确地评估肌瘤的数目、大小、位置,同样可以判别有无子宫内膜异位。
   b. 在资源有限的情况下经腹部以及经阴道超声检查是替代 MRI 较好的方法。虽然在评价肌瘤灌注以及子宫内膜异位的精确性方面不如 MRI,但是在检测子宫内膜病变方面,尤其是与声学造影相结合时,优于 MRI。
3. 实验室分析
   a. 近期巴氏涂片检查结果必须正常。
   b. 如果经期明显延长或者有月经间期出血时需做子宫内膜活检。常用的经验是当月经期比平时延长 10 天或月经周期短于 21 天需要做内膜活检。

c. 术前全血细胞计数、血清电解质和尿或血清妊娠试验（非常重要）。
d. 只有怀疑有凝血疾病的患者才需要行凝血功能检查。

4. 患者准备
   a. 术前至少禁食 6 小时，除了用少量的水送服药物。
   b. 许多介入医师术前防止 Foley 导尿管，这是为了让患者舒适以及降低透视剂量。
   c. 患者需要向他们解释术后恢复过程，并指导患者使用自控镇痛泵注射静脉麻醉剂。
   d. 虽然没有证据表明预防性使用抗生素对术后感染发生率有何影响，但许多介入医师还是预防性应用单剂抗生素，如头孢唑林 1.0g。
   e. 术后用药必须提前准备好并于手术结束时立即使用。
   f. 建立静脉通路并进行水化。一种方法是术前 2 小时和术中静脉滴注 500ml 生理盐水，之后降低流速至 125ml/h。
   g. 手术开始时使用芬太尼以及咪达唑仑镇静，术中由护士连续监测镇静状态。

操作

1. 子宫动脉插管
   a. 单侧或者双侧股动脉穿刺 4Fr 或 5Fr 鞘管均可。
   b. 双侧穿刺的优点是所有子宫动脉可同时造影。如果有助手，也可同时行双侧子宫动脉栓塞。两位术者同时操作可减少射线量[9]。
   c. 采用 Cobra、Rosch Inferior Mesenteric（RIM）或者其他弯头 4F 或 5F 导管从右股动脉鞘越过主动脉分叉部进入左下腹部的动脉。
   d. 以此 4Fr 或 5Fr 导管或 0.027 英寸（1 英寸 =2.54cm）内径的微导管在路图引导下进入子宫动脉。子宫动脉常是臀下动脉的第一分支，亦可作为泌尿生殖干的一部分在臀上动脉与臀下动脉分叉水平发出。斜位动脉造影是显示血管的最佳位置。通常以对侧斜位作为初始路图，如果不能良好地显示血管开口再使用同侧斜位。清晰显示子宫动脉开口对指引导管顺利进入子宫动脉是非常重要的。
   e. 子宫肌瘤患者的子宫动脉通常比较迂曲，呈“U”形结构。子宫动脉下降至主韧带水平，转而沿韧带内侧走行，至子宫边缘后沿着子宫边缘上升。微导管（或导管）能够比较好地进入子宫动脉。如能避开任何水平段的分支是最理想的。但是，由于血管严重迂曲，将导管送的太远可能导致很多患者血管痉挛。因此，需要在理想的导管位置与避免血管痉挛之间取得平衡，将导管置于近心端可能更好。应该尽量避免发生血管痉挛，因其会导致治疗终点判断错误,只能在撤出导管后过一会儿再重新插管。

f. 如果采用双侧穿刺的方法,则在造影和栓塞前经对侧入路重复上述步骤插管至右侧子宫动脉,以便双侧同时治疗。

g. 如果采用单侧穿刺的方法,左侧子宫动脉造影及栓塞后用 Walkman 环技术将导管移位至右侧下腹部动脉内。或者可以选择将 RIM 导管回拉直至其头端进入右下腹部动脉开口,然后再使用像左侧一样的技术将微导管插入子宫动脉。

2. 栓塞剂的选择和技术

a. 目前美国及欧洲有几种可供使用的栓塞材料。PVA 颗粒(Contour, Boston Scientific, Natick, MA; Ivalon, Cook Inc., Bloomington, IN)和 Embosphere 微球(Biosphere Medical, Rockland, MA)是两个研究得最充分的栓塞材料[10,11]。球形 PVA(Contour SE, Boston Scientific, Natick, MA)已经被证实因较难导致肌瘤梗死而不能用于肌瘤栓塞[10,12]。两种新产品,丙烯酰胺基 PVA 水凝胶球(Bead Block, Terumo, Somerset, NJ)和聚乙烯 F- 涂层水凝胶球(Embozene Microspheres, Celanova Biosciences Inc., Newnan, GA)目前还没有进行对照试验研究。

b. 注射栓塞剂宜少量分次注入,以便通过子宫动脉的血流将其带至肌瘤供血动脉。在穿入肌瘤之前环绕在每一个肌瘤周围的、粗大扭曲的肌瘤分支血管是栓塞的靶血管。栓塞的目标不是使整个子宫动脉闭塞,而是根据所使用的栓塞剂,保留子宫动脉主干有缓慢血流或接近血流停滞。不应再行明胶海绵或弹簧圈栓塞,因其会永久性完全闭塞子宫动脉主干,如果患者有新发肌瘤就无法再次行栓塞治疗。

3. 卵巢供血和栓塞

a. 偶尔会有来自卵巢动脉的分支供应子宫和肌瘤。虽然仅见于 5% 的患者[13],但是影响预后。栓塞术后常规主动脉造影的作用不大,除非存在不成比例的小子宫动脉,当子宫动脉造影或重复栓塞过程中发现无灌注组织时,就需要主动脉造影以确定是否有卵巢动脉供血。

b. 卵巢动脉栓塞研究的比较少,术前有必要向患者说明可能引起的卵巢损伤。

c. 选择性卵巢动脉插管术中最好使用 Mikaelsson 导管(Angiodynamics, Queensbury, NY),应该使用微导管进入至卵巢动脉全程的 1/3 处以确保没有栓塞剂反流入主动脉。

d. 使用颗粒或微球类栓塞剂进行卵巢动脉栓塞,直到肌瘤的分支完全闭塞。卵巢动脉插管过程中经常发生严重的痉挛,因此血流往往非常缓慢。

术后处理

1. 患者一般护理
   a. 尽管有治疗当天出院的方案，但大多数介入医师留观患者一夜。留观一夜患者与当天出院患者在院时的治疗是相同的。
   b. 在可承受范围内缓慢恢复进食，如果进食太快可能引起呕吐。
   c. **术后 6 小时拔除导尿管**。
   d. 连续静脉水化直到可以正常口服液体。
2. 疼痛处理
   a. 术后 2~6 小时由于栓塞后暂时行子宫肌层缺血通常会有中至重度疼痛。疼痛的程度取决于子宫动脉闭塞的程度，因此一定要避免过度栓塞。
   b. 在医院中，止痛主要靠静脉应用麻醉剂，通常的处理是 PCA 泵、非甾体消炎药、最初是静脉应用酮咯酸。不管是否疼痛每 6 小时静脉内给予酮咯酸 30mg，PCA 泵麻醉剂作为补充。在最初的几个小时，无论是否附加其他药物治疗，常规镇痛泵剂量往往是不够的，需要追加剂量。以吗啡为例，术后短时间内每 8 分钟给 1~2mg 可能都不够，如果首剂不能控制疼痛，则需要再追加 4mg，10 分钟后还可再给 4mg。并非经常需要此种类型的追加剂量，但对于能否耐受手术的作用却是不同的。
   c. 患者通常术后第一天早上口服药物。当天出院的患者可改为手术当天傍晚进行。通常定期间隔服用非甾体消炎药如布洛芬或萘普生 4~5 天。更严重的疼痛可以间断增加口服羟考酮 / 对乙酰氨基酚或氢可酮 / 对乙酰氨基酚。出院后疼痛高峰常常出现在术后的第 2 天和第 3 天。
   d. 许多患者会有间断性痉挛、疲乏和全身不适，有三分之一的患者出现数天低热。通常需要 7~10 天后可以完全恢复。
3. 呕吐

   第二个最常见的需要药物控制的症状是呕吐。预防性大剂量使用昂丹司琼（术中静脉注射 4mg，术后 6 小时再静脉注射 4mg）可以明显缓解症状。同时口服或者直肠内使用异丙嗪。

结果

1. 短期疗效
   a. 文献显示 80%~95% 患者的月经过多和子宫体积增大相关症状（疼痛、压迫感以及泌尿系症状）都能够得到改善。

b. 5%~10% 的患者在术后 1 年内因症状改善不明显需要再次介入。

2. 长期疗效

a. 术后 24 个月随机试验结果显示 UFE 与外科手术都是有效的[2-4]。

b. 尚没有足够的证据说明对打算妊娠的女性来说肌瘤切除和 UFE 哪个更好。一项对照研究提示术后前两年内肌瘤切除疗效较好[4]。

并发症

1. 肌瘤排出

a. 肌瘤排出是最常见的严重并发症,表现为月经期痉挛、伴或不伴有排出物、组织排出或者严重出血[14],也可以是慢性过程,表现为持续的阴道排出物,通常为水样或者澄清黏液样,又可导致双重感染。绝大多数发生在术后 3 周到 6 个月,通常发生在较大的宫腔内肌瘤或者黏膜下层界面较广的大肌瘤。

b. 阴道检查可做出诊断;可发现阴道内既有软组织也有膨大的宫颈。即将发生的肌瘤排出具有相似的症状,但是阴道检查为阴性。盆腔 MRI 检查可以显示脱入宫腔的组织,并突向宫颈,偶尔伴有宫颈内口扩张。进一步脱出,则宫颈扩张伴随从宫腔脱垂到阴道的软组织。

2. 肺栓塞

a. 最常见的威胁生命的并发症,发生率约为 1/400[15]。

b. UFE 术后可见一过性的高凝状态(与外科手术相似,但比手术要轻)。

c. 下肢使用间隙式气压设备可降低风险。高危患者可以考虑预防性使用低分子肝素。

d. 根据不同介入医师的语言交流,肺栓塞是 UFE 术后最常见的死亡原因。

3. 误栓

源于栓塞剂阻塞邻近脏器的供血动脉。其他器官或皮肤的损伤(除了卵巢)非常少见,有经验介入医师发生误栓的发生率不足 1/1000。

4. 子宫肌层损伤

子宫肌层损伤也较少见,约 1/500。当栓塞术后持续疼痛 4~5 天仍未缓解,或者疼痛难忍需要再次入院者就要考虑是否有子宫肌层损伤的可能。增强 MRI 显示为子宫肌层出现无强化区域。

5. 卵巢储备受损或卵巢衰竭

可能是子宫动脉栓塞的结果,也可能是年龄依赖的。45 岁以上女性中约有 5% 会出现 UFE 术后暂时性或永久性闭经。40 岁女性的发生率接近 1%[8]。

并发症的处理

1. 肌瘤排出：这是最常见的需要再次介入的并发症。
   a. 有望被控制，如果有感染可以口服或者静脉使用抗生素。
   b. 通常需要经 D&C/ 宫腔镜切除术或者手工摘除肌瘤。如果不能摘除，则需要行子宫切除术。
2. 误栓
   a. 通常保守治疗即可，护理局部皮肤损伤。可以考虑整形外科会诊。
   b. 膀胱损伤需要泌尿科评估及必要时的干预。
3. 子宫肌层损伤
   a. 初期采用保守治疗，重新静脉应用麻醉药，并定期行 MRI 增强扫描评估肌层的修复情况。
   b. 如果是严重的子宫损伤，则可能需要行子宫切除术。
4. 卵巢储备受损或者卵巢衰竭
   a. 保守治疗，有些女性术后几个月后可以恢复月经周期。
   b. 对于令人焦虑的更年期综合征，应该咨询妇科医师以必要时进行激素替代治疗。

（楼文胜 译 施海彬 校）

参考文献

1. Ravina J, Herbreteau D, Ciraru-Vigneron N, et al. Arterial embolisation to treat uterine myomata. *Lancet.* 1995;346:671–672.
2. Edwards RD, Moss JG, Lumsden MA, et al. Uterine-artery embolization versus surgery for symptomatic uterine fibroids. *N Engl J Med.* 2007;356:360–370.
3. Hehenkamp WJ, Volkers NA, Birnie E, et al. Symptomatic uterine fibroids: treatment with uterine artery embolization or hysterectomy—results from the randomized clinical Embolisation versus Hysterectomy (EMMY) Trial. *Radiology.* 2008;246:823–832.
4. Mara M, Maskova J, Fucikova Z, et al. Midterm clinical and first reproductive results of a randomized controlled trial comparing uterine fibroid embolization and myomectomy. *Cardiovasc Intervent Radiol.* 2008;31:73–85.
5. Pinto I, Chimeno P, Romo A, et al. Uterine fibroids: uterine artery embolization versus abdominal hysterectomy for treatment—a prospective randomized, and controlled clinical trial. *Radiology.* 2003;226:425–431.
6. Goodwin SC, Spies JB, Worthington-Kirsch R, et al. Uterine artery embolization for treatment of leiomyomata: long-term outcomes from the FIBROID Registry. *Obstet Gynecol.* 2008;111:22–33.
7. Spies J, Myers ER, Worthington-Kirsch R, et al. The FIBROID Registry: symptom and quality-of-life status 1 year after therapy. *Obstet Gynecol.* 2005;106:1309–1318.
8. Worthington-Kirsch R, Spies J, Myers E, et al. The Fibroid Registry for Outcomes Data (FIBROID) for uterine artery embolization: short term outcomes. *Obstet Gynecol.* 2005;106:52–59.
9. Bratby MJ, Ramachandran N, Sheppard N, et al. Prospective study of elective bilateral versus unilateral femoral arterial puncture for uterine artery embolization. *Cardiovasc Intervent Radiol.* 2007;30:1139–1143.

10. Siskin GP, Beck A, Schuster M, et al. Leiomyoma infarction after uterine artery embolization: a prospective randomized study comparing tris-acryl gelatin microspheres versus polyvinyl alcohol microspheres. *J Vasc Interv Radiol.* 2008;19:58–65.
11. Spies J, Allison S, Sterbis K, et al. Polyvinyl alcohol particles and tris-acryl gelatin microspheres for uterine artery embolization for leiomyomas: results of a randomized comparative study. *J Vasc Interv Radiol.* 2004;15:793–800.
12. Spies JB, Allison S, Flick P, et al. Spherical polyvinyl alcohol versus tris-acryl gelatin microspheres for uterine artery embolization for leiomyomas: results of a limited randomized comparative study. *J Vasc Interv Radiol.* 2005;16:1431–1437.
13. White AM, Banovac F, Yousefi S, et al. Uterine fibroid embolization: the utility of aortography in detecting ovarian artery collateral supply. *Radiology.* 2007;244:291–298.
14. Spies J, Spector A, Roth A, et al. Complications after uterine artery embolization for leiomyomata. *Obstet Gynecol.* 2002;100:873–880.
15. Czeyda-Pommersheim F, Magee ST, Cooper C, et al. Venous thromboembolism after uterine fibroid embolization. *Cardiovasc Intervent Radiol.* 2006;29:1136–1140.

内脏和四肢的动静脉畸形

前言

血管畸形的范畴涵盖了广泛的临床和解剖学方面的问题，其内容丰富，涉及从成人美容方面的病损到婴儿危及生命的疾病各个方面。也许无论在何种血管介入的情况下，治疗动静脉畸形（AVMs）代表着患者和其家庭的一项长期任务，并且所有从临床专家那里得到的帮助往往是有限的。一旦采取了某种治疗方式，该治疗医师将成为该患者的首诊医师。因此，非常有必要做出正确的诊断，认识该疾病的自然病程，对风险－获益比做出适当的分析，选择正确的治疗手段，能够也愿意去处理潜在的并发症。

尽管对于该疾病的分类方式多种多样[1]，但是我们还是认为，将其分为以下五类是有帮助的：

1. 婴儿血管瘤。
2. 高血流量的动静脉畸形和先天性的瘘。
3. 低血流量的静脉畸形。
4. 先天性的静脉综合征（Klippel–Trenaunay，Parkes–Weber，等）。
5. 淋巴管性畸形。

以上每一类疾病都有其独特的临床表现和自然病程，需要采取不同的治疗手段。

适应证

对于无症状的或者偶然发现的血管畸形通常都不需要治疗。

1. 出血。
2. 疼痛。
3. 溃疡。
4. 有心输出量增高的情况。
5. 肿块对正常的活动造成影响。
6. 对正常的生长和发育造成影响。
7. 形态不规则的病灶。

禁忌证

绝对禁忌证

在解剖学上栓塞材料不能在靶点血管内留存。

相对禁忌证

1. 临床改善的可能性微乎其微——对于身体健康状况不佳的年轻人，这种畸形通常是孤立的良性病变。即使患者血管造影的图像得到了改善，其全身情况也不总是能够得到改善。
2. 有血管造影的禁忌证
   a. 对含碘的对比剂有严重的过敏反应。
   b. 无法纠正的凝血病。
   c. 肾功能不全。
3. 妊娠。
4. 靶血管有急性的或慢性的感染。
5. 急性的甲状腺功能亢进。

手术前准备

1. 术前的影像学检查
   a. 超声检查能够为该血管畸形的深度和血流特点提供有价值的信息，但是其无法为制订介入治疗的计划提供充分、详细的解剖学信息。
   b. CT 和 MRI 能够提供该血管畸形详细的大小、位置、血流特点以及与周围结构关系的三维图像[5-7]。MRI 包括 MRA 和血流动力学资料，在 AVM 的影像学检查中已经成为极其重要的手段。在血流缓慢的血管畸形中，MRI 经常是唯一的能够清晰地显示畸形情况的检查方法，而且重复的检查能够显示出该疾病的进展情况或者其对治疗的反应情况。

c. 术前常规的实验室检查是必需的。

d. 与患者的首诊医师进行沟通是非常必要的，根据该血管畸形的类型和复杂程度，有时还需要相关的专家进行会诊。

手术

麻醉状态下（能够密切监测生命体征）进行各种栓塞手术，不但可提高患者的舒适感、安全感，而且在造影过程中能够控制患者的呼吸和运动。当不需要控制呼吸时，例如在肢体手术中，我们常规采用喉罩通气下的麻醉，这种方法比较容易，且术后患者会感到更舒适。因为许多这样的患者要经历多次、长时间的栓塞治疗，所以要尽可能让治疗过程不要造成患者的心理创伤，这一点在小儿患者尤为重要。

婴儿血管瘤

“血管瘤”一词一直被广为误用，而且被用于各种血管畸形。实际上，这一词仅能用于婴儿和儿童的一些特定疾病中，是一种由血管内皮细胞构成的良性的血管肿瘤[2]。血管瘤的自然病程是非常独特的，大多数血管瘤经过一段时间的增殖期后会自发缓解。大多数情况下其不需要特别的治疗，而当出现危及生命的高输出量情况、出血和溃疡以及影响到视力发育、呼吸和进食时，就需要尽早进行干预。为了避免血管瘤在形态上对患儿造成心理－社会创伤，现在越来越多的血管瘤在婴儿早期就被手术切除了[3,4]。血管瘤的治疗是一个非常复杂的话题，在本章中将不再作进一步的讨论。

高血流量的血管畸形

高血流量的血管畸形定义为一种在毛细血管水平形成的不正常的粗大动静脉连接。这些畸形包括从直接的瘘样连接（最常见于肺、肾和颈动脉海绵窦的病变）到直径大小不等的病变血管巢或中心血管网相交通的小血管（图 30.1）。治疗的目标是明确地消除分流，但实际上达到这个目标是一项高度复杂的任务。

1. 精细的选择性血管造影，以明确血管畸形的类型、供血动脉、静脉引流的方式以及局部的侧支循环范围，同时不仅可了解防止缺血的边界情况，还可了解此后的再供血情况。现在一般可通过 CT 和 MRI 获得详细的解剖信息，我们通常直到进行计划性的介入治疗时才会去做细致的血管造影。
2. 一旦解剖关系明确后，就采用同轴导管系统进行超选择性插管至供血动脉。如果栓塞材料开始潴留在或者黏附在导管末端时，同轴导

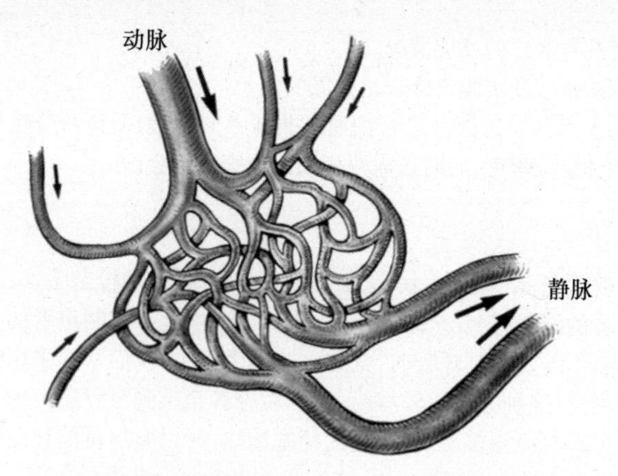

图 30.1　高血流量的 AVM。治疗上应该完全摧毁其血管巢，但实际上所有的血管瘤都有多支供血动脉，仅行近端动脉栓塞将导致新的侧支形成

管系统能够提供安全的边界，还可以在无需再选择性插管的情况下反复注入栓塞材料。

3. 选择何种栓塞材料至关重要，其取决于血管的直径大小和该血管畸形的血流特点。理想的栓塞效果是消除该处的动静脉连接或血管巢，同时能保留正常血管的血供。**注意：**仅做供血动脉的近端栓塞不仅在远期效果上无效，而且还牺牲了到达血管巢的途径，并促进侧支血管再供血，从而使接下来的治疗越发困难。
4. 一旦栓塞材料注入后，必须考虑到其分布情况，因为在栓塞时血流形式会发生迅速的变化，导致反流或非靶部位的栓塞。这一点在使用有组织毒性的栓塞物质如无水乙醇时尤其重要。
5. 现在还没有一种理想的可以用于各种不同的动静脉畸形的栓塞材料。常用的栓塞物质包括：
   a. 金属圈、封堵塞、可脱球囊，这些都是病灶近端的栓塞材料。其作用是治疗瘘一类的病变时，确切地阻断可见的动静脉连接（例如肺 AVM，肾 AVM）时，还能够用于保护正常血管免受远距离栓塞，在某些情况下还能重塑血流方向或防止栓塞物质进入静脉循环。
   b. 微球：这一类材料能够用于“修剪”细小血管的动静脉分流，但是通常在几周至几个月后这些血管就会再通，导致复发。这类材料最好是在手术切除前使用以减少术中出血，或者用于处理导致盗血现象的 AVM 的远处缺血问题。
   c. 液体“铸型”材料：这一类栓塞材料能够永久性地填充和堵塞在畸形血管巢里。常用的两种物质是胶（N- 丁基氰基丙烯酸盐粘合剂，NBCA），其能够迅速聚合、黏附，以及乙烯基聚合物（Onyx，EV3，Plymouth，MN），其为一种非黏附聚合物。使用这两种材料都需要特别的训练和经验，以及准备和输注的技巧。

（1）为了减少使用胶时的各种变数，最好限定几种混合比率，并且熟悉它们作用特征（作者通常采用1∶1混合）。

（2）胶通常经微导管注入，在小的血管巢，可以通过5%葡萄糖水分次脉冲推入少量胶（0.2~0.8ml）。在大的血管或流速较快的血管，可以采用“连续注推”的方式。

（3）有时采用球囊导管控制血流，但在大多数情况下是利用血液向前流动把栓塞剂带入血管巢深部。

（4）Onyx胶需要与其溶剂二甲亚砜（DMSO）联合使用，应缓慢而持续地注射，几分钟后形成像熔岩铸型的血管。

d. 在高血流量的动静脉畸形中采用动脉内注入无水乙醇治疗是一种非常有效的方法，其能够导致快速的血栓形成和内皮细胞损害，致使永久性栓塞[8]。由于无水乙醇的毒性，必须证实血流只进入靶血管，否则将有明显的组织损伤的风险，包括皮肤脱落和神经损伤。如果无水乙醇进入中心循环系统，还会引起心律失常和急性肺血管收缩。有些作者建议在应用无水乙醇时常规使用Swan-Ganz监测导管[9]。

特殊的解剖类型

肺的动静脉畸形

肺的动静脉畸形是一种独特类型的病变，将在第36章讨论。

肾的动静脉畸形

在结构上，肾的动静脉畸形通常与肺的动静脉畸形相似，由动脉和静脉之间的简单的瘘样连接构成。可以采用大的栓塞材料如线圈、封堵塞及球囊来栓塞治疗。但是，通过病变处的血流是湍急的，增加了栓塞材料进入肺循环的危险。可能需要联合使用多种手段，包括球囊控制血流、巨型成蓝圈，在有些患者还要使用一些快速聚集的粘合剂以能够瞬间铸型。

内脏动静脉畸形

肠系膜血循环中的任何部位都可能发生动静脉畸形，导致出血、盗血引起的肠系膜缺血和门静脉高压。由于其特殊的解剖关系及临床特征，这种病变可以采用手术治疗或栓塞治疗。在下消化道有增加肠缺血的风险，但大多数病例可以安全的得到治疗[10,11]。

高血流量的肠系膜动静脉畸形会使血液分流至门静脉系统，导致严重的门静脉高压。这种疾病可能非常复杂，难以治愈。仓促的关闭分流道会导致急性门静脉血栓的危险，这可能是致命性的。建议在治疗这种疾病时采用分步进行的方式以避免发生上述情况。

盆腔动静脉畸形

盆腔是相对常见的发生高血流量动静脉畸形部位。最常见多分支供血的模式，来源于髂内动脉、肠系膜下动脉（IMA），骶正中动脉以及股总动脉分支，并引流至髂内静脉。在有些患者，特别是男性患者中，有一种情况是简单的、来源于单一髂内动脉分支供血并引流到动脉瘤样扩张的静脉里。由于涉及广泛的解剖区域，而且通常难以手术切除，对于绝大多数患者来说，栓塞是最为有效的治疗方法。结扎供血动脉是无效的，而且会使后续的治疗更加困难。栓塞物质的选择因术者经验和喜好而异，但是大体为铸型剂和无水乙醇。有报道，无水乙醇能够获得比铸型栓塞剂更高的治愈率，但是大多数情况下，也导致更高的并发症发生率。

1. 先行血管造影明确动静脉畸形的供血动脉。
2. 主要供血动脉的选择性插管，快速连续成像，明确血流形式及需要保留的正常血管。
3. 轻柔地插入微导管，因反复栓塞时需要超选择性输送栓塞剂以及保持持续性通路到达供血动脉。
4. 除了简单的、单一血供的病变，大多数动静脉畸形需要多次治疗才能获得临床疗效。在一次治疗中过度的栓塞会导致迟发的引流静脉破裂至内脏，大多数情况是膀胱，发生难以控制的血尿。
5. 更为复杂的也是疗效更好的方法是动静脉联合栓塞。栓塞了引流静脉就避免了侧支循环重新建立及降低了临床复发率。当存在动脉瘤样扩张的引流静脉时，这种方法最为有效，动脉瘤样扩张的引流静脉可以通过经静脉途径（颈静脉或股静脉途径）或直接经皮穿刺引流静脉。既然可以通过 22G 的针头使用各种栓塞剂（液体栓塞剂，微线圈）进行栓塞，因此可安全地经皮穿刺途径治疗动静脉瘘。有时因为引流静脉的血流较快，需要先放置滤器或阻断设备（例如 Amplatzer Plug）来预防栓塞材料进入下腔静脉（IVC）及肺循环。当反复注射到供血动脉时，需要监测栓塞的进展过程。

子宫的动静脉畸形

局限于子宫的动静脉畸形通常表现为月经量过多。该畸形为一侧或双侧子宫动脉供血，栓塞容易。有着小血管巢的病变可以用微球栓塞。而高血流量的病变最好用可铸型的栓塞材料[12]。据报道，在一些栓塞成功的患者，不仅避免了子宫切除，还成功受孕。

四肢病变

四肢的动静脉畸形比累及主干或脏器的深部病变更难处理。其主要原因是很难明确该畸形所累及的血管是否与远端组织的正常血供需要有关。由于这些畸形是弥漫性的，而且跨越正常组织，因此无法实施手术切除或者截肢，而且长期随访结果也无法达到根治。虽然栓塞很少能治愈，但是其有机会减少分流，改善远端灌注。

1. 先行超选择性血管造影，尽量弄清该畸形的主要供血动脉，明确哪些是为了保证远端肢体灌注所需要保留的重要血管。
2. 要用渗透型栓塞剂，如 NBCA、Onyx 胶、微球，有些情况下采用硬化剂，对每一支供血动脉进行栓塞。使用硬化剂时要小心，因为发生非靶血管的栓塞或栓塞剂反流时会造成肌肉、神经或皮肤的缺血性损伤。
3. 对于任何高血流的病变，要避免近端栓塞。
4. 有步骤的分阶段治疗非常重要，有助于减少正常组织损伤的危险。
5. 由于栓塞过程中会出现瞬间的血流模式改变，因此每一步栓塞后都要进行对比造影，以记录新的血流路径或流向的变化。
6. 如果无法安全地经血管途径到达血管巢，可以通过细针或针－鞘结合穿刺血管巢，这样能在降低正常血管风险的同时有效地进行栓塞。先用一个标准导管行血管造影明确血管巢，然后再反复的经导管造影监视下直接穿刺，分次栓塞（图 30.2）。可以通过 21G 或 22G 的针管直接注入造影剂，包括 NBCA、微球及液体硬化剂。

A
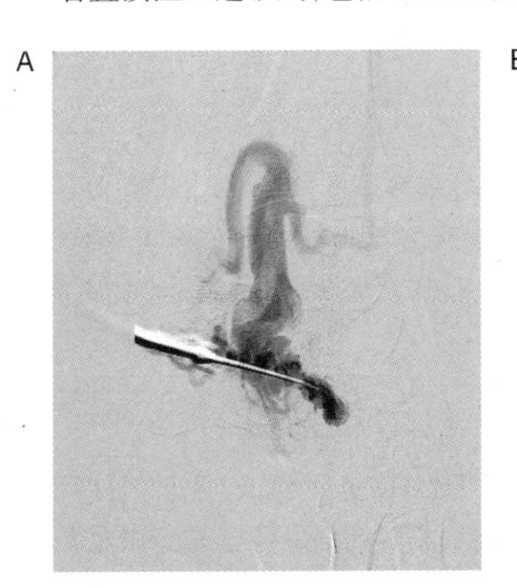

B
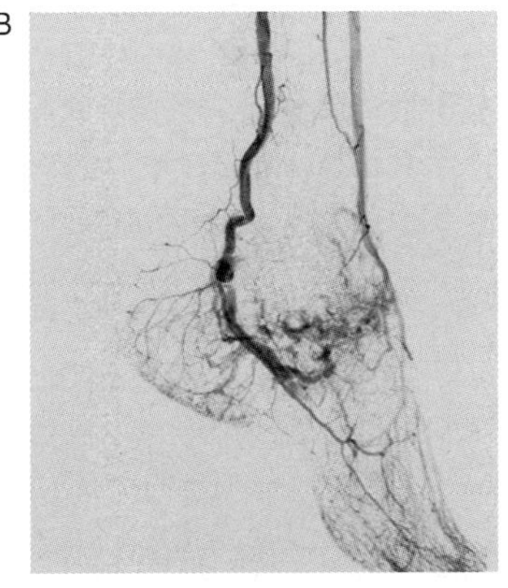

图 30.2 四肢动静脉畸形。A：足部 AVM 直接穿刺血管巢造影。在经动脉注入对比剂的指导下插入细针。B：经远端动脉导管造影，显示在通过 21G 的细针直接注入 nBCA 后，血管巢已经消失

静脉畸形

静脉畸形比高血流病变更为常见,约为10∶1。根据临床需要,将其主要分为两类,海绵状血管病变和静脉发育异常。还有些患者属于两者结合型。这种病变在任何年龄均可发病,而且有随着年龄增长的趋势。在有些患者,当活动、外伤或激素环境变化时(尤其是青春期和妊娠期),其病变会恶化。

海绵状静脉畸形

海绵状静脉畸形是最常见的血管畸形,由海绵状的低流量的静脉间隙组成,其间隙在挤压或重力作用下充盈和排空。它们可以发生在身体的任何部位,伴有或没有皮肤的典型改变,如胎记、葡萄酒色痣或血管扩张性疣。

1. 主要的治疗是直接注入硬化剂,使病变处产生局部的血栓性静脉炎,继而纤维化和收缩。有多种硬化剂可用,包括乙醇、十四烃基硫酸钠、鱼肝油酸钠及其他硬化剂。也有报道用抗生素如多西环素、抗肿瘤药物如博来霉素等,但是这些药物更常用于治疗淋巴管畸形,这将会在下文讨论。
2. 初步的影像学检查包括超声,其完全能显示表浅的病变;增强MRI,其为“金标准”,尤其对于深部病变。
3. 如果体检时该病变显示为纯静脉性的,那么超声、MRI及经导管血管造影就可能不是必备的检查项目。
4. 患者需要麻醉。在麻醉诱导前,患者(如果是儿童,需要父母在)指明有症状的区域,对该处皮肤标记。几乎在所有患者,其对症状最明显部位的确定是和深部的血管畸形紧密相关的,也有助于术者在多部位需要治疗时,优先处理症状最显著的地方。
5. 在肢体病变,要行外周静脉造影以证实深静脉系统正常,确定畸形血管和深静脉之间有无交通支,术中外周静脉要用肝素水冲洗,以减少因血流淤滞或硬化剂渗漏到引流静脉所致的深静脉血栓的风险。当使用止血带或自动加压袖带控制血流时,需要使用加压滴注保持灌注。本文作者在大多数患者中采用自动袖带体外控制血流,袖带压力控制在收缩期和舒张期血压之间,这样不仅可以防止栓塞剂逃逸到体静脉里,还能使畸形血管膨胀,更加易于穿刺。
6. 直接穿刺血管畸形的引导主要基于以下几点的结合:先前的皮肤定位标记,团块的触诊,实时超声监测,或者此前影像学检查的重要标记,尤其是MRI检查。
7. 皮肤的准备和铺巾应按正规的无菌操作。
8. 在细针穿刺或针–鞘联合穿刺后,可见血液流出。用一个短的静脉穿刺导管连接到针管,缓慢注入造影剂,会显示一个“蓬松的”血管腔隙的充盈。最终连通血管畸形和体静脉的小引流静脉将会在一定程度上显现。

a. 在对比剂渗透到肌肉间隙的畸形血管时,会看到一种有条纹的图像,必须将外渗与肌肉组织区分开来;当针尖位于正常的肌肉组织时,不会有自动的血液回流,而发生对比剂外渗时,在透视下表现为更加密集。

9. 硬化剂应该在透视监视下缓慢注射。

a. 尽管把对比剂混合到足够能让硬化剂显影的程度会降低硬化剂效果,但少量的碘油(0.5ml/10ml 硬化剂)会提供良好的显影效果,而且能保持硬化剂的功效。

b. 有结果表明,注射像十四烃基硫酸钠泡沫这样的廓清剂型硬化剂,能够获得更好的硬化效果,而且减少所需剂量[13]。据散在报道,使用泡沫型硬化剂后会出现神经功能失调,大多是短暂性的,可能是微泡进入了循环系统[14]。

c. 大多数作者建议硬化剂的总量不宜超过 0.5ml/kg。大剂量的使用会引起溶血、肾功能损坏以及罕见的心肺功能不全。

d. 在易于出现肌筋膜室综合征的部位(如腓肠肌,前臂),需要多疗程、小剂量地使用硬化剂。

10. 在每一次硬化剂沉积完成后,要撤出针和导管。为了防止穿刺处出血以及避免硬化剂渗透入皮肤而发生溃疡,作者会在撤出针、管时沿着入口管道注入一些胶原悬浮液(阿维烯)。

11. 用无菌敷料包扎,通常用弹性压迫绷带压迫穿刺处。在硬化剂注入后,要维持流出道的阻断和肝素化盐水冲洗 20 分钟。如果病变处除了有海绵状间隙外还含有较大的静脉通道,需要在荧光屏监视下逐步减压阻断的袖带,避免硬化剂进入体循环。

12. 发生在肢体的病变,在术后 24 小时内要抬高患肢,经常检查神经与血管的情况。

13. 疼痛和压痛感通常较轻,就算是儿童,也易于通过口服药物加以控制。作者一般在术中给予口服激素类药物,然后在两天内逐步减量以控制炎症反应和肿胀。

14. 要让患者及其家属明白,治疗后病变不会立刻好转,甚至在术后的前 1~2 周会有加重的表现。手术的效果的判断要等到术后 4~6 周。

15. 在需要多疗程治疗时,每疗程的间隔不要少于 4~6 周。

静脉发育异常

1. 先天性的静脉发育异常,例如 Klippel-Trenaunay 综合征(KT 综合征),是临床上最常遇到的血管畸形。KT 综合征是一种通常局限于单侧肢体的先天性血管畸形,最常见的是累及下肢。临床表现包括单侧的静脉曲张（经常很严重），皮肤表面的胎记例如葡萄酒色痣或毛细血管扩张疣，以及相关区域骨和软组织的畸形，例如生长过度、生长缓慢和局灶性巨大畸形。有多种变化和亚型。绝大多数患者本来正常而且家族中没有血管畸形病史。

2. 治疗的选择有限。
   a. 轻度症状患者不需要治疗或者仅需简单处理，如穿戴弹力袜。
   b. 在更为严重病例，有无正常的深静脉系统经常是能否行介入治疗的决定因素。如果深静脉系统通畅，表浅的有症状的浅静脉就可以通过硬化剂治疗、手术剥脱或静脉内消融治疗[15]。
3. 有些患者在肌肉或软组织也会有相关的海绵状血管畸形，这可以像孤立海绵状血管畸形那样通过直接注射硬化剂而成功治疗。
4. 在有些患者，皮肤累及（红痣，血管角质瘤）可能是最主要的症状，这些病变可以通过激光成功治疗。

淋巴管畸形

1. 淋巴管畸形相对少见，而且绝大多数非常难处理。
2. 可能出现自发性的感染，这种情况在其他血管畸形中罕见。
3. 大的囊性病变（囊性水瘤，淋巴囊肿）可以通过引流或直接注射硬化剂到囊腔内而成功治疗（见第 67 章）。已经使用的硬化剂有：乙醇，十四烃基硫酸钠，强力霉素和博来霉素。一种特殊的硬化剂，OK432，是一种链球菌蛋白的衍生物，已经在这类疾病中使用，其可以导致强烈的炎症反应，随后发生纤维化[16, 17]。
4. 微小的囊肿和皮肤小泡性病变非常难以处理；在有些病例，浅表部位的激光或手术切除后植皮是有效的。

并发症

高血流的血管畸形

1. 非靶血管栓塞。
2. 栓塞材料进入流出道静脉。
3. 由于供应正常组织的血管阻塞而致的缺血。
4. 因栓塞材料的固有毒性所致的局部或者全身并发症。

静脉畸形

注射部位的皮肤溃疡或起疱。

所有的血管畸形

1. 心肺并发症[18]（心律失常、肺水肿、猝死）。

a. 肺血管的化学毒性（尤其是乙醇）。

b. 含有硬化剂的栓子移位。

2. 筋膜室综合征。
3. 深静脉血栓。

并发症的处理

1. 非靶血管的栓塞及缺血性并发症——治疗根据血管床的累及程度及患者的临床情况决定。
2. 皮肤溃疡——局部采用抗菌剂乳膏（1%磺胺嘧啶银）外用，在有些患者，需要口服抗生素。治愈通常需要数周的时间，可能还会有轻度的后遗症。
3. 深静脉血栓——按照深静脉血栓的治疗处理。

（柏志斌 译 邓钢 校）

参考文献

1. Mulliken JB, Young AE, eds. *Vascular Birthmarks: hemangiomas & Malformations*. Philadelphia, PA: WB Saunders, 1988.
2. Mulliken JB, Glowacki J. Hemangiomas and vascular malformations in infants and children: a classification based o endothelial characteristics. *Plast Reconstr Surg*. 1982;69:412–422.
3. Williams III EF, Hochman M, Rodgers BJ, et al. A psychological profile of children with hemangiomas and their families. *Arch Facial Plast Surg*. 2003;5:229–234.
4. Waner M, Buckmiller L, Suen J. Surgical management of hemangiomas of the head and neck. *Op Techn Otolaryng-Head Neck Surg*. 2002;13:77–84.
5. Burrows PE, Laor T, Paltiel H, et al. Diagnostic imaging in the evaluation of vascular birthmarks. *Dermatol Clin*. 1998;16:455–488.
6. Moukaddam H, Pollak J, Haims AH. MRI characteristics and classification of peripheral vascular malformations and tumors. *Skeletal Radiol*. 2009;38:535–547.
7. Rinker B, Karp NS, Margiotta M, et al. The role of magnetic resonance imaging in the management of vascular malformations of the trunk and extremities. *Plast Reconstr Surg*. 2003;112:504–510.
8. Do YS, Yakes WF, Shin SW, et al. Ethanol embolization of arteriovenous malformations: interim results. *Radiology*. 2005;235:674–682.
9. Shin BS, Do YS, Lee BB, et al. Multistage ethanol sclerotherapy of soft-tissue arteriovenous malformations: effect on pulmonary arterial pressure. *Radiology*. 2005;235:1072–1077.
10. Rosencrantz H, Bookstein JJ, Rosen RJ, et al. Post-embolic colonic infarction. *Radiology*. 1982;142:47–51.
11. Bandi R, Shetty R, Sharma R, et al. Superselective arterial embolization for the treatment of lower gastrointestinal hemorrhage. *J Vasc Intervent Radiol*. 2001;12:1399–1405.
12. Patel S, Potti S, Jaspan D, et al. Embolization of uterine arteriovenous malformation for treatment of menorrhagia. *Arch Gynecol Obstet*. 2009;279:229–232.
13. Bergan J, Pascarella L, Mekenas L. Venous disorders: treatment with sclerosant foam. *J Cardiovasc Surg (Torino)*. 2006;47:9–18.
14. Bush RG, Derrick M, Manjoney D. Major neurological events following foam sclerotherapy. *Phlebology*. 2008;23:189–192.
15. Frasier K, Giangola G, Rosen RJ, et al. Endovascular radiofrequency ablation: a novel treatment of venous insufficiency in Klippel-Trenaunay patients. *J Vasc Surg*. 2008;47:1339–1345.
16. Ogita S, Tsuto T, Nakamura K, et al. OK 432 therapy in 64 patients with lymphangioma. *J Pediatr Surg*. 1994;29:784–785.
17. Smith MC, Zimmerman MB, Burke DK, et al. Efficacy and safety of OK 432 immunotherapy of lymphatic malformations. *Laryngoscope*. 2009;119:107–115.
18. Hammer F, Boon L, Mathurin R, et al. Ethanol sclerotherapy of venous malformations: evaluation of systemic ethanol contamination. *J Vasc Interv Radiol*. 2001;12:595–600.

31 主髂动脉血管成形术与支架术

引言

自从 Dotter 和 Judkins[1]于 1964 年实施了第一例经皮穿刺腔内血管重建术后，外周血管疾病（peripheral arterial disease，PAD）的治疗发生了巨大的变革。随着血管成形术及支架技术的发展，血管内治疗已成为主髂动脉闭塞的主流治疗方式。

适应证

1. 行动不便或导致生活方式改变的间歇性跛行——即反复发作的臀部、大腿及小腿疼痛症状，静息下缓解。
2. 严重的肢体缺血，即静息痛和（或）组织缺损。

禁忌证

对于主髂动脉血管成形术而言，并没有绝对的禁忌证，相对禁忌证同其余主髂动脉介入手术。

1. 不可纠正的凝血功能障碍。
2. 有危及生命的碘对比剂过敏反应病史。
3. 严重的非透析依赖性肾功能不全。

术前准备

1. 术前需针对血管系统询问患者病史并行体格检查。
2. 术前需根据需要复习或获取相关非侵袭性影像资料。
3. 术前实验室检查项目需包括血小板计数、肌酐、血尿素氮及凝血功能。
4. 获得踝肱指数基线值。
5. 需执行 ASA 术前麻醉评估。
6. 术前 6 小时禁食，4 小时禁水。
7. 禁食患者术晨胰岛素剂量需减半。
8. 如患者存在对比剂过敏病史，应于术前予以激素治疗，如术前 12 小时及 2 小时口服 32mg 甲强龙。
9. 推荐对无充血性心力衰竭的非透析依赖性肾功能不全患者，可术前 2~12 小时予 0.9% 生理盐水以 1mg/（kg·h）每 24 小时补液。碳酸钠及半胱氨酸,尤其是半胱氨酸,可能对患者有所帮助,但是无明确数据支持[2]。

10. 术前常规服用 325mg 阿司匹林。
11. 术前留置导尿管。
12. 术前腹股沟和(或)手臂消毒、备皮。
13. 手术使用咪达唑仑和芬太尼清醒镇静,并监测血流动力学及呼吸指标。
14. 即便是心脏瓣膜修复术后、二尖瓣脱垂或其他瓣膜病变的患者,无菌环境下行主髂动脉的介入手术后,不需要常规预防性使用抗生素[3]。

诊断性动脉造影

1. 常规采用股动脉入路,部分情况下需从左肱动脉入路。根据检查部位的诊断需要,通常于对侧股动脉入路,除非计划在同侧股总动脉行治疗。因为对侧通路可完全显示主动脉、髂动脉及远段动脉,能对病变区域提供更为精准的定位。此外,对侧入路可达患侧腹股沟韧带上下平面行介入治疗而不必行再一次的穿刺。介入治疗时,有时需要第二次或同侧的股动脉穿刺。如不能触及明显的动脉搏动,可于 X 线透视下(根据斑块的位置)或 B 超引导下建立股动脉通路。术前的 CTA 或 MRA 有助于选择出最佳入路。
2. 术中需行肾下主动脉及下肢的诊断性造影,对比剂用量需根据 CTA 及 MRA 检查结果和(或)肾功能不全患者的具体情况而减量,以减轻肾脏的对比剂负担。
3. 虽然仍有争议,但病变可通过血流动力梯度改变或管腔直径减少而明确[4]。一般而言,静息下平均跨狭窄压力梯度大于 5mmHg 或系统收缩压梯度大于 10mmHg,或予以动脉扩张药(如 100μg 硝酸甘油动脉给药)后血管内平均跨狭窄压力梯度大于 10mmHg 或收缩压梯度大于 20mmHg 及血管管腔直径减小大于 50% 可认为病变显著。
4. 压力梯度公认是主髂动脉血管病变诊断的金标准,可由以下方法测量:
   a. 双通道同时测量病变以上及以下区域,是最准确的方法。
   b. 同轴同时测量,要求鞘及导管差距大于 2F。
   c. 后拉式测量可靠性最差,常受临时血压变化影响。
   d. 压力导丝由于导管及鞘内流动衰减较少,因而在小动脉中能有更高的准确性[5],但增加了额外费用。

基本技巧

1. 一旦决定行介入手术,如无禁忌证,需静脉给予肝素行全身抗凝准备。
2. 操作需越过病变区域。大部分狭窄区域可利用单弯导管越过,更为复杂的狭窄可能需要可控亲水导丝(如 glidewire, Terumo Medical, Somerset, NJ)及可控导管(如 Kump, Cook Medicl, Bloomington, IN)。
3. 髂总动脉病变,尤其是开口处病变,宜选择同侧入路行治疗,而髂外动脉最适通过对侧路径行治疗。大多数主动脉分叉处可利用编织血管鞘经对侧路通路越过。
4. 越过病变区域后应利用交换导丝植入适宜的鞘,将球囊或支架放置到病变区域后撤回鞘,然后行血管成形术或支架植入术。
5. 介入操作后,需行造影确定手术是否成功(残余狭窄小于 30%),并排除并发症(如动脉破裂、夹层、远端血管栓塞等)。
6. 术后需测量压力梯度值,理想的术后平均动脉压力梯度应小于 5mmHg。
7. 术后待抗凝效力中止(术后 1~2 小时, PTT 小于正常值 1.5 倍,或 ACT 小于 160 秒),于穿刺点行人工压迫或使用封堵器止血。

血管成形技巧

1. 血管成形球囊需覆盖病变范围,球囊释放位置可通过以下方法确定:①经鞘注射造影剂;②第二通路(如果有放置);③路径图技术。
2. 球囊通过充盈装置(加压泵)充盈直至狭窄腰身消失。通常而言,充盈时压力达到 8 个大气压便已足够,但是一旦需要压力达 10 个大气压以上,需警惕动脉破裂的风险。成形术后疼痛时间延长是血管外膜拉伸的重要症状,预示动脉即将破裂可能。
3. 成形术后造影被用于评估操作的成功、失败及并发症。如果可见残余狭窄(大于 30%)或影响血流的夹层,则需进一步扩张或植入支架。

支架植入技术(图 31.1)

1. 支架直径应考虑内膜增生较血管直径大 1mm,而长度需足以覆盖整个病变区域。具体数值可通过术前 CTA 或数字血管成像软件校准内部标准或标记导管而获得。
2. 支架位置可由路径图技术或注射对比剂确定,而后回收鞘管释放支架。球囊扩张支架在越过病变区域或主动脉分叉处时,需要注意避免支架移位。选择适宜内径的鞘管能够确保支架的安全通过并能降低支架移位的风险。

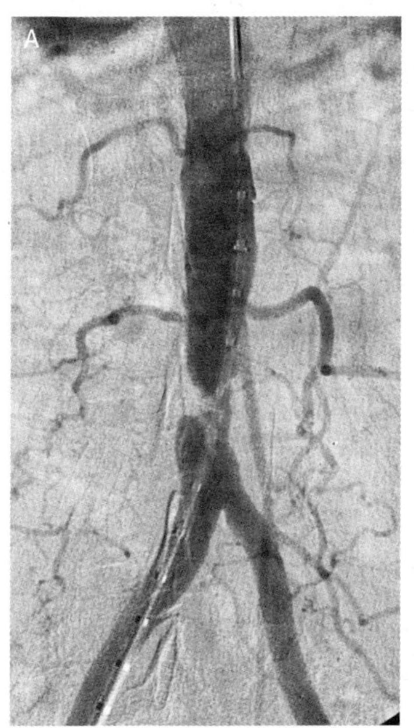

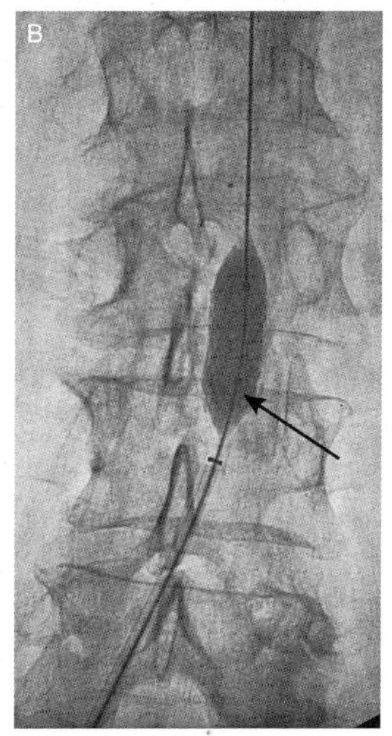

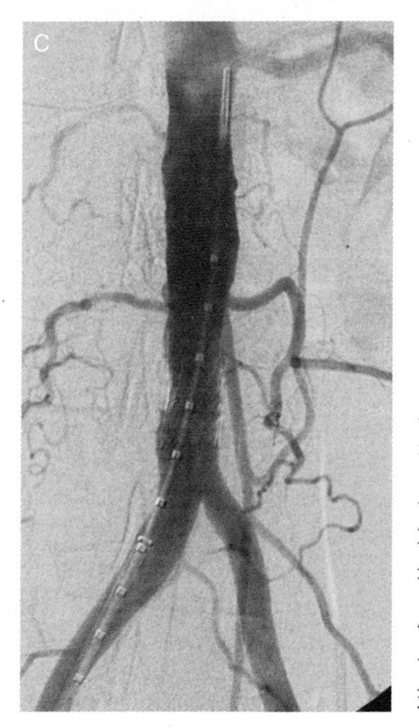

图 **31.1** 55 岁女性吸烟者，双臀及大腿疼痛，并间歇性跛行。A：DSA 显示主动脉远端可见高度狭窄，平均压力梯度为 25mmHg。B：回撤鞘，用 12mm 抗刮擦球囊带支架成形（箭头所示）。C：术后主动脉造影示手术成功，患者 3 年内未再次出现临床症状

3. 使用鞘管越过狭窄病变时对狭窄有扩张作用，一般不需球囊预扩张。
4. 球囊扩张支架需使用带压力计的压力泵扩张球囊才能释放。自膨式支架只需撤回支架导管外鞘便可将其释放。
5. 自膨式支架释放后常需要球囊后扩。
6. 和血管成形术一样，支架植入术后必须行血管造影。

术后管理

1. 患者需留院观察一天。
2. 术后需行血管方面专科查体及检查踝臂指数。
3. 对肾功能不全患者需补液，并检查血肌酐。
4. 患者术后应于1~4周内复诊，而后应长期随访。

血管腔内治疗与外科手术对比

随着技术与支架的发展，主髂动脉疾病现已可通过血管内技术治疗。虽然大多数文献认为不复杂的病变应采用血管内治疗，但是对于复杂病变的治疗方案现今仍有争议。泛太平洋学会提供了根据主髂动脉病变的病理类型及位置的治疗准则，并于2005年（TASC Ⅱ）进行了修订（表31.1）。治疗医师应考虑患者的并存疾病、手术风险及患者的意愿而选择治疗方案。一般来说，笔者偏好使用血管内治疗，因为TASC分类在临床使用起来复杂，同时新的数据也支持TASC C与D的病变采取血管内治疗。

表31.1 腹髂动脉疾病TASC Ⅱ分类[6]

1. A型——可选择行血管内治疗
   a. 单侧或双侧髂总动脉狭窄
   b. 单侧或双侧单发髂外动脉短狭窄（≤3cm）
2. B型——适宜行血管内治疗
   a. 肾下主动脉的短狭窄（≤3cm）
   b. 单侧髂总动脉闭塞
   c. 未延伸至股动脉的单发或多发总长度不超过3~10cm的髂外动脉狭窄
   d. 未涉及髂内动脉或股动脉的单侧髂外动脉闭塞
3. C型——建议风险较小患者行开放手术治疗
   a. 双侧髂总动脉闭塞
   b. 未延伸至股动脉，长度3~10cm的双侧髂外动脉狭窄
   c. 涉及股动脉的单侧髂外动脉狭窄
   d. 涉及髂内动脉或股动脉开口处的髂外动脉闭塞

续表

e. 单侧严重钙化的髂外动脉闭塞伴/不伴髂内动脉和(或)股动脉开口累及
4. D型——首选外科修复
a. 肾下主动脉闭塞
b. 主动脉及双侧髂动脉弥漫性病变
c. 弥漫性多发狭窄涉及单侧髂总动脉,髂内动脉及股动脉
d. 单侧髂内动脉及髂外动脉均闭塞
e. 双侧髂外动脉闭塞
f. 按照AAA治疗准则不可耐受血管内操作或其他需要开放式主动脉或髂动脉手术的髂动脉狭窄患者

血管成形术与支架植入术

1. 血管成形术适应证——血管成形术适合于向心性的、无钙化的短(小于3cm)病变[7]。
2. 支架植入术适应证:
   a. 复杂性狭窄和慢性血管闭塞首选支架植入术。
   b. 次选支架植入术适应证:
      (1) 技术不成功的血管成形术——即残余压力梯度大于5mmHg或残余狭窄大于30%。
      (2) 并发症,如血流限制性夹层。
3. 仍缺少直接对比血管成形术与支架植入术的研究[8,9]。
   a. 荷兰髂动脉支架试验(Dutch Iliac Stent Trial, DIST)将患者随机分为先行血管成形术再行支架植入术组与首选支架植入术组。
      (1) 短期与长期通畅率并无显著差异。
      (2) 但先行PTA术并选择性行支架组有较高的比率需再行支架植入术(43%),同时其并发症发生率也相对较高?(4%比7%)。
   b. 对14个试验(血管成形术6个,支架植入术8个)共2116例患者的荟萃分析显示,支架植入术较血管成形术有着较好的结果[10]。
      (1) 支架植入术组有着较高的操作成功率:96%比91%。
      (2) 支架植入术组四年通常率较高:77%比64%。
      (3) 并发症与死亡率并无显著差异。

可用支架

1. 对主髂动脉疾病临床上有无数的支架可用,但是对于其细节的分析已超出本章节的范畴。大致而言支架可分为自膨式支架(self-

expanding，SE）、球扩支架（balloon-expanding，BE）和覆膜支架（stent-grafts，SGs）。

2. 自膨式支架有镍钛合金或钴铬镍合金构成，有着形态记忆能力。自膨式支架被压缩在输送到管内并在到达释放位置时被释放。
   a. 优点：自膨式支架通常有很高的适应性、顺应性及示踪性，其变形能力能使其植入被压缩的病变区域。
   b. 缺点：通常自膨式支架具有支撑强度低的特点，而且有前缩短特点，较难在分叉处或开口处精确释放。
   c. 自膨式支架类型（选择举例）：Wallstent（Boston Scientific，Natick，MA），Absolute（Guidant，Santa Clara，CA），Luminexx（C.R.Bard，Covington，GA），SMART（Cordis Endovascular/Johnson & Johnson，Warren，NJ），Zilver（Cook，Bloomington，IN）。
3. 大多数球囊扩张支架都已安装球囊，较大型号的支架（>14mm）仍然需要使用填装装置或手动装入合适大小的抗刮伤球囊。此类球囊通过压力泵充盈球囊而释放。
   a. 优点：球囊扩张支架有较强的径向强度，能精确释放，可视性好。
   b. 缺点：球囊扩张支架有从球囊移位的可能性，支架僵硬以及支架变形（放置于腹股沟韧带附近时尤为不理想）。
   c. 球囊扩张支架类型（选择举例）：Palmaz（Cordis Endovascular/Johnson & Johnson，Warren，NJ），Palmaz Genesis（Cordis Endovascular/Johnson & Johnson，Warren，NJ），Express（Boston Scientific，Natick，MA），Bridge Assurant（Medtronic，Minneapolis，MN）。
4. 覆膜支架一般使用聚对苯二甲酸乙二醇酯（如Dacron）或聚四氟乙烯（PTEE）等人工材料作为支架外膜或衬里，可根据情况选择自膨式或球囊扩张式。
   a. 优点：理论上覆膜支架的屏障效应会限制再狭窄的发生，同时也是动脉破裂或动脉瘤的必备治疗方法。
   b. 缺点：覆膜支架对于主髂动脉疾病的治疗仍缺少相关数据，同时其所需运输装置体积较大，费用也相对较高。
   c. 覆膜支架类型（选择举例）：Fluency（SE）（C.R.Bard，Covington，GA），ViaBahn（SE）（W.L.Gore，Flagstaff，AZ），Wallgraft（SE）（Boston Scientific，Natick，MA），iCast（BE）（Atrium Medical，Hudson，NH）。

支架选择

选择合适的支架需根据病变的特性（直径、位置、长度，钙化程度及是否为偏心性狭窄）而做决定。

1. 直径——通常主动脉需要直径为10~15mm的支架(虽然在某些病例中8mm直径的支架已足够,如体形较小的重度肢体缺血及严重主动脉狭窄的老年患者),髂总动脉支架直径需为8~10mm,髂外动脉支架直径需要为7~9mm。在选择支架式必须考虑到的是,支架植入术完成后管腔内径会因为支架内新生内膜减少0.5~1mm。当支架被动脉壁包裹以后,内径至少需要达到6mm,因此,只要患者能够耐受,应选用直径至少7mm的支架。
2. 位置——对于主动脉开口处或分叉处的病变,选择具有较强的径向支撑力及精确定位能力的球扩支架。
3. 长度——球囊扩张支架是短段、局限性病变的理想选择,而长段或闭塞性病变通常更适合选用自膨式支架。在使用多个球囊扩张支架治疗弥漫性髂动脉狭窄时可有重叠,其刚性能够防止支架动脉内滑动的发生,然而搏动的血管壁能通过在支架内产生张力从而导致支架因金属疲劳而断裂。如放置支架时不采用重叠放置法,则有可能造成两个支架之间的血管被支架相对运动剪切造成假性动脉瘤。
4. 钙化与偏心性——钙化和(或)偏心性动脉粥样硬化斑块需要支架有着很高的径向力,应选用球囊扩张支架。

特殊情况

1. 慢性完全闭塞病变(CTOs)(图31.2)
   a. 大多数慢性完全闭塞病变可通过血管内治疗而得到治愈,大多数闭塞可利用单弯亲水导丝配合可控导管通过。
   b. 对广泛性闭塞而言,溶栓可减少闭塞的长度,显示狭窄,减少栓塞风险,改善支架贴壁状况。但是溶栓的缺点包括:延长了手术操作的时间,增加了住院时间,陈旧性栓子溶栓效果差及出血风险的增高。由于大多慢性完全闭塞病变的慢性病特点,溶栓治疗现已不再热门。
   c. 部分病例无法避免导丝穿行于内膜下,但是只要导丝能再次回到真腔,也是可以接受的。这种情况下也许需要同时在闭塞动脉的两端行顺行性及逆行性穿刺。
      (1)捕捉技术——如果导丝可通过病变而导管难以通过,可通过对侧途径捕捉导丝,然后紧紧固定导丝两端通过导管。
      (2)在某些导丝不能进入真腔的情况下需要使用锐针行再通术。尝试行锐针再通术时,需要:①将一顺行性高的球囊充盈作为目标;②目标球囊与锐针间的距离必须最小化;③球囊的压痕现象需被确认;④支架植入前需注射对比剂确认位置在内膜下且没有穿透动脉。

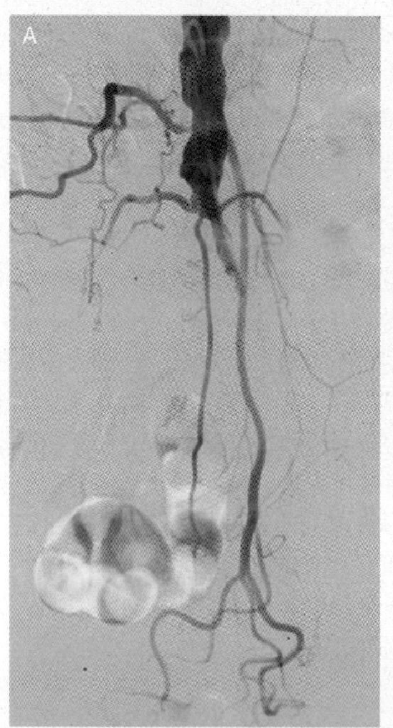

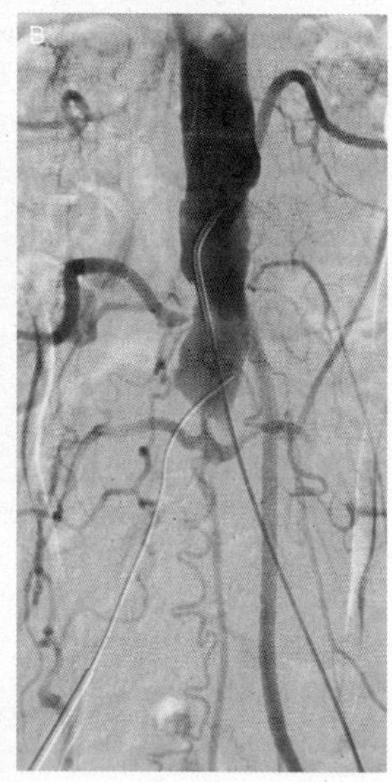

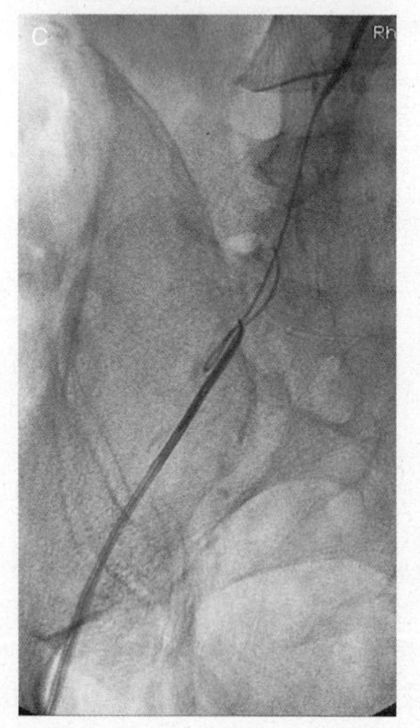

图 **31.2**　58 岁 Leriche 综合征男性患者。A：DSA 示主动脉远端闭塞，延迟相（未配图）示患者伴有双侧髂总动脉闭塞及右髂外动脉狭窄，更重要的是，保留了股动脉与腹股沟下动脉分支。B：虽然导丝（右侧入路）与导管（左侧入路）看起来相触，但是斜位（未配图）显示两者在不同平面。右侧逆行性穿刺无法进入右侧闭塞髂总动脉的真腔内。C：当导丝由左侧进入到对侧时，它被捕捉并从右侧鞘管中拉出

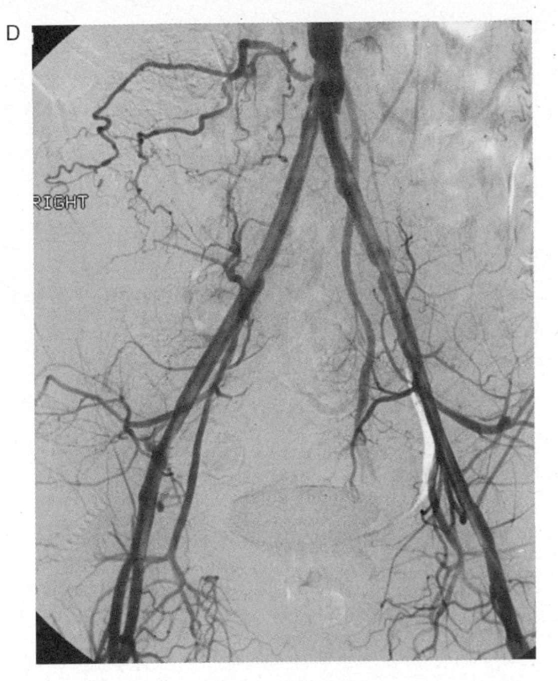

图 **31.2** （续）D：导管沿导丝两端进入主动脉后，支架由两侧沿导丝送入主动脉并释放。术后造影显示血管重建成功

（3）重回装置如 Outback Ltd（Cordis Endovascular/Johnson & Johnson，Warren，NJ）[11,12]或血管内超声会很有帮助。

2. 主动脉分叉病变

a. 这种狭窄和（或）闭塞的病变涉及髂总动脉起始段及腹主动脉远端并延伸至髂总动脉开口处。即便对侧髂总动脉没有明显血流动力学狭窄，也需要植入支持支架。在这种情况下，对侧支架能保护对侧开口不被同侧治疗性支架所压迫，同时也能减少血液涡流。

b. 操作技术：腹主动脉远端支架的植入必须考虑到肠系膜下动脉及肠系膜上动脉及腹腔动脉的起源。双侧股动脉需植入合适长度的血管鞘，运用数字路径图或由一侧鞘内实时手动注射对比剂对在腹主动脉分叉处精确释放支架至关重要。支架的理想位置是头端距离主动脉分叉处应小于 5mm。需限制延伸至主动脉内的支架，因支架的耐久性会减少[13]。支架需通过“支架对吻技术”释放，即可在充盈球囊的同时需保持释放压力的均匀性。

3. 并存股总动脉狭窄：当同侧髂动脉疾病合并股总动脉狭窄时，除行髂动脉支架术外应考虑行股动脉内膜切除术以保支架长期畅通[14]。手术最理想的情况是在行髂动脉支架植入的同一次住院期内完成，以降低支架内血栓形成的风险。

结果

除了被推荐的标准外，现今已出版的文献仍然缺少对病变类型、再通定义、再通时间及再通随访方法的统一共识。

1. 主动脉远端狭窄
   a. 独立的主动脉远端狭窄临床少见，主要见于重度吸烟且有血脂异常的女性患者。
   b. 据报道手术成功率为66%~100%，初次血管通畅率为83%~89.2%，二次血管通畅率为100%[15-17]。
2. 髂动脉血管成形术
   a. 对于较短的狭窄而言，手术成功率为95%，5年通畅率在80%~90%[7]。
   b. 一项关于血管成形术与外科术的随机对照试验显示两者3年通畅率均为73%[18]。
3. 髂动脉支架植入术
   a. 对于816例患者的荟萃分析显示手术成功率、4年随访的初次血管通畅率、二次血管通畅率分别为96%、77%与88%[10]。
   b. 最近的对505例肢体的治疗研究显示，8年初次血管通畅率与二次血管通畅率分别为74%与84%[19]。
4. 覆膜支架结果：近年来关于覆膜支架治疗髂动脉疾病的早期结果较为乐观。
   a. 文献报道手术成功率为99%~100%，1年初次血管通畅率为91%~95%，2年通畅率为95%[14,20,21]。
   b. 一项对50例髂动脉分叉处疾病的患者回顾性研究显示，覆膜支架在第一年与第二年里初次血管通畅率（95%与95%）较普通金属裸支架（76%与68%）更高[20]。
   c. 一项关于股动脉内膜切除术联合支架或覆膜支架植入术的回顾性研究显示，覆膜支架的5年初次血管通畅率相对较高（87%比53%）[14]。
5. 其他：对于腹髂动脉血管内重建术的结果预期在各文献中并不统一。
   a. 关于介入治疗髂外动脉疾病的报道同时显示出有利与不利的结果，女性患者或激素替代疗法的患者通畅率较低[19,22-25]。

b. TASC C/D。

（1）早期数据表明对于闭塞病变，无论行血管成形术还是支架植入术，其通畅率都较低[10]。

（2）后续研究显示对于复杂病变而言，介入治疗的通畅率较外科旁路手术有所改善[10,19,26–30]。如果考虑到重复经皮穿刺治疗风险最小，初次血管辅助通畅率与二次通畅率较之旁路手术更为合适。

（3）TASC 分级为 C 与 D 的患者 3 年初次及二次血管通畅率分别在 73%~90%、90%~96%[27,31]。此外，研究显示对于 TASC 分类法的患者分层分析显示血管内治疗结果无组间差异[31,32]。

并发症

1. 介入放射学会将主要并发症定义为需要治疗或短期（<48 小时）住院，需要重要治疗，预料外需要提高护理等级，延长住院时间，导致永久后遗症或死亡[33]。
2. 对 1300 例髂动脉血管成形术与 816 例髂动脉支架植入术的荟萃分析显示，30 天内总死亡率分别为 1%~0.8%，出现主要并发症并需要治疗的比率分别为 4.3% 与 5.2%[10]。
3. 主要并发症包括动脉破裂、夹层、血栓形成、远端血管栓塞、穿刺点血肿与假性动脉瘤形成、支架感染。

a. 动脉破裂（图 31.3）。

（1）主髂动脉介入手术很少造成动脉破裂，文献报道发生率为 0.8% 和 0.9%[34,35]。

（2）术中患者诉持续性疼痛，造影观察到造影剂外溢而确定诊断。此时应立即对患者行复苏治疗，并静脉补液，药物升压并使用鱼精蛋白硫酸盐逆转抗凝，需要时予输血治疗。同时应马上将球囊以较低压力（3~4 个大气压）覆盖破裂处，并于球囊近端与远端行造影以确定球囊以覆盖控制病灶区域。覆膜支架可封堵破裂口，如上述尝试均已失败，则需考虑外科手术治疗。

b. 夹层：可在导管引入、PTA 或支架植入术中发生，如影响血流，可利用 PTA 或支架贴壁。

c. 远端血管栓塞：大多数栓子可通过导管抽吸、取栓设备取出（如 AngioJet，Possis Medical，Minneapolis，MN），或溶栓等方法解决。在某些少见的严重病例，需要行外科切开取栓术。

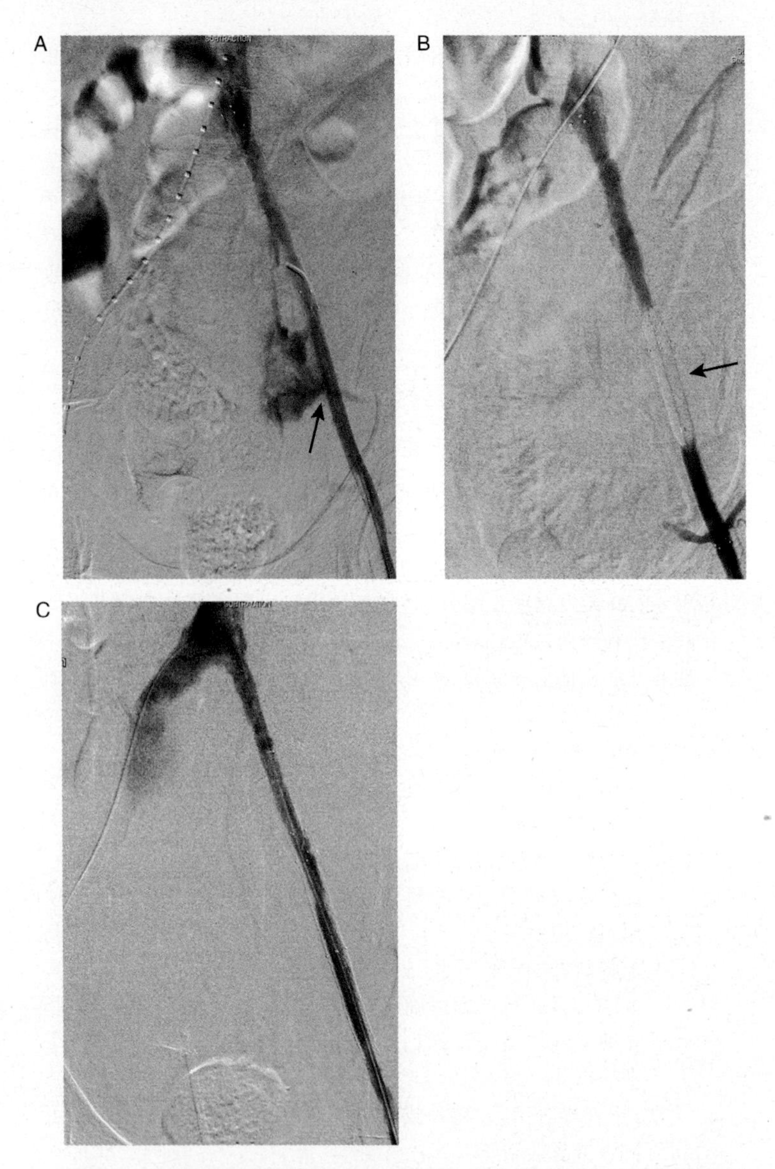

图 **31.3** 左髂外动脉破裂。A：支架植入后血管造影显示有大量造影剂由髂外动脉溢出（箭头所示）。B：立刻送入球囊堵塞破口（箭头所示），球囊两端分别注入造影剂确定已封堵合适位置。C：覆膜支架植入后造影未见明显溢出。患者术后恢复良好，两年内未再次出现跛行症状

d. 穿刺点血肿及假性动脉瘤：小的（<2cm）假性动脉瘤通常具有自限性，仅需予以观察。较大的假性动脉瘤需要于超声引导下注入凝血酶或分级压迫。

e. 支架感染：发生率极低，但是有着严重的后果，包括肢体坏死乃至于死亡。Darcy 在他的综述中报道了 8 例支架感染病例，但是实际数量应更多[36]。发热、疼痛及血培养阳性时应考虑支架感染可能，随后可能出现假性动脉瘤及菌血症。如有发生，必须积极应用抗生素，必要时行外科手术以确保患者安全。

（柏志斌 译　邓钢 校）

参考文献

1. Dotter CT, Judkins MP. Transluminal treatment of arteriosclerotic obstruction. Description of a new technique and a preliminary report of its application. *Circulation.* 1964;30:654–670.
2. Barrett BJ, Parfrey PS. Clinical practice. Preventing nephropathy induced by contrast medium. *N Engl J Med.* 2006;354(4):379–386.
3. Ryan JM, Ryan BM, Smith TP. Antibiotic prophylaxis in interventional radiology. *J Vasc Interv Radiol.* 2004;15(6):547–556.
4. Bonn J. Percutaneous vascular intervention: value of hemodynamic measurements. *Radiology.* 1996;201(1):18–20.
5. Garcia LA, Carrozza JP Jr. Physiologic evaluation of translesion pressure gradients in peripheral arteries: comparison of pressure wire and catheter-derived measurements. *J Interv Cardiol.* 2007;20(1):63–65.
6. Norgren L, Hiatt WR, Dormandy JA, et al. Inter-society consensus for the management of peripheral arterial disease (TASC II). *J Vasc Surg.* 2007;45(suppl S): S5–S67.
7. Pentecost MJ, Criqui MH, Dorros G, et al. Guidelines for peripheral percutaneous transluminal angioplasty of the abdominal aorta and lower extremity vessels. A statement for health professionals from a Special Writing Group of the Councils on Cardiovascular Radiology, Arteriosclerosis, Cardio-Thoracic and Vascular Surgery, Clinical Cardiology, and Epidemiology and Prevention, the American Heart Association. *J Vasc Interv Radiol.* 2003;14(9 pt 2):S495–S515.
8. Tetteroo E, van der Graaf Y, Bosch JL, et al. Randomised comparison of primary stent placement versus primary angioplasty followed by selective stent placement in patients with iliac-artery occlusive disease. Dutch Iliac Stent Trial Study Group. *Lancet.* 1998;351(9110):1153–1159.
9. Klein WM, van der Graaf Y, Seegers J, et al. Dutch iliac stent trial: long-term results in patients randomized for primary or selective stent placement. *Radiology.* 2006;238(2):734–744.
10. Bosch JL, Hunink MG. Meta-analysis of the results of percutaneous transluminal angioplasty and stent placement for aortoiliac occlusive disease. *Radiology.* 1997;204(1):87–96.
11. Ramjas G, Thurley P, Habib S. The use of a re-entry catheter in recanalization of chronic inflow occlusions of the common iliac artery. *Cardiovasc Intervent Radiol.* 2008;31(3):650–654.
12. Jacobs DL, Motaganahalli RL, Cox DE, et al. True lumen re-entry devices facilitate subintimal angioplasty and stenting of total chronic occlusions: initial report. *J Vasc Surg.* 2006;43(6):1291–1296.
13. Greiner A, Muhlthaler H, Neuhauser B, et al. Does stent overlap influence the patency rate of aortoiliac kissing stents? *J Endovasc Ther.* 2005;12(6):696–703.
14. Chang RW, Goodney PP, Baek JH, et al. Long-term results of combined common femoral endarterectomy and iliac stenting/stent grafting for occlusive disease. *J Vasc Surg.* 2008;48(2):362–367.
15. Simons PC, Nawijn AA, Bruijninckx CM, et al. Long-term results of primary stent placement to treat infrarenal aortic stenosis. *Eur J Vasc Endovasc Surg.* 2006;32(6):627–633.
16. Yilmaz S, Sindel T, Yegin A, et al. Primary stenting of focal atherosclerotic infrarenal aortic stenoses: long-term results in 13 patients and a literature review. *Cardiovasc Intervent Radiol.* 2004;27(2):121–128.

17. Schedel H, Wissgott C, Rademaker J, et al. Primary stent placement for infrarenal aortic stenosis: immediate and midterm results. *J Vasc Interv Radiol.* 2004;15(4):353–359.
18. Wilson SE, Wolf GL, Cross AP. Percutaneous transluminal angioplasty versus operation for peripheral arteriosclerosis. Report of a prospective randomized trial in a selected group of patients. *J Vasc Surg.* 1989;9(1):1–9.
19. Murphy TP, Ariaratnam NS, Carney WI Jr, et al. Aortoiliac insufficiency: long-term experience with stent placement for treatment. *Radiology.* 2004;231(1):243–249.
20. Sabri S, Angle JF, Choudhri AF, et al. Abstract No. 255: Mid-term results for kissing covered stents for aortic bifurcation lesions. *J Vasc Interv Radiol.* 2008;19 (2 suppl):S96.
21. Wiesinger B, Beregi JP, Oliva VL, et al. PTFE-covered self-expanding nitinol stents for the treatment of severe iliac and femoral artery stenoses and occlusions: final results from a prospective study. *J Endovasc Ther.* 2005;12(2):240–246.
22. Park KB, Do YS, Kim JH, et al. Stent placement for chronic iliac arterial occlusive disease: the results of 10 years experience in a single institution. *Korean J Radiol.* 2005;6(4):256–266.
23. Lee ES, Steenson CC, Trimble KE, et al. Comparing patency rates between external iliac and common iliac artery stents. *J Vasc Surg.* 2000;31(5):889–894.
24. Timaran CH, Stevens SL, Freeman MB, et al. External iliac and common iliac artery angioplasty and stenting in men and women. *J Vasc Surg.* 2001;34(3):440–446.
25. Timaran CH, Stevens SL, Grandas OH, et al. Influence of hormone replacement therapy on the outcome of iliac angioplasty and stenting. *J Vasc Surg.* 2001;33(2 suppl):S85–S92.
26. Murphy TP, Webb MS, Lambiase RE, et al. Percutaneous revascularization of complex iliac artery stenoses and occlusions with use of Wallstents: three-year experience. *J Vasc Interv Radiol.* 1996;7(1):21–27.
27. Balzer JO, Gastinger V, Ritter R, et al. Percutaneous interventional reconstruction of the iliac arteries: primary and long-term success rate in selected TASC C and D lesions. *Eur Radiol.* 2006;16(1):124–131.
28. Carnevale FC, De Blas M, Merino S, et al. Percutaneous endovascular treatment of chronic iliac artery occlusion. *Cardiovasc Intervent Radiol.* 2004;27(5):447–452.
29. Vorwerk D, Guenther RW, Schurmann K, et al. Primary stent placement for chronic iliac artery occlusions: follow-up results in 103 patients. *Radiology.* 1995;194(3):745–749.
30. Kashyap VS, Pavkov ML, Bena JF, et al. The management of severe aortoiliac occlusive disease: endovascular therapy rivals open reconstruction. *J Vasc Surg.* 2008;48(6):1451–1457, 1457. e1451–1453.
31. Leville CD, Kashyap VS, Clair DG, et al. Endovascular management of iliac artery occlusions: extending treatment to TransAtlantic Inter-Society Consensus class C and D patients. *J Vasc Surg.* 2006;43(1):32–39.
32. Sixt S, Alawied AK, Rastan A, et al. Acute and long-term outcome of endovascular therapy for aortoiliac occlusive lesions stratified according to the TASC classification: a single-center experience. *J Endovasc Ther.* 2008;15(4):408–416.
33. Omary RA, Bettmann MA, Cardella JF, et al. Quality improvement guidelines for the reporting and archiving of interventional radiology procedures. *J Vasc Interv Radiol.* 2003;14(9 pt 2):S293–S295.
34. Palmaz JC, Garcia OJ, Schatz RA, et al. Placement of balloon-expandable intraluminal stents in iliac arteries: first 171 procedures. *Radiology.* 1990;174(3 pt 2):969–975.
35. Allaire E, Melliere D, Poussier B, et al. Iliac artery rupture during balloon dilatation: what treatment? *Ann Vasc Surg.* 2003;17(3):306–314.
36. Darcy M. Complications of iliac angioplasty and stenting. *Tech Vasc Interv Radiol.* 2000;3(4):226–239.

32 股浅动脉的血管内介入治疗

球囊血管成形术

对于有症状的股腘动脉节段性病变(femoropopliteal segment,FPS)经皮腔内(球囊)血管成形术是首选的血管腔内治疗方法。对于PTA手术失败即残留狭窄超过30%或者出现影响血流夹层的患者,推荐行支架植入术。近期的研究表明,在慢性完全闭塞性疾病(chronic total occlusions,CTOs)和长段型FPS病变,PTA的效果不及支架植入术[1]。

适应证

1. 日常生活受限的间歇性跛行。
2. 慢性严重的肢体缺血(静息痛、溃疡、坏疽)。
3. 为了改善旁路手术前或手术后的血液流入或流出量。
4. 旁路移植血管的狭窄。

禁忌证

1. 有血管造影术的绝对禁忌证。
2. 没有显著血流动力学影响的血管狭窄。
3. 有大量的血栓形成的病变(例如突然出现症状或者症状突然加重),除非能进行成功的溶栓[2]。

不适合单独行血管成形术的解剖情况

1. 长段型/多部位的狭窄。
2. 长段型的CTO。
3. 需要治疗的股总动脉病变。
4. 涉及三分支的FPS闭塞。
5. 严重的钙化,尤其是偏心型钙化。

术前准备

1. 规范的血管造影术前准备:确定肾功能正常或稳定,特别是最近有过诊断性血管造影的患者。如果肾功能异常的患者需要行手术治疗,必须给予规范的(如水化)预防措施。检查是否有对比剂反应或过敏,并于术前给予治疗。

2. 完成术前基本检查,如多普勒超声,包括 ABI。术前 CTA 或 MRA 检查有助于制订治疗计划。
3. 术前药物治疗:阿司匹林 325mg 口服,自介入手术前 3 天开始。或者,手术当天一次性口服阿司匹林 650mg。氯吡格雷(波利维)越来越多地用于复杂的 FPS 和膝下血管的介入治疗。对于没有服用每日剂量的氯吡格雷患者,可以术前 4 小时一次性服用 300mg 的负荷剂量。
4. 考虑到有可能出现血管痉挛,可以在 PTA 术前 15~30 分钟予以 10mg 尼莫地平舌下含服(除非其正在服用盐酸维拉帕米或者地尔硫䓬治疗),其能够作用时间能够维持 4~6 小时。

手术

1. 先行股动脉穿刺准备。根据目前的设备,绝大多数介入手术都可以通过 6Fr 或者 7Fr 鞘进行。尽管 FPS 的介入手术多数采用对侧股动脉入路,但是对于胫部手术患者,如果体形及股总动脉解剖易于穿刺,优先采用同侧动脉穿刺。总的原则是,通过对侧股动脉途径放置血管鞘的话,鞘的头端应该放在同侧的 CFA 或者尽量接近病灶的近侧缘。这样就会优化进入病灶的途径,同时能减少对比剂的用量。
2. 首先要完成包括远端流出道的完整血管造影。有些病变血管的狭窄长度和确切程度有时在一次造影中难以显示清楚,因此为了最佳的显示效果需要进行侧位造影。术前多普勒超声、CTA 或 MRA 可以明确大多数病变的情况。
3. 总体上来说,在有症状的患者中,狭窄程度超过 50% 有血流动力学意义。如果其血流动力学意义有疑问,可以检测狭窄段两端的血压变化梯度,然而,这并不是 FPS 患者的常规检测手段。需要注意的是,通过导管越过狭窄段,测量一个“后拉”式的压力梯度,该测量值会被人为地抬高。而通过采用测压导丝测压会减少上述错误抬高的可能性,但是又增加了费用。
4. 术前抗凝
   a. 股动脉单个局限性狭窄可以在不抗凝的情况下安全地予以扩张治疗,但最好还是谨慎地肝素化以减少急性栓塞的形成。对这些患者,经静脉给予 70~100IU/kg 的肝素就已足够。
   b. 对于长段型狭窄患者的治疗,完全抗凝就非常重要。通过静脉给予肝素以维持活化凝血时间(ACT)超过 250 秒。肝素是一种间接的凝血酶抑制剂,能够非特异性地与血浆和内皮细胞内的丝氨酸蛋白酶结合。这和一些其他因素导致肝素的非线性的药物代谢动力学变化（对肝素的反应不均匀一致）。正因如此，许多执业医师已经转而直接使用凝血酶抑制剂，如比伐卢定。在复杂的下肢血管介入手术中推荐使用这种药物，以避免不确定肝素需要剂量和术中反复需要测定 ACT 值。但需要注意，该药与肝素不同，不能用鱼精蛋白逆转。

5. 如果可行的话，可以在“路径图”下越过狭窄段。这种越过 CTO 的技术下面将详细讨论。
   a. 绝大多数患者使用亲水导管和导丝即可开始血管再通工作。如前所述，导管鞘的头端应抵近闭塞处的近端。
   b. 对于 FPS 患者，可先使用弯头硬亲水导丝和直头锥形导管。导管的头端抵近闭塞部位的近端，导丝进入闭塞段。在闭塞段内把导丝远端成襻推进导丝（图 32.1）。这是一种非常有用的形状，推送导丝越过闭塞段导管随后跟进。
   c. 通常导丝在内膜下行进，可自然地回到真腔。如果从内膜下不能返回真腔，就需要使用再进入真腔设备（图 32.2）。使用这些设备，操作者必须熟悉其使用方法，这有一个短暂的学习曲线过程。这些设备能够节省大量时间，而且简单易学[3]。
6. 一旦导丝推进越过狭窄 / 闭塞段，就可以采用适当大小的球囊行血管腔内成形治疗。对于 CTO 患者，推荐根据闭塞段的长度采用长球囊延长扩张治疗时间。
7. 在 PTA 后，必须重复血管造影。如果残余狭窄 >30% 或者出现血流受限的夹层时，必须植入支架。在出现夹层的患者，有些术者选择采用低压延时球囊行血管成形术来代替支架植入术。如果这一操作成功的话，可以避免支架植入。对于长段型狭窄、闭塞的患者，支架植入可能提高管腔通畅率和改善治疗效果，故 PTA 后应使用此方法。
8. 血管痉挛
   a. 要预防和治疗血管痉挛，尤其是行小血管 PTA 或远端血流不足时，可以采用以下方法：
      （1）PTA 术前舌下含服硝苯地平（心痛定）10mg（除非患者正在接受盐酸维拉帕米或者地尔硫䓬治疗）。
      （2）在越过病变段血管前，越过病变段血管远端后，经动脉内团注硝酸甘油 100~200μg，如果出现血管痉挛可以重复给药。经皮硝酸甘油贴也同样有用。
      （3）盐酸维拉帕米 2.5mg，经静脉给药（对心脏传导功能异常、心室功能不全或低血压的患者禁忌使用）。
   b. 在使用扩血管药物时，要严密监测血压。

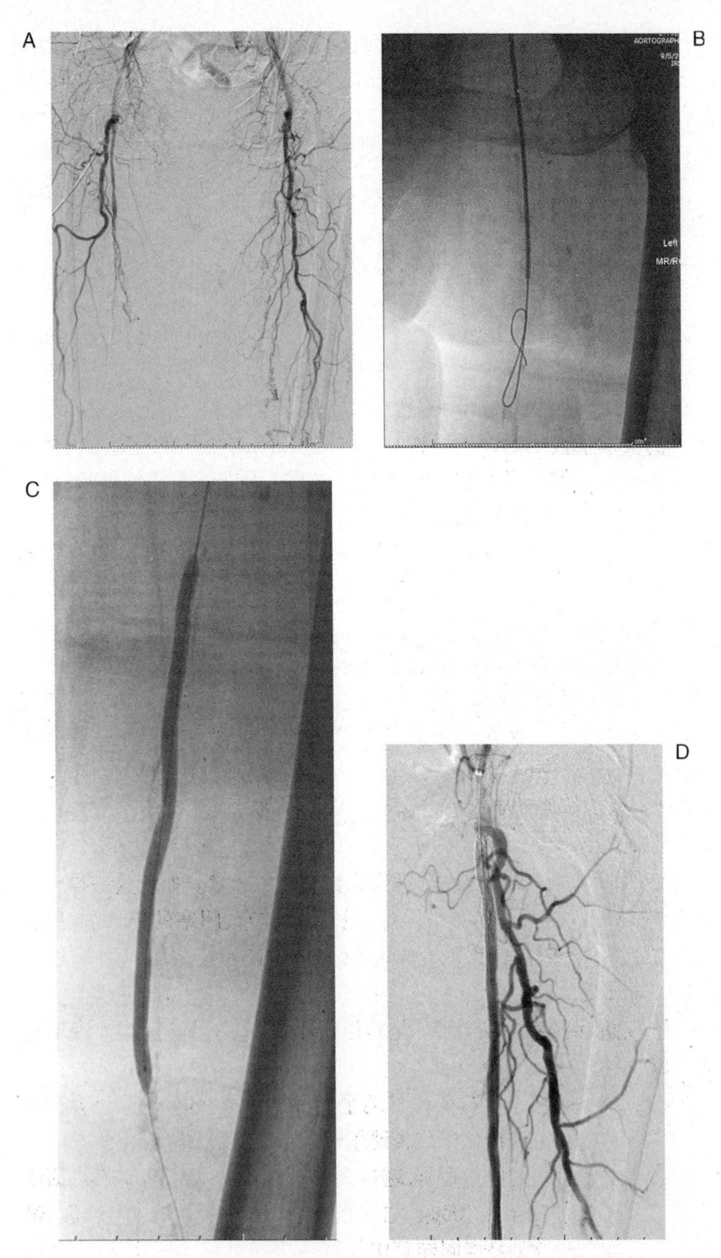

图 **32.1** A：一个间歇性跛行（左侧症状比右侧症状明显）的 75 岁女性患者，非选择性血管造影，显示双侧的 SFA 闭塞。B：应用导丝成袢技术通过左侧 SFA 闭塞段。C，D：球囊扩张 SFA 及支架植入后，血流通过良好

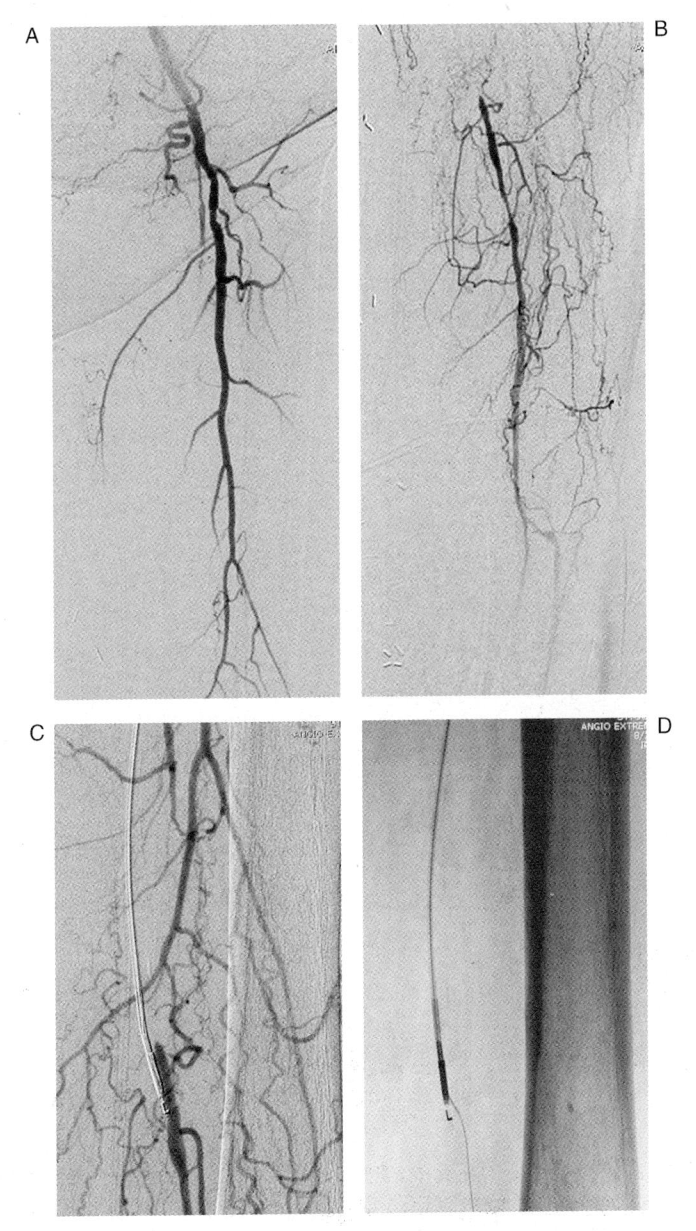

图 **32.2** 一个 78 岁老年女性，严重的左下肢跛行。选择性血管造影证实左侧 SFA 闭塞（A）及腘动脉显影（B），采用 outback 设备（Cordis 公司）再进入真腔。Outback 设备置于重建血管段（C）操作者推送一个镍钛合金针进入到附近有血流的管腔（箭头所示）（D）

E

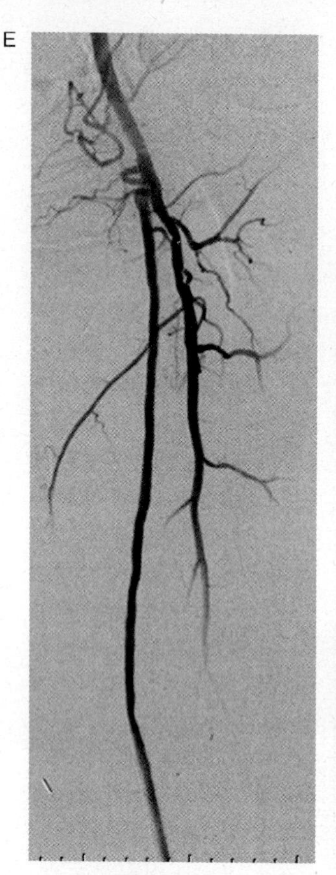

F

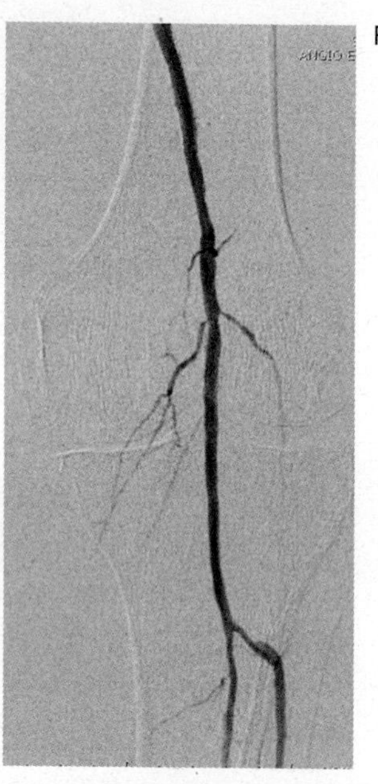

图 **32.2** （续）球囊扩张 SFA 及支架植入后（E，F）

9. 支架及覆膜支架

   a. 如上所述，目前的一些研究显示，长段型 SFA 患者，用镍钛合金支架能够提高通畅率[1]。尽管镍钛合金具有优势，但应当注意到，不是所有的镍钛合金支架都能获得良好效果。支架的设计和表面加工会影响其抗疲劳特性和断裂率。而这些又反过来影响血管通畅性[4]。

   b. 在长段型病变的患者中，覆膜支架的治疗效果已经被证明优于单纯的 PTA[5]。覆膜支架（Viabahn，WL Gore & Associates，Flagstaff，AZ）和镍钛合金裸支架之间的效果对比目前正在研究中。

   c. 在血管直径 4mm 及以上时，Viabahn 支架显示出更好的效果[5]。为了获得最佳效果，必须先行 PTA 术，再行覆膜支架植入术，支架后扩应选用与支架直径匹配的球囊。

d. Viabahn 支架相比于当前的金属支架的主要优势是其柔韧性和相对的抗断裂性。这一优势使其尤其适用于放置在远端的 FPS 和腘动脉（膝关节后方）。其主要的缺点是需要较大的输送导管和阻断潜在的侧支循环。

10. 药物洗脱支架和球囊：近来的证据显示，SFA 患者使用药物洗脱支架（DES）和球囊（DEB）能获得更好的通畅效果[6]。在当前的研究结果明了以后，这种支架和球囊将会得到更好的诠释。现在还不能作出明确的推荐意见。在我们的治疗中，对于有合理预期寿命的、有明显症状的胫动脉再狭窄的患者，使用药物洗脱支架（DES）。

11. 斑块旋切术

a. 目前在美国有四种设备可用于治疗股浅动脉疾病。这些包括 SilverHawk（ev3，Redwood City，CA）、Diamondback（CSI Inc.，Minneapolis，MN）、Jetstream（Pathyway Medical，Kirkland，WA）以及 cool-tip laser（Spectranetics Inc.，Colorado Springs，CO.）。这些设备操作方法各不相同，各有优缺点。尽管想通过它们代替血管成形术和支架植入术，但是经验证明，它们还只能作为一种辅助手段。偶然情况下，斑块旋切术作为单一的技术而不需要再支架植入，迄今为止，报道最多的设备是 cool-tip laser 和 SilverHawk。这两种设备将在下文讲述。

b. 在编写本书时，还没有清晰的证据表明单纯的减积手术能够获得比单纯 PTA 更好的手术效果。随着数据越来越多，这些设备在股浅动脉疾病中的作用将会逐步清楚。基于现有资料，减积手术的应用指征仅限于以下情况：

（1）不宜植入支架的局部梗阻疾病，如股总动脉、腘动脉或股深动脉的起始端。

（2）作为 PTA 或支架植入治疗密集钙化病变的辅助手段以提高即时技术通畅率。

（3）在 PTA 治疗胫动脉长段型钙化病变出现管腔回缩时，作为血管再通工具。

（4）用于下肢动脉支架内再狭窄时（单纯 PTA 后狭窄的结果未研究）。

（5）SilverHawk 斑块旋切术：与治疗 FPS 的其他手术方式联用时，其有以下的局限性：

（a）与支架植入相比，操作繁琐，时间较长。

（b）清除血管腔内大的密集钙化斑块能力有限。

c. 需要注意不要过分切除斑块，因为会导致血管穿孔的并发症。

血管腔内旋切术相关的另一个并发症是远端栓塞。在长段型病变中,因为需要反复通过管腔,从而导致发生栓塞的风险加大。为了减少 SilverHawk 出现的远端栓塞危险,要遵循以下几点:

(1) 在斑块切除时,导管必须以缓慢而均匀的运动方式前进。

(2) 在传动器(driver)为开启状态时,切割器是暴露在外的,要避免向后的运动。

(3) 在管腔紧闭的病变中,要先用小球囊血管成形或用小设备旋切,这样血管腔可以产生足够大的直径以让较大的设备通过。这种方法避免了设备"跳跃式"的前进,而不至于发生斑块栓塞。

(4) 设备的前端圆锥部应该经常被排空,尤其在做长段型病变旋切时。

(5) 在做旋切时避免转动导管。

d. 因为 SilverHawk 采用的是侧孔快速交换设计,应该避免朝一个方向的过多旋转导管,因为会使导丝缠绕导管。

e. 激光斑块消融术:目前这代的冷端激光(cool-tip laser)系统使用不同的波长和输送方式,克服了先前设备的缺陷。在美国,现在可用的是 Spectranetics 公司(Colorado Springs, CO)生产的。这种准分子激光主要是通过接触性激光消融作用,将斑块或栓子转变为水蒸气和二氧化碳。目前这款激光消融装置的导管只能产生细小直径的腔道,因此大多数 FPS 患者激光消融术后需要再行血管成形术和(或)支架植入术。

f. 激光消融术的价值已经在严重肢体缺血(CLI)的救治中得到评价。激光血管成形术/腔内斑块旋切术治疗严重肢体缺血(LACI)2 期研究是一项前瞻性、多中心的研究,共包有 145 例 CLI 患者(155 条 Rutherford 分类为 4~6 的患肢),而且都是被认定为手术困难的患者[7]。手术难度大主要是基于缺乏靶血管旁路,缺乏静脉通道,或有严重的心脏疾病。在 89% 的患肢中有直线型血流通往足部。在 6 个月的随访里,存活的患者 127 例中只有 9 例患者进行了较大的截肢,肢体保留率为 93%。

术后处理

1. 血管缝合器可以很安全地用于穿刺点的处理。其最大的优点是能够减少患者的卧床时间。几种这样的设备都有各自独特的缝合方式。读者可以参考穿刺点处理这一章节,其中会有每一种详细的操作指导(IFU)。

2. 如果使用缝合器有禁忌证，可以等待肝素逐步代谢掉以后再拔除导管鞘。血浆中肝素的半衰期为 1~2 小时。当 ACT 接近 150 秒时，可以安全地拔除导管鞘，压迫穿刺点止血。有些医师喜欢在较大的血管 PTA 术后用硫酸鱼精蛋白中和肝素（10mg/1000U 活性肝素）。**注意：**曾经使用过鱼精蛋白锌胰岛素中和肝素的患者，再次使用鱼精蛋白时要谨慎，有可能诱发过敏反应。
3. 抗血小板药物包括阿司匹林、噻吩并吡啶（氯吡格雷和噻氯匹定）以及 GPⅡb/Ⅲa 受体抑制剂。所有接受 FPS 手术的患者，如果没有禁忌证，应该在术前和术后常规给予阿司匹林口服。有充分的证据表明，高风险患者服用阿司匹林可以预防心肌梗死、卒中和外周血管栓塞等事件的发生[8]。
4. 现已证明，噻吩并吡啶的衍生物，如氯吡格雷和噻氯匹定，在与阿司匹林联用时，可以更加有效地降低冠脉支架发生栓塞的危险[9]。氯吡格雷比噻氯匹定更受推崇，因其安全性较后者更高。每天维持量为 75mg，术前一次性口服 300mg。相比于单用阿司匹林，阿司匹林＋氯吡格雷双抗血小板治疗已被证明能够减少未来心血管事件的发生率[10]。正由于此，大多数医师在外周血管介入术后，只要患者条件允许，都会给予双抗血小板治疗。需要注意的是，双抗血小板治疗将患者发生非致命性出血率从 1.2%（单抗血小板）增加到 2.1%。

并发症

1. 总的并发症发生率为 9%~10%[2,5,7,11]。在接受介入手术的患者中，需要治疗的并发症发生率为 2.0%~2.5%[2]。并发症包括：穿刺点血肿、假性动脉瘤、夹层形成、动脉破裂、血栓栓塞、感染、截肢以及肾功能不全等。虽然手术相关的肺水肿、心肌梗死以及死亡极其少见，但也有相关报道。

   血管腔内手术最为常见的并发症与穿刺点相关，包括血肿（5%~9%）和假性动脉瘤（0.2%~2%）。血管缝合器的使用并没有显著地改变总的并发症发生率，只是发生血肿的风险稍有下降，但血栓形成的风险上升了。

   a. 相对于匹配的对照人群，介入手术相关的死亡率只有 0.1%~0.5% 的轻微升高[2,11]。CLI 的患者 30 天死亡率接近 1%，主要是由于心脏疾病所致。

   b. 全身并发症包括脓毒血症（0.2%）、短暂的急性肾小管坏死（0.3%~1%）、心脏或肺疾病（0.4%）。发生急性肾小管坏死的原因是在患糖尿病的基础上出现对比剂肾病，此时异常的肾小球滤过率可以高达21%[12]。对这些患者一定要注意在血管造影前后进行适当的水化,限制含碘对比剂的使用剂量。在远端肢体的血管造影,很多诊断性的检查可以采用二氧化碳造影。在手术中的介入部分以及胫动脉造影时,可以采用稀释对比剂的方法。

c. 主要的局部并发症

（1）血栓栓塞出现在1%~8%的患者中。其发生率与患者疾病的复杂程度、所使用的设备以及术者的经验有关。在长段型慢性完全闭塞性疾病（CTO）的血管再通、应用当前的腔内斑块旋切设备、有黏附血块的血管成形以及不甚理想的血管再通时,这些情况下容易出现血栓栓塞。

（2）0.3%~2%的患者发生穿孔。在内膜下成形术中其发生率升至5%~8%[13]。发生动脉破裂通常是由于所使用的球囊过大。易于发生动脉破裂的情况包括偏心性钙化、服用类固醇药物以及有潜在的血管畸形。

（3）在应用现代设备的情况下,发生手术相关的截肢是很少见的,这一并发症的发生率最多为0.2%[2,7]。最多见的截肢发生在CLI血管再通手术未能成功时。

d. 轻度局部并发症包括血肿（5%~9%）,没有出血的导丝穿孔（0.3%）,PTA部位外的夹层（4%~15%）以及球囊破裂。35%的患者在血管成形部位发生弹性回缩和夹层,这些都是支架植入的指征。

2. 处理

a. 急性闭塞:这种情况在SFA中很少发生,除非是在处理慢性闭塞段时。其发生可能是由于CTO成形后的回缩、血管痉挛、局部夹层的阻塞或者血栓形成。在PTA治疗闭塞段后发生的回缩可以通过植入支架或者覆膜支架来处理。血管痉挛可以通过动脉内注入100~200μg的硝酸甘油来解决。影响到血流的内膜片通过支架植入或重复PTA（球囊低压长时间扩张）使内膜瓣“贴壁”。血管成形部位的急性原位栓塞很少见,很可能是不理想的抗凝或抗血小板所致。应该立即检测ACT值以达到治疗性抗凝状态（ACT值>200~250秒）,可以追加抗凝治疗,急性血栓可以采用各种抽吸导管抽吸或局部溶栓治疗。

b. 远处栓塞:如果出现远处栓塞,要立即检查抗凝治疗情况,防止栓塞远端血管内血栓形成。大多数的粥样硬化栓子可以通过大腔导管或各种抽吸导管抽吸来处理。将大腔导管前进到远端血管可能会导致血管痉挛,此时动脉内注入硝酸甘油能够缓解。有血栓时可能会需要溶栓。当手术操作可能增加远端血管栓塞的风险时(长段血管的腔内斑块旋切,长段CTO的再通或急性支架内血栓),就需要使用远端保护装置。

c. 穿刺点的假性动脉瘤:在充分的镇静、镇痛条件下,通过超声导引压迫有狭颈的假性动脉瘤是一种有效的治疗方法。如果压迫没能成功,在超声导引下向瘤腔内注入凝血酶是一种非常有效的治疗方法。在彩色血流多普勒的直视下,经小孔的腰穿针(22G或更细),缓慢注入浓度为500U/ml的人凝血酶,大多数患者能够立即形成血栓。必须避免凝血酶反流到供血动脉。要指导患者平躺4小时,第二天再予以彩色多普勒超声检查以确保持续的血栓形成。如果采用了这种方法后假性动脉瘤仍没有形成充分的血栓,那就需要手术干预[14]。

d. 动脉破裂:如果在术后发现了对比剂外渗,先用一个PTA球囊阻塞住破口以赢得时间拿取治疗穿孔的器材。尽管长时间球囊阻塞和逆转抗凝效果可能终止出血,但以后可能还是会出现假性动脉瘤和动静脉瘘。最佳治疗方法是跨越损伤区域植入足够大小的覆膜支架。如果破裂发生在直径较小的血管,大多数情况下采用球囊延时扩张和(或)裸支架植入就足够了。如果以上这些方法都失败了,必须再次球囊扩张防止出血,准备外科手术治疗,同时交叉配血,准备输注红细胞。

e. PTA部位以外的广泛夹层:夹层部位通过植入支架即可解决而恢复顺行血流。也可以尝试"贴壁"夹层。如果广泛的夹层撕裂到最初没有累及的血管,而支架植入不能完全重建血流,可以术后抗凝治疗。

结果比较

1. 只有有限的几项随机对照研究将血管腔内治疗和其他治疗方法(例如功能锻炼指导或旁路手术)做了比较。而各种腔内治疗方法之间的相互比较的数据也很少。对于如何治疗有症状的股腘动脉疾病患者的建议也大多停留在各个手术医师的喜好和舒适水平上。正在进行的临床实验有希望更好的阐明金属裸支架、DES、DEB、减积手术以及联合应用多种技术的作用。
2. a. 对于PTA和指导下功能锻炼的比较:在一项比较PTA和指导功能锻炼的研究中,36例有单侧间歇性跛行症状的患者随机入组[15]。值得注意的是,更多在功能锻炼组的患者停止了吸烟,影响了结果。3~9个月后,PTA组ABI指数升了0.21,而功能锻炼组ABI却没有增长。短期内锻炼组的患者在步行距离上获得了很大的改善(跛行绝对距离的增长为42%对57%),但长期效果并无显著性差异[15]。值得注意的是,功能锻炼既能预防又能治疗对侧肢体的疾病,而本试验中只有单侧肢体做了PTA手术。

b. PTA和旁路手术的比较:WOLF和其同事在一项随机对照研究中对血管成形术和外科手术做了比较[16]。在股腘动脉的PTA和旁路手术中,没有发现显著性差异,其5年初级通畅率分别为59%和55%。但是,对于长段型SFA患者的亚层分析显示,1年的累积通畅率外科手术组优于PTA另外一项血管成形和外科手术的随机对照研究在长期疗效上没有发现差异,但是,血管成形术治疗组患者缩短了住院时间[17]。最近的一项前瞻性随机研究比较了膝上旁路手术和Viabahn支架移植物的治疗效果[18]。在该研究中,在100条肢体(86例患者)前瞻性地比较了经皮血管成形加覆膜支架植入术和膝关节以上的股腘动脉旁路手术的差异。在中位时间18个月内两组所观察到的初次通畅率或二次通畅率都没有差异。在随访的第3、6、9和12个月,覆膜支架组的初次通畅率分别是84%、82%、75.6%和73.5%,股腘动脉手术组的初次通畅率分别是90%、81.8%、79.7%和74.2%。支架组和旁路手术组的二次通畅率分别为83.9%和83.7%,也几乎没有区别。

c. PTA与支架植入的比较:在最近的一项比较PTA与支架植入的研究中,支架组整体结果更优[19]。在该研究中,随机对照、多中心地比较了Lifestent支架(Bard Peripheral, Phoenix, AZ)和血管成形术。46%的PTA组患者因为即刻效果不佳改为支架植入术。在疗效分析中,这些患者被认为PTA失败。一年通畅率在支架植入组为80%,PTA组中仅为38%($P<0.05$)。支架组免于靶血管再通(target vessel revascularization, TVR)也同样较好(87%对46%)。但是,需要注意的是,最初PTA成功的患者,其疗效与支架植入术类似。在另外一项随机研究中,比较了PTA和Luminexx支架(Bard Peripheral, Phoenix, AZ),无论是TVR(18.3%对14.9%)还是再狭窄(38.6%对31.7%),都没有差异[20]。这项研究中,有11%的PTA患者改为支架植入术,但在数据统计时这些患者仍被纳入PTA组。

d. 目前的数据显示,"PTA优先"依然是治疗SFA的最佳策略。在PTA失败(回缩、夹层等)的患者中,有21%~35%的患者可以采用支架植入术。应该注意到,任何的血管腔内治疗都必须与最佳的药物治疗、改变生活方式和肢体锻炼相结合。

3. 研究人群的病例组合情况影响到研究结果。在多因素分析中,预示着 PTA 效果良好的因素包括：间歇性跛行，近端位置，短段型病变，狭窄（与 CTO），流出道良好以及没有需要后继治疗的残余狭窄[21-24]。这些差异或许能够解释在各种 SFA 研究中所出现的各自不同的结果。

（柏志斌 译 邓钢 校）

参考文献

1. Schillinger M, Sabeti S, Dick P, et al. Sustained benefit at years of primary femoropopliteal stenting compared with balloon angioplasty with optional stenting. *Circulation*. 2007; 115(21):2745–2749.
2. Becker GJ, Katzen BT, Dake MD. Noncoronary angioplasty. *Radiology*. 1989;170:921–940.
3. Saketkhoo RR, Razavi MK, Padidar A, et al. Percutaneous bypass: subintimal recanalization of peripheral occlusive disease with IVUS guided luminal re-entry. *Tech Vasc Interv Radiol*. 2004;7(1):23–27.
4. Scheinert D, Scheinert S, Sax J, et al. Prevalence and clinical impact of stent fractures after femoropopliteal stenting. *J Am Coll Cardiol*. 2005;45(2):312–315.
5. Saxon RR, Dake MD, Volgelzang RL, et al. Randomized, multicenter study comparing expanded polytetrafluoroethylene-covered endoprosthesis placement with percutaneous transluminal angioplasty in the treatment of superficial femoral artery occlusive disease. *J Vasc Interv Radiol*. 2008;19(6):823–832.
6. Tepe G, Zeller T, Albrecht T, et al. Local delivery of paclitaxel to inhibit restenosis during angioplasty of the leg. *N Engl Med*. 2008;358(7):689–699.
7. Laird JR, Zeller T, Gray BH, et al. LACI Investigators. Limb salvage following laser-assisted angioplasty for critical limb ischemia: results of the LACI multicenter trial. *J Endovasc Ther*. 2006;13(1):1–11.
8. Mahmud E, Ang L. Monitoring antiplatelet therapy during peripheral vascular and coronary interventions. *Tech Vasc Interv Radiol*. 2006;9:56–63.
9. Steinhubl SR, Berger PB, Mann JT III, et al. Credo Investigators. Clopidogrel for the reduction of events during observation. *JAMA*. 2003;289:1926–1927.
10. Bhatt DL, Fox KA, Hacke W, et al. CHARISMA Investigators. Clopidogrel and aspirin versus aspirin alone for the prevention of atherothrombic events. *N Engl J Med*. 2006;354:1706–1717.
11. Rutherford RB, Durham J. Percutaneous balloon angioplasty for arteriosclerosis obliterans: long-term results. In: Yao JST, Pearce WH, eds. *Technologies in Vascular Surgery*. Philadelphia: WB Saunders; 1992:329–345.
12. Rudnick MR, Davidson C, Laskey W, et al. VALOR Trial Investigators. Nephrotoxicity of iodixanol versus ioversol in patients with chronic kidney disease: the Visipaque Angiography/Interventions with Laboratory Outcomes in Renal Insufficiency (VALOR) Trial. *Am Heart J*. 2008;156(4):776–782.
13. Bolia A. Subintimal angioplasty. In: Mauro MA, Murphy KPJ, Thomson KR, et al., eds. *Image Guided Interventions*. Philadelphia: WB Saunders; 2008:482–492.
14. Fellmeth BD, Roberts AC, Bookstein JJ, et al. Postangiographic femoral artery injuries: nonsurgical repair with US-guided compression. *Radiology*. 1991;178:671–675.
15. Perkins JM, Collin J, Creasy TS, et al. Exercise training versus angioplasty for stable claudication: long and medium term results of a prospective, randomised trial. *Eur J Vasc Endovasc Surg*. 1996;11:409–413.
16. Wolf GL, Wilson SE, Cross AP, et al. Surgery or balloon angioplasty for peripheral vascular disease: a randomized clinical trial. Principal Investigators and Their Associates of Veterans Administration Cooperative Study Number 199 [see comments]. *J Vasc Interv Radiol*. 1993;4:639–648.
17. Holm J, Arfvidsson B, Jivegård L, et al. Chronic lower limb ischaemia: a prospective randomised controlled study comparing the 1-year results of vascular surgery and percutaneous transluminal (balloon) angioplasty (PTA). *Eur J Vasc Surg*. 1991;5:517–522.
18. Kedora J, Hohmann S, Garrett W, et al. Randomized comparison of percutaneous Viabahn stent grafts vs prosthetic femoral-popliteal bypass in the treatment of superficial femoral arterial occlusive disease. *Vasc Surg*. 2007;45(1):10–16.
19. Katzen B. Results of the RESILIENT trial: a randomized comparison of PTA to Lifestent. *Transcathetr Ther*. 2008.

20. Krankenberg H, Schlüter M, Steinkamp HJ, et al. Nitinol stent implantation versus percutaneous transluminal angioplasty in superficial femoral artery lesions up to 10 cm in length: the femoral artery stenting trial (FAST). *Circulation.* 2007;116(3):285–292.
21. Capek P, McLean GK, Berkowitz HD. Femoropopliteal angioplasty: factors influencing long-term success. *Circulation.* 1991;83(suppl I):I-70–I-80.
22. Johnston KW. Femoral and popliteal arteries: reanalysis of results of balloon angioplasty. *Radiology.* 1992;183:767–771.
23. Matsi PJ, Manninen HI, Vanninen RL, et al. Femoropopliteal angioplasty in patients with claudication: primary and secondary patency in 140 limbs with 1–3-year follow-up. *Radiology.* 1994;191:727–733.
24. Hunink MGM, Donaldson MC, Meyerovitz MF, et al. Risks and benefits of femoropopliteal percutaneous balloon angioplasty. *J Vasc Surg.* 1993;17:183–194.

33 膝下动脉闭塞性疾病

简介

严重肢体缺血（critical limb ischemia，CLI）是指在静息状态下没有充足的血液流到下肢，通常伴有皮肤及伤口的改变。而间歇性跛行是指在运动情况下，由于缺乏足够的血流维持氧代谢而导致的肢体不适。CLI意味着可能出现皮肤坏死、坏疽、感染、败血症截肢及死亡的可能性。而通常间歇性跛行不会发生上述风险[1,2]。

血管模式

CLI是由于比跛行更严重或广泛的动脉血管闭塞所致。它总是与膝下（below-the-knee，BTK）动脉及多血管相关。在糖尿病患者中，病变的血管也许仅限于膝下，如果这样的话，会很严重。对于吸烟者和（或）老年人，通常是多支血管病变（髂动脉＋股、腘动脉＋膝下动脉）。在后者胫动脉病变通常较年轻人、不吸烟的糖尿病CLI患者轻。值得一提的是，仅BTK病变的糖尿病患者，其血管模式通常是长段血管闭塞和多处狭窄的结合。在无糖尿病的慢性吸烟者及老年人中，仅有两侧胫血管明显累及，而且闭塞通常更为局限，闭塞段更短[3]。

CLI的终点

闭塞部位的腔内治疗通常是恢复充足的血流，改善症状，特别是有静息痛或者足趾溃疡的患者（Rutherford 分级 4 级和 5 级）（表 33.1）。阻止严重的近侧病变，或继续治疗提供充分的远端血流，重建畅通的单支膝下病变血管就足够了。如果溃疡累及脚后跟，并向足前部延展，或者与骨髓炎 / 骨外露有关，最佳治疗终点是建立“直线血流”。总的来说，在那些供应微小病变足弓部的重要分支的较大直径的胫动脉或腓动脉（>3mm）比较容易成功。这将有助于伤口愈合，以及部分截肢伤口和移植皮肤的愈合。

表 33.1 Rutherford 外周动脉疾病分级

分级	病史
0	无症状
1	轻度跛行
2	中度跛行
3	重度跛行
4	静息性缺血性疼痛
5	组织溃疡（轻微）
6	组织缺失 / 坏疽

适应证

1. Rutherford 分级中，4~6 级的患者是可能需要治疗的候选者，其中效果最好的是 4 级和 5 级患者[4]。临床上，5 级患者仅有微小的组织缺损——不能愈合的溃疡，或局部坏疽，伴有弥漫性的足部缺血。许多临床研究排除了 6 级患者（有大的组织缺失），尽管治疗可以促进皮瓣 / 伤口的愈合，即便是不可避免远端截肢。5 级和 6 级的客观判断标准是踝部血压 <60mmHg 和（或）大脚趾血压 <30mmHg，脉搏容量记录仪为脉动或平坦[5]。TASC Ⅱ共识推荐应用趾压 <50mmHg，以及经皮氧分压（$TcPO_2$）<30mmHg 作为严重缺血的客观判断标准[6,7]。渐渐地，血管腔内治疗已经成为首选血管再通治疗方法[1,8,9]，尽管病变的选择仍有争议。对于 CLI 患者，除了 TASC Ⅱ共识推荐外科手术治疗，大多数医师会用经血管腔途径的方法治疗 C 型[10]和 D 型的 TASC 病变（Motarjeme A. 伊利诺斯州中西部血管病研究所；个人交流）。

禁忌证

相对禁忌证

1. 总体来说，年龄不是禁忌证[11]。但是，对于在就诊时已经行动能力受损的及伴有痴呆的患有慢性病的老年人，施行这些手术时应该特别小心[12]。

2. 终末期肾病患者(ESRD)[13]。
3. 对含碘的对比剂过敏者。

术前准备

1. 大多数CLI的患者都有广泛的动脉粥样硬化及较多的伴发疾病。要确保患者获得最佳的医疗,包括控制血脂、血糖,评估冠状动脉病变。
2. 临床血管评价应包括踝肱指数,记录皮肤改变,术前还可考虑病变部位拍照。
3. 如果患者的肾功能允许,术前行CTA或MRA指导治疗非常有用。
4. 血液检查应包括CBC、血小板、INR、肾功能。
5. 术前6小时禁食,除了常规口服药物应少量饮水外。如果患者没有抗血小板治疗,予以阿司匹林81mg及氯吡格雷75mg口服。
6. 建立静脉通道并给以水化。

手术

1. 皮肤消毒铺巾后,经股动脉插入血管鞘。因为这些患者将接受较强的抗凝和抗血小板治疗,许多术者在CLI患者使用超声导引下的微穿刺系统行动脉穿刺。
2. 如果术前影像学检查或临床体检提示患者有髂动脉及其分支的多发病变,则需要用对侧股动脉途径。如果将要处理的区域只是位于腹股沟下方,那么其入路可以在任一侧腹股沟;如果有长的或严重的钙化性闭塞,许多医师喜欢同侧顺行穿刺。
3. 开始血管造影后,经鞘给予3000U肝素。根据需要再追加剂量,保持ACT>200秒。
4. 治疗的目的是获得通向足部的“直线血流”;其实,许多该手术的方式与前文详细描述的血管成形术相同。为了跨过和治疗膝下血管阻塞性疾病,各种小管径的器械正在不断涌现。还没有充足的数据来帮助我们选择最好的设备。但是,已经公布的数据表明,几乎每一种器械都拥有极好的安全性和救肢率。
5. 由于采用了抗血小板治疗,许多医师会给患者使用血管缝合器,而不是逆转抗凝。

术后处理

1. 常规的血管成形术的术后恢复。
2. 继续给予阿司匹林和氯吡格雷口服。在治疗剂量和时间上现在还没有统一意见，但是许多人给予阿司匹林 81mg 终身口服，氯吡格雷 75mg 每天两次，共 3 个月。

3. 如果患者有皮肤溃疡或组织缺失，必须尽早找足病医师、伤口处理专家或者血管外科医师。

结果和并发症

1. 在就诊时已经行动能力受损的且患有慢性病的老年人 5 年死亡率为 70%，手术失败最终截肢率 39.5%，患者失去独立生活能力 30%。在有痴呆表现的患者，迟发死亡率 73%，手术失败最终截肢 41.2%，失去独立生活能力 46.4%[12]。这些临床因素的叠加，决定了其预后不佳。
2. 终末期肾病：在一组共有 90 条肢体因缺血性溃疡而接受了血管成形术（以及急救性的支架植入）的患者中，合并有糖尿病者（占 77.8%）较合并有终末期肾病者（只有 17.8%）有较高的伤口愈合发生率（55.4%∶25%），截肢率明显较低（14.9%∶43.7%）。两组之间 1 年和 3 年的总体精确生存率（82.2%，62.1%）没有显著性差异，但是救肢率有显著差异，没有 ESRD 的患者其 1 年、3 年的救肢率分别为 84.4%、80.2%；合并 ESRD 的患者其 1 年、3 年的救肢率分别为 52.5%、52.5%。这些结果能够很好地反映疾病本身与患者之间的差异。总的来说，合并有 ESRD 的患者，由于血管腔的显著钙化，很难通过以及扩张治疗。此外，已经被认可的是，ESRD 影响伤口愈合。
3. 血管成形术：经皮腔内（球囊）血管成形术（PTA）的疗效变化很大。Bakal 等报道，如果到达足部的直线血流能够建立（至少一条胫动脉开通）的话，24 个月的救肢率为 80%，但是，当远端流出道依然堵塞时，救肢率将降至 0%[14]。Dorros 等报道，221 例（最初是 270 例）CLI 的患者，经胫腓动脉疾病治疗后，随访 5 年的救肢率为 91%[15]。Faglia 等对连续的 993 例患有糖尿病的 CLI 患者（93.2% 的膝下动脉病变患者中，31.8% 只有膝下动脉病变，61.4% 有股腘动脉及膝下动脉病变）采用球囊血管成形术作为第一治疗选择，平均随访期为 26.2 个月（971 例患者），8.8% 的患者症状复发，只有 1.7% 的患者接受了较大的截肢术[16]。患有 CLI 的股腘动脉和膝下动脉患者，内膜下成形术所报道的治疗效果类似[17-23]。
4. 支架植入：在 CLI 患者采用早期的（冠状动脉用的）支架植入治疗膝下动脉疾病的研究结果显示，技术成功率及救肢率均超过 90%，且没有大的并发症发生[24]。药物洗脱支架（DES）与金属裸支架（BMS）（紧急植入）的比较显示，两者的初始技术成功率相当，但是

12个月的支架再狭窄发生率DES组显著好于BMS组(63.3%∶21.4%)。而12个月的救肢率两组也相当,为DES的100%∶BMS的96%[25]。与之相反的是,Scheinert等为CLI的患者采用支架初始治疗膝下病变的结果显示,DES组大的截肢率为0%,而BMS组为10%;DES组需要靶血管再通(TLR)者为0%,而BMS组为23.3%[26]。

5. 球扩式的冠脉支架的疗效让人印象深刻,除此之外,用于治疗小的膝下动脉病变[使用4F鞘,0.018英寸(1英寸=2.54cm)导丝]的自膨式钛的合金支架(XPERT Stent, Abbott Vascular, Abbott Park, IL)也显示出极佳的效果。在初期植入后1年的随访中,血管造影显示支架再狭窄率为20.45%,累积救肢率为95.9%,累积生存率为81.2%[27]。还有报道表明,在PTA失败后采用支架技术,随访6个月的效果也是极佳的:100%的救肢率和82%的初期通畅率(多普勒超声)[28]。
6. 冷冻球囊技术为球囊扩张提供了潜在优势,减少了气压伤、夹层、弹性回缩的发生,而且没有在体内留下异物。在一个多中心的研究中,把冷冻球囊技术作为108例CLI患者(Rutherford分级4~6级,64%有难治性溃疡,67.6%有糖尿病)膝下血管疾病的初始治疗,急诊的技术成功率为97.3%,只有1例(0.9%)出现了局限的夹层,只有3例(2.7%)做了急救性支架植入。在可随访的患者中,180天时有93.4%的患者避免了大的截肢,到365天时,有85.2%的患者避免了大的截肢[4,29]。在其他的冷冻球囊技术有效性研究中,有111例CLI患者的膝下动脉疾病接受了该治疗,1年的免截肢生存率在Rutherford 4级为100%,在Rutherford 5级为89%,在Rutherford 6级为41%[2,4]。
7. 切割球囊血管成形术(cutting balloon angioplasty, CBA)是另外的一种球囊成形术的改进,它提供了一种能减少气压伤、弹性回缩、夹层的发生,且不在体内留下异物的机械扩张方法。它是从治疗难以处理的冠状动脉疾病,如开口处分叉(没有斑块移位)、支架内再狭窄、纤维弹性组织抵抗、钙化以及小血管病变等发展而来的。膝下动脉病变也有这些特征。而且,糖尿病患者和正在血液透析的患者膝下动脉病变还有内膜硬化这一特征。Faglia推测,相对于标准的动脉粥样硬化病变,内膜硬化者更适合用PTA治疗,而且有糖尿病的CLI患者,用PTA治疗已经显示了极佳的效果[16]。因此,对糖尿病患者用CBA作为膝下动脉疾病的初始治疗将进一步提高球囊血管成形术的疗效。Ansel等报道,用CBA治疗93例腘动脉和膝下动脉疾病的CLI患者,平均随访12个月(6~21个月),救肢率为89.5%[30]。
8. 准分子激光辅助血管成形术(CLIR-途径经皮腔内激光斑块切除系

统）使用强烈的紫外光束，在短的脉冲持续时间获得每一脉冲 50μm 的穿透深度。这种光化学机制打破了分子间束缚，使得斑块及血栓气化。其潜在的优势包括容易越过复杂的长段狭窄和栓塞，减少斑块负担（减积），没有气压伤和斑块移位[31,32]。

当导丝通过失败时，有一种“步进”的方法能够让该器械前进越过闭塞段[32]。在一项多中心的激光血管成形术/腔内旋切术治疗急性肢体缺血的 CLI 患者的研究中，对其疗效进行了评价，有 145 例 CLI 患者（69% 有组织缺失，66% 有糖尿病）接受了准分子激光辅助血管成形术的初始治疗，包括 155 条肢体（91% 至少有一处闭塞）的 423 处病变（41% 为 SFA，15% 为腘动脉，41% 为膝下动脉）。有 85% 的肢体完成的是急诊手术。16% 的胫动脉行支架植入术。12% 的救治肢体出现了手术并发症，包括远端栓塞（3%）和穿孔（2%）。在 6 个月的随访中，存活患者的救肢率为 92%，56% 的缺血性溃疡完全愈合[33,34]。类似的随访 6 个月极佳治疗效果在采用“步进法”通过闭塞段（60% 行支架植入术）亚组也有报道[35]。但是，一项用相同方法对手术风险高和社会经济状况不佳的患者的回顾性研究结果表明，12 个月的救肢率只有 55%[36]。

这些作者总结道，糖尿病患者和肾功能不全的患者很难经历“明确的血管再通效果”或挽救肢体。

9. 血管腔内旋切装置，类似于激光旋切装置，与 PTA 和支架植入相比，理论上有其优点，能够减轻对血管壁的伸展性损伤，减少弹性回缩，减少夹层发生（需要支架植入）的可能性，还有可能减少术后炎症反应及再狭窄率。几个单中心和多中心的非随机研究支持了这些理论上的优点[10,37-42]。在一项对 36 例患者（53% 有 CLI）的 49 条膝下动脉病变的治疗研究中，Zeller 报道其初始和继发通畅率[再狭窄 <70%，多普勒超声和（或）血管造影]1 年后分别为 67% 和 91%，2 年后分别为 60% 和 80%。值得注意的是，他们报道，病变长度 <50mm 的再狭窄率显著低于病变长度 >50mm 的再狭窄率（25.8%∶44.4%，$P<0.05$）[38]。他们推测，对于有显著内膜硬化（糖尿病和 ESRD）的患者，用该设备治疗膝下动脉病变是不合适的，而且他们警告，在治疗分叉处病变，尤其是胫前动脉起源处病变时，易发生穿孔的危险。这些都代表了该装置的显著局限性。还要当心远处栓塞。使用 SilverHawk 设备（FoxHollow Technologies，Redwood City，CA）而未使用滤网保护装置的栓子碎屑发生率，Keeling 等[42]报道为 7%，Wholey 等[43]报道 100%。Surie 等在采用 SilverHawk 腔内旋切设备治疗 10 例股腘动脉疾病时使用了滤器，其证实斑块碎片长度为 0.5~10mm，发生率为 100%[44]基于这一经验，以及在胫动脉放置滤

器的难度，他们反对采用 SilverHawk 腔内旋切设备治疗膝下动脉病变。

（柏志斌 译　邓钢 校）

参考文献

1. Lumsden AB, Davies MG, Peden EK. Medical and endovascular management of critical limb ischemia. *J Endovasc Ther*. 2009;16(suppl II):1131–1162.
2. McNamara TO. Critical limb ischemia: correlation between vascular patterns, and clinical patterns. Presented at: TCT Annual Meeting, September, 2009; San Francisco, CA.
3. Derubertis BG, Pierce M, Ryer EJ, et al. Reduced primary patency rate in diabetic patients after percutaneous intervention results from more frequent presentation with limb-threatening ischemia. *J Vasc Surg*. 2008;47(1):101–108.
4. Das TS, McNamara T, Gray B, et al. Primary cryoplasty therapy provides durable support for limb salvage in CLI patients with infrapopliteal lesions: 12-month follow-up results from the BTK Chill trial. *J Endovasc Ther*. 2009;16(suppl II):II116–II128.
5. Rutherford RB, Baker JD, Ernst C, et al. Recommended standards for reports dealing with lower extremity ischemia: revised version. *J Vasc Surg*. 1997;26:517–538.
6. Norgren L, Hiatt WR, Dormandy JA, et al. Inter-society consensus for the management of peripheral arterial disease (TASC II). *J Vasc Surg*. 2007;45(1 suppl):S5–S67.
7. Rose SC. Noninvasive vascular laboratory for evaluation of peripheral arterial occlusive disease. Part II: Clinical applications: chronic, usually atherosclerotic, lower extremity ischemia. *J Vasc Interv Radiol*. 2000;11:1257–1275.
8. Kudo T, Chandra FA, Kwun WH, et al. Changing pattern of surgical revascularization for critical limb ischemia over 12 years: endovascular vs. open bypass surgery. *J Vasc Surg*. 2006;44:304–313.
9. Bosiers M, Deloose K, Verbist J, et al. Update management below knee intervention. *Minerva Cardioangiol*. 2009;57:117–129.
10. Yancey AE, Minion DJ, Rodriguez C, et al. Peripheral atherectomy in TransAtlantic Inter-Society Consensus type C femoropopliteal lesions for limb salvage. *J Vasc Surg*. 2006;44:503–509.
11. Brosi P, Dick F, Do DD, et al. Revascularization for chronic critical lower limb ischemia in octogenarians is worthwhile. *J Vasc Surg*. 2007;46;1198–1207.
12. Taylor SM, Kalgaugh CA, Blackhurst DW, et al. Determinants of functional outcome after revascularization for critical limb ischemia: an analysis of 1000 consecutive vascular interventions. *J Vasc Surg*. 2006;44:747–755.
13. Aulivola B, Gargiulo M, Bessoni M, et al. Infrapopliteal angioplasty for limb salvage in the setting of renal failure: do results justify its use? *Ann Vasc Surg*. 2005;19:762–768.
14. Bakal CW, Sprayragen S, Scheinbaum K, et al. Percutaneous transluminal angioplasty of the infrapopliteal arteries: results in 53 patients. *Am J Roentgenol*. 1990;154:171–174.
15. Dorros G, Jaff MR, Dorros AM, et al. Tibioperoneal (outflow lesion) angioplasty can be used as primary treatment in 235 patients with critical limb ischemia: five-year follow-up. *Circulation*. 2001;104:2057–2062.
16. Faglia E, Dalla Paola L, Clerici G, et al. Peripheral angioplasty as the first-choice revascularization procedure in diabetic patients with critical limb ischemia: prospective study of 993 consecutive patients hospitalized and followed between 1999 and 2003. *Eur J Vasc Endovasc Surg*. 2005;29:620–627.
17. Myers SI, Myers DJ, Ahmend A, et al. Preliminary results of subintimal angioplasty for limb salvage in lower extremities with severe chronic ischemia and limb-threatening ischemia. *J Vasc Surg*. 2006;44:1239–1246.
18. Vraux H, Bertoncello N. Subintimal angioplasty of tibial vessel occlusions in critical limb ischaemia: a good opportunity? *Eur J Vasc Endovasc Surg*. 2006;32:663–667.
19. Lazaris AM, Salas C, Tsiamis AC, et al. Factors affecting patency of subintimal infrainguinal angioplasty in patients with critical lower limb ischemia. *Eur J Vasc Endovasc Surg*. 2006;32:668–674.
20. Spinosa DJ, Leung DA, Matsumoto AH, et al. Percutaneous intentional extraluminal recanalization in patients with chronic critical limb ischemia. *Radiology*. 2004;232:499–507.
21. Hynes N, Akhtar Y, Manning B, et al. Subintimal angioplasty as a primary modality in the management of critical limb ischemia: comparison to bypass grafting for aortoiliac and femoropopliteal occlusive disease. *J Endovasc Ther*. 2004;11:460–471.

22. Kim JS, Kang TS, Ahn CM, et al. Efficacy of subintimal angioplasty/stent implantation for long, multisegmental lower limb occlusive lesions in patients unsuitable for surgery. *J Endovasc Ther*. 2006;13:514–521.
23. Akesson M, Riva L, Ivancev K, et al. Subintimal angioplasty of infrainguinal arterial occlusions for critical limb ischemia: long-term patency and clinical efficacy. *J Endovasc Ther*. 2007;14:444–451.
24. Feiring AJ, Wesolowski AA, Lade S. Primary stent-supported angioplasty for treatment of below-knee critical limb ischemia and severe claudication: early and one-year outcomes. *J Am Coll Cardiol*. 2004;44:2307–2314.
25. Siablis D, Karnabatidis D, Katsanos k, et al. Sirolimus-eluting versus bare stents after suboptimal infrapopliteal angioplasty for critical limb ischemia; enduring 1 year angiographic and clinical benefit. *J Endovasc Ther*. 2007;14:241–250.
26. Scheinert D, Ulrich M, Scheinert S, et al. Comparison of sirolimus-eluting vs. bare-metal stents for the treatment of infrapopliteal obstructions. *Eurointervention*. 2006.
27. Bosiers M, Deloose K, Verbist J, et al. Nitinol stenting for treatment of "below-the-knee" critical limb ischemia: 1-year angiographic outcome after Xpert stent implantation. *J Cardiovasc Surg (Torino)*. 2007;48:455–461.
28. Kickuth R, Keo HH, Triller J, et al. Initial clinical experience with the 4-F self-expanding XPERT stent system for infrapopliteal treatment of patients with severe claudication and critical limb ischemia. *J Vasc Interv Radiol*. 2007;18:703–708.
29. Das T, McNamara T, Gray B, et al. Cryoplasty therapy for limb salvage in patients with critical limb ischemia. *J Endovasc Ther*. 2007;14:753–762.
30. Ansel GM, Sample NS, Botti C, et al. Cutting balloon angioplasty of the popliteal and infrapopliteal vessels for symptomatic limb ischemia. *Catheter Cardiovasc Interv*. 2004;61:1–4.
31. Clair DG. Critical limb ischemia: will atherectomy and laser-directed therapy be the answer. *Semin Vasc Surg*. 2006;19:96–101.
32. Shafique S, Nachreiner RD, Murphy MP, et al. Recanalization of infrainguinal vessels: SilverHawk, laser, and the remote superficial femoral artery endarterectomy. *Semin Vasc Surg*. 2007;20:29–36.
33. Laird JR, Reiser C, Biamino G, et al. Excimer laser assisted angioplasty for the treatment of critical limb ischemia. *J Cardiovasc Surg (Torino)*. 2004;45:239–248.
34. Laird JR, Zeller T, Gray BH, et al. Limb salvage following laser-assisted angioplasty for critical limb ischemia: results of the LACI multicenter trial. *J Endovasc Ther*. 2006;13:1–11.
35. Biamino G. The excimer laser: science fiction fantasy or practical tool? *J Endovasc Ther*. 2004;11(suppl II):II207–II222.
36. Stoner MC, deFreitas DJ, Phade SV, et al. Mid-term results with laser atherectomy in the treatment of infrainguinal occlusive disease. *J Vasc Surg*. 2007;46:289–295.
37. Zeller T, Rastan A, Sixt S, et al. Long-term results after directional atherectomy of femoropopliteal lesions. *J Am Coll Cardiol*. 2006;48:1573–1578.
38. Zeller T, Sixt S, Schwarzwalder U, et al. Two-year results after directional atherectomy of infrapopliteal arteries with the SilverHawk device. *J Endovasc Ther*. 2007;14:232–240.
39. Kandzari DE, Kiesz RS, Allie D, et al. Procedural and clinical outcomes with catheter-based plaque excision in critical limb ischemia. *J Endovasc Ther*. 2006;13:12–22.
40. Sarac T, Altinel O, Lyden S, et al. Midterm outcome predictors for lower extremity atherectomy procedures. Paper presented at: Southern Association for Vascular Surgery, January 19, 2007; Rio Grande, Puerto Rico, USA.
41. Ramaiah V, Gammon R, Kiesz S, et al. Midterm outcomes from the TALON Registry: treating peripherals with SilverHawk: outcomes collection. *J Endovasc Ther*. 2006;13:592–602.
42. Keeling WB, Shames ML, Stone PA, et al. Plaque excision with the SilverHawk catheter: early results in patients with claudication or critical limb ischemia. *J Vasc Surg*. 2007;45:25–31.
43. Wholey M, Suri R, Postoak D, et al. Plaque excision in 2005 and beyond: issues of the past have yet to be resolved. *Endovascular Today*. 2005;August:40–44.
44. Suri R, Wholey MH, Postoak D, et al. Distal embolic protection during femoropopliteal atherectomy. *Catheter Cardiovasc Interv*. 2006;67:417–422.

34 急性肢体缺血：药物、机械溶栓治疗

20 世纪 70 年代由 Dotter 首先使用动脉（IA）溶栓治疗，目前已广泛应用于急性肢体缺血，以迅速恢复缺血肢体的血供，并明确潜在的缺血病灶以辅助外科手术和（或）经皮血管腔内治疗。

适应证

动脉本身或旁路移植血管的血栓形成或血栓栓塞导致的新发跛行或危及肢体的缺血溶栓治疗[1-5]，包括急性（病程少于 14 天）或慢性血栓[6]。

禁忌证

绝对禁忌证[1-4]

1. 活动性出血或近期内出血，包括胃肠道出血（10 天以内）。
2. 不可逆的肢体缺血，伴有较多的组织缺如或不可恢复的神经损伤（严重感觉运动缺失，瘫痪 / 肌肉僵直）。
3. 近期脑卒中[任意指南：2 个月内短暂性脑缺血发作（TIA），6 个月或 12 个月内脑血管意外（cerebrovascular accident，CVA]。
4. 颅内肿瘤或近期神经外科手术（3 个月内）。
5. 左心腔内突出的非固定血栓。

相对禁忌证[1-4]

以下情况一般不考虑溶栓治疗，具体临床治疗方案需综合考虑预期的获益及风险，尤其对于老年患者，选择患者时详细的临床评估以及合理的判断，是非常重要的。

1. 胃肠道出血病史。
2. 近期非血管外科手术（10 天内），包括病理活检术。
3. 近期外伤史。
4. 近期心肺复苏（CPR）（10 天内）。
5. 严重的控制不佳的高血压（收缩压 >180mmHg 或舒张压 >110mmHg）。
6. 心源性栓子（若可疑则行超声心动图检查）
7. 亚急性细菌性心内膜炎。

8. 凝血障碍。
9. 妊娠及产后（<10 天）。
10. 严重的脑血管疾病。
11. 糖尿病出血性视网膜病变。

治疗前准备

1. **高质量非创伤性成像**（彩色多普勒，多排螺旋 CT，MRA）已发挥越来越重要的作用，在开始动脉内溶栓之前，完成影像学检查，可以明确病变分布以及制订溶栓治疗计划。
2. **标准的实验室检查**包括 Hct/Hgb（>10g/dl，30% 体积比），血小板计数 >100 000/μl，BUN/Cr 基线值，PT 及 INR，PTT（或 ACT）及纤维蛋白原水平（可选）。
3. **治疗入路选择：**回顾先前的血管成像片有助于选择治疗入路。尽管治疗阻塞性病变可从对侧入路，但这种方法限制了后续的血管内介入治疗。因此，同侧顺行路径临床应用更多，因为同侧顺行便于导管操作，使抽吸取栓术、球囊扩张术等治疗技术操作更为可行。直接穿刺移植血管一般风险不大，但是，如预计行溶栓治疗应当避免穿刺腋动脉。

操作

1. 血管成像以明确血栓的范围及血管病变情况（图 34.1）。

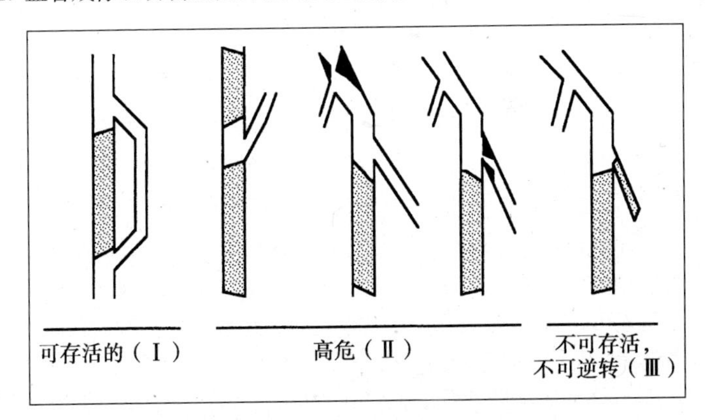

图 34.1 血管成像模式图与临床肢体急性缺血分类：（Ⅰ）可存活肢体常表现为动脉单一节段性闭塞伴新生侧支循环形成及血管重建；（Ⅱ）高危肢体会有与小腿侧支循环及重建的血管先后排列或并行排列的病变；（Ⅲ）不可逆的缺血损伤肢体常表现为广泛排列的血栓栓塞、侧支循环栓塞、远端无血管重建

2. 插入导管鞘,以便于导管交换并最大限度地减小穿刺点创伤(图 34.2)。

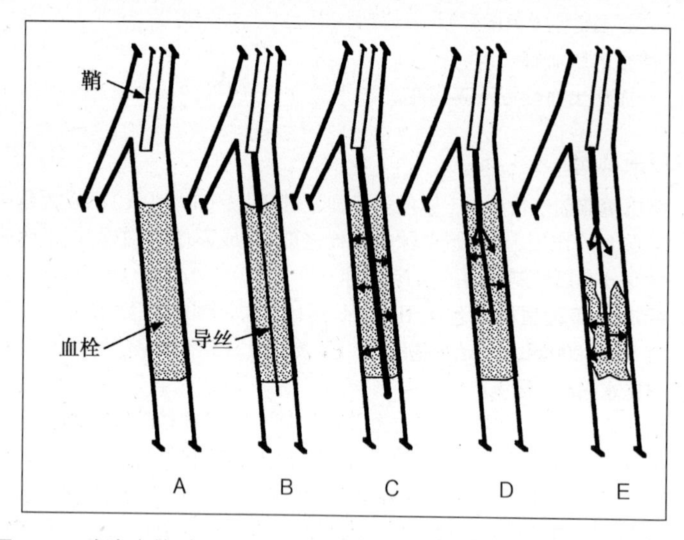

图 34.2 动脉溶栓过程。A:血管造影显示血管闭塞段。B:经导管鞘引入同轴导管至栓塞近端,导丝下行越过血栓的末端(GWTT)。C:将端孔封闭的多侧孔溶栓导管插入血栓全段,用饱和剂量的溶栓药物以快速脉冲喷雾方式溶解血栓(也可以将端孔或带少量侧孔的导管先送至栓塞远端,在导管回抽至栓塞近端的过程中注入少量溶栓药物)。D:将端孔导管留置于血栓的近端,将另一管径更小的多侧孔导管留置于血栓深部持续灌注(图示远端未行治疗栓塞段,经一末端封闭、多侧孔的导管注入溶栓药物,导管前行溶解血栓全程)。E:随着溶栓进展,两种治疗导管均可继续顺行,但是随着其轮廓显现,内导管可以独自前进到逐渐减少的血栓斑块的最前端。该过程一直持续到血栓斑块逐渐溶解,找出潜在的阻塞性病变,并通过血管成形术或外科手术的方法进一步治疗

3. 沿导管鞘采用同轴导管技术引入溶栓导管及导丝,经 0.035~0.038 英寸直头或 J 形导丝引导穿过整段血栓斑块,沿导丝送入灌注导管。引导导丝可为亲水涂层超滑导丝或其他类型导丝。该过程需在间断血管造影下进行,以保证导管位置的实时调整。
   a. 如果标准导丝很难穿过血栓,说明是慢性血栓,可能难以溶解[7,8]。然而,即使这样,仍然应当尝试性溶栓[6,9],如果导管头无法成功穿透斑块,则将导管头留置于斑块近端进行短暂的溶栓治疗,使斑块近端变软,为后续尝试性斑块内留置溶栓导管提供可能性。
   b. 若导管无法进入血栓斑块内,则降低了溶栓的技术成功率[7,8]。
4. **导管选择:**多种不同型号及灌注段长度的导管均可选用。导管灌注

段的长度要与血栓的长度相匹配，可通过同轴导管技术引入。导管灌注时既可缓慢持续灌注，也可加压脉冲式冲击灌注。

5. **溶栓药物**（表 34.1）
   a. 尽管文献报道有几种用于外周动脉或静脉溶栓治疗的药物，但到目前为止，还没有任何一种药物获得美国 FDA 批准。罕有这些溶栓药物的前瞻性随机对照研究，因此很难有这些药物之间有意义的比较。
      （1）尿激酶（UK）曾经是美国最常用的溶栓药物，重组组织型纤溶酶原激活剂（rt–PA）在欧洲则更常用。溶栓治疗的文献反映了溶栓的偏好模式（4），rt–PA 则是美国目前外周血管溶栓治疗最常用的药物[10]。
      （2）目前一致认为，UK 与 rt–PA 在外周血管阻塞性疾病的溶栓治疗效果及安全性方面几乎一致[4,6,10]，且均明显优于链激酶（SK）[4,11–15]，rt–PA 较 UK 在早期溶栓时药效更加迅速[6,15–17]。尽管目前 rt–PA 变异体瑞替普酶用于外周血管溶栓治疗的临床应用有限，但从已有的文献报道来看，其疗效及安全性可以信赖[18]。
   b. **血栓内置管溶栓技术：**涉及使用多侧孔导管及脉冲技术使药物集中进入血栓内[14,19–21]。多侧孔导管头端置于血栓远端，溶栓导管由远及近渐进回撤。一些学者[20]建议于血栓远端放置栓子以防止因加压灌注而产生可能的栓塞。另外，其他学者则坚持血栓内团注溶栓以快速恢复血流供应。远端血栓常需继续灌注溶栓药物才能溶解[20,21]。已有报道证实，使用饱和剂量的 UK 可以明显缩短溶栓时间、减少药物总剂量，降低并发症发生率[22]。
   c. **持续动脉内灌注。**
      （1）以前，继续灌注治疗常采用灌注泵及端孔的 3F 导管或更粗的 5F 导管，导管埋置于血栓的近端[1,14]，随着溶栓进程，导管由近及远逐渐顺行进入。现在，灌注系统可以提供方法利用溶栓药物冲刷血栓。通过选择合适的溶栓系统，使血栓的全部或部分进行药物灌注，导管操作也大为简化。
      （2）在导管的近远段不同部位之间，灌注剂量可能有所差别。因为需要尽快地恢复缺血肢体的再灌注，一定要防止溶栓导管阻塞血流，反之，则可考虑静脉肝素化。
      （3）为了缩短血管再通的灌注治疗时间并尽可能地降低溶栓药物剂量，许多新技术被用于临床以加速血栓溶解，这些改进主要集中在更短的时间达到更大的首次溶栓剂量，包括周期性加压灌注（如脉冲式）等技术[1,19,20,23]。

表 34.1 通用的外周动脉阻塞性疾病的溶栓药物给药方案

药物	半衰期（分）	浓度	给药方案	全身肝素化
链激酶	30	1500IU/ml	接触性溶栓：20 000~50 000IU （可选）输注 5000IU/ 小时	早期可以采用，超过 12 小时以上，不需要
尿激酶	15	3000IU/ml	接触性溶栓：250 000~500 000IU （可选）输注 4000IU/ 小时 ×2 小时，2000IU/ 小时 ×2 小时，然后 1000IU/ 小时持续	全治疗剂量
rt-PA	5	0.2mg/ml	接触性溶栓：5~10mg （可选）输注 0.5~1.0mg/ 小时	低治疗剂量（2500U 静脉推注 +500U/ 小时输注（可选））
瑞替普酶	15	0.5U/ml	接触性溶栓：2~5U （可选）输注 0.5~1.0U/ 小时	低治疗剂量（可选）

d. **静脉抗凝**：首先予以普通肝素 70U/kg 静脉团注，后以 600~1200U/h[1-4] 持续灌注以防止灌注导管周围血栓形成、进展，尽量在引导导丝通过血栓后即进行静脉抗凝。

（1）肝素剂量需调整到使 PTT 或 ACT[24] 维持在治疗范围，随着 rt-PA 的临床应用经验的增加，许多人已将肝素的使用剂量调整到 500U/h。

（2）肝素与溶栓药之间相互作用可形成沉淀物，因此在治疗前切忌将两者混合。

溶栓后处理

1. **加压包扎**导管进入血管穿刺处，前 4 小时内每隔 30 分钟检查穿刺点一次，后每 2 小时检查一次。
2. 患者常需在重症病房或复苏单元密切监测生命体征，并至少每 4 小时一次检查患者手足动脉搏动（触诊或通过多普勒检查）。
3. **实验室监测**
   a. 每 2 小时内复查两次 Hct、PT、PTT 或 ACT 等指标，若需要，后续可继续监测。
   b. 溶栓期间，将 PTT 维持在控制水平的 2~2.5 倍（如控制水平是 35 秒，则 PTT 目标值应为 70~90 秒），ACT 控制在 300 秒左右。
4. 密切监测液体出入量及血肌酐水平。
5. 治疗期间尽量避免肌内注射药物。
6. 在导管不用于溶栓治疗时，肝素（1500U 加入 500ml 生理盐水中）可通过溶栓导管给药。
7. 发热患者建议使用对乙酰氨基酚治疗。
8. 溶栓治疗 4~12 小时后或临床认为必要时，可再次血管造影。
9. 终止治疗：血管成功再通（血管造影或彩色多普勒证实）、治疗中出现并发症或治疗失败时应终止治疗。
   a. 停用溶栓药及肝素。拔出微导管，动脉内仅保留粗导管的少许末端。当有导管鞘时，可以拔出灌注导管，通过导管鞘或粗导管继续灌注肝素。
   b. 对潜在的血栓斑块宜尽快地用经皮血管内微创治疗或外科手术治疗等方法予以清除[3-5,7]。
   c. 4 小时后拔出导管或导管鞘。若想提前拔出（1~2 小时），在 PTT 或 ACT 复查评估后，予 30mg 硫酸鱼精蛋白缓慢静脉注射。也可用血管缝合器缝合穿刺点。
   d. 当外周血管栓子为血栓来源时或需继续抗凝治疗直至外科术前或改为口服用药时，在拔出导管鞘且穿刺点成功压迫后的 4~6 小时内应重新开始抗凝治疗。

结果

1. 尽管溶栓治疗被广泛应用,但有关肢体急性缺血溶栓疗效的证据却十分有限。最近的一篇综述[25]发现有10个随机对照研究(RCTs),其中只有5个溶栓与外科手术比较。除了RCT研究之外,大的溶栓数据库主要保存在英国:急性下肢缺血溶栓治疗的国家审计(the National Audit of Thrombolysis in Acute Leg Ischemia, NATALI)。
2. 三组随机对照研究——ROCHESTER、STILE、TOPAS[6,8,26]溶栓治疗与外科手术的对照研究已经充分证明了直接导管溶栓(catheter-directed thrombolysis, CDT)在治疗急性下肢缺血(ALI)中的临床意义。尽管在所有的研究中,1年的随访表明CDT治疗与外科血管再通治疗在肢体抢救成功率上无明显差异(82%~88%),但1年死亡率明显低于外科手术组,ROCHESTER、STILE、TOPAS死亡率分别为16%、6.5%、13.3%,而外科手术分别为42%、8.5%、15.7%。TOPAS及STILE均证实了移植血管的急性闭塞治疗预后明显优于人体自身血管的急性闭塞。所有研究均证实了介入溶栓治疗的必要性及更好的早期预后,但溶栓治疗存在出血、卒中及复发等并发症[25,27-29],因此CDT治疗主要用于人体自身血管的血栓形成或血栓栓塞的短期治疗。
3. 大量研究结果证实[4,5,11,16,30]:急性下肢缺血的UK溶栓治疗在85%~95%的患者均可获得积极的治疗结果,平均UK灌注时间约为24小时。早期(<2小时)快速溶栓可以获得更好的首次成功率[1]。rt-PA灌注时间更短[15,16],SK灌注时间更长[1,2,4,11],灌注时间因用药剂量及灌注速率的不同而各不相同[4,17,31]。相比UK及rt-PA,SK的治疗成功率更低,并发症更多,可能与其可导致血中纤溶酶原增多、纤维蛋白原分解消耗有关[32]。
4. 存在潜在斑块且及时用外科手术或经皮腔内治疗的血管远期开放情况更佳[3-5,7,33],腹股沟以上闭塞血管远期通畅率优于腹股沟以下闭塞血管[7,33],静脉移植较人工合成血管远期通畅情况更佳[3]。
5. 溶栓治疗失败时,单纯血栓切除术或血管移植治疗往往效果也较差[3]。
6. 急性下肢缺血首选溶栓治疗的患者较首选外科手术的患者6个月[6]至1年[8]的患肢截肢率更低,尤其是血栓急性栓塞导致的下肢缺血[8,34]。慢性(病程>14天)血管闭塞患者首选外科治疗可以获得更好的远期预后[6],但溶栓治疗也是可行的治疗方案。
7. 两篇关于传统的低剂量灌注与各种技术的高剂量灌注的前瞻性随机对照研究却得出了完全相反的结论[21,35],最近Plate等[36]的研究证实高剂量、短时间(120分钟)溶栓较低剂量、长时间(25小时)溶栓并无明显缺点，两者出血风险分别为 7%、13%，1 个月内死亡率分别为 10%、11%。

并发症

1. 常见并发症为卒中、心肌梗死、出血，溶栓期可以接受的死亡率一般是 3%~5%。Sullivan 等[22]的研究结果表明随着溶栓时间的延长，主要并发症的发生率显著增加。已报道的各种并发症详见表 34.2。

表 34.2 外周血管溶栓并发症

并发症	发生率（%）
大出血	6.6
颅内出血	0.5
腹膜后出血	0.3
微小出血	6.3
肢体相关并发症	
远端栓塞	5.2
截肢	
由远端栓塞引起	0.8
严重缺血	8.0
再灌注损伤	0.7
骨筋膜室综合征	2.0
再次血栓形成	3.0
局部动脉夹层	0.6
系统性并发症	
急性肾衰竭	0.3
急性心肌梗死	0.2
其他	
非出血性卒中	<1.0
死亡	0.8

来源：*Compiled from two reviews of the literature on regional thrombolysis for peripheral arterial occlusions* by Gardiner et al. (40) (n=1787 cases)and McNamara et al. (41) (n=1000 cases)

2. SK、rt-PA 导致的过敏反应发生率一般在 0.5% 以下，UK 更低；三种药物导致的颅内出血发生率在 1% 以下，三者间无明显差异[37-41]。
3. 由于许多增加出血风险的因素尚不明确，因此当早期察觉到出血时，处理措施需谨慎。纤维蛋白原生成不足的患者更易出血。动脉穿刺点的选择也十分关键。

4. 其他报道的溶栓并发症如下：
   a. 外周血管栓塞：5%~15%[1,4,37,39-41]。
   b. 溶栓导管周边血栓形成：3%~5%[1,4,40,41]。
   c. 骨筋膜室综合征：约 2%[40,41]。
   d. 败血症或肾衰竭：<1%[40,41]。
   e. 穿刺点假性动脉瘤形成：<1%[1]。

并发症处理

1. 严重出血。
   a. 中止溶栓药灌注及静脉肝素给药。
   b. 必要时输全血、悬浮红细胞或新鲜冰冻血浆（2~4 个单位）。
   c. 对于严重的持续性出血可使用氨基乙酸（5g 口服或缓慢静脉注射，后以 1g/h 补充 2~4 小时）。
   d. 避免使用右旋糖酐。
   e. 仔细寻找出血点（如 CT 扫描可以发现隐蔽的腹膜后出血），并采取正确止血方法。
2. 约 10% 的病例可出现肢体远端栓塞，一般予继续溶栓或抽吸取栓治疗，不需外科切开取栓。
3. 过敏反应
   a. 多为 SK，UK 及 rt-PA 罕见。
   b. 少数报道因快速团注 UK 而引起寒战，预防性的治疗措施包括 UK 灌注前 30~60 分钟对乙酰氨基酚 1g 口服或苯海拉明 50mg 口服。若 UK 灌注后出现过敏反应，可予盐酸哌替啶 50mg 静脉注射或西咪替丁 300mg 静脉注射。

急性下肢缺血的机械取栓治疗

除了 CDT，其他微创技术如经皮血栓抽吸切除术、经皮机械血栓切除术（percutaneous mechanical thrombectomy，PMT）等也逐渐用于急性下肢缺血的治疗[42,43]。PMT 可以实现血栓的快速减容，既可作为单独的治疗措施，也可作为溶栓治疗的辅助措施以减少症状性下肢缺血的时间[44]。

1. 几种 PMT 导管已在他处有过详细的描述[45-47]。这类导管移除血栓斑块主要是依靠局部浸渍及抽吸作用[46]。当有溶栓治疗禁忌证时，可以使用该方法[48]。
2. 许多可行的方法如经皮斑块消融、机械取栓等均可能利用以下技术：
   a. 手工抽吸。
   b. 液体流动力学的血栓切除。

c. 血栓旋切切除。

d. 支架释放。

3. 手动血块抽吸:PMT 的核心优势是廉价、快捷,但临床中并未充分使用。该技术的核心工具是内有一可移动的、末端带孔、直径合适的导管,并且包括或不包括亲水性导丝的鞘类结构。在抽吸斑块的过程中,导管的末端送至斑块的近端,依靠一 $20cm^3$ 或 $50cm^3$ 的注射器回抽,直至导管逐渐回收至鞘内,当抽吸轻松、成分为血液时停止操作,表明斑块消失、抽吸成功。
4. 液体流动力学血栓切除利用液体流动再循环原理(图 34.3)。当血栓的某一区域受到持续的冲击即形成“涡流”时,血栓便被吸引、溶解,最终被排出。根据“文丘里(Venturi)原理”制造的机械取栓器械有三种类型,如 Cordis 公司的 Hydrolyzer,Boston 科学公司的 Oasis 以及 Possis AngioJet 系统。其基本原理是经大腔导管的末端一带小侧孔的管道持续注射生理盐水至管腔内,此时,斑块周边涡流产生,溶解的斑块随液体流动排出管腔。在理想情况下,这是一个等容的过程,以避免机体负荷过大。Angiojet 血栓切除系统是目前应用最多且唯一获得 FDA 批准的取栓设备,它包括快速的肝素化生理盐水灌注、粘合溶解斑块、溶解斑块随流出物由导管排出等过程,该类导管包括多种不同的类型及直径大小。

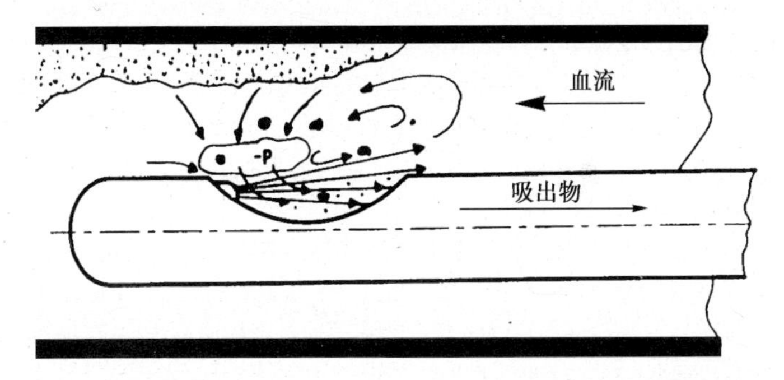

图 34.3 伯努利效应(Bernoulli effect):导管头端侧孔传入的高速射流形成一个侧向涡流(邻近的附壁血栓为低压区),将血栓“挖掘”成碎片并被导管中央的大腔抽吸出移除出体外。血流从左至右。图示为 Cordis 公司的 Hydrolyzer

5. 血栓旋切切除是将血栓斑块分割成足以通过毛细血管床的细小碎片,最早的取栓器是 Amplatz 取栓器,而 Rotarex 导管(Straub 医疗有限公司)可以同时破坏、抽吸血栓,且该类取栓器对新鲜及陈旧血栓均有效。为了临床使用的安全、有效,血管管径需稍大于导管管径,血管痉挛及管壁损伤是该方法的潜在危险因素。

6. 支架释放可用于软血栓斑块,植入的支架可将斑块推移至管壁周边,在机械取栓失败时,可以作为一种尝试方法。
7. 高频超声波也可用于斑块的溶栓治疗,利用动脉内溶栓及高频超声波可以加速血管内溶栓进程。
8. PMT 疗效主要取决于血栓的形成时间,对新鲜斑块的治疗效果优于陈旧斑块,与药物溶栓治疗大致相当。
9. 最近的研究证实机械取栓可以安全地用于四肢急性血栓的快速清除[42-44,49],然而,30%~67% 的患者需要其他溶栓方法的辅助治疗[42,49]。最新研究显示,约 78% 的患者需要血栓吸引术的辅助。一系列小样本研究表明,新鲜血栓吸引术(RT)配合或不配合药物[50,51]溶栓可以短时间内有效地清除血栓,同时降低急性下肢缺血患者重大不良事件的发生率。根据 Allie 等[51]的系列研究,对 49 例急性下肢缺血患者采用高能脉冲冲击技术(P-PS)及 RT 技术,30 天肢体抢救成功率可以达到 91%。Shammas 等[52]最近利用血管内超声评估 P-PS 联合 RT 技术治疗急性下肢缺血及近期(6 个月内)一过性下肢缺血的可行性,发现 P-PS 或 RT 技术可以使 2/3 的患者血栓部分或完全溶解,且具备可信的操作安全性。
10. 血栓切吸术具有减少治疗费用、降低溶栓药剂量及减少重症监护等方面的理论优势,但到目前为止仍未确定用于下肢血管闭塞病变。有关机械取栓对血管内皮损伤的远期影响的研究也十分有限。最为显著的是,机械取栓在治疗急性栓塞方面显示了良好的应用价值,溶栓治疗较外科手术治疗在远期的无截肢生存率方面显示了良好的价值[8,34]。
11. 对于急性下肢缺血患者,机械血栓切除术是一种可行的治疗方法,大多数情况下,可以快速清除血栓并实现血管再通,从而避免了漫长的导管溶栓过程。PMT 联合药物溶栓可以加速斑块溶解、缩短血管再通时间。

血小板糖蛋白 ⅡB/ⅢA 受体拮抗剂

溶栓药联合血小板糖蛋白Ⅱb/Ⅲa 受体拮抗剂治疗急性外周动脉闭塞的临床初步研究结果证实了该治疗方案的安全性,且可明显缩短治愈时间[53-55]。

(柏志斌 译 邓钢 校)

参考文献

1. McNamara TO, Fischer JR. Thrombolysis in peripheral arterial and graft occlusions: improved results using high dose urokinase. *Am J Roentgenol.* 1985;144:764–775.
2. Kandarpa K. Catheter-directed thrombolysis of peripheral arterial occlusions and deep vein thrombosis. *Thromb Haemost.* 1999;82:987–996.
3. Sullivan KL, Gardiner GA, Kandarpa K, et al. Efficacy of thrombolysis in infrainguinal bypass grafts. *Circulation.* 1991;83(Suppl I):I-99–I-105.
4. Working Party on Thrombolysis in the Management of Limb Ischemia. Thrombolysis in the management of lower limb peripheral arterial occlusion—a consensus document. *Am J Cardiol.* 1998;81:207–218.
5. McNamara TO. Thrombolysis as an alternative initial therapy for the acutely ischemic limb. *Semin Vasc Surg.* 1992;5:89–98.
6. Results of a prospective randomized trial evaluating surgery versus thrombolysis for ischemia of the lower extremity: the STILE Trial. *Ann Surg.* 1994;220:251–268.
7. McNamara TO, Bomberger RA. Factors affecting initial and six month patency rates after intra-arterial thrombolysis with high dose urokinase. *Am J Surg.* 1986;152:709–712.
8. Ouriel K, Shortell CK, DeWeese JA, et al. A comparison of thrombolytic therapy with operative revascularization in the initial treatment of acute peripheral arterial ischemia. *J Vasc Surg.* 1994;19:1021–1030.
9. Luppatelli L, Barzi F, Corneli P, et al. Selective thrombolysis with low-dose urokinase in chronic arteriosclerotic occlusions. *Cardiovasc Intervent Radiol.* 1988;11:123–126.
10. Semba CP, Bakal CW, Calis KA, et al. Alteplase as an alternative to urokinase. *J Vasc Interv Radiol.* 2000;11:279–287.
11. Van Breda A, Graor RA, Katzen BT, et al. Relative cost-effectiveness of urokinase versus streptokinase in the treatment of peripheral vascular disease. *J Vasc Interv Radiol.* 1991;2:77–87.
12. Janosik JE, Bettmann MA, Kaul AF, et al. Therapeutic alternatives for subacute peripheral arterial occlusion: comparison by outcome, length of stay, and hospital charges. *Invest Radiol.* 1991;26:921–925.
13. Traughber PD, Cook PS, Micklos TJ, et al. Intraarterial fibrinolytic therapy for popliteal and tibial artery obstruction: comparison of streptokinase to urokinase. *Am J Roentgenol.* 1987;149:543–556.
14. Kandarpa K. Technical determinants of success in catheter-directed thrombolysis for peripheral arterial occlusions. *J Vasc Interv Radiol.* 1995;6:55S–61S.
15. Valji K. Evolving strategies for thrombolytic therapy of peripheral vascular occlusions. *J Vasc Interv Radiol.* 2000;11:411–420.
16. Graor RA, Olin J, Bartholomew JR, et al. Efficacy and safety of intraarterial local infusion of streptokinase, urokinase, or tissue plasminogen activator for peripheral arterial occlusion: a retrospective review. *J Vasc Med Biol.* 1990;2:310–315.
17. Meyerovitz MF, Goldhaber SZ, Reagan K, et al. Recombinant tissue-type plasminogen activator versus urokinase in peripheral arterial and graft occlusions: a randomized trial. *Radiology.* 1990;175:75–78.
18. Ouriel K, Katzen B, Mewissen M, et al. Reteplase in the treatment of peripheral arterial and venous occlusions: a pilot study. *J Vasc Interv Radiol.* 2000;11:849–854.
19. Mewissen MW, Minor BL, Beyer GA, et al. Symptomatic native arterial occlusions: early experience with "over-the-wire" thrombolysis. *J Vasc Interv Radiol.* 1990;1:43–47.
20. Valji K, Roberts AC, Davis GB, et al. Pulsed-spray thrombolysis of arterial and bypass graft occlusions. *Am J Roentgenol.* 1991;156:617–621.
21. Kandarpa K, Chopra PS, Aruny JE, et al. Intraarterial thrombolysis of lower extremity occlusions: a prospective, randomized comparison of forced periodic infusion and conventional slow continuous infusion. *Radiology.* 1993;188:861–867.
22. Sullivan KL, Gardiner GA, Shapiro MJ, et al. Acceleration of thrombolysis with a high-dose transthrombus bolus technique. *Radiology.* 1989;173:805–808.
23. Armon MP, Yusuf SW, Whitaker SC, et al. Results of 100 cases of pulse-spray thrombolysis for acute and subacute leg ischaemia. *Br J Surg.* 1997;84:47–50.
24. Rath B, Bennett DH. Monitoring the effect of heparin by measurement of activated clotting time during and after PTCA. *Br Heart J.* 1990;63:18–21.
25. Palfreyman SJ, Booth A, Michaels J. A systematic review of intra-arterial thrombolytic therapy for lower limb ischemia. *Eur J Vasc Endovasc Surg.* 2000;19:143–57.
26. Ouriel K, Veith FJ, Sasahara AA, for thrombolysis or Peripheral Arterial Surgery (TOPAS) Investigators. A comparison of recombinant urokinase with vascular surgery as initial treatment for acute arterial occlusion of the legs. *N Engl J Med.* 1998;338:1105–1111.
27. Berridge DC, Kessel D, Robertson I. Surgery versus thrombolysis for acute limb ischaemia:

initial management. *Cochrane Database Syst Rev*. 2002;3:CD002784.
28. Swischuk JL, Fox PF, Young K, et al. Transcatheter intraarterial infusion of rt-PA for acute lower limb ischemia: results and complications. *J Vasc Interv Radiol*. 2001;12:423–30.
29. Nehler MR, Mueller RJ, McLafferty RB, et al. Outcome of catheter-directed thrombolysis for lower extremity arterial bypass occlusion. *J Vasc Surg*. 2003;37:72–78.
30. LeBlang SD, Becker GJ, Benenati JF, et al. Low-dose urokinase regimen for the treatment of lower extremity arterial and graft occlusions: experience in 132 cases. *J Vasc Interv Radiol*. 1992;3:475–483.
31. Berridge DC, Gregson RHS, Hopkinson BR, et al. Randomized trial of intraarterial rt-PA and intraarterial streptokinase in peripheral arterial thrombolysis. *Br J Surg*. 1991;78:988–995.
32. Holden RW. Plasminogen activators: pharmacology and therapy. *Radiology*. 1990;174:993–1001.
33. Durham JD, Rutherford RB. Assessment of long-term efficacy of fibrinolytic therapy in the ischemic extremity. *Semin Interv Radiol*. 1992;9:166–173.
34. Diffin DC, Kandarpa K. Assessment of peripheral intraarterial thrombolysis versus surgical revascularization in acute lower-limb ischemia: a review of limb-salvage and mortality statistics. *J Vasc Interv Radiol*. 1996;7:57–63.
35. Braithwaite BD, Buckenham TM, Galland RB, et al. Prospective randomized trial of high-dose bolus versus low-dose tissue plasminogen activator infusion in the management of acute limb ischaemia. Thrombolysis Study Group. *Br J Surg*. 1997;84:646–650.
36. Plate G, Jansson I, Forssell C, et al. Thrombolysis for acute lower limb ischaemia—a prospective, randomised, multicenter study comparing two strategies. *Eur J Vasc Endovasc Surg*. 2006;31:651–660.
37. Kaufman JA, Bettmann MA. Thrombolysis of peripheral vascular occlusions with urokinase: a review of the clinical literature. *Semin Interv Radiol*. 1992;9:159–165.
38. Palaskas C, Totty WG, Gilula LA. Complications of local intra-arterial fibrinolytic therapy. *Semin Interv Radiol*. 1985;2:396–404.
39. Woo KS, White HD. Comparative tolerability profiles of thrombolytic agents: a review. *Drug Saf*. 1993;8:19–29.
40. Gardiner GA, Sullivan KL. Complications of regional thrombolytic therapy. In: Kadir S, ed. *Current Practice of Interventional Radiology*. Philadelphia, PA: BC Decker, 1991:87–91.
41. McNamara TO, Goodwin SC, Kandarpa K. Complications associated with thrombolysis. *Semin Interv Radiol*. 1994;2:134–144.
42. Wagner HJ, Muller-Hulsbeck S, Pitton MB, et al. Rapid thrombectomy with a hydrodynamic catheter: results from a prospective multi-center trial. *Radiology*. 1997;205:675–681.
43. Silva JA, Ramee SR, Collins TJ, et al. Rheolytic thrombectomy in the treatment of acute limb-threatening ischemia: immediate results and six-month follow-up of the multicenter AngioJet registry. Possis Peripheral AngioJet Study AngioJet Investigators. *Catheter Cardiovasc Diagn*. 1998;45:386–393.
44. Ansel GM, Botti CF, Silver MJ. Treatment of acute limb ischemia with a percutaneous mechanical thrombectomy-based endovascular approach: 5-year limb salvage and survival results from a single center series. *Catheter Cardiovasc Interv*. 2008;72:325–330.
45. Sharafuddin MJA, Hicks ME. Current status of percutaneous mechanical thrombectomy. Part 1. General principles. *J Vasc Interv Radiol*. 1997;8:911–921.
46. Sharafuddin MJA, Hicks ME. Current status of percutaneous mechanical thrombectomy. Part 2. Devices and mechanism of action. *J Vasc Interv Radiol*. 1998;9:15–31.
47. Sharafuddin MJA, Hicks ME. Current status of percutaneous mechanical thrombectomy. Part 3. Present and future applications. *J Vasc Interv Radiol*. 1998;9;209–224.
48. Mathie AG, Stuart DB, Saibil EA. Mechanical thromboembolectomy in acute embolic peripheral arterial occlusions with use of the AngioJet rapid thrombectomy system. *J Vasc Interv Radiol*. 1999;10:583–590.
49. Gorich J, Rilinger N, Sokiranski R, et al. Mechanical thrombolysis of acute occlusion of both the superficial and the deep femoral arteries using a thrombectomy device. *Am J Roentgenol*. 1998;170:1177–1180.
50. Ansel GM, George BS, Botti CF, et al. Rheolytic thrombectomy in the management of limb ischemia: 30-day results from a multicenter registry. *J Endovasc Ther*. 2002;9:395–402.
51. Allie DE, Hebert CJ, Lirtzman MD, et al. Novel simultaneous combination chemical thrombolysis/rheolytic thrombectomy therapy for acute critical limb ischemia: the power-pulse spray technique. *Catheter Cardiovasc Interv*. 2004;63:512–522.
52. Shammas NW, Dippel EJ, Shammas G, et al. Dethrombosis of the lower extremity arteries using the power-pulse spray technique in patients with recent onset thrombotic occlusions: results of the DETHROMBOSIS Registry. *J Endovasc Ther*. 2008;15:570–579.
53. Tepe F, Schott U, Erley CM, et al. Platelet glycoprotein IIb/IIIa receptor antagonist used in conjunction with thrombolysis for peripheral arterial thrombosis. *Am J Roentgenol*. 1999;172:1343–1346.

54. Yoon H, Lessie T, Miller FJ. The use of peptide inhibitors of GPIIb/IIIa: preliminary results in patients with acute peripheral arterial occlusions [abstract 101]. Presented at the Annual Scientific Meeting of the Society of Cardiovascular and Interventional Radiology, March 2000, San Diego, CA. *JVIR* 2000;11:210S.
55. Shammas NW, Dippel EJ, Shammas GA, et al. Utilization of GP IIb/IIIa inhibitors in peripheral percutaneous interventions: current applications and in-hospital outcomes. *J Inv Cardiol.* 2008;20(6):266–269.

肺动脉取栓和溶栓

肺栓塞的死亡率很高，是继心脏缺血和卒中之后的第三位常见死亡原因[1-3]。患者一旦诊断为急性肺栓塞，其标准的治疗方案是使用肝素抗凝至少 5 天，在部分凝血酶原时间达到 60~80 秒后，继续使用治疗量的华法林抗凝。INR 的目标是达到 2.0~3.0。抗凝时间推荐为 6 个月[1,4,5]。对于血流动力学稳定的肺栓塞患者，抗凝是目前唯一推荐的治疗方案。肺栓塞全身抗凝治疗方法已经用了近 30 年，许多研究对其优缺点都进行了评估（有随机对照研究，也有非随机对照研究）。FDA 批准了三种溶栓药物。有关导管溶栓或导管取栓的报道比较分散，文献主要是一些病例分析、个案报道和接受新旧药物治疗的对照等，都是非随机研究。本章所讨论的腔内治疗方法均未获得 FDA 批准，只有 Greenfield 取栓导管例外（BSCI，Natick，MA）。但是，介入放射医师和临床医师对这些微创的甚至是救命的方法都应该有所了解。

溶栓治疗

全身溶栓

文献综述表明，静脉内全身溶栓可以有效地减少肺栓塞患者的血栓负荷，还可以改善休克或者全身低灌注患者的血流动力学状态[1]，一些随机对照研究也证实了这一优势[6]。然而，对于存在右心室功能不全的患者可能是个例外[7]。溶栓并不能降低血流动力学稳定的肺栓塞患者的死亡率和复发率[1,8,9]。随着年龄和体重指数的增加，全身溶栓的危险性也增加[1]。是否早期行积极的介入治疗则需要按危险因素分层对待[10]：

1. 动脉收缩压低于 90mmHg，或者下降幅度超过 40mmHg。

2. 心电图提示右心室后负荷增加。
3. 肺动脉高压。
4. 诊断为毛细血管前肺动脉高压[平均肺动脉压(PAP)大于20mmHg]。
5. 动脉-肺泡氧分压梯度扩大,大于50mmHg。
6. 严重肺栓塞临床上有抗凝或者溶栓的禁忌证。

指征

1. 患者表现为休克、低血压或者其他肺栓塞导致的全身低灌注状态。
2. 患者有右室功能不全但其他情况稳定(相对而言)[7]。

禁忌证

1. 活动性内出血。
2. 脑血管意外病史。
3. 近期(3个月内)接受颅内或椎管内手术或创伤。
4. 颅内肿瘤、动静脉畸形或者动脉瘤。
5. 已知的出血性体质。
6. 重度、难以控制的高血压。

操作步骤

溶栓药物经外周静脉途径给药。目前推荐的用药标准见表35.1。在全身溶栓过程中,避免给予肝素和血管内操作或采血。由于用药时间短,药物按体重使用,所以并不要求检测纤维蛋白原、纤维蛋白降解产物和凝血酶时间。周围静脉用药和肺动脉内直接用药同样有效[11]。研究发现有效用药的时间窗为14天[1]。

用药标准

溶栓药物的用药标准见表35.1。

表35.1 批准的用于肺栓塞溶栓治疗的药物

药物	方案[a]	批准日期
链激酶	250 000U/30min,然后100 000U/h连续使用24小时	1977
尿激酶	4400U/kg在10分钟内用完,然后持续每小时4400U/kg,连续12~24小时	1978
Rt-PA	2小时100mg	1990

[a]:所有药物均经外周静脉途径持续输入

结果

1. 溶栓治疗比单纯使用肝素可使血栓更快溶解。
2. 在治疗开始的2小时内，溶栓治疗可显著降低肺动脉高压。
3. 溶栓治疗可在24小时内显著提高肺灌注。
4. 溶栓治疗可降低大面积肺栓塞导致休克而产生的死亡率[6]。
5. 对于急性肺栓塞，对ECG示右心功能不全但全身动脉压正常的患者进行溶栓治疗，可降低死亡率和肺栓塞复发率（相对而言）[7]。
6. 对于血流动力学稳定的患者，溶栓治疗不能降低死亡率和肺栓塞的复发率。
7. 溶栓治疗可能会改善对运动反应的血流动力学[8]。

并发症

溶栓治疗的主要风险是出血和卒中。文献综述报道的大出血的发生率为11.9%，颅内出血的发生率为1.2%~1.9%[8,12]。

导管直接溶栓

基本原理

许多研究者通过在血栓内注入溶栓药物来治疗肺栓塞，其目的在于将溶栓效果最大化、将溶栓药物的剂量和并发症的发生率最小化。这一措施是基于导管溶栓治疗外周动脉移植物和透析通路血栓的临床经验提出来的，而且肺栓塞的动物模型实验也证实了导管溶栓的优越性[13]。大面积肺栓塞导致血流动力学休克的患者，如果全身溶栓治疗效果不佳或者不能耐受全身溶栓治疗，导管直接溶栓是一潜在的救治方法[14]。

结果和并发症

针对FDA批准的溶栓药物，有四项研究已经发表。其中三项使用了尿激酶，一项使用了rt-PA[15-18]。一项研究中，13例术后患者接受了尿激酶和肝素治疗，而且安全可靠。该研究表明，98%的血栓得到溶解，无死亡和并发症发生[15]。作者使用负荷剂量的尿激酶，总量为2200U/kg体重，然后按照每小时2200U尿激酶/kg连续使用24小时，同时使用肝素500U/h。在血栓溶解和改善临床症状方面，三项研究大体相当[16-18]。然而，使用rt-PA治疗的8例患者出现较高的出血性并发症（8例均存在小出血，3例大出血需要输血治疗，无出血性卒中）。该作者使用rt-PA首次剂量为10mg，然后10mg/h连续使用4~9小时，最大剂量100mg[16]。一种改良的新的rt-PA，又叫做孟替普酶（Montplate，Cleactor，Eisai医学研究有限公司，日本），2005年在日本获得批准。2008年完成的上市后研究结果表明，使用推荐剂量（13 750~27 500）

治疗急性肺栓塞和血流动力学不稳的患者效果满意[19]。

血栓旋切术

外科取栓治疗

对于病情不稳定，溶栓治疗失败或者存在溶栓治疗禁忌证的突发性肺栓塞患者，外科取栓是最后的治疗选择[20,21]。这些危重患者行外科取栓的并发症发生率和死亡率都非常高。有研究针对597例通过心肺旁路行肺动脉取栓的患者进行了荟萃分析，总的死亡率为29%，如果需要心肺复苏的话死亡率可增加到58%[21]。在有经验的医疗中心，取栓的死亡率相对较低，但是，并不是哪里都能开展外科取栓，只有少数医疗中心对外科取栓有足够的经验[20]。这也是治疗大面积肺栓塞的腔内器械得以发展的动力所在。

经皮取栓和碎栓

基于导管的治疗系统可以分为两大类：取栓装置和将已经存在的大块血栓粉碎为小块血栓的碎栓装置[9,10,22-28]。这些导管的导向性较差，常常需要导引导管来协助进行远端操作。碎栓可以降低肺血管阻力，增加肺动脉灌注。其理由在于主干里面的大块血栓阻塞了远端大面积肺床的灌注，而散在的周围小血栓对肺灌注的影响较小[23]。通过机械碎栓而产生的小块血栓由于血栓面积增加，使得溶栓药物的接触面积增加，从而提高了导管溶栓的治疗效果[22,24-28]。

适应证——机械碎栓

肺栓塞患者表现为休克、低血压或者其他由肺栓塞导致的系统性低血压症状，既不能药物溶栓也不能外科取栓时，可以使用机械碎栓[28,29]。

设备和结果——机械取栓和碎栓

所有以下设备均未获得FDA批准用于治疗肺栓塞，唯一例外的是Greenfield肺动脉取栓导管。

1. **碎栓**：这些设备可以将血栓粉碎但是不能将血栓取出。
   a. ArrowTrerotola PTD（经皮溶栓设备）（Arrow International Inc., Reading, PA）：导管规格为5Fr，有一9mm的旋转篮，带有体外驱动装置。在狗的动物实验中，可以有效地粉碎单侧大面积肺梗死，有中度的内膜损伤但是没有动脉破裂[30]。临床成功用于一例大面积肺梗死的患者[31]。
   b. 猪尾碎栓装置（William Cook Europe, Bjaeverskov, Denmark）：这是一个手动旋转的特殊的5Fr猪尾导管。临床上曾用于10例大面积肺梗死患者；其中8例患者还接受了溶栓治疗。10例患者中有

7 例成功碎栓，使得休克指数和平均肺动脉压明显下降，没有操作相关并发症。总的死亡率为 20%[32]。

c. 旋转双向取栓装置（ROBOT）：标准的 5Fr 猪尾血管造影导管用于碎栓，可以手动双向旋转。一项研究表明，使用 ROBOT 后的平均动脉压比单纯使用溶栓治疗可以更早达到正常水平，并且没有相关并发症[33]。

2. **流变学取栓**：所有四种装置都可以碎栓和取栓，但是不能产生溶栓效果。

a. 螺旋"血栓破坏者"取栓装置（Microvena，White Bear Lake，MN）：8Fr 的导管，带有封闭的螺旋桨，空气涡轮启动 150 000r/min，通过 10Fr 的导引导管导入。临床上用于 5 例患者，1 例肺灌注明显改善、3 例有中度改善，1 例无变化（随后死亡）。使用这一装置均导致了溶血，但是没有出现肾衰竭。对于有肾损害的患者，建议使用时间不超过 5 分钟[34]。

b. Angiojet 快速取栓系统（Possia Medical Inc.，Minneapolis，MN）：特点是驱动装置喷射出的高速生理盐水在 5Fr 导管头端产生文丘里（Ventluri）效应，使得血栓粉碎为细小颗粒并经导管吸出。两例患者使用该装置后，治疗的血栓完全溶解。一个 8Fr 的 Judkins 右冠导引导管用于引导这一装置，并且可以通过导引导管注射造影剂来行控制性血管造影[35]。

c. Cordis 水解高动力取栓导管（Cordis，Miami Lakes，FL）：这是一个 7Fr 的装置，使用标准的中等压力的造影剂喷射器在导管头端产生生理盐水喷射水流。有 11 例大面积肺梗死的患者使用了该装置，其中 4 例患者还额外接受了 4~6 小时的尿激酶接触溶栓，剂量为 30~50 000U/h。6 例肺灌注恢复，4 例中度改善。1 例在取栓过程中死亡[36]。

d. Oasis 取栓系统（BSCI，Natick，MA）：该系统为同轴导管，使用标准的血管造影压力注射器产生生理盐水喷射和文丘里效应。目前还没有在肺梗死患者应用的报道。

e. Endowave 系统（EKOS，Bothell，WA）：该系统使用低强度高频超声，系统本身没有溶栓作用；当与溶栓药物同时使用时，在不粉碎血栓的情况下可以裂解纤维蛋白链。对 10 例患者回顾性多中心研究表明，该系统可以安全有效地治疗大面积肺栓塞而没有严重的相关并发症，持续灌注时间约 24 小时，13/17 的灶血栓完全溶解[37]。

3. **抽吸式取栓**：通过机械抽吸去除血栓，抽吸过程中需要多导管配合。

a. Greenfield 肺动脉取栓导管（BSCI，Natick，MA）：FDA 批准的去除肺栓塞的装置。该装置为 10Fr 的导管，带有 5~7mm 的抽吸帽，通过一个大的控制手柄来导向。通常需要一个 16Fr 的鞘来通过 5mm 的抽吸帽，或者行静脉切开。22 年间 Greenfield 等在 46 例患者使用了该装置。76% 的患者栓子被抽出，30 天生存率为 70%[38]。另外一组 18 例患者有 11 例获得成功[39]。

b. 导引鞘技术：8~9Fr 的冠脉导引导管（无侧孔）通过 10Fr 的 ARROW 鞘植入（头端放置在肺动脉内）。用 60 毫升的注射器进行抽吸，每次可以去除少量的血栓，是一种经济有效的取栓方式。

c. 抽吸导管技术：定制的 14Fr 抽吸导管通过 16Fr 的鞘植入，使用 30 毫升注射器进行抽吸（报道了 3 例，技术上均获得成功）[40]。

d. ASPIREX（Straub Medical；Wangs，Switzerland）：这是一个 8Fr 的血栓机械抽吸装置，特殊设计用于治疗肺栓塞。该装置通过 0.018 英寸（1 英寸 =2.54cm）导丝导入，装置放置在肺动脉栓塞的近端或者血栓量最大的部位进行操作。导管内马达驱动螺旋旋转，转速为 40 000 转 /min，从而产生负压——血栓被割裂后通过 L 型抽吸系统取出。EID-Lidt 等治疗了 11 例肺栓塞患者，效果满意[41]。

4. **使用诊断性和 PTA 球囊导管进行碎栓**：已经有很多技术被报道。碎栓可以用导丝、导管（猪尾导管、多用途导管或者导引导管）[23,25-28,42,43]，PTA 血管成形球囊导管（直径 8~20mm）[22,44]。在许多研究中，进行取栓是和置管溶栓或者全身溶栓结合使用的[22,23,25-28,43]。血流研究表明，通过放置在栓子附近的导管注入的溶栓药物很快被冲入附近通畅的血管分支。然而，碎栓后注入的药物全部进入原来闭塞的动脉。这些研究结果支持在血栓内直接注射溶栓药物或者作为碎栓的辅助溶栓治疗[45]。一个非随机对照研究包含了 8 例全身尿激酶或者 rt-PA 治疗的大面积肺栓塞患者和另外 8 例病情相似的患者，后 8 例患者先用导丝碎栓，然后用冠脉导管抽吸取栓，最后静脉内使用尿激酶溶栓。作者发现导管碎栓具有优越性[42]。大部分报道都认为导管技术具有优势，可以改善血流动力学和血氧分压，可以降低平均肺动脉压和并发症发生率[22,23,25-28]。

5. **肺动脉支架再通**：文献报道一例使用 Dotter 回收网篮（Cook，Inc.，Bloomington，IN）经皮导管碎栓并使用尿激酶置管溶栓失败后行支架植入的个案。由于右心室功能不全逐渐加重，2 个 10mm × 42mm 的裸支架（BSCI，Natick，MA）分别放置在左、右叶间动脉。随访 8 个月后患者完全康复[46]。

评价

1. 是否行经皮治疗需要由包括介入放射、内科医师、心脏病专家和胸外科医师组成的多学科团队来决定，这些人员对治疗肺栓塞的各种方案都应当非常熟悉[29]。
2. 医师进行操作时应当对可能出现的并发症及其处理措施非常熟悉。

a. 难治性或者反复发作的心肺骤停。

b. 再灌注导致的咯血或肺水肿。

c. 溶血(由取栓设备导致)。

d. 出血(由溶酶和抗凝剂导致)。

3. 如果可能,在介入治疗前应当安排心脏外科医师做好支援准备。
4. 目前没有任何一种技术表现出特别明显的优势,因此选择哪种方法取决于医师的个人经验。多数情况下,多种取栓技术的结合和导管溶栓是最成功的治疗方案。
5. 在腔内治疗大面积肺栓塞或者治疗以后,应该考虑放置下腔静脉滤器。但是,文献表明在这种情况下,是否放置滤器还没有达成共识[1,34,44,47]。
6. 国际合作肺栓塞注册机构(ICOPER)对2392例急性肺栓塞伴有血流动力学受累的患者进行研究,结果表明,特定合并症与大面积肺栓塞而不是小范围肺栓塞、充血性心力衰竭、右心室收缩射血分数降低、肾功能不全有关。1/3的大面积肺栓塞患者没有心电图可见的右心室功能减退;至少这些患者中的一部分,其血流动力学不稳定的原因是心肺合并症。大面积肺栓塞的患者右心血栓的发生率(10%)高于非大面积肺栓塞患者(4%)。这一发现非常重要,因为如果有右心血栓的心电图证据,对于大面积肺栓塞患者,其治疗方案可能不是单纯的溶栓,而是外科血栓切除[48]。
7. ICOPER还对108例(包含在2392例患者内)大面积肺栓塞(动脉收缩压小于90mmHg)患者做了进一步分析。2/3的大面积肺栓塞患者没有接受溶栓或者取栓治疗。与意料相反地,溶栓治疗并没有降低90天内的死亡率和肺栓塞的复发率。然而,研究发现,下腔静脉滤器植入降低了大面积肺栓塞患者的死亡率[48]。

(秦永林 译 邓钢 校)

参考文献

1. Goldhaber SZ. Pulmonary embolism. *N Engl J Med.* 1998;339(2):93–104.
2. Hamilton-Craig CR, McNeil K, Dunning J, et al. Treatment options and strategies for acute severe pulmonary embolism. *Intern Med J.* 2008;38(8):657–667.
3. Kucher N. Catheter embolectomy for acute pulmonary embolism. *Chest.* 2007;132(2):657–663.
4. Proudfoot A, Melley D, Shah PL. Role of thrombolysis in haemodynamically stable patients with pulmonary embolism. *Thorax.* 2008;63(10):853–854.
5. Pelage JP, El Hajjam M, Lagrange C, et al. Pulmonary artery interventions: an overview. *Radiographics.* 2005;25(6):1653–1667.
6. Jerjes-Sanchez C, Ramirez-Rivera A, de Lourdes Garcia M, et al. Streptokinase and heparin versus heparin alone in massive pulmonary embolism: a randomized controlled trial. *J Thromb Thrombolysis.* 1995;2(3):227–229.
7. Goldhaber SZ, Haire WD, Feldstein ML, et al. Alteplase versus heparin in acute pulmonary embolism: randomised trial assessing right-ventricular function and pulmonary perfusion. *Lancet.* 1993;341(8844):507–511.

8. Arcasoy SM, Kreit JW. Thrombolytic therapy of pulmonary embolism: a comprehensive review of current evidence. *Chest.* 1999;115(6):1695–1707.
9. Uflacker R. Interventional therapy for pulmonary embolism. *J Vasc Interv Radiol.* 2001;12(2):147–164.
10. Uflacker R, Schonholz C. Percutaneous interventions for pulmonary embolism. *J Cardiovasc Surg (Torino).* 2008;49(1):3–18.
11. Verstraete M, Miller GA, Bounameaux H, et al. Intravenous and intrapulmonary recombinant tissue-type plasminogen activator in the treatment of acute massive pulmonary embolism. *Circulation.* 1988;77(2):353–360.
12. Kanter DS, Mikkola KM, Patel SR, et al. Thrombolytic therapy for pulmonary embolism. Frequency of intracranial hemorrhage and associated risk factors. *Chest.* 1997;111(5):1241–1245.
13. Tapson VF, Gurbel PA, Witty LA, et al. Pharmacomechanical thrombolysis of experimental pulmonary emboli. Rapid low-dose intraembolic therapy. *Chest.* 1994;106(5):1558–1562.
14. Kuo WT, van den Bosch MA, Hofmann LV, et al. Catheter-directed embolectomy, fragmentation, and thrombolysis for the treatment of massive pulmonary embolism after failure of systemic thrombolysis. *Chest.* 2008;134(2):250–254.
15. Molina JE, Hunter DW, Yedlicka JW, et al. Thrombolytic therapy for postoperative pulmonary embolism. *Am J Surg.* 1992;163(4):375–380.
16. Fava MLS. rt-PA in massive pulmonary embolism: high incidence in hemorrhagic complications. *J Vasc Interv Radiol.* 2000;11(suppl):211.
17. Gonzalez-Juanatey JR, Valdes L, Amaro A, et al. Treatment of massive pulmonary thromboembolism with low intrapulmonary dosages of urokinase. Short-term angiographic and hemodynamic evolution. *Chest.* 1992;102(2):341–346.
18. Thorpe P, Zhan X. Long-term follow-up of aggressive catheter technique for massive pulmonary embolus thrombolysis. *J Vasc Interv Radiol.* 1997;8(suppl):184.
19. Yamamoto T, Murai K, Tokita Y, et al. Thrombolysis with a novel modified tissue-type plasminogen activator, monteplase, combined with catheter-based treatment for major pulmonary embolism. *Circ J.* 2009;73(1):106–110.
20. Gray HH, Morgan JM, Paneth M, et al. Pulmonary embolectomy for acute massive pulmonary embolism: an analysis of 71 cases. *Br Heart J.* 1988;60(3):196–200.
21. Jakob H, Vahl C, Lange R, et al. Modified surgical concept for fulminant pulmonary embolism. *Eur J Cardiothorac Surg.* 1995;9(10):557–560; discussion 61.
22. Basche S, Oltmanns G, Hahn W, et al. Thrombus expression with balloon catheters, thrombus extraction and local thrombolysis—an invasive procedure for therapy of massive pulmonary embolism. *Vasa Suppl.* 1991;33:232.
23. Brady AJ, Crake T, Oakley CM. Percutaneous catheter fragmentation and distal dispersion of proximal pulmonary embolus. *Lancet.* 1991;338(8776):1186–1189.
24. Brady AJ, Crake T, Oakley CM. Simultaneous mechanical clot fragmentation and pharmacologic thrombolysis in acute massive pulmonary embolism. *Am J Cardiol.* 1992;70(7):836.
25. Sigmund M, Rubart M, Vom Dahl J, et al. Successful treatment of massive pulmonary embolism by combined mechanical and thrombolytic therapy. *J Interv Cardiol.* 1991;4(1):63–68.
26. Rafique M, Middlemost S, Skoularigis J, et al. Simultaneous mechanical clot fragmentation and pharmacologic thrombolysis in acute massive pulmonary embolism. *Am J Cardiol.* 1992;69(4):427–430.
27. Mazeika PK, Oakley CM. Massive pulmonary embolism in pregnancy treated with streptokinase and percutaneous catheter fragmentation. *Eur Heart J.* 1994;15(9):1281–1283.
28. Fava M, Loyola S, Flores P, et al. Mechanical fragmentation and pharmacologic thrombolysis in massive pulmonary embolism. *J Vasc Interv Radiol.* 1997;8(2):261–266.
29. Goldhaber SZ. Integration of catheter thrombectomy into our armamentarium to treat acute pulmonary embolism. *Chest.* 1998;114(5):1237–1238.
30. Brown DB, Cardella JF, Wilson RP, et al. Evaluation of a modified arrow-Trerotola percutaneous thrombolytic device for treatment of acute pulmonary embolus in a canine model. *J Vasc Interv Radiol.* 1999;10(6):733–740.
31. Rocek M, Peregrin J, Velimsky T. Mechanical thrombectomy of massive pulmonary embolism using an Arrow-Trerotola percutaneous thrombolytic device. *Eur Radiol.* 1998;8(9):1683–1685.
32. Schmitz-Rode T, Janssens U, Schild HH, et al. Fragmentation of massive pulmonary embolism using a pigtail rotation catheter. *Chest.* 1998;114(5):1427–1436.
33. Yoshida M, Inoue I, Kawagoe T, et al. Novel percutaneous catheter thrombectomy in acute massive pulmonary embolism: rotational bidirectional thrombectomy (ROBOT). *Catheter Cardiovasc Intervent.* 2006;68(1):112–117.
34. Uflacker R, Strange C, Vujic I. Massive pulmonary embolism: preliminary results of treatment with the Amplatz thrombectomy device. *J Vasc Interv Radiol.* 1996;7(4):519–528.

35. Koning R, Cribier A, Gerber L, et al. A new treatment for severe pulmonary embolism: percutaneous rheolytic thrombectomy. *Circulation.* 1997;96(8):2498–2500.
36. Fava M, Loyola S, Huete I. Massive pulmonary embolism: treatment with the hydrolyser thrombectomy catheter. *J Vasc Interv Radiol.* 2000;11(9):1159–1164.
37. Chamsuddin A, Nazzal L, Kang B, et al. Catheter-directed thrombolysis with the Endowave system in the treatment of acute massive pulmonary embolism: a retrospective multicenter case series. *J Vasc Interv Radiol.* 2008;19(3):372–376.
38. Greenfield LJ, Proctor MC, Williams DM, et al. Long-term experience with transvenous catheter pulmonary embolectomy. *J Vasc Surg.* 1993;18(3):450–457.
39. Timsit JF, Reynaud P, Meyer G, et al. Pulmonary embolectomy by catheter device in massive pulmonary embolism. *Chest.* 1991;100(3):655–658.
40. Lang EV, Barnhart WH, Walton DL, et al. Percutaneous pulmonary thrombectomy. *J Vasc Interv Radiol.* 1997;8(3):427–432.
41. Eid-Lidt G, Gaspar J, Sandoval J, et al. Combined clot fragmentation and aspiration in patients with acute pulmonary embolism. *Chest.* 2008;134(1):54–60.
42. Hiramatsu S, Ogihara A, Kitano Y, et al. Clinical outcome of catheter fragmentation and aspiration therapy in patients with acute pulmonary embolism. *J Cardiol.* 1999;34(2):71–78.
43. Murphy JM, Mulvihill N, Mulcahy D, et al. Percutaneous catheter and guidewire fragmentation with local administration of recombinant tissue plasminogen activator as a treatment for massive pulmonary embolism. *Eur Radiol.* 1999;9(5):959–964.
44. Isoda K, Satomura K, Hamabe A, et al. A case of acute massive pulmonary thromboembolism treated by mechanical clot fragmentation using a percutaneous transluminal angioplasty balloon. *Jpn Circ J.* 1997;61(6):531–535.
45. Schmitz-Rode T, Kilbinger M, Gunther RW. Simulated flow pattern in massive pulmonary embolism: significance for selective intrapulmonary thrombolysis. *Cardiovasc Intervent Radiol.* 1998;21(3):199–204.
46. Haskal ZJ, Soulen MC, Huettl EA, et al. Life-threatening pulmonary emboli and cor pulmonale: treatment with percutaneous pulmonary artery stent placement. *Radiology.* 1994;191(2):473–475.
47. Kaufman JA, Kinney TB, Streiff MB, et al. Guidelines for the use of retrievable and convertible vena cava filters: report from the Society of Interventional Radiology multidisciplinary consensus conference. *J Vasc Interv Radiol.* 2006;17(3):449–459.
48. Kucher N, Rossi E, De Rosa M, et al. Massive pulmonary embolism. *Circulation.* 2006;113: 577–582.

36 肺血管畸形的栓塞治疗

适应证

1. 肺动静脉畸形（pulmonary arteriovenous malformations，PAVMs）：肺动静脉畸形由先天性的肺动脉和肺静脉之间的沟通组成，没有正常的毛细血管床。这是肺动静脉沟通最常见的类型，并且 80% 以上的患者合并有遗传性出血性毛细血管扩张症（hereditary hemorrhagic telangiectasia，HHT）（Osler–Weber–Rendu syndrome）[1-4]，且这种情况往往是多发的。

2. 获得性肺动静脉瘘：获得性肺动静脉瘘的临床表现少见，可在多种情况下出现[5]。
   a. 肝硬化（肝肺综合征）[6]。这种瘘往往很小，无需栓塞。
   b. 先天性心脏病 Glenn 或 Fontan 分流术后[7]。
   c. 感染：血吸虫病和放射菌病。
   d. 转移性甲状腺癌。
   e. 淀粉样变性。
   f. 动脉瘤侵蚀到静脉[8]。
   g. 创伤。
3. 肺动脉瘤：肺动脉的假性或者真性动脉瘤有各种各样的病因[9,10]。
   a. 狭窄后或者高动力学状态（例如左向右的分流），多见于先天性心脏病。
   b. 炎症状态：
      （1）坏死性感染侵蚀到血管（例如结核病导致的 Rasmussen 动脉瘤）。
      （2）来自右侧心内膜炎的感染栓子导致的真菌性动脉瘤。
      （3）梅毒。
      （4）原发性血管炎（例如白塞综合征）。
   c. 肿瘤，通常侵蚀到肺动脉。
   d. 肺动脉高压。
   e. 退行性血管病变，包括结缔组织病。
   f. 创伤——特别是医源性创伤，例如肺动脉插管。
   g. Hughes-Stovin 综合征。一种罕见的突发性疾病，患者出现肺动脉瘤和肺静脉血栓。该病与白塞综合征的关系尚未明确。

禁忌证

肺动脉栓塞术没有绝对的禁忌证。

肺动静脉畸形的病理生理学

与 HHT 相关的方面[11-16]

1. 如具备以下四个特征中的三个，可以明确诊断杂合的常染色体显性遗传病。如具备两个特征，仍需怀疑此病变。
   a. 皮肤和黏膜的毛细血管扩张症。
   b. 反复发作的鼻出血，发生在 90% 以上的患者。
   c. 常染色体显性遗传模式。
   d. 典型的内脏畸形。
2. 这一疾病导致散在的动静脉畸形（AVMs），最初表现为黏膜皮肤的毛细血管扩张症，很少一开始就表现为大的内脏动静脉畸形。

3. 内脏血管畸形主要累及
   a. 肺：39%~56% 的患者。
   b. 胃肠道：55%~70% 的患者存在毛细血管扩张，少数为较大的 AVMs，并且伴有出血症状。
   c. 中枢神经系统：AVMs 影响到 6%~11% 的患者。然而，HHT 患者的大多数神经系统的意外情况来自于 PAVMs 导致的栓塞。
   d. 肝：AVMs 累及 13%~75% 的患者，但是大多没有症状。
4. 许多不同的基因可以导致 HHT，明确的基因有三个，它们编码的蛋白与传递 β 生长因子信号转导有关。最常见的两个是 HHT1 和 HHT2，HHT1 由内因子缺陷导致，导致 PAVM 和脑 AVM 的几率较高，HHT2 导致活化素受体样激酶 1 缺陷，常常导致有症状的肝 AVM。第三种是组合综合征，HHT 合并青少年息肉病。
5. 基因测试可以确诊约 80% 的 HHT 患者。

PAVM 的病理学[5, 17, 18]

1. 类型
   a. 简单的 PAVMs 由一个肺段内的动脉供血，这种类型占 80%~90%。动脉远端往往有不止一根分支供应畸形血管。
   b. 复杂的 PAVMs 往往由来自多个肺段的动脉供血，占 10%~20%。
   c. 弥漫性累及一个或多个肺段或肺叶，特别是基底段，占 5%[19]。
   d. 连接动脉和静脉的病灶可以是一个单独的动脉瘤样囊或丛状的、分隔的、多通路的连接，复杂的 PAVMs 大多都有后一种病灶。
   e. 体循环的动脉很少发现参与 PAVM 供血。
2. 位置
   a. 将近 65% 位于下叶。
   b. 35% 位于上叶、右侧中叶和舌叶。
3. 多发性
   a. 多发性 PAVMs 在 50% 以上。
   b. 双侧 PAVMs 在 40% 以上。

PAVM 和瘘的临床表现[1–5, 20, 21]

1. 右向左分流可导致
   a. 动脉低氧血症。临床表现包括呼吸困难、疲乏、发绀、杵状指和罕见的红细胞增多症。
   b. 反常栓塞。血栓栓塞可以导致 30% 以上的患者出现卒中和 TIA，据报道，细菌性栓子可以导致大约10%的脑脓肿。

c. 高输出性心力衰竭。不常见，但是有新生儿发病的报道。

2. 3%~12%的患者薄壁PAVMs破裂导致咯血和血胸。
3. 快速扩大的PAVMs可以导致出血风险增加，而且可以使妊娠期患者低氧血症加重和肺动脉高压。据报道，青春期也可发病。
4. 症状与合并的病变相关，例如HHT的其他表现。

术前评估

PAVM的诊断性评估[21-26]

1. 目的
   a. 采用高敏感度和高特异度的方法发现PAVM。
   b. 明确PAVMs的大小、数目和位置。这一条决定了PAVMs是否需要特殊治疗。对于任何PAVM，供血动脉达到3mm或者以上均需要进行治疗。
2. 哪些患者需要进一步评估？
   a. 有临床症状的患者，或者病史和体格检查怀疑PAVM的患者。
   b. HHT筛查的患者。
3. PAVM的诊断性试验。诊断性试验分为两类：一类用来明确右向左的分流；一类用来发现肺内病灶的形态学异常。第一类试验的缺点是缺乏解剖学上的一些细节，例如PAVM的位置、数量和大小。在评估任何诊断试验的准确性时，CT已经代替血管造影成为评价的金标准。
   a. 明确右向左的分流：
      （1）脉搏血氧饱和度仪提示氧饱和度低于97%，特别是在站立位。这是因为PAVMs好发于肺下叶。然而，脉搏血氧饱和度仪作为唯一的诊断方法，其敏感度和特异度都太低。由于这一方法完全没有损伤，儿童容易接受。
      （2）动脉血气分析可以发现分流导致的氧分压下降。氧分压低于92mmHg说明PAVM已有一定大小。
      （3）吸入氧分流百分数测定包含分流指数的测定。吸入100%的氧时，正常的氧分压在600mmHg以上。此外，可以接受分流量，大于5%~15%就是异常的；但是，这一方法的特异性较低。操作不当和其他原因导致的分流，例如心脏内分流都可以导致假阳性的出现。
      （4）放射性核素分流试验敏感性较好，但特异性低。
      （5）心脏声学造影可能是发现PAVMs比较敏感的方法，左心回声延迟出现3~10个心动周期可以增加诊断肺内分流的特异性。大部分“回声泡”阳性的患者在肺动脉造影的时候都看不到PAVMs,这可能是存在极小的病灶所导致的。

b. 形态学研究

（1）胸片可以显示分叶状的软组织影,伴有扩张的出入血管。但是胸片诊断的敏感性较低,即便胸片正常也不能排除PAVM的存在。

（2）螺旋CT对于PAVM的诊断和特征判断具有很高的敏感度,尽管有假阳性的存在[27,28]。由于CT具有无创的特点,因此成为PAVM诊断的金标准。CT对于术后患者的随访也特别有用。

（3）肺动脉造影:与CT相比,肺动脉造影虽然比较准确,但是属有创检查,而且容易漏掉小的PAVMs。对于确定病灶的位置、数量和大小以及治疗前最佳投照角度,肺动脉造影是必须的。每侧肺脏至少在两个投射方向上行左右肺动脉的选择性造影。

4. 如何评价病人

a. 通过病史和(或)体格检查发现患者有PAVMs症状或体征时,可直接行CT检查。

b. 有PAVM的风险但是无症状的患者,可以进行筛查(参考以下内容)。这基本上指有HHT的所有患者。

5. PAVM的筛选:没有统一的筛查方案,但是超声心动图可能是最敏感的诊断方法,对于年龄小于12岁的患者,许多人依靠这种诊断方法作为首选诊断方法。如果超声心动图阴性,不需要再做进一步检查(虽然有人认为另一个阴性的检查结果,如血氧饱和度或者胸部X线片,可以增加阴性预测值)。如果为阳性结果,或者结果可疑,需要通过CT扫描来评估PAVMs的大小是否需要进一步治疗。如果结果阴性,至少每隔5年行一次CT检查,如果可能的话,在妊娠前行CT检查以发现PAVM的增大。由于无症状的儿童出现PAVM的并发症的可能性非常低[4],体位性的脉搏血氧分压是最常用的也是必需的检测手段,在12岁成年后可以进一步进行筛选。

术前准备

患者准备和护理[29]

1. 轻度镇静——患者可以控制自己的呼吸。
2. 静脉通路或导管内无气泡,因为这些气泡会导致反常栓塞。
3. 如果存在明显的红细胞增多症,通过静脉切开可以降低穿刺部位和导管周围血栓的风险。
4. 3000~5000 单位的肝素可以防止导管周围血栓导致的异常栓塞。
5. 预防性使用抗生素——一般使用 1g 头孢唑林。
6. 门诊患者一般只进行择期手术。
7. 如果存在多处双侧 PAVMs，一次处理一侧肺脏可以避免出现双侧胸膜炎。

手术操作

1. 插管
   a. 通过股静脉植入 7Fr 的导鞘。如果短期内需要多次插管可以使用对侧股静脉。
   b. 使用 5Fr 的猪尾造影导管测定肺动脉压力并行肺动脉造影。除非术前 CT 检查能够明确病变部位，那么可以只做患侧的血管造影，我们一般做双侧造影。如果存在肺动脉高压，要注意有没有肝脏 AVM、原发性肺动脉高压（与 HHT2 有关）或者其他常见的病因。如果存在严重的肺动脉高压，栓塞治疗一定要小心，特别是 PAVM 比较大时。
   c. 将猪尾造影导管换为 80cm 长的 7Fr 多用途导管和 100cm 长的同轴单弯导管（Lumax guide, Cook Medicine, Bloomington, IN）。使用导引导管可以提供较强的支撑力并且可以使用不同形态的各种 5Fr 的导管。导管选择性插入 PAVM 的供血动脉。可控的亲水导丝可以协助选择供血动脉。很少有机会使用同轴微导管。选择性血管造影可以明确导管的位置是否恰当以及栓塞的位置是否适合。
   d. 千万要注意避免空气进入导管。撤出导丝时一定要将导管的尾端放置在盐水里，避免空气进入导管。
2. 栓塞的部位：对于供血动脉的栓塞越远越好，避开任何正常肺组织的供血动脉，尽可能接近动静脉瘘口。不需要栓塞病灶本身。
3. 栓塞材料：使用大小适合的机械栓塞材料，栓塞材料放置在供血动脉内而不会产生通过右向左的分流迁移到其他部位的风险。
   a. 基本上栓塞钢圈可以用于任何 PAVM。重要的是要形成一个致密的金属网络来达到永久栓塞的目的。不要指望通过松散的带纤维钢圈刺激血栓形成来达到永久栓塞。第一个钢圈应该比目标动脉直径大 20% 或者 2mm。此外，除非病灶特别小，较小的钢圈都放在第一个较大的钢圈内。14cm 长的、带纤毛的铂金巢样钢圈（Cook）最常用于小的或者中等大小的 PAVMs，这些钢圈可以在自身范围内缠绕。Tornado（Cook）钢圈由于较短有时候也可以用到。支撑力较高的钢圈（如 Iconel MReye coils，Cook）主要用于较大的、流量较高的瘘。很少用到较小的 0.018 英寸（1 英寸 =2.54cm）的微弹簧圈 – 除非需要微导管来到达病变部位。几乎从来都不需要价格更高的可脱弹簧圈，特别是使用以下技术来增加可控性并避免钢圈迁移：

（1）锚定技术（图 36.1）：长弹簧圈的远端几厘米放置在远端的侧支内，然后后撤导管，在真正的供血动脉内释放剩余的钢圈。

（2）脚手架技术：先将一个长的、支撑力大的不锈钢弹簧圈或者 Iconel 弹簧圈放在大的、高流量的供血动脉内（最好将最初的 1~2cm 锚定在分支内），然后先硬后软将铂金钢圈填在第一个钢圈内。

（3）偶尔在高流量的供血动脉内使用封堵球囊可以提高牵拉力，或者在较短的供血动脉内提供保护性定位。当较短的供血动脉难以栓塞时偶尔需要栓塞动脉瘤囊。这种情况下需要使用 0.018 英寸（1 英寸 =2.54cm）的栓塞材料。

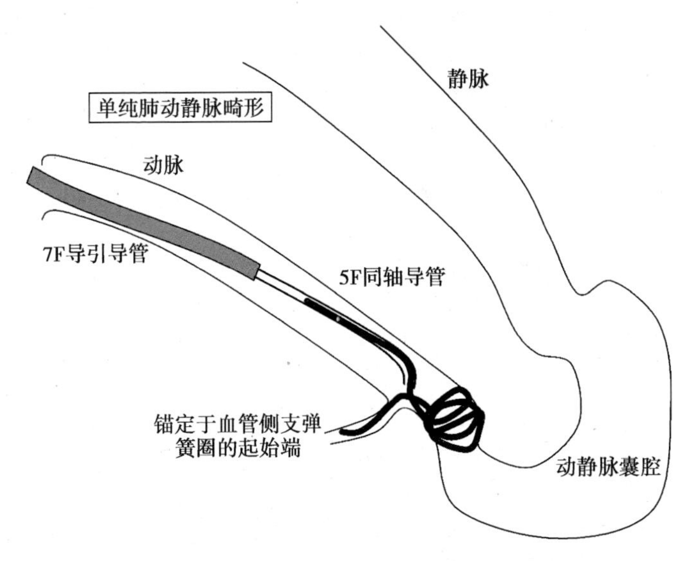

图 36.1 栓塞简单的 PAVM 时，第一个弹簧圈的前端部分锚定在旁路分支内，其他圈植入第一个圈内或近端达到致密栓塞动脉

b. Amplatzer 血管塞（AGA Medicine，Plymouth，MN）。这一装置吸引人的地方是在释放前可以定位和重新回收，但是，由于在使用时需

要将导引导管放在栓塞部位、费用高并且没有足够的使用经验，使得这一装置的使用受到一些限制。使用第一代的血管塞有再通的报道，所以推荐和弹簧圈一起使用[30]。

c. 可脱球囊。可脱球囊的优点在于可解脱性，而且有些品种的长期随访效果满意，但是在美国已过时。

4. 区域性栓塞：一个节段内的弥漫性病变或者多个节段受累时，就需要栓塞肺脏的某一个区域[19]。
5. 栓塞后应当进行造影明确栓塞的效果，有没有邻近肺脏来源的其他供血动脉。这时候需要进行一个区域内的非选择性的血管造影。

术后处理

1. 去除静脉通路，避免空气或者血栓通过残余的 PAVMs 导致的异常栓塞。
2. 大面积 PAVMs 栓塞后可以尝试使用刺激性肺容量测定法来缓解肺不张和胸膜炎。
3. PAVM 栓塞后长期随访
   a. 随访的目的在于评估病变治疗后的持续性和复发性，观察其他 PAVMs 病灶的增长或者扩大的速度。
   b. 策略。以下措施在术后 6~12 个月，然后每 3~5 年进行。
      (1) 螺旋 CT 扫描：治疗病灶内的动脉瘤应该消失或者代之以薄的线样瘢痕。
      (2) 临床评估。
      (3) 使用脉搏氧分压测定进行生理学评估简单易行，是否使用有创的动脉血气分析或者分流指数测定是有争议的。
      (4) 一旦发现异常应进行肺动脉造影。
   c. 牙科手术或者其他“污染”操作前使用预防性抗感染治疗，因为有可能存在小的 PAVMs。

结果[2-4, 21, 31-39]

1. 88%~100% 可以达到完全栓塞。
2. 主观上呼吸症状和表现可以改善。
3. 如果所有的任何大小的 PAVMs 完全栓塞，那么卒中、TIA 和脑脓肿的风险可以显著降低到近 3% 甚至降到更低。
4. 8% 的病变会持续存在或复发，虽然某些报道比率更高[40,41]。最主要的原因是栓塞的分支再通，其次是存在副供血动脉。这些都可以通过再次栓塞来治疗。第三个原因是来自小的肺动脉分支的侧支循环产生再灌注（儿童可能性最大）。第四个原因是来自于支气管动脉或其他体循环的动脉在栓塞部位远端产生侧支循环。然而,第四种原因偶尔看起来是比较普遍的[42],这种小的左向左的分流的意义还不确定,也很少有咯血的报道。

5. 14%~19% 原来很小的 PAVMs 可以发展到需要治疗的程度,这也许是症状复发的原因。

并发症[2, 3, 17, 20, 31–38]

1. 空气、血栓或者栓塞材料导致的异常栓塞
   a. 临床上,异常栓塞可以导致:
      (1)心绞痛或心动过缓:估计是在仰卧位时,空气进入了开口在前方的右冠状动脉。这类事件报道高达 5%,可以使用硝酸甘油和阿托品来处理,也没有产生不良后果。
      (2)脑缺血:TIA 报道的发生率为 2%,卒中不超过 1%。
   b. 栓塞材料导致的异常栓塞的发生率低于 1%,产生严重后果的报道比较少。如果栓塞材料异位到比较重要的动脉段,那么就需要将其取出。
2. PAVM 破裂导致的出血比较少见,可以通过完全栓塞来处理。
3. 局部的静脉血栓比较罕见。
4. PAVM 栓塞后最常见的并发症是胸膜炎。
   a. 3%~16% 的患者治疗后数天会出现发热和胸痛。可以使用非甾体类消炎药控制。
   b. 2%~5% 可以在数周后出现迟发性胸膜炎,表现为高热和胸片上可见有渗出。它同样是自限性的。

肺动脉瘤

临床表现

1. 与破裂、局部肿块压迫和周围栓塞相关。
2. 临床表现包括咯血、呼吸困难、胸痛、咳嗽、播散或肺动脉高压。

肺动脉瘤的治疗

1. 只有对有症状的或者比较大的动脉瘤才考虑治疗,虽然对于动脉瘤的大小并没有明确的指南[43]。
2. 外周动脉瘤可以通过栓塞来治疗。这样会导致一部分正常的肺组织被牺牲掉。机械性的栓塞材料应当放置在动脉瘤开口处。
3. 中央型的动脉瘤最好手术治疗,这样可以保留动脉血流。栓塞治疗将导致难以接受的正常肺组织的丧失。
4. 经皮使用凝血酶和组织胶进行栓塞,和使用覆膜支架将动脉瘤隔绝

的方法都有报道[44,45]。对于真菌性的动脉瘤保守治疗也是一种治疗选择[46]。

（秦永林 译 邓钢 校）

参考文献

1. Shovlin CL, Letarte M. Hereditary haemorrhagic telangiectasia and pulmonary arteriovenous malformations: issues in clinical management and review of pathogenic mechanisms. *Thorax*. 1999;54(8):714–729.
2. Mager JJ, Overtoom TT, Blauw H, et al. Embolotherapy of pulmonary arteriovenous malformations: long-term results in 112 patients. *J Vasc Interv Radiol*. 2004;15(5):451–456.
3. Pollak JS, Saluja S, Thabet A, et al. Clinical and anatomic outcomes after embolotherapy of pulmonary arteriovenous malformations. *J Vasc Interv Radiol*. 2006;17(1):35–44.
4. Shovlin CL, Jackson JE, Bamford KB, et al. Primary determinants of ischaemic stroke/brain abscess risks are independent of severity of pulmonary arteriovenous malformations in hereditary haemorrhagic telangiectasia. *Thorax*. 2008;63(3):259–266.
5. Gossage JR, Kanj G. Pulmonary arteriovenous malformations. A state of the art review. *Am J Respir Crit Care Med*. 1998;158(2):643–661.
6. Lange PA, Stoller JK. The hepatopulmonary syndrome. Effect of liver transplantation. *Clin Chest Med*. 1996;17(1):115–123.
7. Kopf GS, Laks H, Stansel HC, et al. Thirty-year follow-up of superior vena cava–pulmonary artery (Glenn) shunts [see comments]. *J Thorac Cardiovasc Surg*. 1990;100(5):662–670; discussion 670–671.
8. Lundell C, Finck E. Arteriovenous fistulas originating from Rasmussen aneurysms. *Am J Roentgenol*. 1983;140(4):687–688.
9. Bartter T, Irwin RS, Nash G. Aneurysms of the pulmonary arteries. *Chest*. 1988;94(5):1065–1075.
10. Nguyen ET, Silva CI, Seely JM, et al. Pulmonary artery aneurysms and pseudoaneurysms in adults: findings at CT and radiography. *Am J Roentgenol*. 2007;188(2):W126–W134.
11. Guttmacher AE, Marchuk DA, White RI Jr. Hereditary hemorrhagic telangiectasia [see comments]. *N Engl J Med*. 1995;333(14):918–924.
12. Shovlin CL, Guttmacher AE, Buscarini E, et al. Diagnostic criteria for hereditary hemorrhagic telangiectasia (Rendu–Osler–Weber syndrome). *Am J Med Genet*. 2000;91(1):66–67.
13. Bayrak-Toydemir P, McDonald J, Markewitz B, et al. Genotype–phenotype correlation in hereditary hemorrhagic telangiectasia: mutations and manifestations. *Am J Med Genet A*. 2006;140(5):463–470.
14. Letteboer TG, Mager JJ, Snijder RJ, et al. Genotype–phenotype relationship in hereditary haemorrhagic telangiectasia. *J Med Genet*. 2006;43(4):371–377.
15. Lesca G, Olivieri C, Burnichon N, et al. Genotype–phenotype correlations in hereditary hemorrhagic telangiectasia: data from the French–Italian HHT network. *Genet Med*. 2007;9(1):14–22.
16. Sabba C, Pasculli G, Lenato GM, et al. Hereditary hemorrhagic telangiectasia: clinical features in ENG and ALK1 mutation carriers. *J Thromb Haemost*. 2007;5(6):1149–1157.
17. White RI Jr, Pollak JS, Wirth JA. Pulmonary arteriovenous malformations: diagnosis and transcatheter embolotherapy. *J Vasc Interv Radiol*. 1996;7(6):787–804.
18. Wirth JA, Pollak JS, White RIJ. Pulmonary arteriovenous malformations. *Curr Pulmonol Crit Care Med*. 1996;17:261–298.
19. Pierucci P, Murphy J, Henderson KJ, et al. New definition and natural history of patients with diffuse pulmonary arteriovenous malformations: twenty-seven-year experience. *Chest*. 2008;133(3):653–661.
20. Gupta P, Mordin C, Curtis J, et al. Pulmonary arteriovenous malformations: effect of embolization on right-to-left shunt, hypoxemia, and exercise tolerance in 66 patients. *Am J Roentgenol*. 2002;179(2):347–355.
21. Cottin V, Chinet T, Lavole A, et al. Pulmonary arteriovenous malformations in hereditary hemorrhagic telangiectasia: a series of 126 patients. *Medicine*. 2007;86(1):1–17.
22. Haitjema T, Disch F, Overtoom TT, et al. Screening family members of patients with hereditary hemorrhagic telangiectasia. *Am J Med*. 1995;99(5):519–524.
23. Kjeldsen AD, Oxhoj H, Andersen PE, et al. Pulmonary arteriovenous malformations: screening procedures and pulmonary angiography in patients with hereditary hemorrhagic telangiectasia. *Chest*. 1999;116(2):432–439.

24. Thompson RD, Jackson J, Peters AM, et al. Sensitivity and specificity of radioisotope right–left shunt measurements and pulse oximetry for the early detection of pulmonary arteriovenous malformations. *Chest.* 1999;115(1):109–113.
25. Oxhoj H, Kjeldsen AD, Nielsen G. Screening for pulmonary arteriovenous malformations: contrast echocardiography versus pulse oximetry. *Scand Cardiovasc J.* 2000;34(3):281–285.
26. Nanthakumar K, Graham AT, Robinson TI, et al. Contrast echocardiography for detection of pulmonary arteriovenous malformations. *Am Heart J.* 2001;141(2):243–246.
27. Remy J, Remy-Jardin M, Giraud F, et al. Angioarchitecture of pulmonary arteriovenous malformations: clinical utility of three-dimensional helical CT [see comments]. *Radiology.* 1994;191(3):657–664.
28. Remy J, Remy-Jardin M, Wattinne L, et al. Pulmonary arteriovenous malformations: evaluation with CT of the chest before and after treatment [see comments]. *Radiology.* 1992;182(3):809–816.
29. White RI Jr. Pulmonary arteriovenous malformations: how do I embolize? *Tech Vasc Interv Radiol.* 2007;10(4):283–290.
30. Fidelman N, Gordon RL, Bloom AI, et al. Reperfusion of pulmonary arteriovenous malformations after successful embolotherapy with vascular plugs. *J Vas Interv Radiol.* 2008; 19(8):1246–1250.
31. White RI Jr, Lynch-Nyhan A, Terry P, et al. Pulmonary arteriovenous malformations: techniques and long-term outcome of embolotherapy. *Radiology.* 1988;169(3):663–669.
32. Remy-Jardin M, Wattinne L, Remy J. Transcatheter occlusion of pulmonary arterial circulation and collateral supply: failures, incidents, and complications [see comments]. *Radiology.* 1991;180(3):699–705.
33. Dutton JA, Jackson JE, Hughes JM, et al. Pulmonary arteriovenous malformations: results of treatment with coil embolization in 53 patients. *Am J Roentgenol.* 1995;165(5):1119–1125.
34. Lee DW, White RI Jr, Egglin TK, et al. Embolotherapy of large pulmonary arteriovenous malformations: long-term results. *Ann Thorac Surg.* 1997;64(4):930–939; discussion 939–940.
35. Swanson KL, Prakash UB, Stanson AW. Pulmonary arteriovenous fistulas: Mayo Clinic experience, 1982–1997. *Mayo Clin Proc.* 1999;74(7):671–680.
36. Saluja S, Sitko I, Lee DW, et al. Embolotherapy of pulmonary arteriovenous malformations with detachable balloons: long-term durability and efficacy. *J Vasc Interv Radiol.* 1999;10(7):883–889.
37. Pugash RA. Pulmonary arteriovenous malformations: overview and transcatheter embolotherapy. *Can Assoc Radiol J.* 2001;52(2):92–102; quiz 74–76.
38. Prasad V, Chan RP, Faughnan ME. Embolotherapy of pulmonary arteriovenous malformations: efficacy of platinum versus stainless steel coils. *J Vasc Interv Radiol.* 2004;15(2 pt 1):153–160.
39. Andersen PE, Kjeldsen AD. Clinical and radiological long-term follow-up after embolization of pulmonary arteriovenous malformations. *Cardiovas Interv Radiol.* 2006;29(1):70–74.
40. Milic A, Chan RP, Cohen JH, et al. Reperfusion of pulmonary arteriovenous malformations after embolotherapy. *J Vasc Interv Radiol.* 2005;16(12):1675–683.
41. Remy-Jardin M, Dumont P, Brillet PY, et al. Pulmonary arteriovenous malformations treated with embolotherapy: helical CT evaluation of long-term effectiveness after 2–21-year follow-up [see comment]. *Radiology.* 2006;239(2):576–585.
42. Brillet PY, Dumont P, Bouaziz N, et al. Pulmonary arteriovenous malformation treated with embolotherapy: systemic collateral supply at multidetector CT angiography after 2–20-year follow-up. *Radiology.* 2007;242(1):267–276.
43. Garcia A, Byrne JG, Bueno R, et al. Aneurysm of the main pulmonary artery. *Ann Thorac Cardiov Surg.* 2008;14(6):399–401.
44. Lee K, Shin T, Choi J, et al. Percutaneous injection therapy for a peripheral pulmonary artery pseudoaneurysm after failed transcatheter coil embolization. *Cardiovasc Intervent Radiol.* 2008;31(5):1038–1041.
45. Park A, Cwikiel W. Endovascular treatment of a pulmonary artery pseudoaneurysm with a stent graft: report of two cases. *Acta Radiol.* 2007;48(1):45–47.
46. Wilson TN, Tew K, Taranath A. Multiple mycotic aneurysms of the pulmonary arteries resolving with conservative management: multislice CT examination findings. *J Thorac Imaging.* 2008;23(3):197–201.

37 中心静脉通路

简介

与依靠外周骨性标志相比，借助于影像引导（image-guidance，IG）介入科医师可以更快、更安全地放置中心静脉（central venous，CV）装置，而且并发症很少[1,2]。影像引导下放置中心静脉导管或皮下泵与外科操作相比花费更少[3]。中心静脉导管在组成、尺寸、管腔数量、植入部位（例如上肢或者颈部）以及维持时间等方面存在差异。在功能上可能会有重叠，也可能有特殊的使用目的（例如透析需要较大的管腔以满足较高的流率）。中心静脉导管在进入静脉前的部分可以有皮下隧道，也可以不要皮下隧道。如果是可植入的皮下泵，那么整个装置都要埋在皮下。周围插入的中心静脉导管（peripherally inserted central catheters，PICC）可以连续或者频繁使用 1~12 周。较大的内径有助于输入黏性液体，而且多腔导管有助于输入不相容的输入液。

适应证

1. 治疗目的[4]
    a. 化疗用药。
    b. 全胃肠外营养用药。
    c. 输入血制品。
    d. 静脉内用药。
    e. 静脉输液。
    f. 执行血浆回采功能。
    g. 执行透析功能。
2. 诊断目的[4]
    a. 建立或明确诊断。
    b. 评估预后。
    c. 监测治疗反应。
    d. 重复采血。

禁忌证

绝对禁忌证

1. 菌血症或败血症。
2. 穿刺部位的蜂窝织炎。
3. 对导管材料过敏。

相对禁忌证

1. 无法纠正的凝血功能障碍。
2. 中心静脉阻塞。

术前准备

1. 术前评估包括明确指征，获得病史，如目前或者以前使用过中心静脉装置病史、相关并发症病史、有无肢体或面部肿胀、相关的过敏史；还要做肢体体格检查，包括检查脉搏。
2. 获得知情同意书。
3. 不管选择哪种装置，术前准备都是一样的。患者必须保持禁食（NPO）6 小时，或者按照每一个机构的要求进行镇静。要求上的差异将在后面讨论。
4. 必须复习以前的影像学资料，评估有无解剖变异、血管有无狭窄或闭塞（通畅）。建议行快速的超声筛查，并在超声引导下进行穿刺。
5. 理发，剩余头发用带子扎起来。
6. 用 2% 的氯己定消毒液消毒皮肤。标准的胸部消毒范围是从下颌角到乳头，从腋窝到对侧胸骨边。上肢的标准消毒范围是从腋窝到肘窝的上臂全周。
7. 术者标准的外科准备包括刷手、戴手套、口罩、帽子和穿手术衣。
8. 遵守凝血参数的指南有助于防止出血并发症。
   a. 去除 PICC 管和中心静脉装置[5]。
      （1）这些操作被认为是出血风险低，出血很容易被发现并加以控制。
      （2）使用双香豆素的患者一定要查国际标准化比值（INR），要求 INR 低于 2.0。
      （3）静脉内使用非裂解肝素的患者要求查部分凝血酶原时间（PTT）。正常的范围是 25~35 秒。PTT 要求不超过正常值的 1.5 倍。
      （4）不常规检查血小板计数，但是低于 50 000/μl 必须输血纠正。
      （5）氯吡格雷和阿司匹林不需要停药。

(6)低分子肝素(治疗剂量)在操作前应停用一次。

b. 隧道导管(TCs)和皮下泵。

(1)这些操作被认为有中度出血风险。

(2)所有患者常规检查INR,INR的目标值是低于1.5。

(3)静脉内使用非裂解肝素的患者要求查PTT。正常的范围是25~35秒。PTT要求不超过正常值的1.5倍。

(4)不常规检查血小板计数,但是低于50 000/μl必须输血纠正。

(5)阿司匹林不需要停药。

(6)操作前氯吡格雷停药5天。

(7)低分子肝素(治疗剂量)在操作前应停用一次。

9. 放置中心静脉导管前预防性抗生素的使用颇有争议,有的研究支持,有的研究反对[6]。如果在TC或者皮下泵放置时用抗生素,在皮肤切开前45分钟内可以使用1g的头孢唑林或者500mg的克林霉素。放置PICC管前不需要使用预防性抗生素。

10. 所有的TC和皮下泵都在介入放射透视手术室内进行。PICC可以在介入放射手术室或者床边进行,是否使用超声辅助,这取决于操作者的喜好和患者的临床情况。

操作

1. 药物的使用

a. 所有的置管操作均使用1%的利多卡因行局部麻醉。

b. PICC置管仅使用局部麻醉。

c. TCs和皮下泵:使用柠檬酸芬太尼和盐酸咪达唑仑行精神镇静。护士必须全程监测生命体征。

2. 静脉的选择

a. 常用通路。

(1)通过周围静脉放置PICC管或者上肢的皮下泵,任何一侧上肢都可以使用,但是优先使用非优势侧上肢。许多操作者选择肘窝上方最粗大的静脉作为通路,然而其他人通常会选择贵要静脉,因为贵要静脉与肱动脉相距较远。头静脉和肱静脉也可以插管。但是,头静脉容易发生痉挛和血栓形成。由于肱静脉与肱动脉伴行,容易穿刺到肱动脉。超声引导有助于避免穿刺到肱动脉。通过注射对比剂,可以在透视引导下穿刺静脉通路。有慢性肾衰竭风险的患者禁止使用PICC管,这些患者有慢性肾脏疾病或者正在接受透析治疗[7,8]。在上肢放置的外周皮下泵与中心放置的皮下泵相比,存在导管无法使用和深静脉血栓的风险较大[1,9]。

(2) 对于中心静脉通路,推荐使用颈内静脉(IJV)。进入该静脉产生并发症的风险最低,包括气胸(PTX)和血栓[5,8,10]。与放置在上肢的皮下泵相比,放置在胸部的皮下泵产生深静脉血栓的风险较低[9]。右侧颈内静脉到右心房的通路较直,使得导管的放置较为简化。左侧颈内静脉由于汇入到头臂静脉,使得左侧穿刺具有一定的挑战性,左侧颈内静脉可能会扭曲并且以右侧的角度汇入上腔静脉,使得中心静脉置管需要额外的一些操作才能完成。另外,当直接从左侧进入时,导丝会很自然地进入无名干而不是右心房。在这种情况下,使用弯头导管(例如 MPA 导管;Boston Scientific,Natick,MA)和软头导丝(例如 J 形导丝或者亲水导丝)有助于进入中心静脉。

(3) 如果颈内静脉无法进入,颈外静脉也可以接受[1,8,9,11]。

(4) 由于可以使用骨性标记,非放射科医师常常把锁骨下静脉作为目标。然而,锁骨下静脉通路产生中心静脉血栓和气胸的风险较高[1,4,8-12]。考虑到血栓形成和狭窄的风险(由于锁骨下静脉和第一肋骨对锁骨下静脉的钳夹作用,见图 46.2A),锁骨下静脉通路在有慢性肾脏疾病或者正在透析治疗等有慢性肾衰竭风险的患者禁用[7,8]。

(5) 股静脉很少作为透析通路使用,因为存在感染和通畅率低的风险[1,8,13]。

b. 非常规通路。

(1) 多次置管的患者有中心静脉阻塞的倾向。如果常规静脉通路已经用光,可以考虑使用非常规静脉通路[1,7,8,13-16]。通往中心静脉的非常规通路包括再通的颈部和胸部的侧支静脉、经腰静脉通路进入下腔静脉、经肝静脉通路、或者经外科手段放置的右房静脉通路。

c. 透析和 KDOQI

(1) 国家肾脏基金会 - 透析效果质量指南(The National Kidney Foundation-Dialysis Outcomes Quality Initiative,NKF-KDOQI)标准列出了透析患者中心静脉通路的选择顺序。推荐的顺序与前面列出的相似。首选右颈内静脉,然后是左颈内静脉,再右侧颈外静脉,左侧颈外静脉[7,8]。(动静脉)瘘首次突破计划 PICC 管和锁骨下静脉通路不能用于有慢性肾脏疾病风险、已患慢性肾脏疾病或者正在透析的患者[7,8],但是他们可以在颈静脉置管。

3. 导引技术

a. 超声引导被常常推荐用于静脉穿刺。

b. 透视引导常用于观察导丝、导管和静脉造影。

c. 置管后不必常规行胸片[17],因为导管头端的位置可以通过透视点片来确定。

d. 如果在床边放置 PICC 管,仅使用超声引导。那么,需要通过胸片随访确定导管头端位置。

4. 穿刺静脉的技巧

a. 对于细针不经意穿刺到动脉的情况,只需要将针拔出,实施手工按压来达到止血的目的即可。

b. 如果导丝不能很顺畅地通过穿刺针,要么针尖顶在血管壁上,或者出现了前后壁穿刺的情况。将针退回管腔内,然后在透视下轻柔地推进导丝直到导丝能顺畅地前进。

c. 如果导丝尖端极度变形,应该考虑将导丝和穿刺针撤出(作为一个整体撤出),防止导丝割裂。

d. 如果不能将导丝沿着静脉推进

(1)出现了血管痉挛(特别是在插入 PICC 管时)。可以通过轻轻地注入少量造影剂来确定。可以等数分钟让血管痉挛自己缓解,也可以考虑硝酸甘油(100~200μg)。或者,选择一个新的静脉。

(2)狭窄 / 闭塞、扭曲静脉或者解剖变异都可能存在。静脉造影可以明确解剖结构。通过数字路图或者选择恰当的导管和导丝有助于问题的解决。

5. PICC 管

a. 遵循前面提到的术前准备原则。此外,在上肢放一止血带有助于扩张静脉。

b. 使用超声引导或者微穿刺针(通畅是 21G)来穿刺静脉。

c. 在透视引导下,将 0.018 英寸(1 英寸 =2.54cm)的轴心导丝向中心静脉推入(如果没有透视引导,感觉到阻力存在即可)。

d. 做一个皮肤小切口,将可撕脱鞘(套装内)植入。

e. 在透视下,利用导丝测定所需要的导管的长度(目的使导管头端位于上腔静脉与右心房交界处,将导丝的头端放在这个位置,然后在导丝露出的尾部钳夹,撤出导丝就可以测量所需要的导管的长度),将 PICC 管截取所需要的长度。如果在床边进行操作,只能大概估计导管的长度。

f. 使用加硬的通口针将 PICC 管推送到预定位置。

g. 去除通口针,检查 PICC 功能,撕掉外鞘。

h. 使用黏附导管锁或者不可吸收缝线将导管固定在皮肤上。

i. 用生理盐水冲洗 PICC 管,肝素溶液注入腔内,就像每次用完一样将帽子盖好。通常,每次使用前导管内的液体都要吸出并弃去。

j. 覆盖无菌敷料。

k. 通过点片或者胸部透视来记录导管末端的位置以备下次参考。

6. 皮下隧道的通路

a. 如果 TC 用于中心静脉通路、血浆回采或透析(检查患者透析时的血钾水平),那么在常规静脉放置中心 TC 的方法基本上是一致的。随后就是术前准备工作。

b. 对于乳房较大的女性,将乳房向下粘贴以缓解松弛并防止患者取直立位时的过度牵拉(使头侧的导管头移位)。

c. 在超声引导下用微穿刺系统穿刺颈内静脉(图 37.1C)。

d. 在透视下,将 0.018 英寸导丝穿过针头送入上腔静脉。

e. 使用 11 号刀片在颈部静脉切开的部位做一个小的切口;使用弯钳将组织分离。

f. 在导丝引导下插入 5Fr 的同轴扩张器(微穿刺套装)。将较细的导丝撤出,随后将 0.035 英寸的硬导丝(Amplatz Super Stiff; Boston, Natick, MA)放置在下腔静脉。使用硬导丝可以增加稳定性,防止操作过程中打结。

g. 使用较长的针头在拟行皮下隧道的部位进行麻醉,最好只扎一针就打完麻醉。

h. 在导管拟进入的胸部皮肤做一个小的切口,开通 8~10cm 的皮下隧道。

i. 将皮下隧道装置经皮肤切口插向颈部静脉切开的部位。在隧道内形成一个柔和的弧度(图 37.1D)。有些装置的弧度是预先成形的。

j. 通过已经放置好的 0.035 英寸硬导丝在颈内静脉内插入一个大小适合的可撕脱鞘。

k. 将 TC 穿过皮下隧道,近端的套管至少有 2cm 在隧道入口处(图 37.1E)。

l. 快速将 TC 穿过颈内静脉内的可撕脱鞘,将头端放置在上腔静脉与右心房交界处(图 37.1F)。见防止空气栓塞的要点。

m. 使用皮肤胶(Dermoban; Ethicon, Mokena, IL)或缝线缝合颈部静脉切开部位。

n. 使用不可吸收缝线将 TC 锚定在皮肤上。

o. 通过抽吸或冲洗皮下泵评估 TC 功能。

p. 使用生理盐水冲洗皮下泵 / 管腔。

q. TC 管腔内注入肝素(按照 TC 使用说明书检查注入的容量)。

r. 覆盖无菌敷料。

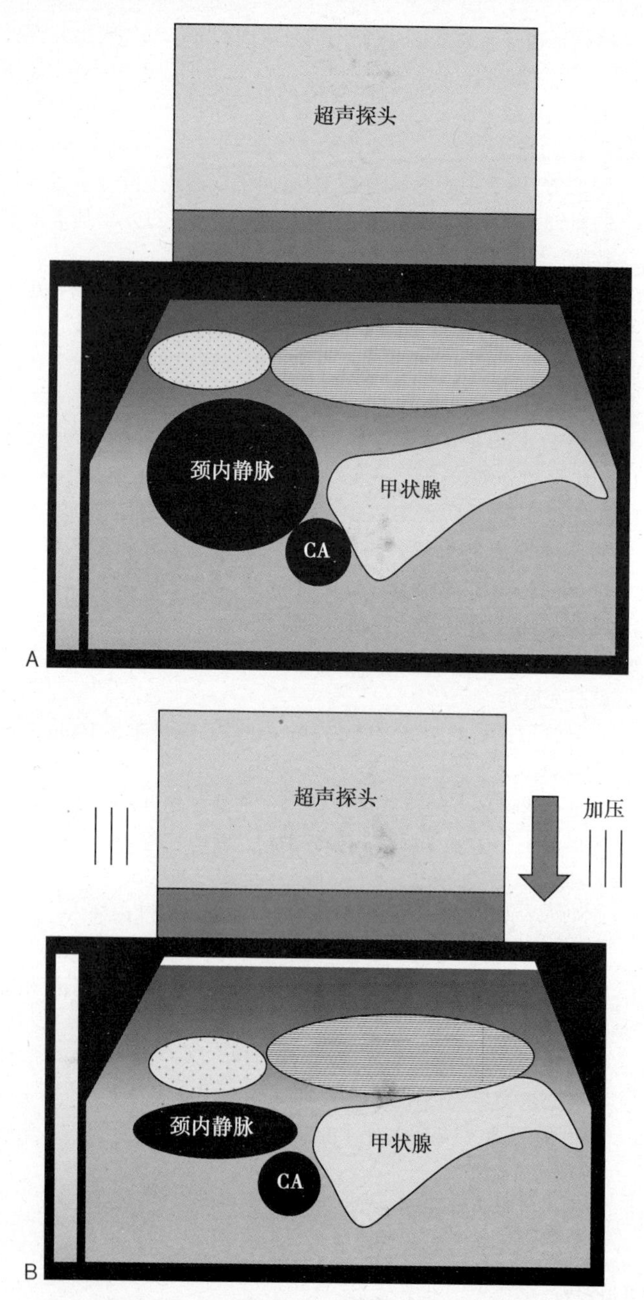

图 37.1　放置皮下隧道导管。A：横断面超声评估右侧颈内静脉（CA，颈动脉）。B：静脉可压扁，表明静脉是通畅的（CA，颈动脉）

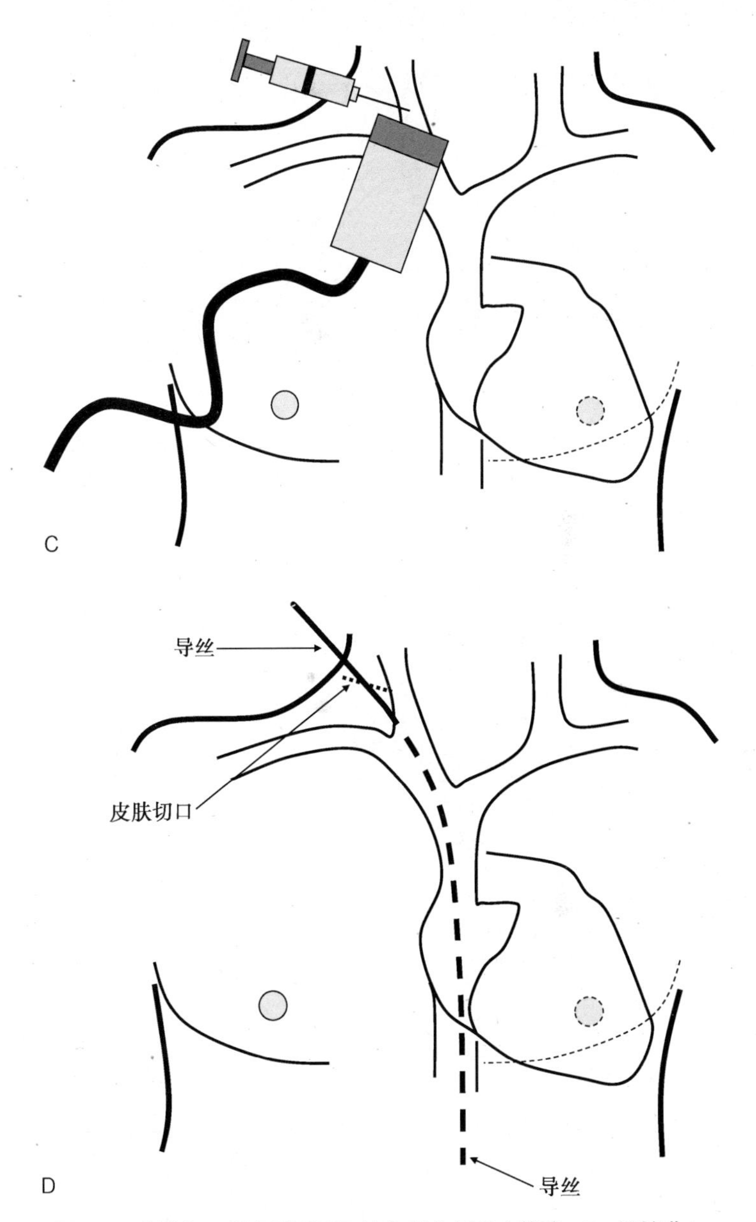

图 37.1 （续）C：超声引导下细针穿刺右侧颈内静脉。D：导丝进入下腔静脉（实线部分在血管外，长虚线部分在血管内）

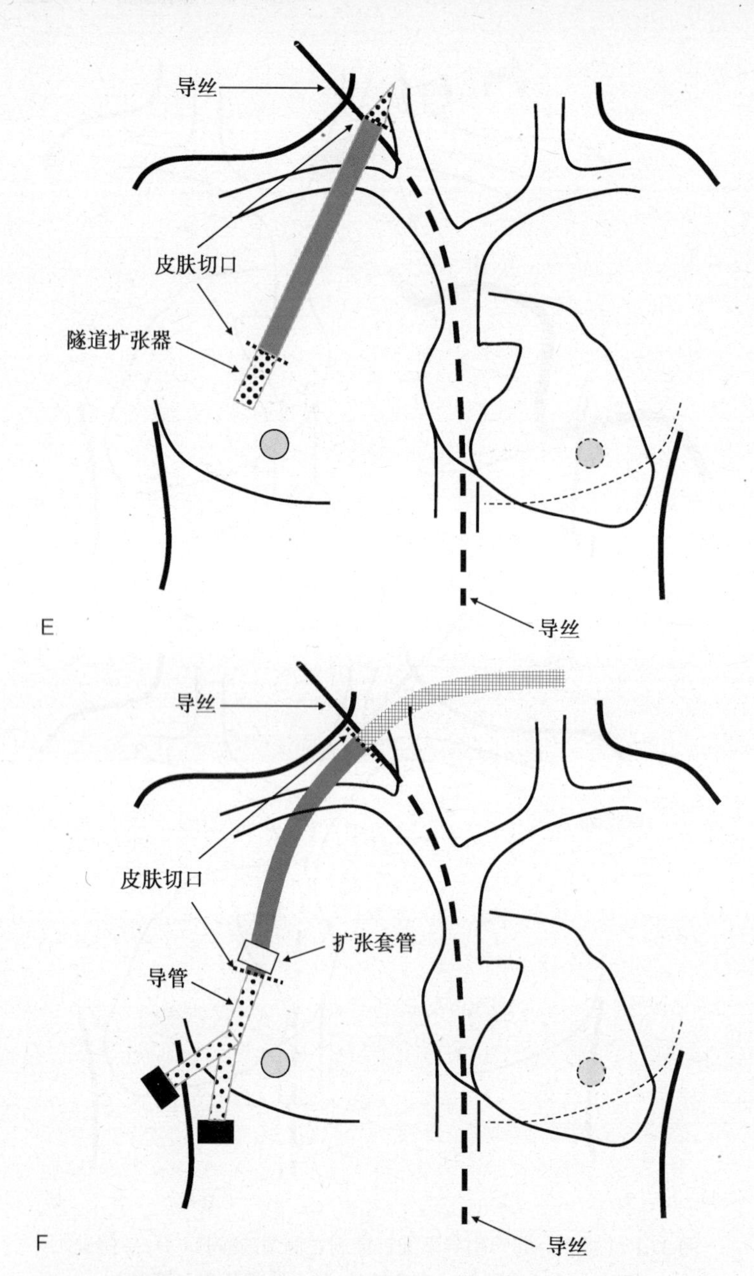

图 37.1 （续）E：在右胸壁和颈部静脉切开部位切开皮肤（短虚线）。隧道扩张器穿透到颈部穿刺部位（圆点状部分在皮外，实体部分在皮下隧道）。F：导管穿过隧道，扩张套管在皮下，网格部分将通过可撕脱鞘进入血管）

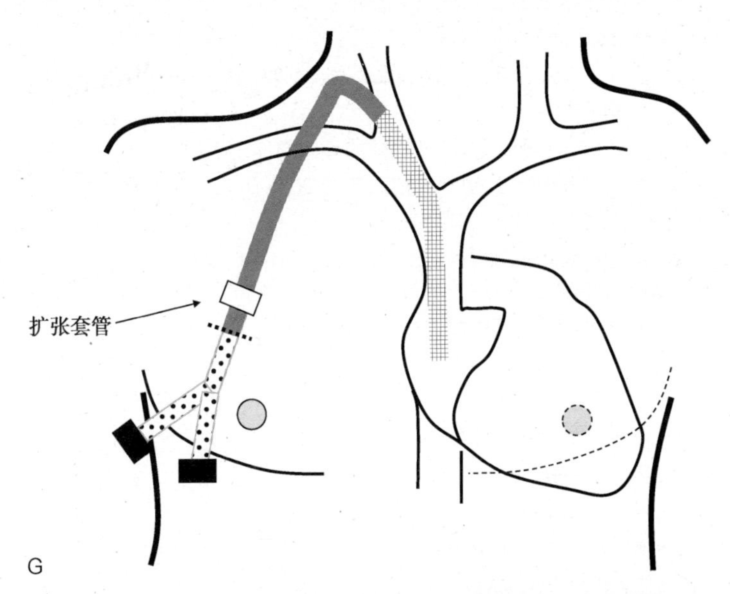

图 37.1　（续）G：皮下隧道导管头端位于上腔静脉与右心房交界处（圆点部分在皮肤外，实体部分在隧道内，网格部分在血管内）

s. 通过点片或者胸部透视记录导管头端位置。

7. 将临时通路变为皮下隧道通路
   a. 将临时透析导管（TDCs）换为 TC 时使用的静脉插入部位与前面讲述的 TDC 的部位一致。
   b. 行前面讨论过的术前准备工作。
   c. 在透视下将 Amplazt（Boston，Natick，MA）或者硬的亲水导丝通过 TDC 放置在上腔静脉。
   d. 如前所述，用利多卡因麻醉皮下隧道。
   e. 在原来 TDC 入口部位做小的切口，在胸壁 TC 拟进入部位切开，形成 8~10cm 的皮下隧道。
   f. 将新的 TC 穿过皮下隧道到 TDC 的静脉入口处。
   g. 将 TDC 撤出，沿导丝植入可撕脱鞘。
   h. 将新的 TC 快速穿过可撕脱鞘。
   i. 确定 TC 安全性并功能良好。
   j. 点片并覆盖无菌敷料。
8. 替代移位的 TC
   a. TC 常常会移位或者完全脱出[19,20]。行前述的术前准备。
   b. 使用 5Fr 的导管（Kumpe，Cook Inc.，Bloominton，IN）和软头亲水

导丝经隧道插管。如果可能的话，将导管和导丝先插入上腔静脉，最终进入下腔静脉。

c. 有时候，可以使用“隧道造影”通过稀释的造影剂来使隧道显影。然后再使用亲水导丝和 5Fr 的 Kumpe 导管组合行隧道插管。

d. 一旦 5Fr 的导管进入上腔静脉，导入硬的亲水导丝。

e. 撤出 5Fr 导管，沿硬导丝植入新的 TC。

f. 确定 TC 的安全性和功能良好。

g. 点片并覆盖无菌敷料。

9. 置换无功能的 TC

a. 由于导管头端位置不当、纤维鞘形成（FS）或导管内凝血，导管可能不起作用。可以使用原来的隧道置换 TC[21]。进行前述术前准备。

b. 在透视下将硬导丝经 TC 的任何一个管腔进入上腔静脉。

c. 如果怀疑导管周围 FS 形成，可以使用 8~12mm 的球囊破坏 FS。

d. 沿导丝撤出旧的 TC，置换入新的 TC。

e. 确定 TC 安全和功能良好。

f. 点片并覆盖无菌敷料。

10. 胸部皮下泵

a. 按照以前讨论过的术前准备进行准备。

b. 对于乳房下垂的女性，用胶带将乳房向下牵拉，预防患者取站立位时牵拉导管[1,9,11,22,23]。

c. 在超声引导下用微穿刺针穿刺颈内静脉。

d. 在透视下将 0.018 英寸导丝送入上腔静脉。

e. 使用 11 号刀片在颈部静脉切开部位做一个小的皮肤切口。

f. 沿导丝使用 5Fr 的同轴扩张器。将导丝换为 0.035 英寸的硬导丝（Amplatz Super Stiff; Boston, Natick, MA），并将导丝植入下腔静脉。使用硬导丝可以增加稳定性并防止操作过程中出现打结。

g. 尽量减少皮肤穿刺点数，用利多卡因在将要放置皮下泵的位置和皮下隧道的位置进行麻醉。

h. 使用 15 号刀片，在胸壁与皮肤感觉神经相平行的方向做 3cm 的切口。通过钝性分离在皮下建立囊袋，囊袋应当足够大，在没有张力的情况下可以轻松容纳皮下泵。如果皮下泵放得过深，使用 Huber 针（B.Brum Medicine, Inc., Bethlehem, PA）进行穿刺比较困难。如果皮下泵放得过浅，会出现皮肤溃烂。如果囊袋过大，皮下泵可能会翻过来。如果囊袋过小，过大的张力会撕裂伤口。

i. 使用隧道器在囊袋和颈部静脉切开部位建立带有轻微弧度的皮下隧道。

j. 通过导丝确定所需要的导管长度(尖端位于上腔静脉和右心房交界处),将导管切割到适合长度。

k. 导管与皮下泵的港体相连并通过卡扣固定(只有在非接触系统使用)。注意,要使得囊袋内的导管有足够长度与皮下泵相连,但是也不要太长,否则会打结。皮下泵的港体深深地埋入囊袋内并使用3-0的可吸收线进行固定。

l. 在颈内静脉进入点使用恰当的可撕脱鞘。

m. 皮下泵的导管经隧道拉出,经过可撕脱鞘将其头端放置在上腔静脉与右心房交界处。

n. 双层缝合囊袋。下面一层使用3-0的可吸收线(Ethicon, Mokena, IL)。皮肤层使用皮肤胶或者4-0的可吸收线行皮下缝合。

o. 皮下泵使用无内芯针穿刺,抽吸,使用生理盐水冲洗确定有无漏出,注入指定量的肝素溶液。

p. 颈部静脉切开部位使用皮肤胶或者4-0的可吸收线进行缝合。

q. 无菌敷料覆盖。

r. 点片(或胸部透视)随访,记录导管头端位置。

s. 如果需要,放置Huber针,确保临床使用。

11. 上肢皮下泵

a. 按照要求进行术前准备工作。

b. 在超声引导下用微穿刺针穿刺颈内静脉,与放置PICC管过程相似[24]。

c. 透视下植入0.018英寸导丝。

d. 使用11号刀片在颈部静脉切开部位做一个小的皮肤切口。

e. 沿导丝使用5Fr的同轴扩张器。将0.018英寸导丝换为0.035英寸的硬导丝(Amplatz Super Stiff; Boston, Natick, MA),并将导丝植入下腔静脉。

f. 按照前面描述的方法,使用利多卡因在将要放置皮下泵的位置和皮下隧道的位置进行麻醉。

g. 使用15号刀片,在肘窝上方上臂内侧做3cm的切口。通过钝性分离在皮下建立囊袋,囊袋应当足够大,在没有张力的情况下可以轻松容纳皮下泵。如果皮下泵放得过深,使用Huber针(B.Brum Medicine, Inc., Bethlehem, PA)进行穿刺就比较困难。如果皮下泵放得过浅,会出现皮肤溃烂。如果囊袋过大,皮下泵可能会翻过来。如果囊袋过小,过大的张力会撕裂伤口。

h. 使用隧道器在囊袋和颈部静脉切开部位建立皮下隧道。

i. 测量上肢到皮下泵导管头端的长度,将导管切割到适合长度使尖端位于上腔静脉和右心房交界处。

j. 导管与皮下泵的港体相连并通过卡扣固定（只有在非接触系统使用）。注意，要使得囊袋内的导管有足够长度与皮下泵相连，但是也不要太长，否则会打结。
k. 在颈内静脉进入点沿导丝植入恰当的可撕脱鞘。
l. 导管经可撕脱鞘植入，头端放置在上腔静脉 / 右心房交界处。
m. 确定导管功能正常，皮下泵缝在囊袋内（3–0 可吸收线）。
n. 双层缝合囊袋。下面一层使用 3–0 的可吸收线（Ethicon，Mokena，IL）。皮肤层使用皮肤胶或者 4–0 的可吸收线行皮下缝合。
o. 皮下泵使用无内芯针穿刺，抽吸，使用生理盐水冲洗确定有无漏出，注入指定量的肝素溶液。
p. 颈部静脉切开部位使用 Dermabond（皮肤胶）或者 4–0 的可吸收线进行缝合。
q. 无菌敷料覆盖。
r. 点片（或胸部透视）随访，记录导管头端位置。
s. 如果需要，放置 Huber 针，确保临床使用。

12. 装置的去除
 a. 皮下隧道的中心静脉管可以在床边或者复苏室内使用局部麻醉手工拔出。如果导管拔出困难，那么需要将形成的滞留鞘通过钝性或锐性的方法进行分离。
 b. 在拔出过程中 TC 可能断裂。导管大多在导管的管子与鞘的结合部位断裂。如果可能的话，可以将导管夹闭，防止出现空气栓塞或出血。如果行不通，在锁骨的上方外压导管防止出血和空气栓塞。在鞘的近端做一个切口，使用钝性分离的方法夹住导管将其拔出。
 c. 皮下泵的取出要在无菌的手术室内进行，与置管时的要求一致。
  （1）切开后通过钝性分离将皮下泵取出。去除皮下泵、卡扣和导管。如果囊袋内很干净，使用可吸收线和皮肤胶关闭囊袋。
  （2）如果囊袋存在感染，进行反复冲洗。囊袋内用碘伏纱条填充以便行二次缝合。
 d. 如果是怀疑导管感染而需要去除皮下泵，导管的头端要送细菌培养。

术后处理

1. 导管头端位置
 a. 右心房与上腔静脉交界处是最理想的。
 b. 导管头端会随着呼吸而移动，由于乳房组织的下垂而回撤，由仰卧位变为直立位时也会移动[1,25,26]。

c. 以前存在的中心静脉狭窄或者纤维鞘的形成可能使得导管必须放在位置较高的上腔静脉内，或者位置较低的右心房内。

2. **诊断性评估**

a. 随着图像引导的使用，导管异位非常少见。常规不再需要行胸部摄片[17]。

3. **导管的维护**

a. **敷料覆盖技巧。**

（1）使用2%的洗必泰（氯己定）消毒皮肤[27]。

如果患者对洗必泰（氯己定）过敏，可以使用聚维酮碘。

（2）建议使用无菌手套。也可以使用非接触技术和有菌手套[27]。

b. **皮下泵途径。**

（1）使用无内芯的Huber针进行穿刺。

（2）如果连续使用，穿刺针应当每7天更换一次，帽子和管子每两天更换一次[27]。

使用进行全胃肠外营养，应当每天更换管子避免细菌生长。

（3）如果间断使用，皮下泵应当每个月冲洗一次。Groshong导管（Bard Access System，Salt Lake City，UT）的头端可以每周冲洗一次。相比之下，PICC管应当每天冲洗两次。

（4）推荐使用透明的聚氨酯薄膜来覆盖从而防止感染[27]。

（5）敷料应当每周更换一次或按照需要更频繁些。

c. **冲洗导管。**

（1）对于维持导管的通畅和功能至关重要——可以每天冲洗，也可以一周冲洗一次，取决于导管的种类，有时候也可以不用。在每次冲洗前必须将导管腔内的内容物抽出并抛弃。

（2）用10ml正常的生理盐水冲洗，然后根据特定的导管容量注入肝素盐水。

（a）Groshong导管有特殊的单向导管头，可以直接用生理盐水冲洗。

（3）冲洗应当在使用药物、输血或采血后进行。

4. **高压注射**

a. 可以经PICC、TCs和皮下泵进行高压注射。

b. 能否经PICC通路和TCs的导管进行高压注射可从导管识别导管标明注射的参数。Bard的高压注射PICC导管（Bard Access System，Salt Lake City，UT）在300psi压力下最高可用5ml/s进行注射。

c. 可注射皮下泵在使用前可有多种安全标识记录。患者可以获得一张卡片，该卡片表明该患者使用的皮下泵是可用进行高压注射的。确定的设备可以通过外形（三角形）或者通过隔膜上触摸点来识别。标记也可以在CT平扫或者胸片上看到。必须使用特殊的可高压注射的Huber针。

结果

成功放置的中心静脉通路必须将导管放在静脉系统内，头端位于指定位置。导管必须能满足其特定的用途（例如用药还是透析）[4,10]。

1. 据报道，放置的成功率在95%~96%。经颈内静脉放置的最低成功率为95%，经锁骨下或者周围静脉的成功率为90%[4,10,28]。
2. 费用
   a. 透视下放置皮下泵的费用低于外科手术，按照全部住院费用而不是患者实际支付的部分作为计算标准（583美元比1296美元）[3]。
   b. 透视下放置的透析用TC比外科手术要便宜（926美元比1849美元）[3]。

并发症

并发症定义为早期并发症（放置30天以内）和晚期并发症（30天以后）。早期并发症可以进一步分为发生在24小时以内（操作相关的）和超过这一时间窗发生的并发症。使用影像学引导放置导管比利用外在的骨性标志来操作发生的并发症少[4,10]。总的来说，使用影像学引导的并发症发生率为7%[4,10]，严重并发症的发生率不超过3%[4]。与外科手术相比，透视下操作产生较少的早期并发症（5%~10%），感染率（每1000个导管日为9.7比14），远期并发症（20%比30%）[28]。下面讲述最常见的一些并发症。

1. 异位
   a. 影像学引导下放置的导管产生立即异位的可能性小。非影像学引导下放置的导管的尖端异位的发生率为3%~32%，相比之下，影像学引导下异位的发生率为0%~4%[29,30]。放置过程中使用超声引导，可以避免动脉意外穿刺和气胸的风险。透视引导用于确定导管的准确位置，而且在放置过程中可以随时调整。如果不能确定导管的位置，也可以使用静脉造影来确定。影像学引导下放置导管后不需要常规行胸部摄片[17]。如果在床边放置PICC管，随后要行胸部摄片来明确导管头端的位置。
   b. 由于解剖变异，导管的尖端可以进入许多部位，例如左侧的上腔静脉、副上腔静脉、无名肺静脉、侧支静脉或者逆行进入某一静脉。

2. **气胸**

a. 影像学引导下行颈内静脉穿刺发生气胸的几率较低（1%~2%）。如果仅仅使用外在解剖标记行直接锁骨下静脉穿刺发生气胸的几率较高[1,32]。PICC 置管发生气胸的几率为 0%。

b. 大多数气胸无症状，特别是当脏胸膜距离壁胸膜不超过 2~3cm 时。气胸通常在术后摄片时可以立即发现。少数情况下，气胸可能在数天后出现[1,33]。

3. **空气栓塞**

空气栓塞是比较少见的并发症，在导管通过撕脱鞘进入静脉时，如果胸内压降低时可以发生（1%）。通过让患者持续地发出嗡嗡声来保持胸腔正压，或者去除扩张器和导丝后立即捏紧导鞘的外露部分，可以减少空气进入血液的机会。持续挤压导鞘直到插入导管。小的空气栓塞很少能被发现，而且患者常常无症状。大的空气栓塞会出现症状，如咳嗽、呼吸窘迫，甚至可以致命。这些患者在透视下可以看到右心房或者肺流出道内的低密度影。带活瓣的可撕脱鞘可以减少这一风险。

4. **大血管或心脏穿孔**

少见的并发症（0.5%~1%），如果扩张器沿着打结的导丝前进或者导丝不在下腔静脉内时可以出现[1,34]。导管放在右锁骨下静脉内更容易出现，因为锁骨下静脉垂直进入上腔静脉。可以出现血流动力学不稳、血胸、纵隔血肿或者心脏压塞等症状。

5. **感染**

最常见的并发症。最常见的病原菌包括溶血性阴性葡萄球菌、金黄色葡萄球菌、需氧的革兰阴性菌、白色念珠菌[1,27]。

（1）总的来说，皮下泵的感染率最低，然后是 TC、非 TC[35]。皮下泵的感染率是 0.21/1000 个导管日，皮下隧道的感染率为 2.77/1000 个导管日[1,36]。

（2）导管部位的感染率为 0.26/1000 个导管日。血行感染的发生率为 0.19/1000 个导管日[35]。

（3）如果怀疑通路感染，使用广谱抗生素来控制所有的病菌。然后根据血培养、伤口培养和导管头端培养的结果来选择合适的抗生素。

6. **纤维鞘形成**

a. 最常见的原因的导管功能不良。最常见的表现是导管可以注入但不能回抽。

b. 纤维鞘是蛋白性的外套，包含嗜酸性物质和散在的炎性细胞，包绕导管和头端[1,37]。导管头端的血栓可以起到单向阀的作用妨碍导管的正常功能。

c. 纤维鞘可以通过静脉造影来发现,可见造影剂在头端打漩涡或者沿着导管向反方向流动,而不是直接进入中心静脉。

7. **导管相关的中心静脉血栓**

出现上腔静脉综合征的表现,例如上肢和面部肿胀,与导管相关的血栓形成有关。往往是在原有狭窄的基础上,由于急性血栓的形成而加重。导管头端异位增加了血栓形成的风险[31]。

8. **导管夹闭**

a. 与导管经过锁骨下静脉有关的并发症,与右颈内静脉通路无关。

b. 导管如果过于靠近内侧,可以通过胸锁韧带和锁骨下肌被右肋骨和锁骨慢性压迫[1,38,39]。反复压迫可以导致导管疲劳和折断。断裂的导管可以导致心脏或肺动脉栓塞。

并发症的处理

1. **异位**

a. 在放置导管时出现的异位可以在透视引导和导丝辅助下进行调整。

b. 如果放置以后发现导管头端移位,可以有许多纠正方法。如果导管头端进入无名干,可以通过上腔静脉使用猪尾巴导管或者通过股静脉使用血管内抓捕器来调整导管的位置。如果导管太短,建议更换导管。如果导管太长,可以拔出一些。

c. 回抽不良时表明 PICC 管打折。可以使用导丝穿过导管来纠正。如果导管头端位于中心静脉,但是抽不出任何东西,可能导管头端顶在右心房上。可以缓慢回撤导管直到能顺畅地抽到回血。

d. 如果小口径的导管不小心放入动脉系统,拔除导管后进行手工压迫。如果大口径的导管进入动脉系统,需要在手术室切开后拔除导管。拔除动脉导管的其他方法还有球囊填塞、释放带膜支架或使用缝合器。

2. **气胸**

a. 少量气胸采用保守治疗。

b. 大的或者有症状的气胸可以使用带 Heimlich 阀的小口径胸管来治疗。

c. 如果 Heimlich 阀效果不佳,可以将胸管接在 Pleur-Evac 系统或者中心吸引装置上。

d. 很少需要外科使用的传统的大口径胸管。

3. **空气栓塞**

a. 小的空气栓塞或者患者无症状时可以不做处理。

b. 如果出现症状,让患者取左侧卧位(左侧向下),并吸入 100% 的氧气。

4. **大静脉或者心脏穿孔**
   a. 如果需要的话,在手术室内取出导管。
   b. 可以在血管造影室取出导管。但是,球囊封堵和支架等设备要准备好。
5. **感染**
   a. 并不是所有怀疑导管感染时要立即拔除导管。如果患者情况平稳或者没有其他可以使用的静脉通路时可以考虑尽量挽救导管。
   b. 出口部位或者伤口感染时可以使用抗生素尽可能挽救导管。
   c. 皮下隧道或者皮下泵感染需要去除导管并使用抗生素。
   d. 如果出现菌血症,使用抗生素试着清除细菌。如果 48 小时细菌培养阴性,可以通过导丝将 PICC 或者皮下隧道的中心静脉通路更换导管。
   e. 如果出现败血症,需要立即拔除导管。
   f. 有或者没有皮下隧道的导管都可以手动拔除。导管退出部位需要二次缝合。导管头端送培养和药物敏感性试验。
   g. 皮下泵活动,囊袋冲洗。如果囊袋干净可以行一期缝合。如果囊袋出现化脓性感染,囊袋内填充碘伏纱布直到囊袋清洁后行二期缝合[40]。导管头端送培养和药物敏感性试验。广泛的囊袋感染需要请整形科医师帮忙。
6. **纤维鞘形成**
   a. 一线的治疗方法是在管腔内注入组织纤溶酶原激活物[1,41,42]。这种方法清除导管纤维鞘的成功率为 87%~93%[41,42]。
      (1) 阿替普酶是将 2.2ml 生理盐水注入阿替普酶粉末配制而成。
      (2) 根据特定的导管容量注射适当的阿替普酶。
      (3) 保留 30 分钟后评估导管通畅性。
      (4) 如果导管仍然堵塞,可以继续保留 90 分钟(共 120 分钟),然后再检查导管通畅性。
      (5) 如果仍然堵塞,重新试验相对剂量的阿替普酶并重复上述保留时间。
   b. 如果溶栓失败,通过导丝更换导管,可以做也可以不做球囊血管成形[1,21]。
   c. 交换皮下泵比交换 TC 更麻烦,因此建议使用袢状抓捕器纤维蛋白鞘。
7. **导管相关中心静脉血栓**
   a. 抗凝是最基本的治疗。
   b. 如果不再需要导管,建议拔除。

c. 如果需要导管,继续抗凝治疗。如果抗凝治疗效果不佳,建议溶栓治疗。

d. 如果患者有潜在的上腔静脉狭窄,可以使用血管成形或者支架植入来缓解症状。

e. CT 可以发现在导管头端有少量血栓。如果无症状或者血栓量少,采用保守治疗。如果血栓较大,采用抗凝治疗。

8. **导管夹闭**

a. 通过连续的摄片随访受压但没有折断的经锁骨下静脉导管。

b. 如果导管部分折断或者出现栓塞,去除导管。栓塞的导管可以通过圈套抓捕器取出(见血管内异物取出)。

c. 断裂的导管可以在右心内出现“内皮化”,取出时会遇到麻烦。

(秦永林 译　邓钢 校)

参考文献

1. Funaki B. Central venous access: a primer for the diagnostic radiologist. *Am J Roentgenol.* 2002;179:309–318.
2. Reeves AR, Shashardi R, Trerotola SO. Recent trends in central venous catheter placement: a comparison of interventional radiology with other specialties. *J Vasc Interv Radiol.* 2001;12:1211–1214.
3. Noh HM, Kaufman JA, Fan CM, et al. Radiological approach to central venous catheters: cost analysis. *Semin Interv Radiol.* 1998;15:335–340.
4. Lewis CA, Allen TE, Burke DR, et al. Quality improvement guidelines *for* central venous access. *J Vasc Interv Radiol.* 2003;14:S231–S235.
5. Malloy PC, Grassi CJ, Kundu S, et al. Consensus guidelines for periprocedural management of coagulation status and hemostasis risk in percutaneous image-guided interventions. *J Vasc Interv Radiol.* 2009;20:S240–S249.
6. Zarrinpar A, Kerlan R. A guide to antibiotics for the interventional radiologist. *Semin intervent Radiol.* 2005;22:69–79.
7. Fistula First Breakthrough Initiative. http://www.fistulafirst.org/.
8. National Kidney Foundation: KDOQI Clinical Practice Guidelines for Vascular Access: Update 2006. *Am J Kidney Dis.* 2006;48(suppl 1):S176–S322
9. Yip D, Funaki B. Subcutaneous chest ports via the internal jugular vein. *Acta Radiol.* 2002;43:371–375.
10. Silberzweig JE, Sacks D, Khorsandi AS, et al. Reporting standards for central venous access. *J Vasc Interv Radiol.* 2003;14:S443–S452.
11. Funaki B, Szymski GX, Hackworth CA, et al. Radiologic placement of subcutaneous infusion chest ports for long-term central venous access. *Am J Roentgenol.* 1997;168:1431–1434.
12. Lorenz JM, Funaki B, Van Ha T, et al. Radiologic placement of implantable chest ports in pediatric patients. *Am J Roentgenol.* 2001;176:991–994.
13. Zaleski GX, Funaki B, Lorenz JM, et al. Experience with tunneled femoral hemodialysis catheters. *Am J Roentgenol.* 1999;172:493–496.
14. Funaki B. Tunneled central venous catheter insertion. *Semin Intervent Radiol.* 2008;25:432–436.
15. Funaki B, Zaleski GX, Leef JA, et al. Radiologic placement of long-term hemodialysis catheters in occluded jugular or subclavian veins or through patent thyrocervical collateral veins. *Am J Roentgenol.* 1998;170:1194–1196.
16. Funaki B, Zaleski GX, Leef JA, et al. Radiologic placement of tunneled hemodialysis catheters in occluded neck, chest, or small thyrocervical collateral veins in central venous occlusion. *Radiology.* 2001;218:471–476.
17. Chang TC, Funaki B, Szymski GX. Are routine chest radiographs necessary after image-guided placement of internal jugular ventral venous access devices. *Am J Roentgenol.* 1998;170:335–337.

18. VanHa TG, Fimmen D, Han L, et al. Conversion of non-tunneled to tunneled hemodialysis catheters. *Cardiovasc Intervent Radiol.* 2007;30:222–225.
19. Lin BH, Funaki B, Szymski GX. A technique for inserting inadvertently removed tunneled hemodialysis catheters using existing subcutaneous tracts. *Am J Roentgenol.* 1997;169: 1157–1158.
20. Funaki B, Lorenz J, Zaleski GX. Reinsertion of accidentally removed tunneled central venous catheter via the existing subcutaneous tract. *Pediatr Radiol.* 1999;29:911–913.
21. Garofalo RS, Zaleski GX, Lorenz JM, et al. Exchange of poorly functioning tunneled permanent hemodialysis catheters. *Am J Roentgenol.* 1999;173:155–158.
22. Funaki B. Chest port insertion. *Semin Intervent Radiol.* 2005;22(3):242–244.
23. Regalado S, Funaki B. Novel devices for wound closure in interventional radiology. *Semin Intervent Radiol.* 2008;25:58–64.
24. Kaufman JA, Salamipour H, Geller SC, et al. Long-term outcomes of radiologically placed arm ports. *Radiology.* 1996;201:725–730.
25. Nazarian GK, Bjarnason H, Dietz CA, et al. Changes in tunneled catheter tip position when a patient is upright. *J Vasc Interv Radiol.* 1997;8:437–441.
26. Kowalski CM, Kaufman JA, Rivitz SM, et al. Migration of central venous catheters: implications for initial catheter tip positioning. *J Vasc Interv Radiol.* 1998;170:335–337.
27. Gallieni M, Pittiruti M, Biffi R. Vascular access in oncology patients. *CA Cancer J Clin.* 2008;58:323–346.
28. McBride KD, Fisher R, Warnock N, et al. A comparative analysis of radiological and surgical placement of central venous catheters. *Cardiovasc Intervent Radiol.* 1997;18:20:17–22.
29. Conces DJ, Holden RW. Aberrant locations and complications in initial placement of subclavian vein catheters. *Arch Surg.* 1984;119:292–295.
30. Ahmad I, Ray CE. Radiologic placement of venous access ports. *Semin Intervent Radiol.* 1998;15:259–272.
31. DeChicco T, Seidner DL, Brun C, et al. Tip position of long-term central venous access devices used for parenteral nutrition. *J Parenter Enteral Nutr.* 2007;31(5):382–387.
32. MacDonald S, Watt AJ, McNally D, et al. Comparison of technical success and outcome of tunneled catheters inserted via the jugular and subclavian approaches. *J Vasc Intervent Radiol.* 2000;11:225–231.
33. Tyburski JG, Joseph AL, Thomas GA, et al. Delayed pneumothorax after central venous access: a potential hazard. *Am Surg.* 1993:59:587–589.
34. Robinson JF, Robinson WA, Cohn A, et al. Perforation of the great vessels during central venous line placement. *Arch Intern Med.* 1995:155:1225–1228.
35. Moureau N, Poole S, Murdock MA, et al. Central venous catheters in home infusion care: outcomes analysis in 50,470 patients. *J Vasc Intervent Radiol.* 2002:13(10):1009–1016.
36. Groeger JS, Lucas AB, Thaler HT, et al. Infectious morbidity associated with long-term use of venous access devices in patients with cancer. *Ann Intern Med.* 1993;119:1168–1174.
37. Suojaneen JN, Brophy DP, Nasser I. Thrombus on indwelling central venous catheters: the histopathology of "fibrin sheaths," *Cardiovasc Intervent Radiol.* 2000;23:194–197.
38. Krutchen AE, Bjarnason H, Stackhouse DJ, et al. The mechanisms of positional dysfunction of subclavian venous catheters. *Radiology.* 1996;200:159–163.
39. Hinke DH, Zandt-Stastny DA, Goodman LR, et al. Pinch-off syndrome: a complication of implantable subclavian venous access devices. *Radiology.* 1990;177:353–356.
40. Funaki B. Subcutaneous chest port infection. *Semin Intervent Radiol.* 2005;22(3):245–247.
41. Cummings-Winfield C, Mushani-Kanji T. Restoring patency to central venous access devices. *Clin J Oncol Nurs.* 2008;12(6):925–934.
42. Vescia S, Baumgartner AK, Jacobs VR. Management of venous port systems in oncology: a review of current evidence. *Ann Oncol.* 2008;19:9–15.

38 血管内异物的取出

经皮透视下血管内异物（foreign bodies，FBs）的取出是目前血管内异物取出的一线方案。随着血管内操作的日益发展，血管内异物取出的技术运用也在逐渐增加。总的来讲，血管内异物的取出是一项安全、有效的操作，可以避免患者接受大的外科手术。考虑到异物的不同种类，根据所选择的器械和异物在血管床的位置不同，治疗方案也不同。如果异物持续在原位存在，可以导致一系列严重的并发症，包括败血症、血栓、栓塞、心律失常和血管穿孔[1,2]。

适应证

1. 异位或者折断的导管、导丝、起搏器导线头端以及各种血管内器械的碎片。
2. 异位的栓塞钢圈。
3. 下腔静脉滤器，特别是当头端成角顶在下腔静脉壁上。
4. 位置不良的动脉或静脉支架。

禁忌证

1. 异物上有大量血栓，取出过程中将导致栓塞。
2. 异物包埋在血管壁内或者已经穿透血管壁。
3. 难以纠正的出血体质。

术前准备

1. 回顾所有的影像学资料，特别是从多学科的角度，准确判断异物的具体位置和最适合的取出途径。
2. 对于心脏内的异位，要评估出血、心脏压塞、瓣膜受累和心律失常的风险。
3. 检查设备，确保有可用的抓捕器、导丝和鞘等。
4. 实验室评估——CBC、凝血参数和肾功能。
5. 如果可能确保已停止抗凝。
6. 书面的知情同意书。

操作技术

1. 最常用的血管入路是股总动脉、股总静脉和颈静脉。插入适当大小的鞘有助于异物的取出并避免损伤穿刺部位。
2. 末端游离的异物
   a. 对于末端游离的异物，抓捕是最广泛使用的技术，最常使用的设备是 Amplatz 鹅颈抓捕器（EV3，USA）。标准抓捕器的套圈有 7 种直径（5~35mm）。此外，还有微抓捕器（2~7mm）。经过导鞘后，抓捕器通过导引导管在异物部位展开。环绕异物的游离端，与导丝柄垂直的抓捕环使得操作更容易进行，接下来推进导引导管，紧紧抓住异物。抓住的异物沿着回收系统经导鞘取出[3]，同时要保持抓捕器套环的张力。另外，也可以使用三环抓捕器（EN Snare，Angiotech Medical Devices，Canada）（大小为 2~45mm）。
   b. 如果手头没有商用抓捕器的话可以考虑自制抓捕器。可使用 5Fr 诊断用猎人头或者多用途导管加 0.018 英寸（1 英寸 =2.54cm）的 heavy-duty 导丝（4m）来仿制，将导丝中部折叠，形成一个同心环，然后将两端从导管柄部抽出[4]。
   c. 如果使用抓捕器不成功，Dormia 网篮（Gemini，Microinvasive，Boston Scientific，USA）往往有效，可以抓住前面无法捕获的异物。网篮的直径比较小（2.4Fr），可以通过 5Fr 或者 6Fr 的多用途导管插入[5]。此外，对于复杂的病例，可折叠的抓捕钳（Cook Urological，Spencer，IN）和偏头导丝也是非常有效的辅助工具[6]（见图 38.1）。

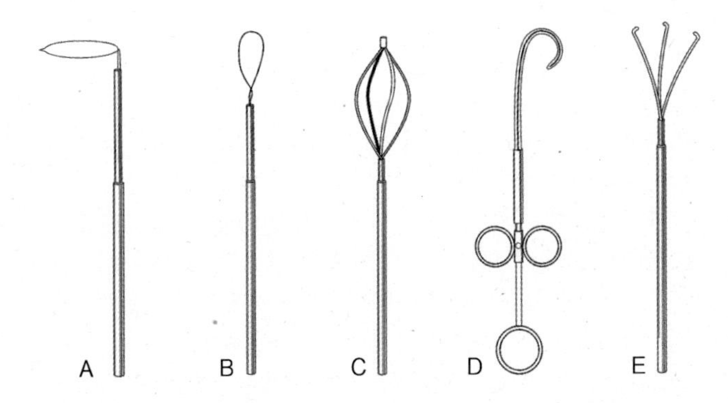

图 38.1 异物回收使用的装置。A：Amplatz 鹅颈抓捕器。B：Curry 套圈或者自制的抓捕器。C：回收网篮。D：猪尾导管和偏头导丝。E：抓捕钳

3. 无游离端的异物
   a. 创造一个游离端,这样就可以抓捕了。可以使用猪尾巴导管、反向弯曲导管或者偏头导丝抓住异物的柄或者将异物本身折叠,例如用于异位的导丝,或者将异物移动到一个更容易处理的位置。
   b. 当不能造就一个恰当的游离端时,可以使用灵活的抓捕钳,特别是当异物与血管壁垂直而不是平行时,抓捕钳最大可用的规格是3Fr,可以经导引导管插入。要注意的是,抓捕钳有抓住与异物相邻的血管壁的潜在风险[6]。
4. 支架重新定位 / 回收
   a. 如果支架移位或者释放的位置不适合,重要的是导丝一定要保持在支架腔内。这将有助于在支架内或者支架远端打开球囊,接下来可以将支架挪到一个更容易回收的位置或者将支架移动到一个可能产生较小危害的位置。
   b. 自膨式支架比较柔弱,容易压缩(图 38.2),可以抓住游离端,将其拖入导引导管内[7]。硬的球扩支架不能用上述方法回收,除非支架还没有扩张或者只是部分扩张。对于直径较大的支架不能通过导引导管回收,整个装置可以通过更大的长鞘进行回收。
5. 困难的下腔静脉滤器回收(参考下腔静脉滤器章节里的标准回收方法):可回收滤器回收困难最常见的原因是滤器严重倾斜或者滤器的头端(钩)贴近下腔静脉壁,使得必须使用抓捕器[8,9]。当回收 OptEase 滤器(Cordis Endovascular, Miami Lakes, FL)时,"亲密导丝"技术非常有用:硬导丝穿过股部的鞘经过滤器的主体部分与滤器相伴行,这样可以游离钩部便于抓捕[8]。对于 Gunther Tulip 滤器(Cook Inc., Bloomington, IN),有三种技术可以达到类似效果,按照下面的步骤操作[9]:
   a. 弯导管——扭曲技术:将弯导管穿过标准的回收鞘,在滤器内扭曲,将滤器的钩从血管壁上分离,然后进行抓捕。
   b. 改良抓捕技术:将抓捕器经 7Fr 的弯头导管导入,通过调整方向对准钩部。
   c. 成袢——抓捕技术(图 38.3):经右侧颈内静脉途径,使用一个反向弯曲导管,至少抓住滤器的两个脚,插入交换导丝,使导丝的头端指向颈内静脉鞘。在上腔静脉上段抓捕导丝并将导丝经鞘拉出从而形成一个袢(包绕滤器),导丝的两端都在鞘外可以控制。然后使用 8~16Fr 的长同轴鞘穿过导丝的两端来包绕滤器进行回收。此外,也可以使用袢状抓捕器来通过导丝来抓捕钩部,采用类似的技术,操作导丝将其回收入鞘内[10,11]。

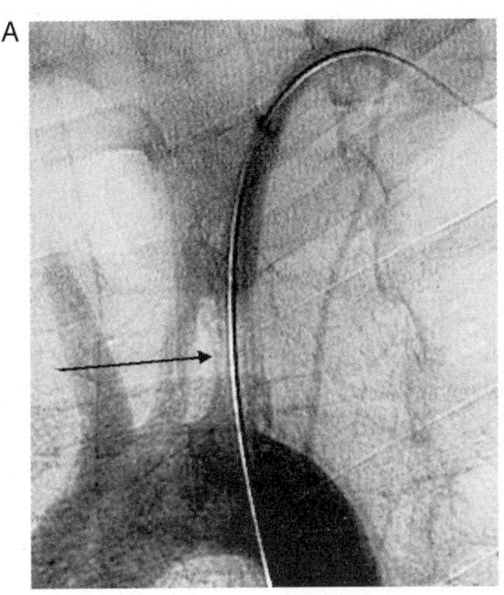

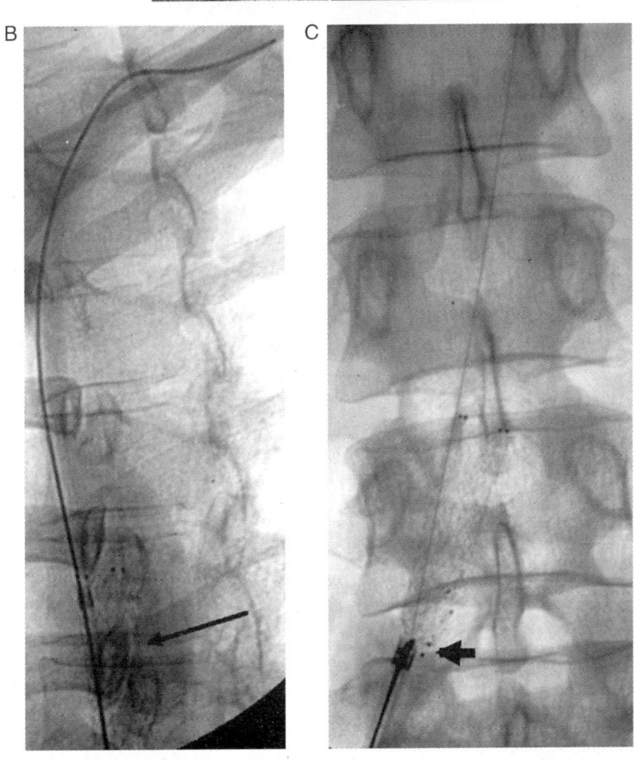

图 38.2 回收异位的支架。A：左锁骨下动脉开口处看到一个狭窄（细黑箭头所示）。B：斜位（左前斜）投影可见 10mm×40mm 自膨式支架误放在下方释主动脉内（黑箭头所示）。**注意**：导丝仍然保持在支架内。C：支架的近端被抓捕并被拖入鞘内，可见支架被拉入髂总动脉内

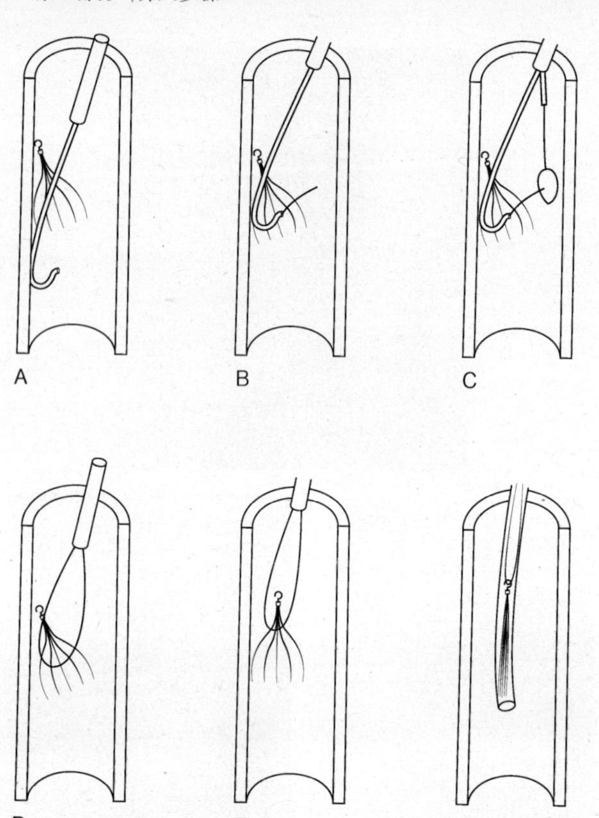

图 38.3　使用袢状抓捕器技术处理难以回收的滤器(这里演示的是 Gunter-Tulip)滤器。A:经大口径的导鞘送入反向弯曲导管或者猪尾巴导管来钩住滤器的支脚。B:经导管植入导丝(GW)。C:经过同一导鞘用一个袢状抓捕器抓住导丝。D:GW 的头端经导鞘拉出体外。E:抓住导丝两端,保持成袢的 GW 一个较小的张力,将导鞘跟进到滤器上。F:当滤器完全进入导鞘后将整个装置作为一个整体取出

术后处理

1. 卧床休息 4 小时,严密观察,常规处理穿刺部位。
2. 如果存在血栓的高危因素,可考虑使用肝素 24~48 小时[7]。
3. 心电监护预防心律失常和心脏压塞。

结果

1. 异位取出的成功率非常高,在 91%~100%[3,6,7]。有报道自制抓捕器[4]

和网篮[5]的成功率为 100%。

2. 困难的 Gunther Tulip 滤器回收的成功率据报道为 97%[9]。
3. 失败的原因是异物嵌入血管壁。

并发症

1. 不可回收的异物导致远端血管栓塞。
2. 回收过程中血管壁穿孔或损伤，尤其是异物包裹较紧密，需要过度的操作。
3. 如果异物附着血栓或者操作时间过长，产生血栓栓塞。
4. 心内异物相关的心律失常、瓣膜损伤和心脏压塞。

并发症的处理

1. 如果出现血管穿孔并且有出血的证据，立即使用球囊阻断并考虑使用覆膜支架。如果上述方法失败，立即请血管外科医师帮忙处理。
2. 如果存在血管撕裂的风险，而异物的位置比较合适的话，首先考虑外科手术取出而不是经皮回收。
3. 如果发生明显的血栓栓塞临床表现，予以抗凝治疗。
4. 如果需要的话，心脏内异物回收后可以咨询心内科医师并进行监测。

（秦永林 译 邓钢 校）

参考文献

1. Prahlow JA, Obryant TJ, Barnard JJ. Cardiac perforation due to wallstent embolization: a fatal complication of the transjugular intrahepatic portosystemic shunt procedure. *Radiology.* 1997;205:170–172.
2. Martin L, Strahan K, Murphy G. Retrieval of intravascular iatrogenic foreign bodies using nonsurgical techniques. *Postgrad Med J.* 1997;73:664–666.
3. Koseoglu K, Paildar M, Oran I, et al. Retrieval of intravascular foreign bodies with goose neck snare. *Eur J Radiol.* 2004;49:281–285.
4. Mallmann CV, Wolf KJ, Wacker FK. Retrieval of vascular foreign bodies using a self-made wire snare. *Acta Radiol.* 2008;49(10):1124–1128.
5. Sheth R, Someshwar V, Warawdekar G. Percutaneous retrieval of misplaced intravascular foreign objects with the Dormia basket: an effective solution. *Cardiov Interv Radiol.* 2007;30:48–53.
6. Egglin TK, Dickey KW, Rosenblatt M, et al. Retrieval of intravascular foreign bodies: experience of 32 cases. *Am J Roentgenol.* 1995;164:1259–1264.
7. Gabelmann A, Kramer S, Gorich J. Percutaneous retrieval of lost or misplaced intravascular objects. *Am J Roentgenol.* 2001;176:1509–1513.
8. Pfammatter T, Hechelhammer L, Pfiffner R. A "Buddy Wire" technique for successful OptEase filter retrieval. *J Vasc Interv Radiol.* 2009;20:656–659.
9. Van ha TG, Vinokur O, Lorenz J, et al. Techniques used for difficult retrievals of the Gunther Tulip inferior vena cava filter: experience in 32 patients. *J Vasc Interv radiol.* 2009;20:92–99.
10. Rubenstein L, Chun A, Chew M, et al. Loop-snare technique for difficult inferior vena cava filter retrievals. *J Vac Interv radiol.* 2007;20:1315–1318.
11. Kuo, WT, Bostaph A, Loh C, et al. Retrieval of trapped Gunther Tulip inferior vena cava filters: snare-over-guidewire loop technique. *J Vasc Interv Radiol.* 2006;17:1845–1849.

39 腔静脉滤器

腔静脉滤器是一种用于通过捕获静脉内栓子，防止肺动脉栓塞的血管内装置，但不能预防新血栓的形成或促进已经存在的血栓/栓子溶解。治疗和预防深静脉血栓形成及肺动脉栓塞的主要手段在于药物。

腔静脉滤器有三种基本分类：

1. 永久性滤器[1]：永久性滤器是一类一旦释放就不能改变位置或再回收的装置，这是最早的一类滤器，已经有了大量的应用经验。
2. 可选择性滤器[2,3]：永久性滤器设计为可选择经皮取除或者转换为非过滤状态，这两种基本状态为可回收滤器及可转换滤器。
   a. 可回收滤器：可以在器械特异性时间窗内经皮回收或者改变位置，超过这一时间窗，滤器便进入腔静脉壁内，不可再操作，作为永久性滤器。厂家建议可回收期限的范围是根据临床试验结果或经验。事实上，超过时间后，滤器的可回收性能将发生变化，一般不要求再回收。
   b. 可转换滤器：可在其植入后改变结构，从而不再作为滤器使用。转换后，部分或全部滤器仍留在腔静脉内，不再具备防止肺动脉栓塞的保护功能。当滤器转换需要通过机械性手段及经皮手术，如果无需进行转换，滤器可以提供永久性保护作用。当转换是嵌入在滤器内而无需进一步介入操作，其预防肺动脉栓塞的保护期限有限。
3. 临时性滤器：临时性滤器并不是为了永久性置入而设计。它们通常无法固定到腔静脉壁，但可以通过固定于皮肤进入部位或者埋于皮下的拴绳、导管支撑。需要时移除这些装置，永久性滤过需要移除整个临时滤器并更换置入不同的装置。临时性滤器植入的适应证与可回收滤器的适应证相同。

滤器置入

适应证

所有类型滤器

a. 需要置入。已有静脉血栓栓塞，满足以下任一种或多种情形：

（1）抗凝治疗禁忌，如活动性胃肠道出血（不是大便隐血）、近期有颅内出血或者外科手术史，或有血源性脑转移。

（2）在抗凝治疗的同时静脉血栓栓塞仍继续进展或复发。充分的抗凝治疗定义比较含糊，通常认为在治疗水平持续 7 天抗凝治疗。

（3）抗凝治疗出现并发症，如大量的腹膜后出血，需要干预或者终止抗凝治疗。

（4）大量的、危及生命的肺动脉栓塞，需要溶栓或者外科取栓治疗。

（5）无法达到或维持有效剂量的抗凝治疗。

（6）慢性肺动脉栓塞，接受血管内膜血栓取栓术治疗。

b. 可以置入（根据不同病例基础）：已有静脉血栓栓塞，满足以下任一种或多种情形：

（1）心肺功能储备不足。

（2）药物治疗依从性差，有摔倒风险，无法在治疗期间监控患者。

（3）较大的局部血栓（如髂 – 腔静脉血栓形成），或者下腔静脉内危及生命的血栓。

（4）虽然已有腔静脉滤器，仍发生肺动脉栓塞（原有滤器无法捕获栓子或血栓继续在滤器上方传播），以及持续存在的抗凝治疗禁忌。

（5）难以建立有治疗效果的抗凝治疗。

（6）溶栓治疗髂 – 腔静脉血栓。

c. 预防性（根据不同病例基础）：未记录到静脉血栓栓塞，并

（1）外伤患者有静脉血栓栓塞高风险。

（2）手术治疗的患者既往有静脉血栓栓塞病史，术后形成静脉血栓栓塞的风险较大。

（3）危重患者，既往有静脉血栓栓塞史，且对抗凝治疗禁忌。

（4）行肥胖症手术治疗的高风险患者。

可选择滤器及临时滤器

与上述相同，预计在使用时间窗范围内可终止使用滤器，滤器可回收或转换。

禁忌证

a. 有些特殊情况禁忌置入滤器，包括：

（1）腔静脉内全程血栓。

（2）无法进入腔静脉。

（3）滤器置入过程中无法影像监测。

（4）腔静脉直径太小或者太大，无法安全放置滤器。

(5) 确定对滤器的成分过敏。

b. 滤器置入的相对禁忌证

(1) 合并有败血症(包括败血症血栓性静脉炎,因为可能被捕获滤器内的感染性血栓就是败血症性肺动脉栓子)。

(2) 无法确定肺动脉栓塞患者外周血管内残余的血栓、腔静脉滤器置入适应证。目前的影像技术无法完全评估所有可能的栓子来源,成像以后可能有更多的血栓形成并栓塞。

术前准备

a. 术前腔静脉滤器置入知情同意书应包含所有经皮静脉介入的常见风险和以下情况[4]:

(1) 再发肺栓塞几率为5%。

(2) 症状性腔静脉血栓形成的几率为1%~5%(切记:滤器最根本目的是捕获栓子)。

(3) 滤器栓塞、断裂、异位发生几率<1%。

(4) 症状性滤器组件穿孔发生几率<1%。

(5) 如果预防性置入滤器,穿刺部位形成症状性血栓的几率会增加(<3%)[5]。

(6) 上腔静脉滤器置入后心脏压塞的风险为2%[6]。

b. 实验室检查值(指南推荐,实际应用中有所改变)

(1) INR<3.0。

(2) 血小板>30 000。

c. 患者评估

(1) 复习所有已有的腹部断层图像,发现异常的腔静脉解剖变异及已有的血栓。

(2) 评估可用的静脉入路(如外伤患者戴颈围、盆腔固定、有各种管线等)。

手术步骤

a. 手术入路:根据使用的器械、腔静脉滤器可以经股静脉、颈静脉(颈内或颈外)、锁骨下静脉、上肢静脉或者直接经腰途径进入下腔静脉。最佳的途径是无需沿着导丝置入、滤器具有相对刚性的设计,右侧股静脉或右颈内静脉。

b. 影像学检查:在滤器置入过程中提供高质量的影像,最大限度保证令人满意的结果。成像质量差可以增加发生滤器位置错误及其他操作失误的几率[7,8]。

(1) 滤器置入前成像目的。

（a）确定腔静脉和肾静脉的解剖。

i. 双下腔静脉的几率 <1%，常在左肾静脉或者更低位置汇入。

ii. 左位下腔静脉的几率 <1%。

iii. 左肾静脉环发生的几率为 3%~4%。静脉环低处常在主动脉后方，在正常左肾静脉下方汇入下腔静脉。

iv. 主动脉后左肾静脉的几率为 2%~3%，通常在右肾静脉下方汇入下腔静脉，或者某些罕见情况下在双侧髂静脉汇合处进入下腔静脉。

v. 双上腔静脉的几率 <1%。

vi. 永存左侧上腔静脉汇入冠状窦。

vii. 左侧上腔静脉非常罕见。

（b）测定腔静脉直径。

i. 巨大下腔静脉“Mega Cava”（下腔静脉直径 >28mm）发生几率 <1%。

ii. 下腔静脉横断位上呈典型的椭圆形，所以单一层面测量可能不准确。

（c）明确腔静脉的通畅性。

（2）腔静脉造影。

（a）对于下腔静脉，猪尾巴导管（直径 4Fr 或更大）头端置于髂静脉汇合处。

（b）对于上腔静脉，导管头端置于头臂静脉注射。

（c）在滤器使用过程中采用相同的位置和视野。

（d）注射碘对比剂的速度为 15~20ml/s，采集图像时间 2 秒。

（e）CO_2 造影可以采用手推注射造影，注入 30~40ml CO_2。

（f）数字减影血管造影（DSA）每秒成像 4~6 帧，前后位，患者屏住呼吸。如有需要，另外行其他投照位造影。通过辨别不透明的汇入血流或者对比剂反流的静脉开口部位来辨别对侧髂静脉或肾静脉。

（g）如果无法确定静脉开口，可尝试下列方法：将猪尾造影导管尽量接近分支血管开口处；增加注入对比剂的量和速率；使用斜位投照；选择性静脉插管；使用血管内超声（IVUS）。

（3）IVUS：单独或结合透视，IVUS 可用于指导对各种对比剂禁忌的患者，或在床边植入滤器[9,10]。

(a) 股静脉途径是单独使用 IVUS 的最简单路径(避免接触到右心房)。

a. 同侧串联途径、双侧途径或者经血管鞘交换途径。

(b) 测量下腔静脉直径和通畅性。

(c) 确定肾静脉开口及髂静脉汇合位置。

透视下注意位置,测量与静脉入路处的距离。

(d) 透视或者 IVUS 指导下释放滤器。

(4) 超声:经腹部超声指导下放置滤器,通常在床边的使用前文已介绍过[11]。这种方法有下列缺点:

(a) 体形肥胖的患者不容易显示下腔静脉图像。

(b) 不容易发现肾静脉和下腔静脉的解剖变异。

c. 滤器植入

(1) 一般性原则。

(a) 进行最初的造影后,注意肾静脉血流汇入及髂静脉汇合位置,尽量设置一固定的参照点,如脊柱、不透 X 线的标尺或者其他可测量的装置。

(b) 注意不要移动患者或者影像增强器,沿导丝更换猪尾巴导管,引入滤器释放的长鞘。

(c) 透视下送导丝入猪尾巴导管,避免导丝位置改变(如进入腰升静脉)。

(d) 对于大的输送系统,可能需连续性扩张。对于困难或远端入路病例,需要用到硬导丝或长交换导丝。

(e) 如采用股静脉入路,将输送鞘的中心定位于滤器需要最终释放的位置;如采用上入路,则将鞘定位于肾静脉边缘。

(f) 通过导丝植入滤器后,保留导丝,注意保持导丝平直,避免折叠、弯曲、缠绕。

(g) 滤器送入输送鞘前,检查滤器方向是否与入路相符(如经股静脉入路、经颈静脉入路)。

(h) 推送滤器到输送鞘的远端,再次确定位置,保证未释放的滤器位于预定的释放处。

(i) 根据不同的厂家指导释放滤器。

(j) 回撤输送鞘至滤器下数厘米(股静脉入路)或在滤器上方(颈静脉入路)。

(k) 使用之前一样的摄片条件再次通过输送鞘行静脉造影。

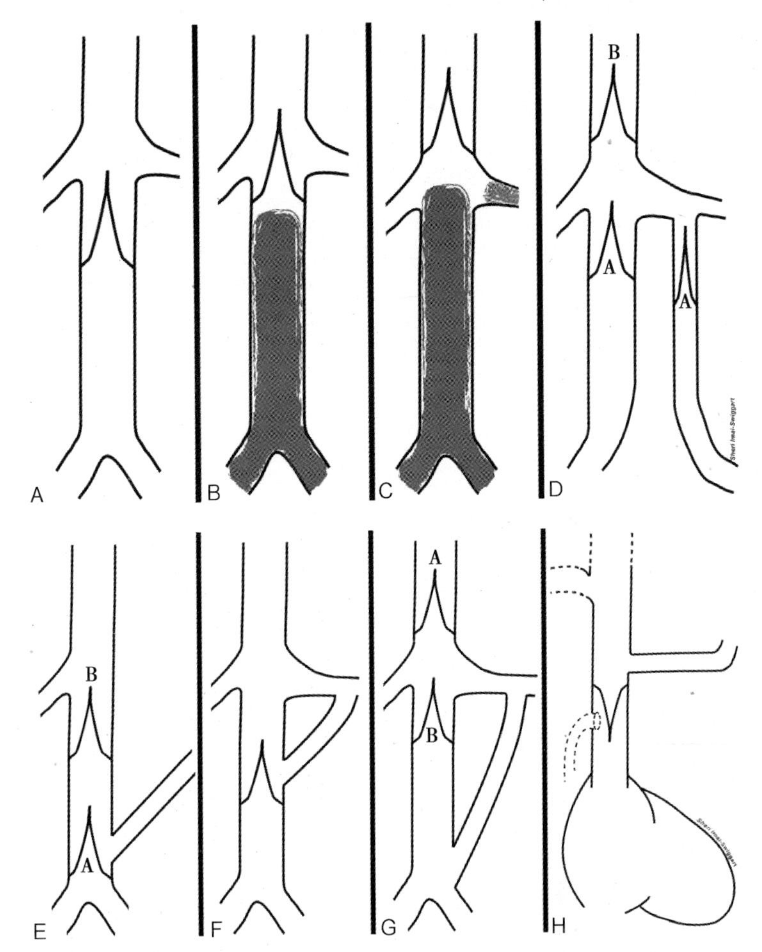

图 39.1 推荐腔静脉滤器植入位置 A：正常肾静脉水平下方，腔静脉内无血栓形成；B：肾静脉水平下方，腔静脉内血栓形成但未累及肾静脉，有足够的空间保证滤器腿接触血管壁；C：肾静脉水平下方，腔静脉内血栓形成并累及肾静脉；D：双下腔静脉，可以在每个下腔静脉各置一枚滤器（A）或在肾静脉上方植入一枚滤器（B）；E：主动脉后左肾静脉（低位发出），（A）或（B）；F：环主动脉左肾静脉；G：左肾静脉由左髂静脉与下腔静脉汇合处发出，（A）或（B）；H：上腔静脉滤器植入，防止来与上肢的栓子

（2）滤器位置（图 39.1）。

（a）正常下腔静脉。

i. 滤器的圆锥形顶部应该刚刚或者稍微高于低位肾静脉汇入下腔静脉位置的下缘。尽可能减少滤器上方

的潜在“死腔”,避免滤器闭塞。

ii. 所有的滤器都应该保证稳定滤器的组成部分与下腔静脉壁有足够的接触。

iii. 如已植入一枚滤器且未能捕获血栓栓子,并且需要预防再发肺动脉栓塞,可以为在首枚滤器下方植入第二枚滤器保留足够的空间。否则需要在首枚滤器的上方植入第二枚滤器(必要时可在肾静脉上方)。

(b)下腔静脉内血栓形成。

i. 血栓未累及肾静脉:在血栓上方、肾静脉水平下方的下腔静脉内尽可能低的位置植入滤器,即使整个滤器都在肾静脉水平腔静脉内。如果在肾静脉下方几乎没有可供滤器接触的空间,考虑使用锥形的滤器或者直接在肾静脉水平上方植入滤器。

ii. 血栓延及或直接源于肾静脉:在肾静脉水平上方腔静脉内植入滤器,也可恰好在肾静脉上方或者肝段下腔静脉水平植入滤器。使用较短的滤器(如非Bird's Nest),因为网络丝可能会脱垂至右心房导致心律失常。

iii. 血栓延及已植入滤器的上方:在血栓上方再次植入一枚滤器,通常为肾静脉水平上方的下腔静脉内。

(c)双下腔静脉。

i. 在每一个下腔静脉的肾静脉水平下方各植入一枚滤器。

ii. 在肾静脉水平上方植入一枚滤器[12]。

iii. 如果第二个下腔静脉是从属性的腔静脉,一般直径较小,肾静脉及髂静脉汇合水平支架汇入下腔静脉主干,可考虑封闭该从属性下腔静脉并在下腔静脉主干的正常位置植入一枚滤器[13]。

(d)环主动脉左肾静脉。

i. 理论上认为如果滤器植入于两个静脉开口之间,需要栓塞闭合环路,如果存在较大的动脉后环路,植入滤器的脚应该低于环路组成开口水平的下方。

ii. 在肾静脉上方植入一枚滤器。

(e)主动脉后方左肾静脉。

i. 如果有充足的空间,在左肾静脉开口的下方植入滤器。

ii. 如果左肾静脉开口位置特别低,在右肾静脉开口的定点位植入滤器。

iii. 在双侧髂静脉各植入一枚滤器。

(f) 大下腔静脉。

i. Vena Tech LP(B.Braun Medical, Bethlehem, PA)已被欧洲批准用于最大直径为35mm的下腔静脉内使用。

ii. Bird Nest 滤器(Cook, Inc., Bloomington, IN)已被批准用于最大直径为40mm的下腔静脉内使用。

iii. 如果6.a或6.b都不可行,在双侧髂总静脉各植入一枚滤器。

(g) 对于孕妇,肾静脉上方植入滤器可减少对胎儿的放射辐射。

(h) 对已计划妊娠的女性患者,理论上存在滤器影响胎儿生长、子宫压迫滤器而导致母亲创伤但仍未经证实。理论上讲,植入肾静脉上方滤器可以降低风险,但没有数据支持。

(i) 上腔静脉[6,14]。

i. 使用短的滤器。

ii. 滤器的脚应该尽可能高于奇静脉,但仍在腔静脉内。

iii. 避免滤器的顶部进入右心房。

iv. 如果在上腔静脉位置过低,滤器的组成部分可能会穿入心包间隙,导致心包积血或心脏压塞。

(3) 释放过程中问题的解决。

(a) 鞘管打折:最常见于左侧入路、血管扭曲、滤器未沿着导丝送入[15]。此时推送滤器可能会导致鞘的断裂和滤器掉出。

i. 将滤器和鞘整体轻轻地向前推送1~2cm,这样可以使打折部分与血管呈锐角,尝试重新输送。

ii. 如果失败,将滤器和鞘管整体回收,调整打折部位鞘管变直,这样可解除打折,但常常会形成新的打折。

iii. 如果再次失败,整体回收滤器和鞘管至皮肤穿刺点,尽可能保留足够长的鞘在血管内,切端鞘管,送入导丝,也可以:

- 植入一足够粗和长的新鞘,能够容纳原输送鞘并通过原先打折段,采用同轴技术将滤器输送鞘送入新鞘,该鞘可提供足够的支撑,避免打折。
- 换另一更柔顺的滤器装置。

iv. 如果这种方法也失败,尽可能放弃这一入路,选择更直接的另一入路。

(b) 滤器张开不完全:根据滤器设计的不同,表现也不相同。如锥形的滤器,成簇或交叉的脚[16,17]。

i. 仅在极少数的临床状况下（如滤器未能完全覆盖下腔静脉，或被置入于一个小的腔静脉分支内），滤器将不能正常发挥功能。

ii. 任何情形下，行静脉造影或者其他影像检查以

- 明确滤器位置和稳定性。
- 评价血栓。

iii. 如果需要介入处理

- 让患者咳嗽几次（很少有效，但有时起效很快）。
- 用成角的导管轻轻操控滤器。
- 对于可回收及可转换滤器，取出或者置入新的滤器。
- 如果永久性滤器或可转换滤器无法完全打开或者移位，置入第二枚滤器非常重要，或者考虑用抓捕器重新调整或者取出未打开的滤器。

（c）导丝捕获：在沿着导丝置入滤器或者使用J形导丝行中心放置时导丝可以被滤器的两个组件钳住，某些滤器的设计就比其他滤器容易发生捕获[18]。

i. 严禁用力拉导丝。这可能只会使抓捕导丝更困难，不利于导丝解脱并可能使得滤器脱出。

ii. 沿导丝送入一根导管到达抓捕的点，整体推动导丝和导管来解脱导丝。

iii. 从相对的途径，用猪尾巴或者其他弯曲的导管送入抓捕导丝。滑动导管到解脱点，然后轻轻拉动，使用弯头导丝重塑导管弯曲部分。

iv. 这些操作可能会导致滤器向足侧移位。

术后处理

1. 永久性滤器

a. 术后即时的监测同静脉途径术后常规。

b. 告知患者及陪护人员注意观察肢体水肿，这可以提示下腔静脉或者下肢深静脉血栓形成。

c. 术后第一时间使用药物或预防静脉血栓栓塞。

d. 术后常规摄腹部平片（每3~5年）来监测滤器位置和完整性。多方位投照有助于了解滤器有无倾斜、断裂或脚的移位。

2. 可回收滤器

a. 同永久性滤器的项目a~c。

b. 患者需要追踪和常规随访评估抗凝状态以及是否仍需要滤器。

（1）应该在滤器可回收时间窗之内随访，以便允许滤器回收。

（2）在考虑滤器回收时，初诊医师需要提供指导。

（3）放置滤器的医师最好能完成相关的随访。

结果[19-21]

1. 滤器释放成功率：99%。
2. 滤器置入术后再发肺栓塞率：5%。

并发症[19-21]

1. 主要手术相关：<1%。
2. 穿刺部位血栓形成（有症状）：2%。
3. 腔静脉血栓形成：5%。
4. 滤器断裂：<1%。
5. 滤器移位（主要）：<1%。
6. 滤器感染：通常 <1%。
7. 下腔静脉穿孔（大多数无症状）：4%~37%。
8. 术后30天内滤器相关死亡率：<1%（**注意：**超过30天的死亡率为17%，主要由于合并疾病）。

并发症处理

1. 可疑再发肺动脉栓塞

   a. 使用客观检查评估肺栓塞

   没有PE，停止。

   b. 如发现PE。

   滤器成像（a）增强CT（滤器植入位置）检查明确下腔静脉位置及通畅性。（b）对对比剂过敏的患者，可考虑腹部平片、超声或MRI（适合非磁性滤器）代替。

   c. 如果患者可行抗凝治疗。

   开始抗凝治疗。

   d. 如果患者不能行抗凝治疗。

   （1）如果滤器显著损坏，张开不完全，位置异常或移位，植入第二枚滤器对于可回收滤器，也可考虑取出该滤器。

   （2）寻找PE栓子来源，包括下肢深静脉血栓、血栓经滤器延伸、肾静脉血栓、卵巢静脉血栓或者上肢深静脉血栓形成。

   （3）如果栓子来源于下肢或者血栓经滤器继续脱落，置入第二枚滤器。如果第一枚滤器无法捕获栓子，第二枚滤器可置于原滤器的上方或下方，如果首枚滤器已捕获栓子，第二枚滤器一般置入第一枚滤器的上方（必要时在肾静脉水平上方的下腔静脉内）。

（4）如果栓子来源于上肢的血栓，考虑上腔静脉滤器置入。

（5）如果未能发现栓子来源，最可能源于下肢深静脉血栓，并置入第二枚滤器。

2. 可疑的滤器闭塞或腔静脉血栓形成。

a. 使用客观检查评估。

如果滤器和下腔静脉通畅，无需进一步评估。

b. 如发现滤器或下腔静脉闭塞。

如果患者无症状，除抗凝治疗外，无需其他治疗。

c. 如果患者有症状，详细记录闭塞水平。

（1）利用可行的成像方法评估深静脉血栓情况。

（2）如果无明确的下肢DVT，使用CT、MRI或静脉造影显示下腔静脉。

（3）如果患者不再有抗凝治疗禁忌，行溶栓或长时间的抗凝治疗。

（4）如果患者有抗凝治疗禁忌，考虑机械性取栓，注意使用的器械不会在滤器内缠绕。其目的只是恢复血流而不是完全清除滤器上的血栓。

（5）如果血栓延至滤器上方，置入第二枚滤器。

（6）置有滤器的IVC慢性闭塞可以经血管成形术或支架植入恢复通畅性。

（a）经滤器置入支架或者将滤器推至支架旁边。

（b）患者无法再预防PE的发生，需要长期的抗凝治疗。

3. 怀疑滤器移位

a. 对照以前的影像资料，明确滤器已经发生移位。

（1）如果滤器所停留位置仍可以继续保护患者免于发生PE，无需行任何处理，继续随访。

（a）继续行影像学随访1~3个月。

（b）如果滤器继续移动，考虑再次置入第二枚滤器。

a. 如果第一枚滤器为可回收滤器，则考虑回收滤器。

（2）如果滤器已经移位进入髂总静脉，而又需要预防PE的发生，则置入第二枚滤器。

如果第一枚滤器为可回收滤器，则考虑回收滤器。

（3）如果滤器移位至心脏或者肺循环，此时滤器移位可导致大块栓子形成。

（a）此时已经置入的滤器不再有保护作用，需要置入新的滤器。

（b）心脏内的滤器需要取出。可以考虑经皮调整滤器位置或者回收滤器，但需要非常小心，避免发生心脏损伤，必要时可以考虑外科手术取出[22]。

(c) 有限的临床经验表明:如患者无症状,不一定需要移除移位至肺动脉的滤器。

4. 滤器折断

a. 如果滤器折断影响到滤器功能,需要置入第二枚滤器。如系可回收滤器,则回收取出。

b. 对于无症状的患者,可考虑进行相应的处理。

c. 如果滤器的片段移位至邻近的组织,除非患者有症状,否则无需处理。

(1) 如果患者有症状,通过 CT 检查明确片段的确切位置。

(2) 如果患者有临床症状且外科手术可行,可以考虑外科手术取出折断的片段。

d. 如果滤器片段栓入心脏。

(1) 评估患者有无心律失常、穿孔或胸痛。对于有症状患者,需要紧急处理。

(a) 某些片段可以通过经皮途径取出。

(b) 如果经皮途径不可行或者伴有穿孔,需要行外科手术取出。

(2) 如果患者无症状。

(a) 行断层成像确定片段的位置。

(b) 咨询心脏科或者心脏外科医师。

e. 如果折断片段停滞于肺动脉。

(1) 并发症一般少见。

(2) 考虑可行的处理方法。

(3) 如片段穿破肺动脉分支,需要外科手术修复。

5. 滤器组件穿破下腔静脉

a. 大部分患者无症状,可以继续随访。

b. 如果患者出现症状:

(1) 通过 CT、内镜,必要时行血管造影,明确穿透组件的确切位置。

(2) 排除导致症状的其他可能病因,如腰椎疾病、胃肠道病变等。

(3) 使用非成瘾性止痛药物缓解症状。

(4) 如果是可回收滤器,则回收滤器。

(5) 必要时行外科探查及去除穿出血管外的滤器组件。

(6) 对于上述情况,评估患者的 VTE 状况,是否需要继续预防肺栓塞的发生。

可选择性滤器回收、机械性转换[2]

当临床发生肺动脉栓塞的风险降低到一个可接受的水平,此时相应风险已经低于长时间滤器置入的风险,可以不再考虑腔静脉中过滤的功能。没有足够的出版文献数据来量化具体的相关风险,是否不再需要继续过滤保护则取决于医师的判断。请记住:所有可选择的滤器都是永久性置入物。

适应证

a. 绝对适应证

(1) 有证据支持可以通过回收滤器来解除主要的病症,如滤器支脚导致的无法控制的疼痛等。

b. 相对适应证

(1) 已经进行了充分的抗 VTE 治疗或者已起到预防的作用,已经不再需要滤过保护。

(2) 患者不再相信会发生 VTE,因此没有必要性滤过保护。

(3) 由于滤器位置改变或者滤器完整性丧失,滤器已经不再有保护功能。

禁忌证

a. 患者持续存在腔静脉滤过的适应证。

b. 滤器内捕获显著的血栓。但滤器附件附着的小血栓不是回收的禁忌证,目测下可估计血栓的大小[23]。

c. 患者不能获得足够的抗凝或者主要预防效果(有时与患者依从性有关)。

d. 患者有可能将来回到肺动脉栓塞的高风险状态。

e. 患者预计生存少于 6 个月(不太可能从滤器回收中获益)。

f. 缺乏滤器回收的血管途径。

术前准备

a. 滤器回收或转换前的准备:

(1) 不再存在永久性滤器置入的适应证。

(2) 临床状况已经改变,已获得持续的抗凝或预防效果,临床发生肺动脉栓塞的风险已经低于一定程度。

(3) 预计患者不会回到肺动脉栓塞高风险状态。

(4) 患者预期生存期长,可以实现滤器取出的获益。

(5) 滤器可以安全地回收或转换。

b. 复习患者的病史和体格检查,评估患者新发、再发或者进展的 VTE 症状与体征。

c. 手术医师应该与患者讨论中断继续滤过保护与滤器回收 / 转换的合理性,获得知情同意。

d. 实验室检查

（1）对行抗凝治疗的患者检查凝血功能和血细胞计数。服用华法林的患者需要保持检查值的稳定，7 天内没有发生出血的风险。

（2）服用华法林的患者需要在手术当天测定 INR，确保其在合适的范围之内。

（3）有肾功能损害患者需测定血清肌酐。

e. 影像检查

（1）对疑有新发、再发或进展的 VTE 患者，在滤器回收术前行 DVT、PE 的影像学检查。

（2）相反地，如果抗凝治疗后无新发、再发或 VTE 进展的症状和体征，则无需行 DVT、PE 的影像学检查。

（3）腔静脉及完整的滤器成像应该在滤器回收前的 24 小时内（CT、MRV、US）或术中（DSA、IVUS）进行。

（4）对预防 VTE 而置入滤器的患者，术前应该在滤器回收前行下肢静脉的检查（静脉多普勒超声）。

f. 复习之前的影像，评估滤器类型、位置、目前对血栓的捕获情况、滤器完整性、腔静脉有无穿孔以及滤器有无移位。

g. 抗凝状态

（1）推荐 VTE 抗凝治疗的持续时间为滤器回收前 2~3 周[2,24]。

（2）口服华法林患者，应该保持 INR 稳定，并且无出血倾向，至少达 7 天。

（3）不要因为滤器取出或者转换而中断抗凝治疗[25]。

（4）不要在未行治疗性抗凝治疗时，尝试取出或者转换滤器。

（5）如果 INR>3.5 或 PLT<50 000，可延迟取出滤器。

h. 腔静脉滤器取出或者转换手术知情同意内容应该涵盖所有常规经皮静脉途径手术风险，以及以下内容：

（1）滤器取出失败几率为 5%~50%。

特异性滤器以及滤器植入时间较长会增加失败的风险。

（2）滤器移位 <1%。

（3）滤器折断 <1%。

（4）症状性髂静脉撕裂或穿孔 <1%。

（5）腔静脉血栓形成 <1%。

（6）导致血流动力学异常的心律失常 <1%。

手术步骤

a. 路径

根据滤器的设计，通常经颈静脉或者股静脉路径。

b. 影像学检查：支架回收过程中的高质量图像可增加滤器回收的成功率，减少并发症发生几率、滤器回收的时间以及困难程度。

(1) 滤器回收前影像检查目的。

(a) 评估滤器内存在捕获的血栓栓子。

(b) 明确滤器在腔静脉内的位置。

(c) 评价手术的复杂因素，如有无滤器回收尖端 / 钩嵌顿于血管壁或滤器支脚穿孔。

(d) 如果其他影像学检查(CT、MRI、US)可在术前 24 小时完成，仍强烈建议经导管腔静脉血管造影。

(2) 腔静脉造影。

(a) 对于 IVC，将 5~7Fr 的猪尾巴导管头端置于滤器下方，注意不能挪动滤器或者将导管或导丝嵌于滤器内。

(b) 对于 SVC，经头臂静脉注入。

(c) 碘对比剂的注入速度为 15~20ml/s，延续 2 秒。

(d) DSA 成像速率为 4~6 帧 / 秒，屏气状态，后前位。如果需要评估滤器状态，可选用其他投照位。

(3) IVUS：患者无法使用对比剂时，可采用静脉腔内超声检查，联合透视，在回收前评估滤器。

(a) 评估是否有血栓。

(b) 评估滤器的尖端 / 钩在腔静脉壁的嵌顿。

(c) 确定有无支脚的穿孔。

c. 回收。

(1) 一般技术。

(a) 滤器与 IVC 接触的部分可能被覆盖一层纤维细胞基质、新生内膜或假内膜。穿破血管壁的部分会被组织包裹(除非进入另一个腔隙)，与 IVC 的外膜相连。

(b) 选择足够直径的鞘，尽量接近预期操作的滤器顶端位置。参照厂家的说明文档，选择合适的鞘(其直径通常大于输送鞘管的直径)。

i. 当滤器组件嵌于下腔静脉壁内而导致滤器较预期回收困难时，考虑采用长度相似的共轴鞘管。

(c) 经鞘管植入抓捕器和导管或者其他推荐的器材来抓住滤器。

(d) 取出滤器的技术因器械而异。通常参考厂家的操作指南。有两种基本的方法：

i. 将滤器从 IVC 剥离。

- 维持滤器稳定于一个位置，推送回收鞘管越过滤器，直至整个滤器被抓入鞘管内。

ii. 将滤器由 IVC 内回收。

- 维持鞘管稳定于某一位置，将滤器拉入回收鞘管内。

（e）一旦滤器完整进入回收鞘管，通过鞘管回收滤器。注意避免鞘被锐利的滤器边缘损伤。检查滤器的完整性，确保所有部分都被移除。

（f）如果患者在术后诉持续性疼痛，尤其是在经过较长时间或者较困难的滤器回收过程后，建议行回收后腔静脉造影。

（2）回收装置。

（a）血管腔内抓捕器及类似器械。

（b）特有的捕获装置。

（c）活检钳。

d. 回收困难时的处理方法

（1）难以抓住回收钩或滤器其他部位，无法进一步操作滤器。主要见于滤器倾斜或腔静脉迂曲（如患者有脊柱侧凸）。

（a）使用弯曲的导管来接触滤器，然后通过操作来移动滤器，使之尽量位于腔静脉中心。

（b）使用直头的导引导管，将抓捕器送至滤器适合位置。

（c）使用第二根导丝（合作导丝），来支撑和引导回收装置至滤器，沿导丝引入 5Fr 导管通过滤器接近回收钩或滤器的其他接触位置，沿硬导丝退出导管，引入抓捕器越过（沿着导丝导向回收钩）或者靠近硬导丝来捕获滤器。

（d）送入反弧导管，注意使其稳定在滤器的继发支撑杆上方。经导管送入亲水导丝，从同一个静脉入路抓住导丝末端，拉住导丝，通过鞘管形成一个抓捕环。使用合适的鞘和抓捕环来捕获滤器，或沿着该抓捕环引入一个抓捕器来捕获滤器[26]。

（e）轻轻地在滤器内部扩张球囊，尝试使腔静脉内的滤器变直。

（2）滤器顶端附着于腔静脉壁上。特异性的影像学特征为滤器尖端围绕着不透明的组织帽或滤器尖端位于透明的静脉腔之外。

（a）在滤器的尖端形成一个较松散的抓捕环，送入导丝于滤器组件和腔静脉壁之间，注意不要通过滤器内。收紧抓捕环，将滤器尖端从腔静脉壁分离。

（b）轻轻地在滤器内扩张球囊，尝试使滤器顶端完全从腔静脉壁分离，并使滤器在腔静脉内变直。

（c）非常小心地使用抓捕钳，逐渐完全游离附着的滤器顶端[27]。

（3）滤器紧密黏着于腔静脉壁上，多在尝试将滤器捕获回收至鞘管内时才发现。

（a）如使用共轴的鞘管系统，外鞘管和内鞘管可以先后越过滤器。

（b）经另一静脉入路送入球囊导管，尝试通过轻轻地充盈球囊来将滤器的支脚撬离腔静脉壁。

（4）放弃滤器回收

（a）行腔静脉造影评估滤器和下腔静脉的状况。

a. 如果下腔静脉损伤或见到血栓形成，考虑短期的抗凝治疗。

b. 如果滤器不再有预防 PE 的功能，将情况与患者及治疗医师进行交流。

（b）如果滤器塌陷导致 IVC 的狭窄，在滤器上行血管成形治疗，使用与 IVC 相配套的球囊直径，将滤器推至血管壁处。

（5）滤器转换。

（a）一般性技术。

i. 根据滤器转换的机制采用器械。

例如：抓捕器用于去除滤器的限制顶冠。

ii. 行上述的滤器回收过程的评估和影像检查。

iii. 使用合适的鞘和血管腔内器械，启动滤器的转换。

iv. 确定已将所有可取出的滤器组件从患者体内取出。

v. 再次行腔静脉造影，记录 IVC 及滤器的状况。

术后处理

a. 术后即刻起常规监测静脉途径操作后项目。

b. 术后继续基本的治疗或预防 VTE 相关治疗，直至没有临床适应证。

（朱海东 译　邓钢 校）

参考文献

1. Grassi C, Swan T, Cardella J, et al. Quality improvement guidelines for percutaneous permanent inferior vena caval filter placement for the prevention of pulmonary embolism. *J Vasc Interv Radiol.* 2003;14:S271–S275.
2. Kaufman J, Kinney T, Streiff M, et al. Guidelines for the use of retrievable and convertible vena caval filters: report from the Society of Interventional Radiology Multidisciplinary Consensus Conference. *J Vasc Interv Radiol.* 2006;17:449–459.
3. Millward S, Grassi C, Kinney T, et al. Reporting standards for inferior vena caval filter placement and patient follow-up: supplement for temporary and retrievable/optional filter. *J Vasc Interv Radiol.* 2005;16:441–443.
4. Kim H, Young M, Narayan N. A comparison of clinical outcomes with retrievable and permanent inferior vena caval filters. *J Vasc Interv Radiol.* 2008;19:393–399.
5. Molgaard C, Yucel E, Geller S, et al. Access-site thrombosis after placement of inferior vena caval filters with 12–14F delivery sheaths. *Radiology.* 1992;185:257–261.

6. Usoh F, Hingorani A, Ascher E, et al. Long-term follow-up for superior vena caval filter placement. *Ann Vasc Surg*. 2009;23:350–354.
7. Hicks M, Malden E, Vesely T, et al. Prospective anatomic study of the inferior vena cava and renal veins: comparison of selective renal venography with cavography and relevance in filter placement. *J Vasc Intev Radiol*. 1995;6:721–729.
8. Kaufman J, Geller S, Rivitz S, et al. Operator errors during percutaneous placement of vena caval filters. *Am J Roentgenol*. 1995;165:1281–1287.
9. Oppat W, Chiou A, Matsumura J. Intravascular ultrasound-guided vena caval filter placement. *J Endovasc Surg*. 1999;6:285–287.
10. Jacobs D, Motaganahalli R, Peterson B. Bedside vena caval filter placement with intravascular ultrasound: a simple, accurate, single, venous access method. *J Vasc Surg*. 2007;46:1284–1286.
11. Passman M, Dattilo J, Guzman R, et al. Bedside placement of inferior vena caval filters by using transabdominal duplex ultrasonography and intravascular ultrasound imaging. *J Vasc Surg*. 2005;42:1027–1032.
12. Kalva S, Chlapoutaki C, Wicky S, et al. Superior inferior vena caval filters: a 20-year single-center experience. *J Vasc Interv Radiol*. 2008;19:1041–1047.
13. Smith D, Kohne R, Taylor F. Steel coil embolization supplementing filter placement in a patient with a duplicated inferior vena cava. *J Vasc Interv Radiol*. 1992;3:577–580.
14. Spence L, Gironta M, Malde H, et al. Acute upper extremity deep venous thrombosis: safety and effectiveness of superior vena caval filters. *Radiology*. 1999;210:53–58.
15. Vesely T, Darcy M, Picus D, et al. Technical problems associated with placement of the Bird's Nest inferior vena caval filter. *Am J Roentgenol*. 1992;158:875–880.
16. Goertzen T, McGowan T, Garvin K, et al. An unopened titanium Greenfield filter: intravascular ultrasound to reveal associated thrombus and aid in filter opening. *Cardiovasc Intervent Radiol*. 1993;16:251–253.
17. Salamipour H, Rivitz S, Kaufman J. Percutaneous transfemoral retrieval of a partially deployed Simon–Nitinol filter misplaced into the ascending lumbar vein. *J Vasc Interv Radiol*. 1996;7:917–919.
18. Kaufman J, Thomas J, Geller S, et al. Guide-wire entrapment by inferior vena caval filters: in vitro evaluation. *Radiology*. 1996;198:71–76.
19. Hammond C, Baksh D, Currie R, et al. Audit of the use of IVC filters in the UK: experience from three centres over 12 years. *Clin Radiol*. 2009;64:502–510.
20. Athanasoulis C, Kaufman J, Halpern E, et al. Inferior vena caval filters: review of a 26-year single-center clinical experience. *Radiology* 2000;216:54–66.
21. Stein P, Alnas M, Skaf EF, et al. Outcome and complications of retrievable inferior vena caval filters. *Am J Cardiol*. 2004;94:1090–1093.
22. Owens C, Bui J, Knuttinen M, et al. Intracardiac migration of inferior vena caval filters. *Chest*. 2009;136:877–887.
23. Wang S, Timmerman H, Kaufman J. Estimation of trapped thrombus volumes in retrievable inferior vena caval filters: a visual scale. *J Vasc Interv Radiol*. 2007;18:273–276.
24. Douketis J, Foster G, Crowther M, et al. Clinical risk factors and timing of recurrent venous thromboembolism during the initial 3 months of anticoagulant therapy. *Arch Intern Med*. 2000;160:3431–3436.
25. Hoppe H, Kaufman J, Barton R, et al. Safety of inferior vena caval filter retrieval in anticoagulated patients. *Chest*. 2007;132:31–36.
26. Rubenstein L, Chun A, Chew M, et al. Loop-snare technique for difficult inferior vena caval filter retrievals. *J Vasc Interv Radiol*. 2007;18:1315–1318.
27. Stavropoulos S, Dixon R, Burke C, et al. Embedded inferior vena caval filter removal: use of endobronchial forceps. *J Vasc Interv Radiol*. 2008;19:1297–1301.

40 经颈静脉肝内门体静脉分流术

引言

经颈静脉肝内门体静脉分流术（transjugular intrahepatic portosystemic shunt，TIPS）是一种通过经皮途径在肝静脉和肝内门静脉分支之间建立减压通道降低门静脉压力的方法。具体步骤为：

1. 将导管选入肝静脉并行肝静脉造影。
2. 将长而弯曲的穿刺针经颈静脉自选择好的肝静脉经肝实质插入门静脉的肝内分支。
3. 经颈静脉通道直接测量体循环和门静脉压力。
4. 使用球囊扩张肝和门静脉之间的通道。
5. 在建立的分流通道植入金属支架，抵抗周围肝实质的回缩。
6. 通过血管造影和血流动力学评估压力结果。
7. 进行一系列支架内球囊扩张，直至达到满意的压力梯度。
8. 如需要，行曲张静脉栓塞术。

适应证[1-8]

1. 已被对照性临床试验证实的疗效
   a. 预防再次曲张静脉性出血。
   b. 顽固性肝硬化腹水。
2. 经非对照性临床研究被证实的疗效
   a. 难治性急性曲张静脉出血。
   b. 顽固性肝硬化腹水。
   c. 门静脉高压性胃肠病。
   d. 胃曲张静脉出血。
   e. 胃窦血管扩张。
   f. 顽固性肝性胸腔积液。
   g. 肝肾综合征（1 或 2 型）。
   h. Budd-Chiari 综合征。
   i. 静脉闭塞性疾病。
   j. 肝 - 肺综合征。

禁忌证

绝对禁忌证

1. 严重或者快速进展的肝功能衰竭。
2. 严重或者无法纠正的肝性脑病。
3. 心力衰竭。

这些禁忌证同样适用于大多数外科性门体静脉分流手术。晚期肝病患者常不能耐受完全性 / 部分性减压通道分流导致的肝内营养性入肝血流灌注不足。对于这些患者，分流可能会明显加速肝功能衰竭，仅作为考虑紧急行肝移植治疗的过渡方法。

相对禁忌证

1. 有血管造影的禁忌证。
2. 有下列情况，可能会增加 TIPS 手术难度：
   a. 胆道梗阻。
   b. 肝或胰腺恶性肿瘤。
   c. 门静脉系统（门静脉、脾静脉、肠系膜静脉）血栓形成。
   d. 下腔静脉或肝静脉血栓形成。
   e. 多囊肝。

术前准备

1. 获得知情同意。表 40.1 列出了需和患者讨论的手术相关并发症。

表 40.1 TIPS 的急性并发症

	报道的发生率（%）
严重并发症	3
腹腔积血	0.5
胆囊穿刺	1
支架异位	5
胆道出血	2
放射性皮肤灼伤	0.1
肝梗死	0.5
肾衰竭，需要透析治疗	0.25
死亡	
轻微并发症	4
一过性对比剂肾病	2
有临床表现的肝动脉穿刺性损伤	1
发热	2
穿刺部位出血	2

2. 术前超声造影评估门静脉的通畅性,同时注意肝实质,因为肝硬化患者中原发性肝癌发病率不断升高。
3. 进行标准化血流动力学监测,包括心电图、血氧饱和度和血压。
4. 对于急性出血患者拟行 TIPS 手术,需要在手术开始前充分补充血容量,保证血流动力学的稳定,包括输注血制品、新鲜冰冻血浆、升压支持和放置球囊导管封堵。一般如果血小板 >50 000,常不需要纠正。
5. 术前预防性静脉内使用抗生素。许多药物能够提供满意抗菌谱覆盖,如头孢唑林、头孢曲松;如患者对青霉素类抗生素过敏,可考虑左氧氟沙星、环丙沙星、万古霉素等。
6. 尽管许多中心使用全身麻醉(尤其是儿童),大部分 TIPS 手术仅需通过静脉注射芬太尼和米达唑仑行镇静。如果考虑行麻醉支持,异丙酚镇静(无需插管)是不错的选择。
7. 手术所需器材
   a. TIPS 套装。目前有几种器械,包括 Ring 套装、Rosch-Uchida 套装、Haskal 套装(Cook Incorporated, Bloomington, IN)。决定器械选择和疗效的主要因素为手术者的经验。Ring 套装包括一个 9Fr 的外鞘管,适合释放 Wallstent 支架。Haskal 套装和 Rosch-Uchida 套装的外套管直径为 10Fr,适合释放 Viatorr 支架(WS Gore, Flagstaff, AZ)。
   b. 金属支架。几乎每个可应用的支架都曾经被用于支撑 TIPS 后的分流道,包括球囊扩张式支架、自膨式编织支架 / 激光雕刻镍钛合金支架、聚四氟乙烯(PTFE)覆膜支架。但是,目前只有两种支架通过 FDA 批准,可用于 TIPS 分流道:Wallstent 支架(裸支架)和 Viatorr 支架(ePTFE 覆膜支架)[9-11]。
   c. 引导进入门静脉的导丝,多取决于手术者的喜好。如果使用 Haskal 套装和 Ring 套装,需要使用长的锥形头端亲水硬导丝,如 Roadrunner(Cook Inc)(Haskal 套装内已包含)、Glidewire(Terumo Inc., Tokyo, Japan)。
   d. 球囊成形导管,直径 8~10mm。
   e. 压力传导装置。

手术步骤

1. 最佳的手术入路是右侧颈内静脉,当然,也可以通过左侧颈内静脉。经颈外静脉、经股静脉、经肝、经腔静脉途径也曾尝试过[12-14]。超声造影引导下的颈内静脉穿刺可以采用前路或中路入路。一旦导丝送达右心房,注意患者的血流动力学改变,尤其要注意心电图。当试图通过下腔静脉瓣(欧氏瓣)进入下腔静脉时常可诱发心律失常。操作者需要谨记：心电监测置于声音状态，可使手术者听见心律失常信号的变化。

2. 将 9Fr/10Fr，40cm 长的 TIPS 鞘引达右心房，记录心房压。如果右心房平均压力超过 10mmHg，需要考虑减少所有不必要的输液量，直至达到“保持静脉通畅（keep vein open，KVO）水平”。原则上，TIPS 患者应该减少静脉内补注液体。TIPS 将高压的门静脉血流转入右心房，增加了心脏的前负荷，故需要尽量减少静脉补液量，并在恢复期考虑使用利尿剂。
3. 用带有弧度的 MPA 导管选择进入合适的肝静脉。右侧肝静脉入口位置一般比透视下的位置高约 1 个肋间隙。血管鞘进入肝静脉后手推对比剂行肝段静脉造影，如门静脉显影不佳可以考虑嵌入导管或闭塞球囊行 CO_2（由于气体的低黏度）静脉造影。也可通过经 TIPS 穿刺针注入 CO_2 进入肝实质行门静脉造影。**注意**：在嵌入的肝段过于用力注射碘对比剂或 CO_2，可导致严重 / 致死性肝撕裂伤和出血[15]。
4. 经置入的导管引入一根 Amplatz 导丝进入选择好的肝静脉，随后退出诊断用导管，将经颈静脉穿刺针连同其周围的鞘管一起送入肝静脉。接着退出导丝，轻轻地向前压住穿刺针，防止其随着患者呼吸运动而移动。在穿刺针后座衔接含有部分对比剂的注射器。对于某些操作难度较大的病例，可以考虑通过 15G 或 16G 的 Colapinto 针，使用 60cm 长的同轴细针（如果使用共轴细穿刺针，可在进入某一合适的门静脉分支后使用 0.018 英寸（1 英寸 =2.54cm）的镍钛合金导丝）。
5. 如选择肝右静脉入路，穿刺针尖需旋转向前，并在肝静脉内中心移动至肝静脉开口 2cm 处。向前与脊柱走行平行直至进入预期的门静脉腔内（图 40.1）。针尖通过的距离是变化的，其依赖于肝脏的真实大小以及门静脉和肝静脉的相对位置关系。这些可以通过透视下的肝脏及门静脉嵌压造影图像来预估。特别注意避免肝包膜的穿通。
6. 慢慢回撤穿刺针及鞘管并回抽含对比剂的注射器，一旦回抽到液体，向前注入对比剂鉴别针尖进入部位：门静脉、肝静脉、肝动脉、胆管或淋巴管。
7. 如果穿刺进入合适的门静脉分支，操作导丝由门静脉主干进入脾静脉或肠系膜静脉。这是 TIPS 开通中的关键步骤，通过任何一个门静脉穿刺点，建立一条导丝（以及随后的球囊）可以通过的通道。因无法保证再次门静脉穿刺的结果，需要全神贯注以保证导丝快速通过穿刺针。由于呼吸移动，患者的肝脏随之头 – 足方向移动（针尖仍在位），所以要注意维持针尖穿刺进入门静脉分支的原始方向，尽可能在最短时间内将导丝送入穿刺针(防止穿刺针退出该次穿刺在门静脉分支的进入点)。

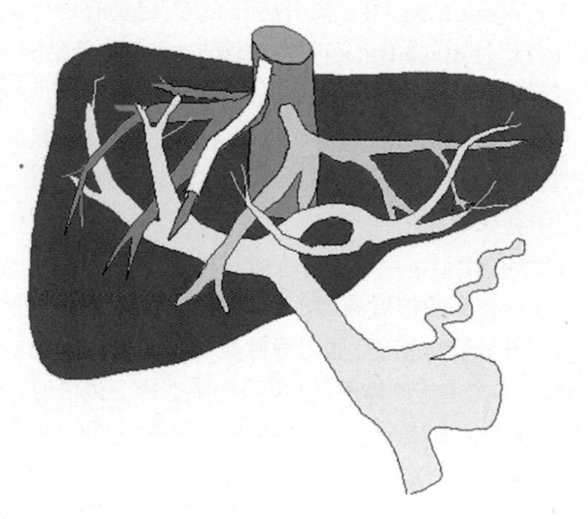

图 40.1　Colapinto 穿刺针出肝右静脉经肝实质进入门脉右支

8. 在移除穿刺针前,将穿刺针和其周围血鞘管一起向前送入肝实质(可能的话,送入门静脉),这一步骤可简便后续的导管和球囊进入。随后移除穿刺针,引入 5Fr 诊断导管,进入供应曲张静脉的根源血管(如脾静脉为食管和胃底静脉的根源血管,肠系膜上静脉为肠血管的根源血管)。对于腹水患者,是否有必要显示曲张的侧支血管仍存争议。
9. 手推门静脉造影并记录门静脉压力。
10. 使用 8mm 直径(对于较硬的纤维化肝脏,偶尔可使用 10mm 直径)的血管成形球囊扩张肝实质通道(图 40.2)。经过止血鞘的侧臂注射对比剂显示穿刺通道(工作通道造影)。对于术前有肝性脑病的患者,由于医疗需要,有时不扩张分流通道,这样可以维持一较细小的分流道直径(如使用 Viatorr 装置)。
11. 使用 Wallstent 支架或者 Viatorr 支架全程覆盖分流道,从门静脉入口直至进入下腔静脉内数毫米(图 40.3)。和 Wallstent 支架一样,Viatorr 支架的裸端应该置于门静脉主干内[16,17]。一般推荐使用直径 10mm 的支架。Viatorr 支架测量(使用不透 X 线标记导管)和释放有一些特殊的技巧,操作者需要接受单独的器械训练。
12. 终点
    a. 主要的客观终点——建立最小直径的分流通道达到预期的临床终点。

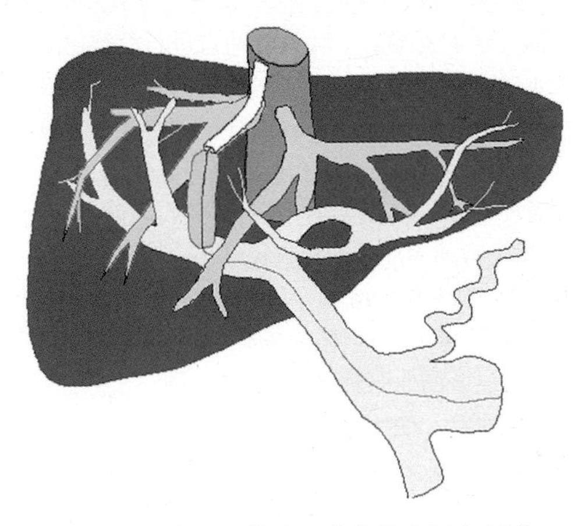

图 40.2 使用血管成形球囊扩张肝穿刺道

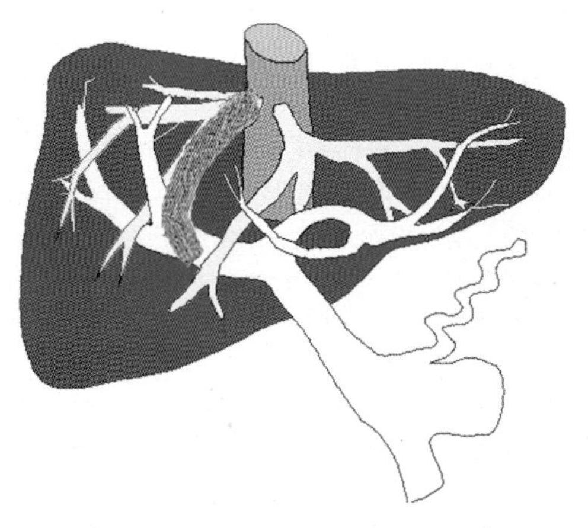

图 40.3 植入支架，穿刺道成形，本图中使用了裸网眼支架

b. 食管曲张静脉出血——降低门静脉压力梯度（门静脉 - 右心房）≤12mmHg。如果有胃底静脉曲张的患者有较大的自发性脾 - 肾分流，只需要一个较低的压力梯度即可保证血液由曲张静脉向 TIPS 分流道分流，在此前后，可通过栓入弹簧圈、组织硬化剂或胶来处理曲张的静脉血管。

c. 顽固性腹水（或肝性胸腔积液）——其终点仍有争论。有些建议其压力梯度应该低于食管曲张静脉，不建议过低的压力梯度来治疗腹水。这些患者常有肝性脑病，并可能在 TIPS 术后进一步加重。由于 TIPS 只是一种姑息性治疗方法，需要注意腹水治疗效果与肝性脑病发生加重及肝功能恶化之间的平衡。对于腹水患者，在出院后2~3周的第二个随访时间点进行的临床结果分析时，发现分流道通常较前增大。有证据表明：较高的初期压力梯度足够保证急性/亚急性Budd-Chiari综合征的疗效。尤其是后者，随时间推移压力梯度常由于利尿作用而逐渐降低。

13. Viatorr支架较Wallstent支架的径向力更强，因而术后无需进一步扩张，其直径比正常的10mm支架直径略小。
14. 如果患者在行TIPS及行球囊导管压迫时仍有活动性出血，在建立分流道后抽出球囊中的气体或液体，再次行脾静脉造影和压力测定。如果仍有显著的曲张静脉血流存在，进一步扩张分流道和(或)辅以栓塞曲张血管。使用直径较Wallstent支架大1~2mm的球囊扩张支架，可以抵消该支架径向支撑力相对较小的缺点，获得较满意的支架膨胀结果[18]。这一点不适用于Viatorr支架。
15. 去除所有导管等器材。

术后处理

1. 术后指导和观察取决于患者的临床状况。
2. TIPS术后右心房压力一般都要较前升高。如TIPS术后平均右心房压力>10mmHg，作者建议隔夜利尿要>1L。心排出量、心脏指数、右房压可以在TIPS术后增加，持续时间常大于1个月。过度的右房压力增高，尤其是出血患者接受大量输液时，既可限制分流的门静脉减压效果，又可导致可逆性肺水肿[常与成人呼吸窘迫综合征(ARDS)混淆]。
3. 如果使用了裸露网状金属支架(Wallstent支架)，出院前需行超声血管检查记录TIPS术后基线值[19,20]，用于作患者出院后分流道随访的对照和检测支架内有无血栓形成/闭塞，如术后患者有TIPS分流道-胆管瘘或高血凝状态等(Budd-Chiari综合征患者)。如果使用Viatorr支架，无需在术后住院期间就行超声检查，因为在急性期，支架内的空气会反射声波，导致支架内闭塞的假象。术后1~2周，支架完全因毛细血管行为被"浸透"，超声波透过性好，在患者出院后的第一个临床随访时间点行超声检查作为术后超声检查结果的基线。
4. 如果是用裸金属支架，术后第1年的3、6和12个月行超声检查，其后根据患者状况每3~6个月行一次超声检查。超声检查随访对植入Viatorr支架帮助不大[21]。

结果

1. 技术成功率：肝静脉-门静脉肝内分支分流道开通率≥95%。未发生术后并发症的较低成功率，需要进一步回顾分析提高质量。

2. 血流动力学成功率：TIPS 术后门体静脉压力梯度下降并低于既定界值的成功率为 95%。
3. 临床成功率[1-4]：许多随机试验已经比较了 TIPS 和内镜下治疗（ET）曲张的食管静脉破裂出血的临床结果，平均再出血发生率分别为 19%（9.8%~24%，TIPS）和 47%（24%~57%，ET）。

并发症

1. 手术相关并发症见表 40.1。
2. 肝性脑病：各种形式的门体循环转流都可以新发肝性脑病或加重原有的肝性脑病。最可能的预测因素是术前存在肝性脑病，一般在有顽固性腹水患者的发生风险尤其高，因为存在更严重潜在性肝脏病变。
3. 再发性门静脉高压：术后 6~12 个月有 25%~50% 使用裸支架的患者发生，提示术后需要常规随访和预防校正。使用 ePTFE 膜可以显著降低 TIPS 术后支架狭窄率。
4. 再发出血：几乎总伴随着分流道狭窄 / 血栓形成所致的再发性门静脉高压。

并发症的处理

1. 肝性脑病：一线治疗为口服乳果糖，开始剂量 30ml 每天 2 次或每天 3 次，指导患者调整剂量，保持平均每天排便 2~3 次。利福昔明，一种不可吸收的口服抗生素，已被证实可显著改善肝性脑病症状且没有全身不良反应，一般剂量为 200mg，每天 2 次或每天 3 次。

   如果这些治疗效果仍欠佳（或者 TIPS 术后肝功能显著恶化），需要减少支架直径。可以在原先分流道内植入另一枚小直径的支架[21-23]。对于无法纠正的肝性脑病或者肝功能恶化，还可以使用球囊导管闭合分流道。这只适用于一些特殊病例，因为可能加重曲张静脉出血及肝功能衰竭。
2. 分流道狭窄或血栓形成[24]。支架内血栓形成常继发于已有的狭窄或闭塞。可以通过溶栓治疗清除血栓或者球囊扩张。尽管支架术再狭窄率较低且有助于阻止狭窄的发生，支架与肝静脉或门静脉连接部的狭窄可通过血管成形治疗解除。肝内门静脉处的 TIPS 分流道狭窄常提示与胆管有交通。如果闭塞的分流道无法开通，可考虑经另一支肝静脉建立新的分流通道。

（朱海东 译 邓钢 校）

参考文献

1. Burroughs AK, Vangeli M. Transjugular intrahepatic portosystemic shunt versus endoscopic therapy: randomized trials for secondary prophylaxis of variceal bleeding: an updated meta-analysis. *Scand J Gastroenterol.* 2002;37:249–252.
2. Salerno F, Camma C, Enea M, et al. Transjugular intrahepatic portosystemic shunt for refractory ascites: a meta-analysis of individual patient data. *Gastroenterology.* 2007;133:825–834.
3. Garcia-Tsao G. The transjugular intrahepatic portosystemic shunt for the management of cirrhotic refractory ascites. *Nat Clin Pract Gastroenterol Hepatol.* 2006;3:380–389.
4. Henderson JM, Boyer TD, Kutner MH, et al. Distal splenorenal shunt versus transjugular intrahepatic portal systematic shunt for variceal bleeding: a randomized trial. *Gastroenterology.* 2006;130:1643–1651.
5. Rossle M, Ochs A, Gulberg V, et al. A comparison of paracentesis and transjugular intrahepatic portosystemic shunting in patients with ascites. *N Engl J Med.* 2000;342:1701–1707.
6. Bilbao JI, Quiroga J, Herrero JI, et al. Transjugular intrahepatic portosystemic shunt (TIPS): current status and future possibilities. *Cardiovasc Intervent Radiol.* 2002;25:251–269.
7. Saad WE, Saad NE, Davies MG, et al. Elective transjugular intrahepatic portosystemic shunt creation for portal decompression in the immediate pretransplantation period in adult living related liver transplant recipient candidates: preliminary results. *J Vasc Interv Radiol.* 2006;17:995–1002.
8. Boyer TD, Haskal ZJ. American Association for the study of liver diseases practice guidelines: the role of transjugular intrahepatic portosystemic shunt creation in the management of portal hypertension. *J Vasc Interv Radiol.* 2005;16:615–629.
9. Echenagusia M, Rodriguez-Rosales G, Simo G, et al. Expanded PTFE-covered stent-grafts in the treatment of transjugular intrahepatic portosystemic shunt (TIPS) stenoses and occlusions. *Abdom Imaging.* 2005;30:750–754.
10. Tripathi D, Ferguson J, Barkell H, et al. Improved clinical outcome with transjugular intrahepatic portosystemic stent-shunt utilizing polytetrafluoroethylene-covered stents. *Eur J Gastroenterol Hepatol.* 2006;18:225–232.
11. Jung HS, Kalva SP, Greenfield AJ, et al. TIPS: comparison of shunt patency and clinical outcomes between bare stents and expanded polytetrafluoroethylene stent-grafts. *J Vasc Interv Radiol.* 2009;20:180–185.
12. Gasparini D, Del Forno M, Sponza M, et al. Transjugular intrahepatic portosystemic shunt by direct transcaval approach in patients with acute and hyperacute Budd-Chiari syndrome. *Eur J Gastroenterol Hepatol.* 2002;14:567–571.
13. Haskal ZJ, Duszak R Jr, Furth EE. Transjugular intrahepatic transcaval portosystemic shunt: the gun-sight approach. *J Vasc Interv Radiol.* 1996;7:139–142.
14. LaBerge JM, Ring EJ, Gordon RL. Percutaneous intrahepatic portosystemic shunt created via a femoral vein approach. *Radiology.* 1991;181:679–681.
15. Krajina A, Lojik M, Chovanec V, et al. Wedged hepatic venography for targeting the portal vein during TIPS: comparison of carbon dioxide and iodinated contrast agents. *Cardiovasc Intervent Radiol.* 2002;25:171–175.
16. Hausegger KA, Karnel F, Georgieva B, et al. Transjugular intrahepatic portosystemic shunt creation with the Viatorr expanded polytetrafluoroethylene-covered stent-graft. *J Vasc Interv Radiol.* 2004;15:239–248.
17. Fanelli F, Salvatori FM, Corona M, et al. Stent graft in TIPS: technical and procedural aspects. *Radiol Med (Torino).* 2006;111:709–723.
18. Valji K, Bookstein JJ, Roberts AC, et al. Overdilation of the Wallstent to optimize portal decompression during transjugular intrahepatic portosystemic shunt placement. *Radiology.* 1994;191:173–176.
19. Murphy TP, Beecham RP, Kim HM, et al. Long-term follow-up after TIPS: use of Doppler velocity criteria for detecting elevation of the portosystemic gradient. *J Vasc Interv Radiol.* 1998;9:275–281.
20. Lake D, Guimaraes M, Ackerman S, et al. Comparative results of Doppler sonography after TIPS using covered and bare stents. *AJR.* 2006;186:1138–1143.
21. Kaufman L, Itkin M, Furth EE, et al. Detachable balloon-modified reducing stent to treat hepatic insufficiency after transjugular intrahepatic portosystemic shunt creation. *J Vasc Interv Radiol.* 2003;14:635–638.
22. Saket RR, Sze DY, Razavi MK, et al. TIPS reduction with use of stents or stent-grafts. *J Vasc Interv Radiol.* 2004;15:745–751.
23. Weintraub JL, Mobley DG, Weiss ME, et al. A novel endovascular adjustable polytetrafluoroethylene-covered stent for the management of hepatic encephalopathy after transjugular intrahepatic portosystemic shunt. *J Vasc Interv Radiol.* 2007;18:563–566.
24. Haskal ZJ, Weintraub JL, Susman J. Recurrent TIPS thrombosis after polyethylene stent-graft use and salvage with polytetrafluoroethylene stent-grafts. *J Vasc Interv Radiol.* 2002;13:1255–1259.

41 肝移植的介入处理

引言

介入医师全程参与到肝移植术后的患者处理之中，包括肝动脉、肝静脉、门静脉以及胆管相关介入手术。

肝动脉介入处理

肝移植术后肝动脉相关并发症包括血管狭窄、血栓形成、损伤、动脉炎、动脉－门静脉瘘以及盗血综合征。肝移植术后肝动脉血流减少的后果很严重，因为胆管系统主要依赖于肝动脉的供血[1-3]。

适应证[1-6]

1. 血管造影为金标准，但应该优先考虑多普勒超声、CTA、MRA 等无创性影像学检查。
   a. 移植肝功能障碍，无创性影像学检查提示肝动脉异常。
   b. 无创性影像学检查提示肝动脉异常，不伴有移植肝功能障碍。
2. 血管成形 / 支架植入术。
   a. 肝动脉狭窄（HAS）或闭塞。
   b. 肝动脉内血栓形成（HAT）。
3. 栓塞
   a. 肝动脉－门静脉瘘。
      （1）有移植肝功能障碍、出血等临床症状。
      （2）无临床症状，但
         （a）快速增长。
         （b）多普勒超声提示门静脉血流动力学改变。
   b. 肝动脉假性动脉瘤形成
      （1）有破裂出血风险的动脉瘤，无论其大小。
      （2）感染等因素所致的肝外假性动脉瘤，最好行手术切除；对于不行手术治疗者，可考虑行栓塞治疗。
   c. 肝动脉盗血综合征。

禁忌证

绝对禁忌证

患者病情不稳定。

相对禁忌证

1. 无法纠正的凝血功能异常。
2. 肾功能不全。
3. 对碘对比剂过敏(可考虑钆类或 CO_2 对比剂)。

术前准备

1. 实验室检查:大多数患者需行全面的血液检查,但必须保证有近期的全血细胞计数(CBC)、血小板、肝肾功能以及 INR 等检查。
2. 除正常服药需少量饮水外,患者术前 6 小时禁水、禁食。
3. 评估前期的手术记录,注意外科解剖改变。
4. 复习前期各项影像学检查结果,注意外科解剖及影像学特点,缩短造影时间,提高前期检查的利用率[1]。

手术步骤

诊断性血管造影

1. 绝大部分患者采取右股动脉入路,对于有明显动脉粥样硬化性主动脉 – 髂动脉病变的患者,常需要使用较长(20~30cm)的血管鞘。
2. 可行腹主动脉造影。如患者之前有 CTA,未必一定要行腹主动脉造影。如怀疑近端狭窄,常需进行侧位主动脉造影。
3. 最初导管的选择常基于肝动脉的外科学解剖,同时应考虑[1,7]:
   a. 肝动脉由腹腔干上方的主动脉发出,通常使用 C2 Cobra 导管。
   b. 肝动脉由腹腔干下方、主动脉前方发出,走向头侧方向进入肝脏,常首先选择椎动脉导管或其他类似导管。
   c. 最常见的是供体肝动脉与受体肝动脉或腹腔干其他分支吻合,常使用 Sos Omini 导管或 C2 Cobra 导管插管进入受体的腹腔干。
      (1)首先在腹腔干行血管造影,评估腹腔干血流动力学情况(如排除脾动脉盗血综合征)。
      (2)腹腔干造影提示供体肝动脉未充盈,并不足以诊断肝动脉血栓形成。需要排除严重肝动脉狭窄导致的优势血流流向腹腔干其他分支或动脉盗血综合征。需要通过选择性肝动脉造影来明确有无闭塞。
      (3)需要注意侧支血管,如果多普勒超声提示肝内动脉有血流,但血管造影却提示肝动脉闭塞,常伴侧支血管供血[7]。

血管成形术/支架植入

1. 如发现肝动脉狭窄,就要行多角度成像,为了
   a. 明确与狭窄的夹角角度。
   b. 明确肝动脉的整个解剖,尤其是对于串联、迂曲、扭折的复杂病变。
2. 测量肝动脉,以指导血管成形球囊和支架尺寸选择。
3. 使用外径 6Fr、长度 40~70cm 的编织型血管鞘进至腹腔干或近端腹主 – 肝动脉分支起始部。
4. 静脉注入肝素钠 3000U,此后每 20~30 分钟追加 1000U。
5. 近端病变可以通过 0.035 英寸(1 英寸 =2.54cm)的共轴导管系统来处理。小的迂曲动脉和远端病变常需要 0.014~0.018 英寸的共轴导管系统。
6. 除了直接进行支架成形术,作者建议:针对较顽固的病变或发生相关并发症时,先行球囊扩张成形,随后植入支架。
7. 对于连续性病变,首先治疗远端狭窄,除非近端病变影响到球囊通过时用小直径球囊预扩[8-10]。
8. 血管成形术后再次血管造影评估治疗结果,排除夹层或血栓形成。

栓塞治疗

1. 肝动脉 – 门静脉瘘(arterioportal fistulas, APF)[2, 11, 12]
   a. 行选择性肝动脉造影,血流动力学异常的肝动脉 – 门静脉瘘典型血管造影表现主要有:
      (1)动脉早期门静脉充盈。
      (2)不能显示肝动脉远端分支(虹吸效应)。
      (3)明确显示瘘道的情况较少见。
   b. 使用微导管进行超选择性插管,可减少肝动脉血栓形成的风险,减少对正常肝脏的损伤。
   c. 对受累肝动脉行相匹配的微弹簧圈栓塞治疗。最理想的目标是完全消除肝动脉 – 门静脉瘘,但正常情况下,只要尽量封闭瘘道,减少血流进入门静脉即可。
   d. 需要重复行肝动脉造影明确有无其他瘘存在。主要瘘的消除常不能掩盖其他瘘,需要同时或者继续闭塞其他位置。这一理念同治疗复杂性动静脉畸形非常相似。某一次治疗中处理得越多,发生相关并发症的风险越大——尤其是肝动脉血栓形成和供肝缺血。
2. 假性动脉瘤[13, 14]
   a. 自发性肝外假性动脉瘤常伴真菌性动脉瘤的破裂,需要紧急切开手术治疗。

b. 球囊扩张时导致的医源性肝外或主要分支假性动脉瘤可通过植入支架或球囊闭塞治疗。

c. 肝内的假性动脉瘤需要进行超选择性弹簧圈栓塞,或栓塞动脉瘤瘤腔,或栓塞动脉瘤的远端和近端的载瘤动脉段。

d. 如果无法经血管内途径治疗肝内假性动脉瘤或者栓塞治疗后假性动脉瘤持续存在,需要考虑直接经皮途径治疗[14,15]。超声引导下经21G细针穿刺直接注入凝血酶或者微弹簧圈。对于深部病变或者可能对大血管有损伤时,可采用血管造影/X线透视引导下,结合/未结合超声引导的复合引导技术。

3. 肝动脉盗血综合征[2,16-18]

a. 包括两种类型:脾动脉型(82%~85%)和胃十二指肠肝型(12%~18%)。

b. 行腹腔干造影诊断肝动脉盗血综合征,尤其是脾动脉型。

c. 脾动脉盗血综合征可以通过在脾动脉近端栓入弹簧圈或者漏斗状覆膜支架,减少脾动脉血流来治疗。外科治疗主要为脾切除术。

d. 胃、十二指肠动脉盗血综合征可以通过栓入弹簧圈来治疗。需要在行弹簧圈栓塞治疗前先行肠系膜上动脉造影及侧位主动脉造影来排除肠系膜上动脉狭窄和闭塞。未治疗的肠系膜上动脉狭窄属于胃十二指肠动脉栓塞禁忌证。

术后处理

1. 常规血管造影后处理。

2. 若植入支架

a. 抗凝(从肝素开始,逐渐转换为华法林)、抗血小板聚集(阿司匹林或氯吡格雷)治疗,持续至少至术后6个月。

b. 术后24~48小时内需行DUS,并在术后第1、3、6、12个月或有临床指征时复查。

3. 肝动脉-门静脉瘘及假性动脉瘤术后24~48小时行多普勒超声/CTA随访。

4. 肝动脉盗血综合征术后需行临床随访,检测肝功能。另外,多普勒超声可提示肝动脉血流速度加快,而动脉波形正常。

结果[1,8-10]

1. 肝动脉狭窄——文献记载的血管成形术技术成功率为81%~93%,支架植入技术成功率为100%。如有多发性肝动脉狭窄、肝动脉扭折或者手术者经验不足,技术成功率将降低[5]。

2. 血管成形术后1年肝动脉通畅率为44%~65%,再狭窄率为32%~

33%,血栓形成率为19%。支架植入术后1年肝动脉通畅率为53%~55%,再狭窄率为31%~41%,血栓形成率为8%~14%。

3. 对于肝移植术后的栓塞治疗目前只有非对照性病例报道,技术成功率较高。

并发症[1,8-10]

1. 肝动脉痉挛——是最常见的手术并发症,如果被疏忽,可能形成肝动脉血栓。
2. 肝动脉夹层形成,尤其是当血管大角度迂曲或扭折时。
3. 肝动脉血栓形成,最可能继发于夹层形成。
4. 动脉破裂。

并发症处理

1. 肝动脉痉挛应该立即使用血管扩张剂,经动脉注入100~200μg硝酸甘油。必要时可以重复使用,但须保证舒张压高于70mmHg。肝素也可以用于预防血管内血栓形成。需要反复行血管造影,直至痉挛解除。对于顽固性病例,罂粟碱可以联合抗凝治疗隔夜使用,12~24小时后患者需行血管造影复查。
2. 肝动脉夹层
   a. 如果血流受影响,需要植入支架。不建议通过长时间球囊扩张来使夹层的血管内膜贴壁。因为此时破裂的内膜片常俯伏于痉挛血管,继发血栓形成。
   b. 如果血流不受影响,可以使用抗凝治疗。
3. 术中肝动脉血栓形成(相对于外科术后迟发性血栓形成很少使用经导管途径),经动脉注入1~3mg tPA,有些手术者喜欢使用阿昔单抗(ReoPro)。顽固性肝动脉血栓形成可以经导管溶栓或者抗凝治疗,第二天行血管造影复查;或者行外科血管重建。
4. 有时很难将肝动脉的严重痉挛与夹层、血栓形成区别,甚至有时三者并存。

肝静脉流出道介入

引言

肝静脉流出道闭塞可以累及肝静脉和下腔静脉。

适应证[3,6,19]

1. 移植肝功能障碍。
2. 无创性影像检查提示肝静脉流出道闭塞。

禁忌证

绝对禁忌证

患者一般情况不稳定。

相对禁忌证

1. 无法纠正的凝血功能异常。
2. 肾功能不全。
3. 曾对碘对比剂过敏。

术前准备

1. 实验室检查：大多数患者需行全面的血液检查，但必须保证近期有全血细胞计数（CBC）、血小板、肝功能、肾功能以及INR等检查。
2. 患者除了正常服药需少量饮水外，术前6小时禁水、禁食。
3. 评估前期的手术记录，注意外科解剖改变。
4. 复习前期各项影像学检查结果。

手术步骤

1. 下腔静脉闭塞性病变[19-21]
   a. 用微穿刺系统进入静脉入路，右股静脉入路一般优于颈静脉入路，尤其是需要处理的下腔静脉狭窄位置靠近下腔静脉和右心房交界处（cavoatrial junction）。
   b. 使用带有侧臂的长血管鞘，便于持续灌注。
   c. 通过猪尾巴导管行正侧位腔静脉造影。
   d. 压力梯度测量是诊断下腔静脉狭窄的金标准。笔者使用4~5mmHg作为治疗的参照标准，但有些术者认为10mmHg才提示显著的血流动力学异常。
   e. 对于0.035英寸的导丝难以通过的严重狭窄，Glidewire常可以起效。
   f. 如果有明显的血栓形成，需要在血管成形术前12~48小时行机械性碎栓或药物溶栓。
   g. 如果只有少许或者没有血栓，可经静脉途径给予肝素1000~3000U。可先用直径10mm的球囊扩张，然后以2mm的梯度逐渐增加球囊直径，直至达到邻近正常静脉直径的110%。长时间的静脉内球囊扩张可因为减少血液反流而使血压明显降低。
   h. 记录血管成形术后压力值。病变两端压力梯度<5mmHg时可认为治疗成功。
   i. 静脉血管成形术后1~3个月再发狭窄或术中腔静脉即刻弹性回缩或再闭塞，常需要植入支架。作者推荐使用Palmaz支架（J and

JCordis, Miami, FL),直径选择正常静脉直径的 110% ~120%,以减少支架移位风险。

j. 移除导管导丝,穿刺点止血。

2. 肝静脉闭塞性病变[19-20]

a. 用微穿刺系统穿刺右颈内静脉,植入带有侧臂的血管鞘,便于持续灌注。

b. 使用 5Fr 的导管选择性插管至肝静脉,可以使用单弯导管,多功能导管(MPA)或者 C2 Cobra 导管。

c. 如果狭窄太严重,无法从下腔静脉越过,可以尝试使用 22G 的 Chiba 针行经皮经肝穿刺途径。一旦针尖进入肝静脉,送入 0.018 英寸的导丝。如果导丝成功通过狭窄段进入下腔静脉,经颈内静脉送入抓捕装置,建立导丝通路,后续操作仍经颈静脉途径进行,可以减少囊状出血的风险。

(1) 如果导丝无法通过狭窄段进入下腔静脉,沿 0.018 英寸导丝引入 4Fr 血管鞘,然后交换引入 0.035 英寸强支撑力的 Glidewire,尝试进入下腔静脉。有些术者直接经肝静脉途径完成整个血管成形操作。

d. 行静脉造影和压力梯度测量。同样的,目前尚无公认的能表明显著的血流动力学异常的压力梯度标准,作者使用 5mmHg。

e. 如果有明显的血栓形成,需要在血管成形术前 12~48 小时行机械性碎栓或药物溶栓。

f. 如果只有少许或者没有血栓,可经静脉途径给予肝素 1000~3000U。可先用直径 6~8mm 的球囊扩张,然后以 2mm 的梯度逐渐增加球囊直径,直至达到邻近正常静脉直径的 110%。

(1) 如果同时有肝静脉和下腔静脉内狭窄,需行对吻血管成形术或者植入支架。可以采用经颈静脉和(或)经肝途径行治疗肝静脉狭窄,采用经颈静脉和(或)股静脉途径治疗下腔静脉狭窄。

g. 血管成形术后需要再次行静脉造影并记录压力梯度。病变两端的压力梯度 <5mmHg 时可认为治疗成功。

h. 静脉血管成形即刻闭塞或病变两端的压力梯度持续 >5mmHg,需要植入支架。

i. 对于既要治疗肝静脉流出道病变,又考虑行 TIPS 治疗的病例,作者首先选择低风险的肝静脉流出道治疗。如果由于肝血管再闭塞而需要植入肝静脉支架,一定要慎重,尽量避免妨碍后续的 TIPS。单纯肝静脉治疗也可以显著改善门静脉高压症状而无需进一步治疗。

j. 移除导管导丝,穿刺点止血。

术后处理

1. 根据患者凝血状况和术中使用经过肝脏的介入器材规格决定患者术后卧床休息时间,一般认为,至少需要卧床休息 4 小时。
2. 术后 12~24 小时查看穿刺点有无出血和渗出。
3. 对于严重的下腔静脉狭窄,术后患者可出现尿量增多的情况,需要保证足够的补液量,并再次评估。
4. 术后 1 个月复查多普勒超声和 MR。
5. 术后进行临床随访,复查实验室检查,评估移植肝功能不全减轻的情况(包括腹水情况)。

结果[19-21]

1. 文献记载的技术成功率为 94%~100%,但常出现再狭窄,需要反复扩张或支架植入。
2. 肝静脉血管成形术后 1 年通畅率为 60%。
3. 下腔静脉血管成形术后 1 年通畅率为 40%,支架植入术后 1 年通畅率为 91%~100%。
4. 73%~89% 的患者临床症状可以缓解。

并发症[3,19]

1. 低血压,常因静脉回流受阻和心律失常所致。
2. 支架移位。

并发症处理[22]

1. 通过给扩张的球囊减压或直接经静脉内快速注入液体纠正低血压。
2. 停止导致心律失常的操作,缓解心律失常。
3. 支架移位。
   a. 根据移位支架的位置,选择行球囊扩张或者重叠植入新支架。
   b. 移位支架有时可移动到新的位置并锚定而无需处理,或者使用抓捕器取出。
   c. 如移位的支架进入心脏,需行手术切开取出。
   d. 有时移位的支架可以完整通过右心,定位于肺动脉内。

门静脉介入

引言

肝移植后门静脉异常包括门静脉狭窄、门静脉血栓形成和门静脉高压[23,25]。

适应证

1. 移植肝功能障碍。
2. 非侵袭性影像检查结果提示门静脉异常。

禁忌证和术前准备

参照肝静脉介入。

手术步骤

1. 经颈静脉途径[3,23]
   a. 适用于：
      （1）凝血病。
      （2）门静脉血栓形成，需要考虑溶栓治疗。
      （3）伴有肝外解剖性狭窄。
   b. 较少使用，适用于：
      （1）肝内门静脉直径较小。
      （2）血管狭窄部位靠近肝门（分叉型移植肝）。
   c. 具体步骤同 TIPS（见第 40 章），除非肝静脉在肝内位置较深，且进入门静脉的位置离肝门部较远。这样将会增加门静脉入路部位与靶血管距离。
2. 经皮经肝直接穿刺途径[23,25]
   a. 作者选择此途径，因为进入门静脉位置位于门静脉长轴的延长线上，便于控制器械通过狭窄段，尤其是治疗重度狭窄时。
   b. 此方法不会妨碍，甚至会有助于其他经肝静脉途径。
   c. 如果狭窄部位位于肝右叶门静脉右前与右后分支交叉处，常使用经皮经肝途径。此时需要双入路穿刺，同时行对吻球囊成形 / 支架植入。
   d. 主要缺点是增加了出血风险，尤其是对门静脉血栓形成患者使用溶栓剂或患者凝血功能异常时。
3. 门静脉狭窄的处理
   a. 成功穿刺门静脉后，先行门静脉造影并测定压力差。作者一般使用 5mmHg 的压力梯度作为显著狭窄的截止值。
   b. 使用 0.035 英寸的导丝通过狭窄段，随后静脉内注入 3000U 肝素。
   c. 如果有明显的血栓形成，在进行血管成形术前先使用机械清除血栓或者行药物溶栓 12~48 小时。
   d. 球囊扩张时从 7mm 或 8mm 直径的球囊开始，其后每次增加 2mm，直至其直径达到邻近正常血管直径的 110%。

e. 如果有即时的组织回缩(残余狭窄率>30%),需要植入血管内支架。可以使用球囊扩张式支架,但更常用自膨式支架。手术者要尽可能注意避免植入的支架超过门静脉和脾静脉汇合处。
f. 支架植入后再次行静脉造影并测压。
g. 如果狭窄位于门静脉右前和右后分支汇合处,需要行对吻球囊扩张/支架植入。需要两个独立的经肝门静脉入路,对吻技术可以保证球囊/支架互相支撑,避免邻近门静脉分支的闭合。
h. 如果通过常规的经皮经肝途径入路,在撤导管前需要测定活化凝血时间(ACT),如果ACT<180秒,一般认为可以安全撤离导管鞘并填塞穿刺通道。
i. 边注入对比剂,边后撤鞘管。一旦进入肝实质通道,在鞘管退出后的通道上填塞6~8mm直径的弹簧圈。有些医师选择对比剂浸泡的明胶海绵联合/不联合使用弹簧圈填塞通道。

4. 门静脉血栓的处理[23,26]
a. 成功穿刺门静脉后,先行门静脉造影来全面评估血栓情况。
b. 测定流入及流出血流基线,在灌注溶栓剂后可以行机械清除血栓。
c. 静脉滴注tPA,0.5mg/h(5~10mg tPA加入500ml生理盐水中,滴速25ml/h)。
d. 静脉造影在12~24小时内进行。溶栓持续时间最长36~48小时。
e. 术后患者监测同动脉溶栓(第34章)。
f. 如果充分溶栓治疗后门静脉分支仍然未开通,需要通过行TIPS手术建立流出道。TIPS不仅仅是建立一条流出通道,还可以建立进一步的机械性除栓通道,包括在通过机械性碎栓装置(如Arrow-Trerotola PTD器械,Arrow International,Inc.,Reading,PA,USA)使血栓碎裂后,使用Fogarty导管将顽固性血栓从门静脉主干清除入TIPS通道。
g. 若门静脉血流恢复,但门静脉狭窄依然存在,可以行血管成形术或植入支架。

术后处理

1. 根据患者凝血状况和术中使用经过肝脏的介入器材规格决定患者术后卧床休息时间,一般认为至少需要卧床休息4小时。
2. 术后12~24小时查看穿刺点有无出血和渗出。
3. 连续性检测血细胞比容来监测隐匿性出血,注意患者有无出血症状和体征,如腹围增加。
4. 术后1个月复查超声和MR。
5. 术后进行临床随访,复查实验室检查,量化评估移植肝功能。

结果[23,26]

1. 门静脉球囊扩张 / 支架成形术的技术成功率为 74%~100%。
2. 门静脉球囊扩张成形 / 支架植入术后 1 年、3 年通畅率分别为 36%~67%。
3. 肝移植受者术后门静脉血栓溶栓的技术成功率和长期结果仍然有限,已有非对照的病例报道报道了术后 2 年以上的门静脉通畅率。

并发症

1. 出血,尤其是经肝穿刺点出血。
2. 球囊扩张术中门静脉血栓形成。

并发症处理

1. 如有腹腔内出血,纠正凝血并咨询外科治疗。
2. 球囊扩张术中门静脉血栓形成需要立刻处理,使用球囊使血栓变松垮,然后脉冲式溶栓,并行抗凝治疗[24]。
3. 如门静脉成形术后 6 个月再发狭窄,需要植入支架。

肝移植患者的 TIPS[23,27]

适应证、禁忌证、手术步骤、终点、并发症等同非肝移植患者(第 40 章),针对肝移植在技术方面上需要考虑:

1. 肝静脉狭窄可能导致门静脉压力梯度增高和肝功能障碍。以作者的观点,只有在肝静脉狭窄发生持久性肝脏功能障碍时才考虑 TIPS。
2. 外科术后解剖改变(尤其是肝左叶分叉处移植)及肝静脉狭窄,可以使得肝静脉入路较困难,需要术前认真分析断层图像。
3. TIPS 术后应该监测血浆免疫抑制剂药物浓度,因为常在术后急剧升高,并导致肝性脑病。

胆管介入

经皮经肝穿刺胆管造影术(percutaneous transhepatic cholangiography, PTC)和经皮胆管引流术(percutaneous biliary drains, PBD)的适应证、禁忌证、终点、并发症同非肝移植患者的 PTC 和 PBD(见 64 章)。手术步骤的主要区别包括:

1. 约 40% 伴有胆管并发症的肝移植受体患者的胆道分支不扩张。
2. 肝移植术后胆管病变常为慢性,通常需要经皮长期植入胆管引流管。

(朱海东 译 邓钢 校)

参考文献

1. Saad WEA. Management of hepatic artery steno-occlusive complications after liver transplantation. *Tech Vasc Interv Radiol.* 2007;10:207–220.
2. Saad WEA. Management of nonocclusive hepatic artery complications after liver transplantation. *Tech Vasc Interv Radiol.* 2007;10:221–232.
3. Saad WEA, Waldman DL. Endovascular repair of vascular lesions in solid organ transplantation. In: Ouriel K, Katzen BT, Rosenfield K, eds. *Complications in Endovascular Therapy.* New York: Taylor and Francis Informa; 2006:223–252.
4. Orons PD, Zajko AB, Bron KM, et al. Hepatic artery angioplasty after liver transplantation: experience in 21 allografts. *J Vasc Interv Radiol.* 1995;6:523–529.
5. Saad WEA, Davies MG, Sahler LG, et al. Hepatic artery stenosis in liver transplant recipients: primary treatment with percutaneous transluminal angioplasty. *J Vasc Interv Radiol.* 2005;16:795–805.
6. Saad WEA, Lin E, Ormanoski M, et al. Non-invasive imaging of liver transplant complications. *Tech Vasc Interv Radiol.* 2007;10:191–206.
7. Saad WEA, Orloff MC, Davies MG, et al. Post liver transplantation vascular and biliary surgical anatomy. *Tech Vasc Interv Radiol.* 2007;10:172–190.
8. Kodama Y, Sakuhara Y, Abo D, et al. Percutaneous transluminal angioplasty for hepatic artery stenosis after living donor liver transplantation. *Liver Transpl.* 2006;12:465–469.
9. Ueno T, Jones G, Martin A, et al. Clinical outcomes from hepatic artery stenting in liver transplantation. *Liver Transpl.* 2006;12:422–427.
10. Denys AL, Qonadli SD, Durand F, et al. Feasibility and effectiveness of using coronary stents in the treatment of hepatic artery stenosis after orthotopic liver transplantation: preliminary report. *Am J Roentgenol.* 2002;178:1175–1179.
11. Saad WEA, Davies MG, Rubens DJ, et al. Endoluminal management of arterio-portal fistulae in liver transplant recipients: a single center experience. *Vasc Endovasc Surg.* 2006;40:451–459.
12. Jabbour N, Reyes J, Zajko AB, et al. Arterioportal fistula following liver biopsy. Three cases occurring in liver transplant recipients. *Dig Dis Sci.* 1995;40:1041–1044.
13. Saad WEA, Davies MG, Ryan CK, et al. Incidence of arterial injuries detected by angiography following percutaneous right-lobe ultrasound-guided core liver biopsies in human subjects. *Am J Gastroenterol.* 2006;101:2641–2645.
14. Marshall MM, Muiesan P, Srinivasan P, et al. Hepatic artery pseudoaneurysm following liver transplantation: incidence, presenting features and management. *Clin Radiol.* 2001;56:579–587.
15. Patel JV, Weston MJ, Kessel DO, et al. Hepatic artery pseudoaneurysm after liver transplantation: treatment with percutaneous thrombin injection. *Transplantation.* 2003;75:1755–1760.
16. Nussler NC, Settmacher U, Haase R, et al. Diagnosis and treatment of arterial steal syndromes in liver transplant recipients. *Liver Transpl.* 2003;9:596–602.
17. Geissler I, Lamesch P, Witzigmann H, et al. Splenohepatic arterial steal syndrome in liver transplantation: clinical features and management. *Transpl Int.* 2002;15:139–141.
18. Vogel TJ, Pegios W, Balzer JO, et al. Arterial steal syndrome in patients after liver transplantation: transarterial embolization of the splenic and gastroduodenal arteries. *Rofo Fortschr Geb Rontgenstr Neuen Bilgeb Verfahr.* 2001;173:908–913.
19. Darcy M. Management of venous outflow complications after liver transplantation. *Tech Vasc Interv Radiol.* 2007;10:240–245.
20. Wang SL, Sze DY, Busque S, et al. Treatment of hepatic venous outflow obstruction after piggyback liver transplantation. *Radiology.* 2005;236:352–359.
21. Weeks SM, Gerber DA, Jaques PF, et al. Primary Gianturco stent placement for inferior vena cava abnormalities following liver transplantation. *J Vasc Interv Radiol.* 2000;11:177–187.
22. Mazariegos GV, Garrido V, Jaskowski-Philips S, et al. Management of hepatic venous obstruction after split-liver transplantation. *Pediatr Transplant.* 2000;4:322–327.
23. Woo DH, LaBerge JM, Gordon RL, et al. Management of portal venous complications after liver transplantation. *Tech Vasc Interv Radiol.* 2007;10:233–239.
24. Funaki B, Rosenblum J, Leef J, et al. Percutaneous treatment of portal venous stenosis in children and adolescents with segmental hepatic transplants: long term results. *Radiology.* 2000;215:147–151.
25. Ko GY, Sung KB, Yoon HK, et al. Early posttransplantation portal vein stenosis following living donor liver transplantation: percutaneous transhepatic primary stent placement. *Liver Transpl.* 2007;13:530–536.
26. Ueda M, Egawa H, Uryuhara K, et al. Portal vein complications in long-term course after pediatric living donor liver transplantation. *Transpl Proc.* 2005;37:1138–1140.
27. Richard JM III, Cooper JM, Ahn J, et al. Transjugular intrahepatic portosystemic shunts in the management of Budd-Chiar syndrome in the liver transplant patient with intractable ascites: anastomotic considerations. *J Vasc Interv Radiol.* 1998;9:137–140.

42 术前门静脉栓塞

外科手术切除肝脏内局限性原发或转移性病变为患者提供长期生存的最佳机会[1,2]。然而，对于残余肝体积有限的患者，外科手术并不是适应证，因为肝切除术后肝功能衰竭的风险增加[3,4]。对于预期残余肝体积刚刚达到外科手术标准边缘的患者来说，门静脉栓塞术（portal vein embolization，PVE）是肝大部分切除术前处理的重要工具[5,6]。对于即将被切除的肝段组织，栓塞其供血的门静脉分支，将使得这些供应的血流转而分流至其他非病变肝脏组织。这种血流的重新分布可以诱导残余肝增生，由此使之前认为不适合行肝大部切除的患者有可能安全承受肝大部切除术。

适应证

1. 患者有原发或者转移性肝脏病变，在除外下列情况时，适合行肝切除术：
   a. 肝硬化和（或）严重肝纤维化，残余肝体积（FLR）/总肝体积（TLV）<40%[7,8]。
   b. 行全身化疗，FLR/TLV<30%[9,10]。
   c. 残余肝正常，FLR/TLV<20%[6,11,12]。
2. 糖尿病患者没有基础性肝脏疾病，有可能从PVE获益，因为这类患者肝切除术后肝增生的能力常常较弱[13,14]。
3. 行复杂性肝切除术同时行肝外手术，尤其是胰腺切除术的患者。对于后者，研究已表明肝细胞再生的程度与胰腺切除的范围成反比[11,15]。

禁忌证

绝对禁忌证

1. 有明显临床症状的门静脉高压。
2. 有广泛的门静脉浸润，影响到导管的安全性操作和栓塞材料的植入。
3. 整个肝叶（肝左叶或右叶）门静脉分支完全闭塞，这种情况下门静脉血流已经发生转变。

相对禁忌证

1. 肝外转移性病变,包括肝门区淋巴结病。
2. 肿瘤浸润残余肝(如果采用分步肝切除术或在对残余肝的病变区行消融治疗等侵袭性治疗,仍可行门静脉栓塞治疗)[16]。
3. 肿瘤妨碍门静脉系统的安全入路(根据肿瘤位置调整入路——见下文的单侧/对侧途径相关讨论部分)。
4. 残余肝胆管扩张(需要在PVE前行胆管减压)。
5. 轻度的门静脉高压。
6. 未纠正的凝血功能异常。
7. 肾功能不全。

术前准备

1. 回顾之前的影像检查,评估肝脏体积
   a. 在行肝切除术前,行CT增强扫描并行三维容积图像重建(3D-CT)[17]。
   b. 在每个横断面层面上勾画肝脏边界,计算每一层面的肝体积(轮廓区面积*层厚),然后计算三维的体积。
   c. 根据不同体形的患者进行标准化处理,因为较大体形的患者较较小体形患者所需的残余肝体积要大[18]。
   d. 使用CT直接测量残余肝(定义为无病变肝区)。
   e. 估计总肝体积(TELV)计算方法如下[18](注:BSA为体表面积):TELV=-794.41+1267.28×BSA。
   f. 标准化残余肝体积(sFLR)为FRL/TELV的比值。
   g. 大多数方案要求在PVE术前即刻及术后3~4周行CT扫描来评估残余肝肥大的程度。如果在第一次随访性CT扫描检查时,认为FLR/TELV仍不足以保证手术切除的安全,可以增加“等待时间”这一指标,因为尽管较慢,但是肝细胞增生一直在持续进行。
   h. 肥大程度(degree of hypertrophy,DH)也可作为术后过程预测的指标。计算方法为:DH=FLR/TELV(PVE术后)-FLR/TELV(PVE术前)。DH<5%患者比DH>5%的患者术后并发症发生率高。因此,DH可以作为一项测试,决定受累及的肝最终是否被切除[6]。
   (1)检查门静脉的通畅性及解剖变异。
2. 术前一晚入院,保持NPO,获取知情同意。
3. 一般无需静脉内预防性使用抗生素。但对于将被切除的肝区有胆道梗阻和(或)残余肝有胆管引流管的患者,需要预防性使用抗生素

（头孢曲松 1g，静脉注射）。

4. 静脉内联合使用芬太尼和咪达唑仑行中等程度的镇静后实施 PVE，而对于有多发性并存疾病或不配合手术的患者，推荐全身麻醉。
5. 在手术前行超声检查验证门静脉的通畅性并了解拟进入门静脉部位有无变异。

操作步骤

1. 虽然 PVE 可以促进任何一叶肝组织肥大，常栓塞门静脉左支，因为在行肝左叶切除后残余肝体积一般足够大，不太可能发生术后肝功能衰竭[19,20]。并且，即使行扩大性左半肝切除（不包括肝右后叶——第 6、7 肝段）进行根治性治疗的患者，残余肝体积大约占总肝体积的 35%（一般 20% 以上即可）。因而，讨论将主要集中于对门静脉右支的栓塞路径[5]。
2. **栓塞整个载瘤肝组织**。在临床中（如肝硬化患者），一般在行肝右叶切除术前行门静脉右支栓塞，对于行扩大性肝右叶切除（切除肝右叶 + 第 4 肝段），栓塞肝右叶和第 4 肝段的供血门静脉分支（不仅仅是门静脉右支），具体原因如下：
   a. 行第 4 肝段门静脉分支栓塞较不行栓塞者，栓塞后残余肝（第 2 肝段、第 3 肝段 ± 第 1 肝段）细胞肥大明显[21,22]。
   b. 第 4 段肝细胞肥大，致手术横切面的长度增加，使得手术更复杂[21]。
   c. 单纯的门静脉右支栓塞，常伴随着肿瘤在第 4 段肝中生长的风险增加（如已发现第 4 肝段肝组织中肿瘤生长较肝实质的再生快）[23,24]。
3. 可选择同侧或者对侧路径行经皮门静脉栓塞术[9,25-28]。其手术路径的选择主要基于肿瘤在肝内的边界、是否需要栓塞第 4 肝段门静脉分支以及手术者的喜好。同侧路径无需穿刺残余肝，但技术上更有挑战性。对侧路径更容易进入门静脉，且手术较快；但在极少数情况下，可能会损伤到残余肝，由此妨碍到进一步的根治性切除。此外，通过对侧路径（由门静脉左支路径栓塞门静脉右支），导管进入第 4 肝段的门静脉分支较困难，常会延长导管在门静脉左支内的时间，从而诱发血栓形成（**注意**：可采用两种变通的方法行 PVE，如经颈静脉路径或者术中经回结肠静脉路径，这两种方法较少采用[29,30]）。

同侧路径[28,31-33]

经肝门静脉右支穿刺见图 42.1。

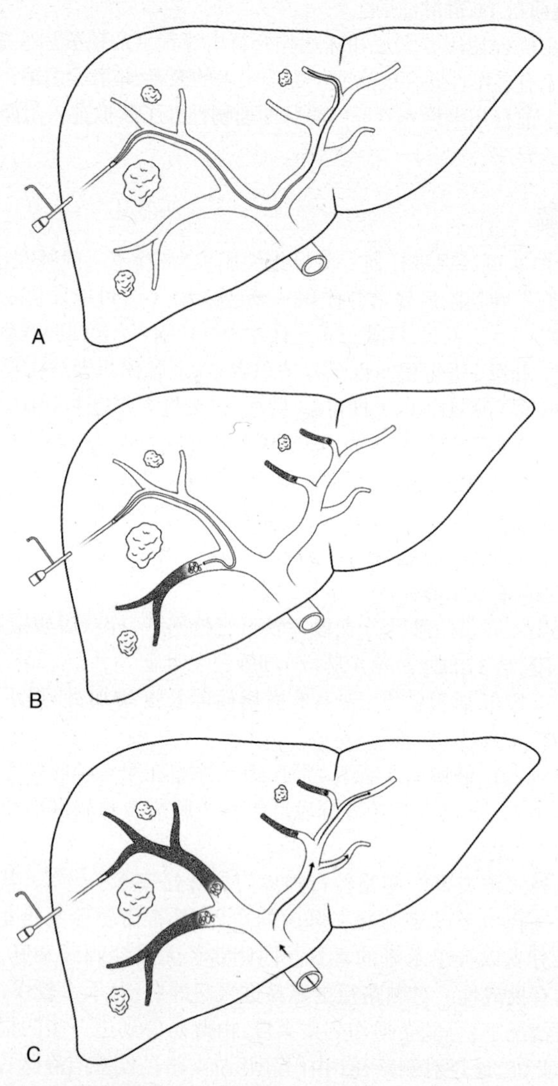

图 42.1　使用栓塞剂和弹簧圈经同侧门静脉右支栓塞及第 4 肝段门静脉分支示意图。A：通过置于门静脉右支内的血管鞘通道，选择性插管至门静脉左支，继而使用共轴模式，在栓塞前将微导管超选择性插管至第 4 肝段的门静脉分支。B：在完全栓塞第 4 肝段门静脉分支后，使用一根反弧导管将栓塞剂栓注入门静脉右支的分支血管内。C：在完全性栓塞门静脉右支及第 4 肝段门静脉分支后，门静脉内血流会重新分布

1. 在超声的实时导引下将一根22G的Chiba针(Neff Percutaneous Access Set, Cook, Bloomington, IN)穿入非残余肝门静脉血管的一支周围分支内。将0.018英寸的导丝送入穿刺针,然后在透视下交换为配套的扩张器。
2. 将一根5Fr或6Fr的血管鞘植入门静脉右支内。
3. 使用5Fr的造影导管,头端置于门静脉主干内,行后前位和头足方向门静脉DSA。
4. 选择性门静脉左支/右支造影,明确门静脉有无解剖变异,第4肝段门静脉分支的解剖情况。
5. 如需栓塞第4肝段门静脉分支,最好先行上述步骤,这样可以避免在经同侧路径栓塞门静脉右支后再试图栓塞第4肝段门静脉分支时,出现导管操作和栓塞材料植入困难。
6. 采用同轴技术,用3Fr的微导管经5Fr导管超选择性栓塞第4肝段的门静脉分支。
7. 栓塞剂多采用栓塞微球,如三异丙基乙磺酰丙烯酸微球(Embogold Microsphers; Biospheres Medical, Rockland, MA)。微球的直径为100~700μm,在透视下以递增模式使用。
8. 在使用颗粒型栓塞材料栓塞后,在栓塞门静脉的近端植入带纤毛的弹簧圈,进一步减少血流,防止再通。
9. 许多其他栓塞材料用于PVE,文献报道在细胞增生程度和率方面未见显著差异。这些栓塞剂包括但不限于:纤维蛋白胶、α-氰基丙烯酸正丁酯(NBCA)与碘化油混合乳剂、明胶海绵、凝血酶、金属弹簧圈、其他颗粒(如PVA颗粒)以及无水乙醇。颗粒型栓塞剂的选择取决于术者判断,主要基于栓塞程度、外科手术方式、特殊手术途径及导管的选择、术者对所用栓塞材料的熟悉程度等。
10. 在完成第4肝段的门静脉分支栓塞后,退出微导管,将工作导管改变为5Fr的回弯导管。可以使其头端因为与血管鞘成钝角,这种形态易于使导管进入门静脉右支的分支内。
11. 仅65%的病例门静脉血管解剖正常[34]。最常见的变异为:门静脉右后叶分支起始于门静脉主干,为门静脉第一分支(13%)。门静脉左支、右前支、右后支呈三分支发自于门静脉主干也较常见(9%)。术中DSA-CT可以更好地显示门静脉的解剖[35]。
12. 以同样的方法栓塞门静脉右支,先使用较小直径的颗粒堵塞远端和较小的分支,继而使用较大的颗粒堵塞近端和大的分支。在血流基本停滞的情况下,植入0.035英寸的弹簧圈于门静脉的二级分支进一步减少血流。
13. 最后将造影导管置于门静脉主干行门静脉造影。

14. 完成栓塞后，移除工作导管和血管鞘并使用弹簧圈填塞通道。

对侧路径[25,28]

经肝门静脉左支穿刺见图 42.2。

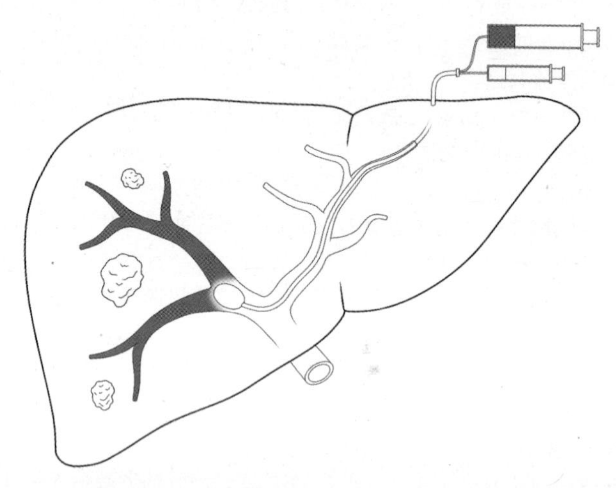

图 42.2 经对侧门静脉左支栓塞示意图。经过置于门静脉左支内的血管鞘通道，将球囊导管通过残余肝门静脉左支，选择性插管至门静脉右支。充盈球囊，于门静脉右支内栓入液体栓塞剂，防止栓塞剂反流至门静脉主干及左支分支内

1. 使用相似的技术进入门静脉系统。此路径较与同侧路径，在 PVE 过程中仅需顺行性插管至门静脉主干及其分支，无需成角塑形。
2. 穿刺进入的残余肝门静脉分支，必须可逆行至拟栓塞靶区的任何一个分支。
3. 门静脉周围分支最好是位于第 3 肝段，采用剑突下入路。
4. 特别注意穿刺过程，因为任何对残余肝的损伤都可能影响到进一步的外科治疗。
5. 引入导管和血管鞘。可将血管鞘的尖端置于门静脉主干内，便于后续反复门静脉造影。
6. 最好采用较短的选择性导管，因导管内的“死腔”较小。
7. 因工作导管与门静脉血流方向同向进行栓塞，这样技术上较容易。尤其是在使用液体栓塞剂时，这一点更具优势。
8. 注意超选择性输送栓塞材料，其原则与同侧路径相同。
9. 手术期间多行门静脉造影，指导导管操作，减少栓塞材料异位栓塞的风险。

10. 如需栓塞第 4 肝段,对侧路径下的操作会由于栓塞靶点近端和穿刺点位置的原因而比较困难,此分支血管要最后栓塞,通常在完成门静脉右支栓塞完后才进行。

术后处理

1. PVE 耐受性较好,患者一般术后当天就可出院,除非患者有明显的并发病。患者一般不会发生栓塞后综合征,因为 PVE 仅仅导致细胞凋亡而不是坏死(参考 TACE)。
2. 充分水化直至患者进食基本正常。
3. 如果需要,可使用麻醉品、氯丙嗪及醋氨酚(对乙酰氨基酚)等来缓解疼痛、恶心及发热。
4. 患者一旦能正常进食且无需使用麻醉品止痛就可出院(尽管 PVE 术后疼痛常不典型)。
5. 术后 3~4 周后行腹部 CT 扫描检查,了解肝细胞肥大程度(DH)。

TACE 联合 PVE

1. PVE 可以联合 TACE 等其他介入技术。
2. 对于已行门静脉栓塞治疗但因多种原因不再适合手术治疗的患者,化疗栓塞仍是一种可选的治疗手段[36]。
3. 为了减少肝坏死的风险,应调整化疗栓塞的方案。化疗栓塞治疗时无需使得血流完全停滞,尽量限制或者完全避免使用颗粒型栓塞剂。
4. 对于原发性肝细胞癌患者,也主张在 PVE 术后行 TACE 治疗[37,38]。主要包括:在 PVE 术前 1~3 周采用较温和的栓塞 / 化疗栓塞治疗来控制肿瘤生长,闭塞较常见肝硬化和肝癌患者的肝动脉 – 门静脉瘘,从而增强 PVE 的效果。
5. 患者化疗栓塞后再进行 PVE 手术,也能较好耐受[37]。应该在 PVE 术前 3~4 周行化疗栓塞治疗,这种联合的方法较单纯 PVE 治疗,可增加残余肝体积的百分比。
6. 在化疗栓塞术后,介入医师应该要明确供应肝靶段区的肝动脉通畅情况,避免肝动脉和门静脉向肝血流的闭塞和可能的肝实质坏死。

结果

1. 最近一项研究报道了 112 例患者肝大部切除术前行 PVE[6]。无肝硬化的 85 例患者行门静脉右支及第 4 肝段门静脉分支的栓塞,平均绝对残余肝体积从术前的 290cm^3 增加到术后的 440cm^3,sFLR 由 16.6% 增加到 25.8%,平均肥大程度(DH)为 8.8%。无肝硬化的 21 例患者行了门静脉右支栓塞,sFLR 由 28.1% 增加到 43.7%,平均肥大程度(DH)为10.9%。第4肝段的栓塞导致行门静脉右支栓塞的患者肝肥大程度较高。

2. 在无肝硬化的患者中,术前行化疗栓塞与未行化疗栓塞的患者的PVE疗效相似。在有肝纤维化和肝损伤的31例患者中,平均绝对残余肝体积从术前的435cm^{3}增加到术后的707cm^3。平均肥大程度(DH)为9.6%。伴或不伴潜在肝脏疾病的患者增生程度(DH)无显著性差异。单纯行门静脉右支栓塞和行门静脉右支及第4肝段门静脉分支栓塞患者术后并发症无明显差异。
3. 近期的一篇meta分析研究了1088例行经皮路径和经回结肠静脉路径行PVE术后的结果[39],95%以上的患者手术获得成功。采用经皮路径行PVE患者术后残余肝体积的增加(11.9%)要显著高于采用经回结肠静脉路径行PVE患者(9.7%)。仅2.2%的患者中观察到主要并发症[39]。
4. 有潜在肝脏病变的患者从PVE获益,降低了术后并发症的数量,缩短了住院时间[7]。
5. PVE术后sFLR(≤20%)和DH(≤5%)都与术后肝功能异常有关[6]。sFLR和DH值联合对预测肝功能异常有很高的敏感性,并与临床结局相关。

并发症

1. 不同途径门静脉栓塞术技术相关并发症发生率为8.9%~14.9%[40,41]。
2. 多数门静脉栓塞相关并发症和其他经皮经肝途径的介入操作相似,主要有肝包膜下血肿、胆道出血、气胸、假性动脉瘤形成、动-静脉瘘、肝动脉-门静脉瘘、败血症等。
3. 其他少见但较特异的经皮门静脉栓塞相关并发症有非靶区栓塞、门静脉血栓形成和门静脉高压。通过药物溶栓和机械性碎栓治疗门静脉血栓形成疗效较好。门静脉高压的进展可导致食管胃底静脉曲张破裂出血。

(朱海东 译 邓钢 校)

参考文献

1. Poon RT, Fan ST, Lo CM, et al. Improving survival results after resection of hepatocellular carcinoma: a prospective study of 377 patients over 10 years. *Ann Surg*. 2001;234:63–70.
2. Imamura H, Seyama Y, Kokudo N, et al. Single and multiple resections of multiple hepatic metastases of colorectal origin. *Surgery*. 2004;135:508–517.
3. Shirabe K, Shimada M, Gion T, et al. Postoperative liver failure after major hepatic resection for hepatocellular carcinoma in the modern era with special reference to remnant liver volume. *J Am Coll Surg*. 1999;188:304–309.
4. Shoup M, Gonen M, D'Angelica M, et al. Volumetric analysis predicts hepatic dysfunction in patients undergoing major liver resection. *J Gastrointest Surg*. 2003;7:325–330.
5. Madoff DC, Abdalla EK, Vauthey JN. Portal vein embolization in preparation for major

hepatic resection: evolution of a new standard of care. *J Vasc Interv Radiol.* 2005;16: 779–790.
6. Ribero D, Abdalla EK, Madoff DC, et al. Portal vein embolization before major hepatectomy and its effects on regeneration, resectability and outcome. *Br J Surg.* 2007;94:1386–1394.
7. Farges O, Belghiti J, Kianmanesh R, et al. Portal vein embolization before right hepatectomy: prospective clinical trial. *Ann Surg.* 2003;237:208–217.
8. Kubota K, Makuuchi M, Kusaka K, et al. Measurement of liver volume and hepatic functional reserve as a guide to decision-making in resectional surgery for hepatic tumors. *Hepatology.* 1997;26:1176–1181.
9. Azoulay D, Castaing D, Krissat J, et al. Percutaneous portal vein embolization increases the feasibility and safety of major liver resection for hepatocellular carcinoma in injured liver. *Ann Surg.* 2000;232:665–672.
10. Adam R, Pascal G, Castaing D, et al. Tumor progression while on chemotherapy: a contraindication to liver resection for multiple colorectal metastases? *Ann Surg.* 2004;240: 1052–1061.
11. Abdalla EK, Barnett CC, Doherty D, et al. Extended hepatectomy in patients with hepatobiliary malignancies with and without preoperative portal vein embolization. *Arch Surg.* 2002;137:675–680.
12. Vauthey JN, Pawlik TM, Abdalla EK, et al. Is extended hepatectomy for hepatobiliary malignancy justified? *Ann Surg.* 2004;239(5):722–730.
13. Nagino M, Nimura Y, Kamiya J, et al. Changes in hepatic lobe volume in biliary tract cancer patients after right portal vein embolization. *Hepatology.* 1995;21:434–439.
14. Starzl TE, Francavilla A, Porter KA, et al. The effect of splanchnic viscera removal upon canine liver regeneration. *Surg Gynecol Obstet.* 1978;147:193–207.
15. Abdalla EK, Hicks ME, Vauthey JN. Portal vein embolization: rationale, technique and future prospects. *Br J Surg.* 2001;88:165–175.
16. Chun YS, Vauthey JN, Ribero D, et al. Systemic chemotherapy and two-stage hepatectomy for extensive bilateral colorectal liver metastases: perioperative safety and survival. *J Gastrointest Surg.* 2007;11:1498–1504.
17. Vauthey JN, Chaoui A, Do KA, et al. Standardized measurement of the future liver remnant prior to extended liver resection: methodology and clinical associations. *Surgery.* 2000; 127:512–519.
18. Vauthey JN, Abdalla EK, Doherty DA, et al. Body surface area and body weight predict total liver volume in Western adults. *Liver Transpl.* 2002;8:233–240.
19. Leelaudomlipi S, Sugawara Y, Kaneko J, et al. Volumetric analysis of liver segments in 155 living donors. *Liver Transpl.* 2002;8:612–614.
20. Nagino M, Nimura Y, Kamiya J, et al. Right or left trisegment portal vein embolization before hepatic trisegmentectomy for hilar bile duct carcinoma. *Surgery.* 1995;117:677–681.
21. Nagino M, Kamiya J, Kanai M, et al. Right trisegment portal vein embolization for biliary tract carcinoma: technique and clinical utility. *Surgery.* 2000;127:155–160.
22. Kishi Y, Madoff DC, Abdalla EK, et al. Is embolization of segment 4 portal veins prior to extended right hepatectomy justified? *Surgery.* 2008;144:744–751.
23. Kokudo N, Tada K, Seki M, et al. Proliferative activity of intrahepatic colorectal metastases after preoperative hemihepatic portal vein embolization. *Hepatology.* 2001;34:267–272.
24. Elias D, De Baere T, Roche A, et al. During liver regeneration following right portal embolization the growth rate of liver metastases is more rapid than that of the liver parenchyma. *Br J Surg.* 1999;86:784–788.
25. de Baere T, Roche A, Vavasseur D, et al. Portal vein embolization: utility for inducing left hepatic lobe hypertrophy before surgery. *Radiology.* 1993;188:73–77.
26. Kinoshita H, Sakai K, Hirohashi K, et al. Preoperative portal vein embolization for hepatocellular carcinoma. *World J Surg.* 1986;10:803–808.
27. Nagino M, Nimura Y, Kamiya J, et al. Selective percutaneous transhepatic embolization of the portal vein in preparation for extensive liver resection: the ipsilateral approach. *Radiology.* 1996;200:559–563.
28. Avritscher R, de Baere T, Murthy R, et al. Percutaneous transhepatic portal vein embolization: rationale, technique, and outcomes. *Semin Intervent Radiol.* 2008;25:132–145.
29. Perarnau JM, Daradkeh S, Johann M, et al. Transjugular preoperative portal embolization (TJPE): a pilot study. *Hepatogastroenterology.* 2003;50:610–613.
30. Makuuchi M, Thai BL, Takayasu K, et al. Preoperative portal embolization to increase safety of major hepatectomy for hilar bile duct carcinoma: a preliminary report. *Surgery.* 1990;107:521–527.
31. Madoff DC, Abdalla EK, Gupta S, et al. Transhepatic ipsilateral right portal vein embolization extended to segment IV: improving hypertrophy and resection outcomes with spherical particles and coils. *J Vasc Interv Radiol.* 2005;16:215–225.
32. Madoff DC, Hicks ME, Vauthey JN, et al. Transhepatic portal vein embolization: anatomy,

indications, and technical considerations. *Radiographics*. 2002;22:1063-1076.
33. Madoff DC, Hicks ME, Abdalla EK, et al. Portal vein embolization with polyvinyl alcohol particles and coils in preparation for major liver resection for hepatobiliary malignancy: safety and effectiveness—study in 26 patients. *Radiology*. 2003;227:251-260.
34. Covey AM, Brody LA, Getrajdman GI, et al. Incidence, patterns, and clinical relevance of variant portal vein anatomy. *Am J Roentgenol*. 2004;183:1055-1064.
35. Madoff DC, Abdalla EK, Wallace MJ, et al. Portal vein embolization: a preoperative approach to improve the safety of major hepatic resection. *Curr Med Imaging Rev*. 2006;2: 385-404.
36. Wallace MJ, Ahrar K, Madoff DC. Chemoembolization of the liver after portal vein embolization: report of three cases. *J Vasc Interv Radiol*. 2008;19:1513-1517.
37. Ogata S, Belghiti J, Farges O, et al. Sequential arterial and portal vein embolizations before right hepatectomy in patients with cirrhosis and hepatocellular carcinoma. *Br J Surg*. 2006;93:1091-1098.
38. Aoki T, Imamura H, Hasegawa K, et al. Sequential preoperative arterial and portal venous embolizations in patients with hepatocellular carcinoma. *Arch Surg*. 2004;139:766-774.
39. Abulkhir A, Limongelli P, Healey AJ, et al. Preoperative portal vein embolization for major liver resection: a meta-analysis. *Ann Surg*. 2008;247:49-57.
40. Di Stefano DR, de Baere T, Denys A, et al. Preoperative percutaneous portal vein embolization: evaluation of adverse events in 188 patients. *Radiology*. 2005;234:625-630.
41. Kodama Y, Shimizu T, Endo H, et al. Complications of percutaneous transhepatic portal vein embolization. *J Vasc Interv Radiol*. 2002;13:1233-1237.

精索静脉曲张栓塞术

睾丸的精索静脉曲张是由于精索内静脉(internal spermatic vein, ISV)瓣膜功能障碍而导致的精索静脉丛迂曲扩张。普通人群中发病率为10%~15%,但在男性不育症患者中的发生率达30%~40%[1-3]。对于该病的病理生理学发病机制有很多种解释,普遍认为是由于精索静脉瓣膜发育不良及功能不全,或左肾静脉压迫精索静脉(胡桃夹综合征)所致。单侧发病居多,流行病学统计显示95%的患者为左侧发病。

该病的诊断依靠临床查体及B超检查,阴囊触诊时可有"蠕虫袋(bag of worms,国内文献称蚯蚓团块状)"感,超声检查可进一步确诊。初次发病的单侧精索静脉曲张可能由于同侧肾脏或腹膜后肿瘤的压迫所致,需要进一步检查,例如断层成像检查。

大量研究证明精索静脉曲张与男性不育症关系密切[1-6],并认为精子活动能力减弱(活动率 <60%)、精子形态异常及精子数量减少都是精索静脉曲张所致。

睾丸萎缩的青少年患者常常伴随着重度的精索静脉曲张,经过有效的治疗后病情常常都会好转[7-9]。

适应证

左侧精索内静脉(ISV)造影及栓塞术

1. 阴囊疼痛和水肿(有疼痛症状的精索静脉曲张)。
2. 不育,精索静脉曲张。
3. 外科治疗后精索静脉曲张再次复发或治疗 3 个月后精液检查未见好转[10]。
4. 青少年患者严重精索静脉曲张,睾丸萎缩[7-9]。

右侧 ISV 的栓塞[2]

1. 体检或超声检查发现右侧精索静脉曲张,并且伴有相关的临床症状,例如疼痛或男性不育症。
2. 左侧肾静脉造影证实左侧精索静脉曲张持续存在或复发,且没有侧支吻合静脉形成。

禁忌证

1. 严重的凝血功能异常(相对禁忌证,笔者曾在血液病学家的帮助下治疗过凝血功能异常的患者,如血友病)。
2. 之前发生过严重的造影剂过敏患者。

术前准备

1. 这些都是常规的门诊手术,手术于患者到达当天完成。
2. 造影前常规检查和准备。
3. 对于青少年患者,我们在术前及术后 2~3 个月都要进行阴囊 B 超检查,以评估曲张的精索静脉内血栓形成情况。
4. 实验室检查项目(没有相关病史的年轻患者可以省略该项检查):血红蛋白 / 血细胞比容,血小板计数,PT/PTT,尿素氮,肌酐。
5. 避免直接 X 线照射睾丸或精索静脉丛的影像学检查。随着先进的数字 X 线透视设备的发展与普及,几乎整个操作过程都可以用点片或间断透视来监视,如果条件允许可以用脉冲(低剂量)透视,以进一步减少术野的辐射量。由于精确的准直器大大地减少了散射线,现在睾丸屏蔽较少使用。

术中操作

1. 可以选择从右股静脉或右颈内静脉穿刺入路。
2. 导管
   a. **股静脉穿刺入路**
      (1)左侧精索静脉曲张:经 7Fr Gonadal 导管(Cordis 公司)同轴

引入 4Fr 或 5Fr Berenstein 导管。如果存在难以跨过的瓣膜或迂曲的侧支吻合静脉导致难以插管，可以选择 3Fr 的微导管进行操作。

（2）右精索静脉曲张：利用 Simmons-1（"响尾蛇"或"牧羊勾"导管）导管比较容易选入右侧 ISV。

b. **右颈内静脉穿刺入路**：经该途径入路行左侧或右侧精索静脉插管，使用多用途导管都较容易选入。

3. 在 85% 的病例中，用 Gonadal 导管比较容易从右股静脉入路经左肾静脉对左侧 ISV 插管（图 43.1）。在患者做瓦尔萨尔瓦动作时缓慢注

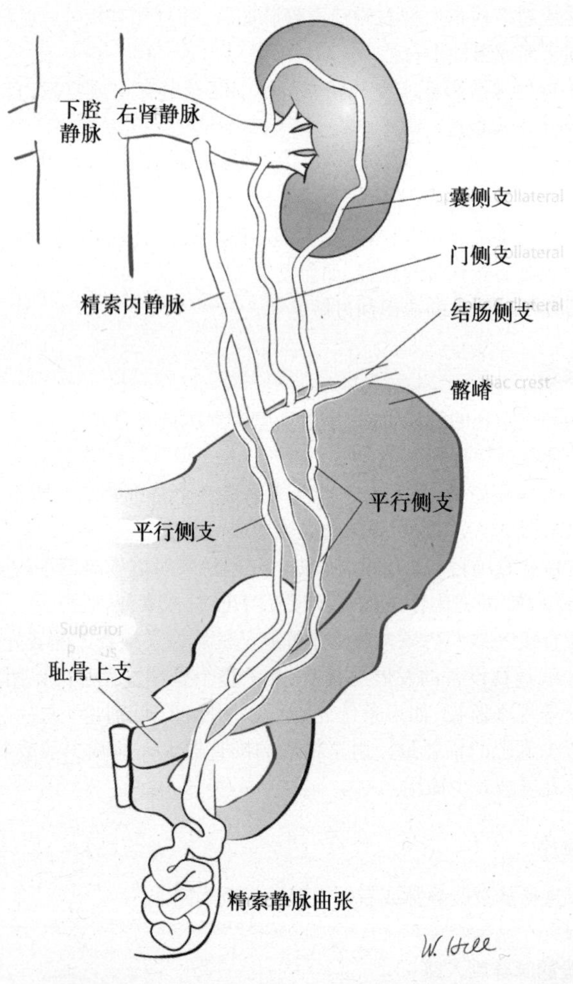

图 43.1　精索静脉解剖图：精索内静脉、睾丸精索静脉及各引流静脉侧支

入造影剂，以确保导管尖端位于 ISV 开口内并且观察是否有造影剂经功能不全的瓣膜出现反流。然后，用 4Fr 或 5Fr 的 Berenstein 导管用同轴技术超选择插管向下至 ISV，缓慢注入对比剂。如果瓣膜功能不全，对比剂可能会显示出血流逆流，沿 ISV 向下朝睾丸方向流动，尤其是在做瓦尔萨尔瓦动作时，该征象更加明显。有时可以见到起自肾门或下腔静脉腰椎段的侧支吻合静脉血管。有些患者不能坚持或不适合做瓦尔萨尔瓦动作时，将检查床倾斜也可以起到类似效果。如果采用右侧颈静脉路径时可以在皮肤切一小口，然后用 3Fr 微导管插管至左 ISV 近端。

4. 测量静脉的宽度，并注意观察所有侧支吻合的部位，如结肠静脉、肾囊静脉、肾门静脉及与 ISV 伴行部位。
5. 然而，无论是经颈静脉用多用途导管插管或经股静脉用 Simmons-1 导管（或类似导管）插管，对右肾静脉的操作方式与左肾静脉相同。可以引入 3Fr 微导管并在经大导管配合下插管至 ISV 近端。绝大部分患者的右侧 ISV 汇入下腔静脉，但也有少数汇入右肾静脉，左侧者多汇入左肾静脉。
6. 虽然不推荐在导丝引导下进行操作，但是有时也可以用到导丝。要特别注意的是，操作中遇到阻力时，导丝的使用可以避免血管痉挛。而且，模糊的侧支吻合静脉往往被错误地认为是成功栓塞的血管。
7. 目前有好几种栓塞的方法，每种都有优势。在美国，弹簧圈和硬化剂联合栓塞已成为标准的栓塞技术[11-13]。之前的文献还介绍了其他几种栓塞方法。
   a. **弹簧圈联合十四烷硫酸钠（sodium tetradecyl sulfate，STS）**：通常在腹股沟管的水平，经 Berenstein 导管于蔓状静脉丛开口部释放 0.035 或 0.038 英寸（1 英寸 =2.54cm）的弹簧圈（图 43.2A）。
      （1）使用锚定技术释放一枚长度 14cm，直径比 ISV 宽度大约 20% 的铂金鸟巢弹簧圈（Cook Medical，Bloomington，IN），然后再释放一枚高径向力弹簧钢圈或 MReye 弹簧圈（Cook Medical，Bloomington，IN）。通常两到三个弹簧圈就可以将血管近端完全栓塞。
      （2）做瓦尔萨尔瓦动作时再次进行静脉造影可以看见的蔓状静脉丛血流变慢或闭塞，以及其他侧支吻合静脉。
      （3）嘱患者做瓦尔萨尔瓦动作并持续 1~2 分钟，用 STS 泡沫推动替代阳性对比剂，有必要的话可以重复以上操作。
      （4）这种 STS 泡沫制作方法如下：先按 2∶1 的比例将 3% STS 与无菌生理盐水混合，后再与等体积的空气混合，由此产生 2% STS 泡沫。此泡沫体注入导管可以取代阳性对比剂。可以用 1ml 的生理盐水冲刷导管内的 STS 泡沫。当使用微导管时，释放 0.018 英寸微弹簧圈后可以进行相同的操作。

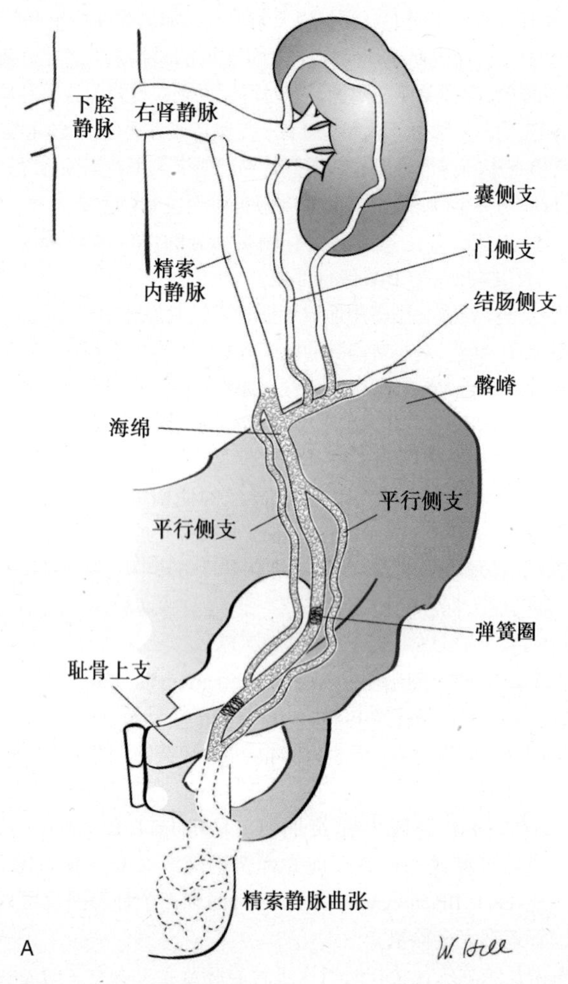

图 43.2A STS 及弹簧圈技术：第一个鸟巢弹簧圈置于内腹股沟环位置，释放弹簧圈后，在此阻塞平面以上注入 2~3ml STS 泡沫，如果确定有其他平行的侧支，在第二枚鸟巢弹簧圈位置再注入泡沫。只要没有侧支血管形成，精索内静脉其余部分要保留通畅，以防患者需要重复治疗

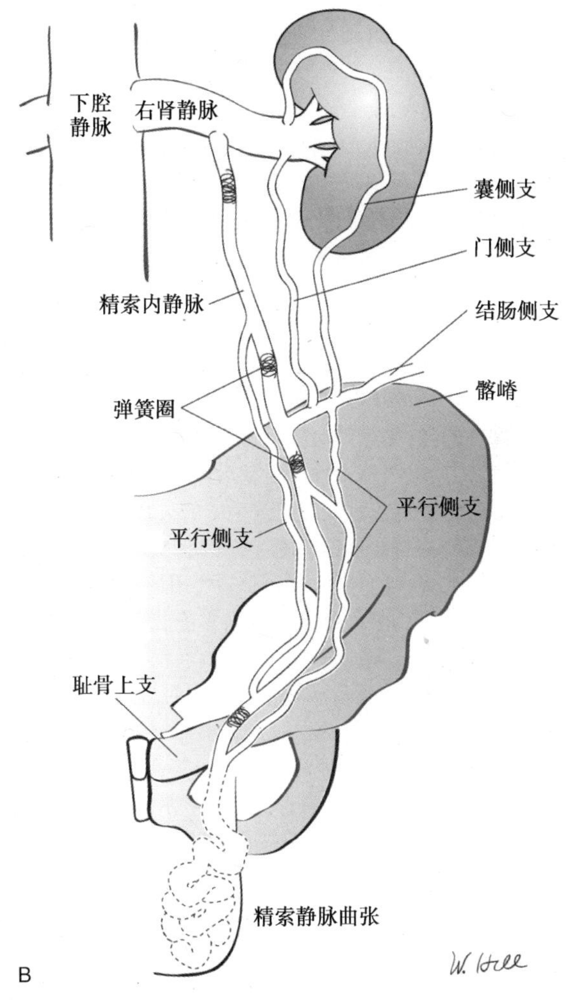

图 43.2B （续）弹簧圈栓塞技术是经典、有用的治疗技术。第一枚鸟巢弹簧圈置于腹股沟内环水平，确定平行侧支并依图所示植入弹簧圈。注意最后在与肾静脉汇合处下方植入最后的弹簧圈

（5）将导管从 ISV 的中部退至近端再次造影，仔细观察是否有之前未显影的侧支吻合静脉。虽然在释放第一个弹簧圈后可以植入第二个弹簧圈，但是笔者比较喜欢用 STS 泡沫代替，注入时要注意避免泡沫反流入肾静脉，如果植入弹簧圈后仍然可以

注入泡沫。

b. **弹簧圈**：通常在腹股沟管的水平，可以经有亲水涂层的4Fr或5Fr导管释放0.035或0.038英寸的弹簧圈。如果血管远端通过困难，可以经适当大小同轴的微导管释放0.025或0.018英寸的弹簧圈。可能需要好几个弹簧圈（平均6~12个）。

（1）选择合适弹簧圈的大小，应该与栓塞平面的精索静脉的直径相适合。通常弹簧圈应最大限度栓塞侧支，可以较理想地降低复发率。选择的弹簧圈的直径大于要栓塞的靶血管直径，这样可以最大限度减小复发率。图43.2B显示了四个不同栓塞水平。第一个弹簧圈放置在耻骨上支水平，确定该水平以下无侧支吻合静脉，其余两个位于骨盆中上1/3的位置，最后一个弹簧圈位于ISV汇入左肾静脉处下方2~3cm的位置。

（2）侧支吻合静脉：精索静脉栓塞后重复造影常常可以显示新的侧支吻合静脉，因精索静脉阻塞后造影时较高的压力可使侧支显影。这些侧支可能会导致手术的失败。因此，必须确保这些侧支闭塞。如果这些侧支管腔足以通过小导管或0.018英寸导丝或更小的导丝，那么必须要用适合的弹簧圈在远端将其栓塞。沿精索静脉自远端向肾静脉方向每隔3~5cm放置一枚弹簧圈。每放置一个弹簧圈后都应造影以观察有无新的侧支静脉，放置最后一个弹簧圈时应格外注意，以防弹簧圈在头侧凸向肾静脉内。膨胀不佳的弹簧圈可能会迁移到中心静脉循环，最终停留在肺循环内。

（3）在置入弹簧圈前都应让患者做瓦尔萨尔瓦动作，确保靶血管能显示出最大直径，从而选择合适的弹簧圈，最大限度减小弹簧圈移位的风险。

c. **可脱式球囊**：以前曾有报道用可脱式球囊栓塞ISV，但由于其价格高现已很少使用[14,15]。

d. **用热对比剂栓塞精索静脉**：曾有报道此方法栓塞ISV，但由于STS泡沫和弹簧圈的使用，已放弃该技术。

术后处理

1. 移除导管及导管鞘，穿刺点压迫止血。
2. 患者出院前在复苏室监测4小时（须符合门诊患者出院评价标准）。
3. 10%的患者会出现背痛，并可能持续24~48小时。这可以用对乙酰氨基酚或其他非麻醉性镇痛药对症处理。3~4天内可以应用抗炎药Toradol（酮咯酸），但是不能超过5天。

4. 应用弹簧圈和 STS 泡沫栓塞技术，高达 10%的患者可出现轻度的阴囊肿胀和不适，口服 NSAID 药物或热敷后，24~48 小时内症状都会消失。
5. 超声检查随访：尤其对于严重精索静脉曲张的青少年患者，该检查可以观察栓塞静脉内血栓形成情况和程度。

结果

1. 外科手术或血管内介入技术的临床疗效几乎是相同的[7,17-20]。
2. 未经治疗的精索静脉曲张患者介入栓塞技术成功率几乎是 100%。
3. 有 30% ~35%的不孕症夫妇将会正常妊娠。文献报道，术后妊娠率从 11% ~60%不等[14,16,21-24]。
4. 患者术后第二天就可以工作，而显微外科术后平均要 6 天后才能工作[15,25,26]。一项研究表明，初次接受外科手术治疗复发后再栓塞治疗的患者，更愿意接受栓塞治疗[27]。

并发症

1. 弹簧圈
   a. 弹簧圈移位或异位入中心静脉循环。
   b. 静脉穿孔，通常是自限性的，当发生静脉痉挛时或持续血管内操作时可能出现。最好的办法是立即停止手术操作，等待 5~10 分钟，痉挛会自发逐渐缓解。
2. 泡沫栓塞剂
   a. 静脉炎，是由于 STS 泡沫反流至盆腔蔓状静脉丛导致的。通常是自限性的。症状严重的患者可以用布洛芬或酮咯酸对症治疗。

（陈荔 译　邓钢 校）

参考文献

1. Zini A. Varicocele: evaluation and treatment. *J Sex Reprod Med.* 2002;2(3):119–124.
2. White RI Jr. Varicocele management by transcatheter embolotherapy. In: Pollack HM, McClennan, eds. *Clinical Urography*. 2nd ed. Philadelphia: WB Saunders, 2000:3375–3379.
3. Shlansky-Galdberg RD, VanArsdalen KN, Rutter CM, et al. Percutaneous varicocele embolization versus surgical ligation for the treatment of infertility: changes in seminal parameters and pregnancy outcomes. *J Vasc Interv Radiol.* 1997;8:759–767.
4. Schlessinger MH, Wilets IF, Nagler HM. Treatment outcome after varicocelectomy. *Urol Clin North Am.* 1994;21:517–529.
5. Dubin L, Amelar RD. Varicocelectomy as therapy in male infertility: a study of 504 cases. *Fertil Steril.* 1975;26:217–220.
6. Formanek A, Rusnak B, Zollokofer C, et al. Embolization of the spermatic vein for treatment of infertility: a new approach. *Radiology.* 1981;139:315–321.
7. Reyes BL, Trerotola SO, Venbrux AC, et al. Percutaneous embolotherapy of adolescent varicocele: results and long-term follow-up. *J Vasc Interv Radiol.* 1994;5:131–134.
8. Kass EJ, Reitelman C. Adolescent varicocele. *Urol Clin North Am.* 1995;22:151–158.
9. Laven JS, Hanns LC, Mali WP, et al. Effects of varicocele treatment in adolescents: a randomized study. *Fertil Steril.* 1992;58:756–762.
10. Punekar SV, Prem AR, Ridhorkar VR, et al. Post-surgical recurrent varicocele: efficacy of

internal spermatic venography and steel-coil embolization. *Br J Urol.* 1996;77:124–128.
11. Khera M, Lipshultz LI. Evolving approach to the varicocele. *Urol Clin North Am.* 2008; 35:183–189.
12. Reiner E, Pollak JS, White RI, et al. Initial experience with 3% sodium tetradecyl sulfate foam and fibered coils for management of adolescent varicele. *J Vasc Interv Radiol.* 2008;19:207–210.
13. Gandini R, Konda D, Reale CA, et al. Male varicocele: transcatheter foam sclerotherapy with sodium tetradecyl sulfate—outcome in 244 patients. *Radiology.* 2008;246:612–618.
14. Shuman L, White RI Jr, Mitchell SE, et al. Right sided varicocele: technique and clinical results of balloon embolotherapy from the femoral approach. *Radiology.* 1986;158:787–791.
15. White RI Jr, Kaufman SL, Barth KH, et al. Occlusion of varicoceles with detachable balloons. *Radiology.* 1981;139:327–334.
16. Hunter DW, King NJ III, Aeppli DM, et al. Spermatic vein occlusion with hot contrast material: angiographic results. *J Vasc Interv Radiol.* 1991;2:507–515.
17. Zuckerman AM, Mitchell SE, Venbrux AC, et al. Percutaneous varicocele occlusion: long-term follow-up. *J Vasc Interv Radiol.* 1994;5:315.
18. Regine R, D'Agata A, Nardi P, et al. Our experience in the percutaneous treatment of varicocele. *G Chir.* 1997;18:823–826.
19. Dewire DM, Thomas AJ Jr, Falk RM, et al. Clinical outcome and cost comparison of percutaneous embolization and surgical ligation of varicocele. *J Androl.* 1994;15(suppl):38S–42S.
20. Nieschlag E, Behre HM, Schlingheider A, et al. Surgical ligation vs. angiographic embolization of the vena spermatica: a prospective randomized study for the treatment of varicocele-related infertility. *Andrologia.* 1993;25:233–237.
21. Marsman JWP. Clinical versus subclinical varicocele: venographic findings and improvement of fertility after embolization. *Radiology.* 1985;155:635–638.
22. Kunnen M, Comhaire F. Fertility after varicocele embolization with bucrylate. *Ann Radiol (Paris).* 1986;29:169–171.
23. Riedl P, Kumpan W, Hajek PC, et al. Left spermatic vein sclerotherapy: a seven year retrospective analysis. *Ann Radiol (Paris).* 1986;29:165–168.
24. Braedel HU, Steffens J, Ziegler M, et al. Outpatient sclerotherapy of idiopathic left-sided varicocele in children and adults. *Br J Urol.* 1990;65:536–540.
25. Sayfan J, Soffer Y, Orda R. Varicocele treatment: prospective randomized trial of 3 methods. *J Urol.* 1992;148:1477.
26. Enquist E, Stein BS, Sieman M. Subinguinal varicocelectomy: a comparative study. *Fertil Steril.* 1994;6:1092.
27. Feneley MR, Pal MK, Nockler IB, et al. Retrograde embolization and causes of failure in the primary treatment of varicocele. *Br J Urol.* 1997;80:642–646.

卵巢静脉栓塞术

适应证

1. 原因不明的慢性盆腔疼痛。
2. 腹腔镜、超声检查确诊盆腔静脉曲张，或出现类似症状的有盆腔外科手术史的患者。
3. 下肢静脉曲张外科手术后短期内复发或其他非典型部位出现静脉曲张。
4. 阴唇和会阴部静脉曲张。

禁忌证

1. 血管造影的禁忌证
   a. 对对比剂有严重的过敏反应。
   b. 无法纠正的凝血功能障碍。
   c. 严重肾功能不全。
2. 对医疗植入物具有恐惧感。
3. 由其他原因导致盆腔疼痛且没有进行充分治疗的患者。

术前准备

术前评估

1. 有盆腔疼痛的患者
   a. 由妇科专家进行详细的临床评估。
   b. 诊断性腹腔镜检查。
   c. 盆腔超声或 MRI 检查[1]
   d. 患者教育：术前或诊断造影前应告知患者，是盆腔淤血综合征导致的盆腔疼痛还是由其他因素导致的盆腔疼痛，目前对于这一观点有争议[2-4]。临床上，妇科医师常常会看到一些没有任何症状的盆腔静脉扩张的经产妇，而有时有症状的患者却没有观察到明显的盆腔静脉曲张。盆腔静脉曲张是妊娠的正常结果，但盆腔静脉的血流是顺行的，然而盆腔淤血综合征患者的卵巢静脉内血流是逆流的。栓塞治疗不是所有的慢性盆腔疼痛患者都有效，部分患者可能栓塞治疗 6 个月后症状才能缓解。
2. 如果患者患有下肢静脉曲张
   a. 由静脉疾病的专科医师进行详细的临床评估。
   b. 多普勒超声评估下肢静脉回流情况。

患者准备

1. 手术时机与月经或疼痛周期的相关性并不重要。
2. 如果手术预约在早晨，那么手术前的午夜后就要流质饮食，如果手术预约在中午，那么手术当天的早餐后就要流质饮食。
3. 让患者留观一天，经医师同意后，确保有家属接患者出院。
4. 建立外周静脉通路。
5. 静脉注射咪达唑仑 2mg 和芬太尼 100mg 用于术中镇静镇痛，这些患者通常都需要足够的镇静镇痛。

术中操作

可倾斜的床有助于术中操作。如果在没有倾斜功能的血管造影床和有倾斜功能但没有快速图像采集功能的血管造影床之间选择后者更适合。

（一）穿刺路径

1. 经颈静脉穿刺入路

a. 患者取仰卧位，头偏向左侧。

b. 术野消毒铺巾，且手术单用巾钳固定以防倾斜检查床时洞巾滑落。

c. 无菌护套覆盖超声探头。

d. 右颈内静脉上方皮肤麻醉。

e. 超声引导下颈内静脉穿刺。

f. 采用 Seldinger 技术，向颈静脉内置入 5~7Fr 导管鞘。

g. 经鞘送入多用途导管（MP1）至左肾静脉，并将床竖起至少 45°。

h. 在患者做瓦尔萨尔瓦动作时高压注射行左侧肾静脉造影，以观察所有侧支吻合静脉。

i. 如果清晰显示卵巢静脉发自肾静脉，而卵巢静脉无反流血流，则认为检查结果呈阴性。没有必要进行选择性卵巢静脉造影检测非曲张静脉的反流。

j. 如果有卵巢静脉反流，要将导管分别超选至卵巢静脉主干及主要分支，并用栓塞胶、十四烷基硫酸盐硬化剂或弹簧圈将其一一栓塞，并且栓塞水平至卵巢静脉起始部以下 2cm 处。作者喜欢注入 3% 十四烷基硫酸盐硬化剂直到静脉内血流停滞后再用弹簧圈栓塞。

k. 后将导管退至左肾静脉近端造影以确定左侧卵巢静脉闭塞。

l. 再将 MP1 导管超选至右肾静脉造影，以确保右侧卵巢静脉没有起自右肾静脉（发生率约为 8%）。

m. 如果卵巢静脉没有起自肾静脉，则将导管立即在右侧肾静脉开口前下方向前推进。如果右侧卵巢静脉仍不存在，那么将导管沿右肾静脉水平至右髂静脉水平间下腔静脉壁上下仔细滑动，透视下轻轻地横向旋转导管，探查卵巢静脉开口位置，有时它可能会在正中线左边发出。

n. 行右卵巢静脉造影，如果需要，栓塞方法同左侧一样。

o. 如果卵巢静脉造影结果为阴性，则行双侧髂内静脉造影。在极少数情况下，盆腔淤血综合征是由于孤立的阴部静脉反流所导致的。

2. 股静脉穿刺路径

a. 和股动脉穿刺造影一样，术野备皮消毒。

b. 使用超声引导和 Seldinger 技术右侧股静脉置入 5~7Fr 导管鞘，经鞘送入 Cobra 导管并超选至左肾静脉，选择性卵巢静脉造影和栓塞方法与之前描述的经颈静脉途径所用的标准和步骤一样。

c. 可以换入 Simmons Ⅱ 导管或类似形状导管选至右侧卵巢静脉进行操作。

术后处理

1. 术后卧床休息并观察 60 分钟，如果病情稳定无不适主诉，可以在家属陪同下出院。
2. 术后镇痛治疗各人需求不一，乙酰氨基酚 / 可待因术后 3 天内常常足够（泰诺 3 片伴可待因）。

并发症

有 80%~90% 的患者术后出现栓塞后综合征，症状表现为疼痛、发热和恶心。每位患者术后栓塞症状轻重不一，一般症状持续时间从几小时到几天。术后出现严重的并发症罕见。

结果[5-7]

1. 技术成功率为 96.7%~100%。
2. 疼痛缓解率为 73.7%~88.9%。疼痛完全缓解为 0%~57.9%。
3. 与此相比，双侧卵巢切除术和子宫切除术及随后的激素替代疗法症状缓解率为 66%[8]，外科结扎左侧卵巢静脉后症状缓解率为 73%[9]。

（陈荔 译　邓钢 校）

参考文献

1. Ganeshan A, Upponi S, Hon LQ, et al. Chronic pelvic pain due to pelvic congestion syndrome: the role of diagnostic and interventional radiology. *Cardiovasc Intervent Radiol.* 2007;30:1105–1111.
2. Stones RW. Pelvic vascular congestion—half a century later. *Clinical Obst Gynaecol.* 2003;46:831–856.
3. Liddle AD, Davies AH. Pelvic congestion syndrome: chronic pelvic pain caused by ovarian and internal iliac varices. *Phlebology.* 2007;22(3):100–104.
4. Cheong Y, William SR. Chronic pelvic pain: aetiology and therapy. *Best Pract Res Clin Obstet Gynaecol.* 2006;20:695–711.
5. Kim HS, Malhotra AD, Rowe PC, et al. Embolotherapy for pelvic congestion syndrome: long-term results. *J Vasc Interv Radiol.* 2006;17:289–297.
6. Kwon SH, Oh JH, Ko KR, et al. Transcatheter ovarian vein embolization using coils for the treatment of pelvic congestion syndrome. *Cardiovasc Intervent Radiol.* 2007;30:655–661.
7. Nicholson T, BasilePelvic A. Congestion syndrome, who should we treat and how? *Tech Vasc Interv Radiol.* 2006;9:19–23.
8. Beard RW, Kennedy RG, Gangar KF, et al. Bilateral oophorectomy and hysterectomy in the treatment of intractable pelvic pain associated with pelvic congestion. *Br J Obstet Gynaecol.* 1991;98:988–992.
9. Chung MH, Huh CY. Comparison of treatments for pelvic congestion syndrome. *Tohoku J Exp Med.* 2003;201:131–138.

45

下肢深静脉血栓的溶栓治疗

引言

仅在美国，每年发生急性下肢深静脉血栓（deep vein thrombosis，DVT）的患者约有30万[1]，由于DVT可以引起致命性的肺栓塞（pulmonary embolism，PE），因此为预防PE的发生，抗凝治疗已经成为深静脉血栓治疗的重要组成部分，其应用于临床已有50余年[2]。然而，由于抗凝药物不能消融静脉血栓，因此在许多情况下，它们的使用不足以预防深静脉血栓导致的并发症。少数DVT患者尽管在早期已经接受了抗凝治疗，但血栓仍进一步发展，出现肢体或器官的功能障碍，危及患者生命，延长住院时间，加剧了深静脉血栓综合征症状，如肢体疼痛、肿胀和活动受限。

尽管进行了抗凝治疗，但仍有25%~50%的近端深静脉血栓形成患者出现了血栓后综合征（postthrombotic syndrome，PTS），严重影响了患者的生活质量（quality of life，QOL）。PTS是指DVT患者晚期出现的并发症，其临床特点为受累肢体出现疲劳乏力或沉重、肿胀、疼痛、感觉异常、静脉性跛行、淤血性皮炎和皮肤溃烂[3-5]。PTS是深静脉血栓形成最初的几周或几个月内，由于深静脉系统内继续存在血栓所导致。通过至少两种途径：①残余的血栓阻碍了静脉回流（“阻塞”）；②血栓导致血栓性炎症直接损坏静脉瓣膜，导致瓣膜功能不全（“逆流”）[6,7]。由于“阻塞”和（或）“逆流”所导致静脉内压力增高并最终导致肢体水肿，组织缺氧损伤，小腿肌泵功能逐步下降，皮下组织纤维化和皮肤溃烂，出现血栓形成后综合征[8-10]。因此，从逻辑上讲，采用导管溶栓（CDT）技术能够尽快消除血栓、尽早恢复深静脉血流通畅，迅速缓解DVT初期症状，防止远期静脉阻塞、瓣膜损伤出现反流及PTS。

适应证

1. **紧急一线** CDT是作为急性近端DVT抗凝治疗的辅助手段，以预防危及肢体、器官甚至生命的并发症的发生：①受累肢体出现严重血液循环障碍的急性DVT患者（即股青肿）；②下腔静脉（IVC）大量血栓形成有引起致命性PE的高风险患者；③在血栓延伸到肾脏水平下腔静脉和（或）肾静脉内，导致急性肾衰竭的患者[11]。

2. **非紧急的二线** CDT 适用于有症状的近端 DVT 患者，在抗凝治疗后，在临床表现或解剖学上 DVT 仍发生进展。这可能包括血栓迅速延伸至髂静脉，或下肢症状持续存在或加重，症状没有明显缓解使活动能力未能得到改善。
3. **非紧急的第一线** CDT 作为抗凝治疗的辅助治疗，使有症状的、急性近端大量深静脉血栓形成的患者短期内症状缓解或预防远期 PTS 的发生[2]。在近端深静脉血栓形成患者中，急性髂股静脉血栓形成的患者[定义为髂静脉和（或）股静脉主干深静脉血栓形成]可能是一线 CDT 的最适合的对象。然而，CDT 的优势尚未经随机对照试验从相关的风险、费用及便捷性等方面进行评价。

禁忌证

1. 活动性内出血。
2. 近期（3 个月）内消化道出血。
3. 近期内发生过脑卒中（<6 个月）。
4. 颅内或椎管内出血、肿瘤、血管畸形或动脉瘤。
5. 严重肝功能障碍。
6. 严重的血小板减少症或其他出血性倾向。
7. 妊娠。
8. 严重的未控制的高血压病。
9. 近期（<10 天）进行过大手术，创伤，心肺复苏，剖宫产，碎石或其他有创性治疗。
10. 近期（3 个月）内接受过眼科手术或出血性视网膜病变。
11. 细菌性心内膜炎或急性细菌性化脓性血栓性静脉炎。
12. 中度至重度肾功能不全。
13. 不能进行镇静处理或不能坚持手术所需体位的严重急症的患者。
14. 患者年龄 >70 岁，可能具有较高的出血并发症的风险。

术前准备

1. 了解患者临床病史和进行体检，以确认患者是否具有适合进行有创治疗的症状和（或）临床表现。了解患者的发生出血并发症的风险、动态基础体质及预期生存期。体质较差的慢性病患者或预期寿命很短的患者可能不会从 CDT 治疗中取得较为理想的疗效。
2. 复习下肢静脉 DUS 结果确诊 DVT，并评估血栓的程度，计划治疗方法如果需要的话可以进行髂静脉 CT 扫描及磁共振造影或血管造影检查。
3. 实验室检查：血清肌酐，血红蛋白 / 血细胞比容，血小板计数，国际标准化比值(INR),部分凝血活酶时间(PTT)。育龄期妇女应进行妊娠试验。

4. 讨论分析手术治疗的风险、效益、备用治疗方案以及围术期的不确定性因素,并取得知情同意。讨论术中可能采取的备用治疗措施,如血管成形术和支架植入术治疗术前未能发现的血管狭窄。
5. CDT 治疗前确保 INR 低于 2.0(最好是 1.5),如果患者有轻度至中度的对比剂过敏,术前应使用类固醇和抗组胺药物预防过敏。
6. 部分患者 CDT 术前可能需要放置可回收式下腔静脉滤器。尽管认为灌注溶栓(infusion-first CDT)时 PE 的发生率较低(见下文并发症部分),CDT 之前可能不必植入下腔静脉滤器[12],但是单次药物机械导管接触溶栓治疗时是否有必要植入 TVC,目前仍然不清楚。

术中操作

1. 最好选择在血栓最下端下方进行穿刺,穿刺点通常选择在腘静脉、胫后静脉[13]。还有其他可选择的静脉包括颈内静脉、小隐静脉以及同侧胫前静脉。不推荐从对侧股静脉穿刺操作(以免导致对侧 DVT)。在穿刺点选择后,导管鞘的大小需要适应操作时送入的灌注导管 / 器械。例如,如果需要 8Fr 的导管鞘,则选择从胫后静脉入路可能不太合适,在某些情况下,当血栓通过腘静脉并延伸到小腿时,则可能需要从其他的小静脉进行穿刺(例如腘静脉及胫后静脉)。
2. 适当的动态镇静及意识状态监测,无菌条件下进行操作,在选定的穿刺静脉区域局部麻醉(如 1%利多卡因)。
3. 可以在超声引导下对目标静脉进行穿刺,并植入导管。通常使用 5~7.5MHz 的线阵探头。21G 穿刺针在超声下是可见的,并且该型号的穿刺针有助于减少出血的风险。经 0.018 英寸(1 英寸 =2.54cm)的导丝逐级扩张,并在 0.035 英寸超滑导丝配合下向髂静脉系统送入(4Fr 或 5Fr)造影导管。整个手术过程应该始终在实时透视监控下进行。
4. 先通过造影导管进行静脉造影确定血栓程度与范围。该操作可手推 5~10ml 用 0.9%的生理盐水稀释的碘造影剂,同时进行数字减影成像,后换入 7~8Fr 导管鞘。
5. 根据造影结果先决定哪种治疗方法,是“灌注溶栓”还是“单次药物机械导管接触溶栓”,然后选择相应的导管。如果进行单次药物机械导管接触溶栓,请阅读步骤 7。
6. 患者选择灌注溶栓
    a. 选择多侧孔灌注导管时应注意其有侧孔段的长度应和静脉内血栓部分的长度一致。

b. 应在导丝配合下将导管送入血栓部位后开始灌入溶栓药物。应当注意的是：截至目前 FDA 批准没有任何一种溶栓药物可以用于 DVT 治疗——所有批准的溶栓药的说明书都没有注明可以用于 DVT 治疗[11]。

（1）重组组织型纤维蛋白酶原激活剂（rt-PA）　0.5~1.0mg/h。

（2）尿激酶（UK）　120 000~180 000U/h。

（3）瑞替普酶（r-PA）　0.50~0.75U/h。

（4）替奈普酶（TNK）　0.25~0.50mg/h。

c. 同时经导管鞘泵入亚治疗肝素（300~600U/h），保持 PTT 低于 60 秒。

d. 溶栓期间抬高患肢。

e. 在监护室或 ICU 的溶栓患者应当每 8 小时抽取外周血监测 HCT/Hgb 及 PTT。严密随访这些指标是因为溶栓期间 PTT 水平升高与出血并发症相关，血细胞比容（HCT）快速下降可能是隐匿性出血的迹象（如腹膜后出血）。

f. 护士和（或）临床经治医师应经常评估患者的先兆性出血症状（如鼻出血、耳出血、穿刺部位出血），这可能表明患者系统性溶栓状态超出了预期。

g. 还可以监测纤维蛋白原水平，因为有少量研究表明，在 DVT 溶栓治疗过程中，纤维蛋白原水平有助于预防并发症的发生。

h. 经过 6~18 个小时的溶栓后，重复进行静脉造影。具体参考步骤 8。

7. **单次药物机械导管接触溶栓治疗 DVT**：这种方法是指在 DVT 患者的单个疗程内经不同导管 / 器械应用溶栓药物。由于这些器械的详细使用方法都各自不同，因此对于器械的使用不在本书讨论范围之内。然而，单次 PCDT 和灌注 CDT 差异较大，主要区别有：

a. 在用单次 PCDT 技术溶栓过程中，涉及两个重要的因素，即溶栓药有效治疗剂量的释放和弥散。一般来说，一个疗程中需要使用 5~25mg 的 rt-PA（或等效的），不同的器械依靠不同的方法来实现血栓内药物迅速释放与弥散。以下 b 和 c 部分将介绍两种常用的技术。

b. 多侧孔溶栓导管系统隔绝式溶栓（Trellis Peripheral Infusion System，Bacchus Vascular，Santa Clara，CA）：在导丝的配合下将导管推进并超出血栓远端[14]，将导管头端及近心端的球囊扩张，两个球囊将使静脉内形成血栓的部位被完全“隔绝”，再将溶栓药物稀释至 10ml，经注射器向导管内注入，药物会从侧孔向血栓内弥散，反复振动弯曲导丝，使药物从导管向血栓内逐渐浸渍和弥散，溶解血栓，最后经导管将溶解的碎栓通过侧孔吸出。该段血栓清除后，移动导管至其他血栓形成部位，进行相同操作。

c. 高能脉冲式溶栓（Angiojet Rheolytic Thrombectomy System, Possis Medical, Minneapolis, MN）：先关闭 Xpeedior 导管或 DVX 导管流出端然后将其血栓内来回推送[15]，导管头端会通过高能脉冲喷雾方式将溶栓药释放到凝块中，这一过程持续 20~30 分钟后，再用转换到抽吸模式将残余软化的血块吸出。

d. 由于单次 PCDT 机械性清除血栓的效果优于灌注溶栓 CDT，因此大多数医师在患者 PCDT 期间将患者抗凝水平维持在治疗剂量水平。

8. 清除残留的血栓：在初步的溶栓药物灌注（灌注 CDT）或注射 / 弥散（单次 PCDT）治疗之后，重复进行静脉造影。如果造影见有绝大部分（>90%）血栓溶解且血流顺流通畅（目测）、无静脉狭窄或阻塞，可以停止治疗。如果仍然有残余血栓存在时，可以使用以下一种或多种补充治疗措施将其清除。

   a. 用球囊挤压血栓：在导丝引导下将标准的血管成形术球囊导管（股静脉使用 6~10mm 导管，股静脉主干或髂静脉使用 10~12mm 导管）送入血栓内。在血栓内充盈球囊然后泄压，重复操作，根据需要调整球囊在血栓的位置。在导丝配合下撤出球囊导管。

   b. 抽吸血栓：导丝引导下送入标准的 7~8Fr 导管并使导管头端到达血栓的头侧，将导管与大容量注射器（30~60ml 的）连接，将导管经血栓缓慢撤出时用力抽吸注射器，视情况可重复以上操作，之后撤出导管。

   c. 血栓吸引清除：可以使用机械碎栓器械中的抽吸模式进行血栓清除。

9. 灌注终点：经过上述治疗后，重复进行静脉造影以评估血栓清除及血流通畅情况。如果仍然有明显的残余阻塞血栓存在，将多侧孔导管留置于血栓内部，进行与上述灌注 CDT 一样的操作。直到造影观察到血栓近完全（>90%）溶解，或临床上出现明显的出血倾向，或连续两次静脉造影均未见血栓有明显溶解时，可以停止溶栓药物的注入。尽可能使灌注溶栓的时间缩短，这样可以避免出血的问题——治疗单侧 DVT 不超过 24 小时，双侧 DVT 不超过 36 小时。

10. 梗阻性病变的治疗：当所有血栓清除后重复静脉造影。出现静脉狭窄或阻塞时可以采用球囊血管成形术和支架植入术来治疗，如不及时治疗术后短期内再次血栓形成的发生率很高[11,12,16]。必要的话可以在髂静脉植入自膨式支架，并且支架可以延伸到股总静脉。股静脉或腘静脉内植入支架难以保持其通畅性，因此对于股腘静脉狭窄，球囊成形术是一种不错的选择。

11. 做最后一次静脉造影，撤出导管鞘并实压迫止血。

术后处理

1. 应当在穿刺部位止血后立即恢复抗凝治疗，可以使用普通肝素或低分子肝素。
2. 穿刺点位于下肢的患者应卧床休息，并且患肢制动至少 4 个小时，之后尽可能进行下床活动。
3. 撤除导管鞘的同一天即开始口服华法林抗凝，使 INR 目标值处于 2.0~3.0。继续用肝素，直到 INR 连续两天超过 2.0。例外：与肿瘤相关的 DVT 患者，首选单一 LMWH 治疗（非华法林）。
4. 植入可回收性下腔静脉滤器的患者，在 PCDT 治疗完成后任何时间内都可以取出滤器。没有必要因为取出滤器而停止抗凝治疗，除非是超过治疗剂量。一般情况下，治疗性抗凝的患者其植入的滤器内没有明显的血栓（≤25%滤器的容量）。
5. 嘱患者日常活动时穿戴高于膝的压力为 30~40mm Hg 的弹力袜。已经有两个单中心随机对照研究证实使用压迫疗法后 PTS 发生率降低了 50%[3,4]。
6. 术后 1 个月进行随访。同时，动态监测 INR 的水平并调整抗凝药的剂量对于避免血栓复发有重要作用。

结果

1. 单一灌注溶栓 CDT—早期结果：有一项包括 473 例患者的前瞻性多中心研究和一项包含 19 个观测对象共计超过 1000 例患者的荟萃分析证明：单一灌注溶栓 CDT 可以将 80% 的急性近端 DVT 患者的血栓溶解[11,12]。与其他治疗方法相比其缺点为：需要延长药物灌注时间（平均 48 小时），1~3 天的 ICU 监护，反复多次的实验室检查和静脉造影检查。就溶栓药物差异而言，现有数据表明，相较于 UK 和 r-PA，rt-PA 可能疗程更短，但是疗效没有显著性差异[17-19]。
2. 灌注溶栓 CDT 近期结果：至少有三项公开的研究表明，对于急性髂、股静脉 DVT 患者，CDT 可以有效地防止 PTS 并且改善生活质量：①Comerota 等对急性髂、股静脉 DVT 患者进行 16 个月随访后发现，成功的 CDT 可以减少 PTS 的发生率并能改善生活质量[20]；②AbuRahma 等发现 DVT 患者 CDT 治疗后 5 年的症状缓解率更高（78%比 30%，P=0.0015）[21]；③在一项小的随机试验中，Elsharawy 等发现近端 DVT 患者 CDT 后 6 个月时静脉功能正常率较高（72%比 12%，P<0.001），并且静脉瓣膜反流发生率较低（11%比 41%，P=0.04）[22]。然而，这些研究方案均有设计上的缺陷，其中包括依赖替代性测量结果、单中心、样本量小、非随机设计。但是重要的是缺

乏对照组进行比较研究。由于这些原因,治疗急性髂股静脉 DVT 患者时应常规考虑到,CDT 是预防 PTS 的一种辅助性治疗方法,并且应该权衡利弊综合考虑。

3. PCDT 是指通过 CDT 联合经皮机械碎栓溶栓(percutaneous mechanical thrombectomy,PMT)的清除血栓的方法。第一代的 PCDT 方法通常是持续 PMT,并在其之前或之后缓慢灌注溶栓药物(传统的 CDT 灌注溶栓)。将第一代 PCDT 与 CDT 进行比较的回顾性对照研究显示:使用 PCDT 治疗可以明显减少溶栓药的使用量(约 50%)并且缩短治疗时间(约 40%)[23,24]。Lin 等的研究显示,PCDT 减少了住院费用(47 742 美元比 85 301 美元,$P<0.01$),缩短了 ICU 住院时间(0.6 天比 2.4 天,$P<0.04$)[24]。这些发现表明第一代 PCDT 也许比单纯 CDT 更有效、更安全。虽然一系列回顾性研究建议:单纯溶栓和高能脉冲碎栓可以使 50%以上的 DVT 患者治愈,但是仍然没有研究直接比较单次 PCDT 与灌注溶栓 CDT 治疗 DVT 的临床疗效。
4. 由于上述研究结果均来自对 CDT 和 PCDT 的非随机研究,因此对于临床医师来说,DVT 的血管内治疗技术的风险 – 收益比有着显著的不确定性[25]。2009 年美国国立卫生研究院资助的多中心随机临床试验——ATTRACT(Acute Venous Thrombosis:Thrombus Removal with Adjunctive Catheter-Directed Thrombolysis),评估 PCDT 预防 PTS 的疗效,以期望用更高的严谨、科学的态度解决这些问题。

并发症

1. 多中心尿激酶 CDT 治疗的研究中患者大出血的发生率为 11%,在一个包括 1000 多例患者的荟萃分析中这一发生率约为 8%[11,12]。在评估第一代 PCDT 的研究中出血发生率为 3% ~5%。所有的研究中颅内出血非常少见,登记率为 0.4%。这些发现认为仔细选择患者和术后严密监测可以减小出血风险。但是,目前对 DVT 的治疗中很难预测出血发生率,使其出现误差:(a)静脉穿刺点出血在大多数 CDT 治疗出血并发症中占大多数,但随着超声引导和微穿刺系统的使用这种并发症大大减少了;(b)单纯 CDT 溶栓治疗中溶栓药物的剂量使用变化范围很大,远远超过目前被认可的范围。因此,目前灌注 CDT 治疗中严重出血并发症的发生率仍然是不确定的。
2. 多中心尿激酶 CDT 治疗的研究中症状性肺栓塞的发生率为 1.3%,致命性 PE 的发生率为 0.2%。由于大多数是急性髂股静脉 DVT 患者,PE 发生率似乎没有超出类似研究对象的单纯抗凝治疗组的发生率。迄今为止,在单次 PCDT 治疗中已经至少报道过一例严重的 PE[26],但尚未有研究报道这些新治疗技术中有症状的 PE 和致命性

PE 发生率。

3. 并发症的预防：CDT 或 PCDT 期间，如果有安全问题，医师应根据他/她的决定减少药物剂量或完全停药。如果静脉穿刺部位发生严重的出血（更换大鞘或压迫仍不能控制），应停止给药。如果增大鞘直径和（或）压迫可有效地阻止出血，可重新给予低剂量药物并仔细观察穿刺部位，确保没有再出血。如果远处的位置发生严重的出血，或者发生严重或危及生命的反应，应永久停止溶栓药物的使用。如果发生严重的出血，也应停止滴注肝素，医师应决定是否给予鱼精蛋白和（或）冷沉淀因子。

（陈荔 译 邓钢 校）

参考文献

1. Heit JA, Cohen AT, Anderson FA, for the VTE Impact Assessment Group. Estimated annual number of incident and recurrent, non-fatal and fatal venous thromboembolism (VTE) events in the USA (abstract). *Blood* 2005;106:267a.
2. Kearon C, Kahn SR, Agnelli G, et al. Antithrombotic therapy for venous thromboembolic disease: American College of Chest Physicians Evidence-Based Clinical Practice Guidelines (8th Edition). *Chest.* 2008;133:454S–545S.
3. Prandoni P, Lensing AW, Prins MH, et al. Below-knee elastic compression stockings to prevent the post-thrombotic syndrome. *Ann Intern Med.* 2004;141:249–256.
4. Brandjes DP, Buller HR, Heijboer H, et al. Randomized trial of effect of compression stockings in patients with symptomatic proximal-vein thrombosis. *Lancet.* 1997;349:759–762.
5. Prandoni P, Lensing A, Cogo A, et al. The long term clinical course of acute deep venous thrombosis. *Ann Intern Med.* 1996;125:1–7.
6. Markel A, Manzo RA, Bergelin RO, et al. Valvular reflux after deep vein thrombosis: incidence and time of occurrence. *J Vasc Surg.* 1992;15:377–384.
7. Meissner MH, Manzo RA, Bergelin RO, et al. Deep venous insufficiency: the relationship between lysis and subsequent reflux. *J Vasc Surg.* 1993;18:596–608.
8. Shull KC, Nicolaides AN, Fernandes J, et al. Significance of popliteal reflux in relation to ambulatory venous pressure and ulceration. *Arch Surg.* 1979;114:1304–1306.
9. Nicolaides AN, Hussein MK, Szendro G, et al. The relation of venous ulceration with ambulatory venous pressure measurements. *J Vasc Surg.* 1993;17:414–419.
10. Prandoni P, Frulla M, Sartor D, et al. Venous abnormalities and the post-thrombotic syndrome. *J Thromb Haemost.* 2005;3:401–402.
11. Vedantham S, Thorpe PE, Cardella JF, et al., for the CIRSE and SIR Standards of Practice Committees. Quality improvement guidelines for the treatment of lower extremity deep vein thrombosis with use of endovascular thrombus removal. *J Vasc Interv Radiol.* 2006;17:435–448.
12. Mewissen WM, Seabrook GR, Meissner MH, et al. Catheter-directed thrombolysis for lower extremity deep venous thrombosis: report of a national multicenter registry. *Radiology.* 1999;211:39–49.
13. Semba CP, Dake MD. Iliofemoral deep venous thrombosis: aggressive therapy with catheter-directed thrombolysis. *Radiology.* 1994;191:487–494.
14. O'Sullivan GJ, Lohan DG, Gough N, et al. Pharmacomechanical thrombectomy of acute deep vein thrombosis with the Trellis-8 isolated thrombolysis catheter. *J Vasc Interv Radiol.* 2007;18:715–724.
15. Cynamon J, Stein EG, Dym J, et al. A new method for aggressive management of deep vein thrombosis: retrospective study of the power pulse technique. *J Vasc Interv Radiol.* 2006;17:1043–1049.
16. Mickley V, Shwagierek R, Rilinger N, et al. Left iliac venous thrombosis caused by venous spur: treatment with thrombectomy and stent implantation. *J Vasc Surg.* 1998;28:492–497.
17. Shortell CK, Queiroz R, Johnasson M, et al. Safety and efficacy of limited-dose tissue plasminogen activator in acute vascular occlusion. *J Vasc Surg.* 2001;34:854–859.
18. Sugimoto K, Johmann LV, Razavi MK, et al. The safety, efficacy and pharmacoeconomics of low-dose alteplase compared with urokinase for catheter directed thrombolysis of arterial and venous occlusions. *J Vasc Surg.* 2003;37:512–517.

19. Grunwald MR, Hofmann LV. Comparison of urokinase, alteplase and reteplase for catheter-directed thrombolysis of deep venous thrombosis. *J Vasc Interv Radiol.* 2004;15:347–352.
20. Comerota AJ, Throm RC, Mathias SD, et al. Catheter-directed thrombolysis for iliofemoral deep vein thrombosis improves health-related quality of life. *J Vasc Surg.* 2000;32:130–137.
21. AbuRahma AF, Perkins SE, Wulu JT, et al. Iliofemoral deep vein thrombosis: conventional therapy versus lysis and percutaneous transluminal angioplasty and stenting. *Ann Surg.* 2001;233:752–760.
22. Elsharawy M, Elzayat E. Early results of thrombolysis vs anticoagulation in iliofemoral venous thrombosis. *Eur J Vasc Endovasc Surg.* 2002;24:209–214.
23. Kim HS, Patra A, Paxton BE, et al. Adjunctive percutaneous mechanical thrombectomy for lower-extremity deep vein thrombosis: clinical and economic outcomes. *J Vasc Interv Radiol.* 2006;17:1099–1104.
24. Lin PH, Zhou W, Dardik A, et al. Catheter-direct thrombolysis versus pharmacomechanical thrombectomy for treatment of symptomatic lower extremity deep vein thrombosis. *Am J Surg.* 2006;192:782–788.
25. Vedantham S, Rundback JH, Comerota AJ, et al. Development of a research agenda for endovascular treatment of venous thromboembolism: proceedings from a multidisciplinary consensus panel. *J Vasc Interv Radiol.* 2005;16:1567–1573.
26. Tsai J, Georgriades CS, Hong K, et al. Presumed pulmonary embolism following power-pulse spray thrombectomy of upper extremity venous thrombosis. *Cardiovasc Interv Radiol.* 2006;29:678–680.

静脉血管成形及支架术

早期的球囊血管成形术在静脉系统当中有很高的技术失败及短期再次阻塞的发生率，使用静脉支架可有效地阻止弹性回缩，提高了长期的血管通畅性。早期经皮腔内球囊血管成形术高失败率的一个例外可能是非血液透析放置中心静脉导管的患者，在这些患者当中球囊血管成形术成功率有很明显的提高[1]。一项有效可行的治疗静脉狭窄颇有前途的新技术是超高压（ultrahigh-pressure，UHP）球囊血管成形术，它可以延长血液透析通道的使用时间，并且可以减低再狭窄的风险[2]。另一种可行的治疗方法是切割球囊血管（percutaneous cutting balloon，PCB）成形术，它是一项很有前途的技术，因为可以用于瘢痕及顽固性狭窄的血管。然而，切割球囊成形术应作为单纯球囊成形的后备选择，因为切割球囊具有较大的风险，而且导致患者的疼痛比普通球囊更剧烈[3,4]。目前支架已确定用于治疗血液透析通道的狭窄，近期覆膜支架的应用研究证明球囊血管成形＋覆膜支架植入治疗血液透析通道的狭窄优于单纯球囊 PTA。球囊 PTA+ 覆膜支架植入可以提高治疗区域血管环路的通畅性，6 个月内可免于再次手术[5,6]。

适应证

患者具有以下疾病导致的症状：

1. 由于良性及恶性原因导致的上腔静脉梗阻[7-13]。
2. 继发于内置中心静脉导管的锁骨下及头臂静脉狭窄。
3. 由于患者切除第一肋骨或者锁骨头导致出现畸形性骨炎或者胸廓出口综合征，随之出现的锁骨下静脉再狭窄[13]。
4. 髂股静脉 / 下腔静脉梗阻：May-Thurner 或 Cockett 综合征（图 46.1）[14-17]。
5. 血液透析通道相关的静脉狭窄：之前行反复的不达标准的球囊血管成形（大于 30% 残留狭窄）。
6. 布加综合征。
7. 门静脉狭窄或者梗阻。

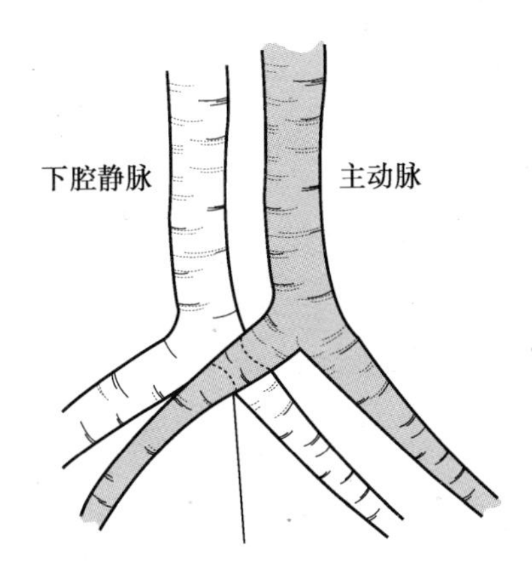

图 46.1 May-Thurner 综合征：前方的右髂动脉压迫邻近的左髂静脉

禁忌证

继发于外压症状的良性锁骨下静脉狭窄。

1. 腋静脉创伤性血栓形成综合征（Paget-Schroetter 综合征）：暂时的、间歇性的创伤外源性压迫锁骨下肌和肋喙韧带之间的锁骨下静脉，导致局部病理性炎症及阻塞性血栓。
2. 胸廓出口综合征：锁骨下静脉经过胸廓上方第一肋骨及锁骨头之间受阻。这种病变不是血管腔内异常所导致的。

图注：这些患者禁忌单纯的支架植入。没有外科手术的腔内治疗通畅率很低[13]。而且，在这些部位放置支架导致重复的外压性创伤，可导致支架的再阻塞。外科手术切除压缩杠杆（第一肋骨或锁骨头）是治疗这些患者的首选方法（图 46.2）。支架植入应该用于之前接受过第一肋骨切除的 Paget–Schroetter 综合征患者或者重复球囊血管成形失败的良性阻塞的患者。

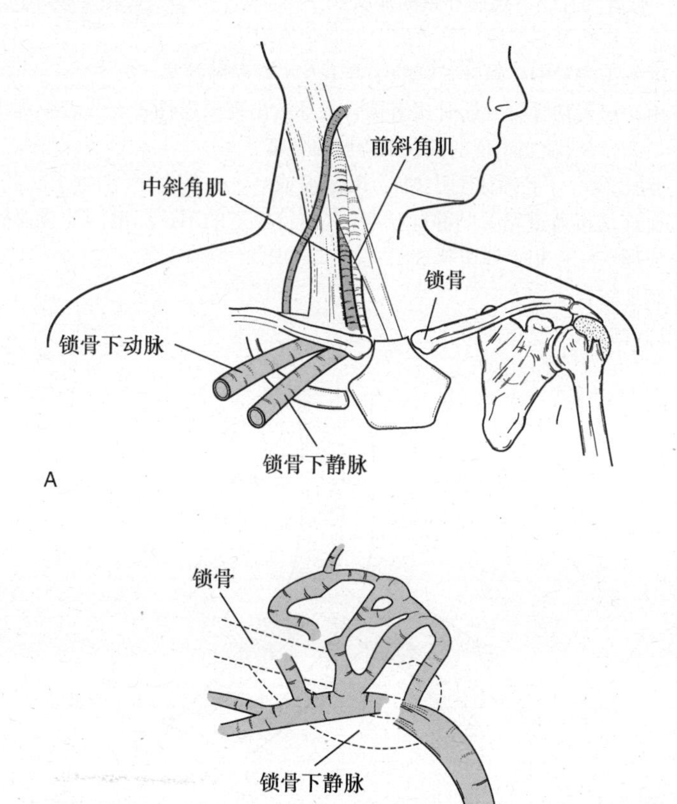

图 46.2 胸廓出口综合征。A：锁骨下静脉经过锁骨和第一肋骨之间时可能受到压迫；B：由于外部和炎症反应导致的锁骨下静脉狭窄的典型静脉造影表现

术前准备

1. 回顾病史
   a. 既往有中心静脉导管植入。
   b. 举重或者负重的上肢锻炼。
   c. 既往胸廓内手术史。
   d. 恶性疾病。

2. 再次回顾胸部 CT,从而判断是否有压迫上腔静脉的病灶。
3. 如果患者的静脉狭窄附近存在其他血管或者结构,那么在应用切割球囊之前有必要行 CT 扫描,确保邻近结构不会受到损伤[3,4]。
4. 术前空腹。完善实验室检查:尿素氮、肌酐、INR、PT、PTT、血小板及血细胞比容。
5. 非血液透析的上肢静脉狭窄患者,在进入介入手术室前建立双上肢的静脉通路。
6. 如果患者有喉头水肿或呼吸短促而不能平躺接受手术,需进行气管插管及全身麻醉。

操作步骤

上肢及中心静脉狭窄

1. 先行患肢的静脉造影,挑选出一支连续的静脉段。
2. 行静脉路径图确定狭窄或者闭塞的长度,确定正常静脉的直径。
3. 通 Seldinger 法引入 7Fr 导管鞘(图 46.3),如果所植入的支架配套的导管鞘大于 7Fr,可考虑经股静脉及颈内静脉途径。

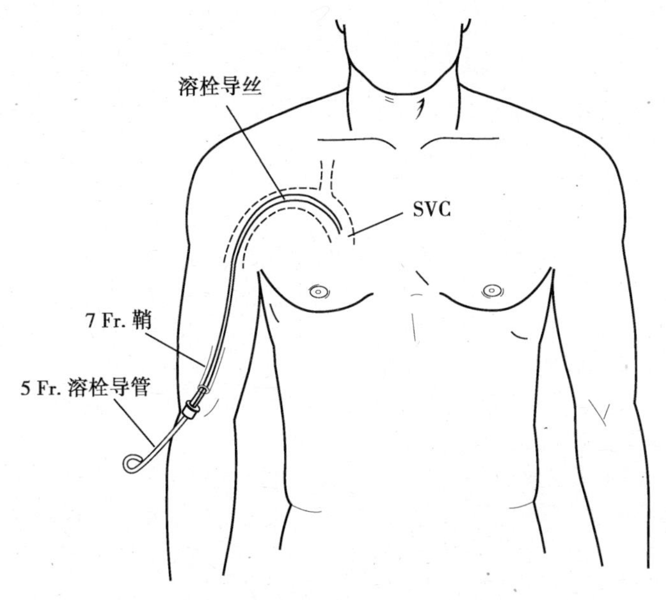

图 46.3　溶栓治疗腋锁骨下静脉血栓的简单方法:7Fr 鞘植入肘前静脉,同轴插入 5Fr 溶栓导管和导丝

4. 将 5Fr 单弯导管及超滑导丝通过病变部位，将交换导丝的头端置于上腔静脉或者下腔静脉，不能置于右心房或右心室。
5. 由于狭窄的高弹性，更倾向于用：
   a. 球囊或者支架要覆盖两端至少 1cm（通常球囊或支架的长度至少 4cm，以免滑过局限性狭窄）。
   b. 选择球囊和支架的直径是基于相邻正常血管的最大直径来决定的，最好大于正常血管 2mm。
   c. 如果有必要的话，锁骨下静脉及头臂静脉最好应用可膨胀支架[18]，上腔静脉可使用大的球扩支架。
6. DSA 路径图下确定支架中心位于狭窄中心。
7. 推荐加压泵达到最少 10atm（1atm=101 325Pa）的压力，较严重的狭窄患者初始选用直径比较小的球囊（5mm）进行扩张。
8. 放置支架后，可考虑选用同直径的球囊扩张支架。
9. 此手术可在腋－锁骨下静脉成功溶栓后进行。但是，患者应首先外科手术修复外在机械性梗阻之后再放置支架。

血液透析相关的静脉狭窄

通常不需要行支架植入[18]，当需要放置时相关技术和上述基本类似。非弹性狭窄（单纯 PTA 后狭窄段扩张改善 >50%）不建议做支架植入。有弹性回缩的狭窄（PTA 后狭窄改善 <50%）才需要植入支架，在这种情况下，选择自膨胀式支架。手术可以用于门诊患者，应用局部麻醉及清醒镇静，使用超高压球囊。充盈球囊持续时间 60~90 秒，但时间也可延长到 5 分钟，具体时间由介入放射医师来决定。如果手术可行，血管开通率为 100%。然而，有些患者抗拒这项治疗[2]。切割球囊在血管壁上留下微小的切口，使较低的球囊压力扩张透析相关的血管狭窄成为可能[19]。在大多数患者当中，切割球囊增加了开放血管通路相关狭窄的成功率[3, 4, 19]。目前显示，球囊扩张＋覆膜支架植入静脉吻合口狭窄优于单纯球囊血管成形[6]。

髂静脉及下腔静脉梗阻

1. 这个操作一般与下方血栓的溶栓治疗相结合[20]。
2. 推荐通过超声引导使用微穿刺套件穿刺腘静脉。植入 5Fr 导管鞘行诊断性静脉造影，通过导管鞘插入合适的导管进行静脉溶栓。
3. 溶栓后支架植入选用 7Fr 导管鞘，因常使用大直径（10~16mm）球囊进行血管成形。当然，也可考虑颈静脉通路。
4. 潜在的责任病变可能是由于外源性压迫（交叉血管或腹膜后纤维化）或者纤维网 / 粘连，超滑导丝及导管鞘有助于通过阻塞部位，偶尔导丝尾端也许需要用来通过梗阻位置。

5. 髂静脉宜选用自膨式支架。腔静脉可选用自膨支架或球扩支架。

布加综合征

1. 布加综合征一般是由于下腔静脉或者肝静脉的蹼状或者局部狭窄造成的。一些肝静脉尽管仍然保持梗阻状态,但是只要有一支肝静脉开通并放置支架,症状就可以消失[21]。
2. 经右侧颈内静脉或股静脉行诊断性造影,但是在少数情况下也可经肝内途径,对于后者,右腋前线部位准备铺巾,穿刺方法类似于胆管引流技术。超声引导可以进行肝内静脉穿刺,使用较小的导管鞘(6Fr)。
3. 静脉造影可显示通畅的肝静脉与位于下腔静脉的蹼状隔膜。
4. 单纯的下腔静脉狭窄最好经右颈静脉(或经股静脉)的途径治疗。
5. 如果需要的话,导丝可经肝脏途径到达下腔静脉来解除梗阻放置支架。

门静脉病变

操作技术完全与TIPS相同,由于胰腺炎、放疗或者手术导致的单纯门静脉狭窄导致的肝前门静脉高压,可行血管内支架植入。

术后处理

1. 患者在静脉血管成形或者放置支架后当天就可以回家。
2. 这些患者要长期服用阿司匹林(325mg/d)。有压迫症状及潜在深静脉血栓的患应该服用3~6个月的华法林。
3. 定期复查超声来判断血管的通畅性。
4. 1个月后复查静脉造影,同时可能行再次球囊扩张。如果已行支架植入,必要时可行支架内成形术。

结果

1. **恶性上腔静脉梗阻:**上腔静脉综合征在胸部恶性肿瘤的患者当中非常常见(80%~90%),仅次于支气管癌[6,7]。基础的治疗为外部放射性治疗,需要2~4周来减轻症状,10%~32%的患者可能会复发[8-10]。血管支架的成功率高(>95%),术后24~72小时即可缓解症状。手术失败的原因为不能通过梗阻段。3个月时初期通畅率为85%~100%,再次通畅率为93%~100%[7,8]。即使是支架植入,这些患者的平均生存期为7个月[11]。覆膜支架可以阻止肿瘤向血管腔内生长。
2. **良性上腔静脉狭窄:**血管成形及支架植入1年时的通畅率为77%~91%,17个月时二次通畅率为85%[12]。

3. **锁骨下静脉及头臂静脉梗阻**：由中心静脉置管引起的病变，初次血管成形弹性回缩大于50%，提示有再次梗阻和血栓形成的倾向。除非手臂同侧存在动静脉瘘，血流通畅，支架也倾向于形成血栓。支架仅用于有明显的弹性回缩及反复血管成形失败的患者。对于胸廓出口综合征的患者，血管成形及支架放置仅应用于外科切除第一肋骨的患者[13]。
4. **髂股静脉及下腔静脉梗阻**（May–Thurner或Cockett综合征）：对于慢性髂静脉梗阻的患者，通常有50%存在髂静脉粘连[14]。髂股静脉狭窄支架植入的初期通畅率为50%~85%，再次通畅率为90%~100%[15,16]。提高通畅率的因素包括右髂静脉狭窄、非恶性狭窄和支架植入。不推荐单纯球囊血管成形，应选用自膨支架，迟发性支架再闭塞比较罕见。对于下腔静脉梗阻的患者，初期技术成功率为88%。19个月时初期通畅率为80%，初期辅助通畅率为87%[20]。
5. **血液透析相关静脉狭窄**：非弹性狭窄在球囊成形后有约8个月的初次通畅率。弹性狭窄约3个月的初次通畅率[18]。反复球囊血管成形失败的患者可以采用支架植入。超高压球囊血管成形的短期及长期的数据很少[2]。切割球囊PTA 6个月时通畅率为76%[3,4]。早期数据显示血液透析通道狭窄覆膜支架的通畅率优于标准球囊PTA。静脉吻合口狭窄也可选用覆膜支架治疗。球囊PTA+覆膜支架植入与单纯球囊PTA的患者比较，治疗区域通畅率为51%比23%，总的环路通畅率为38%比20%，6个月内免于介入治疗为32%比16%。
6. **布加综合征**：平均23个月的随访，血管内治疗（PTA及支架）肝静脉狭窄/闭塞的成功率为92%。

并发症

1. 最常见穿刺点出血，可行局部按压。
2. 血管成形部位的血栓形成：术后立刻溶栓治疗，再行血管成形或支架治疗。
3. 静脉破裂：长时间轻轻地扩张球囊常可封闭破裂部位，也可以考虑植入网状支架，持续性出血可植入覆膜支架。

（陈荔 译 邓钢 校）

参考文献

1. Lakin PC. Venous thrombolysis and stenting. In: Baum S, Pentecost MJ, eds. *Abrams' Angiography,* Vol 3. Boston: Little, Brown and Company, 1997:1046–1058.
2. Trerotola SO, Stavropoulos SW, Shlansky-Goldberg R, et al. Hemodialysis-related venous stenosis: treatment with ultrahigh-pressure angioplasty balloons. *Radiology.* 2004;231: 259–262.
3. Cornud F, Chrétien Y, Hélénon O, et al. Percutaneous incision of stenotic uroenteric anastomoses with a cutting balloon catheter: long-term results. *Radiology.* 2000;214:358–362.

4. Vesely TM, Siegel JB. Use of the peripheral cutting balloon to treat hemodialysis-related stenoses. *J Vasc Interv Radiol.* 2005;16:1593–1603.
5. Dolmatch B, Duch J, Kershen L, et al. Fluency covered stent salvage of dysfunctional hemodialysis access: technical and 180-day patency results. *J Vasc Interv Radiol.* 2009;20:S50.
6. Haskal ZJ, Trerotola S, Dolmatch B, et al. Stent graft versus balloon angioplasty for failing dialysis-access grafts. *NEJM.* 2010;362:494-503.
7. Escalante CP. Causes and management of superior vena cava syndrome. *Oncology.* 1993;7:61–68.
8. Ostler PJ. Superior vena cava obstruction: a modern management strategy. *Clin Oncol.* 1997;9:83–89.
9. Spiro SG, Shah S, Harper PG, et al. Treatment of obstruction of the superior vena cava by combination chemotherapy with and without irradiation in small-cell carcinoma of the bronchus. *Thorax.* 1983;38:501–505.
10. Armstrong BA, Perez CA, Simpson JR, et al. Role of irradiation in the management of superior vena cava syndrome. *Int J Radiat Oncol Biol Phys.* 1987;13:531–539.
11. Perez CA, Presant CA, Van Amburg AL III. Management of superior vena cava syndrome. *Semin Oncol.* 1978;5:123–134.
12. Nicholson AA, Ettles DF, Arnold A, et al. Treatment of malignant superior vena cava obstruction: metal stents or radiation therapy. *J Vasc Interv Radiol.* 1997;8:781–788.
13. Kee ST, Kinoshita L, Razavi MK, et al. Superior vena cava syndrome: treatment with catheter-directed thrombolysis and endovascular stent placement. *Radiology.* 1998;206: 187–193.
14. Sheeran SR, Hallisey MJ, Murphy TP, et al. Local thrombolytic therapy as part of a multidisciplinary approach to acute axillosubclavian vein thrombosis (Paget–Schroetter syndrome). *J Vasc Interv Radiol.* 1997;8:253–260.
15. Mickley V, Schwargierek R, Rillinger N, et al. Left iliac venous thrombosis caused by venous spur: treatment with thrombectomy and stent implantation. *J Vasc Surg.* 1998;28:492–497.
16. Nazarian GH, Bjarnson H, Dietz CA, et al. Iliofemoral venous stenoses: effectiveness of treatment with metallic endovascular stents. *Radiology.* 1996;200:193–199.
17. Semba CP, Dake MD. Iliofemoral deep venous thrombosis: aggressive therapy with catheter-directed thrombolysis. *Radiology.* 1994;191:487–494.
18. O'Sullivan GJ, Semba CP, Bittner CA et al: Endovascular management of iliac vein compression (May–Thurner) syndrome. *J Vasc Interv Radiol.* 2000;11:823–836.
19. Kovalik EC, Newman GE, Suhocki P, et al. Correction of central venous stenoses: use of angioplasty and vascular Wallstents. *Kidney Int.* 1994;45:1177–1181.
20. Funaki B. Cutting balloon angioplasty in arteriovenous fistulas. *J Vasc Interv Radiol.* 2005;16:5–7.
21. Hansch EC, Razavi MK, Semba CP, et al. Endovascular strategies for inferior vena cava obstruction. *Vasc Interv Radiol.* 2000;3:40–44.
22. Chunqing Z, Lina F, Guoquan Z, et al. Ultrasonically guided percutaneous transhepatic hepatic vein stent placement for Budd–Chiari syndrome. *J Vasc Interv Radiol.* 1999;7:933–940.

静脉腔内激光消融术

下肢慢性静脉性疾病是由大隐静脉和主要分支的静脉瓣膜功能障碍导致的静脉高压所致。静脉高压也可以由慢性深静脉功能阻塞或反流导致。在有大隐静脉反流的患者中，消除功能不全的静脉是基本的治疗方法。

迄今为止，消除功能不全静脉都是通过联合结扎和剥离异常的隐静脉段来完成的。静脉腔内激光消融术，即静脉腔内激光治疗术，是一种新型、安全、高效的消除功能不全的隐静脉和主要分支的技术（FDA2002 年证实）。静脉腔内激光消融技术通过输送直接作用于静脉壁的热能形成非血栓性静脉闭塞。目前成功使用的激光波长为 810nm、940nm、1320nm。

基本机制与此操作类似的一种热消融操作叫做射频消融，是传递足够的热能至功能不全的静脉段，产生不可逆的血管闭塞，纤维化，最后静脉消失。这种手术通常在门诊做，局部麻醉，无需镇静。患者治疗后不需要卧床，恢复时间短。

静脉腔内激光消融术是治疗表浅静脉功能不全几种有潜力的方法之一。它可以仅仅通过使用局部麻醉来达到安全、有效地消除隐静脉的反流。良好的结果需要对疾病过程及浅表静脉系统解剖有完全的了解。DUS 对于疾病的正确诊断是很必要的一项检查。理解治疗计划、技术细节、术后注意事项是很重要的。尽管这里关注的是静脉腔内激光消融术，许多讨论也同样适用于射频消融。

腿部浅表静脉的解剖

下肢浅表静脉系统由无数的皮下集合静脉和隐静脉干及其分支构成。人们最熟悉浅表静脉系统的组成是大、小隐静脉。隐静脉及其部分分支是筋膜内的静脉。深静脉深入至肌肉分隔的筋膜内。隐静脉在浅表筋膜下，但是在肌筋膜表面，在一个叫作隐间隙的空间里。

大隐静脉起自足部内侧，沿腓肠肌及大腿内侧上行，在卵圆窝处汇入股总静脉（图 47.1）。在大腿和腓肠肌有两个重要的分支，分别叫做前回旋静脉和后回旋静脉。

与大隐静脉伴行静脉的命名根据是相关筋膜所处的位置。与大隐静脉平行的静脉但是在筋膜以外被称为浅属支静脉（常位于大隐静脉表浅）。这些静脉常常分段在腓肠肌和（或）大腿内，作为真正大隐静脉的初步回流通道，既可以先天性很细小，也可以在应有的段落缺失。

在大腿的隐间隙内与大隐静脉伴行的静脉被认为是大隐静脉前属支或后属支。大隐静脉前属支是大隐静脉常见的伴行通道，常常和大腿前部静脉曲张有关。

小隐静脉起自足部侧面，外踝后方走行，腓肠肌中部上行（图 47.2），头侧汇入端是不同的。典型的解剖结构是小隐静脉进入腘窝，汇入腓肠肌分岔两头上方的腘静脉。但是，在腘部汇入的约占 60%。在余下的部分，小隐静脉向腘窝的头侧延伸。向头侧在隐静脉相似的地方延长，深入浅表筋膜而浅于肌肉筋膜。这些静脉的汇入端是不同的，包括汇入大腿后面交通支的，和其他与大隐静脉交通的静脉一样。实际上，描述小隐静脉汇入方式的联合在许多患者中是常见的。

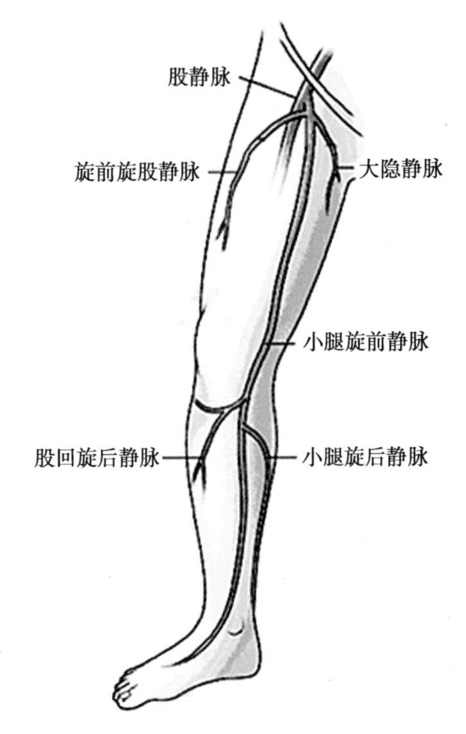

图 47.1 大隐静脉及其分支图

静脉腔内激光消融术成功应用在大隐静脉和小隐静脉、大隐静脉前属支、隐静脉浅表属支、大腿前后旋支静脉及小隐静脉的大腿部延伸部。

适应证

1. 临床方面
   a. 静脉功能不全影响了生活质量。
      （1）疼痛。
      （2）心悸。
      （3）胸闷。
      （4）疲劳。
      （5）烦躁。
      （6）夜间小腿抽筋。
      （7）瘙痒。
   b. 静脉高压导致的皮肤改变。
      （1）静脉扩张。

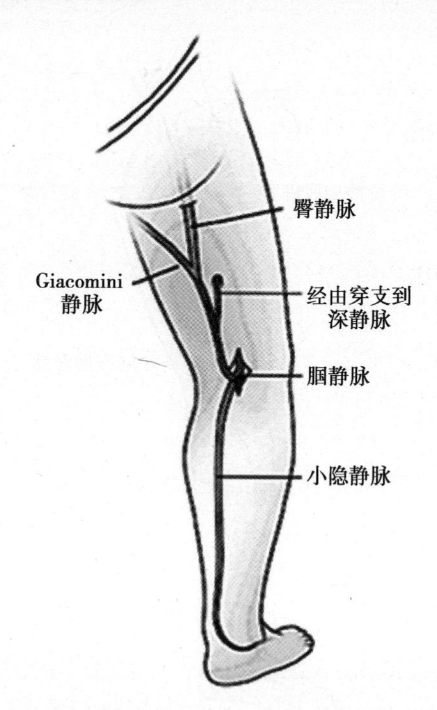

图 47.2　小腿和大腿后部静脉图。小隐静脉起始于外踝后部并上行至小腿中线。在大约三分之二的人群中，它主要终止于膝窝周围的约 2cm 的腘静脉。 在其余情况下，其向头侧进一步延伸，并深静脉向连

(2) 脂性硬皮病。

(3) 白色萎缩。

(4) 已愈合或活动性溃疡。

(5) 水肿。

(6) 静脉曲张所致的浅表静脉炎。

c. 美容需要。

2. 解剖方面

a. 多普勒检查严重的反流(反流时间 >0.5 秒)。

b. 直静脉段。

c. 内部或者筋膜表面的静脉段符合其他解剖标准。

d. 静脉高压反流导致临床不适。

禁忌证

1. 静脉激光消融的绝对禁忌证还未完全确定。

2. 相对禁忌证包括一些特征,部分与患者临床条件有关,其他的与解剖有关。
   a. 妊娠期女性患者(麻醉药物使用或者热血流通过胎盘到达胎儿)。
   b. 静脉腔内激光消融后梗阻的深静脉不能适应支持静脉回流。
   c. 肝功能不全或过敏者,不能使用局部麻醉(冷盐水是一种有益的选择)。
   d. 严重的、不能纠正的凝血异常。
   e. 严重的血液高凝综合征(尽管预防性抗凝,治疗的风险高于潜在益处)。
   f. 动脉循环不佳而不能穿弹力袜,对弹力材料过敏,或穿袜子本身有骨骼肌肉或神经系统方面的限制。
   g. 不能满足术后活动的要求。
   h. 臀部静脉逆流。
3. 既往有深静脉梗阻的浅表主干静脉功能不全的治疗,需要对深静脉系统通畅段充分、仔细评估。如果深静脉系统足够支持静脉回流,浅表静脉功能不全导致静脉溃疡或严重的影响生活质量,就需要静脉腔内激光消融治疗。
4. 治疗无功能不全扩张的浅表静脉段还没有被证实有益,所以没有必要处理。在一些病例中,对于其他反流或者深静脉堵塞,扩张的静脉可能起着回流或者侧支循环功能。
5. 使用静脉腔内激光消融术闭合功能不全的交通静脉已经讨论过了。在这一点上,适应证或者禁忌证就像成功率和安全性一样,只是最近才开始评估的[1]。

术前评估

1. 全部病史特别要关注下肢静脉系统。完全了解之前的静脉治疗前情况很重要。每个患者都应该被问到可能的任何浅静脉或者深静脉血栓形成的个人史或者家族史或个体的高凝症状。
2. 针对下肢的体格检查,这些应该包括骨盆,特别注意髂股静脉阻塞或盆腔静脉功能不全的患者。为了寻找慢性静脉高压的证据而仔细检查脚踝中部周围皮肤是重要的。
3. 在超声检查整个深静脉及浅静脉系统时使患者向上或者后倾,这个检查可以确定所有功能不全的静脉节段,并可以解释所有可见的异常静脉[2]。

术前准备

1. 无饮食限制,手术常常只在局部麻醉下进行。
2. 签署知情同意书。
3. 使用的操作台,既可以让患者在 Trendelenberg 体位,也可以抬高患者的头部和躯干。

4. 用多普勒超声(患者直立位时)标记即将被消融的静脉的位置和范围,及重要解剖标记的定位包括深静脉连接处、血管瘤、迂曲部、发育不全的节段,功能不全的交通静脉和静脉分支。超声应该用频率为7.5~13MHz 的探头。
5. 选择血管鞘和足够长的激光纤维来消融全部功能不全的节段。总的来说,鞘的大小为 4~5Fr,他们可以和不同厂商的头端裸露光纤一起使用,在鞘管插入前要使用微穿刺套装和导丝。
6. 需要一个无菌的托盘,包括纱布、刀片、盛麻醉肿胀盐水的容器,可放注射器安全的地方。
7. 50ml 1% 利多卡因加 440ml 的生理盐水加 10ml 的碳酸氢钠混合为麻醉肿胀液,这些可以放在碗里或者在 4 号袋里用无菌连接管混合。在 4℃时用这种方法可以促使静脉痉挛,对麻醉效果也有影响。
8. 肿胀液输注装置。这可以仅仅通过一个注射器和针头完成,用一个注射器与一个单向阀连接到一个水盆或用针头连接到一个机械驱动的麻醉泵。标准 25G 的针头用于不需要镇静麻醉的患者。

手术操作

1. 患者躺在操作台上,铺无菌单,治疗大隐静脉及其分支时,患者呈仰卧位,膝部外展。治疗小隐静脉及大腿延伸段时,呈俯卧位。为了防止静脉入路是空瘪的,躯干和头部需要抬高 15° ~30° 。
2. 消毒需要治疗的静脉区域的皮肤,腿部及周围区域铺单。
3. 术者穿无菌手术衣、戴手套及常用的防护措施。
4. 用微穿刺套装和超声引导,从拟治疗的功能不全的静脉最周边的地方入路,有时候,为了整个功能不全的静脉段,需要有多个入路。需要多个入路的情况包括主要包括静脉发育不全、静脉段迂曲及以前治疗过的网状静脉或者阻止消融器械或鞘管前进的静脉痉挛。一些病例拟消融多个功能不全的静脉段需要多个入路,推荐静脉消融入路为能够直接有效进入分支静脉或者大隐静脉属支,因为它们最可能先出现痉挛或者排空。
5. 将鞘管的头端放在消融起始点的中部,一般在深静脉交汇点上方(隐股交汇点或隐腘交汇点),也可以在以往治疗的残余大隐静脉的中间,或者仅在异常静脉段的中间。
6. 在鞘内插入激光纤维,显露头端。在超声引导下,后退鞘管,将光纤头端置于消融起始点。患者仰卧位时,回撤光纤,降低患者躯干至平卧位时,光纤的位置可能改变。
7. 治疗隐股交界处的大隐静脉反流,光纤通常放于功能正常的腹部静脉、前属支、髂静脉旋支和大隐静脉的交汇点以下，通常低于交汇点的 10~15mm 内（图 47.3）。

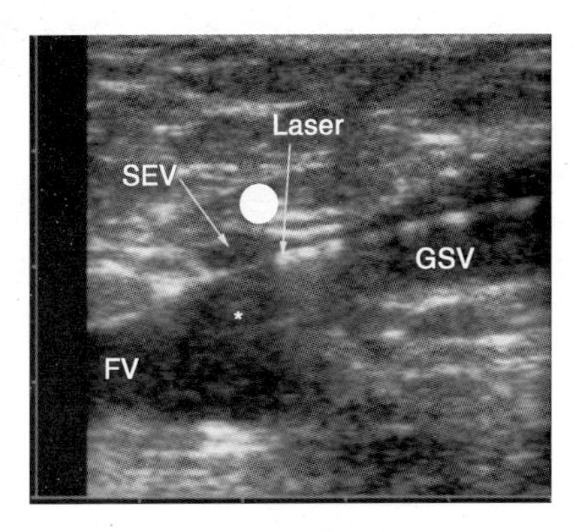

图 47.3 纵向超声图像，激光消融的光纤位于大隐静脉（SGV）内，就在腹壁浅静脉（SEV）下方。FV 是股静脉，"*" 为股隐静脉交界处

8. 对于小隐静脉的消融，器械的头端位于略低于发出小隐静脉大腿延伸部或者腓肠肌静脉，如果这些静脉中有与小隐静脉相连的，消融起始点应该选在它进入肌肉筋膜以前的筋膜腔内的小隐静脉的头端。若小隐静脉的大腿扩展段功能不全，这段也可以与小隐静脉一起治疗（图 47.4）。

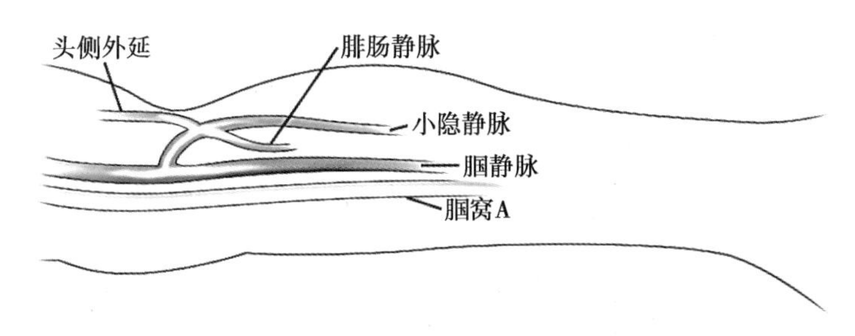

图 47.4 小隐静脉及其中心连接的纵剖面图。腓肠肌静脉可直接流入腘静脉或小隐静脉

9. 将患者置于头低脚高位，角度为 10°~15°。
10. 用超声引导，在从起始处到终点处靶静脉周围注射麻醉肿胀液。这个过程需要多次进针，需要患者有很好的忍耐力。注射麻醉肿胀液的目的是用外源性压迫排空静脉，提高热能传递到静脉管壁，将静脉与周围结构分开，也提供了一个液体性的保护环，防止它们的热损伤，与麻醉一样有效。

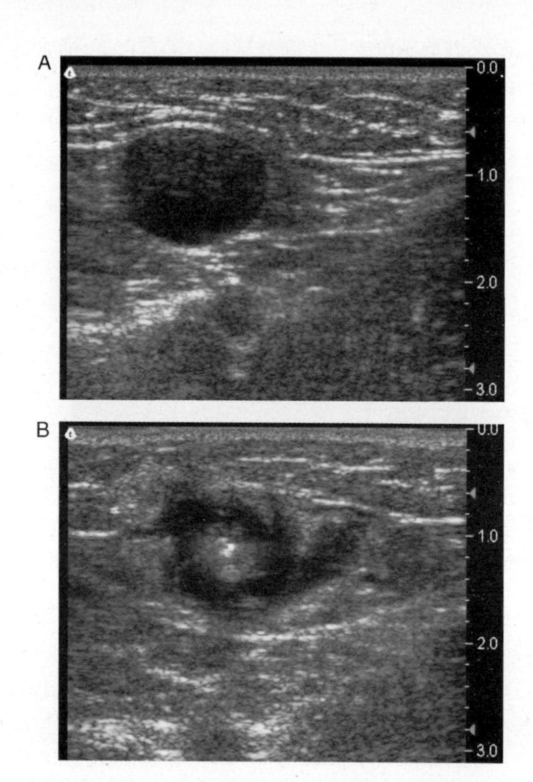

图 47.5　A：在引入激光消融的鞘和光纤后立即对大隐静脉进行轴向超声图像。B：与图 A 层面相同，静脉周围隔离麻醉液给药后的轴向超声图像

11. 热能被传递，达到长期解剖成功最大的应用能量阈值为 70~80J/cm[3]，直径大的静脉段和静脉的近段可能需要较大的能量。光纤在静脉中的能量设置和回撤速度的选择，决定了能量的聚积。
12. 当治疗一个起始于隐股静脉交界处有大隐静脉反流的患者时，能量设置为 14W（10mm/10s 回撤速度），我们常用 810nm 140J/cm 在去治疗 10cm 大隐静脉主干，功率为 14W（10mm/10s 速度回撤）。到小腿上部时候，能量会减为 100J/cm（10mm/7s 回撤速度），若在小腿部大隐静脉中下段，我们会使用 70~84J/cm。
13. 对于小隐静脉，我们在最初的 4cm 用 100J/cm，在下一个 4cm 70~80J/cm，在余下的静脉段用 56~70J/cm。
14. 在激光治疗过程中，抽吸鞘管或者皮肤加压于消融导管的头端被用于试图排空静脉和控制加热的血流进入深静脉。这有利于在大静脉末端靠近交界处提高能量传输至血管壁的有效性，但是还未做出评估。冷麻醉肿胀液的使用也被认为是有利的，包括帮助排空和大血管壁能量的传递，但也没有相关的对照研究。

15. 静脉腔内激光消融后，退出鞘，手动压迫静脉穿刺点止血。需要在皮肤表面穿刺点上覆盖消毒纱布，用最少量的粘性胶带固定。
16. 术后，治疗的患肢应穿弹力袜（30~40mmHg）2周。

术后处理

1. 鼓励术后及时活动，虽然这种活动的价值还没有被证明有科学性，推荐每天走2小时，共2周。
2. 静脉腔内激光消融术后2周内避免剧烈运动，以防止治疗的静脉段压力增高。
3. 在静脉激光消融术后不久，长时间的不动如长途飞行或者长途驾车都应避免，因为可能引起血液淤滞增加深静脉血栓形成的风险。
4. 患者应回到医院做临床及超声评估以确定静脉的闭合，排除并发症。如果医师想确定有无血栓，在术后72小时内做超声检查是很有必要的[4]。然而，静脉腔内激光消融术诱发的下肢深静脉血栓形成发生率低。需要消融术后一个月评估早期疗效和进行进一步治疗。
5. 定期的超声随访评估静脉激光消融后的解剖成功，在治疗的最初几周内，成功治疗的静脉自然发展过程中包括静脉壁增厚但是不伴严重的血栓。接下来的几个月中，超声下可见静脉会逐渐萎缩，最终消失[4-6]。当治疗的静脉不再显露，超声检查则没有必要了。当需要评估新的分支静脉曲张的病因时，定期的超声检查是需要的。

结果

1. 与射频腔内闭合术一样，不同制造商生产的多种激光能量不同波长（810，940，980，1329，1320）的激光消融临床评价已经完成。这已经发表关于该技术的经验由理论论证研究组成包括多组病例、小型随机对照试验（与外科结扎和剥离对比[7]）。大隐静脉的静脉腔内激光消融总体报道解剖成功率在90%~100%。随访的时间是3个月至4年。
2. 小隐静脉方面报道的数据比较少，但结果相似。
3. 静脉消融术后静脉的再通多发生于术后6个月内，全部都发生于术后12个月内，这表明，再通可能与治疗过程中传递的热能不足有关系。静脉消融治疗中，大多数病例在隐股、隐腘交界点上方起始的1~2cm的治疗静脉段依然保持通畅。治疗后的静脉节段在交汇处的

2~5cm 处再通是最常见的[8],治疗后 5cm 以上的再通节段不常见,不能成功闭合近段静脉与热量传递不足有关。主要是大管径的静脉很难排空,在给与麻醉肿胀液时很少痉挛。

4. 成功治疗的静脉随着时间皱缩闭合,变得很难发现。大隐静脉皱缩至 2.5mm 直径纤维条索的平均时间是 6 个月[6],ELA 后 1 年的大隐静脉,95% 的治疗段是看不见的,2% 的是闭合的但看得见,2% 仍然是通畅的[9]。

并发症

1. ELA 后大部分的不良反应是轻微的[7]。
   a. 治疗部位经常出现瘀斑,一般可持续 7~14 天。
   b. ELA 后一周,患肢有类似于肌肉紧张的绷紧感,这种短时间的不适可能与治疗段静脉炎症有关,它有自限性,可以用非甾体类消炎药和穿弹力袜改善。
   c. 曲张静脉分支的浅静脉炎是另一种不常见的并发症,据报道有 5% 的病例发生[7],常用非甾体类消炎药、穿弹力袜及下床活动等保守治疗。尚没有浅静脉炎发展为深静脉血栓的报道。浅表静脉炎似乎更容易在 ELA 后大直径(>6~8mm)的曲张静脉或分支中发生。ELA 同时进行静脉切除术可以降低浅静脉炎的风险。
2. ELA 的严重不良反应包括神经损伤、皮肤伤、深静脉血栓形成。这些并发症的总的发生率在病例少的治疗中心较高。
   a. 神经损伤:伴行低于腓肠肌中部交通支的大隐静脉的隐神经及伴行腓肠肌中下部的小隐静脉的腓神经最容易受损。这些神经只有感觉部分。神经损伤的最常见表现是暂时的感觉异常和感觉迟钝,这些反应可以是永久的。神经损伤可以是鞘管及导管插入时所致,在注射麻醉肿胀液的过程中可出现与热损伤伴行神经一样。麻醉肿胀液能降低静脉周围的温度[10-12],也被认为会减少皮肤和神经的热损伤。高能量传输并直接作用于曲张静脉,不用麻醉肿胀液会导致极高的神经损伤和皮肤灼伤[13]。神经损伤见于主干静脉切除后,并且与治疗静脉伴行的神经损伤有关[14]。ELA 后的感觉异多是暂时的,治疗膝下大隐静脉神经损伤的发生率比膝上大隐静脉及小隐静脉高[7],治疗膝下大隐静脉或小隐静脉下段以消除踝部反流所致的症状或皮肤病变是需要的。回顾性看,适量的麻醉肿胀液,膝下的激光消融有约 8% 有中等度但永久性的感觉异常[15]。这些数据表明血管远段 5~10cm 部分不治疗临床有效且有可能避免反流至内踝患者的隐神经损伤。

b. ELA 后的深静脉血栓形成不常见,肺栓塞更少见。深静脉血栓形成可以从治疗的主干静脉血栓通过吻合支到深静脉或腓肠肌或腘股静脉所致。据报道,大隐静脉 ELA 术后汇合处血栓形成发生率差异较大,这与术后随访检查时间和使用方法有关。多数早期(ELA 术后小于 3 天)超声检查示大隐静脉扩张约 1%,随后的超声检查显示了更低发生率。不同的术者有不同的发生率,且近端血栓形成的发展是自限性的、没有临床症状的。多个来源的数据表明激光术后静脉血栓形成发生率约为 0.3%[7],这类深静脉血栓形成几乎是无症状的,这类血栓扩散到股静脉似乎与本身大隐静脉血栓扩展或典型的股静脉血栓相比有显著不同[16],小隐静脉消融后汇合处血栓扩展发生率低(0%~6%)[7]。在一项调查中,ELA 后 2~4 天,小隐静脉血栓在腘部扩展的发生率被认为与隐股静脉交界处的解剖有关[17]。当没有 SPJ 存在时,发生率为 0%,当大腿有扩张时发生率为 3%,当确定没有连接的静脉时,发生率约 11%。

c. 技术并发症。报道有光纤断裂或静脉鞘管残留[18]。轻柔的操作脆弱的玻璃光纤有助于减少断裂。在一些长段消融的病例中,保护玻璃纤维的包膜的烧坏,光纤的顶端炭化,更易断裂。在鞘的顶端小心传输热能,撤除相邻其他鞘管,避免热能作用于鞘管段。根据目前的资料,对于残留在静脉内的光纤或鞘管碎片没有特别推荐的处理方法,不过,小段残留在静脉或皮肤深部的光纤不太会造成患者损伤,且清除这些碎片会将患者暴露在不必要的危险中。

(何旭 译 施海彬 校)

参考文献

1. Peden E, Lumsden A. Radiofrequency ablation of incompetent perforator veins. *Perspect Vasc Surg Endovasc Ther*. 2007;19(1):73–77.
2. Min RJ, Khilnani NM, Golia P. Duplex ultrasound evaluation of lower extremity venous insufficiency. *J Vasc Interv Radiol*. 2003;14(10):1233–1241.
3. Timperman RE, Sichlau M, Ryu RK. Greater energy delivery improves treatment success of endovenous laser treatment of incompetent saphenous veins. *J Vasc Interv Radiol*. 2004;10:1061–1063.
4. Kundu S, Lurie F, Millward SF, et al. Recommended reporting standards for endovenous ablation for the treatment of venous insufficiency: joint statement of the american venous forum and the society of interventional radiology. *J Vasc Interv Radiol*. 2007;18:1073-1080.
5. Pichot O, Kabnick LS, Creton D, et al. Duplex ultrasound scan findings two years after great saphenous vein radiofrequency endovenous obliteration. *J Vasc Surg*. 2004;39:189–195.
6. Yang CH, Chou HS, Lo YF. Incompetent great saphenous veins treated with endovenous 1,320-nm laser: results for 71 legs and morphologic evolvement study. *Dermatol Surg*. 2006;32(12):1453–1457.
7. Khilnani NM, Grassi CJ, Kundu S, et al. Multisociety consensus quality improvement guidelines for the treatment of lower-extremity superficial venous insufficiency with endovenous laser. *J Vasc Interv Radiol*. 2010;21(1):14–31.
8. Nicolini PH, the Closure Group. Treatment of primary varicose veins by endovenous obliteration by the Closure system: results of a prospective multicentre study. *Eur J Vasc Endovasc Surg*. 2005;29:433–439.

9. Theivacumar NS, Beale RJ, Mavor AI, et al. Initial experience in endovenous laser ablation (ELAA) of varicose veins due to small saphenous vein reflux. *Eur J Vasc Endovasc Surg.* 2007;33(5):614–618.
10. Zimmet SE, Min RJ. Temperature changes in perivenous tissue during endovenous laser treatment in a swine model. *J Vasc Interv Radiol.* 2003;14:911–915.
11. Dunn CW, Kabnick LS, Merchant RF, et al. Endovascular radiofrequency obliteration using 90°C for treatment of Great Saphenous Vein. *Ann Vasc Surg.* 2006;20:625–629.
12. Zikorus AW, Mirizzi MS. Evaluation of setpoint temperature and pullback speed on vein adventitial temperature during endovenous radiofrequency energy delivery in an in-vitro model. *Vasc Endovasc Surg.* 2004;38(2):167–174.
13. Chang C, Chua J. Endovenous laser photocoagulation (ELAP) for varicose veins. *Lasers Surg Med.* 2002;31:257–262.
14. Morrison C, Dalsing MC. Signs and symptoms of saphenous nerve injury after greater saphenous vein stripping: prevalence, severity and relevance for modern practice. *J Vasc Surg.* 2003;38:886–890.
15. Timperman PE. Endovenous laser treatment of incompetent below-knee great saphenous vein. *J Vasc Interv Radiol.* 2007;18:1495–1499.
16. Kabnick LS, Ombrellino M, Agis H, et al. Endovenous heat induced thrombus (EHIT) at the superficial-deep venous junction: a new post-treatment clinical entity, classification and patient treatment strategies [abstract]. Presented at the American Venous Forum 18th Annual Meeting, February 23, 2006, Miami, Florida.
17. Gibson KD, Ferris BL, Polissar N, et al. Endovenous laser treatment of the short saphenous vein: efficacy and complications. *J Vasc Surg.* 200745(4):795–801; discussion 801–803.
18. Ravi R, Bhutani A, Diethrich EB. No sheath left behind. *J Endovasc Ther.* 2007;14(2):265–267.

48 硬化治疗

引言[1,2]

硬化治疗指通过注射化学刺激物以消融血管结构，是腿部小血管静脉疾病的主要治疗方法。小血管静脉疾病包括毛细血管扩张（蜘蛛样静脉曲张）、直径小于 1mm 的扁平红色血管以及网状静脉扩张（静脉直径为 2~4mm 且呈青紫色）。有些术者也用毛细血管扩张一词表示直径小于 2mm、可能使皮肤表面扩张的蓝色小静脉。28.9% 男性和 40.9% 女性患有毛细血管扩张。危险因素包括遗传、妊娠、女性雌激素、体重增加以及久坐或久站。蜘蛛型和网状静脉曲张可能是自发的，也可能是由静脉反流导致的。

硬化治疗用于大静脉消融时通常需要在超声引导下进行，可作为躯干静脉腔内激光闭合术的替代方案，但更常用于治疗大扭曲静脉曲张。

适应证[3,4]

1. 美容。
2. 缓解症状
   a. 疼痛。
   b. 烧伤。
3. 术后残余疾病或躯干反流的静脉腔内治疗。

禁忌证[5,6]

绝对禁忌证

1. 对硬化剂过敏者禁用。
2. 急性血栓性静脉炎 / 深部静脉血栓形成（DVT）患者禁用。
3. 血液高凝状态者禁用。

相对禁忌证

1. 妊娠 / 哺乳期女性。
2. 针头恐惧症患者。
3. 无法耐受压迫者。
4. 外周血管病患者。
5. 系统或传染性皮肤病患者。
6. 患者有无法控制的哮喘或偏头痛。
7. 已知患有卵圆孔未闭者。
8. 不能走动 / 即将需要卧床者（如手术或长期旅行）。

术前准备

1. 静脉反流史检查以及相关身体检查。应当明确说明患者的预期；如有必要，可进行修改。
2. 多普勒超声。如果 DUS 证实存在隐静脉或其他浅静脉反流，必须首先治疗反流。尽管有些医师在躯干静脉闭合术后立即实施硬化疗法，但我们仍建议 3 个月后再进行硬化治疗。
3. 可考虑拍摄一些治疗前的照片作为文件保存下来，并与术后结果对比。
4. 知情同意书应指明通常需要多个疗程，且新血管往往要一段时间后才能生成。

治疗步骤

表 48.1 列出了硬化治疗的常用注射剂。FDA 批准可用于静脉注射的硬化剂有清洁剂十四烷基硫酸钠、鱼肝油酸钠和乙醇胺。最常用的硬化剂为十四烷基硫酸和高渗生理盐水（FDA 批准的浓度为 23.4%，但其

用于硬化治疗不属于 FDA 批注的药物适应证范围内)。聚多卡醇和铬酸甘油酯已在欧洲广泛应用,但尚未获得 FDA 认证[7]。

表 48.1　硬化治疗中的常用硬化剂

清洁剂类硬化剂——破坏内皮细胞膜
十四烷基硫酸钠(sotradecol)
聚多卡醇(aethoxysklerol 乙氧硬化醇)
鱼肝油酸钠(scleromate 鱼脂酸钠注射剂)
乙醇胺油酸酯(ethamolin 油酸乙醇胺)
渗透型硬化剂——使内皮细胞脱水及细胞膜变性
高渗生理盐水
含葡萄糖的盐水(sclerodex 高渗性糖盐水)
化学刺激型硬化剂——对内皮造成腐蚀性破坏
铬酸甘油酯(scleremo)
多碘化碘

小静脉硬化治疗

1. 指导原则是使用硬化剂的最低有效量和浓度,从而消融靶血管并避免破坏正常的侧支血管和周围组织。常用硬化剂的推荐浓度如表 48.2 所示。

表 48.2　小血管硬化治疗的推荐浓度(%)

	网状静脉扩张和毛细血管扩张	微血管扩张(蜘蛛型静脉曲张)
高渗生理盐水	23.4	11.7
十四烷基硫酸钠	0.25~0.4	0.1~0.2
聚多卡醇	0.5~1.0	0.25~0.75

2. 先治疗大的静脉再治疗小血管。胫骨前区域和踝部的治疗效果可能欠佳,因此不应当首先注射这些部位,并且在每次治疗时有所限制。
3. 用无菌溶液清洗皮肤。通常不需要使用镇静剂或麻醉剂。
4. 用 30 号针头斜向穿刺蜘蛛型或网状曲张静脉直的部分。
5. 确保回抽时有血。
6. 缓慢、轻柔地注入 0.1~0.4ml 硬化剂,注射区的颜色将发生改变,拔出针头并按压。

7. 在每隔 2~3cm 处重复注射步骤,直至整段血管得到治疗。

大静脉硬化治疗

1. 采用无菌技术,用 25 号针头或蝴蝶针(如果使用泡沫硬化剂,小针头会使泡沫不连续)插入血管。
2. 用超声引导穿刺并监测注射期间硬化剂的扩散情况。
3. 如果使用液体硬化剂(现在已不常用),注射 0.5%~3% 十四烷基硫酸钠或类似物,直至通过超声或直视可观察到血栓已达全部预期分布区域。
4. 泡沫硬化治疗(注射混合气体的清洁剂类硬化剂)所需的硬化剂量较小,较少被血液稀释,可在注射硬化剂的静脉内产生相似效果,并且更易于在超声下显示[8,9]。用两个连接三通的注射器将 1%~1.5% 十四烷基硫酸钠或 2%~3% 聚多卡醇与空气按照 1∶4 混合,交替地使注射器活塞上下移动[10]。装有泡沫的注射器与静脉内的蝴蝶针相连接,根据静脉大小可注入 3~5ml 不等的泡沫硬化剂(直至泡沫分布于需治疗的静脉内);有些文献报道使用总量达 20ml[11]。

术后处理

1. 临床疗效与硬化治疗结束后的压迫维持时间直接相关[12]。虽然压迫 3 天比不用压迫的效果更好;但是用 20~30mmHg 或 30~40mmHg 压力袜进行连续 3 周的压迫疗效最佳[13]。
   a. 患者依从性是一个需要考虑的问题。如果患者不能忍受压迫,至少应当在硬化治疗后的第一晚穿上适当级别的弹力袜,持续 1 周。
2. 患者术后可以立刻开始行走,但应当在 1 周内避免剧烈运动。
3. 小血管的硬化治疗需服用非甾体消炎药(NSAIDS),超声引导下大的静脉硬化治疗后由医师开具处方每天最大剂量,服用 1 周。
4. 2~8 周时间间隔后可安排更小血管的治疗。

结果

1. 小静脉硬化治疗——没有循证医学治疗结果的资料发表。已发表的报道显示 60%~80% 的患者取得满意结果,并且观察到毛细血管扩张与未治疗区域相比明显减少[14]。
2. 非主干静脉曲张——已发表的数据有限[11,15]。
   a. 静脉直径大于 5mm:81% 的技术成功(多普勒超声可观察到闭合)。
   b. 静脉直径小于 5mm:92% 的技术成功。
   c. 随访 2 年仍然闭合
   (1)泡沫硬化剂注射后为 53%。

（2）液体硬化治疗后为12%。

3. 隐静脉硬化治疗—系列报道显示多普勒超声观察到的闭合率[14,16]：
   a. 液体硬化剂：12%~76%。
   b. 泡沫硬化剂：57%~84%。
   c. 最多需要3个疗程。

并发症[17]

1. 过敏反应：0.3%，包括过敏性反应。使用乙醇胺时的发生率最高。
2. 挫伤：常见且可自愈。
3. 渗出。
4. 色素沉着：10%~30%。
5. 毛细血管扩张性血管丛生（在治疗区域形成新的色泽鲜红的毛细血管扩张）：15%~20%。可能是自发的，也可能是注射速度太快或硬化剂浓度太高造成的。
6. 浅表血栓性静脉炎。
7. 组织坏死：最常见于使用高渗生理盐水时。这可能是由于硬化剂渗出或被注射至动脉分支内导致的。
8. DVT（深静脉血栓形成）：极罕见。
9. 泡沫硬化治疗：特殊不良反应，特别是卵圆孔未闭患者[18]。
   a. 视觉的（盲点或黑矇）。
   b. 神经的（暂时性缺血性发作、卒中或偏头痛）。
   c. 肺部症状（咳嗽、疼痛）。

并发症的处理[19,20]

1. 渗出：如果有大量或高浓度硬化剂渗出，应当立刻在局部注射透明质酸酶（75U/3ml）、生理盐水、利多卡因或生理盐水和利多卡因，或后两种的混合液以稀释渗出物。
2. 色素沉着过多：无需担心，70%患者的色素沉着可在6个月内自行消失，99%在1年后时间。
3. 毛细血管扩张性血管丛生
   a. 可在3~12个月内自行消失。
   b. 使用温和的硬化剂；寻找并处理供血静脉可解决。
   c. 可以是永久性的。
4. 浅表血栓性静脉炎：用弹力袜和非甾体消炎药（NSAIDs）处理。如果有静脉扩张，用0.018针头在静脉上划开小口排出液化的血栓及用手挤出血栓即可改善。
5. 组织坏死：硬化剂渗出或被注入动脉分支内所致。如果在注射硬化剂时出现皮肤苍白，可通过按摩、局部应用 2% 硝酸甘油软膏或两种方式结合来减少或预防坏死。如果患者在硬化治疗后有皮肤坏死，建议咨询整形外科医师。

（何旭 译 施海彬 校）

参考文献

1. Wolinsky CD, Waldorf H. Chronic venous disease. *Med Clin North Am*. 2009;93:1333–1146.
2. Lim CS, Davies AH. Pathogenesis of primary varicose veins. *Br J Surg*. 2009;96:1231–1242.
3. Meissner MH, Gloviczki P, Bergan J, et al. Primary chronic venous disorders. *J Vasc Surg*. 2007;46(suppl S):54S–67S.
4. Breu FX, Guggenbichler S. European consensus meeting on foam sclerotherapy. *Dermatol Surg*. 2004;30:709–717.
5. Breu FX, Guggenbichler S, Wollmann JC. Second European Consensus Meeting on Foam Sclerotherapy. *VASA*. 2008;37(suppl 71):1–29.
6. Leopardi D, Hoggan BL, Fitridge RA, et al. Systematic review of treatments for varicose veins. *Ann Vasc Surg*. 2009;23:264–276.
7. Craig F. Feied, MD. Sclerosing solutions. In: Helane Fronek, ed. *The Fundamentals of Phlebology, Venous Disease for Clinicians*. 2nd ed. San Leandro, CA: American College of Phlebology, 2007:23–31.
8. Bunke N, Brown K, Bergan J. Foam sclerotherapy: techniques and uses. *Perspect Vasc Surg Endovasc Ther*. 2009;21:91–93.
9. Bergan JJ, Pascarella L. Severe chronic venous insufficiency: primary treatment with sclerofoam. *Semin Vasc Surg*. 2005;18:49–56.
10. Cavezzi A, Tessari L. Foam sclerotherapy techniques: different gases and methods of preparation, catheter versus direct injection. *Phlebology*. 2009;24:247–251.
11. Coleridge Smith P. Foam and liquid sclerotherapy for varicose veins. *Phlebology*. 2009;24:62–72.
12. Kern P, Ramelet A, Wütschert R, et al. Compression after sclerotherapy for telangiectasias and reticular leg veins: a randomized controlled study. *J Vasc Surg*. 2007;45:1212–1216.
13. Weiss RA, Sadick NS, Goldman MP, et al. Post-sclerotherapy compression: controlled comparative study of duration of compression and its effects on clinical outcome. *Dermatol Surg*. 1999;25:105–108.
14. Hamel-Desnos C, Allaert FA. Liquid versus foam sclerotherapy. *Phlebology*. 2009;24;240–246.
15. Jia X, Mowatt G, Burr JM, et al. Systematic review of foam sclerotherapy for varicose veins. *Br J Surg*. 2007;94:925–936.
16. Rabe E, Otto J, Schliephake D, et al. Efficacy and safety of great saphenous vein sclerotherapy using standardised polidocanol foam (ESAF): a randomised controlled multicentre clinical trial. *Eur J Vasc Endovasc Surg*. 2008;35:238–245.
17. Guex JJ, Allaert FA, Gillet JL, et al. Immediate and midterm complications of sclerotherapy: report of a prospective multicenter registry of 12,173 sclerotherapy sessions. *Dermatol Surg*. 2005;31:123–128.
18. Ceulen RP, Sommer A, Vernooy K. Microembolism during foam sclerotherapy of varicose veins. *N Engl J Med*. 2008;358:1525–1526.
19. Goldman MP, Sadick NS, Weiss RA. Cutaneous necrosis, telangiectatic matting, and hyper pigmentation following sclerotherapy. Etiology, prevention, and treatment. *Dermatol Surg*. 1995;21:19–29.
20. Zimmet SE. Hyaluronidase in the prevention of sclerotherapy-induced extravasation necrosis. A dose-response study. *Dermatol Surg*. 1996;22:73–76.

49 透析瘘

引言

据估计,在全世界范围内约有 110 万患者接受不同形式的肾移植治疗[1],其中美国约有 30 万。在 20 世纪 90 年代中期,美国国家肾脏基金会开始努力为透析治疗提供循证医学指南。1997 年基于该病的肾脏病生存质量指导建议文件(DOQI)出版发行。在 2000 年,指南范围继续扩展,包括慢性肾病及透析前状态。现在我们把该指南称为肾脏病生存质量指导(K/DOQI),其中血管通路部分的最后更新是在 2006 年[2]。

长期透析通路是运用血管外科技术人为地建立一条动静脉之间的短路。这种动脉与静脉之间的连接可由自身动静脉血管、移植血管或混合血管建立。在本章,我们将描述动静脉瘘(AVF)。

K/DOQI 建议选择建立 AVF 的位置依次是:①桡动脉 - 头静脉瘘(腕部);②肱动脉 - 头静脉瘘(肘部);③肱动脉 - 贵要静脉瘘。只有在难以建立 AVF 的情况下才考虑动静脉移植物[2]。

透析道的监控与监测

应定期规律评估 AVF 情况,以便发现血流动力学上明显的狭窄,因为在一项随机对照试验研究中已证实治疗解剖上的血流动力学明显狭窄可减少透析通道血栓的发生率并可提高通畅率[3]。以下的补充方法可作为质量保证计划的一部分:由有资质的专业医疗机构每个月进行体格检查及评价有无以下情况,如手臂肿胀、侧支循环的建立、出血时间延长、静脉引流方向改变,这就是监控。若定期使用专门的仪器去评价 AVF 情况,称为监测。直接流量测量和超声多普勒检查是监测常用方法。对于每种方法的详细讨论不在本章范围内,若读者想进一步了解,可参考 K/DOQI[2]。单独的一项异常检查结果不能说明具体情况;如果表现为一种异常趋势或持续异常状态,才需要重视。

适应证

1. AVF 成熟障碍。首次评估应在透析道建立 6 周后。
   a. 诊断性瘘道造影。

(1) 血流 <600ml/min。

(2) 引流静脉直径 <6mm。

b. 血管成形术。

(1) 流入道(吻合口或吻合口周围)狭窄。

(2) 流出道狭窄或可用区域狭窄。

c. 栓塞或结扎“竞争”静脉。这是一个有争议的问题,作者认为非常罕见,除非有必要。

2. AVF 功能障碍:流入道或流出道狭窄程度 >50% 且伴有以下情况,则认为 AVF 功能障碍。

a. 血流减少(清除率下降)。

b. 静态静脉压增高。

c. 假性动脉瘤。

d. 拔针后出血时间延长。

e. 手臂肿胀。

f. 再循环建立。

g. 体检异常。

3. AVF 血栓形成。

禁忌证

绝对禁忌证

1. 由右向左的心肺分流(祛栓治疗时可能有栓子脱落导致危险栓塞)。
2. 无法纠正的凝血功能障碍。
3. 全身或瘘道感染。**注意:**瘘道感染非常罕见。与 AVGs 相反,在 AVF 血栓形成的基础上出现的红斑和皮肤温度升高一般是血栓性静脉炎而非感染。

相对禁忌证

1. 有对比剂不良反应史(详见第 83 章)。
2. 有严重的心肺疾病:在祛栓治疗过程中,可能发生肺栓塞。多数情况下不会造成临床后果。然而,对于右侧心力衰竭、肺动脉高压及心律失常患者,有致命性肺栓塞的报道。
3. 动静脉吻合口远端缺血:通过瘘道增加血流可将更多的血液从缺血区域分流,造成动脉盗血症状加重。

术前准备

1. 一名医师(最好是术者)或一名助理医师必须先获得知情同意书。这种当面交流也有助于建立和谐的医患关系,且有利于缓解患者焦虑情绪。

2. 血栓切除术前应提前静脉内使用抗生素（头孢唑林 1g 或万古霉素 500mg），因为含有血栓的瘘道，其内容物可导致感染[4,5]。
3. 了解当前瘘道的情况（体检时可获得）是术前评估中最重要的步骤之一，以下内容需进行评估并记录：
   a. 瘘道是何时建立的？
   b. 瘘道的类型。
   c. 成熟障碍（是否曾经成功使用过）。
   d. 何时出现功能障碍或血栓形成？
   e. 有动脉盗血症状。
   f. 手臂、面部或胸部肿胀。
   g. 发热或寒战。
   h. 介入手术史。
4. 无论是哪种类型的透析瘘道，以下内容都应通过体检评估并记录：
   a. 脉搏：桡动脉、尺动脉和肱动脉（如果不能扪及，可使用 DUS）。
   b. 毛细血管再充盈情况和臂 / 手的温度情况。
   c. 胸壁侧支血管。
   d. 心肺检查：评估患者身体情况是否能安全耐受适度的镇静及手术操作。有肺水肿的患者需要通过临时透析导管行术前透析[5]。
   e. 每次介入治疗前都应对 AVF 进行术前评估
      （1）瘘道的类型和目前状况（桡动脉 – 头静脉瘘，肱动脉 – 头静脉瘘，贵要静脉或头静脉易位），有无动脉瘤、假性动脉瘤或血肿以及吻合口的位置。这些信息有助于选择入路位置。
      （2）有无震颤 / 搏动。
      （3）评估瘘道的强弱（即使有震颤）。
5. 复习既往介入治疗时的图像是非常重要的（特别是在既往介入治疗后出现早期功能障碍）。尤其是判断既往介入治疗方案是否为最佳[5]。
6. 需评估凝血参数（INR、PTT 及血小板计数）。根据作者经验，INR≤2.0，PTT<40 秒，血小板 >25 000 是可接受的。

治疗过程

AVF 的介入治疗包括对于不成熟瘘道或功能障碍的瘘道进行造影及血管成形术，以及清除闭塞瘘道的血栓（祛栓术）。我们将分别描述。

非成熟瘘道的瘘道造影术及血管成形术

1. 准备适当的器械
   a. 入路：18G 外套管穿刺针或微穿刺套盒。

b. 导引导丝：Roadrunner（Cook Inc，Bloomington，IN）（首选），Bentson 导丝，或长锥头（锥长 8cm）超滑导丝。
c. 鞘管：带侧臂的高流量 6Fr 和（或）7Fr 短鞘（4~6cm 长）。
d. 球囊：超高压球囊：血管成形术（PTA）通常需要高压球囊，特别是治疗 AVF[6]。
e. 充盈系统（以下两者之一）
（1）压力泵。
（2）1ml 聚碳酸酯注射器，10ml 注射器和一个流量开关（三通）。我们更偏好这种充盈装置，因为它的性价比好又能产生比压力泵更高的压力[7]。
f. 其他需要的设备
（1）支架（覆膜或裸支架，自膨式或球囊扩张式）。
（2）导管：Berenstein 或 Kumpe 导管（40cm 或 65cm），Binkert，LIMA，RIM，或 Cobra I 导管。

2. 因为非成熟瘘道易于痉挛和形成血栓，在活化凝血时间指导下，在治疗开始阶段静脉注射 3000U 肝素后根据需要加量。治疗痉挛可使用硝酸甘油（NTG，100μg/ml）。
3. 对于非成熟瘘道，首选肱动脉入路。在超声定位引导下使用 3Fr 扩张管的微创穿刺针逆行穿刺。这种穿刺方法避免了血管痉挛的风险，同时不需要像穿刺瘘道静脉端需充盈血压计袖带使对比剂经吻合口反流。瘘道造影能够显示血流动力学，血流动力学显著狭窄或许是不成熟瘘道的原因。肱动脉入路也可使用硝酸甘油及肝素。
4. 如果存在需要治疗的狭窄病变，应根据瘘道造影情况选择其静脉端穿刺点位置。血管成形术从瘘道静脉端入路以避免动脉并发症。如果通过一个入路不能扩张所有狭窄，可用微创穿刺针或套管穿刺针在超声或触诊的引导下建立第二个通路。
5. 狭窄≥50% 有潜在影响流入血流或流出血流时应采用 PTA 治疗。
a. 在主要的流出静脉，通常球囊直径大于邻近正常静脉直径 1mm 就足够了（通常是 7mm 和 8mm 球囊），扩张 90 秒。
b. 对于桡动脉头静脉吻合口，通常 5~6mm 球囊就足够了。作者尽量使用 6mm 球囊。
c. 如果初始治疗效果不满意，可选择更大的球囊，并延长扩张时间至 5 分钟或更长。
d. 支架很少使用，除非对于反复球囊扩张无效的狭窄。多数情况下，支架用于难治性长时间 PTA 所致的静脉破裂，或外科难以处理的局部弹性回缩。

6. 治疗后需行造影复查，经鞘管的侧臂手推对比剂造影，评估狭窄残留情况及排除血管破裂。最大可接受的残留狭窄不超过30%。震颤恢复是长期通畅最佳的预测因素；这也是治疗的目标[8]。
7. 可用许多方法进行穿刺点止血
   a. 对于经动脉入路及所有非成熟瘘道的穿刺，作者推荐人工压迫（超声引导压迫有助于粗大手臂的患者防止血肿）。
   b. 人工压迫结合凝血剂使用。
   c. 荷包缝合（使用临时装置缝线或打结）[11,12]。
   d. 必须悉心护理以防止瘘道血栓形成。

瘘道造影及PTA治疗AVF功能障碍

1. 设备：同非成熟瘘道。
2. 对于多数成熟瘘道功能降低（无闭塞）的介入治疗，不需要使用肝素。
3. 穿刺点的位置选择通常基于患者的症状及体检情况，偶尔使用超声定位。这些有助于避免穿刺方向错误。
   a. 如果怀疑流量低，且瘘道搏动弱，原因多为流入道狭窄。需朝AV吻合口处直接静脉穿刺。
   b. 如果主诉为血压高，且瘘道搏动强，则狭窄处多位于静脉端，需选择逆向静脉穿刺。
4. 诊断性瘘道造影十分重要，可使动脉流入道至右心房的血管显影，故在任何介入治疗前均需行诊断性瘘道造影，可对瘘道提供全面动态地评估。瘘道造影提供的图像不仅可显示静态时的狭窄情况，还可动态地显示侧支开通情况。
   a. 动脉流入道情况可通过反流操作法来评估。对于前臂瘘道，上臂血压袖带充气加压膨胀超过收缩压以阻断流出静脉血流，使对比剂从吻合口反流而非从静脉流出道。
5. 任何狭窄≥50%，且导致有临床症状，均应明确并予PTA治疗。
   a. 采取标准技术使用导引导丝穿过闭塞或狭窄段。
   b. 通常球囊直径大于血管直径1mm就足够了（通常对于桡动脉头静脉吻合口是6mm，对于瘘道残余部分通常选用7mm或8mm），扩张时间90秒。
   c. 如果初始治疗效果不满意，可选择更大的球囊，并延长扩张时间至5分钟或更长，以获得满意的疗效。
   d. 支架很少使用。最常见的适应证是长时间PTA所致的血管破裂，外科难以处理的局部弹性回缩狭窄，及3个月内复发且外科处理不可行的血管狭窄。文献支持当PTA失败时采取的外科手术修复流入道的病灶[2,12,13]。

6. 应行瘘道造影复查以评估血管成形术的疗效并排除血管破裂可能。在最大限度治疗后(见误区),残余狭窄应不超过 30%[14],理论上越接近 0 越好。连续的震颤(无明显搏动)对预后好的预示作用优于血流动力学终点[8]。
7. 可用许多方法进行穿刺点止血
   a. 人工压迫。
   b. 人工压迫结合凝血剂使用[9]。
   c. 荷包缝合(使用临时装置缝线或打结)[10,11]。
8. 对于自身 AVF,作者更偏好前两种方法。必须悉心护理以防止瘘道血栓形成。

清除闭塞 AVF 内血栓

(祛栓治疗)

1. 设备:同非成熟瘘道。
2. 在祛栓治疗中必须全身肝素化,有助于减少因小的肺栓塞导致的血管痉挛或支气管痉挛,还可预防治疗过程中的继发血栓形成。AVF 祛栓治疗前应静脉给予肝素 3000U。自身瘘道治疗时可延长肝素化时间,需要反复给予肝素,保持活化凝血时间在 250 秒以上。
3. 机械血栓清除术:作者很少使用机械血栓清除术。目前有许多机械血栓清除器械,在本章节不予一一介绍。以下介绍的操作技术是各种器械所通用的步骤。以下介绍的步骤是多数手术所采用的顺序,也可能与一些特殊情况不同。
   a. 入路:同所有血液透析入路一样,穿刺点选择取决于体检情况。超声定位有助于选择无血栓、无狭窄及尽可能靠近中央的位置。任何时候都应避免穿入或靠近狭窄处。这样可避免不必要的再次穿刺。穿刺时使用带鞘管的穿刺针,朝着吻合口进针,或在有难度的情况下使用微创穿刺针。需要穿刺两针,第一针朝着吻合口,另一针朝着主要流出静脉。两个穿刺点之间应保持足够的距离以便能够在任何狭窄段进行操作治疗,避免鞘管重叠对血流的不良影响。选择 6Fr 或 7Fr 的鞘管取决于所使用的球囊或其他器械的尺寸大小。
   b. 祛栓:在足够的全身肝素化后,使用导丝和导管通过吻合口。这一步是成功祛栓所必需的。少见地,通过 AF 吻合口需要肱动脉穿刺,然而,作者并不主张使用肱动脉穿刺入路。通过鞘管将球囊或血栓清除器械直接朝着吻合口或中央静脉插入血栓内,手动从鞘管侧臂抽吸或用器械自动抽吸。

c. 治疗吻合口或吻合口附近狭窄:透析道溶栓治疗的关键是恢复血流。通常通过治疗吻合口血栓或狭窄来实现。起初,可以使用 Fogarty 球囊或机械性血栓清除器,之后可使用 PTA。

d. 血管成形术和(或)支架治疗显著狭窄:通过"冒烟"明确瘘道为顺向性血流后,即可进行诊断性瘘道造影。其实,为了防止动脉栓塞,在造影前就应明确为顺流,所有明确的狭窄都应行 PTA。通常所用球囊直径大于邻近正常静脉的 10%~20%,先予扩张 90 秒。如果需要,可选择更大尺寸的球囊,扩张时间可延长到 5 分钟或更长。作者极少使用裸支架或覆膜支架,多用于长时间 PTA 所致的血管破裂(这种情况作者现使用覆膜支架)[15],或外科难以处理的局部弹性回缩狭窄。

e. 术后造影复查:一个完整的瘘道造影应从吻合口至右心房,包括主要引流静脉。可通过阻塞静脉流出道和对比剂反流(偏好)来直观显示动脉流入道,或向动脉内直接注射对比剂。阻塞静脉流出道可使用球囊或外部加压(手工或血压袖带)。作者偏好使用球囊或血压袖带,因为手工压迫可增加术者照射量。作者使用与血管成形术治疗瘘道功能障碍相同的解剖及临床治疗终点。

f. 穿刺点止血方法:同瘘道功能障碍。

4. 药物溶栓

a. 主要溶栓:使用溶栓剂是开通血管的另一种方法。不通过吻合口,在相反方向上放置两个导管。用脉冲法将溶栓剂和肝素注射入血栓内直至血栓被清除。溶栓后潜在的未被发现的狭窄可予标准方法治疗[16]。t-PA 的使用剂量为 3~20mg。对于顽固性血栓或大块血栓,可同时使用灌注溶栓。

b. 辅助溶栓:当存在血栓较硬、血栓体积较大或瘘道血栓形成超过一周时,一些术者在机械性血栓清除术前先予缓慢灌注溶栓剂溶栓。溶栓剂量,t-PA(2~4mg)或 rPA(2~3U),联合使用肝素(3000~5000U),术前 0.5~2 小时注入血栓内。为了防止挤压瘘道引起中心静脉和动脉栓塞,瘘道的双"臂"都被手工压闭。理由是,在机械性血栓清除术前或术中溶解部分血栓可缩短手术时间。但在一项前瞻性随机对照试验中并未得到证实[17,18]。

术后处理

1. 术后透析:术后当天行透析治疗取决于患者的病情,透析计划及术前血钾水平。必要时予紧急透析,患者可能需住院。
2. 应复查远端动脉搏动并作记录。
3. 作为评估手术质量方式,应确保瘘道可用于透析。

结果

1. 未予机械血栓清除术或溶栓术,仅予血管成形术治疗 AVF 的结果[19,20]。
   a. 技术成功率(残存狭窄不超过 30%):96%。
   b. 首次介入术后通畅率:1 个月 94%,3 个月 82%,6 个月 63%,1 年 53%。
   c. 首次辅助通畅率:1 年 84%。
2. 先予机械血栓清除术或溶栓术,再予血管成形术治疗 AVF 的结果[21]。
   a. 技术成功率:89%~93%。
   b. 首次介入术后通畅率:随着血栓体积不同而不同[2,22]:6 个月约 50%,1 年约 20%。
   c. 再次介入术后通畅率:6 个月约 80%,1 年约 70%。

并发症

严重

1. 血管破裂导致瘘道丧失功能。
2. 致死性败血症。
3. 手术过程中容量负荷过度。
4. 溶栓导致出血。
5. 肺动脉或其他动脉栓塞。

轻微

1. 据报道,静脉破裂发生率在移植瘘道中已高达 10%[15]。在这种情况下,明确病变后加以治疗不会造成瘘道丧失功能。
2. PTA 过程中导致瘘道血栓形成。
3. 菌血症。
4. 假性动脉瘤形成。

并发症处理

1. 动脉栓塞
   a. 如果出现症状,必须除栓。初始治疗应包括回血,Fogarty 球囊技术,血栓抽吸术。
   b. 下一步可尝试溶栓治疗。外科取栓可作为最终方法。
   c. 穿刺桡动脉常可将其内的血栓逆流推至血管外。
   d. 对于无症状的患者,可尝试使用回抽血技术,因为它不会导致血栓嵌顿风险。
      (1) 如果这种方法不能清除血栓,不必进一步处理,特别是存在血栓嵌顿风险或使用其他治疗方法会导致更多远端栓塞时。

2. 静脉破裂
   a. 约70%的静脉破裂可通过延长球囊扩张时间治疗(扩两次,每次维持5分钟)[15]。
   b. 30%的静脉破裂在球囊填塞止血不满意时,可使用覆膜支架置术[13,15]。

陷阱

1. 附壁血栓:偶而一些慢性的附壁血栓即使使用接触管壁器械也难以碎栓或清除。局部按摩(使用手或使用超声探头监视过程)可以使血栓松动。如果这种方法无效,可用Fogarty附壁血栓导管(Edwards Life Sciences, Irvine, CA)[23]和(或)随后使用机械性血栓清除器碎栓和除栓。清除附壁血栓有好的祛栓结果。
2. 血管成形术
   a. 在PTA时作者使用90秒的扩张时间,延长扩张时间最多可达5分钟。一项随机对照试验表明,3分钟的扩张时间与1分钟的扩张时间比较,具有更好的即时效果,然而,远期通畅率无明显改善[19]。
   b. 事实上,超高压球囊的应用已经可以清除顽固性狭窄[6]。
   c. 回缩(如,"腰征"消除,但残余狭窄>30%)较常见也几乎总是对延长时间治疗的PTA有效(我们使用两次5分钟扩张)。如果延长PTA无效,可使用裸支架或覆膜支架。
   d. 基于目前的随机对照试验[24],覆膜支架似乎是外科难处理的血管弹性回缩狭窄部位是最好的方法,但是否优于外科手术效果尚无定论。
   e. 治疗血管痉挛通常使用NTG或稍等片刻,很少使用PTA去处理。
3. 主干动脉狭窄:如果瘘道造影未见解剖学异常,但体检发现异常(特别是震颤极弱),必须考虑锁骨下动脉或无名动脉狭窄,如证实确实存在,可通过透析移植通路进行治疗。

(何旭 译 施海彬 校)

参考文献

1. Lysaght MJ. Maintenance dialysis population dynamics: current trends and long-term implications. *J Am Soc Nephrol.* 2002;13(suppl 1):S37–S40.
2. Clinical Practice Guidelines and Clinical Practice Recommendations: 2006 Updates. Vascular Access. Available at: http://www.kidney.org/professionals/KDOQI/guideline_upHD_PD_VA/index.htm. Accessed May 24, 2010.
3. Tessitore N, Mansueto G, Bedogna V, et al. A prospective controlled trial on effect of percutaneous transluminal angioplasty on functioning arteriovenous fistulae survival. *J Am Soc Nephrol.* 2003;14(6):1623–1627.

4. Ayus JC, Sheikh-Hamad D. Silent infection in clotted hemodialysis access grafts. *J Am Soc Nephrol.* 1998;9:1314–1317.
5. Patel AA, Tuite CM, Trerotola SO. Mechanical thrombectomy of hemodialysis fistulae and grafts. *Cardiovasc Intervent Radiol.* 2005;28(6):704–713.
6. Trerotola SO, Kwak A, Clark TWI, et al. Prospective study of balloon inflation pressures and other technical aspects of hemodialysis access angioplasty. *JVIR.* 2005;16:1613–1618.
7. Foering K, Chittams JL, Trerotola SO. Percutaneous transluminal angioplasty balloon inflation with syringes: who needs an inflator? *J Vasc Interv Radiol.* 2009;20(5):629–633.
8. Trerotola SO, Ponce P, Stavropoulos SW, et al. Physical examination versus normalized pressure ratio for predicting outcomes of hemodialysis access interventions. *J Vasc Interv Radiol.* 2003;14:1387–1394.
9. Wang DS, Chu LF, Olson SE, et al. Comparative evaluation of noninvasive compression adjuncts for hemostasis in percutaneous arterial, venous, and arteriovenous dialysis access procedures. *J Vasc Interv Radiol.* 2008;19:72–79.
10. Simons ME, Rajan DK, Clark TWI. The Woggle technique for suture closure of hemodialysis access catheterization sites. *J Vasc Interv Radiol.* 2003;14(4):485–488.
11. Clark TWI, Haji-Momenian S, Kwak A, et al. Angiographic changes following the use of a purse-string suture hemostasis device in hemodialysis access interventions. *J Vasc Interv Radiol.* 2009;20(1):61–65.
12. Quinn SF, Schuman ES, Demlow TA, et al. Percutaneous transluminal angioplasty versus endovascular stent placement in the treatment of venous stenoses in patients undergoing hemodialysis: intermediate results. *J Vasc Interv Radiol.* 1995;6:851–855.
13. Gray RJ, Horton KM, Dolmatch BL, et al. Use of wallstents for hemodialysis access-related venous stenoses and occlusions untreatable with balloon angioplasty. *Radiology.* 1995;195:479–484.
14. Gray RJ, Sacks D, Martin LG, et al. Reporting standards for percutaneous interventions in dialysis access . *J Vasc Interv Radiol.* 1999;10:1405–1415.
15. Kornfield ZN, Kwak A, Soulen MC, et al. Incidence and management of percutaneous transluminal angioplasty-induced venous rupture in the "fistula first" era. *J Vasc Interv Radiol.* 2009;20(6):744–751.
16. Cohen MAH, Kumpe DA, Durham JD, et al. Improved treatment of thrombosed hemodialysis access sites with thrombolysis and angioplasty. *Kidney Int.* 1994;46:1375–1380.
17. Vogel PM, Bansal V, Marshall MW. Thrombosed hemodialysis grafts: lyse and wait with tissue plasminogen activator or urokinase compared to mechanical thrombolysis with the Arrow-Trerotola Percutaneous Thrombolytic Device. *J Vasc Interv Radiol.* 2001;12(10): 1157–1165.
18. Cynamon J, Lakritz P, Wahl S, et al. Hemodialysis graft declotting: description of the lyse and wait technique . *J Vasc Interv Radiol.* 1997;8:825–829.
19. Forauer AR, Hoffer EK, Homa K. Dialysis access venous stenoses: treatment with balloon angioplasty—1- versus 3-minute inflation times. *Radiology.* 2008;249:375–381.
20. Maeda K, Furukawa A, Yamasaki M, et al. Percutaneous transluminal angioplasty for Brescia-Cinino hemodialysis fistula dysfunction: technical success rate, patency rate and factors that influence the results. *Eur J Radiol.* 2005;54(3):426–430.
21. Turmel-Rodriques L, Raynaud A, Louail B, et al. Manual catheter-directed aspiration and other thrombectomy techniques for declotting native fistulas for hemodialysis. *J Vasc Interv Radiol.* 2001;12:1365–1371.
22. Wu CC, Wen SC, Chen MK, et al. Radial artery approach for endovascular salvage of occluded autogenous radial-cephalic fistulae. *Nephrol Dial Transplant.* 2009;24:2497–2502.
23. Trerotola SO, Harris VJ, Snidow JJ, et al. Percutaneous use of the Fogarty adherent clot catheter. *J Vasc Interv Radiol.* 1995;6:578–580.
24. Haskal ZJ, Trerotola S, Dolmatch B, et al. Stent graft versus balloon angioplasty for failing dialysis-access grafts. *N Engl J Med.* 2010;362(6):494–503.

50 透析道移植物

引言

长期透析通道是使用自身血管或非自身血管通过外科手术建立的动静脉之间的通道（第 49 章已论述）。非自身血管包括人造血管（聚四氟乙烯或聚乙烯）、生物血管（牛异种移植、牛的肠系膜静脉、低温储藏的股动脉静脉或人类脐带静脉）或复合型人造血管（带有自封闭的复合材料或低温储藏的静脉）。本章我们将讲述非自身血管动静脉内瘘的介入学治疗。

肾脏病生存质量指导（K/DOQI）建议动静脉人造血管内瘘（AVG）仅应该在造瘘不可能的情况下考虑[1]。优先用于动静脉人造血管内瘘（AVG）的人造血管有前臂移植物（环形移植物优于直管形移植物）、上臂移植物和胸壁假体移植物（“项圈人造血管”）。下肢 AVG 作为最后采用的方法。

透析通道的监控与监测

监控的基本原理和监测的方法与第 49 章论述的透析道瘘管是一致的。

适应证

1. 功能障碍的 AVG：临床及血流动力学的异常，相关血管 / 移植物狭窄最大处达 50%，导致：
    a. 血流降低，清除率减少。
    b. 静脉压增加，“假性动脉瘤”，拔针后出血延长和上肢肿胀。
    c. 体格检查异常。
2. 人造血管内的血栓形成。

禁忌证

绝对禁忌证

1. 人造血管感染。
2. 心肺循环的右向左分流（仅针对由于人造血管祛栓治疗可能导致危险异位栓塞风险）。

3. 无法纠正的凝血功能障碍。

相对禁忌证

1. 对比剂过敏史（参见第 83 章）。
2. 有症状的心肺疾病—在祛栓术治疗期间可能发生肺栓塞。大多数情况下没有临床症状；但是在有右心室衰竭、肺动脉高压或心律失常的患者中，有出现致命性肺栓塞的报道。
3. 动静脉吻合口远端局部缺血—增加瘘管血流可能会进一步分流缺血部位的血流而造成更严重的盗血综合征。
4. 移植物植入后，30 天内还没有形成足够的移植物周围瘢痕组织，所以在穿刺的时候容易出血。形成的血肿可能会导致血液透析通道废弃或局部感染。在这种情况下溶栓治疗的通畅率是相当低的。

操作前准备

1. 一名医师（最好是术者），或者助手获得知情同意书。这种安排有助于与患者之间建立和谐关系，帮助其缓解焦虑。
2. 血栓切除术前应提前静脉内使用抗生素（头孢唑林 1g 或万古霉素 500mg）因为含有血栓的瘘管，其内容物常可导致感染[3]。
3. 获得现有人造血管动静脉内瘘病史（与体格检查一起）是在操作前评估的最重要步骤之一。评估和记录的项目如下：
   a. 通道的产生时间。
   b. 通道的类型。
   c. 何时出现功能障碍或血栓形成。
   d. 盗血症状出现。
   e. 上肢、面部及胸部的肿胀。
   f. 通道位置的皮温升高或红斑。
   g. 发热和寒战。
   h. 以前的介入治疗史。
4. 除了通道类型以外，体格检查和记录也应该评估以下方面：
   a. 脉搏——桡动脉、尺动脉及肱动脉脉搏（下肢动静脉内瘘：足背动脉、胫后动脉、腘动脉及股动脉脉搏）。如果脉搏不能触及可以应用多普勒超声。
   b. 毛细血管再灌注及上肢 / 手的温度。
   c. 胸壁的侧支循环。
   d. 心肺功能检查——评估患者身体情况是否能安全耐受适度的镇静及手术操作。有肺水肿的患者可能需要通过临时透析导管行术前透析[2]。

e. 每次介入治疗前体检评估人造血管

（1）人造血管的位置：温度升高和红斑提示人造血管感染或蜂窝织炎可能。人造血管感染是经皮介入治疗的绝对禁忌证。

（2）通道类型：直管型或环型，流入道和流出道的方向，人造血管动脉瘤样改变的出现以及吻合口的位置。这些信息帮助确定穿刺入路位置。

（3）有无震颤或搏动：一个患者被认为有人造血管血栓实际上并没有血栓只是血流非常缓慢的情况很少见。在这些病例中，应该寻找到并确定流入道损伤。

5. 复习既往介入治疗时的图像是非常重要的（特别是在既往介入治疗后出现早期功能障碍），尤其对判断既往介入治疗方案是否为最佳[2]。

6. 评估相关凝血指标（INR、PTT 和血小板的数量）。根据作者经验，INR<2.0、PTT<40 秒、血小板 >25 000 是可接受的。

操作步骤

AVG 的介入治疗包括对功能不全的人造血管内瘘实行瘘道造影和血管成形术，以及对闭塞的人造血管清除血凝块（祛栓治疗）。

功能障碍的 AVG 的瘘道造影和血管成形术

1. 相关设备及器材准备

a. 导入器械：18G 静脉留置针和微创穿刺套装。

b. 医用导丝：COOK 导丝（Cook，Inc.Bloomington，IN）（首选）或者 Bentson 导丝。

c. 血管鞘：带侧臂的高流量 6Fr 和（或）7Fr 短鞘（4~6cm 长）。

d. 球囊：高压血管成形球囊。

e. 扩张系统。

（1）压力泵。

（2）1ml 聚碳酸酯注射器，10ml 注射器和一个流量开关（三通）[4]。我们更偏好这种充盈装置，因为它的性价比好，又能产生比压力泵更高的压力。

f. 其他设备：支架（覆膜和非覆膜，自膨式和球囊扩张式）。

2. 根据主要症状和体格检查选择穿刺部位，偶尔使用超声辅助。这种初步评估有利于避免穿刺到错误的方向。例如，如果怀疑内瘘血流减慢，人造血管松弛，那么松弛部位动脉或者上游的肢体动脉可能就是病变损伤处。这就需要穿刺点在动脉吻合口处。相反地，如果压力高是主要的症状，并且人造血管高张力，那么穿刺点应该在静脉吻合口处。

3. 诊断性瘘道造影非常重要，应该在任何介入操作之前显示血流从动脉流入到右心房的过程。它能够动态、充分评估人造血管。瘘道造影不仅提供静态狭窄的图片，而且提供由于狭窄和侧支循环造成的动态血流。

   通过反流评价动脉血流。一种常用的技术就是从入口压迫人造血管下游来使造影剂反流至流入道使其显影。

4. 任何有症状的狭窄≥50%都应该被确定并行经皮经腔血管成形术治疗（PTA）。
   a. 在标准技术下采用导丝通过闭塞或狭窄。
   b. 通常选用比人造血管直径大1mm的球囊，扩张时间为90秒。
   c. 如果最初的目标没有达到，为达到满意的扩张结果，可采用更大尺寸球囊和延长扩张时间至5分钟或更长时间。
   d. 支架很少使用。最常见的适应证是对持续性PTA治疗无效的静脉破裂，外科不易干预的弹性狭窄部位，外科手术不能治疗的3个月内复发的狭窄。文献已有报道，外科手术可修复由于PTA失败造成的通道的损伤[1,5,6]。在AVG静脉吻合术处，与PTA相比，覆膜支架有更良好的结果[7]，因此作者在PTA失败时放置覆膜支架（例如3个月内两次PTA失败患者/K/DOQI）。即便有证据及政策支持，作者在透析介入治疗中放置支架或支架移植物仍然少于2%。

5. 完整的瘘道造影（包括静脉流出道在内的从动脉吻合口到右心房）用来评估血管成形术的有效性和排除血管破裂。动脉流出道可以通过闭塞流出道对比剂反流（推荐）或者从动脉端瘘道（经人工血管）造影来显示。静脉流出道血流可用球囊或者手动压迫而闭塞。手动压迫会增大操作者的辐射剂量，因此操作者最好采用球囊闭塞法。

6. 在最大限度治疗后，所有的狭窄中残留的狭窄应该小于30%[7]，理想的结果是尽可能接近0。在体格检查中震颤的恢复是长期结果最好的预示。因此，同时注意患者人工瘘有无血管震颤[8]。

7. 穿刺点可以采用几种方法闭合，必须避免人造血管内血栓形成。
   a. 手动压迫。
   b. 手动压迫加抗凝剂[9]。
   c. 丝线缝合（用一个临时器械固定住丝线或打结）[10,11]。

闭塞人造血管动静脉内瘘血栓的清除（祛栓治疗）

1. 设备：同治疗AVG功能障碍。
2. 机械血栓切除术：作者使用机械血栓切除术大多数是专门用于祛栓

治疗的。以下有几种机械血栓切除术：论述所有的方法超出了本章的范围。以下论述的技术包含所有型号的机械装置的步骤。这些步骤适应于大部分的病例，但是为适应特殊情况可能需要调节。如果使用流变溶栓器械，应先对流出道进行 PTA 以减少通道内压力增加而可能形成动脉血栓。

a. 穿刺点：根据人造血管的结构选择穿刺点位置。

（1）环型 AVG：第一个穿刺点在朝向静脉吻合口的方向顶点附近，在静脉吻合口附近的第二个穿刺点（距离吻合口 1~2cm）朝向动脉吻合口方向。以这种方式选择穿刺点位置给处理血栓通道最大的灵活性，每个穿刺点位置之间充足的距离用于处理穿刺点之间任何可能的狭窄部位，消除鞘管重叠而影响血流。

（2）直管型 AVG：第一个穿刺点定在距离动脉吻合口 1~2cm 的位置，并朝向静脉吻合口方向。第二个穿刺点定在距离静脉吻合口 1~2cm 的位置，并朝向动脉吻合口方向。

b. 肝素是祛栓治疗的必备药品，因为它能够帮助减轻因小肺栓塞导致的生理反应，并且肝素在术中还起到预防再次血栓形成的作用。在 AVG 溶栓治疗之前，静脉注射肝素 3000U。

c. 单弯导管（Berenstein 或 Kumpe）穿过闭塞部位达到中央静脉。回撤的静脉造影显示从右心房到静脉吻合口，注意不要注入有血栓的人造血管内，因为这将可能导致动脉栓塞。

d. 采用头端显影好和有较粗侧臂（适用于抽吸术）的 7Fr 短鞘管（最好是 4~6cm）经过穿刺点插入指向静脉吻合处。

e. 一根 6Fr 或 7Fr 的鞘管放置在朝向动脉吻合口的第二个穿刺点处。不能先于第二个通道建立前抽吸血块，因为这样可能导致人造血管的塌陷，导致第二个通道的穿刺困难。

f. 凝血块的清除：血栓被机械旋切装置在两个方向上被粉碎，并且用鞘管抽吸，或者利用流变溶栓器械自动清除。虽然有人利用球囊来挤碎，但是不支持这种做法，因为我们相信它将导致大面积肺栓塞。

g. 动脉血栓的治疗：Fogarty 球囊导管（带或不带导丝）或者机械旋切器械（仅一种器械，Arrow-Trerotola PTD，FDA 专门获批用于此治疗）。

（1）Fogarty 球囊导管应该穿过动脉吻合口，然后在透视下球囊膨胀开并通过吻合口拉回。栓子经常是牢固的、黏附的，为了充分的治疗可能需要反复多次。

（2）如果使用机械旋切器械，它将通过动脉吻合口并在动脉内展开。直到血栓松动变形，然后进行机械溶栓来治疗动脉血栓和动脉侧支后才能被拉回。重要的是装置不能在吻合口处展开，而是在动脉内展开。在展开过程中意外向前运动可能会导致动脉血栓的形成。

（3）无论我们采用什么方法粉碎血凝块，血栓碎片都是通过鞘管抽吸的。

（4）诊断性瘘道造影，为了预防动脉栓塞，人造血管内的顺向血流必须首先用小剂量对比剂判断。任何残留的凝血块都应该治疗。

h. 用血管成形术和（或）支架治疗明显狭窄，治疗后瘘道造影；其操作同前述的人造血管功能障碍的治疗。

i. 穿刺部位止血。

化学溶栓治疗：初次和再次的溶栓治疗与第 49 章描述的透析瘘道相同的方式进行。

术后处理

1. 术后透析：患者的情况、透析计划表和术前血钾水平将决定术后当天是否透析。如果需要紧急透析，患者就要入院透析。
2. 应该再次检查和记录远端动脉脉搏。
3. 鉴于质量保障（QA）的要求，应确保人造血管可以用于透析。

结果

1. 当人造血管没有接受机械旋切术或溶栓治疗时血管成形术的效果。
   a. 临床成功（能够至少透析使用一次）：80%~98%。
   b. 血管成形术后首次通畅率：一般报道 6 个月通畅率为 50%[1]，在近期的一次随机试验为 23%[7]。由于该试验设计的原因，认为该结果被低估了。
   c. 介入治疗后人造血管的再次通畅率：最好结果是 3 年 50%。
2. 机械祛栓或溶栓术
   a. 成功清除血栓率：95%[13]。
   b. 介入治疗后的首次通畅率：一般认为是维持 3 个月的有 40%，维持 1 年的在 20% 左右[1]。但是一些非随机性系列报道有更好的结果，随机性试验总是获得这种 3 个月的早期通畅率。

并发症及并发症的处理

与第 49 章论述的透析瘘管一致。

（何旭 译　施海彬 校）

参考文献

1. Clinical Practice Guidelines and Clinical Practice Recommendations. 2006 Updates Vascular Access. Available at: http://www.kidney.org/professionals/KDOQI/guideline_upHD_PD_VA/index.htm
2. Patel AA, Tuite CM, Trerotola SO. Mechanical thrombectomy of hemodialysis fistulae and grafts. *Cardiovasc Intervent Radiol.* 2005;28(6):704–713.
3. Ayus JC, Sheikh-Hamad D. Silent infection in clotted hemodialysis access grafts. *J Am Soc Nephrol.* 1998;9:1314–1317
4. Foering K, Chittams JL, Trerotola SO. Percutaneous transluminal angioplasty balloon inflation with syringes: who needs an inflator? *J Vasc Interv Radiol.* 2009;20(5):629–633.
5. Quinn SF, Schuman ES, Demlow TA, et al. Percutaneous transluminal angioplasty versus endovascular stent placement in the treatment of venous stenoses in patients undergoing hemodialysis: intermediate results. *J Vasc Interv Radiol.* 1995;6:851–855.
6. Gray RJ, Horton KM, Dolmatch BL, et al. Use of wallstents for hemodialysis access-related venous stenoses and occlusions untreatable with balloon angioplasty. *Radiology.* 1995;195:479–484.
7. Haskal ZJ, Trerotola S, Dolmatch B, et al. Stent graft versus balloon angioplasty for failing dialysis-access grafts. *N Engl J Med.* 2010;362:494–503.
8. Trerotola SO, Ponce P, Stavropoulos SW, et al. Physical examination versus normalized pressure ratio for predicting outcomes of hemodialysis access interventions. *J Vasc Interv Radiol.* 2003;14:1387–1394.
9. Wang DS, Chu LF, Olson SE, et al. Comparative evaluation of noninvasive compression adjuncts for hemostasis in percutaneous arterial, venous, and arteriovenous dialysis access procedures. *J Vasc Interv Radiol.* 2008;19:72–79.
10. Simons ME, Rajan DK, Clark TWI. The woggle technique for suture closure of hemodialysis access catheterization sites. *J Vasc Interv Radiol.* 2003;14(4):485–488.
11. Clark TWI, Haji-Momenian S, Kwak A, et al. Angiographic changes following the use of a purse-string suture hemostasis device in hemodialysis access interventions. *J Vasc Interv Radiol.* 2009;20(1):61–65.
12. Lazzaro CR, Trerotola SO, Shah H, et al. Modified use of the arrow-trerotola percutaneous thrombolytic device for the treatment of thrombosed hemodialysis access grafts. *J Vasc Interv Radiol.* 1999;10(8):1025–1031.
13. Beathard GA, Welch BR, Maidment HJ. Mechanical thrombolysis for the treatment of thrombosed hemodialysis access grafts. *Radiology.* 1996;200:711–716.

51 透析导管的处理

引言

慢性肾病（CKD，4 期）患者应当由肾病医师治疗以维持肾功能，肾病医师应当告知 CKD（5 期）患者肾脏替代治疗的相关选择。理想的情况是，患者在血液透析治疗开始之时就有具备正常功能的自体动静脉内瘘。根据 2006 年 NKF（美国肾脏基金会）–KDOQI（肾脏病生存质量指导）血管通路的指南，患者应当在血液透析治疗开始 6 个月前进行外科造瘘术[1]。尽管提出了这些建议，仍有将近 80% 的患者先采用中心静脉导管进行血液透析及 25% 的患者继续以血液透析导管作为主要的血管通路[2-4]。

导管相关并发症是导致血液透析患者住院治疗和致死致残的重要原因[5,6]。血液透析导管长期并发症包括血栓形成、血管狭窄和感染。这些并发症是长期使用中心静脉导管不可避免的结果。这也是建议避免使用血液透析导管以及尽量缩短血液透析导管使用时间的原因。

然而，中心静脉导管与自体动静脉内瘘和人造血管相比亦有以下优势：①易于插入；②无需成熟时间；③无需针头插管；④易于更换和拔除。这些是隧道式及非隧道式血液透析导管在 CKD 患者的治疗中仍发挥着重要作用的原因。

适应证

1. 因急性肾衰竭而病危的患者。急性血液透析疗法的适应证包括高血钾、对利尿剂不敏感的容量负荷过度、伴有代谢性酸中毒的少尿症以及急性中毒。
   a. 非隧道式血液透析导管只能用于需要紧急血液透析治疗的住院患者[1]。
   b. 非隧道式血液透析导管只能使用 1 周或 1 周以内。大多数急性肾衰竭患者需要的血液透析治疗时间通常多于 1 周，因此推荐使用隧道式导管。
   c. 非隧道式血液透析导管适用于不能采用隧道式导管的患者，包括败血症、菌血症或无法纠正的凝血异常患者。
2. 需要急性血液透析治疗但没有适合于插管的永久血管通路的 CKD（5 期）患者。
   a. 长期（隧道式）导管应当与永久性血管通路联用。隧道式血液透析导管的最常见适应证是在等待自体内瘘或人造血管植入或成熟时作为临时性的血管通路。
   b. 隧道式中心静脉导管作为永久血管通路的适应证非常少，包括不能耐受左向右分流的心脏衰竭患者、血管通路导致上肢严重缺血的患者以及有可能影响人造血管或自体内瘘操作的弥漫性皮肤病患者。
   c. 隧道式血液透析导管可能是存活期有限患者（如恶性肿瘤患者）的最佳血管通路选择。
3. 自体内瘘或人造血管功能障碍、正在等待手术修复或建立新血管通路的患者。
4. 自体动静脉内瘘或人造血管所有手术都失败的患者[1]。

5. 腹膜透析管功能不良或感染的患者。

禁忌证

绝对禁忌证

1. 败血症是放置隧道式血液透析导管的绝对禁忌证。然而,需要紧急血液透析治疗的菌血症或败血症患者也可使用非隧道式导管。
2. 无法纠正的凝血异常可能不能进行隧道式中心静脉导管的放置。在紧急情况下,可使用非隧道式导管,同时采用超声引导也至关重要,可避免错误的血管穿刺。

相对禁忌证

1. 凝血异常

   插入隧道式血液透析导管的患者有中度出血风险,建议所有患者在治疗前检测国际标准化比值(INR)[7]。患者的肝病、凝血障碍、电解质紊乱和抗凝血患者需要有额外的实验室检查。凝血参数异常或血小板计数较低(<50000/ml)的患者应当在介入治疗前接受适当处理。参见“基本考虑因素”。
2. 电解质异常

   大多数需放置血液透析导管的患者不必在治疗前检测血清电解质[8]。然而,为谨慎起见,急性或有症状肾衰竭患者仍应当检测血清电解质水平。尿毒症患者可能有高血钾和心脏应激,因此建议出现急性肾衰竭临床体征或症状的患者测量血清中的钾含量。此外,这类患者还需要进行心电图检查。出现典型的心电图改变(P 波低平、QRS 变宽、PR 间期变长)的患者应当在介入治疗前接受治疗(聚苯乙烯磺酸钠),以便使血钾含量正常。
3. 端坐呼吸

   充血性心力衰竭、肺水肿或睡眠呼吸暂停患者不能在介入治疗期间维持仰卧位。利尿剂是液体超负荷患者的主要治疗方法,但这些药物对肾衰竭患者可能无效。然而,此类患者可能需要紧急血液透析及放置中心静脉导管。此种情况下明智做法是最佳吸氧以及谨慎使用镇静药。

术前准备

基本考虑因素

1. 应当重点评估患者的当前状况以及近期病史,包括:
   a. 了解主要疾病和相关问题。
   b. 了解既往中心静脉通路手术和所有并发症。

c. 药物过敏史,包括X线检查所用对比剂。

2. 所有治疗都应当签署知情同意书并保存。
3. 插入导管时通常会使用轻度镇静或中度“清醒镇静”,要求有资质的专业人士以及生理监护设备[9]。
   a. 依据要求患者应当禁食(NPO)。常用指南为:禁食6小时,禁水2小时。
   b. 插入导管期间需要进行连续的生理监测,包括脉搏血氧、血压、心率和心律。
   c. 在手术期间,应当随时提供供氧、气道吸引设备和抢救车。
   d. 更换或拔除导管时不需要镇静。
4. 根据介入放射学协会(SIR)临床实践指南标准,插入隧道式血液透析导管有中度围术期出血风险[7]。手术前处理有以下建议:
   a. 推荐的术前实验室检查包括:所有患者检测INR,接受肝素治疗的患者应当测定APTT。
   b. INR>1.5的患者应当用适当的止血剂进行治疗。
   c. 血小板计数<50 000/μl的患者应当输注血小板。
   d. 服用抗血小板药(氯吡格雷)的患者应当在插管前5天开始停止服药。在超声引导下行静脉穿刺可降低出血并发症风险。
   e. 更换或拔除隧道式血液透析导管所带来的出血风险较低,术前的凝血检测应当仅限于出血性疾病、严重肝病和抗凝的患者。
5. 血液透析前全身性抗生素应用显示没有降低插管后导管相关感染的发生率,不应当作为常规使用[10]。

插管部位的选择

1. 右颈内静脉是插入隧道式或非隧道式血液透析导管时的优先考虑部位[1,11]。如果右颈内静脉不可用,可用左颈内静脉或右颈外静脉。
2. 不能在成熟血液透析内瘘或人造血管的同一侧插入隧道式导管。应当在对侧颈静脉插入导管。
3. 避免使用锁骨下静脉,因为存在中心静脉狭窄和血栓形成风险[12]。只有当同侧上肢没有手术治疗可能时方可使用锁骨下静脉。
4. 股静脉导管
   a. 导管插入股静脉有较高的感染发生率[13]。
   b. 将非隧道式血液透析导管插入股静脉会限制患者的活动,仅适用于卧床患者。
   c. 由于存在髂静脉狭窄风险,等待肾移植的患者不能用股静脉插管。

插管部位的评估

1. 应当对颈部、胸壁和肩部区域进行如下检查:
   a. 影响插管或皮下通道建立的皮肤疾病或瘢痕。
   b. 提示中心静脉梗阻的浅静脉侧支形成。
   c. 有经静脉植入的起搏器或心律转复除颤器。
2. 在铺单前用超声评估入路静脉的位置和通畅性,记录下清晰的影像。在插管前用多普勒检测心房波,能判断中心静脉狭窄或梗死[14]。

所需基本物品

1. 皮肤清洁溶液(洗必泰)和一张大小适中的无菌手术铺单[10]。插管和更换导管时应当使用大号铺单以便完整地覆盖在患者身上,拔除导管时可使用较小的铺单。
2. 导管托盘或器械包,包括插入血液透析导管所需用品。插入隧道式导管所需的物品有:穿刺针、手术刀片、导丝、扩张器、可撕脱导管鞘、建立皮下隧道器械、血液透析导管、封堵帽、绷带。如果还需要其他物品,则应当在插管前准备妥当。
   a. 建议在获取静脉通路时准备好微穿刺鞘套装,它不包含在导管套装中。
   b. 导管套装内的导丝可能不适合于插管操作,需要准备更长或更硬的导丝。
   c. 带有瓣膜的可撕脱鞘可能更佳。
3. 局部麻醉:大多数手术需要5~10ml利多卡因(1%~2%)及肾上腺素混合液。
4. 插管时需要无菌超声袖套及无菌超声凝胶。

血液透析导管的选择

1. **血液透析导管的类别**
   a. 非隧道式或“急性”导管用于快速插管和短期使用[15]。非隧道式血液透析导管适合立即使用,需要时插管[1]。此类导管由硬质材料制成,有一个锥形头利于用标准Seldinger技术快速经皮插管。新一代导管采用较软的材料制成,通常配有一个可移除式塑料套管,这种套管可在插管时使导管变硬。急性血液透析导管不配备涤纶套,不得放置在皮下通道内。非隧道式导管分为直线型或弯曲型,可在不同插管部位实现最佳定位(颈内静脉与股静脉)。
   b. 隧道式或“长期”导管含一个涤纶套,位于皮下通道内并与周围组织融合。该涤纶套可固定导管并创造一个纤维屏障以预防细菌侵入。隧道式血液透析导管由柔软的聚氨酯制成，通常通过可撕脱鞘管插入。

2. **选择血液透析导管的标准**
   a. 使用时间：非隧道式血液透析导管供住院患者短期使用（少于1周）。若血液透析治疗需1周以上，则使用隧道式（带涤纶套）血液透析导管[16]。
   b. 导管性能：许多出版物报道了不同导管设计的性能特点以及血液透析导管的特征，但大多数导管提供的血流速度相同[17]。现在，不能证明哪种导管更有优势。导管的选择应当基于经验、使用目的以及费用[1]。K/DOQI指南推荐使用可使血流速度维持在350ml/min以上的隧道式导管。较长的导管（股静脉导管）可增加血流阻力，但至少需达到300ml/min的血流速度。尽管有这些建议，但并非所有患者都需要确保血流速度在350ml/min以上以完成足够的血液透析治疗[18]。
   c. 导管长度：不得剪断或修剪血液透析导管末端。血液透析导管通常有几种标准长度，正确的导管长度取决于患者体形和插管部位。制造商测量导管长度时可自行选择从尖端到涤纶套或从注射端到导管头。硬型非隧道式导管的末端应当位于上腔静脉和右心房汇合处。软型隧道式导管的尖端应当位于右心房。股静脉导管的尖端应当位于下腔静脉；头朝向髂总静脉汇合处。

操作步骤

隧道式血液透析导管的插入

1. 几乎所有血液透析导管插入都需要实施“中心静脉导管护理组套（Central Line Bundle）”以预防导管相关的感染[19]。包括手部卫生、最大无菌屏障以及用2%洗必泰（氯己定）/70%乙醇溶液清洗皮肤。最大无菌屏障包括医师和助理的手术帽、口罩和无菌衣以及适当大小的可盖住手术区的无菌铺巾。如果患者的头部没有用无菌铺巾挡住，那么应当戴帽子和口罩。图像增强器和超声探头应当用无菌布覆盖。
2. 使用颈内和颈外静脉时，患者的颈部应稍微伸出并转动头部，以便使插管部位得到最佳暴露。
3. 插入隧道式血液透析导管时通常采用轻度或中度镇静（静脉注射芬太尼与咪达唑仑）。更换或拔除导管通常不需要镇静或止痛剂。
4. 利用超声确定静脉插管位置。用1%~2%利多卡因缓冲液浸润周围组织。静脉插管点应当靠近颈部底部，以避免导管扭结。
5. 将针头插入静脉内时应当采用超声引导
   a. 超声引导针头插入可提高静脉穿刺的准确度。

   b. 在推进针头时轻轻呼吸，有助于确定针尖进入到静脉内。
6. 使用21G穿刺针和微穿刺鞘组可降低刺穿相关并发症的可能性[20]。微穿刺鞘组可使手术者用细针（21G）和微导丝［0.018英寸（1英寸=2.54cm）］进入静脉，后再交换插管所需的直径较粗的导丝（0.038英寸）。
7. 将21G穿刺针插入静脉，并将0.018英寸导丝插入中心静脉，随后将微穿刺鞘组内的扩张管插入静脉内。
8. 0.018英寸导丝可用于测量静脉切开点与右心房之间的血管内距离。在透视监视下观察导丝尖端位于右心房上端时将导丝在扩张管尾部折弯。随后收回导丝，使其尖端位于静脉切开点并在扩张管尾部形成导丝的第二个弯曲。两个弯曲之间的距离则为血管内距离。该测量值可用于确定什么样的血液透析导管长度是合适的。拔出弯曲的导丝，将Luer盖连接到扩张管上。
9. 由于血液透析导管的尖端不能剪断，因此需要通过血液透析导管长度确定导管出口部位位置和皮下通道长度。将弯曲的导丝靠在血液透析导管上以确定导管的血管内长度和血管外长度。导管的外部长度可确定皮下通道的长度以及胸壁上导管出口部位的位置。
10. 确定导管出口部位的位置以及皮下通道路线，采取皮肤穿刺次数最少的局部麻醉。21G微穿刺针的长度为7cm，可使利多卡因沿皮下通道预期路线浸润。
11. 在颈根部静脉切开点以及前胸壁导管出口部位的皮肤上划开一个小口子（小于1cm）。
12. 使隧道器与血液透析导管相连，将隧道器插入导管出口部位并插入静脉切开点以建立皮下通道。经由静脉切开点抽回隧道器和血液透析导管，涤纶套位于皮下通道内。
    a. 涤纶套的具体位置取决于手术者，但至少应当位于皮下通道内2cm。
    b. 静脉切开点处暴露的导管长度应当与此前用导丝测量得出的血管内长度一致。
13. 血液透析导管的两个腔内都应当用无菌生理盐水填满并封住，确保两个弹簧夹都是关闭的。
14. 在透视观察下将0.038英寸硬导丝插入静脉切开点的扩张管，导丝尖端应当位于右心房上段内并将其固定住。
15. 随后用血管扩张管扩张静脉切开点，将扩张管的尖端向中心静脉内推入2~3cm。
16. 在透视下将可撕脱导管鞘缓慢的通过静脉切开点进入中心静脉内。随后将导丝和内扩张管同时从可撕脱鞘中拔出，立即夹紧鞘以预防出血和气体栓塞(令患者做瓦尔萨尔瓦动作以便维持胸内正压),然后快速将血液透析导管穿过导管鞘。

17. 调整导管头端使其到腔静脉和心房汇合处平面或位于右心房内,确保最佳血流[1]。导管头端保持正确的方向对实现血液透析导管最佳功能非常重要。动脉(红色)腔的末端孔应当居中,静脉(蓝色)腔的末端孔应当位于侧面[11,17]。
18. 在撕开、回撤和拔除可撕脱鞘时将血液透析导管牢牢地固定在静脉切开部位。
19. 通过透视检查确定导管头端的位置并查明导管路径是否有扭结。
    a. 可通过轻柔的牵拉调整导管。
    b. 如有需要,可将一根硬导丝插入一个腔内,在插入导管或解除静脉切开部位的扭结时提供支撑。
    c. 应当记录下最终导管头端位置的图像。
20. 用4–0可吸收缝线缝合颈根部的静脉切开点,可使用无菌皮肤粘合剂(Dermabond),避免在切开处用消毒的绷带。用2–0不可吸收缝线将导管的缝合翼与患者皮肤缝合在一起。如有需要,可用一根可吸收缝线将导管出口部位系在导管周围。
21. 应当用无菌纱布绷带覆盖在导管出口部位,插管后立即使用纱布绷带以便吸收伤口或缝合处的少量出血。在插管结束后使用半封闭敷料6~12小时。

隧道式血液透析导管的更换

隧道式血液透析导管的更换适用于以下情况:①改善导管功能;②改变导管尖端位置;③替换破损导管;④拔除细菌定植导管或受污染的导管。

1. 应当将肝素封管液从血液透析导管的两个腔中抽出并丢弃。应当剪断留置缝线并清除干净,以便彻底地清洁导管和导管出口部位。导管长度通常印在导管尾部,这是选择替换导管时应当关注的长度。
2. 几乎所有血液透析导管插入前都需要实施“中心静脉导管护理组套”以预防导管引发的感染[19]。包括手部卫生、最大预防屏障以及用2%洗必泰(氯己定)/70%乙醇溶液清洗皮肤。最大预防屏障包括医师和助理的手术帽、口罩和无菌衣以及一块可盖住手术区的无菌铺巾。如果患者的头部没有用无菌铺巾挡住,那么应当戴帽子和口罩。影像增强器应当用无菌布覆盖。
3. 导管更换术通常不需要常规使用镇静剂或术前抗生素。如果需要镇静剂或止痛剂,可通过血液透析导管应用药物。

4. 用1%~2%利多卡因缓冲液浸润导管出口部位。如果涤纶套位于皮下通道深处,则应当用更多利多卡因缓冲液浸润涤纶套周围。
5. 透视检查以评估血液透析导管的路线和尖端位置。导管头端最佳位置可能需要不同的导管长度实现。
6. 应当准备好新的替换导管以供选择。新导管的两个腔内都应用无菌生理盐水充满并锁住。确保两个弹簧夹都是关闭的。
7. 拔除导管的难易度取决于导管在位时间以及涤纶套在皮下通道内的位置。插管后2~3周内,涤纶套与周围组织融为一体。如果涤纶套不能完全融入周围组织,应当通过强牵引力拔出导管。然而,如果导管在位时间长达几个月,那么涤纶套将与皮下通道完全融合,因而更难以拔除。这种情况下可将Kelly钳插入导管出口部位,用钝性分离法将涤纶套从周围纤维组织上剥离下来。如果涤纶套位于皮下通道深处,那么需要在涤纶套邻近部位分离一个切口,以改善暴露情况从而有助于实现用钝性分离法取下涤纶套。
8. 将涤纶套与纤维组织分离后,血液透析导管应当可在皮下通道内任意移动。在透视观察下,将一根0.035英寸或更粗的导丝插入并穿过静脉(蓝色)腔,使导丝尖端位于SVC-右心房汇合处。在固定导丝位置的同时,将血液透析导管从皮下通道中拔出。一旦导管从导管出口部位撤出,助手应当立刻对皮下通道施以手动式压迫,防止出口部位出现空气栓塞和出血。检查血液透析导管是否完整以及是否完全拔出。
9. 如有需要,可在插入新的血液透析导管前实施中心静脉造影。助手应当保持对皮下通道施以手动压迫,防止出口部位空气栓塞和出血。
   a. 将一根5Fr血管造影导管通过导丝进入中心静脉内。取出导丝,注入对比剂,使中心静脉显影,从而发现狭窄、血栓或纤维鞘。血管造影完成后,重新插入导丝并使其位于中心静脉内;拔出5Fr血管造影导管。
   b. 在某些情况下,在实施中心静脉造影期间保持导丝位于血管内是有益的。可将一根6Fr导引导管插在导丝上并置于中心静脉内,在保持导丝位置不变的同时拔出导管的内扩张管。将Y阀(Tuohy-Borst)接头插在导丝上,并与导管的接头紧紧地相连接。将对比剂注入Y阀接头,进行中心静脉造影。随后,拔出导管并同时保持导丝位置不变。
10. 将新的血液透析导管插在导丝上方。大多数隧道式血液透析导管的静脉(蓝色)腔末端都在侧面有一个小孔,可使导丝来回穿过静脉和动脉腔的末端[21]；编织导管能提高导管尖端的稳定性。导丝通过动脉端接头从导管中退出，手术医师可在动脉端接头处控制和固定导丝并将新的血液透析导管推入皮下通道内。在将新的血液透析导管推入皮下通道、插入中心静脉并使其远端位于右心房内时，保持导丝稳定、位置固定。

a. 拔除一根受污染的导管后，在插入新血液透析管之前用浸泡过乙醇的纱布擦拭导丝是有益的。

11. 将新的血液透析导管准确定位后，用一根 2–0 不可吸收缝线将缝合翼与患者皮肤缝合起来。如有需要，用可吸收缝线将导管出口部位系在导管周围。
12. 应当用一块无菌纱布绷带盖住导管出口部位。拔管后应立即使用纱布绷带包扎以便吸收伤口或缝合处的少量出血。可根据医院政策在插管结束后使用半封闭敷料 6~12 小时不等。

隧道式血液透析导管的拔除

作为常用指南，以下情况可拔除导管：①内瘘或移植体已经成功地用于三个透析疗程；②腹膜透析管有正常功能；③患者不再需要血液透析治疗。

导管拔除技术并非固定的，且仍然处于争议中。有些医师用最简单的方法，可能不使用皮肤清洁或局部麻醉；牵拉直至涤纶套与皮下通道分离，导管容易拔出。然而，许多医师都在无菌条件下实施导管拔出术并用局部麻醉剂将患者不适降至最低。

1. 应当剪断并清除保留缝线，以便更彻底地清洁导管和导管出口部位。
2. 将无菌铺巾盖在导管出口部位上。将导管头和接头放在无菌区外。
3. 用 1%~2% 利多卡因缓冲液浸润导管出口部位。如果涤纶套位于皮下通道深处，则应当用更多利多卡因缓冲液浸润涤纶套周围。
4. 拔除导管的难易度取决于导管在位时间以及涤纶套在皮下通道内的位置。插管后 2~3 周内，涤纶套与周围组织融为一体。如果涤纶套没有完全融入周围组织，应当通过强牵引力拔出导管。然而，如果导管在位时间长达几个月，那么涤纶套将与皮下通道完全融合，因而更难以移除。这种情况下可将 Kelly 钳插入导管出口部位，用钝性分离法将涤纶套从周围纤维组织上剥离下来。如果涤纶套位于皮下通道深处，那么需要在涤纶套邻近部位再划开一个切口，以改善暴露情况从而有助于实现用钝性分离法取下涤纶套。
5. 导管从导管出口部位拔出之时，手术医师应当立刻对皮下通道施以手动式压迫，防止出口部位出现空气栓塞和流血。检查血液透析导管是否完好无缺以及是否完全拔出。

6. 应当对皮下通道施以手动压迫。理想情况是,有一些回血可封闭住皮下通道从而防止气泡栓塞。当导管出口部位不再出血时,可逐渐松开手动压迫。当导管已拔除且不再有回流血封闭皮下通道,在导管出口部位涂抹无菌药膏,形成空气密封并预防气体栓塞。
7. 用一块无菌纱布绷带盖住导管出口部位。

术后处理

1. 在手术期间用透视检查检验导管尖端位置。如果不能用透视记录最终的导管尖端位置,那么应当拍摄胸部 X 线片。
2. 向患者提供书面说明,描述如何正确护理导管和导管出口部位。讨论并发症体征和症状,如红斑、水肿、渗液和发热。将急诊联系方式告知患者。
3. 有些患者在插入隧道式导管后 24~48 小时内需要口服止痛药。
4. 患者血液透析治疗中心的护士负责对隧道式血液透析导管的日常护理[1]。应当在每次透析治疗前检查导管和导管出口部位。用无菌技术将导管与血液透析仪相连。血液透析技术人员和患者都应当戴手术口罩,操作导管时应当戴上无菌手套。
5. 每次血液透析治疗之时都应当用半封闭敷料或纱布和胶布更换导管出口部位敷料。
6. 每名患者都应当有一份永久血管通路计划。应当监测血液透析导管的使用情况,并尽可能缩短导管使用时间。

结果

1. 介入放射学协会(SIR)的质量改进指南指出,采用颈内静脉插入中心静脉导管的成功率阈值为 95%[22]。血液透析导管的成功放置的定义为:导管进入静脉系统,导管尖端位于预期位置,导管可成功用于预期用途[22]。血液透析导管的成功放置取决于手术医师的技术和经验。但是,如果使用超声、透视检查和静脉造影,那么几乎可以成功地为每位患者插管。其他静脉通路路线(经腰、经肝)可用于中心静脉闭塞患者。
2. 血液透析导管具有透析功能至关重要。NKF(美国肾脏基金会)-K/DOQI(肾脏病生存质量指南)血管通路临床实践指南推荐的导管血流速度为 >350ml/min,但不是所有患者都能维持如此高的血流速度[1]。然而,不是最理想状态的导管血流速度也能为某些患者提供可接受的透析动力学[18]。

3. 与隧道式血液透析导管相比，非隧道式导管的血流速度较低、感染发生率较高且可用期更短[16]。因此，对大多数患者应当优先使用隧道式导管（参见“适应证“）。
4. 隧道式血液透析导管的长期有效可能取决于导管插入部位的位置。从左侧颈内静脉插入导管比从右侧颈内静脉插入导管更容易扭结、导管头端的活动性更大。某项研究显示，通过右侧颈内静脉插入导管的中位可用期（633 天）明显长于左侧颈内静脉（430 天）或股静脉（116 天）[13]。然而，其他研究尚未能证实右侧和左侧插入导管之间的差异[16]。

并发症

1. 介入放射学协会的定义
   a. 早期并发症：发生在置放导管后 30 天内的并发症。晚期并发症：发生在置放导管 30 天后的并发症[22, 23]。
   b. 严重并发症都会导致需要计划外的治疗或住院治疗。轻微并发症只需要简单治疗且不会带来长期后遗症[23]。
   c. 不同类型并发症的发生率千差万别。所有手术相关并发症的 SIR 阈值均为 2%[22]。导管相关血栓形成的 SIR 阈值为 8%。
2. 手术期间可能发生的并发症包括导管头端位置异常、周围解剖结构（血管、神经、肺）受损。若在插管时应用影像引导，可降低手术相关并发症的发生率[20]。
3. 将隧道式导管插入可撕脱鞘时会发生气体栓塞。利用带瓣膜的导管鞘或无鞘式经导丝插管技术可降低气体栓塞风险[24]。
4. 血液透析导管的主要长期并发症为血栓形成、血管狭窄和感染[25, 26]。上述所有并发症都是长期使用血液透析导管不可避免的并发症。这也是为何要尽量缩短导管使用时间的原因。
5. 导管相关感染是导致血液透析患者住院治疗、发病和死亡的重要原因。血液透析导管引发的感染发生率仍然未知。已报道的感染率各不相同，出现这种差异可能是因为临床经验有所不同。非隧道式导管的感染率为（3.8~6.6）次 /1000 天，隧道式导管的感染率为（1.5~5.5）次 /1000 天[26]。葡萄球菌种包括表皮葡萄球菌和金黄色葡萄球菌，是导致大多数导管相关感染的原因。

（何旭 译 施海彬 校）

参考文献

1. NKF-K/DOQI Clinical practice guidelines for vascular access. *Am J Kidney Dis.* 2006;48: S176–S273.
2. Ethier J, Mendelssohn DC, Elder SJ, et al. Vascular access use and outcomes: an interna-

tional perspective from the dialysis outcomes and practice patterns study. *Nephrol Dial Transplant.* 2008;23:3219–3226.
3. United States Renal Data System. United States Renal Data System 2008 Annual Data Review, Fig. 5-25. 2008. Available at: http://usrds.org.
4. Lenz O, Sadhu S, Fornoni A, et al. Overutilization of central venous catheters in incident hemodialysis patients: reasons and potential resolution strategies. *Semin Dial.* 2006;19:543–550.
5. Wasse H, Speckman RA, Frankenfield DL, et al. Predictors of delayed transition from central venous catheter use to permanent vascular access among ESRD patients. *Am J Kidney Dis.* 2007;49:276–283.
6. Wasse H. Catheter-related mortality among ESRD patients. *Semin Dial.* 2008;21:547–549.
7. Malloy PC, Grassi CJ, Kundu S, et al. Consensus guidelines for periprocedural management of coagulation status and hemostasis risk in percutaneous image-guided interventions. *J Vasc Interv Radiol.* 2009;20(7):S240-S249.
8. Murphy TP, Benenati JF, Kaufman JA, eds. *Patient Care in Interventional Radiology.* Fairfax, VA: Society of Cardiovascular and Interventional Radiology; 1999.
9. ACR Practice Guideline for Adult Sedation/Anesthesia. In: ACR Practice Guidelines and Technical Standards, pp. 659–664; 2008. Available at: http://www.acr.org/SecondaryMainMenuCategories/quality_safety/guidelines/iv/adult_sedation.aspx.
10. Mermel LA, Farr BM, Sheretz RJ, et al. Guidelines for the management of intravascular catheter-related infections. *Clin Infect Dis.* 2001;32:1249–1272.
11. Trerotola SO, Johnson MS, Harris VJ, et al. Outcome of tunneled hemodialysis catheters placed via the right internal jugular vein by interventional radiologists. *Radiology.* 1997;203:489–495.
12. Trerotola SO, Kuhn-Fulton J, Johnson MS, et al. Tunneled infusion catheters: increased incidence of symptomatic venous thrombosis after subclavian versus internal jugular venous access. *Radiology.* 2000;217:89–93.
13. Fry AC, Stratton J, Farrington K, et al. Factors affecting long-term survival of tunneled haemodialysis catheters—a prospective audit of 812 tunneled catheters. *Nephrol Dial Transplant.* 2008;23:275–281.
14. Rose SC, Kinney TB, Bundens WP, et al. Importance of Doppler analysis of transmitted atrial waveforms prior to placement of central venous access catheters. *J Vasc Interv Radiol.* 1998;927–934.
15. Oliver MJ. Acute dialysis catheters. *Semin Dial.* 2001;14:432–435.
16. Weijmer MC, Vervloet MG, ter Wee PM. Compared to tunneled cuffed haemodialysis catheters, temporary untunneled catheter are associated with more complications already within 2 weeks of use. *Nephrol Dial Transplant.* 2004;19:670–677.
17. Ash SR. Advances in tunneled central venous catheters for dialysis: design and performance. *Semin Dial.* 2008;21:504–515.
18. Moist LM, Hemmelgam BR, Lok CE. Relationship between blood flow in central venous catheters and hemodialysis adequacy. *Clin J Am Soc Nephrol.* 2006;1:965–971.
19. Krein SL, Hofer TP, Kowalski CP, et al. Use of central venous catheter-related bloodstream infection prevention practices by US hospitals. *Mayo Clinic Proceed.* 2007;82:672–678.
20. Gordon AC, Saliken JC, Johns D, et al. Ultrasound guided puncture of the internal jugular vein: complications and anatomic considerations. *J Vasc Interv Radiol.* 1998;9:333–338.
21. Patel A, Hofkin S, Ball D, et al. Sheathless technique of Ash Split-Cath insertion. *J Vasc Interv Radiol.* 2001;12:376–378.
22. Lewis CA, Allen TE, Burke DR, et al. Quality improvement guidelines for central venous access. *J Vasc Interv Radiol.* 2003;14:S231–S235.
23. Silberzweig JE, Sacks D, Khorsandi AS, et al. Reporting standards for central venous access. *J Vasc Interv Radiol.* 2003;14:S443–S452.
24. Kolbeck KJ, Stavropoulos SW, Trerotola SO. Over-the-wire catheter exchanges: reduction of the risk of air emboli. *J Vasc Interv Radiol.* 19;1222–1226.
25. Beathard GA. Catheter thrombosis. *Semin Dial.* 2001;14:441–445.
26. Beathard GA, Urbanes A. Infection associated with tunneled hemodialysis catheters. *Semin Dial.* 2008;21:528–538.

52 肺、纵隔和胸壁活检

适应证

1. 初次诊断为孤立性肺结节（实性、部分实性和非实性结节），直径 >8mm，并且缺乏脂肪组织和良性钙化等典型的良性征象[1-2]。
2. 随访增大的肺结节。
3. PET 可疑恶性的肺部病变。
4. 肺癌和胸腔外恶性病变的肺结节分期。
5. 正规治疗无效的局部肺感染。
6. 胸膜肿块、胸膜增厚或胸腔积液的鉴别[3]。
7. 纵隔肿瘤、肺门肿块和淋巴结病变。
8. 胸壁肿块和肋骨的溶骨性破坏。

禁忌证

1. 患者不合作（考虑为绝对禁忌证）。
2. 出血倾向（国际标准化比率 > 1.3，血小板计数 <50 000/μl）。
3. 严重的大泡性肺气肿。
4. 对侧肺切除或对侧严重的肺功能障碍。
5. 顽固性咳嗽。
6. 可疑包虫病（有导致变态反应风险）。
7. 可疑动静脉畸形、血管瘤或肺隔离症（叶内型或叶外型）。
8. 肺动脉高压（特别是中央性病变活检）[4]。
9. 患者行正压通气期间。

术前准备

1. 门诊患者活检前应向患者解释操作步骤和可能的并发症。
2. 活检前停用阿司匹林至少 5 天。术前 2 天停用其他非甾体消炎药[5]。口服抗凝药宜在术前 2~3 天转为肝素抗凝，活检前停用数小时（肝素）。
3. 术前 1 天检查凝血酶原时间、部分凝血活酶时间和血小板计数。
4. 应用新鲜冰冻血浆、血小板和维生素 K 纠正出血障碍。
5. 术前 8 小时禁食水。

6. 导向方式的选择
   a. CT导引适合大多数的经胸廓针活检(TNBs)[6]。CT可以设计穿刺针道避免经过充气的肺组织,如果无法避免,CT也可避免针道经过潜在的重要部位如叶间裂、肺大泡、大血管以及骨骼。另外,CT还可以分辨肿瘤内的坏死和实体部位[7]。
   b. 透视导向作为以前的标准导向可以对病变提供实时直观的二维图像[8],但现在已经很少用于肺小结节的穿刺导向,已被CT广泛替代。
   c. 超声导向应用于胸壁、胸膜、前纵隔和周围肺组织活检。
7. 穿刺针的选择(表52.1)
   a. 穿刺针主要有两种:抽吸针和切割针。抽吸针可抽吸细胞进行细胞学检查。切割针可取中心组织进行组织学检查。某些活检针如Turner针和Westcott针,可取出类似细胞抽吸物的组织碎片。大多数的活检针直径为16~22G,现在开始引入了25G穿刺针。

表52.1 经胸针吸活检穿刺针的应用

针的类型	品牌及生产商	常用型号(G)
抽吸针	Chiba(Cook Catheter, Bloomington, IN, USA)	20~25
抽吸针(可取出组织碎片)	Westcott(BD Medical, Franklin Lakes.NJ, USA)	20~22
	Turner(Cook Catheter)	18~22
同轴活检针	Greene(Cook Catheter)	外(套管)针:19 内(活检)针:22
切割针(带弹簧装置)	Biopty(USCI Bard, Billerica, MA) Temno(BD Medical)	20

   b. 在使用单针技术时,获得多个活检标本时需要多次胸膜穿刺。同轴穿刺系统可经一次胸膜穿刺获得多个标本。这种穿刺系统为利用较细的内穿刺针通过一个较粗的外套管针。所以,其穿刺胸膜的外套管针要比单针技术获取标本的针粗。弹簧切割针可以获取较大的组织学标本,对诊断良性病变(如错构瘤、肉芽肿等)和淋巴瘤有重要价值[11]。
   c. 没有一种穿刺针能较其他类型的穿刺针显著提高诊断率和降低并发症率。通常操作者根据其偏好选择穿刺针[12]。
8. 复习穿刺过程、可能的并发症、患者的穿刺方案。活检前请患者签署知情同意书。

穿刺方法

1. 患者呈皮肤穿刺点向上的体位。在不增加手术难度和并发症风险的情况下首选俯卧位,这样可以最大限度地减少胸壁运动的影响以及患者看到穿刺针导致的焦虑。
2. 进行预检查
   a. CT导向活检,应先进行病变部位的横断面扫描。上叶病变一般不需要特殊的呼吸控制。当结节位于膈肌附近明显随呼吸运动时,需要进行呼吸控制。浅吸气屏气较深吸气屏气可明显减少结节运动以及穿刺针通过胸膜时造成胸膜表面划伤的可能。患者需要在每次屏气时保持同样的吸气深度(包括扫描和穿刺时)。术前的呼吸训练非常有效。
   b. 超声导向穿刺时,术前应确定病变能良好地显示。
3. 针道的规划和体表标记
   a. 只要有可能,计划针道应避开通过充气的肺以减少气胸的可能[13]。部分病例,可经胸膜外的稀释利多卡因注射以避开充气的肺[14]。如果针道必须通过充气的肺,也应当避开叶间裂、肺大泡、囊肿、大血管等重要结构。如病变位于肋骨下面,可以斜行进针[15,16]。
   b. 在预期穿刺部位放置成排的金属物体(如注射针)并进行扫描,这样可方便确定皮肤进针点。可用笔根据扫描位置在皮肤上标记。此种方法可预先规划针道并对以后的步骤进行指导。
4. 利用聚维酮碘或氯己定进行皮肤消毒,铺无菌单。用1%利多卡因5~10ml进行皮肤及皮下组织局部浸润麻醉,但不要穿过胸膜。胸膜表面非常敏感,适当的麻醉可以减少患者的不适和移动。告诉患者在进针过程中有正常的压力感觉,以免患者认为这种压力是麻醉不充分并导致焦虑。患者放松并配合是肺活检成功的关键。
5. 利用麻醉针的轨迹替换活检针。沿设计好的针道穿刺活检针直到针尖进入病变组织。CT导向时,扫描层面至少包括针的上下各一层面,以确定穿刺针位于病变内并避免容积效应造成取样误差[17]。
6. 病变标本。病变标本的获得有赖于针的设计和穿刺活检技术。通常情况下是退出针芯后接注射器进行抽吸,并上下摇动注射器以从病变中切下细胞并抽入注射器,然后拔出穿刺针和注射器。
7. 对吸取物进行涂片并用95%乙醇固定以进行细胞学检查,较大的组织碎片可用福尔马林溶液固定进行细胞组织学检查,如果怀疑感染,应用无菌管保留部分标本进行微生物学检查。
8. 如果应用同轴穿刺系统,自体血液封堵技术可以减少气胸的发生。自体血液封堵技术是应用 4ml 自体血液注入针道周围 2cm 的范围[18]。此技术应用同轴穿刺系统,内针进行活检,外套针注射自体血液。自体血液封堵技术可以明显降低气胸的发生率[19]。成功的血液封堵是使血液注入无肺气肿的肺实质,将血液注入肺大泡不足以封堵胸膜穿刺点。

术后管理

1. 如果用 CT 导向,活检后立即进行活检部位扫描排除气胸。另一种方法是行坐位呼气后屏气的前后位平片检查(图 52.1)。

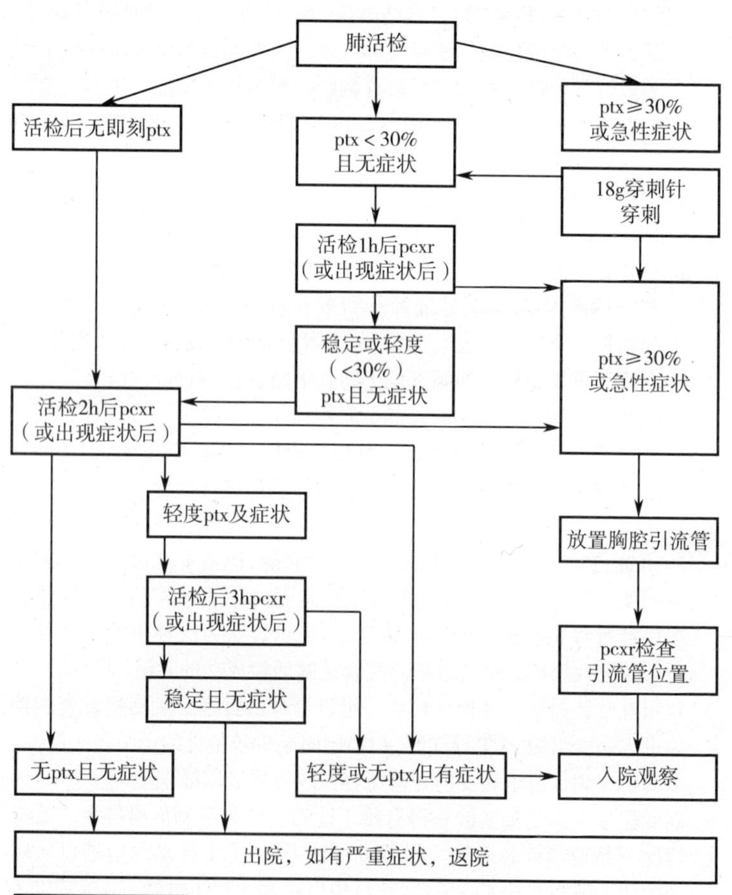

图 52.1

2. 如果没有明确气胸且患者无症状,可将患者由推床上转运至恢复室观察。
3. 术后观察 2 小时,患者保持卧位。每小时至少两次观察生命体征,穿刺点向下卧位并给予鼻导管吸氧可减少气胸影响并利于少量的气胸吸收[20-22]。稳定的住院患者可在病房监测。
4. 如果怀疑穿刺期间明显的气胸发生,马上进行立位呼气屏气平片或 CT 扫描,并在观察期间进行影像学观察。
5. 如果没有明显气胸且没有气胸症状,患者可在 2 小时之后结束观察。活检中大量的气胸应在 1 小时内放置引流管[23]。嘱患者 3 天内避免剧烈活动,一旦有呼吸困难或胸膜疼痛时马上到距离最近的急诊就医。
6. 稳定无症状的少量气胸不需处理。如果活检后出现以下情况则需要治疗:
   a. 出现呼吸困难和局部胸痛的气胸。
   b. 气胸超过 30%。
   c. 气胸范围持续扩大。
7. 治疗活检后气胸的常用方法
   a. 胸腔放置 18G 引流管抽吸气胸。引流管连接三通并用 50ml 注射器抽吸,肺复张后拔出引流管。患者于穿刺点向下的体位观察并在观察期间多次重复 X 线检查。
   b. 在锁骨中线第 2 或第 3 肋间放置较细(11Fr)的胸腔引流管,引流管可连接 Heimlich 单向活瓣。市场上有很多此类产品销售。尽管已有报道建议门诊观察,但放置引流管的患者最好住院观察[24]。如果空气停止漏出,引流管可在随后的数小时内拔除,患者可以出院[25]。

结果

1. 经胸廓活检(TNB)可大幅度提高胸部恶性病变的诊断准确率,包括肺、肺门、纵隔以及胸膜。通常恶性结节的准确率为 95%,良性结节为 88%[26]。结节小于 1.5cm 准确率为 74%~88%,总体准确率为 95%[27-29]。
2. 肺癌患者 TNB 的阳性率为 85%~95%,假阳性非常罕见,通常低于 2%[30]。
3. 尽管 TNB 对恶性病变的诊断率较高,但现有资料分析良性病变的诊断率仅为 16%~68%[14]。对细胞学和组织病理学的阴性诊断分析要慎重,可能并不代表真正的良性诊断,但恶性病变诊断较少失败。
4. 以下因素可提高 TNB 的诊断率:
   a. 正确的定位并确定针尖位于病变内。
   b. 必要时,在病变的不同部位取标本。

c. 病变较大并位于较有利的位置。
d. 活检操作医师与病理科医师的经验丰富。
e. 使用切割针。资料显示切割针可以显著提高非感染性良性病变的诊断率。

5. 病理科医师在场是比较理想的。一系列前瞻性研究显示,即时的细胞学检查可以显著提高 CT 导向肺活检的诊断准确性[23,32–34]。

并发症

常见并发症

1. **气胸:** 据报道 TNB 相关的气胸发生率为 5%~60%[35,36]。多数报道的气胸发生率为 20%~25%,但需要排气或引流的气胸发生率为 2%~15%[18,37]。气胸发生的危险因素为[31,38]:
   a. 潜在的慢性阻塞性肺疾病。
   b. 应用切割针或活检枪(与抽吸针比较)。
   c. 粗针穿刺(特别是 18G 穿刺针或套管针)。
   d. 穿过不止一层的脏层胸膜(如穿过叶间胸膜)。
   e. 减少针和皮肤间的角度。
   f. 无法在穿刺后将患者置于需要的体位。
   g. 增加针道路径长度(有争议)。
2. **出血**
   a. 出血多发生于出血体质、病变血供丰富、应用可导致出血倾向的药物。肺活检后咯血的发生率为 5%~10%,但大多数会自行停止[18]。患者必须对肺出血的可能性知情同意。
   b. 如果发生出血,应确保患者穿刺点向下,以避免患者将血液吸入气管支气管。尽管极少出现严重的肺出血,但出血确是肺穿刺活检的最常见致死原因[6]。死亡的原因为严重的气管支气管血液吸入并窒息。
   c. 应用较细的抽吸针可以减少严重出血的发生。

少见并发症

1. 血胸和胸壁血肿。
2. 血管迷走发射。

罕见并发症

1. 空气栓塞[39,40]。
2. 大量咯血[13]。
3. 心脏压塞[41]。

4. 恶性病变针道转移[42]。
5. 肺扭转[43]。
6. 致命性出血[44]。

（范勇 译 施海彬 校）

参考文献

1. MacMahon H, Austin JHM, Gamsu G, et al. Guidelines for management of small pulmonary nodules detected on CT scans: a statement from the Fleischner society. *Radiology.* 2005;237:395–400.
2. Henschke CI, Yankelevitz DF, Naidich DP, et al. CT screening for lung cancer: suspiciousness of nodules according to size on baseline scans. *Radiology.* 2004;231:164–168.
3. Stampfel G. Anaphylactoid reaction, a rare complication after fine needle biopsy of the lung. *Radiology.* 1982;22:329–330.
4. Moore EH. Needle-aspiration lung biopsy: a comprehensive approach to complication reduction. *J Thorac Imaging.* 1997;12: 259–270.
5. Hirsh J, Salzman EW, Harker L, et al. Aspirin and other platelet active drugs: relationship among dose, effectiveness and side effects. *Chest.* 1989;95:12s–18s.
6. Protopapas Z, White CS, Miller BH, et al. Transthoracic needle biopsy practices: results of a nationwide survey. *Radiology.* 1996; 201:270–271.
7. Pinstein ML, Scott RL, Salazar J. Avoidance of negative percutaneous lung biopsy using contrast-enhanced CT. *Am J Roentgenol.* 1983;140:265–267.
8. Yang PC, Chang DB, Yu CJ, et al. Ultrasound-guided core biopsy of thoracic tumors. *Am Rev Respir Dis.* 1992;146:763–767.
9. Pan JF, Yang PC, Chang DB, et al. Needle aspiration biopsy of malignant lung masses with necrotic centers: improved sensitivity with ultrasound guidance. *Chest.* 1993;103:1452–1456.
10. White CS, Meyer CA, Templeton PA. CT fluoroscopy for thoracic interventional procedures. *Radiol Clin North Am.* 2000;38:303–322.
11. Klein JS, Solomon G, Stewart EA. Transthoracic needle biopsy with coaxially placed 20-gauge automated cutting needle: result in 122 patients. *Radiology.* 1996;198:715–720.
12. Aviram G, Schwartz DS, Meirsdorf S, et al. Transthoracic needle biopsy of lung masses: a survey of techniques. *Clin Radiol.* 2005;60:370–374.
13. Haramati LB, Austin JH. Complications after CT-guided needle biopsy through aerated versus nonaerated lung. *Radiology.* 1991;181:778.
14. Klein JS, Zarka MA. Transthoracic needle biopsy. *Radiol Clin N Am.* 2000;38:235–266.
15. Stern EJ, Webb WR, Gamsu G. CT gantry tilt: utility in transthoracic fine-needle aspiration biopsy. *Radiology.* 1993;187:873–874.
16. Yankelevitz DF, Vasquez M, Henschke CI. Special techniques in transthoracic needle biopsy of pulmonary nodules. *Radiol Clin N Am.* 2000;38:267–279.
17. Yankelevitz DF, Henschke CI, Davis SD. Percutaneous CT biopsy of chest lesions: an in vitro analysis of the effect of partial volume averaging on needle positioning. *Am J Roentgenol.* 1993;161:273–278.
18. Moore EH. Technical aspects of needle aspiration lung biopsy: a personal perspective. *Radiology.* 1998;208:303–318.
19. Lang EK, Ghavami R, Schreiner VC, et al. Autologous blood clot seal to prevent pneumothorax at CT-guided lung biopsy. *Radiology.* 2000;216:93–96.
20. Moore EH, Shepard JA, McLoud TC, et al. Positional precautions in needle aspiration lung biopsy. *Radiology.* 1990;175:733–735.
21. Moore EH, LeBlanc J, Montesi SA, et al. Effect of patient positioning after needle aspiration lung biopsy. *Radiology.* 1991;181:385–387.
22. Moore EH. Percutaneous lung biopsy: an ordering clinician's guide to current practice. *Semin Respir Crit Care Med.* 2008;29:323–334.
23. Perlmutt LM, Braun SD, Newman GE, et al. Timing of chest film follow-up after transthoracic needle aspiration. *Am J Roentgenol.* 1986;146:1049–1050.
24. Gupta S, Hicks ME, Wallace MJ, et al. Outpatient management of postbiopsy pneumothorax with small-caliber chest tubes: factors affecting the need for prolonged drainage and additional interventions. *Cardiovasc Intervent Radiol.* 2008;31:342–348.
25. Brown KT, Brody LA, Getrajgman GI, et al. Outpatient treatment of iatrogenic pneumothorax after needle biopsy. *Radiology.* 1997;205:249–252.
26. Khouri NF, Stitik FP, Erozan YS, et al. Transthoracic needle aspiration biopsy of benign and malignant lung lesions. *Am J Roentgenol.* 1985;144:281–288.

27. Li H, Boiselle PM, Shepard JO, et al. Diagnostic accuracy and safety of CT-guided percutaneous needle aspiration biopsy of the lung: comparison of small and large pulmonary nodules. *Am J Roentgenol.* 1996;167:105–109.
28. Wallace MJ, Krishnamurthy S, Broemeling LD, et al. CT-guided percutaneous fine-needle aspiration biopsy of small (< or =1-cm) pulmonary lesions. *Radiology.* 2002;225:823–828.
29. Yeow KM, Tsay PK, Cheung YC, et al. Factors affecting diagnostic accuracy of CT-guided coaxial cutting needle lung biopsy: retrospective analysis of 631 procedures. *J Vasc Interv Radiol.* 2003;14:581–588.
30. Charig MJ, Stutley JE, Padley SPG, et al. The value of negative needle biopsy in suspected operable lung cancer. *Clin Radiol.* 1991;44:147–149.
31. Shaham D. Semi invasive and invasive procedures for the diagnosis and staging of lung cancer I. Percutaneous transthoracic needle biopsy. *Radiol Clin N Am.* 2000;38:525–534.
32. Kucuk CU, Yilmaz A, Yilmaz A, et al. Computed tomography-guided transthoracic fine-needle aspiration in diagnosis of lung cancer: a comparison of single-pass needle and multiple-pass coaxial needle systems and the value of immediate cytological assessment. *Respirology.* 2004;9:392–396.
33. Santambrogio L, Nosotti M, Bellaviti N, et al. CT-guided fine-needle aspiration cytology of solitary pulmonary nodules: a prospective, randomized study of immediate cytologic evaluation. *Chest.* 1997;112:423–425.
34. Tsou MH, Tsai SF, Chan KY, et al. CT-guided needle biopsy: value of on-site cytopathologic evaluation of core specimen touch preparations. *J Vasc Interv Radiol.* 2009;20:71–67.
35. Perlmutt LM, Johnson WW, Dunnick NR. Percutaneous transthoracic needle aspiration: a review. *Am J Roentgenol.* 1989;152:451–455.
36. Westcott JL. Percutaneous transthoracic needle biopsy. *Radiology.* 1988;169:593–601.
37. Yankelevitz DF, Henschke CI, Koizumi JH, et al. CT-guided transthoracic needle biopsy of small solitary pulmonary nodules. *Clin Imaging.* 1997;21:107–110.
38. Cham MD, Lane ME, Henschke CI, et al. Lung biopsy: special techniques. *Semin Respir Crit Care Med.* 2008;29:335–349.
39. Tolly TL, Feldmeier JE, Czarnecki D. Air embolism complicating percutaneous lung biopsy. *Am J Roentgenol.* 1988;150:555–556.
40. Tomiyama N, Yasuhara Y, Nakajima Y, et al. CT-guided needle biopsy of lung lesions: a survey of severe complication based on 9783 biopsies in Japan. *Eur J Radiol.* 2006;59:60–64.
41. Kucharczyk W, Weisbrod GL, Cooper JD, et al. Cardiac tamponade as a complication of thin-needle aspiration lung biopsy. *Chest.* 1982;82:120–121.
42. Muller NL, Bergin CJ, Miller RR, et al. Seeding of malignant cells into the needle tract after lung and pleural biopsy. *J Can Assoc Radiol.* 1986;37:192–194.
43. Graham RJ, Heyed RL, Raval VA, et al. Lung torsion after percutaneous needle biopsy of the lung. *Am J Roentgenol.* 1992;159:35–37.
44. Milner LB, Ryan K, Gullo J. Fatal intrathoracic hemorrhage after percutaneous aspiration lung biopsy. *Am J Roentgenol.* 1979;132:280–281.

胸腔积液的导管引流

适应证

1. 恶性胸腔积液[1-7]
   a. 有呼吸困难、咳嗽和(或)胸痛。
   b. 前期大量化疗药物胸腔内注入后胸腔积液。

c. 难治性/复发性胸腔积液。

2. **肺炎旁**胸腔积液或积脓[8-14]

a. **肺炎旁**胸腔积液或积脓持续性进展的序列分期

（1）渗出性：感染边缘的肺间质液体淤积，并穿过脏层胸膜进入胸膜腔（蛋白含量高，无菌，pH 和葡萄糖正常）。抗生素治疗对肺炎及周围积液均有效。

（2）纤维脓性：胸腔内含有细菌、多形核白细胞、细胞碎片，纤维条索可形成分隔。胸腔积液检查葡萄糖 <60mg/dl（1mg/dl=0.555mmol/L）或 pH<7.2 时，推荐行穿刺引流。

（3）机化：成纤维细胞形成广泛的纤维化（胸膜纤维板），显著影响呼吸运动，经皮穿刺引流作用有限。

b. 肺炎旁胸腔积液占肺炎患者的 20%~57%，其中 10% 需要引流。建议对所有患者的胸腔积液进行分类，这可决定治疗方式，除非极少量（卧位平片 <1cm）的游离胸腔积液。

c. 美国胸内科医师学会分类基于胸腔积液的量、化学成分和细菌学检查。

（1）少至中等量（>1cm，少于单侧胸的 50%）游离胸腔积液，pH>7.2，葡萄糖 >60mg/dl，血清 LDH 低于正常值高限的 3 倍且革兰染色阴性，通常大多数患者仅需抗生素治疗，不需引流。

（2）大量（多于单侧胸的 50%）游离胸腔积液，包裹性积液，胸腔积液伴胸膜肥厚和（或）pH <7.2，和（或）葡萄糖 < 60mg/dl，和（或）革兰染色阳性需要引流。

（3）脓胸需要引流。

3. 肺脓肿[15-17]

a. 10%~20% 常规药物治疗无效（系统抗炎治疗，体位引流），推荐引流情况包括

（1）抗生素治疗 5~7 天，败血症持续存在。

（2）脓肿 >4cm 并见气液平面。

（3）治疗期间脓肿增大。

（4）小于 7 岁的儿童脓肿很少自然吸收且对内科治疗不敏感。

禁忌证

相对禁忌证

凝血障碍

1. 国际标准化比值 1.5。
2. 血小板减少（<50 000/ml）。

3. 抗凝治疗。

引流管的选择[18-26]

1. 恶性胸腔积液
   a. 住院患者应用 14 Fr 通用型 APD 引流管(Flexima APD, Boston Scientific, Inc., Natick, MA)。
   b. 能走动的门诊患者应用 10 Fr APD 引流管。
   c. 对于顽固性/复发性恶性胸腔积液以及肺萎陷的恶性胸腔积液,应用 15.5 Fr 引流导管(Pleurx catheter-Denver Biomaterials, Golden, CO)。
2. 肺炎旁积液/积脓
   a. 住院患者应用 12~14 Fr APD 引流管或 10~14 Malecot 导管。
   b. 能走动的门诊患者应用 10 FrAPD 引流管。
3. 肺脓肿:尽管通常 8~14 Fr APD 引流导管可以满足应用,但通常根据空洞的大小选择引流管。儿童患者通常依据年龄选择。

术前准备

1. 术前 8 小时禁食。
2. 签署知情同意书。
3. 凝血功能和血小板检查。
4. 建立静脉通路。
5. 监测生命体征:心电图和血氧饱和度。
6. 导向方式的选择:透视、超声或 CT。大部分恶性胸腔积液可用透视和超声导向,包括肺炎旁积液和积脓。肺脓肿 CT 导向更好。
7. 镇静与镇痛。
8. 通常含 APD 引流管(12~14Fr)的引流套装即可满足应用。
   顽固性恶性胸腔积液和有肺萎陷综合征者应用 15.5 Fr Denver 胸腔引流管。
9. 穿刺部位备皮铺巾。

特殊临床情况的胸腔引流

恶性胸腔积液[2, 20-22, 24, 25]

1. 超过 75% 的转移性肿瘤所致恶性胸腔积液来源于肺癌、乳腺癌和淋巴瘤。
2. 预计平均生存期 3 个月的病例。
3. 姑息性治疗(缓解症状、控制复发)。

禁忌证

1. 胸膜增厚限制胸腔积液引流后肺复张（肺萎陷综合征），且胸膜固定术很少有效。
2. 中心型肿块阻塞气道限制肺复张。
3. 多发囊腔，复杂胸腔积液。

操作过程

1. 患者体位。通常透视和超声导向使患者呈仰卧位。
2. 经皮穿刺引流路径。通常取腋中线第 6 或第 7 肋间隙。肋间隙近中远侧的 2/3 进针以避开肋骨下的神经血管结构和骨膜刺激。
3. 放置 APD 引流管
   a. 选择较细的 APD 导管（12~14 Fr）比较容易插入，患者容易耐受且与粗的引流管引流效果相似。
   b. 通常应用 1% 利多卡因局部麻醉，注入软组织至胸膜水平。进针后回抽注射器避免将利多卡因注入血管。
   c. 皮肤行小切口利于穿刺针和导管插入，确定切口大于导管。
   d. 沿预期引流管方向用凯利钳分离皮下组织。
   e. 用 18G 套管针穿刺入胸腔。当穿刺针进入胸腔后（穿刺针有向前穿破胸膜的突破感）缓慢进针（约 1cm）。
   f. 拔出针芯，回抽少量胸腔积液证实针的位置。通常针尖进入胸腔后可以轻松回抽胸腔积液。
   g. 插入 100cm 长，0.035 英寸软头导丝（Cook，Bloomington.IN）进入胸腔。
   h. 胸膜固定术时置入 APD 导管。
   i. 扩大穿刺道至需要的大小。
   j. 用带金属内芯推送杆的引流管沿导丝推送。金属推送杆可使 12~14 FrFlexima APD 引流管容易通过皮下组织。当导管头端进入胸腔后，固定推送杆，继续推送引流管进入胸腔。
   k. 当引流管位置满意后，缓慢退出推送杆和导丝。
   l. 将引流管拉成猪尾导管状并锁定，用固定胶布粘在皮肤上固定（Molnar external retention disc，Cook.Inc.，Bloomington，IN，or Hollister，Inc，Libertyville.IL）。
4. 长期引流导管的放置
   a. 在穿刺针胸膜插入点行 1~2cm 切口，并在前下方 5~8cm 处做另一切口。
   b. 导管通过皮下组织隧道至胸膜。
   c. 退出穿刺针插入可撕脱鞘。

d. 导管经可撕脱鞘插入胸腔,然后退出导丝和鞘。

e. 胸膜切开部位用可吸收线缝合,导管用尼龙线与皮肤缝合固定。

5. 最多引流 1L 积液,如果在引流 1L 积液之前患者咳嗽,则中断引流。

术后处理[19,27]

1. 术后平片确定引流管位置。
2. 卧床 2~4 小时。
3. 术后 1 小时每 15 分钟监测一次生命体征,后面 1 小时每 30 分钟一次,后每小时一次监测 2 小时。
4. X 线平片确定引流管位置。
5. 住院患者接胸腔引流系统(DeKnatel Division.Pfizer Hospital Products Group.Fall River, MA)20~30cm 水柱连续负压吸引。
6. 门诊患者接密封引流袋(UreSil.L.P.Skokie, IL)进行重力引流[24,28]。
7. 导管每 8 小时用 5~15ml 无菌盐水冲洗。
8. 门诊患者每天记录引流量,如引流较多则不必每天行 X 线检查。当引流量减少至 24 小时 100~200ml 时,行 X 线检查除外胸腔积液分隔并确定肺复张。如果胸腔内气液完全引流,则用硬化剂行胸膜固定术。
9. 有多种硬化剂可满足恶性胸腔积液应用,如滑石粉(5g 滑石粉膏,50ml 生理盐水,10ml 1% 利多卡因),多西环素(500mg,30ml 生理盐水,30ml 1% 利多卡因),博来霉素(60U 放在 50ml 生理盐水)和硝酸银(20ml,0.5%)[1-3,29-37]。
   a. 硬化剂经引流管注入。
   b. 患者 2 小时内每 15 分钟变换体位,尽量使硬化剂完全涂满胸腔。
   c. 重新打开 APD 引流管抽吸 24 小时。
   d. 如果 24 小时观察期间引流量少于 200ml 则可以拔出 APD 引流管。如引流量多于 200ml 可以进行第二次硬化剂注入。
10. 拔出引流管时将引流管远端剪断。这样可以使锁扣的缝线松开,引流管远端的猪尾状环松开。
11. 住院长期携带引流管的患者,可定期经连接管放液至 600ml 真空瓶。

结果

1. 显著的症状改善并防止积液复发,有赖于完全充分的引流和肺的复张[38,39]。
2. 70%~90% 的患者有效(特别是没有应用硬化剂的患者,引流失败超过 90%,积液可以在 APD 引流管拔出后 3 天复发)。

3. 与胸膜固定术相比，住院长期携带引流管的患者呼吸困难症状改善明显。远期胸腔积液复发较少（<15%），约 50% 的患者在 1 个月内自然会胸膜粘连固定。
4. 大多数伴有肺萎陷的患者引流后症状改善（呼吸困难减轻，运动耐量改善）。

并发症

1. 导管不起作用，如血凝块阻塞、导管扭结、错位。长期携带引流管的住院患者很少发生导管引流不畅，一般导管能保持放置到患者死亡（平均 115 天）。
2. 感染。
3. 出血。
4. 气胸：多达 30% 的胸腔引流患者胸腔内有气体进入，这很可能由胸腔负压导致，也与僵硬的肺复张不够快速有关。大多数病例胸腔内气体数天内消失[40]。
   a. 分隔：最常见的并发症，可能需要多管引流。有限的经验显示纤维溶解蛋白如链激酶、尿激酶能有效地治疗复杂和分隔的恶性胸腔积液，并且并发症低（参见“肺炎旁积液和积脓”）[41,42]。
5. 复张性肺水肿。不常发生，可减少引流量来减少其发生率（每小时少于 500ml）。

肺炎旁胸腔积液和积脓[8,9,11,13,43-48]

1. 肺炎患者的肺炎旁胸腔积液发生率高达的 57%。
2. 早期诊断和介入治疗能显著降低合并胸腔积液和积脓的发生率。

禁忌证

胸膜增厚和纤维胸，其限制了肺的复张和经皮穿刺引流的效果。

手术过程

放置 APD 引流管（见前文）。

术后处理

1. 卧床 2~4 小时。
2. 术后 1 小时每 15 分钟监测一次生命体征，后面 1 小时每 30 分钟一次，后每小时一次监测 2 小时。
3. 每天记录引流量。
4. 如果积液分隔，需要多管引流。

5. 引流管需要留置直到患者临床症状改善,引流量减少(<50ml/24 小时),此时抗生素可由静脉转为口服。

结果

70%~90% 的胸腔积液可经导管引流成功,一般引流 5~10 天。

并发症[49-61]

1. 导管功能障碍,如阻塞、扭结、移位。
2. 出血。
3. 气胸。
4. 分隔。这并非不常见,因为胸腔渗出物中含有纤维素。
5. 尽管应用纤维蛋白溶解剂可引流复杂或分隔积液,推荐尽量使用多管引流。
    a. 重组组织型纤维蛋白酶原激活剂(r-tPA)(依据引流腔的大小使用 2~6mg,稀释至 50~250ml,每天 1 次,1~3 天),链激酶(25 万单位盐水稀释至 100ml,每天 1 次,1~3 天),尿激酶(8 万单位每 8 小时 1 次,1~3 天)缓慢注入胸腔可使黏稠的积液容易引流。
    b. r-tPA 和尿激酶的优点是没有抗原性和相关发热,而约 25% 的患者应用链激酶后可有发热。
    c. 注入后关闭引流管以利于纤维蛋白溶解剂在胸腔内弥散分布,2 小时后开放引流管。
6. 尽管新近的随机对比临床试验[53]显示胸膜内注入纤维蛋白溶解剂对死亡率、手术率和住院时间没有明显影响,但多数文献显示纤维蛋白溶解剂对肺炎旁积液有帮助,而不建议应用于肺炎旁脓肿[62]。

肺脓肿[16, 63-65]

1. 通常发生于胸腔积液常规抽吸之后和厌氧菌感染。
2. 首选内科治疗(系统应用抗生素和体位引流)且大部分患者可治愈。

禁忌证

1. 无。
2. 儿童应注意鉴别坏死性肺炎导致的肺脓肿,坏死性肺炎导致的肺脓肿经皮抽吸后并发症发生率较高(如支气管瘘和顽固性气胸)。

操作过程

1. 患者体位。
    a. 患者体位是手术成功和安全的关键。经皮穿刺引流可经仰卧位、俯卧位或侧卧位，但始终要保持脓肿位于重力引流的低位，以避免脓液吸入正常的肺。

2. 经皮穿刺引流路径
   a. 理想的路径为套管针只经过病变的胸膜和肺进入脓肿。
   b. 避开正常的肺可防止发生支气管胸膜瘘和脓气胸。
3. 放置引流管
   a. 可应用套管针或 Seldinger 技术放置引流管。尽管应用一步法套管针引流比较省时，但应用 Seldinger 技术沿导丝放置引流管能更好地控制引流管并降低并发症的发生率。
   b. 采用 Seldinger 技术时，应用 18G 套管针经胸壁直接穿刺进入脓肿。经胸壁针刺抽吸可完全抽吸和引流脓液。所有脓肿可能都需要抽吸，其可达到诊断和有效治疗的双重效果。如果脓液抽吸不完全，可放置引流管。
   c. 先将软头 0.038 英寸导丝（Cook Bloomington，IN）经穿刺针插入脓肿，然后用扩张器扩张穿刺道至引流管需要的直径。
   d. 沿导丝插入引流管，抽吸脓液并锁定引流管尾端（猪尾状）。
   e. 应用皮肤固定贴（Hollister，Inc.，IL）或 Molnar 体外固定盘固定导管。
   f. 重复 CT 扫描确认导管位置和引流情况。如果脓腔分隔，需要插入另外的引流管。
   g. 术后行胸部平片保留导管位置以便随访对比。
   h. 引流管连接负压 20~30cm 水柱的负压引流系统，如 Pleurevac 引流系统。定期应用 5~15ml 生理盐水冲洗以使黏稠的脓液更容易引流。

术后处理

1. 术后卧床 2~4 小时。
2. 术后 1 小时每 15 分钟监测一次生命体征，后面 1 小时每 30 分钟一次，后每小时一次监测 2 小时。
3. 记录每天引流量。
4. 临床体征（体温、白细胞计数）改善和胸片显示脓肿完全引流后可拔出引流管。

结果

1. 放置引流管通常可治愈肺脓肿，并可使大部分患者避免手术。通常引流后临床和胸片快速改善（虽然发热、白细胞增多等败血症体征通常在 48 小时内显著改善，但仍需要完全引流平均 10~15 天）。

2. 下列情况可致脓肿引流失败
   a. 脓肿内含物黏稠和机化。
   b. 多腔型脓肿。
   c. 脓肿壁薄，不能塌陷。

并发症

1. 潜在的并发症包括出血、支气管胸膜瘘和脓胸。
2. 死亡率 <5%。经皮导管引流术有一定的并发症发生率和死亡率，尽管通常行引流术的患者较手术切除的患者病情更重，但其并发症发生率和死亡率仍低于外科手术。

（范勇 译　施海彬 校）

参考文献

1. Marchi E, Teixeira LR, Vargas FS. Management of malignancy-associated pleural effusion: current and future treatment strategies. *Am J Respir Med.* 2003;2:261–273.
2. Tan C, Sedrakyan A, Browne J, et al. The evidence on the effectiveness of management for malignant pleural effusion: a systematic review. *Eur J Cardiothorac Surg.* 2006;29:829–838.
3. West SD, Davies RJ, Lee YC. Pleurodesis for malignant pleural effusions: current controversies and variations in practices. *Curr Opin Pulm Med.* 2004;10:305–310.
4. Chen H, Brahmer J. Management of malignant pleural effusion. *Curr Oncol Rep.* 2008; 10:287–293.
5. Jantz MA, Antony VB. Pathophysiology of the pleura. *Respiration.* 2008;75:121–133.
6. Neragi-Miandoab S. Malignant pleural effusion, current and evolving approaches for its diagnosis and management. *Lung Cancer.* 2006;54:1–9.
7. Heffner JE, Klein JS. Recent advances in the diagnosis and management of malignant pleural effusions. *Mayo Clin Proc.* 2008;83:235–250.
8. Colice GL, Curtis A, Deslauriers J, et al. Medical and surgical treatment of parapneumonic effusions: an evidence-based guideline. *Chest.* 2000;118:1158–1171.
9. Barnes NP, Hull J, Thomson AH. Medical management of parapneumonic pleural disease. *Pediatr Pulmonol.* 2005;39:127–134.
10. Davies CW, Gleeson FV, Davies RJ. BTS guidelines for the management of pleural infection. *Thorax.* 2003;58(suppl 2):ii18–ii28.
11. Light RW. Parapneumonic effusions and empyema. *Proc Am Thorac Soc.* 2006;3:75–80.
12. Light RW. Useful tests on the pleural fluid in the management of patients with pleural effusions. *Curr Opin Pulm Med.* 1999;5:245–249.
13. Manuel Porcel J, Vives M, Esquerda A, et al. Usefulness of the British Thoracic Society and the American College of Chest Physicians guidelines in predicting pleural drainage of non-purulent parapneumonic effusions. *Respir Med.* 2006;100:933–937.
14. Jimenez Castro D, Diaz Nuevo G, Sueiro A, et al. Pleural fluid parameters identifying complicated parapneumonic effusions. *Respiration.* 2005;72:357–364.
15. Chan PC, Huang LM, Wu PS, et al. Clinical management and outcome of childhood lung abscess: a 16-year experience. *J Microbiol Immunol Infect.* 2005;38:183–188.
16. Wali SO, Shugaeri A, Samman YS, et al. Percutaneous drainage of pyogenic lung abscess. *Scand J Infect Dis.* 2002;34:673–679.
17. Herth F, Ernst A, Becker HD. Endoscopic drainage of lung abscesses: technique and outcome. *Chest.* 2005;127:1378–1381.
18. Boland GW, Lee MJ, Silverman S, et al. Interventional radiology of the pleural space. *Clin Radiol.* 1995;50:205–214.
19. Klein JS. Interventional techniques in the thorax. *Clin Chest Med.* 1999;20:805–826, ix.
20. van den Toorn LM, Schaap E, Surmont VF, et al. Management of recurrent malignant pleural effusions with a chronic indwelling pleural catheter. *Lung Cancer.* 2005; 50:123–127.
21. Pollak JS. Malignant pleural effusions: treatment with tunneled long-term drainage catheters. *Curr Opin Pulm Med.* 2002;8:302–307.
22. Pien GW, Gant MJ, Washam CL, et al. Use of an implantable pleural catheter for trapped

lung syndrome in patients with malignant pleural effusion. *Chest.* 2001;119:1641–1646.
23. Parulekar W, Di Primio G, Matzinger F, et al. Use of small-bore vs large-bore chest tubes for treatment of malignant pleural effusions. *Chest.* 2001;120:19–25.
24. Saffran L, Ost DE, Fein AM, et al. Outpatient pleurodesis of malignant pleural effusions using a small-bore pigtail catheter. *Chest.* 2000;118:417–421.
25. Putnam JB Jr, Walsh GL, Swisher SG, et al. Outpatient management of malignant pleural effusion by a chronic indwelling pleural catheter. *Ann Thorac Surg.* 2000;69:369–375.
26. Sioris T, Sihvo E, Salo J, et al. Long-term indwelling pleural catheter (PleurX) for malignant pleural effusion unsuitable for talc pleurodesis. *Eur J Surg Oncol.* 2009;35(5):546–551.
27. Goldberg MA, Mueller PR, Saini S, et al. Importance of daily rounds by the radiologist after interventional procedures of the abdomen and chest. *Radiology.* 1991;180:767–770.
28. Patz EF Jr, McAdams HP, Goodman PC, et al. Ambulatory sclerotherapy for malignant pleural effusions. *Radiology.* 1996;199:133–135.
29. Marchi E, Vargas FS, Teixeira LR, et al. Intrapleural low-dose silver nitrate elicits more pleural inflammation and less systemic inflammation than low-dose talc. *Chest.* 2005;128:1798–1804.
30. Paschoalini Mda S, Vargas FS, Marchi E, et al. Prospective randomized trial of silver nitrate vs talc slurry in pleurodesis for symptomatic malignant pleural effusions. *Chest.* 2005;128:684–689.
31. Putnam JB Jr, Light RW, Rodriguez RM, et al. A randomized comparison of indwelling pleural catheter and doxycycline pleurodesis in the management of malignant pleural effusions. *Cancer.* 1999;86:1992–1999.
32. Porcel JM, Salud A, Nabal M, et al. Rapid pleurodesis with doxycycline through a small-bore catheter for the treatment of metastatic malignant effusions. *Support Care Cancer.* 2006;14:475–478.
33. Dikensoy O, Light RW. Alternative widely available, inexpensive agents for pleurodesis. *Curr Opin Pulm Med.* 2005;11:340–344.
34. Ishida A, Miyazawa T, Miyazu Y, et al. Intrapleural cisplatin and OK432 therapy for malignant pleural effusion caused by non-small cell lung cancer. *Respirology.* 2006;11:90–97.
35. Haddad FJ, Younes RN, Gross JL, et al. Pleurodesis in patients with malignant pleural effusions: talc slurry or bleomycin? Results of a prospective randomized trial. *World J Surg.* 2004;28:749–753; discussion 753–744.
36. Stefani A, Natali P, Casali C, et al. Talc poudrage versus talc slurry in the treatment of malignant pleural effusion. A prospective comparative study. *Eur J Cardiothorac Surg.* 2006; 30:827–832.
37. Goodman A, Davies CW. Efficacy of short-term versus long-term chest tube drainage following talc slurry pleurodesis in patients with malignant pleural effusions: a randomised trial. *Lung Cancer.* 2006;54:51–55.
38. Yildirim H, Metintas M, Ak G, et al. Predictors of talc pleurodesis outcome in patients with malignant pleural effusions. *Lung Cancer* 2008;62(1):139–144.
39. Warren WH, Kim AW, Liptay MJ. Identification of clinical factors predicting Pleurx catheter removal in patients treated for malignant pleural effusion. *Eur J Cardiothorac Surg.* 2008;33:89–94.
40. Chang YC, Patz EF Jr, Goodman PC. Pneumothorax after small-bore catheter placement for malignant pleural effusions. *Am J Roentgenol.* 1996;166:1049–1051.
41. Davies CW, Traill ZC, Gleeson FV, et al. Intrapleural streptokinase in the management of malignant multiloculated pleural effusions. *Chest.* 1999;115:729–733.
42. Hsu LH, Soong TC, Feng AC, et al. Intrapleural urokinase for the treatment of loculated malignant pleural effusions and trapped lungs in medically inoperable cancer patients. *J Thorac Oncol.* 2006;1:460–467.
43. Porcel JM, Light RW. Diagnostic approach to pleural effusion in adults. *Am Fam Physician.* 2006;73:1211–1220.
44. Koegelenberg CF, Diaconi AH, Bolligeri CT. Parapneumonic pleural effusion and empyema. *Respiration.* 2008;75:241–250.
45. Sahn SA. Diagnosis and management of parapneumonic effusions and empyema. *Clin Infect Dis.* 2007;45:1480–1486.
46. Padman R, King KA, Iqbal S, et al. Parapneumonic effusion and empyema in children: retrospective review of the duPont experience. *Clin Pediatr (Phila).* 2007;46:518–522.
47. Lahti E, Peltola V, Virkki R, et al. Development of parapneumonic empyema in children. *Acta Paediatr.* 2007;96:1686–1692.
48. Chiu CY, Wong KS, Huang YC, et al. Echo-guided management of complicated parapneumonic effusion in children. *Pediatr Pulmonol.* 2006;41:1226–1232.
49. Skeete DA, Rutherford EJ, Schlidt SA, et al. Intrapleural tissue plasminogen activator for complicated pleural effusions. *J Trauma.* 2004;57:1178–1183.
50. Weinstein M, Restrepo R, Chait PG, et al. Effectiveness and safety of tissue plasminogen activator in the management of complicated parapneumonic effusions. *Pediatrics.* 2004;113:e182–e185.

51. Barbato A, Panizzolo C, Monciotti C, et al. Use of urokinase in childhood pleural empyema. *Pediatr Pulmonol.* 2003;35:50–55.
52. Misthos P, Sepsas E, Konstantinou M, et al. Early use of intrapleural fibrinolytics in the management of postpneumonic empyema. A prospective study. *Eur J Cardiothorac Surg.* 2005;28:599–603.
53. Maskell NA, Davies CW, Nunn AJ, et al. U.K. Controlled trial of intrapleural streptokinase for pleural infection. *N Engl J Med.* 2005;352:865–874.
54. Bouros D, Antoniou KM, Light RW. Intrapleural streptokinase for pleural infection. *BMJ.* 2006;332:133–134.
55. Tokuda Y, Matsushima D, Stein GH, et al. Intrapleural fibrinolytic agents for empyema and complicated parapneumonic effusions: a meta-analysis. *Chest.* 2006;129:783–790.
56. Sonnappa S, Cohen G, Owens CM, et al. Comparison of urokinase and video-assisted thoracoscopic surgery for treatment of childhood empyema. *Am J Respir Crit Care Med* 2006;174(2):221–227.
57. Gates RL, Hogan M, Weinstein S, et al. Drainage, fibrinolytics, or surgery: a comparison of treatment options in pediatric empyema. *J Pediatr Surg.* 2004;39:1638–1642.
58. Bouros D, Schiza S, Patsourakis G, et al. Intrapleural streptokinase versus urokinase in the treatment of complicated parapneumonic effusions: a prospective, double-blind study. *Am J Respir Crit Care Med.* 1997;155:291–295.
59. Tuncozgur B, Ustunsoy H, Sivrikoz MC, et al. Intrapleural urokinase in the management of parapneumonic empyema: a randomised controlled trial. *Int J Clin Pract.* 2001;55:658–660.
60. Diacon AH, Theron J, Schuurmans MM, et al. Intrapleural streptokinase for empyema and complicated parapneumonic effusions. *Am J Respir Crit Care Med.* 2004;170:49–53.
61. Cameron R. Intra-pleural fibrinolytic therapy vs. conservative management in the treatment of parapneumonic effusions and empyema. *Cochrane Database Syst Rev.* 2000;CD002312.
62. Cameron R, Davies HR. Intra-pleural fibrinolytic therapy versus conservative management in the treatment of adult parapneumonic effusions and empyema. *Cochrane Database Syst Rev.* 2008;CD002312.
63. Hoffer FA, Bloom DA, Colin AA, et al. Lung abscess versus necrotizing pneumonia: implications for interventional therapy. *Pediatr Radiol.* 1999;29:87–91.
64. Klein JS, Schultz S, Heffner JE. Interventional radiology of the chest: image-guided percutaneous drainage of pleural effusions, lung abscess, and pneumothorax. *Am J Roentgenol.* 1995;164:581–588.
65. Erasmus JJ, McAdams HP, Rossi S, et al. Percutaneous management of intrapulmonary air and fluid collections. *Radiol Clin N Am.* 2000;38:385–393.

肺部肿瘤的射频消融

引言

肺部的射频消融术（RFA）最早在 2000 年应用于中央型肺癌，并证实其可行性和有效性[1]。消融术常用于原发性或转移性肺部肿瘤，并可减轻胸壁肿瘤患者的疼痛。

射频消融术（RFA）是利用组织内振荡的离子摩擦发热提供能量治疗肿瘤。加热 50℃以上超过 5 分钟细胞发生凝固性坏死。治疗作用的射频消融将组织加热至 60~100℃。因为此技术依赖组织的热传导，

RFA 的针和针齿温度更高。

肺癌

在美国,原发性肺癌位于癌症致死的首位,其中非小细胞肺癌(NSCLC)占 85%,小细胞肺癌占 15%。小细胞肺癌恶性度更高,且此类患者多有广泛的淋巴结侵犯和远处转移。通常此类特征限制了小细胞肺癌的根治性切除,仅有的治疗方法为系统化疗和放疗。另外,NSCLC 患者较早应用局部治疗,如手术和消融治疗。目前,早期肺癌首选手术治疗,非手术治疗者选择消融治疗。其他 NSCLC 射频治疗的适应证包括:①补救治疗(化疗、放疗或手术效果不佳或无效);②合并其他稳定期疾病的单发肿瘤患者。

射频消融治疗肺部转移瘤仍有争论。回顾性研究证实,转移瘤手术切除后局部转移病变的治疗生存率显著提高,并与肿瘤完全切除(RO resection)手术相当[2]。尽管很少有长期随访的结果报道,使射频消融应用受限,但射频消融仍是非手术患者的一种选择。

适应证

活检证实的恶性肿瘤

1. 早期原发性肺癌
    a. 不能手术或拒绝手术者。
        (1)肺功能储备不良(见“术前准备”)。
    b. 肿瘤复发:手术、放疗或化疗后。
2. 有绝对或相对手术禁忌证的局部转移病变。
    a. 不能手术或拒绝手术者。
        (1)肺功能储备不良。
    b. 解剖学限制:手术瘢痕(粘连)限制再次手术切除。
    c. 化疗后大部分转移病变好转但留有单个病灶不敏感。
3. 补救治疗
    a. 前期放疗:放疗区域的局部复发。
    b. 前期手术:手术区域的局部复发。
    c. 减轻症状:通常用于疼痛。

禁忌证

绝对禁忌证

1. 未纠正的凝血障碍。
    a. 未纠正的化验结果异常
        (1)国际标准化比值 >1.5。

(2)血小板计数低于50 000/ml。

b. 未控制的血友病、血管性血友病等。

2. 菌血症或活动性感染。

切除后组织坏死灶可能成为感染灶引起脓肿形成。

相对禁忌证

1. 肿瘤靠近重要器官

a. 纵隔、大血管(主动脉、肺动脉主干)、食管、胸壁。

b. 此项技术作为相对适应证是因为分离技术(见后述)可以在肿瘤和重要器官结构之间制造一个缓冲区域。

2. 相邻血管直径大于3mm

a. 虽非绝对禁忌证,研究显示此类血管可形成“散热片效应”,对肿瘤的热治疗产生较大影响[3]。

术前准备

1. 病史和体征

a. 出血体质病史。

b. 心肺功能障碍可影响镇静方式的选择。

(1)肺功能障碍为肺部手术切除的禁忌证。

(a)射频消融治疗后检查肺功能会明显影受响[4]。

(2)射频消融可用于全肺切除术后的对侧肺[5]。

c. 心脏起搏器和金属移植物。

(1)尽管有报道心脏起搏器患者可进行射频消融治疗(主要集中在肝脏肿瘤的射频消融),但仍然要考虑肺部肿瘤的射频消融治疗可使起搏器失效[6,7]。

(2)有报道推荐射频电极至少距起搏器导线5cm以上[8]。

(3)射频治疗时较小的金属移植物可与射频电极之间形成导电回路使移植物发热。

2. 多学科治疗

原发性或转移性肿瘤的治疗最好经多学科团队充分讨论后进行治疗。

3. 术前活检

a. 治疗的病变需经活检证实。

(1)部分医师推荐先期单独进行活检。

(a)活检发现可能改变治疗方案。

(b)活检后的出血可能影响病变组织的治疗并降低疗效。活检和治疗间有一定间隔可缓解活检导致的问题。

4. 术前影像和导向方法的选择
   a. 术前 CT 或 PET/CT 可进行疾病分期、针道设计并作为随访基线。
   b. 导向方法
      (1) CT:大部分射频消融应用 CT 导向。
      (2) 超声:对肺部周围病变和胸壁肿块的治疗有帮助。
      (3) CT 透视:在置入射频电极的过程中可进行实时导向。
5. 影响射频治疗疗效的因素
   a. 肿瘤大于 3cm。
      (1) 原发肿瘤:3cm 以下的肿瘤治疗后肿瘤完全坏死和局部无进展生存率较高[9,10]。
      (2) 转移癌:3cm 以下的转移瘤治疗后总体生存率提高[11]。
   b. 邻近大血管可产生热沉积效应而影响疗效。

操作过程

1. 麻醉
   a. 可以应用中度麻醉或全身麻醉加上局部麻醉。
      (1) 全身麻醉的优点
         (a) 气道控制。
         (b) 控制通气(呼吸频率和潮气量)有助于穿刺病变。
         (c) 限制患者运动。
2. 患者体位。
   a. 接地电极板放置。
      (1) 分散放置的电极板应放置在事先准备好的区域,与靶位等距。特别注意电极贴牢固以减少手术前或手术中烧伤皮肤的危险。
   b. 填充剂
      (1) 对于接地电极板区域有神经血管束的病例尤其重要。
         (a) 有因患者体位不良造成支气管树损伤的报道。
3. 抗生素
   a. 可以术前 1 小时给药,以覆盖皮肤菌群。
      (1) 现无研究推荐应用抗生素。然而,RFA 造成的坏死组织可成为感染滋生灶。
4. 定位和穿刺点(与肺活检相似)
   a. 穿刺轨迹需要
      (1) 限制穿过叶间裂的次数。
      (2) 避开肺大泡和囊肿。
      (3) 避开纵隔和大血管。
   b. 在美国主要应用的三种 RFA 设备

(1) LeVeen 电极系统(Boston Scientific, Watertown, MA)。

(2) StarBurst 设备(AngioDynamics, Queensbury, NY)。

(3) Cool-tip BY 消融系统(Covidien.Boulder, CO)。

c. 产品间设置不同:熟悉各个系统的消融、定位方式,根据病变大小选择电极系统。哪个系统更好尚有争论。

d. 尽管各种电极的特性不同,但肿瘤的最大治疗直径为 3cm,加上肿瘤边缘 1cm 的消融。

5. 电极位置

a. 理想的电极位置为消融后区域完全覆盖肿瘤(图 54.1)。

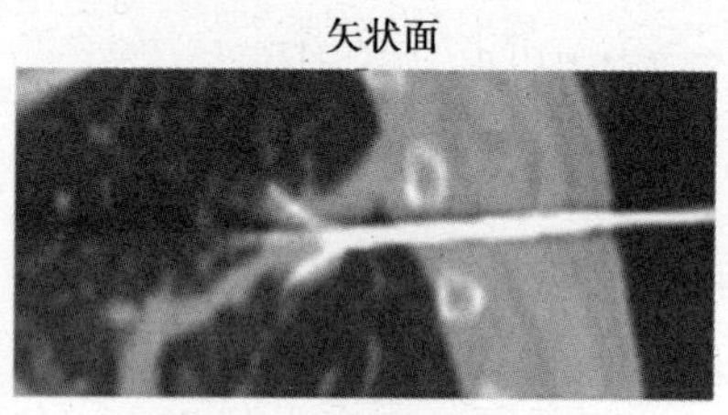

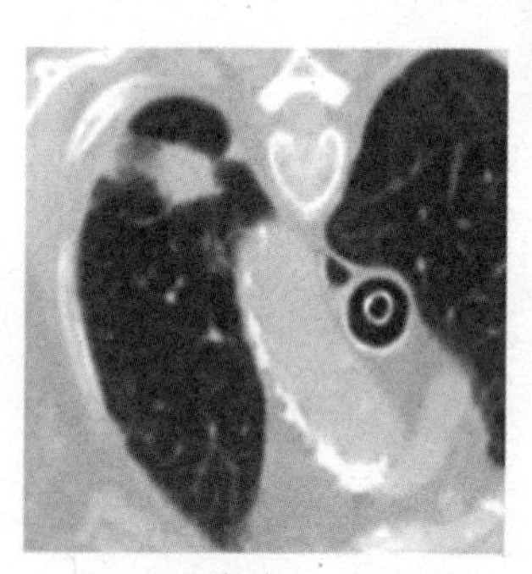

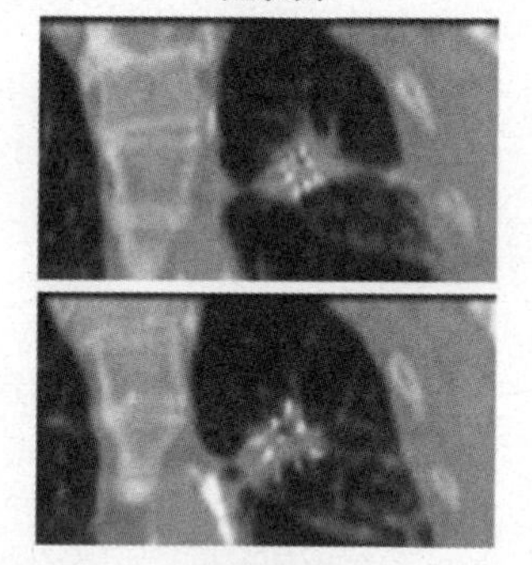

图 54.1　多齿电极展开覆盖整个肿瘤行射频消融,这对确保多重平面覆盖肿瘤非常重要

(1) 与手术相似,理想的消融区域为覆盖超过肿瘤边缘 1cm。

(2) 消融后即时影像表现为毛玻璃样变(GGO)。毛玻璃样变表示完全消融。

(a) 有研究提示,毛玻璃样面积达到原来面积的 4 倍可确定完全切除[12]。

(b) 另一项研究提示,完全消融时毛玻璃样面积至少要超出肿瘤边缘 5mm[13]。

6. 肺组织消融

a. 与肝脏相比,肺实质导热和导电性较差。

b. 电极能量通常从小瓦数（~35 W）开始，然后逐渐增加。

c. 与肝脏相比，肺组织的消融次数和通电时间可能较长。

7. 其他技术

a. 重叠电极

可用多个电极重叠或一个电极重复消融超过 3cm 的肿瘤。

（a）可增加气胸的风险。

b. 分离技术

对近胸膜和纵隔旁病变，可进行人工气胸使病变与上述结构分离[14]。

8. 影像应用

常规应用 3D 重建有助于电极的准确定位。

术后处理

1. 即时术后处理

a. 术后 CT 评估消融区域、潜在周围组织损伤并检查有无肺出血和气胸。如果有大量气胸，可在穿刺套管拔出前进行抽吸。

b. 虽然有其他并存疾病的患者可能需要留院观察至第二天，一般手术可在当天观察后离院。

c. 术后即时和术后 2 小时需进行胸部平片。如果患者有症状，应及时检查。

d. 留院处理

（1）疼痛处理：通常应用盐酸羟考酮和对乙酰氨基酚片剂镇痛，一般第二天镇痛效果明显改善。大多数患者在出院前应用非处方镇痛剂可使疼痛消失或仅有轻度疼痛。

（2）出院前拍摄胸部 X 线片可评估是否存在迟发性气胸或其他并发症。

e. 胸腔引流管：对扩大的气胸或复发的气胸（抽吸后复发）需要置管引流。

（1）大多数有症状的气胸需要置管引流。

（2）大多数引流管可在术后第二天拔除。

2. 影像学随访

a. CT

（1）通常在 1~3 个月时行 CT 检查并作为基线，以后每 3 个月行 CT 检查观察肿瘤是否复发[15]。

（2）正常表现：肿瘤治疗后周边的毛玻璃样改变 2~3 个月消散。

（3）异常表现：进展

（a）与基线对照出现新的或不规则增强。

（b）一项动物实验表明，前后 CT 对照 CT 值增加 10HU 以上表示消融后肿瘤残余[16]。

b. MRI：对肺部显示不良，所以不常用于随访。

c. PET（图 54.2）

（1）正常表现：可见肿瘤治疗后区域 FDG 均匀摄取，周围炎性组织，此表现可持续至治疗后数月[17]。

（2）异常表现

（a）最大标准化摄取值（SUN）超过 3.0 时值得质疑。

（b）一项研究显示，射频消融治疗后 3~9 个月 SUV_{max} 摄取截断值达到 1.5 时提示复发的敏感度为 77.8%，特异度为 85.7%~90.5%[18]。

（c）系列影像显示标准化摄取值持续增长。

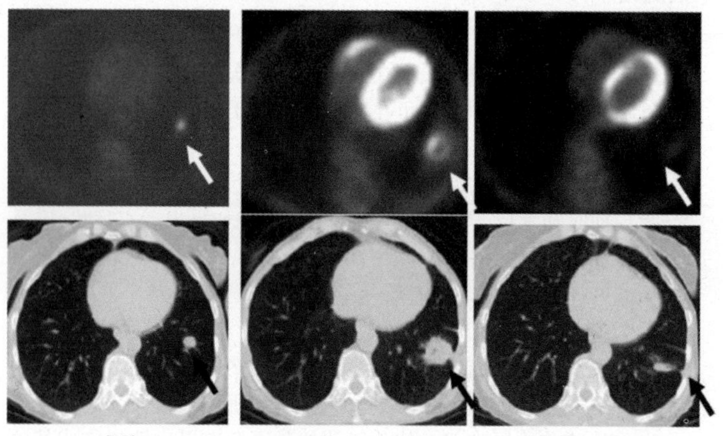

图 54.2　射频治疗后 PET 和 CT 随访。术前显示肺实质内 FDG 摄取热区。治疗后 4.5 个月显示病变区域增大，周围组织炎性改变，FDG 摄取呈光滑、环状的 FDG 摄取热区，与预期的表现相同。治疗后 40 个月，肿瘤区域无明显 FDG 摄取，病变较术前缩小。术后连续随访需要观察病变区域扩大或 FDG 摄取变化和增加

结果

1. 原发性肺部肿瘤的治疗

a. RAPTURE 试验（肺部肿瘤射频治疗疗效评估）：前瞻性多中心临床治疗试验[19]显示非小细胞肺癌的 1 年生存率为 92%，2 年为 73%（肿瘤直径小于 3.5cm）。

b. Simon 等[20]：（非小细胞肺癌治疗后）5 年随访，1 年总体生存率为

78%，5 年为 27%（肿瘤直径小于 3.0cm）。

c. de Baere 等[21]：治疗肿瘤直径小于 4.0cm、肿瘤总数等于或少于 5 个的患者随访 18 个月，总体生存率为 76%。

2. 转移性肺部肿瘤的治疗
   a. RAPTURE[19]：结肠癌肺转移，1 年生存率为 93%，2 年为 67%。
   b. Simon 等[20]：结肠癌肺转移，1 年总体生存率 87%，5 年为 57%。
   c. de Baere 等[21]：治疗肿瘤直径小于 4.0cm、肿瘤总数等于或少于 5 个的患者随访 18 个月，总体生存率为 71%。

并发症及处理

1. 气胸
   a. 最新的研究显示气胸的发生率为 9%~13%[22]，3.5% 需要置管引流[23]。
   b. 大量的研究报道气胸的发生率：
      （1）RAPTURE[19]：19.7%。
      （2）Simon 等[20]：28.4%。
      （3）de Baere 等[21]：54%。
   c. 胸片显示气胸吸收 2~3 周后方可进行空中旅行[24]。
2. 咯血
   a. 3% 的病例可有中等量咯血[25]。
   b. 射频消融后可见血痰，一般自行消失。
3. 神经疾病
   a. 靠近胸膜的肿瘤治疗后可出现感觉异常和胸膜疼痛。
      通常随时间自行消失，可使用抗癫痫药物如普瑞巴林或加巴喷丁。
   b. 有报道纵隔旁肿瘤治疗导致膈神经损伤[26]。
      通常自愈，但最好避免损伤。
   c. 支气管树损伤：通常因为患者体位不当导致[27]。
4. 疼痛
   治疗当晚可用止痛药缓解不同程度的疼痛。
5. 其他。
   a. 发热。
   b. 感染 / 脓肿，空洞内真菌感染。
   c. 支气管胸膜瘘。

其他消融技术

1. 微波消融
   a. 为正在临床使用的新技术
      （1）早期生存率的研究预期：对治疗小于或大于 3cm 的肿瘤生存

率可能无显著差异[28]。

(2)可能增加肿瘤内治疗温度和消融体积(动物模型)[29]。

b. 此项技术的有效性和安全性需要更多的研究。

2. 冷冻消融技术

a. 冷冻探针的置入技术与微波探针和射频电极的置入技术相似。

b. 通常根据肿瘤和周围组织设定冷冻循环和循环次数。根据经验和可视化冰球范围评估消融范围。

(1)根据肿瘤大小和周围组织确定冷冻次数[30]。

(2)另一组研究显示该技术虽然可行,治疗期间 CT 显示的冰球范围可能并不能真实反映病变的凝固性坏死范围[31]。

c. 对此项技术的进一步研究需要更多的数据。

早期的临床资料显示其预期的成功,可以治疗邻近纵隔结构的肿瘤和转移瘤[32]。

(范勇 译 施海彬 校)

参考文献

1. Dupuy DE, Zagoria RJ, Akerley W, et al. Percutaneous radiofrequency ablation of malignancies in the lung. *Am J Roentgenol.* 2000;174:57–59.
2. Pastorino U, Buyse M, Friedel G, et al. Long-term results of lung metastasectomy: prognostic analyses based on 5206 cases. *J Thorac Cardiovasc Surg.* 1997;113:37–49.
3. Steinke K, Haghighi KS, Wulf S, et al. Effect of vessel diameter on the creation of ovine lung radiofrequency lesions in vivo: preliminary results. *J Surg Res.* 2005;124:85–91.
4. Ambrogi MC, Lucchi M, Dini P, et al. Percutaneous radiofrequency ablation of lung tumours: results in the mid-term. *Eur J Cardiothorac Surg.* 2006;30:177–183.
5. Ambrogi MC, Fannuchi O, Lencioni R, et al. Pulmonary radiofrequency ablation in a single lung patient. *Thorax.* 2006;61:828, 829.
6. Hayes DL, Charboneau JW, Lewis BD et al. Radiofrequency treatment of hepatic neoplasms in patients with permanent pacemakers. *Mayo Clin Proc.* 2001;76:950–952.
7. Donohoo JH, Anderson MT, Mayo-Smith WW. Pacemaker reprogramming after radiofrequency ablation of a lung neoplasm. *Am J Roentgenol.* 2007;189:890–892.
8. Tong NY, Ru HJ, Ling HY et al. Extracardiac radiofrequency ablation interferes with pacemaker function but does not damage the device. *Anesthesiology.* 2004;100:1041.
9. Akeboshi M, Yamakado K, Nakatsuka A, et al. Percutaneous radiofrequency ablation of lung neoplasms: initial therapeutic response. *J Vasc Interv Radiol.* 2004;15:463–470.
10. Simon CJ, Dupuy DE, DiPetrillo TA, et al. Pulmonary radiofrequency ablation: long term safety and efficacy in 153 patients. *Radiology.* 2007;243:268–275.
11. Yan TD, King J, Sjarif A, et al. Percutaneous radiofrequency ablation of pulmonary metastasis from colorectal carcinoma: prognostic determinants for survival. *Ann Surg Oncol.* 2006;13:1529–1537.
12. de Baere T, Palussiere J, Auperin A, et al. Midterm local efficacy and survival after radiofrequency ablation of lung tumors with minimum follow-up of 1 year: prospective evaluation. *Radiology.* 2006;240:587–596.
13. Anderson EM, Lees WR, Gillams AR. Early indicators of treatment success after percutaneous radiofrequency of pulmonary tumors. *Cardiovasc Intervent Radiol.* 2009;32:478–483.
14. Lee EW, Suh RD, Zeidler MR, et al. Radiofrequency ablation of subpleural lung malignancy: reduced pain using an artificially created pneumothorax. *Cardiovasc Intervent Radiol.* 2009;32:833–836.
15. Rose SC, Dupuy DE, Gervais DA, et al. Research reporting standards for percutaneous thermal ablation of lung neoplasms. *J Vasc Radiol.* 2009;20:S474–S485.
16. Goldberg SN, Gazelle GS, Compton CC, et al. Radio-frequency tissue ablation of VX2 tumor nodules in the rabbit lung. *Acad Radiol.* 1996;3:929–935.
17. Kang S, Luo R, Liao W, et al. Single group study to evaluate the feasibility and complications of radiofrequency ablation and usefulness of post treatment positron emission tomography

in lung tumours. *World J Surg Oncol.* 2004;2:30–35.
18. Higaki F, Okumura Y, Sato S, et al. Preliminary retrospective investigation of FDG-PET/CT timing in follow-up of ablated lung tumor. *Ann Nucl Med.* 2008;22:157–163.
19. Lencioni R, Crocetti, Cioni R, et al. Response to radiofrequency ablation of pulmonary tumours: a prospective, intention-to-treat, multicentre clinical trial (the RAPTURE study). *Lancet Oncol.* 2008;9:621–628.
20. Simon CJ, Dupuy DE, DiPetrillo TA, et al. Pulmonary radiofrequency ablation: long term safety and efficacy in 153 patients. *Radiology.* 2007;243:268–275.
21. de Baere T, Palussiere J, Auperin A, et al. Midterm local efficacy and survival after radiofrequency ablation of lung tumors with minimum follow-up of 1 year: prospective evaluation. *Radiology.* 2006;240:587–596.
22. Belfiore G, Moggio G, Tedeschi E, et al. CT-guided radiofrequency ablation: a potential complementary therapy for patients with unresectable primary lung cancer—a preliminary report of 33 patients. *Am J Roentgenol.* 2004;183:1003–1011.
23. Okuma T, Matsuoka T, Yamamoto A, et al. Frequency and risk factors of various complications after computed tomography-guided radiofrequency ablation of lung tumors. *Cardiovasc Intervent Radiol.* 2008;31:122–130.
24. Medical guidelines for air travel. Aerospace Medical Association, Air Transport Medicine Committee, Alexandria, Va. *Aviat Space Environ Med.* 1996;67:B1–B16.
25. Suh RD, Wallace AB, Sheehan RE, et al. Unresectable pulmonary malignancies: CT-guided percutaneous radiofrequency ablation—preliminary results. *Radiology.* 2003;229:821–829.
26. Thornton RH, Solomon SB, Dupuy DE, et al. Phrenic nerve injury resulting from percutaneous ablation of lung malignancy. *Am J Roentgenol.* 2008;191:565–568.
27. Pillai AK, Ferral H, Desai S, et al. Brachial plexus injury related to patient positioning. *J Vasc Interv Radiol.* 2007;18:833–834.
28. Wolf FJ, Grand DJ, Machan JT, et al. Microwave ablation of lung malignancies: effectiveness, CT findings, and safety in 50 patients. *Radiology.* 2008;247:871–879.
29. Vogl TJ, Naguib NN, Lehnert T, et al. Radiofrequency, microwave and laser ablation of pulmonary neoplasms: clinical studies and technical considerations—review article. *Eur J Radiol.* 2009. In press.
30. Wang H, Littrup PJ, Duan Y, et al. Thoracic masses treated with percutaneous cryotherapy: initial experience with more than 200 procedures. *Radiology.* 2005;235:289–298.
31. Permpongkosol S, Nicol TL, Link RE, et al. Differences in ablation size in porcine kidney, liver, and lung after cryoablation using the same ablation protocol. *Am J Roentgenol.* 2007;188:1028–1032.
32. Kawamura M, Izumi Y, Tsukada N, et al. Percutaneous cryoablation of small pulmonary malignant tumors under computed tomographic guidance with local anesthesia for nonsurgical candidates. *J Thorac Cardiovasc Surg.* 2006;131:1007–1013.

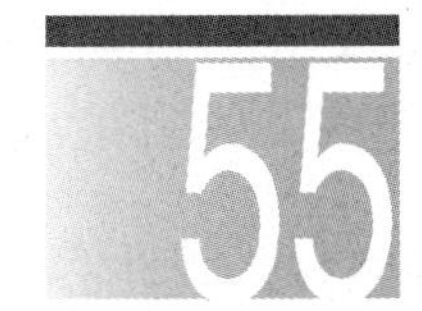

55 气道支架

气道狭窄的治疗方法包括手术、球囊扩张、激光治疗或者支架植入等[1-7]。管状硅胶支架已经应用一段时间，但目前自膨式金属支架在气道中的应用更为广泛。在许多情况下，自膨式金属支架较其他治疗方法更有优势：它可以快速而有效地开放狭窄的气道，从而极大地缓解患者症状。金属支架具有较好的耐受性，患者在支架放置后较短的时间内即可适应。自膨式支架的释放可以通过较为柔软的输送系统而不需要僵硬的支气管镜。支架在未释放时呈压缩状态,因此可以用较小口径的输送系统。通过导丝,将支架释放到支气管的二级分支可以像在气管及主支气管内释放支架一样容易。

硅胶支架因壁较厚,会导致其附着部位的气道内径减小;另外硅胶支架易于移位,并且会干扰纤毛系统的功能,导致支架内易于被黏稠的分泌物堵塞。而金属裸支架壁较薄,与气管壁贴合好,容易上皮化,防止支架移位并可能保持纤毛的正常功能。一旦自膨式支架嵌入气道壁就很难被取出[6]。取出支架会引起气道的损伤,除了在婴幼儿中有被成功取出的报道外,其通常会被永久放置[3]。一种新型的可回收的覆膜自膨式金属支架已获得应用(Alveous Sent, Charlotte, NC)。我们的经验表明,回收这种支架并不容易[8]。也有一些学者在支架回收方面有更多的成功案例,但显而易见回收裸支架与回收覆膜支架相比更难且易导致损伤。

端端吻合治疗气道狭窄的手术,要求患者有足够长的可利用气道,且患者能耐受手术。支架植入不受这些条件的限制,并且可使患者免于手术创伤。尽管腔内激光消融术可以用来成功地治疗小的气道突出性病变,但是不能有效地处理环形病变、长段的瘢痕或外压导致的气道狭窄。自膨式金属支架均可用于这些病变的治疗。

随着越来越多的使用这些支架经验的积累,并发症的发生率越来越高,尤其是良性病变的患者。支架植入应该只在这些患者无更好的治疗方法的情况下应用,其应用价值不应被高估[6]。在 2005 年 7 月 29 日,FDA 呼吁重新评估金属支架在气管良性病变的应用[9]。强烈建议读者查阅本章结尾附录中该项呼吁的原文内容。

本章注意到自膨式金属支架的释放者通常是介入放射科医师。在我们医院气道支架操作是在全身麻醉下介入手术室内完成的。支气管镜通常由呼吸科医师操作,因此整个操作是由呼吸科、介入科及麻醉科三个科室协作完成的。这是一个新的领域,因此在其他医疗机构中也有一些与我们不同的成功的、先进的操作方法。在全身麻醉时,我们通常采用气管插管或者喉罩(面罩),但并不是所有的中心均采用全身麻醉,有的医疗机构是在清醒镇静的情况下释放支架。

适应证

1. 自膨式金属支架已成功应用于治疗由良性或恶性病变导致严重症状的,且无法耐受其他治疗方法的患者[4,5]。治疗的决定主要是根据患者症状的严重程度。狭窄可能是由以下原因导致:(a)气道腔内病变;(b)气道本身的病变(壁内病变);(c)外压导致的狭窄。
2. 良性病变肺移植术后吻合口狭窄、插管导致的腔内狭窄、肺部感染导致的狭窄、气管支气管炎、复发性软骨炎、韦格肉芽肿、获得性免疫缺陷综合征、良性纵隔肿块或纤维化外导致的狭窄和慢性阻塞性肺疾病导致的气道塌陷。

3. 对于由恶性病变导致的气道狭窄的患者,支架植入仅用来短期内缓解患者症状。恶性梗阻性病变有原发性、转移性肿瘤或者淋巴结受侵犯导致。
4. 不论肿瘤的类型,只要在狭窄或者阻塞段以远有明显的末梢气道,均可行支架治疗。

禁忌证

1. 高位气道的狭窄,放置支架后支架上端会累及声带。
2. 气道存在活动性炎症。
3. 缺乏一个明显的远端锚定点。

操作前准备

1. 肺功能测定:这有助于评估患者的病情,并且可以评估患者治疗预后[10]。
2. 薄层 CT 扫描:该检查前需要制订吸气相及呼气相精细的扫描方案,并且在最大肺活量的情况下确定最狭窄的部位。对气道的三维 CT 重建可以很好地描述病变的特征并且可以为支架的选择提供依据。动态的变化可以凸显气道软化导致的气道塌陷以及狭窄段远端局限性或弥漫性的肺气肿[2]。
3. 在患者清醒、正常呼吸的情况下行支气管镜检查:支架植入时患者处于全身麻醉、正压通气的情况下,此时的支气管镜检查往往会低估病变的程度。
4. 治疗呼吸道炎症。
5. 凝血功能检查。
6. 复习之前的检查。
7. 初步选择支架的类型、直径和长度。
8. 与其他两个科室协调,麻醉科通常负责患者围操作期的医学管理。

解剖

重要的气管支气管解剖如图 55.1.

1. 通常,男性的气道构造大于女性,每个患者会有所不同。随着年龄的增大,气道直径会有轻度的扩大。
2. 主支气管长 110~120mm,从喉部延伸,上端平颈 6 椎体水平,下端平胸 5 椎体水平。典型的男性和女性的主支气管的直径,在冠状面为 19.5mm 和 16.5mm;在矢状面上为 20.5mm 和 17.0mm。
3. 右主支气管长约 25mm,约为左侧长度的一半,直径约 15mm。

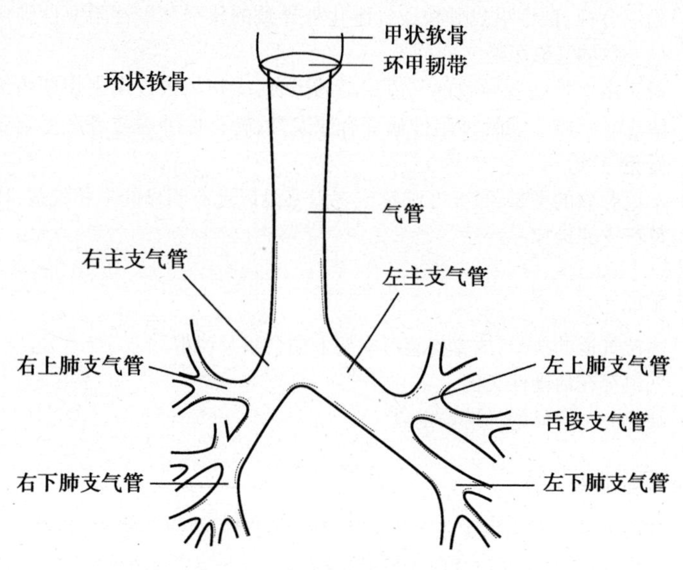

图 55.1 为气道的主要解剖结构

4. 左主支气管长约 50mm，直径约 13mm。
5. 主要的气管分支直径在 6~12mm。

支架类型

现在有越来越多的球囊扩张式、自膨式及覆膜支架可供选择。但没有任何支架是最理想的，也没有万能的支架。支架应该有适宜的长度及直径，易于在透视下观察，容易定位，容易准确释放，耐受性好，可抗变形或断裂，不干扰纤毛运动和分泌物清除。一般来讲，覆膜支架适用于有气道瘘的情况，尽管与裸支架相比容易移位。

操作过程

1. 支架植入在透视床上进行，通常在全身麻醉下采用直径 8.0~8.5mm 的气管内插管。这样可以提供最佳的气道操作及可控的通气空间，这对患者及操作者都是安全和方便的。在这样的条件下，可以更好地做到准确的支架植入。另外，也可采用喉罩进行气道管理，这有利于在气管内释放支架。也有医师在患者清醒镇静的状态下进行支架植入。
2. 纤维支气管镜通过一个同轴直角接头直接进入气管，也可进行气管插管。这样可以提供良好的气密性，并可以同时行纤维支气管镜检查和通气。通常选择小号的成人纤维支气管镜。如果需要活检可采用大号的纤维支气管镜，因为后者能够提供良好的视野，并且可以提供活检所需的设备通道,但是如要通过小的气管插管反而不方便。

3. 纤维支气管镜用来观察病灶的性质和范围。患者于全身麻醉通气的情况下,此时的病变的外观不同于并且似乎轻于自主呼吸正常状态时所见。病灶的长度可以通过移动纤维支气管镜来测量。测量结果可与术前的 CT 检查进行校正。
4. 通过联合应用纤维支气管镜及透视,在显示屏上标记隆突、声带、病灶的上下极。这需要患者和检查床保持不动。我们尚未使用过造影剂勾勒气道的解剖,因为造影剂会使得透视下对金属支架的显示变得很困难。
5. 对于邻近声门的高位的气管支架植入,可以切掉气管插管远端的斜面及远端的球囊部分从而使支架容易植入。对于这类患者,通气是在没有球囊固定的情况下进行。
6. 选择合适的支架
   a. 对于气管病变,我们使用自膨式的 Wallsent(Boston Scientific, Natick, MA, USA)支架,该支架适用于直径较大且有一定长度的病变。其拥有一定的弹性,耐受性好,拥有良好的径向支撑力,且尚未有导致穿孔的报道。避免使用 Gianturco 的 Z 形支架(Cook, Inc, Bloomington, IN, USA),该支架已有导致致命性的邻近血管穿孔的报道,且易产生机械切割,易嵌入肉芽及肿瘤组织内。Wallstent 支架释放时长度回缩 40%,所以准确的释放可能比较困难。对于邻近声门的高位的气道病变,准确的定位很重要。我们曾同轴放置两枚同样长度的 Wallstent 支架:采用第一枚支架进行准确的远端定位,采用第二枚支架定位近端。当第二枚支架的远端距第一枚支架的远端为 xcm 时,其近端距第一枚支架的近端也应为 xcm,如图 55.2 所示。有些术者采用镍钛合金的 Ultraflex 支架,我们没有使用过该类支架。我们避免使用镍钛合金的支架,是因为根据文献报道以及我们对一些患者的观察,该类支架有断裂的可能。
   b. 对于支气管病变,我们过去使用球囊扩张的 Palmaz 支架(Cordis, NewBrunseick, NJ, USA),该类支架有各种短的尺寸,透视下成像好,释放准确,可在气道内完美适应后再行扩张。然而,我们有 3 例患者使用后该支架出现了皱褶和变形,因此我们在支气管中不再使用该支架[11]。文献也有类似报道。我们现在在支气管中使用 Wallstents 支架,尽管这种支架释放时的回缩增加了准确定位的难度。

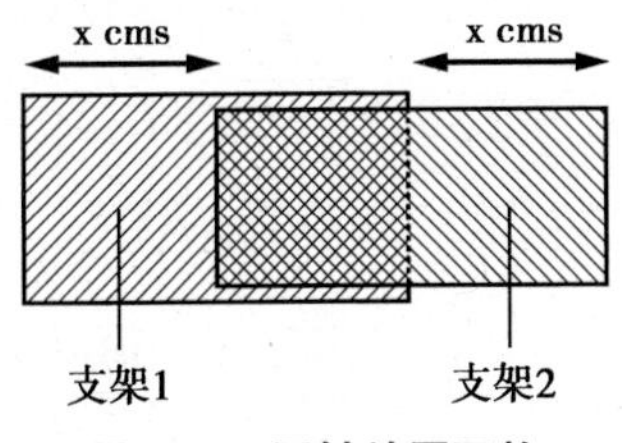

图 55.2 同轴放置两枚同样长度的支架

c. 对于支架越过上叶支气管的病例，我们曾使用 Symphony 支架（Boston Scientific）。该支架为自膨式，网眼构造，在所有可用的支架中其网眼间隙是最大的。我们使用该支架获得了良好效果，虽然该支架已不再生产，但提示了支架应增大网眼间隙的方向。然而该支架使用的是镍钛合金，就像其他类型的镍钛合金支架一样易于断裂，尤其是应用于呼吸时直径变化较大的气道。

7. 移去纤维支气管镜后，选择的支架通过导丝释放，或者采用小号的纤维支气管镜来监视支架的近端，而在透视下监视支架的远端。支架释放后透视观察支架的位置。如果支架未完全张开，可通过留置的导丝引入 PTA 球囊导管进行扩张。球囊扩时可能需要较高的气压，甚至球囊爆破压。通过注入稀释的造影剂充盈球囊，以防球囊破裂后高渗的造影剂进入肺内引发肺水肿。我们使用带有压力表的机械泵。扩张时需快速以尽量减小对气道内气体进出的干扰。
8. 支气管镜用来确定准确的释放，同时可以吸出血液或分泌物。
9. 病变累及隆突或者主支气管分叉部位时，支架植入存在特殊性。我们尝试（图 55.3）在隆突附近释放支架，试图避免覆盖其支气管的起始处。应用于这种部位的 Y 形支架正在研制中[12]。

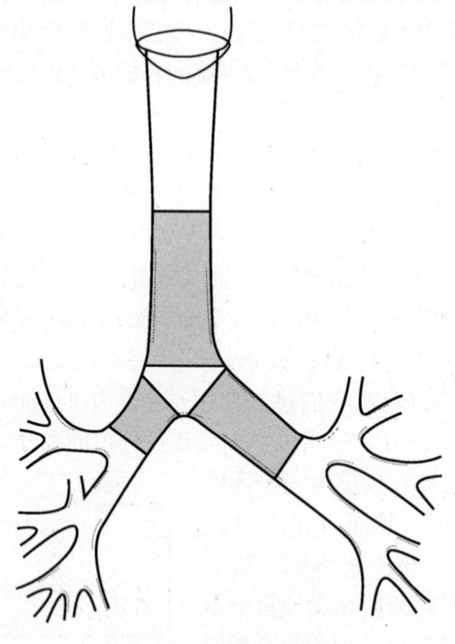

图 55.3　隆突支架植入

10. 对于婴幼儿行支架植入治疗是有争议的，由于支架不能随着婴幼儿的生长而生长，因此支架植入只是暂时性的，且需要在后期取出。

取出支架可能会比较困难并会导致气道损伤[3]。

11. 有气道瘘的患者是覆膜支架植入的适应证。已有覆膜支架植入成功治疗气道瘘的报道。我们对于气道瘘的患者行覆膜支架治疗采取保留的态度,因为覆膜会阻止纤毛的功能和黏液的清除,从而导致支架内频繁的堵塞。当覆膜支架植入后,患者在清除气道分泌物时将变得很困难。

术后处理

1. 患者治疗后从导管室返回复苏室,在麻醉苏醒期进行观察,大多数患者需住院一天。
2. 长期随访包括复查的肺功能、胸部平片、CT、支气管镜,可根据患者的情况进行选择。
3. 对某些良性病变因肉芽组织生长以及恶性病变的进展导致再狭窄时,需再次行支架植入。

结果

1. 我们回顾性分析了我们中心(University of California, San Francisco)40例良性的气道狭窄行气管或支气管支架植入患者的资料。适应证为:肺移植术后狭窄[13],气管插管损伤导致的狭窄[10],复发性软骨炎[3],支气管炎[4],外压性的气道狭窄[4],韦格肉芽肿[1],先天性炎症[2],肺结核[3]。我们使用了各种类型的支架,但是最多的是Wallstent支架。随访时间6~2473天,对患者采用表格随访,对存活的患者采用临床或者电话随访。生存期、通畅率、辅助通畅率都采用Kaplan-Meier方法计算。所有的患者均成功放置气管支架。40例患者中39例获得症状的改善。在随访期内,15例患者存活并且症状得到改善,18例死于伴发疾病,1例死因不明,3例接受气道手术,2例取出气道支架,1例失访。1、2、3、4、5、6年的生存率分别为79%、76%、51%、47%、38%、23%。支架闭塞大都出现在支架植入术后一年内。再次干预后,辅助通畅率在6.8年内可达90%。我们认为气管支架植入后的狭窄和闭塞多发生在术后第一年内,再次干预后可获得长时间的通畅。金属气管支架耐受性好,可选择性应用于良性病变导致的气道狭窄[5]。
2. 克利夫兰诊所发表了用自膨式金属支架(SEMS)6年来治疗82例患者的经验[4]。其中50例肿瘤患者,32例为良性的气道狭窄。使用Wallstents支架或Ultraflex支架,超过70%患者的症状获得了良好。作者们认为SEMS是治疗良恶性病变导致的气道狭窄的安全、有效的治疗方法。他们强调谨慎选择患者的重要性,限于不宜手术或无其他治疗方法的患者。取过支架的外科医师强调支架取出是困难的,常伴随严重的并发症,需预先行支气管镜检查并且经常需要进一步的治疗干预。因此,气道内支架只用来选择性治疗具有手术禁忌证的严重气道狭窄的患者[6]。

3. 对于恶性气道狭窄,行支架植入后的症状缓解情况随患者选择不同。

并发症

1. 急性并发症并不常见,包括出血和支架定位不准确。出血常为自限性,如果支架向近端移位覆盖声门会产生严重的后果。
2. 远期并发症包括:支架移位、变形、断裂、侵犯周边血管、支架被分泌物、反应性肉芽组织或者肿瘤组织堵塞。这些并发症多发于1年后,发生后需要及时干预。在良性病变中,1年后的干预率减少[5]。如果手术可行的话,优先考虑手术,因为介入治疗需再次放置支架。

附录

食品及药物管理局。FDA公共安全告知:良性病变患者接受金属支架治疗的并发症,2005.链接:http://www.fda.gov/cdrh/sfaety/072905-trachreeal.html。

这个通告是为了提醒使用金属气道支架治疗良性气道病变时发生的严重并发症,并推荐采取措施以防止或减少其发生。这个通告里包含所有的覆膜或者金属裸支架。

问题的本质

这个通告主要关注的是良性气道病变的患者,因为对此类患者使用金属支架治疗后,一旦金属支架取出后,患者将无法接受其他治疗方法(如气道手术或者硅胶支架的植入)。因为对于良性病变的患者,支架放置时间较长,使其发生严重的并发症的风险比恶性病变的患者更高。

我们关注良性病变患者采用金属支架植入后并发症是基于最近发表的文献、医学装备报告、医师的信息。这些并发症包括阻塞性肉芽组织增生、支架两端的狭窄、支架移位、黏液堵塞、感染和支架断裂。尽管FDA收到的医学中心的报告都与支架断裂有关,但我们认为文献中报道的其他并发症在覆膜或者金属裸支架中都有潜在的风险。

取出金属支架会导致严重的并发症,包括黏膜撕裂、严重出血、再阻塞、术后需采取机械通气导致的呼吸衰竭、张力性气胸。如果在取出过程中由于设备失效或支架断裂,剩余支架碎片将永久残留于组织内。FDA没有提供关于在气道中取出金属支架的安全性及有效性的数据。

我们认为对于慎重选择合适的患者行金属气道支架植入是有益的。

我们现在正跟厂家合作以确保这些支架的标签中有应用于良性气道病变的风险的详细说明。

推荐

对于良性气道病变的患者只有当无法采取其他治疗措施(如气道手术或硅胶支架植入)时,才能使用金属支架治疗。采用金属气道支架植入作为其他治疗方法的过渡是不推荐的,因为金属气道支架的取出会产生严重的并发症。

如果金属气道支架是患者的唯一的选择,植入需由接受过训练或者参与过金属支架植入的医师放置。

如果必须取出,这个操作必须由接受过训练或者参与过金属支架取出的医师取出。

在使用前需阅读标签,尤其是适应证,警告和预防措施。谨慎地选择患者。

我们敦促你熟悉来自于专业机构的指南如训练要求和临床经验。这些指南包括设备、人员、麻醉、监视、技术、适应证、禁忌证和风险的信息。

向 FDA 报告的不良事件

及时报告不良事件可以提高 FDA 认知和发布与使用气道支架有关的风险,帮助鉴定潜在问题。FDA 要求医院和其他使用机构上报因使用医学设备发生的死亡和严重并发症的情况。如果怀疑不良事件与使用金属气道支架有关,就应该上报。在上报不良事件时,应该特别说明金属气道支架是应用于良性还是恶性病变。

(张帅 译 李沛城 校)

参考文献

1. Rousseau H, Dahan M, Lauque D, et al. Self-expandable prosthesis in the tracheobronchial tree. *Radiology.* 1993;188:199–203.
2. Lehman JD, Gordon RL, Kerlan RK, et al. Expandable metallic stents in benign tracheobronchial obstruction. *J Thorac Imaging.* 1998;13:105–115.
3. Filler RM, Chait P. Tracheobronchial stenting for the treatment of airway obstruction. *J Pediatr Surg.* 1998;33:304–311.
4. Saad CP, Murthy S, Krizmanich G, et al. Self-expandable metallic airway stents and flexible bronchoscopy: long-term outcome analysis. *Chest.* 2003;124,1993–1999.
5. Thornton RH, Gordon RL, Kerlan RK, et al. Outcomes of tracheobronchial stent placement for benign disease. *Radiology.* 2006;240(1):273–282.
6. Madden BP, Loke TK, Sheth AC. Do expandable metallic airway stents have a role in the management of patients with benign tracheobronchial disease? *Ann Thorac Surg.* 2006;82,274–278.
7. Orons PD, Amesur NB, Dauber JH, et al. Balloon dilation and endobronchial stent placement for bronchial stricture after lung transplantation. *J Vasc Interv Radiol.* 2000;11:89–90.
8. Tan JT, Fidelman N, Durack JC et al. Management of recurrent airway strictures in lung transplant recipients using alveolus covered stents. *J Vasc Interv Radiol.* In press.
9. Food and Drug Administration. FDA public health notification: complications from metallic tracheal stents in patients with benign airway disorders, 2005. Available at:

http://www.fda.gov/cdrh/safety/072905-tracheal.html
10. Gotway MB, Webb WR, Gordon RL, et al. Endoluminal stent placement for benign tracheobronchial stenoses: analysis of pre- and post-procedural pulmonary function testing. *Am J Roentgenol.* 2000;174(suppl):83.
11. Perini S, Gordon RL, Golden JA, et al. Deformation and migration of Palmaz stents after placement in the tracheobronchial tree. *J Vasc Interv Radiol.* 1999;10:209–215.
12. Han XW, Wu G, Li YD et al. Overcoming the delivery limitation: results of an approach to implanting an integrated self-expanding Y-shaped metallic stent in the carina. *J Vasc Interv Radiol.* 2008;19:742–747.

食管支架

介绍

在透视下或内镜下植入裸或覆膜可扩张金属支架，被越来越多地用于治疗食管恶性[1-15]和良性[16-18]狭窄。与传统的其他治疗食管狭窄的方法相比，食管支架不但有效地缓解了进食困难，而且降低了治疗的死亡率和并发症发生率。

适应证

1. 不可切除或不能手术的食管 / 胃肿瘤。
2. 手术切除食管肿块，但希望避免外科治疗的患者。
3. 外科手术或放化疗术前需营养支持的患者。
4. 恶性肿瘤导致的食管气管瘘。
5. 来源于食管外的腺瘤或肿块导致的食管压迫。
6. 球囊扩张治疗无效的食管狭窄。

需要将食管支架取出[14, 17, 18]的患者有：①支架植入后发生并发症，如剧烈疼痛、支架移位、支架变形；②单纯的外科手术前或放化疗前需要予以食物营养支持的患者；③良性狭窄予以暂时治疗的患者。

禁忌证

相对禁忌证

1. 不可控制的出血因素。
2. 生存期较短的重症患者。
3. 严重的声带麻痹。

4. 小肠存在多处梗阻病灶(例如腹膜转移)。
5. 肿瘤侵犯食管上端括约肌。

术前准备

1. 获得手术知情同意权。
2. 术前禁食 8 小时。
3. 检查血细胞比容、血小板计数、PT、APTT,必要时予以纠正。
4. 行食管造影和(或)内镜检查,观察狭窄段的位置和长度。

操作方法

支架植入(图 56.1A–F)

1. 多种器材和技术可选[2–15, 19–21]。在美国可以利用的支架见表 56.1。
2. 操作需在咽部局部麻醉(雾化吸入利多卡因)和有意识的镇静状态下进行。
3. 使用口腔开口器可以方便操作的进行。阿托品可减少迷走神经张力和大量的分泌物。

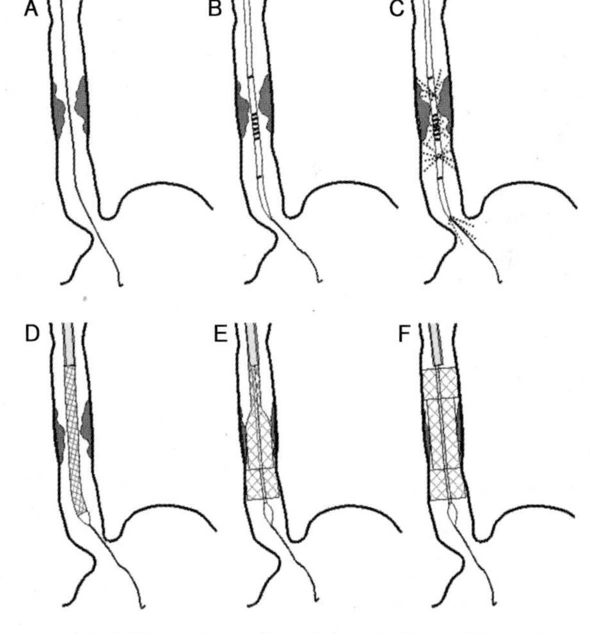

图 56.1　食管支架植入步骤。A:从口腔送入导丝,通过狭窄,直至胃腔内。B,C:标记导管测量狭窄长度。D:借助导丝将装好支架的输送器通过狭窄段。E,F:释放支架

表 56.1 常用食管支架特征

	覆膜 / 裸	输送器	非限制		
			长度(cm)	外径	说明
Wallstent	覆膜	18F	10	20mm(中段)	释放后缩短
Esophageal Ⅱ(Boston Scientific/			15	28mm(中段)	
Medi-Tech/Natick, MA)					
Ultraflex Esophageal Stent System	裸	20F	7	18mm(中段)	远端或近端释放机制
(Boston Scientific/Medi-Tech/			10	23mm(近端喇叭口)	
Natick, MA)			12		
			15		
	覆膜		10		
		20F	12	18mm(中段)	
			15	23mm(近端喇叭口)	支架两端有 15mm 裸区
				23mm(中段)	
				28mm(近端喇叭口)	
				10~12cm 长度	
Cook-Z Stents(Cook, Inc.,	覆膜	24F	10	18mm(中段)	内径 16mm
Bloomington, IN)			12	25mm(近端和远端喇叭口)	聚乙烯膜覆盖不锈钢网
			14		远端有中央固定倒钩

4. 患者左前斜位,从口腔插入超硬导丝(可用造影导管辅助)使其通过狭窄段,直至食管远端或胃腔内(图 56.1A)。
5. 通过导丝送入标记导管,于导管内注入稀释的造影剂,测量狭窄长度。
6. 透视下在患者的皮肤上标记出狭窄的位置。
7. 退出导管,保留导丝在原位。
8. 将预先装好支架的输送器,近端涂以润滑油,通过导丝进入食管,直到支架远端超过狭窄处,如果狭窄过紧,输送器无法通过,可用球囊将狭窄处预扩张至最大 10mm。
9. 注入造影剂,确定支架和狭窄的关系。支架需超过狭窄两端 1~2cm。
10. 慢慢于狭窄段释放支架。退出输送器及导丝。

支架取出(图 56.2A~F)

1. 为方便支架取出,将尼龙线接在可回收支架上端内缘(Taewoong, Goyang, Korea)[8, 14, 17]。

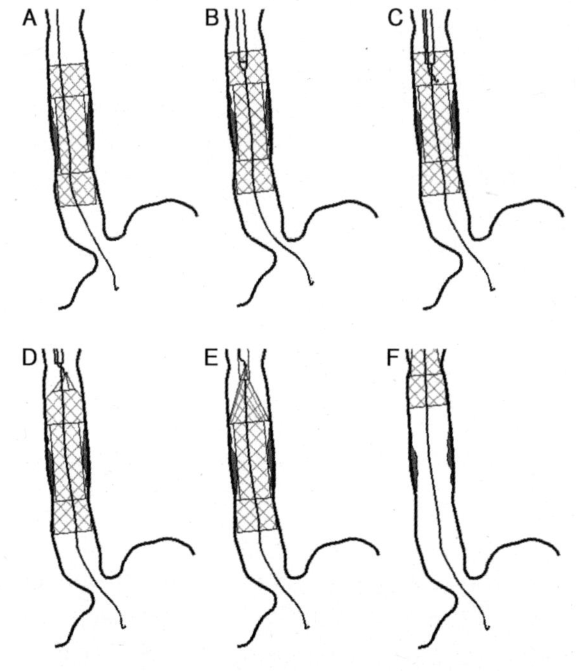

图 56.2 支架取出步骤。A:从口腔送入导丝,通过狭窄,直至胃腔内。B:通过导丝将带有扩张器的鞘管输送至支架近端。C:带钩导管交换扩张器。D:勾住尼龙线。E:从鞘内后退带钩导管,将支架近端收缩至鞘管内。F:从食管全部退出

2. 咽部雾化吸入局部麻醉后，将 0.035 英寸（1 英寸 =2.54cm）超硬导丝（Radifocus Guide wire M）送入口腔，通过支架，直至食管远端或胃内（图 56.2A）。
3. 通过导丝将带有扩张器的鞘管输送至支架的近端（图 56.2B）。
4. 将导丝和扩张器从鞘管内退出后，于鞘管内送入带钩导管，直至其头端金属部分位于支架腔内（图 56.2C）。
5. 鞘管后撤，拉动带钩导管使金属钩勾住尼龙线。当导管至鞘的头端时（图 56.2D），从鞘内后退带钩导管，使支架近端收缩（图 56.2E）。
6. 将鞘管、带钩导管及支架从食管内一起退出（图 56.2F）。

术后处理

支架植入后

1. 患者术后 1 小时可进食流质；食管气管瘘患者则需术后 1 天行食管造影检查后，方可决定是否进食。
2. 支架植入于食管远端括约肌处的患者建议睡觉时半坐位，以减少胃内容物的反流和误吸。可用质子泵抑制剂（兰索拉唑 15mg）减少反流。
3. 支架植入后一天行食管造影检查，确定支架的位置和扩张程度。
4. 在确定支架位置和扩张良好情况下，可提前进食流质和普食。
5. 为避免食物堵住支架，建议进食时充分咀嚼食物和饮用碳酸饮料。

支架取出后

1. 术后 1 小时可进食流质。
2. 支架取出后立即行食管造影检查，确定有无并发症。
3. 如果无异常，可进食软食和普食。

结果

恶性食管狭窄

1. 据报道成功率高达 96%~100%[3-15]。
2. 覆膜支架有移位的不足，据报道 5%~32% 的患者再次发生进食困难。
3. 由于裸支架的金属丝嵌于肿瘤内[7,9,10]，食管支架移位发生率较低（0%~3%）。但是裸支架不能用于治疗食管气管瘘患者。另外，进展期的肿瘤通过裸支架的网眼向内生长，容易导致进行性进食困难。
4. 据报道，食管或气管肿瘤导致的食管气管瘘患者中，80% 的使用覆膜支架的患者[18]，瘘口被完全封堵住。但是，有 35% 的患者瘘口再次出现。
5. 需放置 3~4 周可回收覆膜支架的食管恶性肿瘤患者，联合放疗治疗食管狭窄，与植入永久支架比较，在减少术后并发症和需要再次相关介入治疗方面更有效[14]。

良性食管狭窄

1. 植入永久性的裸或覆膜支架后，据报道，由于支架移位和新狭窄形成的远期并发症发生率较高（40%~100%），其远期疗效并不令人满意。
2. 植入可回收支架的25位患者[17]，支架植入后和支架取出后，均可进食普食。可是，在支架取出后的13个月内，食管再次狭窄复发率高达50%。这部分患者可予以重复的球囊扩张治疗。

并发症处理

1. **食管穿孔或瘘口形成：0%~7%**[2-22]
   对于食管气管瘘患者，可予以再次植入支架[4,18]。
2. **出血：0%~19%**[2-22]
   支架植入后放疗的患者，大出血的风险较大[4]。
3. **支架移位：4%~14%**[2-22]
   支架移位的患者，不急于取出支架。这不仅仅是因为移位的支架可以通过肛门排出，而且移位至胃腔的支架，在较长时间内一般不出现临床症状[4,8,17]。但是，一些专家报道：移位的支架可导致诸如疼痛、溃疡、梗阻等并发症[6,9]。
4. **肿瘤向内生长、向两端生长和食物导致支架堵塞：3%~36%**
   对于肿瘤的向内、向两端生长，可再次放置支架解决；球囊导管或内镜可将食物块推入胃腔[4]。
5. **肉芽组织形成：0%~13%**[2-14]
   良性狭窄植入支架的患者，肉芽组织形成比较常见[17]。支架植入后形成肉芽组织的患者，需取出支架，这不仅仅是因为可改善状况，而且是因为肉芽组织可导致进食困难复发。对于恶性肿瘤导致食管狭窄的患者，再次植入另一个支架，且与第一枚支架部分重叠是比较有效的。
6. **气管压迫：0%~6%**[2-22]
   对于植入食管支架[18]后出现气管支气管压迫的患者，可予以植入气管支气管支架，或取出食管支架。
7. **反流**
   植入在食管下1/3的胃食管连接处的患者，胃食管反流是常见问题。可通过服用抑酸药物、睡觉时头部抬高30°、睡前避免进食过多等方法缓解。采用防反流支架可防止胃食管反流[11,12]。
8. **食管气管瘘复发：0%~35%**[2-22]
   食管气管瘘复发的原因有：支架堵塞（肿瘤向内或向两端生长，食物堵塞，肉芽组织形成），支架移位，漏斗现象[3,5,19-21]。可通过替换支架、生理盐水冲洗、瘘口注射组织胶或植入气管支气管支架解决[4,19,21]。

9. **其他并发症**

颈部食管狭窄患者植入金属支架后可导致喉咙异物感[4]。其他并发症包括：内膜脱垂到支架内，支架植入在食管胃连接处的患者发生吸入性肺炎。

（郭永团 译 朱晓黎 校）

参考文献

1. Schaer J, Katon RM, Ivancev K, et al. Treatment of malignant esophageal obstruction with silicone-coated metallic self-expanding stents. *Gastrointest Endosc.* 1992;38:7–11.
2. Song HY, Choi KC, Cho BH, et al. Esophagogastric neoplasms: palliation with a modified Gianturco stent. *Radiology.* 1991;180:349–354.
3. Miyayama S, Matsui O, Kadoya M et al. Malignant esophageal stricture and fistula: palliative treatment with polyurethane-covered Gianturco stent. *J Vasc Interv Radiol.* 1995; 6:243–248.
4. Song HY, Do YS, Han YM, et al. Covered expandable esophageal metallic stent tubes: experiences in 119 patients. *Radiology.* 1994;193:689–695.
5. Han YM, Song HY, Lee JM, et al. Esophagorespiratory fistulae due to esophageal carcinoma: palliation with a covered Gianturco stent. *Radiology.* 1996;199:65–70.
6. Knyrim K, Wagner HJ, Bethge N, et al. A controlled trial of an expansile metal stent for palliation of esophageal obstruction due to inoperable cancer. *N Engl J Med.* 1993;329:1302–1307.
7. Acunas B, Rozanes I, Akpinar S, et al. Palliation of malignant esophageal strictures with self-expanding nitinol stents: drawbacks and complications. *Radiology.* 1996;199:648–652.
8. Song HY, Park SI, Jung HY, et al. Benign and malignant esophageal strictures: treatment with a polyurethane-covered retrievable expandable metallic stent. *Radiology.* 1997;203:747–752.
9. Adam A, Ellul J, Watkinson AF, et al. Palliation of inoperable esophageal carcinoma: a prospective randomized trial of laser therapy and stent placement. *Radiology.* 1997;202:344–348.
10. Cwikiel W, Tranberg KG, Cwikiel M, et al. Malignant dysphagia: palliation with esophageal stents—long-term results in 100 patients. *Radiology.* 1998;207:513–518.
11. Do YS, Choo SW, Suh SW, et al. Malignant esophagogastric junction obstruction: palliative treatment with an antireflux valve stent. *J Vasc Interv Radiol.* 2001;12:647–651.
12. Laasch HU, Marriott A, Wilbraham L, et al. Effectiveness of open versus antireflux stents for palliation of distal esophageal carcinoma and prevention of symptomatic gastroesophageal reflux. *Radiology.* 2002;225:359–365.
13. Siersema PD, Hop WCJ, van Blankenstein M, et al. A comparison of 3 types of covered metal stents for the palliation of patients with dysphagia caused by esophagogastric carcinoma: a prospective, randomized study. *Gastrointest Endosc.* 2001;54:145–153.
14. Song HY, Lee DH, Seo TS, et al. Retrievable covered nitinol stents: experiences in 108 patients with malignant esophageal strictures. *J Vasc Interv Radiol.* 2002;13:285–292.
15. Tan BS, Kennedy C, Morgan R, et al. Using uncovered metallic endoprostheses to treat recurrent benign esophageal strictures. *Am J Roentgenol.* 1997;169:1281–1284.
16. Song HY, Park SI, Do YS, et al. Expandable metallic stent placement in patients with benign esophageal strictures: results of long-term follow-up. *Radiology.* 1997;203:131–136.
17. Song HY, Jung HY, Park SI, et al. Covered retrievable expandable nitinol stents in patients with benign esophageal strictures: initial experience. *Radiology.* 2000;217:551–557.
18. Shin JH, Song HY. Esophagorespiratory fistula: long-term results of palliation with covered expandable metallic stents in 61 patients. *Radiology.* 2004;232:252–259.
19. Saxon RR, Barton RE, Katon RM, et al. Treatment of malignant esophagorespiratory fistulas with silicone-covered metallic Z stents. *J Vasc Interv Radiol.* 1995;6:237–242.
20. Morgan RA, Ellul JP, Denton ER, et al. Malignant esophageal fistulas and perforations: management with plastic-covered metallic endoprostheses. *Radiology.* 1997;204:527–532.
21. Kozarek RA, Raltz S, Brugge WR, et al. Prospective multicenter trial of esophageal Z-stent placement for malignant dysphagia and tracheoesophageal fistula. *Gastrointest Endosc.* 1996;44:562–567.
22. Shin JH, Ko GY, Yoon HK, et al. Temporary stent placement during radiation therapy in patients with malignant esophageal strictures: initial experience. *Radiology.* 2002;225(P):162.

57 腹部活检

以下是进行影像引导下经皮腹部活检的指南[1,2]。腹部活检是放射介入最常见的操作,这种组织学的诊断方法因其优越的阳性诊断率和安全性在临床上被广泛应用[1-6],且在很大程度上取代了经腹腔镜探查及由此导致的住院时间的延长[3]。活检技术各种各样,在此仅总结活检的一般原则(更深入的讨论详见参考文献)。腔内及经血管的活检方法不在本章讨论的范畴。由于患者的个体差异,医师有责任为每一个患者选择最佳的穿刺技术。

适应证

包括,但不局限于这些:

1. 原发肿瘤的诊断。
2. 疑似转移灶的确诊。
3. 癌症分期的确定。
4. 良性疾病(肿瘤、囊肿、感染、炎症)的诊断。
5. 监测治疗。

禁忌证

1. 未纠正的出血体质。
2. 无法入路的病灶(如骨组织包绕,无安全的路径)。
3. 无法合作或不愿合作的患者。

患者的初步评估及操作计划

1. **评估**患者病史、体格检查、之前的影像学资料决定经皮活检有无必要及其可行性。
2. **术前访视:**操作获益、风险(特定的并发症及其发生率)、备选方案及其他相关的细节(如计划好的入路)都应该和患者沟通[7]。在操作前都应获得患者的知情同意并签字。

    此时,有关术前准备的特殊说明应告知患者,让其知晓术中如何配合医师的操作(如屏气)及术后需要注意哪些事项。

    a. 所有患者都应该临时调整他们的饮食。术前禁食固体饮食 8~12 小时;

术前 2 小时停止进食流质饮食；或术前禁食 6 小时[7]。

b. 许多经皮活检可在门诊进行。
  (1) 通知患者到达门诊的时间及操作开始的时间。
  (2) 患者必须有一个成年人陪同并护送其回家。
  (3) 告知患者活检操作后并发症的症状或体征，提供联系电话给患者。

c. 以下情况可考虑住院进行活检
  (1) 患者因为其他原因住院。
  (2) 合并疾病增加活检的风险。
  (3) 活检对患者构成高风险。
  (4) 患者独居或住所较远。

3. **实验室检查**

a. 凝血功能的检查。建议筛查所有患者的详细病史（和直接的体格检查），寻找具有出血倾向或疾病（如肝功能异常）的症状和体征，药物（如阿司匹林、抗凝药），或可以影响患者凝血或血小板功能的其他情况（如尿毒症、正在化疗）等[7-9]。
  (1) 若**筛查结果为阴性**，PTT（应 <1.5 倍控制水准）和血小板计数（>100 000/ml）检查结果应满足要求。在筛查阴性的情况下，实验室检查的预测价值依然有待确定[10,11]。
  (2) 若**筛查阳性**或不确定。建议行其他检查[如 PT（应 <15 秒）和国际标准化比值 INR（应 <1.5），出血时间 BT]。

b. **高出血风险的操作**：除上述检查之外还应计算血红蛋白 / 血细胞比容（基线应 >10/30）。

c. **肾上腺活检**：尤其是在高血压患者中[12]，检测尿 –3– 甲氧基肾上腺素、儿茶酚胺、香草基杏仁酸（VMA）和血浆儿茶酚胺，评估嗜铬细胞瘤的可能性。

d. **肝囊肿抽吸术**：在疑似病例[13]中应考虑血清学检查肝包虫。

4. "现场"安排细胞病理学家进行初步细胞学检查，这有以下几个好处：

a. 即时评价标本量是否足够，提高阳性结果。

b. 如果初步采集的组织样品量不足，可以允许改变方法或技术。

c. 为特殊研究进行选择性取样（若样品提示感染行样品培养、淋巴瘤生物标志物研究、某些软组织肿瘤行电镜或细胞遗传学检查或行肿瘤特异标志物检测）。

d. 避免不必要的穿刺，尤其是这种活检操作具有较高风险时。

5. 选择**影像引导**系统[14-23]

a. **X 线透视**
  (1) 优势：普及广泛，提供快速定位，实时成像，识别横膈。

（2）劣势：普遍需要注射造影剂，不够精确。

b. **超声**

（1）优势：快速定位，实时多平面成像，患者体位允许变化大，无电离辐射。

（2）劣势：肠道或胸膜腔通常在超声条件下显示差。

c. **计算机体层摄影（CT）**

（1）优势：发现深在小病灶，清晰显示组织结构、血管、精确的解剖关系（如肠道和胸膜腔）。实时 CT（透视 CT）增加了实时功能和缩短布针时间。

（2）劣势：费用高，电离辐射。

d. **磁共振成像（MRI）**

（1）优势：对仅能在 MRI 上观察到的病灶有用，帮助确定靶灶（要求轴向角度以外的平面超声不可见的情况下）。

（2）劣势：费用高，实用性有限；虽然常规 MRI 可以使用，但开放系统更为优越。

术前准备

1. 患者的准备[7]

a. 所有患者均须大口径的静脉留置针。

b. 镇静和镇痛：确保注射用药是否需要。根据医师对患者情况的判断来决定是否注射麻醉剂和镇静药。少数患者需要施行全身麻醉。

c. 让患者处于舒适的体位，但不要影响穿刺路径。

d. 用安尔碘和乙醇消毒皮肤。

e. 活检及其周围部位铺巾。

2. 医师的准备[24-27]

a. 彻底洗手。

b. 推荐使用两幅手套，不透水的手术衣和面罩。

c. 使用针座、活检托盘等保护性设备，杜绝重复使用穿刺针。

操作

1. 用 2% 利多卡因[7]麻醉皮肤及皮下组织。局部麻醉下用手术刀在皮肤表面作 3~5mm 的皮肤切口。

2. 活检针的选择

a. 活检针的尺寸

（1）细活检针（20G–25G）：适于细胞学检查，可安全地穿过肠道，出血潜在风险较小（如怀疑血管瘤）[8,17]。

（2）粗活检针（14G–19G）：增加穿刺所取到的组织[6,17,28]；有助于组织分型，特别对于小细胞淋巴瘤[6,29,30]；可能增加出血的潜在风险[4]，但在有些病例却是必须的[18,30]。

b. 活检针的切缘（图 57.1）[31]。

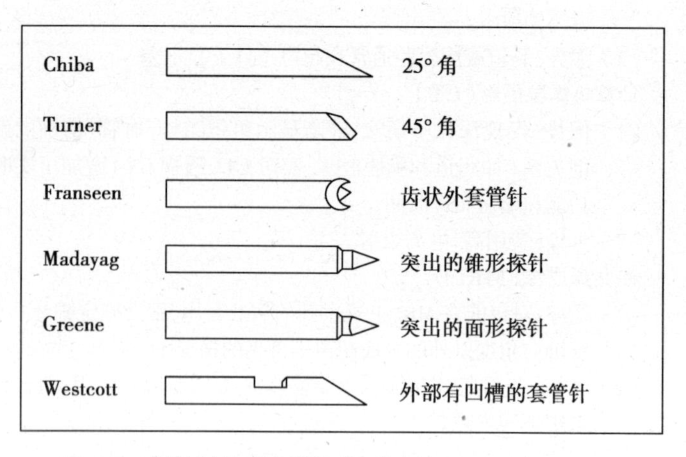

图 **57.1**　活检针及其末端构成（摘自 GS Gazelle，JR Haaga. 活检针的特征．血管介入放射，1991；14：13，经允许）

（1）末端切割针类型

（a）锐角。

（b）90° 斜角。

（2）侧面切割针类型

（a）套管针型。

（b）针芯型。

c. 弹取 / 自动（侧面切缘）。

d. 依据以下原则选取合适的活检针[14]。

（1）**病灶大小和深度**：小而深在的病灶需要 20G 活检针（或更粗的活检针），因其具有足够的硬度可以准确地直达病灶，22G 和 25G 活检针硬度不够，可能会在穿刺的过程中偏离预设的路径[32]。

（2）**活检入路**：如果肠道或胸膜腔需要穿透，应该用细的活检针（20G~25G）。

（3）**疑诊的病例**

（a）已经知道主要的诊断：需要较少的组织；细的活检针通常已经足够了。

（b）不知道主要的诊断：细的活检针或粗的活检针（14G~19G）可能都会用到。

(c) 疑似淋巴瘤：细的活检针(20G~25G)通常已经足够了，但是粗的活检针(14G~19G)可能会用到，尤其是当疑诊小细胞淋巴瘤时[18]。

(d) 增加的出血风险(出血体质，富血供病灶)。细活检针(20G~25G)可能降低出血的潜在风险[8,17]。粗的活检针(14G~19G)可能增加出血的潜在风险[4]，但即使如此其也会在一些病例[18,30]中使用。

(4) **细胞病理学家的偏好**：初步的"细胞层厚"样品通常作为制片的首选。因此，首先用细活检针；但是随后也许需要大样品活检。

(5) **一般原则**：使用最细的可以成功获取足够样品的活检针，最开始的时候使用25G的活检针，该方法非常有效[33]。

3. **影像引导技术**

a. **超声引导活检**

(1) 超声全面检查病灶及其周围组织以确定病灶和设计活检计划。这些需要做活检的放射医师自己亲自去做。

(2) 定位病灶；评估穿刺入路、距离和角度。

(3) 徒手穿刺技术：使用无菌超声探头连续成像实时监控下对小病灶行穿刺活检。对于大的病灶，在穿刺过程中可以中断图像引导。超声探头在行活检前可用安尔碘或乙醇消毒，活检后用乙醇消毒，或者将超声探头用无菌套包好。

(4) 超声探头引导下的活检：这些内置有穿刺架的超声探头可以直接引导穿刺针沿着设计好的位于探头视野内的穿刺角度进行穿刺[17]。

(5) 活检针尖的可视化：由于病灶内回声的复杂性，目前倾向于两种观点：一些人喜欢将超声探头垂直于病灶进行扫描[34]，另一些人则喜欢将超声探头靠近入针点来扫描。不管超声探头放置在何处，超声束都应与活检针纵轴相平行。活检针"急速移动"或"晃动"(进和出)将有助于显影。多普勒超声[35]，使用螺旋探针(Rotex, MeadoxSurgimed, Oakland, NJ)[36]，或使用"治疗针"，如多聚体覆盖的20G Franseen针(Allegiance Healthcare, McGawPark, IL)对实现针尖可视化[37,38]有帮助。

b. **CT引导活检**

(1) CT全面检查病灶及其周围区域以确定病灶和设计活检方案。如在行活检之前就有病灶的CT资料，那么就可以作为参考。如有必要，静脉注射对比剂可用来评估病灶血供情况[6]。这些需要做活检的放射医师自己去做。

（2）在操作 CT 前应将定位标记栅格置于病灶上方的皮肤。可以用市面上现成的定位标记栅格，或者自己制作（用钡剂以平行于人体长轴的方向画成细线，这些细线间距为 1cm，长度为 1cm）。根据成像平面所见钡点数量决定穿刺层面，通过 CT 机床的位置来确定。选择最佳的钡剂点作为皮肤进针点，并由此来决定穿刺路径。通过画一条连接皮肤穿刺点到病灶的线段来获知活检进针的角度、距离及穿刺路径上的结构。

（3）CT 引导下穿刺针的定位：一般来说垂直进针比较容易。在无活检装置引导的帮助下，判定角度是非常困难的，但可以依赖临床经验进行判断。应当在轴位上获得穿刺路径。如果单纯轴位难于决定穿刺的角度（如为了避开胸膜腔），超声是值得考虑的引导方法。小的肾上腺病灶活检时，CT 引导下计算穿刺角度可以很好地完成。

（4）穿刺针尖可视化：因为仅有低衰减伪影（射线束硬化），活检针尖可以被清楚地显示。螺旋 CT 可加速活检针尖的定位过程，尤其在成角的穿刺入路或无法很好呼吸配合的患者中[39,40]。

（5）活检针辅助 /CT 透视：实时 CT（CT 透视）可被直接用来监控活检针插入或快速扫描已经到位的针的位置[21]。在实时 CT（CT 透视）不可用的情况下，许多引导设备已经被开发使用[41,42]，包括手持式的设备[43]和较大的固定设备[44]。激光穿刺针引导可以产生与设计一致的人工穿刺路径[45]。人们发现放大的实时显影模型在 CT 引导下定位病灶具有很好的可行性和准确性[46]。

4. 活检技术

a. 一般原则

（1）嘱患者在进针或其他移针动作时屏住呼吸。

（2）尽可能选择最短的路径。

（3）首先，使用最细型号的活检针定位，使其能够准确、直接地到达病灶。22G 的活检针通常可准确、直接地到达表浅的病灶（深度不超过 10cm）；20G 用在更深的病灶。

（4）使用最少的进针次数取得满足诊断要求的组织。

（5）进针过程中需要避开的结构。

（a）肺（了解肺在活检体位中的位置，以及在吸气相进针时肺的位置）。

(b) 胸膜。
(c) 胆囊。
(d) 小肠和大肠(如果是对一个液性结构进行穿刺,结肠和小肠不应被穿透;然而,如需对实性病灶进行活检,可以安全地用细针穿透肠壁)。
(e) 胰腺。
(f) 扩张的胆管和胰管。

b. 单针技术:一些介入医师使用单针进行活检,需要做多次的重复穿刺[17,40]。如果需要多个样品,特别是病灶很小、定位很难时,多次定位会延长操作的时间。

c. 双针技术:这种技术只需要一次精确的进针,包括参照法(串联技术)或套管法(同轴技术)。因此,精确地进针只需一次。

(1) 串联技术[47]。
(a) 必须做一个 3~5mm 的皮肤切口。
(b) 先放置 20G~22G 活检针作为参考。
(c) 扫描并确定活检针针尖处于病灶的最佳位置。
(d) 经相同的切口沿着第一根活检针插入第二根 20G~22G 活检针。
(e) 用第二根活检针活检并行细胞学涂片。
(f) 重复(d)步骤 2~3 次,如有必要,使用更大型号的活检针。
(g) 用最初插入的活检针做最后一次活检,结束整个活检操作。

(2) 同轴技术[6,48]是对小病灶行更精确的活检最有用的技术。
(a) 先放置 18G 或 19G 穿刺针作为参考。
(b) 扫描并确定活检针在病灶内活检时最佳位置。
(c) 通过参考针用 22G 活检针行多次活检以获取活检组织。
(d) 采用同轴技术,用 25G 的活检针经 20G 参考针取得活检组织。
(e) 用参考针在选定的病例中结束本次操作。

d. 可能有用的操作技巧[49]

(1) 患者可能初步不同的体位,如侧卧位,使肠道移位避开要穿刺的路径。
(2) 无菌生理盐水的注入有助于减轻肠道及胸腔的干扰。
(3) 使用弯曲的 22G 的活检针,使其尖端突出于同轴的型号较大的参考针,这将有助于取得不在同一直线上的病灶。

5. **标本采样技术**
   a. 采取螺旋推进动作,用小注射器维持连续的负压抽吸。通过插入和抽出注射器取得病灶的最佳部分。在拔出注射器前勿再抽吸。
   b. 自动弹取的活检枪装置可用来连续地获取核心组织,这种装置在某些特定的病例中显示出很好的可靠性和安全性[50,51]。
   c. 细胞学涂片后需行干燥处理,随后用预先抽入 2ml 肝素化生理盐水的注射器获取样品。
   d. 样品准备是非常重要的步骤,通常需要细胞学家在术中进行适当的处理。
      (1)轻轻地将抽吸到的组织涂抹到载玻片上,然后立即用 95% 的乙醇进行固定以利于后续的染色。乙醇固定时间持续至 24 小时。
      (2)残余在注射器和活检针的组织可置于无菌生理盐水中或 50% 的乙醇中(林格液与乙醇各 50% 配制)固定,便于行细胞切片检查。
      (3)大块组织可固定在 10% 的甲醛中利于行组织学检查。如果怀疑是淋巴瘤,将样品保存于盐水中。
      (4)如有必要行革兰染色和培养。
6. **器官特异性穿刺途径**
   a. **肝**:用经肝实质的穿刺路径经过部分正常肝组织。当取怀疑取材部位血供丰富[6,52]时,使用此法可降低腹腔出血和防止疑似肝包虫病(肝棘球蚴病)的病灶溢入腹腔[13]。
   b. **肾上腺**:CT 下引导(大的病灶可以考虑使用超声)
      (1)右(侧面)经肝途径[6,53]。
      (2)左(前面)经肝途径[6,53]。
      (3)备选方法(所有的设计都是为了避开或减小胸膜腔的穿透)
         (a)俯卧位,穿刺时形成一定角度,针尖偏向头侧[6,53]。
         (b)侧卧位(患侧向下)提供了一种直接的背侧入路法,针尖偏向头侧,该法避免了穿透肺组织[54]。
         (c)三角法[55,56]能用于决定最佳的穿刺角度和计算病灶距离。
         (d)机架倾斜技术(保持活检针在成像平面)[57]。
   c. **肾脏**[58]
      (1)超声、CT 或 MRI 引导下后入路法,患者取侧卧位或者俯卧位。
      (2)细活检针通常已经够用;粗活检针可提高诊断成功率。粗(18G)的活检针进行肾活检在近期的研究中已经显示出较好的准确性和安全性[59,60]。

（3）适应证如下：

（a）肾肿块的患者，明确的肾外原发性肿瘤。

（b）肾肿块的患者，影像结果提示不可切除的肾癌。

（c）伴有外科疾病的肾肿块患者。

（d）可能是感染导致的肾肿块的患者。

（4）相对适应证如下：

（a）小的（≤3cm），肾上腺皮质功能亢进，均匀增强的肾肿块的患者。

（b）考虑行经皮消融的肾肿块的患者。

（c）不确定的肾囊性肿块的患者。

（d）多发实性的肾肿块。

d. **腹膜后腔**：虽然前、后入路均可被采用，当使用19G或更粗的活检针时（如怀疑为淋巴瘤时），更推荐后入路。另外，前入路可能会穿透肠道（见（d）术中穿刺要避开的结构）。

e. **骶骨前区/盆腔肿块**

（1）经臀肌：位于大坐骨切迹的后半部分，水平位避开后方的骶骨和前方的坐骨神经[49]。

（2）备选方法包括使用腹部超声引导下经阴道[61]、经直肠[62]的活检，同样可以经直肠[63]和经阴道超声引导穿刺。

7. **实质器官活检**

a. **肝**[64]。

（1）大多数病例中超声已经够用。在肥胖患者中可能需要使用到CT。

（2）上腹部至肝左叶入路可避免穿破胸膜腔。

（3）使用18G侧面切割的弹射活检枪获取2~3条标本通常已经足够。

（4）术后患者需要6~8小时恢复。

b. **肾**[65,66]

（1）获取血标本以行血型鉴定和抗体筛查。

（2）超声可作为引导技术。在肥胖患者中可能需要使用CT。

（3）肾下极皮质作为穿刺目标。标本尽量从肾周围处采集。

（4）使用18G侧面切割的弹射活检枪获取2~3条标本通常已经足够。

（5）允许患者短时间（24小时内）观察。

（6）密切监测血细胞比容。

术后处理

以下是所有的活检都该遵循的：

1. 如果怀疑胸膜腔被穿透，应行胸部X线或呼气相胸部CT检查以排除气胸。
2. 标本送至合适的实验室。
3. 术后告知及医嘱用笔记录。
4. 口头报告值班医师和护士。
5. 监测生命体征：每15分钟一次维持1小时；每30分钟一次维持2小时；然后每小时一次。
6. 卧床休息1~2小时；在帮助下如厕；能耐受者在休息室的椅子上休息。
7. 术后第一小时给予清洁流质饮食；耐受后给予常规饮食。
8. 如果生命体征已经平稳且无并发症发生，2~4小时后患者可以出院。
9. 告知出院的患者遵循的医嘱，关注潜在的晚期并发症。

结果

1. 可获得80%~95%的阳性结果[1-6]。
2. 获取的样品不足是造成假阴性的常见原因。假阴性结果通常因为小病灶的穿刺不精确或者取到了大病灶中的坏死组织[67]。诊断阳性率的提高是活检时确保活检针末端穿刺于病灶内。
3. 大病灶周围组织的活检可避开病灶中心的坏死和与此相关的误导结果。

并发症

1. 可见，发生率总体估计<2%[68-70]。
2. 出血：最常见的并发症，但是临床上导致严重后果的出血在所有活检中不足2%（肾实质活检，其出血风险稍高）[68]致死性出血极少。
3. 感染：几率<2%。
4. 器官损伤需要外科或其他干预（主要或邻近器官，如黏膜或胆管穿透，常取决于穿刺路径）<2%。
5. 气胸：发生率千差万别，取决于穿刺路径，非肺穿刺活检几率<1%。
6. 胰腺炎（取决于穿刺入路）：如果正常胰腺活检，发生胰腺炎的几率为2%~3%。如果正常胰腺组织未被穿透，该并发症发生几率更低[68,69]。
7. 针道种植：多数肿瘤中均有报道，但总的发生几率很低。大概为0.003%~0.009%[68]。
8. 死亡率：0.006%~0.031%[68,70]。

（夏文辉 译 沈健 校）

参考文献

1. Mueller PR, vanSonnenberg E. Interventional radiology in the chest and abdomen. *N Engl J Med.* 1990;322:1364–1374.
2. Silverman SG. Percutaneous abdominal biopsy: recent advances and future directions. *Seminars Interv Radiol.*1996;13:3–15.
3. Silverman SG, Deuson TE, Kane NM, et al. Percutaneous abdominal biopsy: cost-identification analysis. *Radiology.* 1998;206:429–4435.
4. Welch TJ, Sheedy PF II, Johnson CD, et al. CT-guided biopsy: prospective analysis of 1,000 procedures. *Radiology.* 1989;171:493–496.
5. Reading CC, Charboneau JW, James EM, et al Sonographically guided percutaneous biopsy of small (3 cm or less) masses. *Am J Roentgenol.* 1988;151:189–192.
6. Gazelle GS, Haaga JR. Guided percutaneous biopsy of intraabdominal lesions. *Am J Roentgenol.* 1989;153:929–935.
7. Barth KH, Matsumoto AH. Patient care in interventional radiology: a perspective. *Radiology.* 1991;178:11–17.
8. Silverman SG, Mueller PR, Pfister RC. Hemostatic evaluation before abdominal interventions: an overview and proposal. *Am J Roentgenol.* 1990;154:233–238.
9. Silverman SG, Coughlin BF, Seltzer SE, et al. Current use of screening laboratory tests before abdominal interventions: a survey of 603 radiologists. *Radiology.* 1991;181:669–673.
10. Dzik WH. Predicting hemorrhage using preoperative coagulation screening assays. *Curr Hematol Rep.* 2004;3:324–330.
11. McVay PA, Toy PT. Lack of increased bleeding after liver biopsy in patients with mild hemostatic abnormalities. *Am J Clin Pathol.* 1990;94:747–753.
12. Casola G, Nicolet V, vanSonnenberg E, et al. Unsuspected pheochromocytoma: risk of blood-pressure alteration during percutaneous adrenal biopsy. *Radiology.* 1986;159:733–735.
13. Bret PM, Fond A, Bretagnolle M, et al. Percutaneous aspiration and drainage of hydatid cysts in the liver. *Radiology.* 1988;168:617–620.
14. Charbonneau JW, Reading CC, Welch TJ, et al. Radiologically guided needle biopsy. In: Taveras JM, Ferrucci JT, eds. *Radiology: Diagnosis—Imaging—Intervention.* vol. 4. Philadelphia, PA: Lippincott, 1999:1–9.
15. Wittenberg J, Ferrucci JT. Radiographically guided needle biopsy of abdominal neoplasms—who, how, where, why? *J Clin Gastroenterol.* 1979;1:273–284.
16. Ferrucci JT, Wittenberg J, Mueller PR, et al. Diagnosis of abdominal malignancy by radiologic fine-needle aspiration biopsy. *Am J Roentgenol.* 1980;134:323–330.
17. Charbonneau JW, Reading CC, Welch TJ, et al. CT and sonographically guided needle biopsy: current techniques and new innovations. *Am J Roentgenol.,* 1990;154:1–10.
18. Silverman SG, Lee BY, Mueller PR, et al. Impact of positive findings at image-guided biopsy of lymphoma on patient care: evaluation of clinical history, needle size and pathologic findings on biopsy performance. *Radiology.* 1994;190:759–764.
19. Sundaram M, Wolverson MK, Heiberg E, et al. Utility of CT-guided abdominal aspiration procedures. *Am J Roentgenol.* 1982;139:1111–1115.
20. Harter LP, Moss AA, Goldberg HI, et al. CT-guided fine-needle aspirations for diagnosis of benign and malignant disease. *Am J Roentgenol.* 1983;140:363–367.
21. Silverman SG, Tuncali K, Adams DF, et al. CT fluoroscopy-guided abdominal interventions: techniques, results and radiation exposure compared to conventional CT. *Radiology.* 1999;212:673–680.
22. Silverman SG, Collick BD, Figueria MR, et al. Interactive MR-guided biopsy in an open configuration MRI system. *Radiology.* 1995;197:175–181.
23. Lu DSK, Silverman SG, Raman SS. MR-guided therapy: applications in the abdomen. *MRI Clin N Am.* 1999;7:337–348.
24. Wall SD, Olcott EW, Gerberding JL. AIDS risk and risk reduction in the radiology department—perspective. *Am J Roentgenol.* 1991;157:911–917.
25. Williams DM, Marx MV, Korobkin M. AIDS risk and risk reduction in the radiology department—commentary. *Am J Roentgenol.* 1991;157:919–921.
26. Mueller PR, Silverman SG, Tung G, et al. New universal precaution aspiration tray. *Radiology.* 1989;173:278–279.
27. vanSonnenberg E, Casola G, Maysey M. Simple apparatus to avoid inadvertent needle puncture. *Radiology.* 1988;166:550.
28. Martino CR, Haaga JR, Bryan PJ, et al. CT-guided liver biopsies: eight years' experience. *Radiology.* 1984;152:755–757.
29. Zornoza J, Cabanillas FF, Altoff TM, et al. Percutaneous needle biopsy in abdominal lymphoma. *Am J Roentgenol.* 1981;136:97–103.

30. Erwin BC, Brynes RK, Chan WC, et al. Percutaneous needle biopsy in the diagnosis and classification of lymphoma. *Cancer.* 1986;57:1074–1078.
31. Gazelle GS, Haaga JR. Biopsy needle characteristics. *Cardiovasc Interv Radiol.* 1991;14:13–16.
32. Bernadino ME. Percutaneous biopsy. *Am J Roentgenol.* 1984;142:41–45.
33. Erturk M, Silverman SG, Mortele KJ, et al. Percutaneous abdominal biopsy with ultra-fine needles: is thinner better? *The Radiological Society of North America 91st Scientific Assembly and Annual Meeting.* Chicago, IL, 2005.
34. Matalon TAS, Silver B. US guidance of interventional procedures. *Radiology.* 1990;174:43–47.
35. Hamper UM, Savader BL, Sheth S. Improved needle-tip visualization by color Doppler sonography. *Am J Roentgenol.* 1991;156:401–402.
36. Reading CC, Charboneau JW, Felmlee JP, et al. US-guided percutaneous biopsy: use of a screw biopsy stylet to aid needle detection. *Radiology.* 1987;163:280–281.
37. Jandzinski DI, Carson, N, Davis, D, et al. Treated needles: do they facilitate sonographically guided biopsies? *J Ultrasound Med.* 2003;22:1233–1237.
38. Bergin, D, Pappas JN, Hwang JJ, et al. Echogenic polymer coating: does it improve needle visualization in sonographically guided biopsy? *Am J Roentgenol.* 2002;178:1188–1190.
39. Silverman SG, Bloom DA, Seltzer SE, et al. Needle-tip localization during CT-guided abdominal biopsy: comparison of conventional and spiral CT. *Am J Roentgenol.* 1992;159: 1095–1097.
40. Bernardino ME. CT-Guided biopsy and needle selection. In: Mueller PR, vanSonnenberg E, Becker G, eds. *Syllabus: A Diagnostic Categorical Course in Interventional Radiology.* Oak Brook, IL: RSNA Publications, 1991:17–21.
41. Onik G, Cosman ER, Wells TH, et al. CT-guided aspirations for the body: comparison of hand guidance with stereotaxis. *Radiology.* 1988;166:389–394.
42. Magnusson A, Akerfeldt D. CT-guided core biopsy using a new guidance device. *Acta Radiol.* 1991;32:83–85.
43. Palestrant AM. Comprehensive approach to CT-guided procedures with a hand-held guidance device. *Radiology.* 1990;174:270–272.
44. Reyes GD. A guidance device for CT-guided procedures. *Radiology.* 1990;176:863–864.
45. Magnusson A, Radecka E, Lonnemark M, et al. Computed-tomography-guided punctures using a new guidance device. *Acta Radiol.* 2005;46:505–509.
46. Das M, Sauer F, Schoepf UJ, et al. Augmented reality visualization for CT-guided interventions: system description, feasibility, and initial evaluation in an abdominal phantom. *Radiology.* 2006;240:230–235.
47. Ferrucci JT, Wittenberg J. CT biopsy of abdominal tumors: aids for lesion localization. *Radiology.* 1978;129:739–744.
48. Haaga JR, Reich NE, Havrilla TR, et al. Interventional CT scanning. *Radiol Clin N Am.* 1977;15:449–456.
49. Gupta S, Nguyen HL, Morello FA Jr, et al. Various approaches for CT-guided percutaneous biopsy of deep pelvic lesions: anatomic and technical considerations. *Radiographics.* 2004;24:175–189.
50. Parker SH, Hopper. KD, Yakes WF, et al. Image-directed percutaneous biopsies with a biopsy gun. *Radiology.* 1989;171:663–669.
51. Bernadino ME. Automated biopsy devices: significance and safety. *Radiology.* 1990;176: 615–616.
52. Solbiati L, Livraghi T, De Pra L, et al. Fine needle biopsy of hepatic hemangioma with sonographic guidance. *Am J. Roentgenol.* 1985;144:471–474.
53. Silverman SG, Mueller PR, Pinkney L, et al. Predictive value of image-guided adrenal biopsy: analysis of 101 biopsies. *Radiology.* 1993;187:715–718.
54. Heiberg E, Wolverson MK. Ipsilateral decubitus position for percutaneous CT-guided adrenal biopsy. *J Comput Assist Tomogr.* 1985;9:217–218.
55. Axel L. Simple method for performing oblique CT-guided needle biopsies. *Am J. Roentgenol.* 1984;143:341–342.
56. vanSonnenberg E, Wittenberg J, Ferrucci JT Jr, et al. Triangulation method for percutaneous needle guidance: the angled approach to upper abdominal masses. *Am J. Roentgenol.* 1981;137:757–761.
57. Hussain S, Santos-Ocampo RS, Silverman SG, et al. Dual-angled CT-guided Biopsy. *Abdom Imaging.* 1994;19:217–220.
58. Silverman SG, Gan YU, Mortele KJ, et al. Renal masses in the adult patient: the role of percutaneous biopsy. *Radiology.* 2006;240:6–22.
59. Maturen KE, Nghiem HV, Caoili EM, et al. Renal mass core biopsy: accuracy and impact on clinical management. *Am J. Roentgenol.* 2007;188(2):563–570.
60. Beland MD, Mayo-Smith WW, Dupuy DE, et al. Diagnostic yield of 58 consecutive imaging-

guided biopsies of solid renal masses: should we biopsy all that are indeterminate? *Am J. Roentgenol.* 2007;188(3):792–797.
61. Graham D, Sanders RC. Ultrasound directed transvaginal aspiration biopsy of pelvic masses. *J Ultrasound Med.* 1982;1:279–280.
62. Nosher JL, Needell GS, Amorosa JK, et al. Transrectal pelvic abscess drainage with sonographic guidance. *Am J. Roentgenol.* 1986;146:1047–1048.
63. Savader BL, Hamper UM, Sheth S, et al. Pelvic masses: aspiration biopsy with transrectal US guidance. *Radiology.* 1990;176:351–353.
64. Thanos L, Zormpala A, Papaioannou G, et al. Safety and efficacy of percutaneous CT-guided liver biopsy using an 18-gauge automated needle. *Eur J Intern Med.* 2005;16:571–574.
65. Song JH, Cronan JJ. Percutaneous biopsy in diffuse renal disease: comparison of 18- and 14-gauge automated biopsy devices. *J Vasc Interv Radiol.* 1998;9:651–655.
66. Doyle AJ, Gregory MC, Terreros DA. Percutaneous native renal biopsy: comparison of a 1.2-mm spring-driven system with a traditional 2-mm hand-driven system. *Am J Kidney Dis.* 1994;23:498–503.
67. Rybicki FJ, Shu KM, Cibas ES, et al. Percutaneous biopsy of renal masses: sensitivity and negative predictive value stratified by clinical setting and size of masses. *Am J. Roentgenol.* 2003;180:1281–1287.
68. Smith EH. Complications of percutaneous abdominal fine-needle biopsy. *Radiology.* 1991;178:253–258.
69. Mueller PR, et al. Severe acute pancreatitis after percutaneous biopsy of the pancreas. *Am J. Roentgenol.* 1988;151:493–494.
70. Livraghi T, Damascelli B, Lombardi C, et al. Risk in fine-needle abdominal biopsy. *J Clin Ultrasound.* 1983;11:77–81.

腹部脓肿和积液的经皮穿刺导管引流

腹盆腔积液的经皮穿刺引流术是一种常见的介入操作，对于无法行急诊外科手术的患者是已被认可的一种治疗手段。

适应证[1-3]

1. 积液的定性
   a. 区别脓液、血液、胆汁、尿液、淋巴液和胰腺分泌液。
   b. 明确积液为感染性还是非感染性。
2. 败血症的治疗[4-9]
   a. 普通脓肿患者的治疗。
   b. 复杂脓肿[10]或胰腺脓肿[11]的治疗或姑息治疗。
3. 缓解症状
   a. 减轻由于积液的占位或体积导致的压力和疼痛（胰腺假性囊肿）。
   b. 使用硬化剂[12]消除复发的囊肿或积液。

禁忌证[3]

绝对禁忌证

1. 由于积液与血管和脏器的嵌入关系而缺乏一个安全的穿刺路径。
2. 无法合作的患者。

相对禁忌证

1. 凝血障碍：术前需要使用合适的血制品予以纠正。
2. 无菌积液（如血肿）：引流管留置时间延长可能会增加继发感染的风险。
3. 操作需要损伤胸膜：有导致气胸、胸腔积液、积脓的风险。
4. 包虫性囊肿：内容物的外泄可能会诱发变态反应。
5. 癌性脓肿：可能需要终身置管引流。

术前准备

1. 术前禁食 8 小时（注：CT 引导需要使用口服造影剂时对禁食时间的要求）。
2. 签署手术知情同意书。
3. 静脉通路：20G 或更粗。
4. 最近的血凝检查：停止使用抗凝和抗血小板药物如华法林和阿司匹林等。实验室检查：PT<15 秒，INR<1.5 秒，PLT>50 000/ml。
5. 当脓肿或有潜在感染风险的积液引流时需预防性使用抗生素，术前使用抗生素一般不影响培养结果[13]。
6. 清醒镇静同时监测生命指征，包括血压、脉搏、氧饱和度。
7. 对于儿童和不能配合的患者采用全身麻醉。

影像导引

1. 超声
    a. 术中可实时观察解剖结构、穿刺针及导管。
    b. 操作无放射性。
    c. 能够引导穿刺针穿刺积液的路径。可使用 Seldinger 技术行穿刺引流，然后转换在透视下进行导丝操作和通道扩张。
    d. 可提供便携式的操作。
    e. 患者的体形、肠气、骨骼的可影响超声的成像。这使得腹膜后和盆腔积液的引流更为困难，尤其是肥胖的患者。
2. CT
    a. 提供良好断层影像解剖及于积液不相通的周围结构。
    b. 缺乏实时影像引导；CT 透视技术可弥补这个缺点，但对患者和相关的操作人员有一定的辐射剂量[14-16]。

3. X线透视
   a. 用于与其他仪器的联合使用，通常与超声联合使用，尤其在使用Seldinger技术时。
   b. 应用导引导管置换和逐级扩张。

操作步骤

1. **初步影像检查**
   a. 回顾先前的影像学资料[1]，了解病灶的影像学特征[2]，选择最合适的影像导引方法[3]，穿刺路径。
   b. 术前必须明确积液在已选择的影像学检查下可被清楚地显示，并确保穿刺路径的安全性。
   c. CT扫描定位
      (1) 将患者置于适合引流的最佳体位（仰卧位、俯卧位、侧卧位），并在积液区域的体表上方放置一个不透射线的网格。
         (a) 侧卧位有利于降低胸膜损伤的风险。
         (b) 尽可能使患者双手置于头部上方，这可以优化显影图像的质量。
      (2) 在包含病灶相关区域采取5~10mm薄层扫描。必要时给予肠道（口服、灌肠）和（或）静脉给予造影剂和反复扫描以区分病灶与周围正常结构。口服造影剂的时间控制必须考虑到为了镇静的禁食要求。
      (3) 通过这些初步的影像图像和网格标记，可获取一条安全的引流途径包括皮肤穿刺点的位置、进针角度和到达积液的深度。偶尔，当没有安全的穿刺路径时，调整机架的角度或改变患者体位也许会显示出安全的引流路径。
2. **明确置管路径**
   a. 最佳的置管路径是在避免损伤重要脏器的情况下由皮肤到囊腔的最短和最直接的路径。尽可能采取腹膜外穿刺因为这样可以降低腹膜感染的风险。
      (1) 如果只行细针穿刺抽吸活检，细针穿过如肝脏、肾脏、小肠等一些脏器时是安全的。然而，在行置管引流术时应尽可能避开这些脏器。
      (2) 避免穿刺肠道和正常胰腺组织，因为可能会分别导致双重感染和胰腺炎的发生。
      (3) 脾脓肿的穿刺抽吸术和引流术是安全的，只要凝血功能正常并排除血管瘤的可能[18]。

（4）炎症性肠道疾病的肠间脓肿由于周围存在小肠的肠袢不能被导管引流，但可使用细针穿刺抽吸[15]。

b. 由于盆腔周围组织结构复杂，常用的前入路穿刺方法或许不适合在盆腔病变中应用。在这种情况下，可考虑的供选择的方案如经臀肌盆腔脓肿引流术[19,20]，经阴道盆腔脓肿引流术[21]，经直肠盆腔脓肿引流术[22-24]

3. **诊断性细针穿刺抽吸术**

a. 在引流之前，细针（22G~20G）穿刺抽吸囊液有助于明确囊液的性质。不足5ml的囊液抽吸避免了因囊腔的塌陷而影响置管引流。如果起先的穿刺抽吸未能获得囊液但针尖的位置准确，可使用大一点的穿刺针（18G）再次尝试抽吸，并与第一次的针道保持平行一致。如再次抽吸仍未抽得囊液，局部的活检或尝试置管引流需依靠临床判断。

b. 如抽得囊液，可送至显微镜下观察，评估囊液的颜色、黏性、浊度和气味。囊液可送至实验室检查明确其来源。如果可能感染性的问题，在排除无菌血肿的置管引流的情况下，革兰染色细胞学分析可明确细菌和中性粒细胞情况。因此，初始的细针抽吸所获得信息可以确定是否需要采取进一步的措施，单独的穿刺抽吸是否充分，是否需要置管引流。

c. 如果抽吸结束后穿刺针位置良好，可保留原位，使用套管针技术在囊腔内放置引流导管（同轴套管技术），或者可以使用Seldinger技术首先引入0.018英寸（1英寸=2.54cm）导丝再进行置管引流。

4. **Seldinger及套管针穿刺技术**

a. 经皮穿刺引流使用改良的Seldinger或套管针技术插入导管。穿刺方法的选择是由囊腔的大小、位置、术者的喜好，经验以及使用的影像引导设备决定的。

（1）一般来说，大而浅表的积液可运用套针法进行引流，因为这是一个快速、简单而安全的一步法操作。

（2）Seldinger技术适用于体积较小，位置较深，穿刺通道不易选取的具有潜在难度的积液。通过这项技术，使用细针如20G Chiba穿刺针或Ring穿刺针反复穿刺。一旦获得安全的穿刺路径，使用导丝和扩张管同轴交换连续地扩张局部针道直到导管可以顺利通过。然而，对于缺乏经验的术者，尤其没有实时的影像引导，一系列并发症如导丝打结、路径偏移、导管位置不正都可能发生。

b. 通常使用的引流导管的尺寸由7~14Fr不等，可选择单腔或者双腔引流管。

（1）大口径的引流管通常用于较大较复杂的积液。然而，小口径的引流管也许同样有效[25]。

（2）同样，12~14Fr 双腔引流管理论上引流效果更好。

（3）多侧孔导管的使用，例如 Cope 弯曲型胆管，置放充分长度于囊腔内可提供充分的积液引流，如膈下积液。

c. 大多使用 CT 导引穿刺引流时采用套针技术。

（1）通过 CT 扫描确定皮肤与积液之间的最佳引流路径。结合 CT 扫描和不透射线的标志物标记确定皮肤穿刺点。无菌术清洁皮肤。

（2）使用 10~20ml 的利多卡因局部麻醉。局部皮肤小切口，使用止血钳扩张皮下组织。

（3）通过 CT 测量确定到达积液的进针角度和深度。参照这些测量值，使用 20G 穿刺针穿刺进入囊腔内。重复扫描确保穿刺针的正确位置。如果位置不是最佳，调整穿刺针重新穿刺或穿入第二根针。

（4）一旦穿刺针位置准确，抽吸约 5ml 液体。导管安装至套针系统（加硬的套管和头端尖锐的内支撑构成），将导管沿穿刺针预先设定的深度推进至囊腔内。

（5）当导管快进入脓肿的壁时，通常会有明显的突破感，这表明已穿刺进入腔内，通过抽吸液体得到证实。一旦抽得囊液，固定内套管，引流管向前推送并盘曲于积液中。插管结束后使用合适方法固定导管。

5. **抽吸和冲洗**

a. 导管通过三通开关连接一个引流袋。三通开关的使用提供了一个方便、清洁和封闭的环境，可以通过它抽吸腔内内容物并随后进行冲洗。

b. 囊腔应该被抽吸至不再有囊液吸出。囊腔应使用不超过抽吸液总量的少量盐水（5~20ml）冲洗因为过度膨胀可能会诱发细菌感染。持续冲洗至抽吸液转清或极少见淡血性液体。

c. 随后，完整的 CT 扫描引流区域：（a）确保囊腔被充分引流干净；（b）探查任何未引流的分隔积液；（c）建立未来评估的对比基线，筛查并发症如出血等。如果囊腔未能彻底引流而形成小腔或存在另外的分隔积液，也许需要再次穿刺抽吸或置管引流。

6. **导管固定** 大多数导管有内在的固定装置如一根可以收紧使导管头端弯曲固定于囊腔内的线。此外通过体外固定导管于皮肤以增加安全性。可以在靠近皮肤的导管上连接一个胶带并将其与一种皮肤粘合装置进行缝合可以达到上述效果。

7. **内脏积液**

a. 肝脏

(1) 行肝内积液引流时,避免损伤大血管,扩张的胆管和胆囊。

(2) 尽可能小心避免损伤胸膜,即使有时候难以避免。尽可能沿着肋下缘并采用先前的方法;联合使用超声和X线透视治疗比CT引导的成功可能性更大,因为穿刺针容易成角度。

(3) 脓肿是适合行经皮穿刺引流最常见的肝脏积液。

(4) 对于包虫性囊肿首选的是内科药物治疗[13]。对于经至少2周药物治疗无效的难治性的患者可行引流[13,26]。在置管之前注入少量高渗生理盐水代替抽吸有利于降低腹腔渗液的风险。

(5) 尽管对于难治性的患者或易于破裂的肝周积液也可行置管引流,药物治疗仍然是阿米巴疾病的首选治疗方式[13,27-29]。

(6) 胆汁瘤,尤其是合并感染者,也适合行经皮穿刺置管引流。

b. 脾脏[18]:只要患者血凝功能正常,脾脓肿都可行抽吸或引流。尽可能减少穿刺脾组织。

c. 胰腺[13,30,31]:症状性的假性囊肿和脓肿均适合行引流。导管中持续不断地引流考虑可能是胰瘘,可以通过导管注入造影剂证实;辅助使用奥曲肽有助于封闭瘘口。

d. 尿性肾囊肿[32]:可行置管引流,如持续有引流液流出需另外置入肾输尿管导管或者肾造瘘结合输尿管支架植入。

8. **膈下积液**[15]

a. 由于其位置的特殊性,可能会穿刺胸膜导致形成气胸、胸腔积液、继发感染。

b. 联合超声和X线透视采用肋下路径,可通过调整穿刺针的角度到达积液的头侧。

c. 利用CT引导,无其他可用路径时穿破胸膜,然而,一般不应穿到肺组织。术后复查CT评估有无气胸和胸腔出血的发生。

9. **经臀肌置管引流**[15,19,20] 一般在骶棘韧带水平插入导管,应尽可能靠近骶尾边缘并保持在梨状肌的下方。这样有助于避开周围邻近的神经血管;无意中穿刺到骶丛神经或下臀部血管很可能会分别导致持续的臀肌疼痛或出血。调整机架角度有助于获得最佳路径。经臀肌置管引流的方法也适合于儿童患者。

10. **经直肠引流和经阴道引流**[15,33]

a. 经直肠引流:适用于直肠前后的积液和前列腺脓肿。使用此方法的患者需采用左侧卧位。

b. 经阴道引流：用于筛查某些盆腔恶性肿瘤，在特殊情况下使用经阴道法，包括复发性的子宫内膜异位囊肿、症状性出血性囊肿、术后积液、无法外科手术者和妊娠患者。但并不适合骶前囊肿。使用经阴道法的患者采用截石位，插入金属镜，使用聚乙烯吡咯碘酮溶液消毒阴道。

c. 插入 Foley 导管减轻膀胱压力。

d. 使用 Seldinger 技术。在超声导引下将导丝置于积液中，然后在 X 线透视下进行进一步的交换。然而，导丝打结和操作者的手和导丝进入点之间的距离给 Seldinger 技术增加了难度。使用经阴道法时，阴道坚韧的肌壁使得导丝的交换有一定的难度。

e. 通常来说，套管法可在单独仅使用 B 超引导下方便、快速地操作。在引导活检的 B 超探头上安装一个剥皮鞘以利引导。然而，操作时，这一鞘管往往不能提供足够的硬度支撑，或者可以使用塑料材质的连接管以提供对引流导管的支撑（图 58.1）。

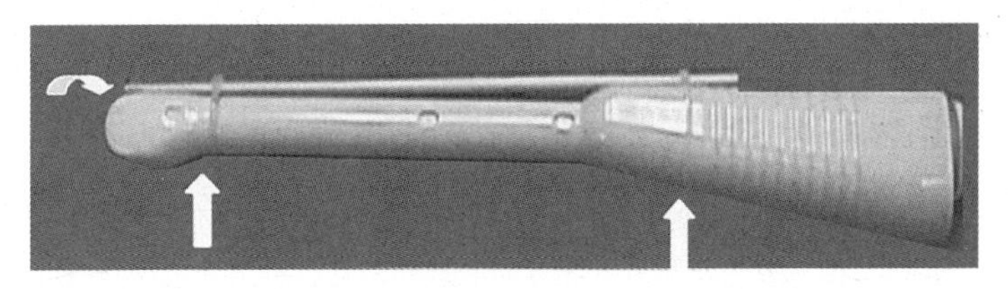

图 58.1 探头导引系统。经处理后的导引导管（从套管中塑形）沿着导引凹槽使用两根无菌橡皮线固定于探头上（直箭头所示）。它不应该超过探头的前端（弯箭头所示）。这个导引装置需保持使导管进入阴道后穹隆至少 5cm 的最佳长度。这个硬塑料管应允许 14F 的套管通过。它需要沿其纵轴预切开以使其在置管完成后顺利移除（摘自 O'Neill MJ，Rafferty EA，Lee SI，et al.transvaginal interventional procedures：aspiration，biopsy，and catheter drainage.Radiographics.2001；21：657-672.）

（1）沿着导管长度作一个纵切口。削短保护装置使得导管在它的尾端伸出约 5cm。

（2）在探头上套上一个消毒避孕套，使用橡皮筋固定。保护装置与导引连接后远近两端端用橡皮筋固定。在整个装置外再套一个消毒避孕套。

（3）穿刺针首先通过安全装置作诊断性穿刺抽吸。

（4）随后，带着硬套管和针芯的导管被推送进安全装置（图 58.2A）。

A

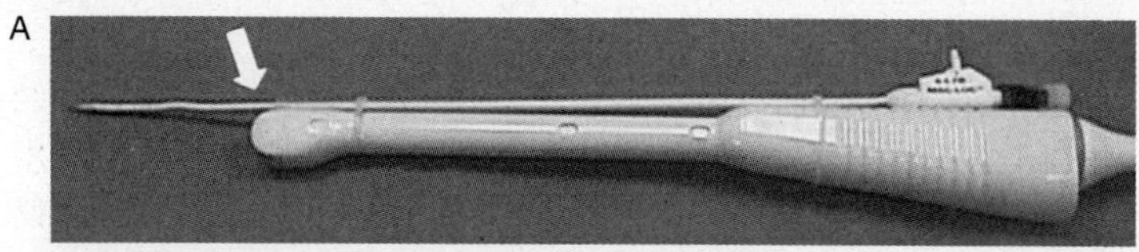

B

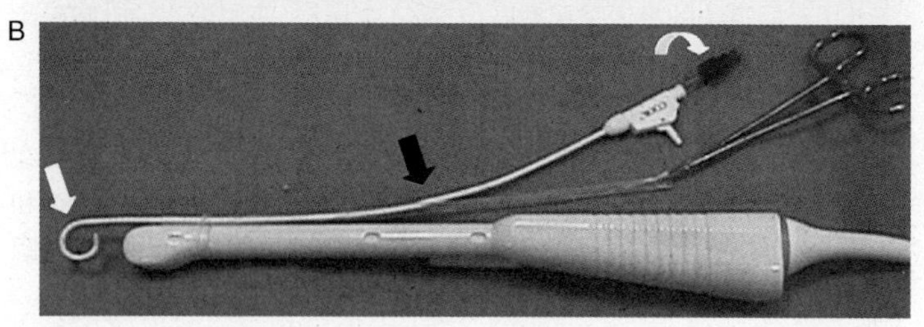

图 **58.2**　导管传递和探头 - 导引系统的移动。A：图片所示套管通过导引向前移动，在探头尾端突出约 5cm.（箭头所示）。B：图片所示导管前推形成猪尾巴（直箭头所示）。安全退出套管内针芯，但外面的金属套管（弯箭头所示）留在导管的直的部分继续起着支撑作用，使导引管（止血钳夹住）可从导管上易于移动（黑箭头所示）（摘自 O'Neill MJ，Rafferty EA，Lee SI，et al.transvaginal interventional procedures：aspiration，biopsy，and catheter drainage.Radiographics.2001；21：657–672.）

（5）将导管在囊腔内至少推进 2.5cm 使得导管头端形成猪尾巴形状。多普勒超声引导有助于避开血管。拔出针芯，剪断远端橡皮线，撕开无菌袋。小心移除探头，再剪断近端的橡皮线，移除导管保护装置（图 58.2B）。

（6）从导管中拔出内支撑，将导管固定于大腿内侧。

11. **儿童患者的经皮穿刺脓肿引流**[20，34]

a. 阑尾周围脓肿是儿童患者最常见的适合行经皮穿刺引流的疾病。

b. 技术和成功率与成人的相似。

c. 和其他介入操作一样，必须考虑到儿童体温的丢失。必要时使用毛毯、保温灯和温热的超声医用胶液给予特别的保护。

d. 尽量减少放射剂量。可以采用脉冲式曝光，低剂量 CT，性腺的防护，减少患者和图像增强器的距离，透视优于摄片，有选择地使用放大、准直功能。

e. 阑尾周围脓肿可采用经直肠穿刺引流法。然而，患者年龄太小而无法使用直肠探头时，可在超声引导下观察腹内情况放置经直肠引流管；获得良好的透声窗需充盈膀胱。

并发症[1,3,35,37]

总的来说,据相关报道并发症的发生率小于15%[2],30天死亡率1%~6%。并发症可分为主要和次要并发症。

主要并发症

1. 主要的并发症包括出血、败血症性休克、肠瘘形成、腹膜炎和血气胸。
2. 穿到血管可能导致迅速而严重的出血,必要时需要输血、血管内栓塞、甚至剖腹探查。因此,引流术后所有的患者必须严密观察重要的体征察觉隐性出血。
3. 在插管过程中可能穿到下腹部脏器如肠管。如出现腹膜炎、肠梗阻、引流出肠液的表现,必须在引流管内注入造影查看导管位置、检查是否存在肠瘘,并明确任何部位的腹膜渗漏。如发现与肠道相通不管有无腹膜渗漏,需要外科急会诊。这需要综合决定是否需要即刻拔出导管,如持续性腹膜炎是否在外科术中拔出导管,或保留导管于原位3~4周待窦道形成[38]。

次要并发症

1. 次要并发症包括疼痛、出血、感染和导管周围渗液。
2. 导管失去功能和导管周围渗液的原因包括导管打结、导管堵塞和移位。若简单的床边措施如抽吸和冲洗无效,则需要在透视下向导管内注入造影剂观察并调整导管,或置换导管。如果导管无意脱落出来的话,需依赖于引流时间、引流量、引流液性质、影像表现以及患者的临床表现决定是继续观察还是采用一个新的路径放置新的引流导管。
3. 如导管穿刺点处可疑感染的话,使用医用纱布蘸取少许脓液送至培养并开始使用合适的抗生素。
4. 导管穿刺点处的出血是自限性的,少数需要造影检查。

导管护理

导管的护理最好由熟知手术过程和导管并发症的介入医师来负责。可以由一个介入治疗小组每天巡查介入病房观察患者同时处理手术相关的任何问题[39]。需检查导管与引流袋的开关是否打开,导管有无向外移位,导管周围有无渗液,有无周围皮肤并发症如蜂窝组织炎。医嘱上需写明每隔8小时需向引流管中冲洗10ml生理盐水,其中5ml冲向囊腔,5ml冲向引流袋,以预防引流管堵塞。没必要在引流管中抽吸,因为仅靠重力引流至引流袋即可有效。这样的探视可以观察记录患者的引流量和重要的体征,评估病情好转情况,并做好病情变化记录。

拔管

1. 导管引流至患者重要指标恢复正常并且体内脓肿腔完全愈合。过早拔管会导致积液复发，而引流过久会增加并发症。
2. 通常而言，当每天引流量少于20ml，同时患者各项指标恢复正常时可拔出引流管。如果患者状况无明显改善，明显少于预料的引流量，引流管中引流量突然减少时需再次影像检查。
3. 如置管后第四天引流量仍较多（>50ml/d），应考虑有可能与肠道、胰管或胆管系统形成瘘，通过引流管造影了解有无相通情况，如发现一个瘘口，延长导管引流[40,41]时间（4~6周）或拔管前对于瘘口进行初步治疗。使用奥曲肽[31]辅助治疗对于胰瘘的患者非常有帮助。
4. 如存在持续性积液而引流管中无明显引流液，辅助使用t-PA（组织型纤溶酶原激活剂）非常有效[42]。一般4~6mg t-PA可溶解在50ml普通生理盐水中。50ml溶液分次冲洗导管，一天两次，连续三天（必须小心注射量不要超过积液的体积），冲洗后关闭阀门30分钟。这样成功率可达90%以上，而失败很可能是因为胰腺囊肿、真菌感染或形成肠瘘。

结果[2,3,19,34-37,43-46]

1. 单纯积液的经皮穿刺引流成功率超过90%[4-8,47,48]。然而，对于复杂性的积液如形成分隔[43]或感染性的积液（胰腺脓肿）引流的成功率会明显降低[30,46,49,50]。
2. 积液引流后复发率在8%~20%，通常是由于过早拔管，未发现的瘘口形成或癌性脓肿的引流[2,37,44]。

（李建柯 译 李沛城 校）

参考文献

1. Mueller PR, vanSonnenberg E, Ferrucci JT Jr. Percutaneous drainage of 250 abdominal abscesses and fluid collections. Part II: Current procedural concepts. *Radiology.* 1984;151:343–347.
2. vanSonnenberg E, Mueller PR, Ferrucci JT Jr. Percutaneous drainage of 250 abdominal abscesses and fluid collections. Part I: results, failures, and complications. *Radiology.* 1984;151:337–341.
3. Bakal CW, Sacks D, Burke DR, et al. Quality improvement guidelines for adult percutaneous abscess and fluid drainage. *J Vasc Interv Radiol.* 1995;6:68–70.
4. Mueller PR, Saini S, Wittenberg J, et al. Sigmoid diverticular abscesses: percutaneous drainage as an adjunct to surgical resection in 24 cases. *Radiology.* 1987;164:321–325.
5. Stabile B, Puccio E, vanSonnenberg E, et al. Preoperative percutaneous drainage of diverticular abscess. *Am J Surg.* 1990;159:99–104.
6. Nunez D, Huber JS, Yuzarry JM, et al. Nonsurgical drainage of appendiceal abscess. *Am J Roentgenol.* 1986;146:587–589.
7. Lambiase RE, Cronan JJ, Dorfman GS, et al. Percutaneous drainage of abscesses in patients with Crohn's disease. *Am J Roentgenol.* 1988;150:1043–1045.

8. Safrit HD, Mauro MA, Jaques PF. Percutaneous abscess drainage in Crohn's disease. *Am J Roentgenol.* 1987;148:859–862.
9. vanSonnenberg E, Wittich G, Casola G, et al. Periappendiceal abscesses: percutaneous drainage. *Radiology.* 1987;163:23–26.
10. Bernini A, Spencer MP, Wong WD, et al. Computed tomography–guided percutaneous abscess drainage in intestinal disease. *Dis Colon Rectum.* 1997;40:1009–1013.
11. Mithofer K, Mueller PR, Warshaw AL. Interventional and surgical treatment of pancreatic abscess. *World J Surg.* 1997;21:162–168.
12. Akinci D, Akhan O, Ozmen M, et al. Long-term results of single session percutaneous drainage and ethanol sclerotherapy in simple renal cysts. *Eur J Radiol.* 2005;54:298–302.
13. D'Agostino HB, Hurvitz D, Nall L, et al. Transcatheter fluid drainage. In: Valji K, ed. *Vascular and Interventional Radiology*. 2nd ed. Philadelphia, PA: Saunders/Elsevier, 2006:516–531.
14. Krebs TL, Daly B, Wong-You-Cheong JJ. Abdominal and pelvic therapeutic procedures using CT-fluoroscopic guidance. *Semin Interv Radiol.* 1999;16:191–199.
15. Maher MM, Gervais DA, Kalra MK, et al. The inaccessible or undrainable abscess: how to drain it. *Radiographics.* 2004;24:717–735.
16. Nawfel RD, Judy PF, Silverman SG, et al. Patient and personnel exposure during CT fluoroscopy-guided interventional procedures. *Radiology.* 2000;216:180–184.
17. Gazelle SG, Mueller PR. Abdominal abscess: imaging and intervention. *Radiol Clin N Am.* 1994;32:913–932.
18. Lucey BC, Boland GW, Maher MM, et al. Percutaneous nonvascular splenic intervention: a 10-year review. *Am J Roentgenol.* 2002;179:1591–1596.
19. Harisinghani MG, Gervais DA, Maher MM, et al. Transgluteal approach for percutaneous drainage of deep pelvic abscesses: 154 cases. *Radiology.* 2003;228:701–705.
20. Gervais DA, Hahn PF, O'Neill MJ, et al. CT-guided transgluteal drainage of deep pelvic abscesses in children: selective use as an alternative to transrectal drainage. *Am J Roentgenol.* 2000;175:1393–1396.
21. O'Neill MJ, Rafferty EA, Lee SI et al. Transvaginal interventional procedures: aspiration, biopsy, and catheter drainage. *Radiographics.* 2001;21:657–672.
22. Hovespian DM. Transrectal and transvaginal abscess drainage. *J Vasc Interv Radiol.* 1997;8:501–515.
23. Gazelle GS, Haagar JR, Stellato TA, et al. Pelvic abscesses: CT-guided transrectal drainage. *Radiology.* 1991;181:49–51.
24. Carmody E, Thurston W, Yeung E, et al. Transrectal drainage of deep pelvic collections. *J Can Assoc Radiol.* 1993;44:429–433.
25. Rothlin MA, Schob O, Klotz H, et al. Percutaneous drainage of abdominal abscess: are large-bore catheters necessary? *Eur J Surg.* 1998;164:419–424.
26. Mueller PR, Dawson SL, Ferruci JT Jr, et al. Hepatic echinococcal cyst: successful percutaneous drainage. *Radiology.* 1985;155:627–628.
27. VanSonnenberg E, Mueller PR, Schifman HR, et al. Intrahepatic amebic abscesses: indications for and results of percutaneous catheter drainage. *Radiology.* 1985;156:631–635.
28. Ken JG, vanSonnenberg E, Casola G, et al. Perforated amebic liver abscesses: successful percutaneous treatment. *Radiology.* 1989;170:195–197.
29. Baijal SS, Agarwal DK, Roy S, et al. Complex ruptured amebic liver abscesses: the role of percutaneous catheter drainage. *Eur J Radiol.* 1995;20:65–67.
30. Steiner E, Mueller PR, Hahn PF, et al. Complicated pancreatic abscesses: problems in interventional management. *Radiology.* 1988;167:443–446.
31. D'Agostino HB, vanSonnenberg E, Sanchez RB et al. Treatment of pancreatic pseudocysts with percutaneous drainage and octreotide. Work in progress. *Radiology.* 1993;187:685–688.
32. Titton RL, Gervais DA, Hahn PF, et al. Urine leaks and urinomas: diagnosis and image-guided intervention. *Radiographics.* 2003;23:133–147.
33. Saokar A, Arellano RS, Gervais DA, et al. Transvaginal drainage of pelvic fluid collections: results, expectations, and experience. *Am J Roentgenol.* 2008;191:1352–1358.
34. Gervais DA, Brown SD, Connolly SA, et al. Percutaneous image-guided abdominal and pelvic abscess drainage in children. *Radiographics.* 2004;24:737–754.
35. Gerzof SG, Robbins AH, Johnson WC, et al. Percutaneous catheter drainage of abdominal abscesses: a five year experience. *N Engl J Med.* 1981;305:653–657.
36. VanSonnenberg E, D'Agostino HB, Casola G, et al. Percutaneous abscess drainage: current concepts. *Radiology.* 1991;181:617–626.
37. Lang EK, Springer RM, Glorioso LW III, et al. Abdominal abscess drainage under radiologic guidance: causes of failure. *Radiology.* 1986;159:329–336.
38. Mueller PR, Ferrucci JT, Butch RJ, et al. Inadvertent percutaneous catheter gastroenterostomy during abscess drainage: significance and management. *Am J Roentgenol.* 1985;145:387–391.

39. Goldberg MA, Mueller PR, Saini S, et al. Importance of daily rounds by the radiologist after interventional procedures of the abdomen and chest. *Radiology.* 1991;180:767–770.
40. Lambiase RE, Cronan JJ, Dorfman GS, et al. Postoperative abscess with enteric communication: percutaneous treatment. *Radiology.* 1989;171:497–500.
41. Schuster MR, Crummy AB, Wojtowycz MM, et al. Abdominal abscesses associated with enteric fistulas: percutaneous management. *J Vasc Interv Radiol.* 1992;3:359–363.
42. Beland MD, Gervais DA, Levis DA, et al. Complex abdominal and pelvic abscesses: efficacy of adjunctive tissue-type plasminogen activator for drainage. *Radiology.* 2008;247:567–573.
43. Jaques P, Mauro M, Safrit T, et al. CT features of intraabdominal abscesses: prediction of successful percutaneous drainage. *Am J Roentgenol.* 1986;146:1041–1045.
44. Mueller PR, vanSonnenberg E. Interventional radiology in the chest and abdomen. *N Engl J Med.* 1990;322:1364–1374.
45. Gervais DA, Ho CH, O'Neill MJ, et al. Recurrent abdominal and pelvic abscesses: incidence, results of repeated percutaneous drainage, and underlying causes in 956 drainages. *Am J Roentgenol.* 2004;182:463–466.
46. Gervais DA, Hahn PF, O'Neill MJ, et al. Percutaneous abscess drainage in Crohn disease: technical success and short- and long-term outcomes during 14 years. *Radiology.* 2002;222:645–651.
47. Casola G, vanSonnenberg E, Neff CC, et al. Abscesses in Crohn's disease: percutaneous drainage. *Radiology.* 1987;163:19–22.
48. Jeffery RB, Tolentino CS, Federle MP, et al. Percutaneous drainage of periappendiceal abscesses: review of 20 patients. *Am J Roentgenol.* 1987;149:59–62.
49. Freeny PC, Lewis PG, Traverso LW, et al. Infected pancreatic fluid collections: percutaneous catheter drainage. *Radiology.* 1988;167:435–441.
50. Lee MJ, Rattner DW, Legemate DA, et al. Acute complicated pancreatitis: redefining the role of interventional radiology. *Radiology.* 1992;183:171–174.

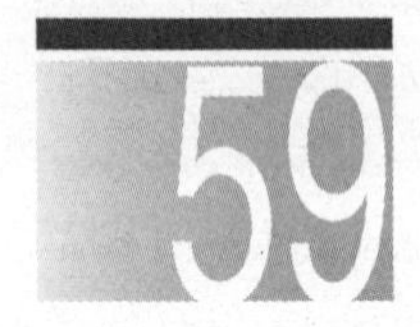

肝脏肿瘤消融术

引言

影像导引下经皮穿刺局部肿瘤消融技术的发展是肝脏恶性肿瘤治疗领域的一个巨大进步。其中，射频消融（radiofrequency，RF）是目前公认的首选消融手段。对于不适合肝移植或局部切除的早期肝细胞癌（hepatocellular carcinoma，HCC）患者，RF是最佳的治疗手段[1,2]。另外，对于局限的肝转移癌患者（特别是原发灶为结直肠肿瘤者），如果由于病变的范围、部位或者合并疾病等原因而不能手术切除者，RF也是可行的选择[2]。以下是肝脏肿瘤影像引导下进行RF治疗的实用指南。

适应证

1. 肝细胞癌：巴塞罗那分期（BCLC，表 59.1）中的早期和超早期肝癌患者如果不能或不愿意外科切除或肝移植可以选择 RF 治疗。具体要求：单发病灶直径小于 5cm，或者 3 个以下病灶且每个病灶直径小于 3cm，没有血管侵犯或肝外转移，状态评分为 0 分，Child-Pugh 分级为 A 或 B 级。

表 59.1 HCC 巴塞罗那诊断分期

分期	PS 评分	Child-Pugh 评分	肿瘤大小、数目
超早期	0	A	单个 <2cm
早期	0	A~B	1~3 个 <2cm
中期	0	A~B	多个
进展期	1~2	A~B	门脉侵犯、淋巴结或肝外转移
终末期	>2	C	

注：PS：perfomance status 生活状态评分

2. **肝转移瘤**

   a. **原发灶组织学类型** 通常，RF 的适应证是结直肠肿瘤仅发生肝转移而无法行外科手术者。但是，部分肝、肺转移的结直肠癌患者，如果肝外病灶是可控的，也适合经皮穿刺治疗。另外，初步研究证明，治疗原发灶为乳腺癌或内分泌肿瘤的肝转移癌效果令人满意。

   b. **病灶数** 病灶数目的多少不应是 RF 的绝对禁忌证。每个转移灶都可以被成功地消融。但是，多数中心优先选择治疗不超过 5 个或更少病灶的患者[2]。

3. **肿瘤大小**

由于多数 RF 现有设备有效消融直径的限制，为实现完全消融，病灶的最大直径应不大于 3cm[2]。

禁忌证

绝对禁忌证

1. 病灶距肝胆管距离小于 1cm。这类病灶如果接受治疗有发生肝总管延迟狭窄的风险。
2. 肝内胆管扩张。
3. 向前的外生型肿瘤。这类患者有肿瘤播散的风险。

4. 难以纠正的凝血功能异常。

相对禁忌证

1. 胆肠吻合的患者,治疗后有发生肝脓肿的风险。
2. 表浅的病灶,并发症发生率高。
3. 表浅病灶毗邻胃肠道,胃壁或肠壁热损伤的风险高。(可以采取人工腹水或气腹使病灶与胃肠道分开)。
4. 病灶毗邻胆囊,有医源性胆囊炎风险。
5. 装有铁磁假肢的患者,热沉降作用可导致皮肤损伤。
6. 装有起搏器或除颤仪的患者,如需要,可关闭起搏器或除颤仪,然后再重启。

术前准备

1. **评估**患者的病史、既往史、体格检查、术前影像资料,确定是否具有适应证以及 RF 消融的可行性。
2. **术前影像学**
   a. 根据肿瘤性质选择影像学检查,对肿瘤进行分期。美国肝病学会(AASLD)建议,对于 HCC 患者,超声发现病灶后通常需要进一步进行多排螺旋 CT 或动态 MR 检查[1]。对于肝转移癌患者,需进行腹部超声和 CT 或 MR 检查后肿瘤分期。为了排除或确定肝外转移灶可能还需胸部 CT、PET 或 PET/CT 检查[3]。
   b. 术前需行充分的影像学检查,以明确病灶的位置及周边毗邻结构。肝脏表面的病灶也可以进行 RF,但是发生并发症的风险较大,需要充分的专业技能知识。毗邻胃肠道的浅表病灶应避免热消融,因为热作用可能损伤胃壁或肠壁。这种情况下,可采取一些特殊的技术,如腹腔注射葡萄糖液使肠管与病灶分离。靠近肝门的病灶发生胆管热损伤的风险较大。经验丰富的医师也对邻近胆囊的病灶进行热消融治疗,但是大部分患者罹患自限性的医源性胆囊炎。邻近肝脏血管的病灶也可以进行热消融,因为流动的血液可以保护血管壁不受热损伤。但是,同样因为热流失,邻近血管处的病灶可能不完全消融[2]。
3. **术前检查**。实验室检查应包括:
   a. 血浆肿瘤标志物:如对 HCC 敏感的 AFP 和对结直肠转移瘤敏感的 CEA[3]。
   b. 血凝功能:包括血细胞计数(主要是血小板计数)、凝血酶原时间(PT)/国际化标准比(INR)。有些情况还需活化部分凝血活酶时间和(或)皮肤出血时间。为了降低出血并发症通常要求 PT 比

（正常 PT 时间 / 患者 PT 时间）>50% 和血小板大于 50 000/μL。

4. **药物处理** 肝活检前后的一个重要任务就是调整抗血小板（如阿司匹林、噻氯匹定、氯吡格雷、Ⅱa/Ⅲb 受体拮抗剂，非甾体消炎药）和抗凝（华法林）药物。AASLD 建议活检或 RF 消融前几天到十天应停用抗血小板药物，48~72 小时后再开始应用。通常肝脏 RF 前 5 天停用华法林，12~24 小时停用肝素及相关产品。肝脏 RF 消融后第二天可重用华法林[4]。

操作

1. **麻醉选择**。热消融通常需在静脉镇静或全身麻醉（血压、氧饱和度、心功能检测）下进行。有些中心还进行气管插管。可在 RF 消融前采用美国麻醉师协会（ASA）评分（表 59.2）评估患者的身体状况。达到 ASA Ⅲ级即可接受治疗。

表 59.2 美国麻醉师协会（ASA）体格状况评分系统

Ⅰ：正常健康
Ⅱ：有轻度系统性疾病
Ⅲ：有严重系统性疾病
Ⅳ：患者有严重的系统性疾病，经常面临对其生命安全的威胁
Ⅴ：濒死的患者，如不进行手术生存希望渺茫
Ⅵ：已经宣布脑死亡的患者，准备进行器官捐献

2. **技术原理**。RF 的目的是通过电磁能使组织热损伤。患者与 RF 消融发生仪、电极针、电极垫板构成一个闭环回路，工作时患者体内产生交互电场。与金属电极相比人体组织的电阻较大，组织内的离子随交流电而改变方向，因此电极周围的离子振荡而摩擦产热。由于电极的表面积小，而无效电极的表面积大，热能集中在电极针周围[3]。RF 的热损伤取决于组织所能达到的最高温度和持续时间。50~55℃持续 4~6 分钟可导致细胞不可逆损伤。60~100℃可使线粒体和细胞质中的酶发生不可恢复性损伤，使组织迅速凝固。超过 100~110℃可使组织气化、碳化。为了充分毁损肿瘤组织，整个靶区的温度需达到可导致细胞坏死的温度。因此，治疗的一个要点就是使整个靶区的温度达到 50~100℃并维持 4~6 分钟。但是，从电极针表面到组织的热传导相对较慢，这就要求维持时间长达 10~20 分钟。为了实现组织内能量沉积的增加，所有公司都将其生产的 RF 仪的输出功率增加到 150~250W。另一方面，组织温度不超过 100~110℃，以避免组织炭化产生气体，而气体的隔热作用极强，因此会降低 RF

的效能[3]。循环的血液具有转运热的作用,可导致靶区的热丢失,是不利于 RF 成功的另一因素,即所谓的热沉降效应。热沉降效应降低了靶区消融体积,不利于实现肿瘤的完全消融和无肿瘤边缘的建立,因此 RF 消融范围应该扩大至每个病灶周围 0.5~1cm 后的正常肝组织区域,从而确保病灶周围的微浸润灶被摧毁,进而降低 RF 后的局部复发可能。建立充分无肿瘤区的 RF 消融治疗的复发率甚至可与肝切除相媲美。因此,理想的消融靶区直径应比需治疗的病灶直径大 1~2cm[3](图 59.1)。

射频启动后,发生器由自动程序控制,RF 仪可根据测得的组织温度或电流阻抗来调节功率,避免产生过高的热能和组织炭化。在射频结束时对穿刺通道进行烧灼,使之凝固坏死,从而避免肿瘤播散[3]。

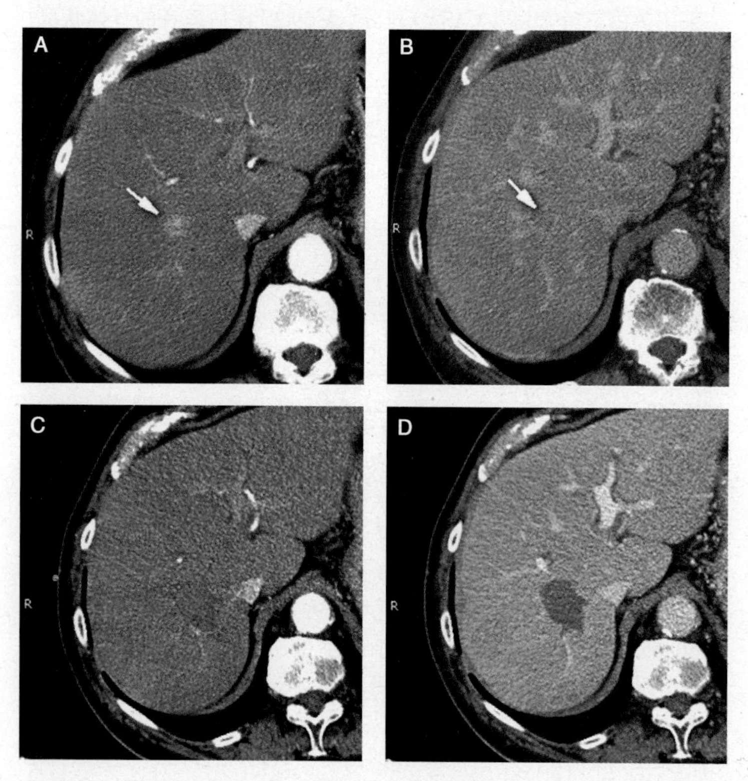

图 **59.1** HCC 的 RF 治疗。术前 CT 示动脉期富血供小结节(A 箭头所示),延迟期轻微低密度影(B 箭头所示)。在 RF 治疗后 1 月的动脉期(C)和门静脉期(D)CT 上,原病灶被不强化的消融区代替,其直径和范围超过原肿瘤。该病例达到完全缓解

建议在射频消融时使用一些措施来减缓血流，从而降低热沉效应造成的热丢失。有学者在开腹手术或腹腔镜下阻断门静脉主干（Pringle 策略）。也有研究证实球囊导管阻断肝动脉或栓塞肿瘤供血动脉对富血供肿瘤有效的[5]。早期临床研究证实热消融联合化疗栓塞或经动脉灌注药物洗脱微球等方法治疗 HCC 的效果令人鼓舞[6]（图 59.2）。关于如何合理的联合 RF 与化疗（合理的化疗药物、给药模式）的研究正在进行。

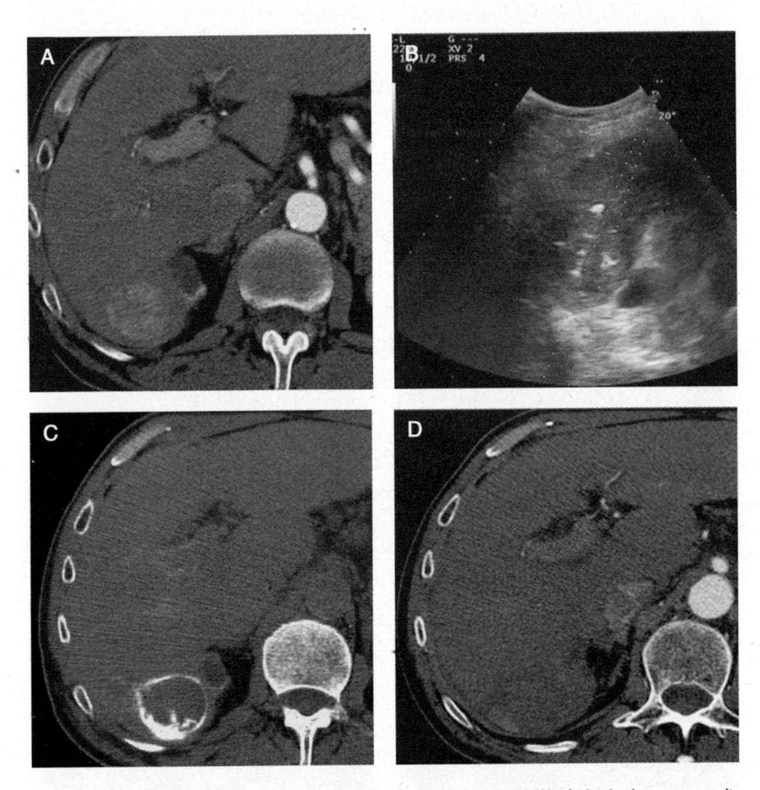

图 **59.2** RF 联合经动脉化疗栓塞（使用药物洗脱微球）治疗 HCC。术前 CT 显示Ⅶ段富血供 HCC 灶（A）。超声引导的 RF，使用“多爪”电极针（RITA Medical System，AngioDynamics）（B）. 经动脉注入携带 50mg 阿霉素直径 100~300μm 的药物洗脱微球 2ml（DC Bead，Biocompatibles）。治疗后即刻 CT 证实药物洗脱微球在 RF 灶周边沉积（C）。随访 CT 显示完全缓解（D）

3. **电极的类型**。目前可将一根或多根电极针直接刺入肿瘤内来传递 RF 能量。电极针可以是单极也可以是多极，可以有不同的设计（“多爪”的，可扩张的，内置冷循环的，灌流的），但需与射频仪匹配。

a. 单极针：只有一根电极针，可以连接一个或多个电极垫。

b. 双极针：有两个电极，彼此接近。

c. 多爪可扩张电极：多个电极爪，可从一个较大的套管针中伸出。可使能量分布在较大的范围，减少长距离热传导所致的不同步升温。

d. 内置冷循环电极：电极针有一个内腔，生理盐水在其内循环，但不直接接触患者组织。这样的设计是为了消除电极针周围的过高热量，降低针尖周围的碳化和气化。

e. 灌流电极针：电极针头端有一些小孔，可使液体（通常是生理盐水）与组织接触。RF 过程中给予生理盐水可增加组织的传导性，加强 RF 电流沉积，促进组织升温和凝固坏死。

4. **影像导引 / 监控**。靶病灶的确定可通过超声、CT 或 MR 进行[3]。引导系统的选择主要取决于操作者的喜好以及中心是否拥有专用设备，例如透视 CT、开放性 MR。操作过程中重点监测肿瘤被覆盖的程度，邻近组织是否同时被累及。RF 消融过程及结束后肿瘤组织及其周边在 US 上表现为短暂的强回声，可粗略判断肿瘤毁损程度。MR 是目前唯一可实时监测温度的影像设备。消融后超声造影可初步判断治疗效果。但是，增强 CT 和 MR 是评价治疗效果的标准方法[1,7]（图 59.3）

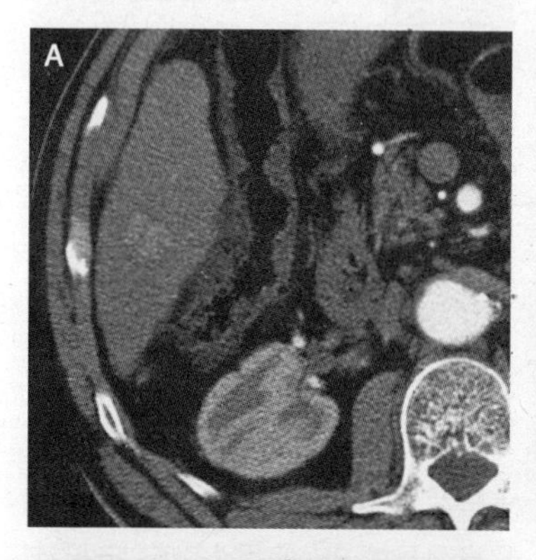

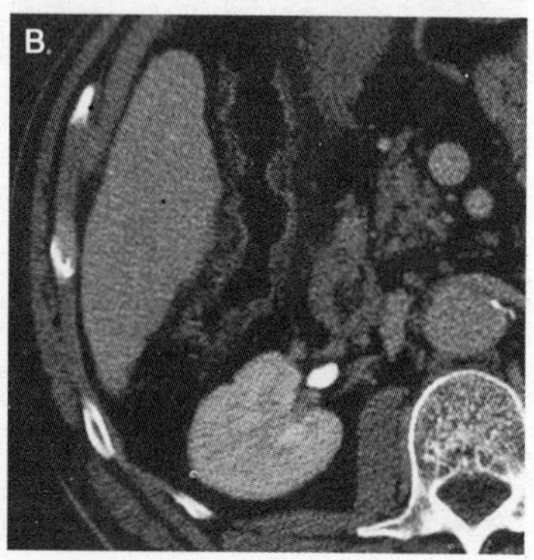

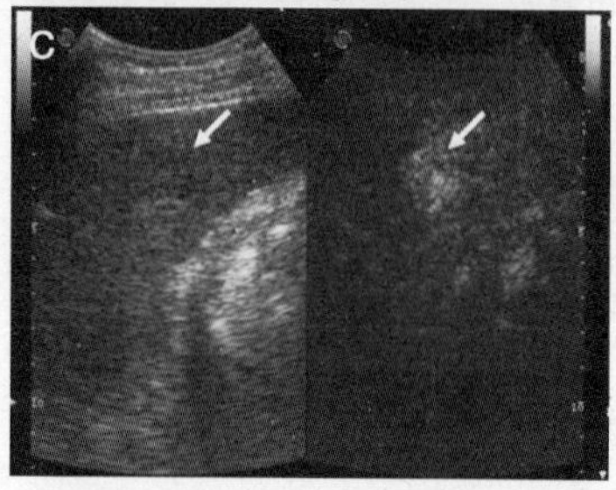

图 **59.3**　RF 后即刻超声造影初步评价消融效果。治疗前 CT 动脉期（A）和延迟期（B）显示一个富血供小结节（A）。治疗前超声造影证实肿瘤在动脉期强化（C 箭头所示）

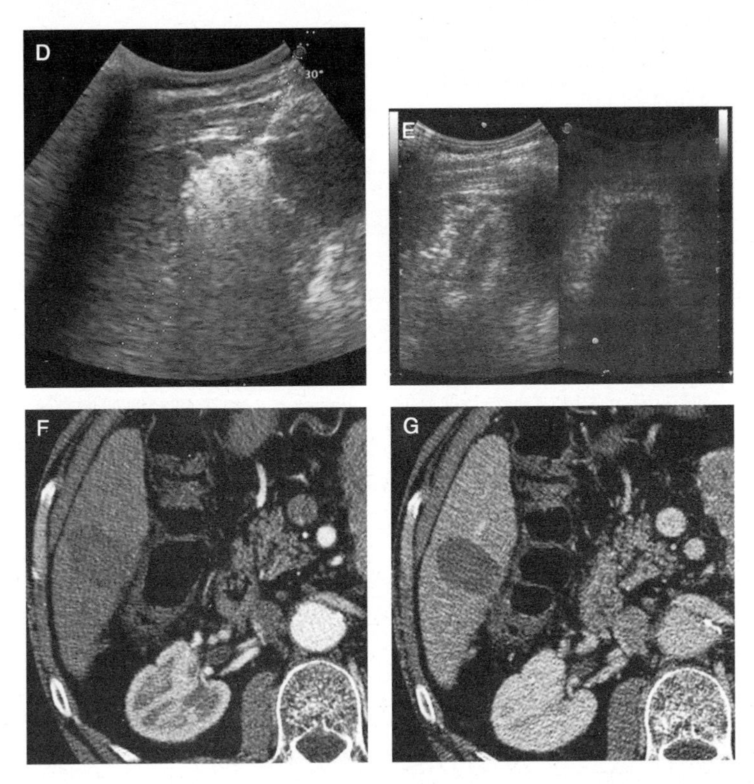

图 **59.3** （续）左边是 B 型低机械指数图像，右边是动脉期增强图像。US 引导下对肿瘤进行 RF 消融。治疗结束后 US 显示高回声区覆盖肿瘤并在周围肝实质形成边缘（D）。治疗结束后超声造影显示无强化消融区完全覆盖肿瘤。消融灶周边强化，提示反应性充血（E）。治疗后 1 个月 CT 动脉期（F）和门静脉期（G）无强化消融区取代肿瘤，实现完全缓解

术后处理

1. **射频消融后**：建议卧床休息 1~12 小时，在苏醒室监测生命体征。如果生命体征稳定，血液检查无明显变化，无并发症，次日即可出院。
2. **疗效评估**：术后 4~8 周行 CT 和 MR 扫描病灶，无强化区，伴或不伴周围增强环提示消融成功[7,8]（图 59.1）。消融灶周边强化环表现为同心、对称、一致的强化特点，并且内壁光滑。这样的强化环是由热损伤引发的良性生理反应所造成的，是短暂的（起初是反应性充血，紧接着纤维化和巨细胞反应）。消融灶周边的良性强化必须与 RF 区边缘肿瘤残余所导致的强化鉴别。与消融区周围的良性强化不同，残留的未消融的肿瘤变现为分散、结节状、怪异的生长方式[8]。远期影

像学随访旨在检测靶病灶的复发(如局部肿瘤进展),肝内新发病灶及肝外病灶的出现。评估疗效应遵循美国肝脏疾病协会[7]专家组近期制定的标准。

结果

1. **肝细胞肝癌**。目前已有从组织学水平,以及通过随机研究和队列研究来评价 RF 治疗 HCC 长期生存期的结果。一些组织学数据是从接受过 RF 治疗后再接受肝移植的患者获取的,这些数据显示病灶的大小、病灶周围存在较大血管(3mm 或更大)是显著影响治疗效果的因素。83% 的直径小于 3cm 的肿瘤可实现组织学完全坏死,对于周边无肿瘤血管的病灶可达 88%[9]。五组随机对照研究证实 RF 消融抗肿瘤效果优于经皮乙醇注射(PEI)[10-14],可实现更好的局部病灶控制(表 59.3)。新近的两份独立的荟萃分析也支持这一观点,并且证实小 HCC 接受 RF 治疗可实现生存期获益[15,16]。因

表 59.3 比较 RF 消融与 PEI 消融治疗早期 HCC 的随机研究

作者	病例数	肿瘤大小	完全消融(%)	治疗失败(%)[a]	3 年 OS	*P* 值
Lencioni 等(10)						
RF	52	HCC<5cm	91	17	74	>0.05
PEI	50	或 3<3cm	82	45	50	
Lin 等(11)						
RF	52	1~3 HCC	96	17	74	0.014
PEI	52	<4cm	88	45	50	
Shiina 等(12)						
RF	118	1~3 HCC	100	2	80	0.02
PEI	114	<3cm	100	11	63	
Lin 等(13)						
RF	62	1~3 HCC	97	16	74	0.031
PEI	62	<3cm	89	42	51	
Brunell 等(14)						
RF	70	1~3 HCC	96	34	59	>0.05
PEI	69	<3cm	66	64	57	

注:[a] 包括早期治疗失败(不完全 RF)和后期治疗失败(局部复发 / 进展);OS:总体生存期

此,RF 是早期 HCC 优先选择的经皮局部治疗方法,可较持久的控制病灶,患者生存期延长。最近,关于 RF 长期生存率的研究已经完成(表 59.4),这有利于阐明影响患者预后的因素[17-22]。基础肝硬化的严重程度和新病灶的出现是影响预后的最主要因素。Child-Pugh A 级的早期 HCC 患者 5 年生存率达 55%~77%,而 Child-Pugh B 级的患者 5 年生存率为 31%~38%。伴有肝硬化的 HCC 患者接受第一次 RF 治疗后 5 年再发新病灶的概率高达 80%[18],包括局部手术切除

表 59.4 早期肝癌患者射频消融术后长期生存结果研究报告

作者	患者数量	生存率(%)		
		1 年	3 年	5 年
Tateishi 等(17)				
[a] 类病人	319	95	78	54
[b] 类病人	345	92	62	38
Lencioni 等(18)				
肝功能 A 级,单个病灶 <5cm 或 3 个病灶 <3cm	144	100	76	51
单个病灶 <5cm	116	100	89	61
肝功能 B 级,单个病灶 <5cm 或 3 个病灶 <3cm	43	89	46	31
Cabassa 等(19)	59	94	65	43
Choi 等(20)				
肝功能 A 级,单个病灶 <5cm 或 3 个病灶 <3cm	359	NA	78	64
肝功能 B 级,单个病灶 <5cm 或 3 个病灶 <3cm	160	NA	49	38
Takahashi 等(21)				
肝功能 A 级,单个病灶 <5cm 或 3 个病灶 <3cm	171	99	91	77
Hiraoka 等(22)				
肝功能 A-B 级	105	NA	88	59

a 类病人指首次行射频消融的病人。

b 类病人指先前治疗包括切除,酒精注射,微波消融及肝动脉化疗栓塞术后肿瘤复发行射频消融的病人。

NA 暂无

在内的其他局部治疗也有这一缺点。研究证实治疗后两年内出现的新病灶与原发灶隐形播散有关,而后期出现的病灶才是真正的新发肿瘤。直径小于 2cm 的极早期肝癌发生微血管侵犯及微卫星灶的概率极低,最有希望实现局部根治。极早期 HCC 的完全缓解率达 97%,5 年生存率达 68%[23]。因此,对于这些小肿瘤病例,RF 消融可挑战外科切除,许多中心采用 RF 治疗可手术切除的病例。

2. 结直肠癌肝转移。许多研究调查了 RF 治疗局限的不能手术的结直肠癌肝转移患者的效果。早期文献报道完全缓解率不超过 60%~70%[3,24]。随着 RF 技术的进步和小病灶的纳入,文献中 RF 成功控制病灶的概率也在升高。最近报道,RF 消融治疗结直肠癌肝转移患者的长期生存率可达 91%~97%[3,24]最近 RF 消融治疗结直肠癌肝转移患者的长期生存率的数据报道如(表 59.5)[25-29]。特别是有三项研究显示病灶数少于 5 个,且每个病灶直径小于 5cm 的病例,5 年生存率在 24%~44%[24,25,27],而直径小于 4cm 的单发病灶的 5 年生存率达 40%[30]。这些数据总体上优于化疗,间接证明 RF 消融可提高结直肠癌局限肝转移患者的生存期。一份旨在比较 RF 消融联合化疗与单纯化疗治疗结直肠癌肝转移效果的随机对照研究的中期报告也支持这一观点[31]。作为"时间验证"治疗模式的一部分,有学者在做出诊断之后与实施外科切除之前的一段时间进行 RF 消融,其潜在意义正在研究中。RF 治疗实现完全肿瘤消融的患者中,98% 不需要外科切除,这是因为无病灶或者出现其他转移灶而不能外科切除。而 RF 治疗没有实现完全肿瘤消融的患者中,没有因 RF 靶病灶生长导致无法切除的[32]。

表 59.5 结直肠癌肝转移患者射频消融术后长期生存结果的研究报告

作者	患者数量	生存率(%)		
		1 年	3 年	5 年
Solbiati 等(25)	117	93	46	NA
Lencioni 等(24)	423	86	47	24
Gillams 等(30)	73	91	28	25
Machi 等(26)	100	90	42	30
Jackobs 等(27)	68	96	68	NA
Sorensen 等(28)	102	87	46	26[a]
Veltri 等(29)	122	79	38	22

[a] 4 年生存率

NA 暂无

并发症

1. **主要并发症**。与 RF 有关的早期并发症发生率为 2.2%~3.1%，包括腹腔内出血、肝脓肿、肠穿孔、气胸或血胸和胆管狭窄[33-35]。肿瘤沿针道播散是 RF 消融的远期并发症，比较罕见。一项多中心研究显示 HCC 患者经 RF 治疗后发生肿瘤播散的发生率为 0.5%（8/1610）[33]，另一项单中心研究的数据也为 0.5%（1/187）[18]。分化程度低、包膜下病灶、浸润性生长发生此并发症的风险大[36]。术中皮肤灼伤的发生率小于 1%（以操作次数计）[37]。预防措施包括备皮以降低电极片灼伤，降低电极片的压力，经常检查以防过高温度。
2. **轻度并发症**。轻度并发症的发生率为 5%~8.9%，包括疼痛、发热、无症状的胸腔积液、无症状的自限性的腹腔出血[33-35]。
3. **死亡率**。操作死亡率在 0.1%~0.5%。导致死亡的常见原因有脓毒症、肝功能衰竭、结肠穿孔、门静脉栓塞（特别是采用外科或 Pringle 方式进行 RF 的患者）[33-35]。

（李智 译 朱晓黎 校）

参考文献

1. Bruix J, Sherman M. Management of hepatocellular carcinoma. *Hepatology*. 2005;42:1208–1236.
2. Crocetti L, De Baere T, Lencioni R. Quality improvement guidelines for radiofrequency ablation of liver tumours. *Cardiovasc Intervent Radiol.* 2010;33(1):11–17. [Epub ahead of print].
3. Lencioni R, Crocetti L, Pina MC, et al. Percutaneous image-guided radiofrequency ablation of liver tumors. *Abdom Imaging.* 2009;34:547–556.
4. Rockey DC, Caldwell SH, Goodman ZD, et al. Liver biopsy. *Hepatology.* 2009;49:1017–1044.
5. Rossi S, Garbagnati F, Lencioni R, et al. Percutaneous radio-frequency thermal ablation of nonresectable hepatocellular carcinoma after occlusion of tumor blood supply. *Radiology.* 2000;217:119–126.
6. Lencioni R, Crocetti L, Petruzzi P, et al. Doxorubicin-eluting bead-enhanced radiofrequency ablation of hepatocellular carcinoma: a pilot clinical study. *J Hepatol.* 2008;49:217–222.
7. Llovet JM, Di Bisceglie AM, Bruix J, et al. Panel of Experts in HCC-Design Clinical Trials. Design and endpoints of clinical trials in hepatocellular carcinoma. *J Natl Cancer Inst.* 2008;100:698–711.
8. Goldberg SN, Charboneau JW, Dodd GD III, et al. Image-guided tumor ablation: proposal for standardization of terms and reporting criteria. *Radiology.* 2003;228:335–345.
9. Lu DS, Yu NC, Raman SS, et al. Radiofrequency ablation of hepatocellular carcinoma: treatment success as defined by histologic examination of the explanted liver. *Radiology.* 2005;234:954–960.
10. Lencioni R, Allgaier HP, Cioni D, et al. Small hepatocellular carcinoma in cirrhosis: randomized comparison of radiofrequency thermal ablation versus percutaneous ethanol injection. *Radiology.* 2003;228:235–240.
11. Lin SM, Lin CJ, Lin CC, et al. Radiofrequency ablation improves prognosis compared with ethanol injection for hepatocellular carcinoma < or =4 cm. *Gastroenterology.* 2004;127:1714–1723.
12. Shiina S, Teratani T, Obi S, et al. A randomized controlled trial of radiofrequency ablation versus ethanol injection for small hepatocellular carcinoma. *Gastroenterology.* 2005;129:122–130.
13. Lin SM, Lin CJ, Lin CC, et al. Randomised controlled trial comparing percutaneous radiofrequency thermal ablation, percutaneous ethanol injection, and percutaneous acetic acid injection to treat hepatocellular carcinoma of 3 cm or less. *Gut.* 2005;54:1151–1156.
14. Brunello F, Veltri A, Carucci P, et al. Radiofrequency ablation versus ethanol injection for

early hepatocellular carcinoma: a randomized controlled trial. *Scand J Gastroenterol.* 2008;43:727–735.

15. Orlando A, Leandro G, Olivo M, et al. Radiofrequency thermal ablation vs. percutaneous ethanol injection for small hepatocellular carcinoma in cirrhosis: meta-analysis of randomized controlled trials. *Am J Gastroenterol.* 2009;104:514–524.
16. Cho YK, Kim JK, Kim MY, et al. Systematic review of randomized trials for hepatocellular carcinoma treated with percutaneous ablation therapies. *Hepatology.* 2009;49:453–459.
17. Tateishi R, Shiina S, Teratani T, et al. Percutaneous radiofrequency ablation for hepatocellular carcinoma. *Cancer.* 2005;103:1201–1209.
18. Lencioni R, Cioni D, Crocetti L, et al. Early-stage hepatocellular carcinoma in cirrhosis: long-term results of percutaneous image-guided radiofrequency ablation. *Radiology.* 2005;234:961–967.
19. Cabassa P, Donato F, Simeone F, et al. Radiofrequency ablation of hepatocellular carcinoma: long-term experience with expandable needle electrodes. *Am J Roentgenol.* 2006;185:S316–S321.
20. Choi D, Lim HK, Rhim H, et al. Percutaneous radiofrequency ablation for early-stage hepatocellular carcinoma as a first- line treatment: long-term results and prognostic factors in a large single-institution series. *Eur Radiol.* 2007;17:684–692.
21. Takahashi S, Kudo M, Chung H, et al. Initial treatment response is essential to improve survival in patients with hepatocellular carcinoma who underwent curative radiofrequency ablation therapy. *Oncology.* 2007;72:S98–S103.
22. Hiraoka A, Horiike N, Yamashita Y, et al. Efficacy of radiofrequency ablation therapy compared to surgical resection in 164 patients in Japan with single hepatocellular carcinoma smaller than 3 cm, along with report of complications. *Hepatogastroenterology.* 2008;55:2171–2174.
23. Livraghi T, Meloni F, Di Stasi M, et al. Sustained complete response and complications rates after radiofrequency ablation of very early hepatocellular carcinoma in cirrhosis: is resection still the treatment of choice? *Hepatology.* 2008;47:82–89.
24. Lencioni R, Crocetti L, Cioni D, et al. Percutaneous radiofrequency ablation of hepatic colorectal metastases. Technique, indications, results, and new promises. *Invest Radiol.* 2004;39:689–559.
25. Solbiati L, Livraghi T, Goldberg SN, et al. Percutaneous radio-frequency ablation of hepatic metastases from colorectal cancer: long-term results in 117 patients. *Radiology.* 2001;221:159–166.
26. Machi J, Oishi AJ, Sumida K, et al. Long-term outcome of radiofrequency ablation for unresectable liver metastases from colorectal cancer: evaluation of prognostic factors and effectiveness in first- and second-line management. *Cancer J.* 2006;12:318–326.
27. Jackobs TF, Hoffmann RT, Trumm C, et al. Radiofrequency ablation of colorectal liver metastases: mid-term results in 68 patients. *Anticancer Res.* 2006;26:671–680.
28. Sorensen SM, Mortensen FV, Nielsen DT. Radiofrequency ablation of colorectal liver metastases: long-term survival. *Acta Radiol.* 2007;48:253–258.
29. Veltri A, Sacchetto P, Tosetti I, et al. Radiofrequency ablation of colorectal liver metastases: small size favorably predicts technique effectiveness and survival. *Cardiovasc Intervent Radiol.* 2008;31:948–956.
30. Gillams AR, Lees WR. Five-year survival following radiofrequency ablation of small, solitary, hepatic colorectal metastases. *J Vasc Interv Radiol.* 2008;19:712–717.
31. Ruers T, van Coevorden F, Pierie J, et al. Radiofrequency ablation combined with chemotherapy for unresectable colorectal liver metastases: interim results of a randomised phase II study of the EORTC-NCRI CCSG-ALM Intergroup 40004 (CLOCC). *J Clin Oncol.* 2008;26(suppl 20):4012.
32. Livraghi T, Solbiati L, Meloni F, et al. Percutaneous radiofrequency ablation of liver metastases in potential candidates for resection: the "test-of-time approach." *Cancer.* 2003;97:3027–3035.
33. Livraghi T, Solbiati L, Meloni MF, et al. Treatment of focal liver tumors with percutaneous radio-frequency ablation: complications encountered in a multicentre study. *Radiology.* 2003;26:441–451.
34. De Baere T, Risse O, Kuoch V, et al. Adverse events during radiofrequency treatment of 582 hepatic tumors. *AJR.* 2003;181:695–700.
35. Bleicher RJ, Allegra DP, Nora DT, et al. Radiofrequency ablation in 447 complex unresectable liver tumors: lessons learned. *Ann Surg Oncol.* 2003;10:52–58.
36. Llovet JM, Vilana R, Bru C, et al. Barcelona Clinic Liver Cancer (BCLC) Group. Increased risk of tumor seeding after percutaneous radiofrequency ablation for single hepatocellular carcinoma. *Hepatology.* 2001;33:1124–1129.
37. Rhim H, Yoon KH, Lee JM, et al. Major complications after radio-frequency thermal ablation of hepatic tumors: spectrum of imaging findings. *Radiographics.* 2003;23:123–134; discussion 134–126.

60 肾脏肿瘤消融

摘要

肾脏恶性肿瘤在全美国恶性肿瘤中约占4%[1]。美国癌症协会估计在2009年全美有57,760人罹患肾脏及肾盂恶性肿瘤,并有12,980人因该病死亡[1]。尽管对于早期肾癌来说,外科手术切除仍是标准治疗方法,但是在肾恶性肿瘤治疗中倾向于保留肾脏的趋势使得在选择治疗方法时优先考虑肾脏消融技术(相对于开放式手术及经腔镜局部切除术)[2]。

适应证

1. T_1期肾脏肿瘤(肿块直径小于7cm)患者
   a. 存在手术禁忌证。
   b. 存在全身麻醉禁忌证。
   c. 需保留肾实质(孤立肾、肾功能不全)。
   d. 同一侧肾脏多发肿瘤(如林道病及BHD综合征)若行外科切除则肾功能难以恢复。
   e. 肿瘤情况复杂使外科切除术后局部缺血时间过长。
   f. 在开放式手术与腔镜局部切除术中倾向于采用微创技术。

禁忌证

绝对禁忌证

严重凝血障碍(INR>1.5,血小板计数<50 000)。

相对禁忌证

1. 解剖因素
   a. 肿块位于前内侧,无安全经皮路径到达瘤体。
2. 射频消融禁忌证
   a. 臀部植入人工假体,可作为电导体增加皮肤灼伤风险。
   b. 起搏器/除颤仪。射频能量可以干扰起搏器及除颤仪功能。对于此类患者,可考虑行冷冻消融术以减轻风险,或患者可在术中佩戴磁体装置使起搏器及除颤仪暂时失能并在术后校准并再次启动仪器。

术前准备

1. 临床咨询
   a. 完备的既往史和体格检查。
   b. 实验室检查。尤其是凝血功能（INR）和肾功能（肌酐和肾小球滤过率）。基础的血细胞比容和血红蛋白量亦应采集。
   c. 药物使用检查。对大多数患者来说，阿司匹林及其他抗血小板药物应在术前5天停用。然而，对于放置冠脉支架和血管支架的患者，则应谨慎使用这些药物以减少支架栓塞的风险。华法林用量应调整至维持 INR<1.5。肝素亦应至少在术前12小时停止。
2. 术前影像学检查 泌尿系统增强CT可提供最佳术前影像图像。可以显示肾脏肿块及其特点，可以评估邻近肿块的肾脏集合小管系统及其他重要结构（肠道、输尿管、神经等）。动态增强MRI也是选择之一。肾小球滤过率介于30~60ml/（min·1.73m^2）的患者应使造影剂充分水化（行CT检查前）或减少造影剂用量（行MRI检查时）。肾小球滤过率小于30ml/（min·1.73m^2）的患者应避免使用碘或钆对比剂。虽然超声图像可以清晰显示肿瘤及其与邻近肾脏集合小管系统系统和肾门的毗邻关系，但断层影像图像更有助于全面评估周围组织情况，对治疗计划的制订更具有参考价值。而与前片对比可以评估肿瘤生长速度，以作为恶性肿瘤评估指数之一（参考下文内容）[3]。总体来说，外周型肿瘤由于肾周围脂肪层可以作为绝缘组织维持消融靶区的温度而取得更好疗效。相反，邻近集合小管系统或者肾门血管的中央型肿瘤则由于热沉降效应使射频过程中达到目标温度受到限制[4]。
3. 活检 肾脏肿瘤大小及生长速度与肿瘤恶性程度相关。直径小于1cm的肾脏肿瘤40%以上可能性为良性，直径小于3cm的肾脏肿瘤25%可能为良性[3]。肿瘤活检病理结果有助于根据肿瘤类型和分级制订治疗方案。对于肾脏较小肿瘤来讲，恶性肿瘤活检敏感度为80%~92%，而特异度则达到83%~100%[5]，包含一定的假阳性及假阴性率。尽管患者可以从病理活检中获益已得到公认，但患者究竟在进行射频治疗前先进行活检获益更多还是进行消融治疗同时进行活检获益更多仍需进一步研究。然而，一些特殊病例证实活检应当于消融治疗前进行以避免不必要或无效的消融治疗操作[6]。
   a. 肾外恶性肿瘤（肾脏肿瘤更可能是转移性肿瘤而非原发性）。
   b. 怀疑淋巴转移。

c. 与肾脏感染相关肾脏占位（占位肿块可能为肾脓肿或炎性肿块）。

4. 手术前一晚禁食。
5. 签署知情同意书。
6. 设备选择

a. 射频消融：单极针和多极针均可使用。多极针可以以不同的形状和直径展开，从而允许术者根据肿瘤直径和形状设计消融范围。识别“向前灼烧”（针尖展开后从针尖向远端灼烧）和“向后灼烧（针尖展开后从针尖向近端灼烧）”非常重要。单极针更容易被掌握，因为其不需要展开针尖，避免了由于初次消融后肾脏组织凝固而使其黏稠度改变造成针尖展开困难。单极针靶区定位同穿刺活检类似。对大多数消融设备而言，单极针单次使用就足够。对于直径较大的肿瘤来说，必须连续多次消融以保证损毁面积覆盖肿瘤全部。

b. 冷冻消融：冷冻消融相比射频消融最突出的优点在于其消融区域可在 MRI、CT 或者超声下实时监测。两个主要的参数可决定冷冻消融穿刺针的选择：（a）探针的消融长度范围，它可以影响消融区域即“冰球”的体积范围；（b）针杆直径，它影响冰球的轴向直径。由于多极针可以同时布针并同时消融，形态不规则的肿瘤可以联合使用不同长度和轴向直径的射频针。

c. 新兴技术。临床前期和早期尝试主要体现于新影像学设备引导下的肾脏消融技术。

（1）微波消融[7]。电极线圈释放出微波能量消融肿瘤组织。主要利用热能产生组织细胞毒性效应。

（2）高强度聚焦超声（high-intensity focused ultrasound，HIFU）[8]，超声能量可以在组织内产生高强度超声波聚集，从而使组织在吸收能量的过程中产生热效应杀灭细胞。

（3）不可逆电穿孔技术（irreversible electroporation，IRE）[9]，这种非热能技术利用电能在细胞膜表面产生永久性纳米范围的缺口及孔洞而导致细胞死亡。

（4）激光消融[10]。激光直接作用于组织内产生热能导致细胞死亡。

7. **可术前使用**抗生素：头孢唑林 1g 静脉注射。

操作步骤

1. 监护清醒镇静麻醉状态下的生命体征（心电图，血压，血氧饱和度和呼吸频率）。
2. 镇静 / 麻醉。低温所致热量损伤通常认为造成疼痛程度较低而高温所致热量损伤造成疼痛程度较剧。故行冷冻消融的患者通常只需接受中等程度麻醉，而行射频消融患者则需深度麻醉或全身麻醉。

3. 患者体位及进针路径。患者通常采取俯卧位，俯卧位使布针更适用于后面、低位的病变。而对高位病灶而言，同侧卧位可以压缩肺体积而减小气胸发生风险。倾斜仰卧位（向同侧倾斜30°）可更有利于侧方肿瘤的消融并且有助于使肠腔与肾脏分离。仰卧位经肝路径亦有报道[11]。对于肾脏上极肿瘤，尤其病灶位于左侧邻近肺部及胸膜时常常会限制进针路径。通过使用22G穿刺针刺入胸膜腔并注射空气或5% GS造成人工气胸及胸腔积液从而使经胸膜穿刺途径可行。术后应当置入一根管径较小的胸腔引流管以引流液体，该胸腔引流管可在术后第一天试验性夹闭并拍摄胸部X线片确定后拔除。

4. 消融技术

   a. 影像引导确定靶点。必要时可使用对比剂使靶区显影更明显，肋下进针过程中应使CT图像清晰显示探针的纵向角度。皮肤进针点应依据进针计划路径而定。

   b. 皮肤进针点铺巾、麻醉。皮肤进针点以2%利多卡因局部麻醉，并做一个小切口以利于进针。

   c. 若肿瘤诊断尚未明确可先行组织穿刺活检。

   d. 影像引导下进针。对于冷冻消融术来说，多极针应当多角度进针，使冰球完全包绕冷冻消融范围。对于射频消融来说，（如使用多极针的话）首针应当置于肿瘤一侧边缘，使后针依次分布产生重叠消融区域。

   e. 消融

   （1）冷冻消融。确定进针位置后，冷冻消融通常由冷冻—升温双循环进行（10分钟冷冻消融，8分钟升温，再10分钟冷冻消融）。消融直径最初增长迅速，操作期间通常间隔3~5分钟复查消融图像以尽可能降低正常组织受损概率，消融中心温度可达−80~−150℃。在−20℃以下范围内，肾脏细胞的损毁效果随温度的快速下降而达到最佳水平[12]。冰球消融范围可通过CT（低密度冰球）、磁共振[13]（低信号冰球）或者超声（阴影回声冰球）实时监测。值得注意的是，消融范围最边缘为0℃等温线而−20℃等温线则位于边缘深部。因此，为保证消融效果，消融直径应至少超过肿瘤范围5mm。也有一些术者利用热偶效应使消融边缘温度达到−20℃。通过冷冻—升温—冷冻循环，冷冻探针可以往复循环，而在低温消融状态下，电极针禁止随意移动以防止肾组织损伤。而当升温温度达到 15℃时则可以改换电极针位置。

（2）射频消融。确定进针位置后（有时需行射频前展开多极探针），则可启动仪器进行消融。消融程序中消融时间通常至少需 10 分钟，射频温度则根据设备不同可于术中实时监测或术后即刻监测。阻抗依赖型消融设备阻抗逐步增加至最大值，从而使细胞毒性发生改变。在消融过程中，射频针针尖应当定量前进（依据设备设定）从而达到更大的消融范围。针尖前进务必小心谨慎，以少量前推压力作用于针尖推杆上，以防不断硬化的坏死碳化组织"阻拦"进针从而使针尖无法通过坏死区域。在 60~100℃范围内，细胞坏死最为迅速[14]。在射频消融过程中，消融区域无法直接观测，然而，消融组织由于组织水肿而在 CT 图像上呈现低密度。针尖可重新排布并重复操作直至目标区域范围内重叠消融充分覆盖。总之，射频针应在确保针道内温度为 80℃时撤出。为避免皮肤灼伤，针道消融应在与体表皮肤至少相隔 1cm 时停止。

f. 电极针拔除后应即刻行影像学扫描以评估消融术后即时并发症（参见下文）。

g. 无菌敷料覆盖。

5. 减少非靶区消融的特殊技术

a. 输尿管支架植入术[15]。为保护输尿管及泌尿系统免受热量灼伤，可通过逆行植入输尿管支架并注射 D5W 以分流热量，降低损伤程度。糖溶液比盐溶液在减轻射频过程中热传导作用更为明显。

b. 水分离技术。邻近或间位器官（肠，胰腺，肾上腺，脾脏）可通过注射 D5W 或空气而加以分隔。22G 套管针或鞘可置于肾脏及邻近器官之间，并注入 5% GS 或空气而形成缓冲区[16]。5% GS 或空气的选择取决于该组织推移时是否应依附于其他器官。必要时可于肾脏及邻近脏器之间置入闭塞球囊（14mm）以在消融范围和正常组织间形成缓冲区。

术后处理

1. 卧床休息 4 小时或卧床至无血性尿液排出。
2. 监测生命体征，术后 1 小时内每 15 分钟，2 小时内每 30 分钟，4 小时内每 1 小时，后常规每 8 小时监测。
3. 记录出入量。术后 48 小时内可能有血尿排出，"酱油色尿"为其典型表现。
4. 恢复术前饮食。
5. 射频治疗后应使用抗生素 8 小时。

6. 患者一般当天即可出院,但考虑到部分患者年龄及身体状态,时常需行当晚留观。
7. 影像学检查。
   a. 术后1~3个月内应行CT或MRI检查以评估不完全消融术后的残留病灶[4]。早期图像上消融范围边缘可有轻度强化,6个月后强化可消失[17]。术后一年内应每隔3~6个月行影像学检查明确有无复发征象[18]。
   b. 如果患者一年内影像学图像上无明显增强表现,则可延长复查间隔期(1~2年)。

结果

1. 目前尚无随机对照试验来比较消融治疗(包括射频消融及冷冻消融)与外科局部切除治疗的疗效,后者为T_1期肾肿瘤的标准化治疗方案。
2. 局部复发可见于2.6%接受外科切除术的患者,4.6%冷冻消融术后的患者及11.7%射频消融术后的患者[19]。肿瘤直径越大越容易复发。
3. 首次有效性(定义为通过接受单次射频消融而成功治愈肿瘤的百分比)在经皮穿刺消融患者中达到87%,而在外科切开后消融患者中达到94%(通过对46例经皮肾脏肿瘤消融和对1055例患者1180个病灶行外科切开消融患者所做的荟萃分析得出)[20]。而两者二次有效性(定义为肿瘤总体控制良好的百分比,包括对残留或复发肿瘤的再次消融)的差异无统计学意义(92%比95%,$P>0.05$)。然而,经皮消融术相对外科切开消融术主要并发症的发生率较低(3%比7%,$P<0.05$),并且平均住院日期更短(1.4d比3d,$P<0.05$)。

并发症

1. 出血。发生率为20%~40%[21]。通常为自限性。
   a. 血尿,血凝块罕见。
   b. 血肿(包膜下或囊外)。引流效果不佳。如果血肿情况严重,肾衰竭和高血压症状可能出现。
2. 尿瘘。发生率约为1%[22]。包膜破裂致尿瘘在随访影像上表现为肾脏周围少量尿液渗漏至大量尿液性囊肿。动物试验研究和临床病例表明冷冻消融术所致泌尿系统损伤概率要比射频消融术小[23,24]。
3. 神经系统损伤。发生率小于1%[25]。热效应所致肋间神经损伤可导致躯干麻痹。腹股沟区神经及髂腹下神经走行于腰大肌前方,在肾脏后方消融过程中可受到损伤,导致腹股沟区或下肢麻痹或臀部屈曲受限。这些神经损伤根据受损神经程度不同可表现为一过性或永久性,治疗措施通常十分有限。

4. 针道种植。发生率为 0.6%~2.5%[26,27]。少见,针道消融可减少该风险。
5. 皮肤灼伤。发生率小于 1%[28]。接地垫所致灼伤风险可通过备皮(确保热量通过皮肤均匀传导)、使其长轴与下肢长轴相垂直及减小压力而最小化。最重要的一点,应经常对接地垫进行物理学检查防止其过热。
6. 感染。少见,预防性应用抗生素可以降低该并发症发生率。
7. 异位消融。当保持消融范围处于重要脏器、神经及肠道 1cm 以外时,该并发症少见。应注意重要脏器术前与术中影像扫描时的位置变化。

并发症处理

1. 出血
   a. 血尿:血尿出现表明泌尿系统损伤。即使出现血凝块,出血也通常会在 24~48 小时内停止。危及生命的大出血通常需要动脉栓塞止血。如果发现大量血凝块,泌尿外科会诊是有必要的,患者通常可以从膀胱冲洗中获益。
   b. 血肿:小的包膜下或囊外血肿出血量可通过血红蛋白变化评估。应注意肌酐水平变化和血压变化。通常不需要后续影像学表现评估血肿情况。危及生命的腹膜后血肿通常需动脉栓塞术止血。
2. 尿瘘。影像学检查发现肾周局限积液为尿瘘表现,通常可自限性吸收。肾囊肿可行经皮穿刺抽吸,置放双 J 管支架为更好的处置方式。如果患者带有引流管,则需使用广谱抗生素预防感染,否则可导致囊肿双重感染[29]。
3. 感染。应使用广谱抗生素预防感染,若脓肿形成,则需行引流。
4. 神经损伤。肢体麻痹、感觉异常及乏力通常为自限性。在某些病例中,感觉和运动障碍则不可逆转。
5. 针道种植。若复查影像图像中见到沿针道的结节状、增强或肿大的组织,则需行外科会诊,必要时可行活检或外科切除。
6. 皮肤灼伤。Ⅰ度皮肤烧伤仅需以敷料覆盖,Ⅱ度及Ⅲ度烧伤需外科会诊。需植皮者少见。
7. 异位消融。消融损伤胰腺可致胰腺炎,消融损伤肠道可致肠穿孔或坏死。一旦发生则需禁食及支持治疗,可考虑外科会诊,极个别患者需行外科修复或切除治疗。

(李智 译 朱晓黎 校)

参考文献

1. Jemal A, Siegel R, Ward E, et al. Cancer statistics, 2009. *CA Cancer J Clin.* 2009;59(4):225–249.
2. Lehman DS, Landman J. Cryoablation and radiofrequency for kidney tumor. *Curr Urol Rep.* 2008;9:128–134.
3. Frank I, Blute ML, Cheville JC, et al. Solid renal tumors: an analysis of pathological features related to tumor size. *J Urol.* 2003;170:2217–2220.
4. Uppot RN, Silverman SG, Zagoria RJ, et al. Imaging-guided percutaneous ablation of renal cell carcinoma: a primer of how we do it. *Am J Roentgenol.* 2009;192:1558–1570.
5. Silverman SG, Gan YU, Mortele KJ, et al. Renal masses in the adult patient: the role of percutaneous biopsy. *Radiology.* 2006;240:6–22.
6. Brown DB, Gonsalves CF. Percutaneous biopsy before interventional oncologic therapy: current status. *J Vasc Interv Radiol.* 2008;19:973–979.
7. Clark PE, Woodruff RD, Zagoria RJ, et al. Microwave ablation of renal parenchymal tumors before nephrectomy: phase I study. *Am J Roentgenol.* 2007;188:1212–1214.
8. Dubinsky TJ, Cuevas C, Dighe MK, et al. High-intensity focused ultrasound: current potential and oncologic applications. *Am J Roentgenol.* 2008;190:191–199.
9. Al-Sakere B, Andre F, Bernat C, et al. Tumor ablation with irreversible electroporation. *PLoS ONE.* 2007;2:e1135.
10. LaGrange CA, Gerber EW, Garrett JE, et al. Interstitial laser ablation of the kidney: acute and chronic porcine study using new-generation diffuser tip fiber. *J Endourol.* 2007;21:1387–1391.
11. Iguchi T, Hiraki T, Gobara H, et al. Transhepatic approach for percutaneous computed-tomography-guided radiofrequency ablation of renal cell carcinoma. *Cardiovasc Intervent Radiol.* 2007;30:765–769.
12. Chosy SG, Nakada SY, Lee FT Jr, et al. Monitoring renal cryosurgery: predictors of tissue necrosis in swine. *J Urol.* 1998;159:1370–1374.
13. Tuncali K, Morrison PR, Tatli S, et al. MRI-guided percutaneous cryoablation of renal tumors: use of external manual displacement of adjacent bowel loops. *Eur J Radiol.* 2006;59:198–202.
14. Rehman J, Landman J, Lee D, et al. Needle-based ablation of renal parenchyma using microwave, cryoablation, impedance- and temperature-based monopolar and bipolar radiofrequency, and liquid and gel chemoablation: laboratory studies and review of the literature. *J Endourol.* 2004;18:83–104.
15. Cantwell CP, Wah TM, Gervais DA, et al. Protecting the ureter during radiofrequency ablation of renal cell cancer: a pilot study of retrograde pyeloperfusion with cooled dextrose 5% in water. *J Vasc Interv Radiol.* 2008;19:1034–1040.
16. Clark TW, Malkowicz B, Stavropoulos SW, et al. Radiofrequency ablation of small renal cell carcinomas using multitined expandable electrodes: preliminary experience. *J Vasc Interv Radiol.* 2006;17:513–519.
17. Gervais DA, Arellano RS, McGovern FJ, et al. Radiofrequency ablation of renal cell carcinoma: part 2, Lessons learned with ablation of 100 tumors. *Am J Roentgenol.* 2005;185:72–80.
18. Clark TW, Millward SF, Gervais DA, et al. Reporting standards for percutaneous thermal ablation of renal cell carcinoma. *J Vasc Interv Radiol.* 2006;17:1563–1570.
19. Kunkle DA, Egleston BL, Uzzo RG. Excise, ablate or observe: the small renal mass dilemma—a meta-analysis and review. *J Urol.* 2008;179:1227–1233; discussion 1233–1234.
20. Hui GC, Tuncali K, Tatli S, et al. Comparison of percutaneous and surgical approaches to renal tumor ablation: metaanalysis of effectiveness and complication rates. *J Vasc Interv Radiol.* 2008;19:1311–1320.
21. Georgiades CS, Hong K, Geschwind JF. Pre- and postoperative clinical care of patients undergoing interventional oncology procedures: a comprehensive approach to preventing and mitigating complications. *Tech Vasc Interv Radiol.* 2006;9:113–124.
22. Gervais DA, McGovern FJ, Arellano RS, et al. Radiofrequency ablation of renal cell carcinoma: part 1, indications, results, and role in patient management over a 6-year period and ablation of 100 tumors. *Am J Roentgenol.* 2005;185:64–71.
23. Brashears JH 3rd, Raj GV, Crisci A, et al. Renal cryoablation and radio frequency ablation: an evaluation of worst case scenarios in a porcine model. *J Urol.* 2005;173:2160–2165.
24. Warlick CA, Lima GC, Allaf ME, et al. Clinical sequelae of radiographic iceball involvement of collecting system during computed tomography-guided percutaneous renal tumor cryoablation. *Urology.* 2006;67:918–922.
25. Rhim H, Dodd GD 3rd, Chintapalli KN, et al. Radiofrequency thermal ablation of abdominal tumors: lessons learned from complications. *Radiographics.* 2004;24:41–52.
26. Krambeck AE, Farrell MA, Charboneau JW, et al. Intraperitoneal drop metastasis after ra-

diofrequency ablation of pararenal tumor recurrences. *Urology.* 2005;65:797.
27. Mayo-Smith WW, Dupuy DE, Parikh PM, et al. Imaging-guided percutaneous radiofrequency ablation of solid renal masses: techniques and outcomes of 38 treatment sessions in 32 consecutive patients. *Am J Roentgenol.* 2003;180:1503–1508.
28. Rhim H, Yoon KH, Lee JM, et al. Major complications after radio-frequency thermal ablation of hepatic tumors: spectrum of imaging findings. *Radiographics.* 2003;23:123–134; discussion 134–136.
29. Brown DB, Bhayani SB. Persistent urine leak after cryoablation of a renal tumor in a patient with an ileal conduit. *J Vasc Interv Radiol.* 2007;18:1324–1327.

经皮穿刺胃造瘘、胃空肠造瘘、空肠造瘘及盲肠造瘘术

经皮肠内置管

尽管临时的肠内置管可以通过人体自然腔道（如经鼻至胃、经鼻至十二指肠以及经口至胃）途径放置，但对于需要长期营养支持的患者，经皮放置营养管则是最佳选择。影像引导下的经皮胃肠营养管放置的并发症发生率和死亡率均较低。这种微创手术操作简便，成功率更高，而且比内镜下和外科手术中放置更安全。

（造瘘）管类型

1. 单一功能（营养支持或者减压）
   a. 胃造瘘（胃造瘘管）
      （1）操作简便。
      （2）管子较短，不易阻塞。
      （3）保存胃功能，可予多种营养饮食，造瘘管维护简单。
      （4）穿刺通道形成窦道后可以更换成胃空肠造瘘（术后10~21天）。
   b. 空肠造瘘（空肠造瘘管）
      （1）绕过胃进行置管，给予要素饮食，注入速度要慢，以防倾倒综合征。
      （2）需要更细致地护理造瘘管。
      （3）单腔胃空肠造瘘
         （a）经过胃将造瘘管头端放置在屈氏韧带处或者以远。

(b)透视下放置比直接空肠造瘘管简单。

(c)比直接空肠造瘘管长,更容易堵管。

2. 双腔胃空肠造瘘术
   a. 需要给予要素饮食,可使用微泵缓慢灌注营养液。
   b. 下列情况需放置胃管:
      (1)对患有胃瘫或幽门梗阻的患者进行减压。
      (2)只能在胃内吸收的药物。

经皮胃造瘘术

适应证[1-9]

1. 吞咽困难导致的营养摄入不足,需要营养支持的患者,例如:
   a. 休克和神经功能障碍(误吸风险)。
   b. 食管阻塞。
   c. 头颈部和纵隔病变(包括最近接受外科手术或放疗)。
2. 外科手术或外伤导致的食管瘘而需要改变进食途径者。
3. 需胃肠减压或需要空肠营养支持
   a. 胃出口或近端小肠梗阻。
   b. 胃瘫患者(例如糖尿病胃病、硬皮病)。

禁忌证[1-10]

绝对禁忌证

1. 无合适的穿刺路径(如肝脾大、间位结肠)。这是胃造瘘失败(2%)的首要原因。
2. 无法纠正的凝血功能障碍。

相对禁忌证

1. 外科手术导致的解剖结构变化(例如全胃切除术)。穿刺入胃的路径和转换为胃空肠造瘘可能变得极度困难。因此在操作前必须了解患者的胃肠道解剖。
2. 大量腹水。为了减少管周渗漏,须术前穿刺放液,并且行胃固定术[9]。
3. 门脉高压导致的胃静脉曲张。
4. 间位结肠。推荐经结肠下区途径进行胃固定术[10]。炎症、肿瘤或胃壁的感染可能会导致愈合困难和窦道形成。
5. 严重的胃食管反流。营养管必须经胃空肠造瘘或空肠造瘘途径放置在空肠内。

术前准备

1. 了解胃部的手术类型，以判断造瘘手术能否成功，借此决定是否需要改进手术计划。回顾先前的钡剂造影图像是有帮助的。
2. 核对全血细胞计数，血小板计数，凝血酶原时间，部分凝血酶原时间和出血时间结果。
3. CT 或超声检查初步排查穿刺途径上的脏器，例如肝左叶或横结肠。术前 12 小时口服约 200ml 稀钡可显示结肠的位置。如果预期透视下操作困难，可以在 CT 或超声引导下放置胃造瘘管。
4. 前一天晚上禁食禁饮。
5. 鼻胃管（手术前一天晚上床边放置）可以帮助排空胃内容物，同时可以向胃内注入空气使其贴近腹前壁，使穿刺更简便。如果放置鼻胃管困难，可在透视下用造影导管辅助进行。
6. 对于头颈部肿瘤或存在呼吸功能障碍的患者给予清醒镇静。

手术操作

1. 左侧肋下和上腹部区域进行无菌消毒。
2. 术前静脉给予 0.5~1mg 胰高血糖素或者 20mg 丁溴东莨菪碱，减少胃蠕动。
3. 经鼻胃管注气（约 250ml，最多不超过 800ml），直至胃前壁与腹前壁最大限度的贴紧。
4. 对于胃造瘘，胃固定术并不是常规需要，以下特殊情况除外[1,2,9–12]：患有腹水和正服用类固醇激素的患者，这种情况下穿刺通道不容易形成窦道。认知障碍的患者，他们有可能无意间拔出造瘘管。对于胃空肠造瘘或空肠造瘘的患者，进行带有 T 形锚钩的胃固定术是标准做法。
5. 如果没有进行胃固定术，有必要在术中向胃内持续注气，以保证胃处于膨胀状态，因此在初始注气的时候要少注气。对于接受部分胃切除和迷走神经切断术的患者，保证术中胃处于膨胀状态将很困难。相反，术后粘连有时类似于胃固定术的作用。残胃可能位于肋缘后上方，穿刺时需要一个复杂的角度和更长的穿刺针（长至 30cm）。
6. 注气后对上腹部进行正侧位透视观察，这对于决定穿刺经过胃前壁深度和了解横结肠的位置很有帮助。
7. 穿刺点的选择——近端胃体、胃小弯和大弯中间，以降低动脉损伤风险（见图 61.1）。避免穿刺时损伤横结肠和肝左叶。避免损伤腹壁下动脉（该动脉一般位于腹直肌中外 1/3 处），以最大限度降低出血的风险（见图 61.1）。
8. 使用 1% 利多卡因局部浸润麻醉至腹膜层，并做一个小的皮肤切口。

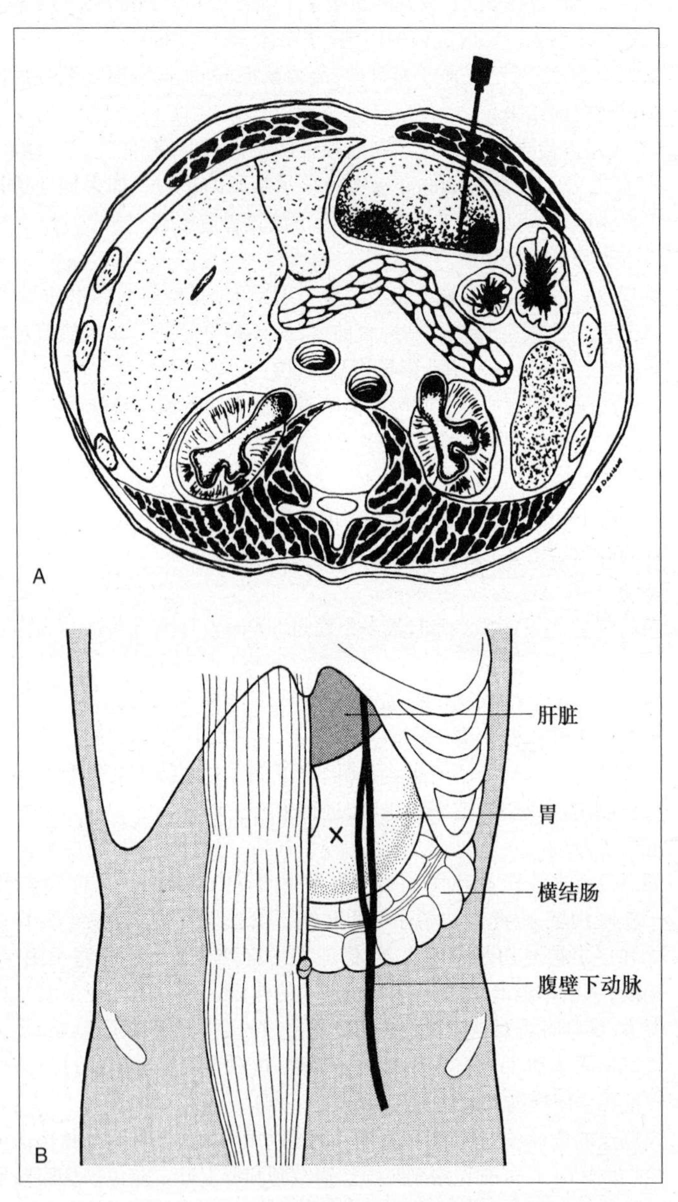

图 **61.1**　A：仰卧位胃体的腹部横断面，胃的前方没有肝脏或者结肠。B：胃的冠状位前面观，避免损伤腹壁上动脉，肝左叶和横结肠

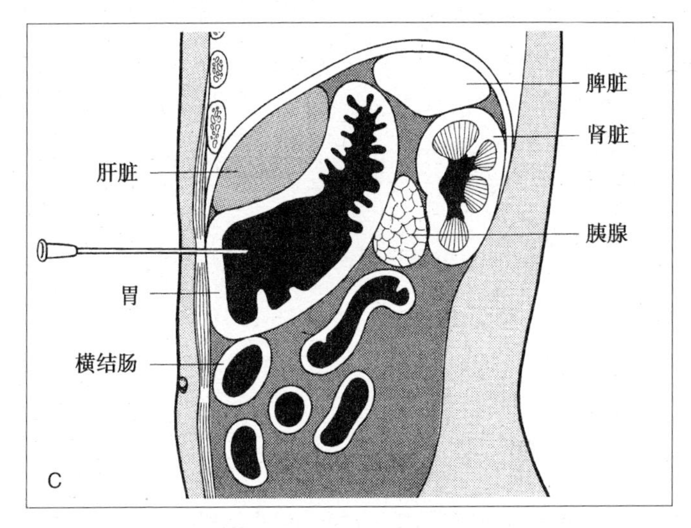

图 **61.1** （续）C：矢状位证实扩张的胃前壁的表浅位置。肝脏位于胃的头侧，横结肠位于足侧

9. 有些术者常规使用胃固定器［装有缝合锚钩的 17G 穿刺针（COOK 公司）或者装有 T 形锚钩的 18G 有沟槽的穿刺针（波士顿科技公司）］。使用 2 个或者 4 个 T 形锚钩把胃壁固定于腹壁上，以便放置胃造瘘管和进行随后的操作[1,2]。穿刺胃壁时使用带有锚钩的穿刺针，注射器回抽到空气提示进入胃腔，通过穿刺针用针芯将锚钩推送入胃内。随后退出穿刺针和针芯，轻拉缝合锚钩使胃壁贴近腹前壁。或者通过导丝退出穿刺针，保留通道。如果没有进行胃固定术，可用 22G 穿刺针重新穿刺胃壁。
10. 无论采取何种方法，一定要以快、稳的手法刺破胃壁，避免将胃壁推离腹前壁。通常，穿刺针垂直于腹壁刺入，或轻微斜向胃底部（图 61.2）。当需要在透视下放置牵拉式胃造瘘管时，穿刺通道最好朝向胃底部。如果计划更换为胃空肠造瘘管的话，穿刺方向最好朝向幽门。
11. 一旦进入胃腔后，注入造影剂确定穿刺针的位置，勾勒出胃皱褶的轮廓。穿刺针尖位于胃腔后，引入直径 0.038 英寸（1 英寸 =2.54cm）的 J 形硬导丝，并盘曲于胃内。如果使用 22G 穿刺针，可以引入 0.018 英寸的导丝，退出穿刺针，再引入 6.3F 的扩张管，然后再用 0.038 英寸的导丝交换 0.018 英寸的导丝。

12. 为了容纳营养管,可以使用具有足够直径的扩张器通过 0.038 英寸导丝扩张出一个通道(见图 61.2)。由于胃壁肌层很厚,扩张器更容

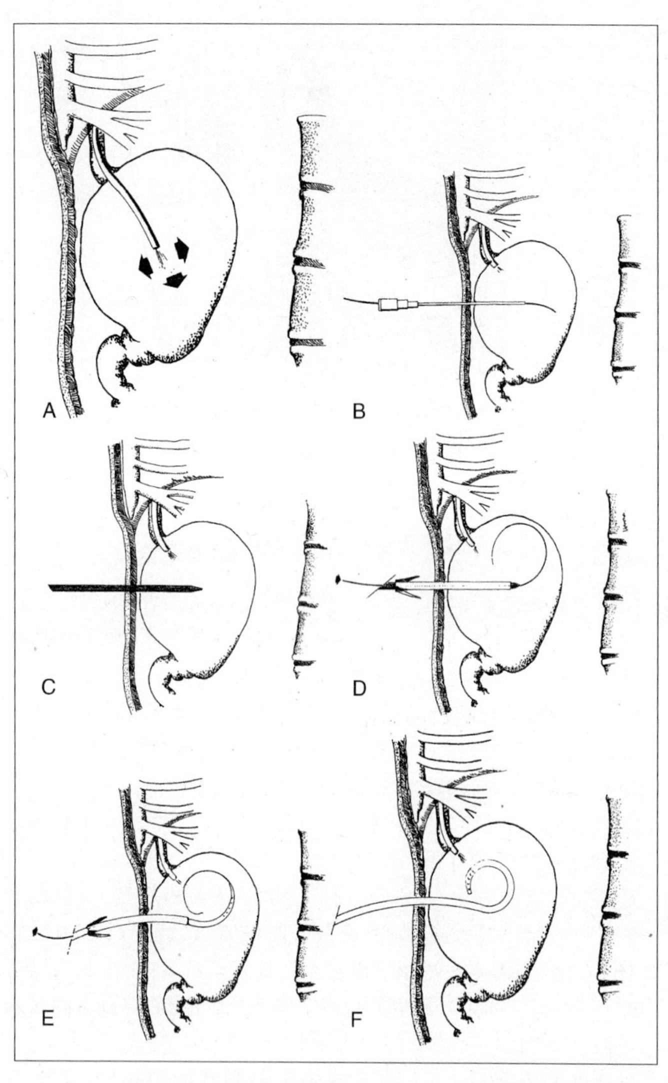

图 **61.2**　经皮胃造瘘管放置的替代方法。A:通过鼻胃管注入空气,使得胃前壁贴近腹壁。B:用 16G 的穿刺针垂直往下刺入,引入 0.035 英寸的 J 形导丝。C, D:在引入剥离鞘之前,通过导丝多次扩张,直到达到所需的通道直径。E:通过导丝和剥离鞘引入造瘘管。F:放置完造瘘管后,移除导丝,剥离鞘管

易将胃壁推移,而不是将胃壁的穿刺点扩大。如果发生这种情况,导丝容易沿着胃外壁下移至腹膜腔。使用合适硬度和弯度的导丝可以帮助避免这些问题。

13. 经过导丝放置造瘘管,如有需要可以使用剥离鞘(图 61.2)。常用的是 12Fr 或者更粗的猪尾巴头胃造瘘管(Wills-Oglesby 经皮胃造瘘管,COOK 公司)。
14. 造瘘管放置后,注入造影剂,正侧位观察上腹部来确定合适的位置。
15. 通过缝合或者商用固定器将造瘘管固定于皮肤表面。

术后管理

1. 术后密切观察生命体征,勤查腹部体征,及早发现患者存在胃内容物外渗所致腹膜炎的征象。常规腹平片上的气腹征象易见,症状一般在 24~72 小时后逐渐缓解。
2. 术后 24 小时内夹闭胃造瘘管,如有需要,可外接引流袋或进行间歇吸引。如果夜间引流量不多,腹部检查阴性,第二天早上可尝试经造瘘管喂饲。
3. 营养液初始的滴注速度为每小时 10ml,然后按每次 10ml 递增滴注速度直至营养支持管理团队认为可以接受和患者耐受的目标速度。J 形饲管需要较慢的滴注速度。由护理团队仔细记录胃内残余量,但更能准确判断饲管功能的是患者出现的一些症状,如反流、误吸、恶心和胃胀。
4. 如果在喂饲后这些症状持续数天,必须评判患者是否存在肠梗阻。如果排除肠梗阻,可以给予促胃动力药。如果促胃动力药不起作用,用胃空肠造瘘管来更换胃造瘘管,远端进行喂饲,近端则进行胃内减压。
5. 如果胃造瘘管用来进行小肠梗阻的减压,要尽早采取间歇吸引,如有需要可进行持续吸引。
6. **长期护理**:胃造瘘管一般不用经常更换。医师、患者和护理人员如果发现有问题,一般是在 4~6 个月后进行更换。然而,对患者的积极介入干预更值得推荐。通过经常正确询问患者或其护理人员,可尽早发现并解决问题,因为他们对饲管的日常状态最熟悉。常见的情况和处理如下:
   a. 固定装置松懈,导致饲管部分脱出
      (1)如果饲管功能没有受影响,可重新固定。
      (2)如果怀疑饲管功能受损,透视下检查饲管,必要的话可以更换饲管。
   b. 如果饲管完全脱出:由于有成熟的窦道,可通过头端弯曲的导丝和导管重新放置新的造瘘管。

c. 穿刺点周围皮肤渗液

(1) 如果为患者放置的是球囊固定导管,有可能是球囊破裂。告知患者应固定导管直至被送至介入放射科换管。

(2) 如果患者放置的是多侧孔导管,有可能是侧孔段滑脱至窦道内,或者患者存在胃梗阻。罕见的是导管前端的圈移位至幽门,并造成幽门梗阻。

d. 饲管阻塞

(1) 主要是由于使用后没有及时冲洗饲管所致。应该用 3ml 注射器加压冲洗。

(2) 如果上述方法无效,则需要换管。如果饲管堵塞无法通过导丝,则可将饲管完全拔出,再通过窦道重新建立通道。或者剪除饲管尾部,引入合适尺寸的剥离鞘以便保留通道。

e. 患者不能耐受喂饲或腹泻:常见的原因为饲管移位至十二指肠。食物不再缓慢通过幽门,导致患者发生倾倒综合征。

f. 患者有腹痛:查体是很重要的寻找原因的手段:皮肤感染、饲管移位、胃梗阻还是其他原因?

g. 患者主诉穿刺点周围皮肤过敏或破损

(1) 使用液体抗酸剂外敷于患处。

(2) 评估感染程度,适当地使用抗生素。

胃造瘘术的改良

1. 单锚技术

a. 对于锚钩的数量一直存在争议——有人认为通过穿刺通道放置一个锚钩即可(单锚技术),另有人认为围绕穿刺通道放置四个锚钩,成正方形状[2]。

b. 采用这种技术,单个锚钩通过预装的 17G 穿刺针放入胃内(图 61.3)。确定锚钩位于胃内后,用导丝将锚钩释放,然后将锚钩牵拉至腹前壁。通过导丝用扩张管对通道进行逐步扩张。最终通过导丝将胃造瘘管(10~16Fr)置入胃内(图 61.3)。

c. 尽管单锚技术是个简单的操作,仍然有锚钩移出和腹膜炎的风险。

2. 牵拉式胃造瘘管的放置[5]:由于影像引导下放置的胃造瘘管的牢固性存在一些问题[13,14],从而促进了经口内镜下放置牵拉式胃造瘘管的发展。然而,还需在透视下进行。

a. 牵拉式胃造瘘管经口咽被下拉至胃,这样有可能将口腔内细菌带至造瘘口周围,因此建议预防性使用抗生素(一般用青霉素类药物预防)[15,16]。

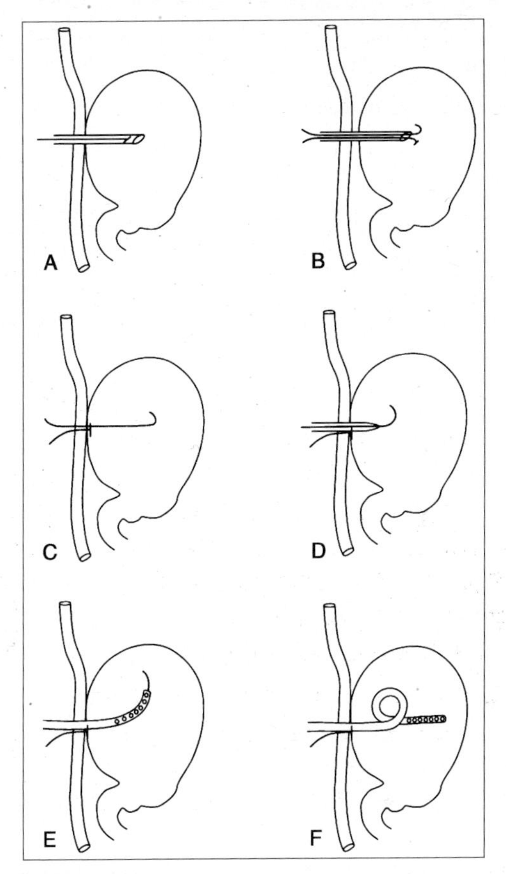

图 **61.3** 单锚技术。A：用装有单个锚钩的 17G 穿刺针进行穿刺。B：证实穿刺针位于胃腔后，用导丝将锚钩释放。C：退出穿刺针后，向腹前壁轻拉锚钩。D：通过导丝进行多次扩张，直至达到所需的通道直径。E，F：通过导丝将胃造瘘管（10~16Fr）放入胃内。注意：经皮空肠造瘘术也采用类似技术

b. 经皮穿刺的通道与常规胃造瘘放置相似，但对是否使用胃固定术存在争议[5]。

c. 通过建立的通道，引入 5~7Fr 的导管和导丝，从胃经过胃食管连接处进入食管。导管和导丝逆行并从患者口中被拉出。

d. 交换足够长度的导丝后，将牵拉式胃造瘘管从口顺行至食管，并从腹前壁拉出。根据所需造瘘管的长度，将造瘘管的锥形头选择性

地切除。常用的是一种 20Fr 的蘑菇头导管(可移除的牵拉式胃造瘘管)。

e. 将导管固定在皮肤表面。

结果

经皮胃造瘘和经皮胃空肠造瘘的技术成功率达到 100%[1-9]。

并发症

1. 据一项 Meta 分析[3]报道,与潜在疾病相关的 30 天死亡率为 4%[1]~8%[3]。而手术相关的 30 天死亡率低于 0.5%。
2. 主要并发症(出血、腹膜炎、穿刺点感染、胃肠穿孔、误吸、需要重置的饲管移位和败血症)发生率低于 8%[3]。外科和内镜下胃造瘘术导致的死亡率和并发症发生率更高[3];常将经皮胃造瘘术作为首选。
3. 与经皮胃造瘘相关的腹膜炎罕见,但却是最严重、最主要的并发症[7,12]。这种严重的并发症是由于胃内容物外溢至腹膜腔所致,原因有二:一是穿刺部位内部周围腹膜内渗漏;二是饲管移位和胃穿孔(或者是直接空肠造瘘术后的小肠穿孔)。如果发生腹膜炎,暂停饲管营养;临床评估后请外科会诊,必要时剖腹探查。
4. 经皮胃造瘘术后吸入性肺炎不太常见(0.8%~5%),而经皮内镜下胃造瘘术相对常见(6%~20%,与内镜操作时麻醉较深和操作技术有关)。
5. 次要并发症(表浅穿刺部位感染,管周的少量渗漏,饲管移出)发生率为 5%~10%[3]。
6. 与经皮胃造瘘和胃空肠造瘘相关的胃肠道并发症如出血和穿孔的发生率低于 2%[3]。经动脉栓塞治疗可有效地控制大量出血[2,17]。
7. 其他潜在的并发症,如肝损伤、胰腺损伤、脾脏损伤和胃肠道瘘,都比较罕见。

经皮胃空肠造瘘术

对于既往有胃食管反流和误吸病史或存在危险因素的患者,可考虑行经皮胃空肠造瘘术。该术可作为首次置管选择,也可以在原先胃造瘘基础上更换成胃空肠造瘘术[18]。不管有没有进行胃固定术,只要在胃造瘘术后窦道形成(通常 1~3 周),就可以更换成胃空肠造瘘术。术后数小时即可使用饲管。常用的胃空肠造瘘管有三种:10.2Fr,100cm 长的单腔胃空肠造瘘管;14Fr,63cm 长的单腔胃空肠造瘘管;16.5Fr,80cm 长的双腔胃空肠造瘘管。

胃造瘘窦道更换为胃空肠造瘘通道

1. 如果胃造瘘通道的角度是朝向胃底的话，更换成胃空肠造瘘会比较困难。使用带角度的 5Fr 血管用导管（通常是 C-1），7Fr 的探查导管和坚硬的鞘管或者血管扩张管，将使得改向变得容易[18]。改向可以避免胃空肠造瘘管放置后的近端移位和回弹[19]。
2. 如果原先的通道不适合改向，则需要重新穿刺建立朝向幽门的通道。
3. 不管放置的管子类型如何（同轴结构的或者双端口的），胃空肠造瘘管的头端必须放置在屈氏韧带以远，近端必须位于胃腔内。

首次放置胃空肠造瘘管

1. 首次放置胃空肠造瘘管的步骤和放置胃造瘘管一样，不同的是穿刺的方向要朝向幽门。
2. 使用带角度的导管和导丝，两者结合，操作导管，使其进入空肠。
3. 用硬的交换导丝替换之前的导丝，使其头端更好地进入空肠。
4. 扩张穿刺通道，放置剥离鞘。
5. 引入胃空肠造瘘管，使胃端口和空肠端口位于最理想的位置。
6. 通过每个端口注入少量造影剂以确定位置是否满意。
7. 将饲管固定于皮肤表面。
8. 空肠端口（不是胃端口，如果是刚置管的话）可以立即用来灌注营养液。
9. 每次注入营养液后用清水充分冲洗饲管，以免堵管。

经皮空肠造瘘术

经皮空肠造瘘术适合于具有慢性误吸病史，胃手术史（例如胃切除术）和胃解剖位置异常的患者。经皮穿刺空肠比穿刺胃要困难得多，因为空肠移动度大，容易受挤压变形。该术的技术成功率在 85%~95%[20-22]。通常使用的是 12Fr 或更粗的猪尾巴头的胃造瘘管。

1. 透视下将 5Fr 弯头导管（Cobra 或者猎人头）和 0.035 英寸的导丝（如果需要用亲水膜导丝——这些导丝更硬）经鼻孔、食管，进入空肠。
2. 缓慢注入盐水使空肠袢扩张。正侧位透视下可见导管头端位于充满空气的近端空肠袢内，并将足够靠近腹前壁的空肠作为穿刺目标。
3. 透视或者结合超声引导下穿刺扩张的空肠[21]，常使用装载有锚钩装置的 17G 穿刺针[21]。

   —**注意**：穿刺技术与图 61.3 中提到的胃造瘘术类似，可以换用 21G 的千叶针进行穿刺[22]。确认穿刺针位于空肠腔内后，引入 0.018 英寸的导丝至足够远，以便引入 6Fr 的 Neff 导管。然后通过 Neff 导管将锚钩放入空肠内。经过几次连续的通道扩张后，插入空肠造瘘管。
4. 术后的营养液灌注和饲管管理与胃空肠造瘘管相似。

经皮盲肠造瘘术

盲肠造瘘术适用于肠道减压，大便失禁的改道，结肠假性梗阻（Ogilvie 综合征），或者盲肠扭转[23-25]。盲肠造瘘管可以用来顺行灌注缓泻药来治疗神经源性结肠导致的慢性便秘患者，可以避免多次的逆行灌肠[23-25]。由于腹膜向后外侧延伸包绕盲肠，后外侧面毗邻髂骨，因此前壁腹膜内穿刺比后腹膜途径穿刺更合理。

1. 如果需要，可以通过直肠放置 Foley 导管并注气使得盲肠膨胀。
2. 透视下用 18G，7cm 长的具有 Seldinger 保护套的前壁穿刺针进行盲肠的前壁穿刺[23]。穿刺针会预装两个金属缝合线。通过注入造影剂证实穿刺针位于盲肠腔内后，通过 Amplatz 导丝释放缝合线，留置导丝，退出穿刺针。
3. 轻拉缝合线，使得盲肠贴近腹前壁，通过导丝对通道进行扩张，以便引入 8.5Fr~10Fr 的盲肠造瘘管。为了能够长期使用，可更换成一根头端成圈状的盲肠造瘘管（Trapdoor 导管）。
4. 根据需要，造瘘管外接引流装置进行减压，或者进行顺行灌肠。
5. 大便失禁的患者手术成功率较高（接近 100%）；89% 的患者大便失禁得到改善[23]。
6. 并发症少见。可能会出现管周肉芽组织形成，或者造瘘管移出。

（沈健 译　李智 校）

参考文献

1. Brown AS, Mueller PR, Ferrucci JT Jr. Controlled percutaneous gastrostomy: nylon T-fastener for fixation of the anterior gastric wall. *Radiology*. 1986;158:543–545.
2. Kim JW, Song HY, Kim KR, et al. The one-anchor technique of gastropexy for percutaneous radiologic gastrostomy: results of 248 consecutive procedures. *J Vasc Interv Radiol*. 2008;19:1048–1053.
3. Wollman B, D'Agostino HB, Walus-Wigle JR, et al. Radiologic, endoscopic, and surgical gastrostomy: an institutional evaluation and meta-analysis of the literature. *Radiology*. 1995;197:699–704.
4. Kuo YC, Shlansky-Goldberg RD, Mondschein JI, et al. Large or small bore, push or pull: a comparison of three classes of percutaneous fluoroscopic gastrostomy catheters. *J Vasc Interv Radiol*. 2008;19:557–563.
5. Pitton MB, Herber S, Duber C. Fluoroscopy-guided pull-through gastrostomy. *Cardiovasc Intervent Radiol*. 2008;31:142–148.
6. Hoffer EK, Cosgrove JM, Levin DQ, et al. Radiologic gastrojejunostomy and percutaneous endoscopic gastrostomy: a prospective randomized comparison. *J Vasc Interv Radiol*. 1999;10:413–420.
7. de Baere T, Chapot R, Kuoch V, et al. Percutaneous gastrostomy with fluoroscopic guidance: single-center experience in 500 consecutive cancer patients. *Radiology*. 1999; 210:651–654.
8. Given MF, Hanson JJ, Lee MJ. Interventional radiology techniques for provision of enteral feeding. *Cardiovasc Intervent Radiol*. 2005;28:692–703.
9. Ryan JM, Hahn PF, Mueller PR. Performing radiologic gastrostomy or gastrojejunostomy in patients with malignant ascites. *Am J Roentgenol*. 1998;171:1003–1006.
10. Cantwell CP, Gervais DA, Hahn PF, et al. Feasibility and safety of infracolic fluoroscopically guided percutaneous radiologic gastrostomy. *J Vasc Interv Radiol*. 2008;19:129–132.
11. Thornton FJ, Fotheringham T, Haslam PJ, et al. Percutaneous radiologic gastrostomy with

and without T-fastener gastropexy: a randomized comparison study. *Cardiovasc Intervent Radiol.* 2002;25:467–471.
12. Dewald CL, Hiette PO, Sewall LE, et al. Percutaneous gastrostomy and gastrojejunostomy with gastropexy: experience in 701 procedures. *Radiology.* 1999;211:651–656.
13. Clark JA, Pugash RA, Pantalone RR. Radiologic peroral gastrostomy. *J Vasc Interv Radiol.* 1999;10:927–932.
14. Wollman B, D'Agostino HB. Percutaneous radiologic and endoscopic gastrostomy: a 3-year institutional analysis of procedure performance. *Am J Roentgenol.* 1997;169:1551–1553.
15. Ahmad I, Mouncher A, Abdoolah A, et al. Antibiotic prophylaxis for percutaneous endoscopic gastrostomy—a prospective, randomised, double-blind trial. *Aliment Pharmacol Ther.* 2003;18:209–215.
16. Panigrahi H, Shreeve DR, Tan WC, et al. Role of antibiotic prophylaxis for wound infection in percutaneous endoscopic gastrostomy (PEG): result of a prospective double-blind randomized trial. *J Hosp Infect.* 2002;50:312–315.
17. Lewis MB, Lewis JH, Marshall H, et al. Massive hemorrhage complicating percutaneous endoscopic gastrostomy: treatment by means of transcatheter embolization of the right and left gastroepiploic arteries. *J Vasc Interv Radiol.* 1999;10:319–323.
18. Shin KH, Shin JH, Song HY, et al. Primary and conversion percutaneous gastrojejunostomy under fluoroscopic guidance: 10 years of experience. *Clin Imaging.* 2008;32:274–279.
19. Lu DS, Mueller PR, Lee MJ, et al. Gastrostomy conversion to transgastric jejunostomy: technical problems, causes of failure, and proposed solutions in 63 patients. *Radiology.* 1993;187:679–683.
20. Cope C, Davis AG, Baum RA, et al. Direct percutaneous jejunostomy: techniques and applications—ten years experience. *Radiology.* 1998;209:747–754.
21. van Overhagen H, Ludviksson MA, Lameris JS, et al. US and fluoroscopic-guided percutaneous jejunostomy: experience in 49 patients. *J Vasc Interv Radiol.* 2000;11:101–106.
22. Yang ZQ, Shin JH, Song HY, et al. Fluoroscopically guided percutaneous jejunostomy: outcomes in 25 consecutive patients. *Clin Radiol.* 2007;62:1060–1065; discussion 1066–1068.
23. Chait PG, Shlomovitz E, Connolly BL, et al. Percutaneous cecostomy: updates in technique and patient care. *Radiology.* 2003;227:246–250.
24. McClave SA, Ritchie CS. The role of endoscopically placed feeding or decompression tubes. *Gastroenterol Clin N Am.* 2006;35:83–100.
25. Sierre S, Lipsich J, Questa H, et al. Percutaneous cecostomy for management of fecal incontinence in pediatric patients. *J Vasc Interv Radiol.* 2007;18:982–985.

胃十二指肠支架植入术

简介

1991年，Song等[1]报道了第一例胃金属支架植入术，该患者因胃癌行旁路术后复发致输出袢狭窄。1993年，Song等又报道了第一例局部麻醉下经胃造口通道行胃十二指肠覆膜支架植入术，该患者之前未行旁路手术[2]。1995年，Strecker等报道了第一例经口入路支架植入术[3]。此后，经口入路支架植入术被逐渐广泛地应用于不可切除的胃十二指肠恶性肿瘤伴梗阻的患者[4-15]。支架植入术可在透视下完成，或者在透视结合胃镜下完成。经口入路支架植入术较外科手术有更高的成功率、更低的并发症发生率、死亡率以及更短的住院时间[16,17]。

适应证

1. 不宜行外科手术的胃十二指肠恶性梗阻。
   a. 胃十二指肠腔内在肿瘤。
   b. 因胰腺恶性肿瘤、胆管恶性肿瘤、恶性淋巴结病、局限的腹膜内转移灶或者淋巴瘤腔外压迫所致的胃和十二指肠梗阻。
   c. 胃肠外科术后吻合口梗阻。
2. 患者生存期长于一个月。

禁忌证

相对禁忌证

1. 临床症状轻的患者。
2. 胃肠穿孔、腹膜炎或者严重凝血障碍。
3. 小肠多发梗阻病灶(例如腹腔种植转移)。
4. 生存期短的恶性肿瘤晚期患者。

治疗前准备

1. 告知患者该手术过程、风险、获益以及其他可选择的治疗方法，获得患者签字同意。
2. 术前至少24小时插入胃肠减压管排空胃。胃排空后呈圆柱形，有利于操控导管及支架输送器的顺利通过[18]。
3. 查血细胞比容、血小板计数、PT及PTT，明显异常应先纠正。
4. 行钡餐造影或者胃镜评估梗阻的位置、严重程度及狭窄长度。

治疗过程

1. 各种各样的裸支架或者覆膜支架用于胃十二指肠恶性狭窄的治疗；例如Wallstent(Boston Scientific, Natick, MA), Ultraflex stent(Microinvasive/Boston Scientific), Niti-S stent(Taewong Medical, II-san, Korea), Hanaro stent(M.I.Tech, Pyungtaik, Korea)，以及双重胃十二指肠支架(S&G, , Biotech, Seongnam, Korea)。各种规格的支架输送器，直径为3.8Fr~28Fr不等。
2. 操作过程中采用清醒镇静麻醉(例如静脉使用咪达唑仑、芬太尼)[19,20]。鼻咽部应用1%利多卡因喷雾行表面麻醉。
3. 患者取右侧卧位，透视下采用同轴技术，利用0.035英寸(Radifocus M, Terumo, Tokyo, Japan)交换导丝引导导管(100cm, 5Fr或6Fr)通过狭窄段至胃或十二指肠的远端（图 62.1A）。可以利用 12Fr 或者 18Fr 导管鞘来减少导管导丝在胃肠道内的盘曲[21]。

4. 一旦导管通过狭窄段，则注射造影剂显示远端消化道形态。

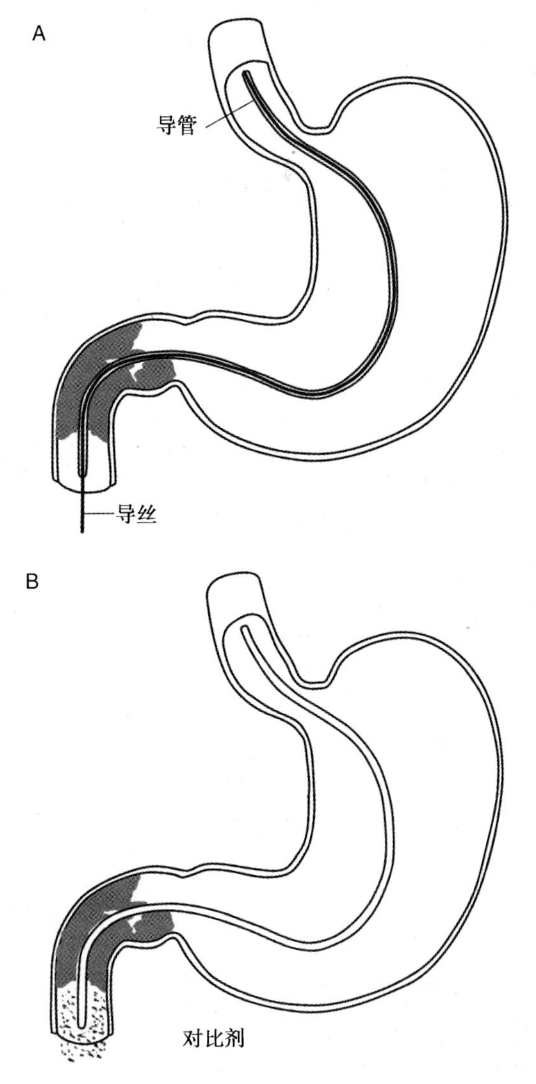

图 **62.1** 胃十二指肠支架植入技术。A：将导丝与导管放置到胃十二指肠区，操控导丝和导管，通过梗阻段。B：经导管注射少量对比剂，显示梗阻远端的界限

5. 当导管到达空肠近端,换用 260cm Amplat2 超硬交换导丝(Meditech/Boston Scientific, Watertown, USA)。
6. 对于严重狭窄的病变段,利用 10mm 球囊行预扩张以便支架输送器[12,25,22]通过狭窄段。在透视下释放支架。支架长于狭窄段 2~4cm,以降低肿瘤向支架内生的风险[18](图 62.1C, D)。

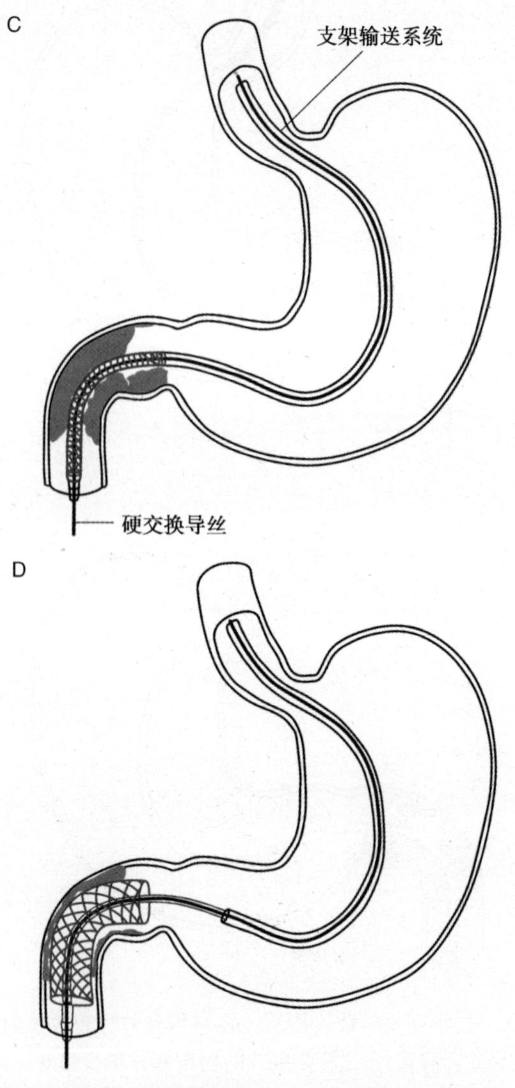

图 62.1 (续)C. 置入超硬导丝,撤出导管,沿着超硬导丝,送入支架释放系统。D:支架释放在梗阻段

7. 若透视下导丝无法通过狭窄段,则需联合胃镜。
8. 对于长于 10cm 的狭窄段,需将 2~3 个支架以部分重叠方式释放,达到安全覆盖狭窄段[15]。
9. 支架释放后,通常不需要球囊后扩,因为大多数自膨支架能完全展开。如果未能展开至理论直径的一半,则引入球囊进行后扩[12,15]。

术后注意事项

1. 建议患者 24 小时后可进流质,并逐渐过渡至正常饮食[12]。
2. 支架术后一天行消化道钡餐,评估支架位置及通畅程度。
3. 钡餐若证实支架通畅后才可嘱患者进软食或者固体食物[12]。
4. 告知患者将食物咀嚼烂,不能进食高纤维食物,以防食物团块将支架堵塞[18]。

治疗效果

技术成功

1. 导丝成功通过狭窄段并成功植入合适规格的支架可视为技术成功。有关金属支架植入的文献提示,在透视或胃镜导引下[10,15,23],97%~98% 的胃十二指肠恶性梗阻的患者都能够成功。复杂的解剖结构、严重的狭窄、或者肠管粘连成锐角都是导致支架植入失败的原因[15,18]。
2. 技术成功率与狭窄位置相关[15]。例如,十二指肠狭窄的支架植入技术难度高于幽门周围的狭窄病变,一是由于支架输送系统在扩张的胃腔内容易盘曲,二是由于十二指肠本身呈 C 形[11,15]。外科消化道吻合口位置的狭窄(尤其是胃空肠吻合术后)支架植入术技术难度最高[15]。

临床成功

1. 症状的缓解或者进食改善,避免了外科姑息手术,可视为临床成功。根据金属支架植入的相关文献显示[10,15,23],在透视或胃镜导引下,84%~94% 的胃十二指肠恶性梗阻的患者能够达到临床疗效的成功。
2. 支架植入术后部分患者症状无法缓解,这是由于患者存在没有发现的远端小肠狭窄[4,12,14,15],慢性胃蠕动障碍[4,24],或者肿瘤侵犯神经致功能性胃排空障碍[6]。

并发症及处理

1. **消化道穿孔**

尽管消化道穿孔发病率 <1%[15,23],但可危及患者生命,需急诊行外

科手术[18]。肠穿孔通常是由于支架两端刺破肠壁。

2. 出血

支架植入术后出血少见（发生率 <1%）[15,23]，而且保守治疗有效。但是，严重出血需行动脉栓塞术[25]。

3. 支架阻塞

支架阻塞是最常见的并发症（14%~17%），通常由食物团块阻塞支架、肿瘤向支架内生长或者肿瘤增生或者支架塌陷所致[15,23]。支架内的食团可在胃镜下顺利取出[15]。肿瘤向支架内生长、肿瘤增生或者支架塌陷可通过支架内同轴再植入支架解决支架阻塞[18,26]。

4. 支架移位

支架移位可以是部分或完全，可向近端或者向远端移位[14]。覆膜支架移位发生率（21%~26%）[13,14]高于裸支架（0%~11%）[2,27,28]，而且支架移位与支架植入术后化疗相关[15]。支架移位后可再次植入支架[15,18,23]。移位的支架可经直肠排出或者导致肠梗阻，需行外科手术[15,18,23]。

5. 胆道梗阻

胃十二指肠支架植入术后胆道梗阻的发生率为 1.3%~6%[10,15,23]。支架跨泛特壶腹植入后与胆道梗阻之间的关联性存在争议[11,12]。部分作者认为，由于存在支架植入术后胆道梗阻的可能，应尽量避免十二指肠内覆膜支架植入[29]。可以选择裸支架植入，或者当支架阻塞泛特壶腹不可避免时，可行胆道外引流术[14]。

6. 疼痛

支架术后患者腹部疼痛可持续 24~78 小时，通常能自行缓解[18]。腹痛持续不缓解可予止痛对症处理[12,23,30]。

（邓美香 译　邹建伟 校）

参考文献

1. Song HY, Choi KC, Cho BH, et al. Esophagogastric neoplasms: palliation with a modified Gianturco stent. *Radiology*. 1991;180:349–354.
2. Song HY, Yang DH, Kuhn JH, et al. Obstructing cancer of the gastric antrum: palliative treatment with covered metallic stents. *Radiology*. 1993;187:357–358.
3. Strecker EP, Boos I, Husfeldt KJ. Malignant duodenal stenosis: palliation with peroral implantation of a self-expanding nitinol stent. *Radiology*. 1995;196:349–351.
4. Bessoud B, de Baere T, Denys A, et al. Malignant gastroduodenal obstruction: palliation with self-expanding metallic stents. *J Vasc Interv Radiol*. 2005;16:247–253.
5. Jung GS, Song HY, Seo TS, et al. Malignant gastric outlet obstructions: treatment by means of coaxial placement of uncovered and covered expandable nitinol stents. *J Vasc Interv Radiol*. 2002;13:275–283.
6. Baron TH, Harewood GC. Enteral self-expandable stents. *Gastrointest Endosc*. 2003;58:421–433.
7. Baron TH. Expandable metal stents for the treatment of cancerous obstruction of the gastrointestinal tract. *N Engl J Med*. 2001;344:1681–1687.
8. Holt AP, Patel M, Ahmed M. Palliation of patients with malignant gastroduodenal obstruction with self-expanding metallic stents: the treatment of choice? *Gastrointest Endosc*. 2004;60:1010–1017.
9. Adler DG, Baron TH. Endoscopic palliation of malignant gastric outlet obstruction using

self-expanding metal stents: experience in 36 patients. *Am J Gastroenterol.* 2002;97:72–78.
10. Telford JJ, Carr-Locke DD, Baron TH, et al. Palliation of patients with malignant gastric outlet obstruction with the enteral Wallstent: outcomes from a multicenter study. *Gastrointest Endosc.* 2004;60:916–920.
11. Yoon CJ, Song HY, Shin JH, et al. Malignant duodenal obstructions: palliative treatment using self-expandable nitinol stents. *J Vasc Interv Radiol.* 2006;17:319–326.
12. Song HY, Shin JH, Yoon CJ, et al. A dual expandable nitinol stent: experience in 102 patients with malignant gastroduodenal strictures. *J Vasc Interv Radiol.* 2004;15:1443–1449.
13. Park KB, Do YS, Kang WK, et al. Malignant obstruction of gastric outlet and duodenum: palliation with flexible covered metallic stents. *Radiology.* 2001;219:679–683.
14. Jung GS, Song HY, Kang SG, et al. Malignant gastroduodenal obstructions: treatment by means of a covered expandable metallic stent-initial experience. *Radiology.* 2000;216:758–763.
15. Kim JH, Song HY, Shin JH, et al. Metallic stent placement in the palliative treatment of malignant gastroduodenal obstructions: prospective evaluation of results and factors influencing outcome in 213 patients. *Gastrointest Endosc.* 2007;66:256–264.
16. Lopera JE, Brazzini A, Gonzales A, et al. Gastroduodenal stent placement: current status. *Radiographics.* 2004;24:1561–1573.
17. Del Piano M, Ballare M, Montino F, et al. Endoscopy or surgery for malignant GI outlet obstruction? *Gastrointest Endosc.* 2005;61:421–426.
18. Sabharwal T, Irani FG, Adam A. Quality assurance guidelines for placement of gastroduodenal stents. *Cardiovasc Interv Radiol.* 2007;30:1–5.
19. Zollikofer CL, Jost R, Schoch E, et al. Gastroduodenal and colonic stents: review article. *Semin Interv Radiol.* 2001;18:265–280.
20. Lindsay JO, Andreyev HJN, Vlavianos P, et al. Self-expandable metal stents for the palliation of malignant gastrointestinal obstruction in patients unsuitable for surgical bypass. *Aliment Pharmacol Ther.* 2004;19:901–905.
21. Bae JI, Shin JH, Song HY, et al. Use of guiding sheaths in peroral fluoroscopic gastroduodenal stent placement. *Eur Radiol.* 2005;15:2354–2358.
22. Morgan R, Adam A. Use of metallic stents and balloons in the esophagus and gastrointestinal tract. *J Vasc Interv Radiol.* 2001;12:283–297.
23. Dormann A, Meisner S, Verin N, et al. Self expanding metal stents for gastroduodenal malignancies: systematic review of their clinical effectiveness. *Endoscopy.* 2004;36:543–550.
24. Pinto Pabon IT, Diaz LP, de Adana JCR, et al. Gastric and duodenal stents: follow up and complications. *Cardiovasc Interv Radiol.* 2001;24:147–153.
25. Lopera JE, Alvarez O, Castano R, et al. Initial experience with Song's covered duodenal stent in the treatment of malignant gastroduodenal obstruction. *J Vasc Interv Radiol.* 2001;12:1297–1303.
26. Kim JH, Song HY, Shin JH, et al. Stent collapse as a delayed complication of placement of a covered gastroduodenal stent. *Am J Roentgenol.* 2007;188:1495–1499.
27. Binkert CA, Jost R, Steiner A, et al. Benign and malignant stenoses of the stomach and duodenum: treatment with self-expanding metallic endoprostheses. *Radiology.* 1996;199:335–338.
28. Feretis C, Benakis P, Dimopoulos C. Palliation of malignant gastric outlet obstruction with self-expanding metal stents. *Endoscopy.* 1996;28:225–228.
29. Yates MR, Morgan DE, Baron TH. Palliation of malignant gastric and small intestinal strictures with self-expandable metal stents. *Endoscopy.* 1998;30:266–272.
30. Tang T, Allison M, Dunkley I, et al. Enteral stenting in 21 patients with malignant gastroduodenal obstruction. *J R Soc Med.* 2003;96:494–496.

63 结肠支架植入术

介绍

1992年,Spinelli等[1]首次描述了将金属支架植入结肠内治疗巨大恶性肿瘤导致的肠梗阻。之后,金属支架作为一种安全、非手术治疗方法,被逐渐用于缓解不可切除的恶性肿瘤导致的结直肠梗阻和作为手术前稳定患者病情的过渡手段[2-16]。外科减压一直有着高的并发症和死亡率,而支架植入创伤小,比外科手术更适于治疗肠道减压。结直肠支架一般在透视引导下或联合内镜通过肛门植入。在操作时一般可在清醒镇静麻醉状态下进行而被患者接受。支架植入后由于患者的肠道大大地减压,其症状得到迅速缓解和恢复正常的小肠转运功能。

适应证[2,17,18]

1. 为希望接受手术治疗的良性或恶性肿瘤肠梗阻患者做术前准备,予以暂时结肠减压。
2. 对失去手术机会的恶性结直肠肿瘤梗阻患者作为一种姑息性治疗。
3. 结肠瘘患者可予以植入覆膜支架。

禁忌证[2,15,17]

1. 有临床诊断或影像证据的肠穿孔和腹膜炎。
2. 不能纠正的凝血功能障碍。
3. 小肠存在多处肠梗阻。
4. 直肠肿瘤侵犯肛管括约肌。
5. 太靠结肠近端的梗阻。
6. 梗阻段过长。

术前准备

1. 获得手术知情同意权。
2. 通过钡灌肠或内镜评估狭窄的部位、严重程度、长度以及有无穿孔或多段的狭窄。

3. 不主张预防性应用抗生素。
4. 应用灌肠剂清洗远端结肠。
5. 检查血细胞比容、血小板计数、PT、PTT,必要时予以纠正。

操作方法[2,15,17,19]

1. 各种裸或覆膜可膨胀金属支架被用于恶性结肠、直肠肿瘤狭窄:Enteral Wallstent(波士顿公司,Natick,MA),Precision 结肠超柔顺支架(波士顿公司),结肠 Z 形支架(Wilson-Cook,Winston-salm,NC),WallFlex 支架(波士顿公司),Niti-S 结肠、直肠支架(Tae Woong Medical.Ilsan,Korea),Memo-therm 结肠支架(C.R.Bard,Inc.,Billerica,MA),双支架(S & GBiotech,Seong-nam,Korea)。运用各种各样的支架输送器,直径 10Fr~31Fr,根据狭窄段的长度和其距肛门的长度选取合适的输送器。
2. 操作在清醒镇静麻醉状态下进行。
3. 患者取左侧卧位,将一根 0.035 英寸(RadifocusM;Terumo,东京,日本)导丝和导管(100cm,5Fr 或 6Fr)通过肛门送入,通过狭窄段,至狭窄段近端。注意避免肠道穿孔和肿瘤破裂(图 63.1A)
4. 如果导丝在透视下仍不能通过狭窄段,可以联合内镜辅助,指导导丝通过狭窄段。
5. 一旦导管通过狭窄段,注入稀释的造影剂,显示狭窄段附近的解剖结构(图 63.1B)。
6. 用 260cm 交换长导丝——Amplatz 超硬导丝(Meditech/Boston Scientific Watertown,美国)交换出原来的导丝(图 63.1C)。
7. 在过于狭窄的地方,为了使支架输送器容易通过,可用 8mm 或 10mm 的球囊进行预扩张。支架释放应在透视下进行,为了支架在狭窄段的两端有充裕的空间,支架两端均应超过狭窄端 2~3cm。
8. 注入造影剂以排除肠穿孔,评估支架位置及通畅程度。
9. 如果狭窄段过长,可予以植入第二枚支架(图 63.1D)。
10. 大部分记忆支架均会逐渐地完全扩张,所以当支架放置后,一般不需要再用球囊进行扩张;但如果支架扩张后,直径小于正常值 1/3,可再次引入球囊导管对支架进行扩张。

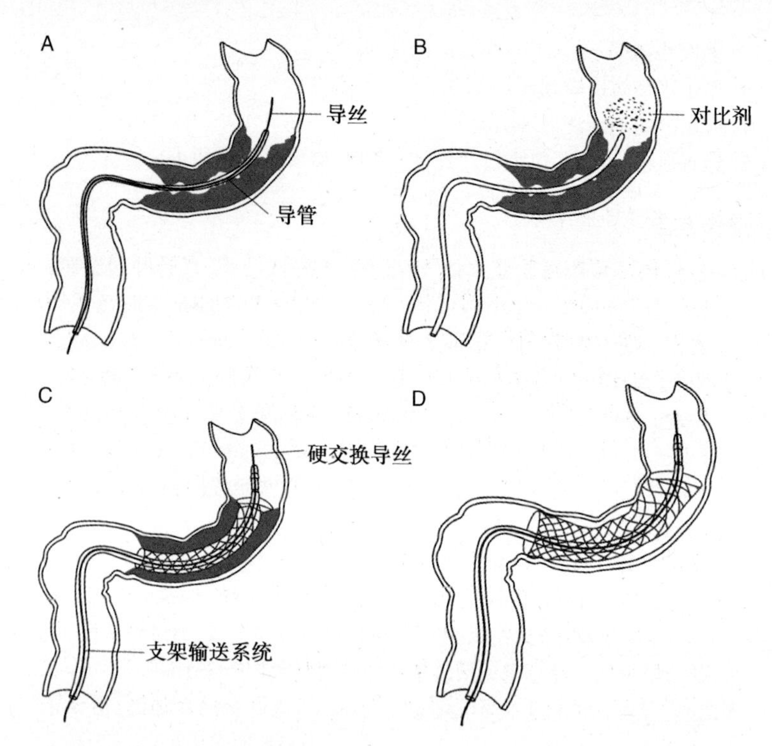

图 **63.1**　结、直肠支架植入技术。A：导管和导丝植入直肠和乙状结肠并通过梗阻段。B：注入少量的造影剂，显示梗阻段的远端。C：交换超硬导丝。D：狭窄段重叠第二枚支架

术后处理[2,15]

1. 患者治疗后需尽快评估。约 6% 的患者肠梗阻症状不能立刻缓解，需进一步找出原因。
2. 术后立刻或一天后行水溶性造影剂灌肠检查，评估支架的扩张程度，及其可能发生的并发症。
3. 有外科手术行切除指征的患者，需要药物处理及肠道清洗。
4. 无手术机会的患者，应建议低渣饮食和口服矿物油，以此减少支架被食物残渣嵌入堵住的可能。

疗效评价

技术成功率

1. 导丝通过狭窄段、支架放置于适当位置可认为操作成功。回顾关于金属支架植入的文献，在透视下或内镜辅助下操作，对于恶性结、直

肠恶性梗阻,技术成功率可达到96%。
2. 技术失败大多是由于完全性肠梗阻或扭曲的解剖结构。

临床成功率

1. 在支架植入术后48~72小时内,结肠得到解压、梗阻症状得到解决,可认为临床治疗成功。回顾发表的关于支架植入的文献,在透视下或内镜辅助下操作,对于恶性结肠恶性梗阻,临床成功率在92%~96%。
2. 由于支架扩张不完全、肿瘤侵犯邻近的小肠或没有意识到的另一处小肠或结肠梗阻,这部分患者在成功植入支架后其临床症状没有缓解。

并发症及处理

1. **肠穿孔**

肠穿孔是严重的并发症。据报道植入结肠、直肠记忆金属支架的患者,发生率约为4%。肠穿孔一般发生于30天内,可能与粗暴地操作导丝、支架植入前后的球囊扩张、支架网丝线的穿透、严重的肠梗阻、缺少经验等有关[11,15,20-22]。肠穿孔的部位主要在肿块处或肿块与正常结肠的交界处,来自接近裸支架近末端的压力性坏死是导致肿瘤近端正常结肠穿孔的原因。应用抗生素和外科手术干预处理对肠穿孔是需要的。

2. **支架阻塞**

在支架姑息性治疗的患者中,据报道有12%的患者发生支架阻塞,一般是由于肿瘤的肠内生长或肠外生长、支架移位、食物残渣堵塞。对于肿瘤的肠内生长或肠外生长、支架移位导致的支架阻塞,可通过在第一个支架的远端放置第二个支架来处理;对于食物残渣导致的支架梗阻,可借助内镜清理。

3. **支架移位**

在支架姑息性治疗的患者中,据报道有11%的患者发生支架移位。对于外科术前准备的患者,由于植入结肠的支架放置时间短,支架移位发生率较低。与裸支架移位发生率(3%~12%)相比[10,24,25],覆膜支架移位的发生率(30%~50%)较高[22,23]。导致支架移位的其他潜在因素包括支架植入前的球囊扩张、化疗、放疗、激光治疗。支架一般移位至肠道远端,可以通过直肠排出。

4. **其他**

其他报道的并发症有:直肠出血、肛门疼痛、腹痛、里急后重感等。这些并发症很少发生,可通过保守治疗解决。

(郭永团 译 王万胜 校)

参考文献

1. Spinelli P, Dal Fante M, Mancini A. Self-expanding mesh stent for endoscopic palliation of rectal obstructing tumors: a preliminary report. *Surg Endosc*. 1992;6:72–74.
2. Mauro MA, Koehler RE, Baron TH. Advances in gastrointestinal intervention: the treatment of gastroduodenal and colorectal obstructions with metallic stents. *Radiology*. 2000;215: 659–669.
3. Arnell T, Stamos MJ, Takahashi P, et al. Colonic stents in colorectal obstruction. *Am Surg*. 1998;64:986–988.
4. Harris GJ, Senagore AJ, Lavery IC, et al. The management of neoplastic colorectal obstruction with colonic endolumenal stenting devices. *Am J Surg*. 2001;181:499–506.
5. Repici A, Reggio D, De Angelis C, et al. Covered metal stents for management of inoperable malignant colorectal strictures. *Gastrointest Endosc*. 2000;52:735–740.
6. Baron TH, Dean PA, Yates MR III, et al. Expandable metal stents for the treatment of colonic obstruction: techniques and outcomes. *Gastrointest Endosc*. 1998;47:277–286.
7. Paul Diaz L, Pabon IP, Lobato RF, et al. Palliative treatment of malignant colorectal strictures with metallic stents. *Cardiovasc Intervent Radiol*. 1999;22:29–36.
8. Spinelli P, Mancini A. Use of self-expanding metal stents for palliation of rectosigmoid cancer. *Gastrointest Endosc*. 2001;53:203–206.
9. De Gregorio MA, Maynar A, Tejero E, et al. Acute colorectal obstruction: stent placement for palliative treatment—results of a multicenter study. *Radiology*. 1998;209:117–120.
10. Sebastian S, Johnston S, Geoghegan T, et al. Pooled analysis of the efficacy and safety of self-expanding metal stenting in malignant colorectal obstruction. *Am J Gastroenterol*. 2004;99:2051–2057.
11. Watt AM, Faragher IG, Griffin TT, et al. Self-expanding metallic stents for relieving malignant colorectal obstruction—a systemic review. *Ann Surg*. 2007;246–24–30.
12. Fregonese D, Naspetti R, Ferrer S, et al. Ultraflex precision colonic stent placement as a bridge to surgery in patients with malignant colon obstruction. *Gastrointest Endoscopy*. 2008;67:68–73.
13. Repici A, Fregonese D, Costamagna G, et al. Ultraflex precision colonic stent placement for palliation of malignant colonic obstruction: a prospective multicenter study. *Gastrointest Endoscopy*. 2007;66:920–927.
14. Small AJ, Baron TH. Comparison of Wallstent and Ultraflex stents for palliation of malignant left-sided colon obstruction: a retrospective, case-matched analysis. *Gastrointest Endoscopy*. 2008;67:478–488.
15. Song HY, Kim JH, Shin JH et al. A dual-design expandable colorectal stent for malignant colorectal obstruction: results of a multicenter study. *Endoscopy*. 2007;39:448–454.
16. Repici A, De Caro G, Luigiano C, et al. WallFlex colonic stent placement for management of malignant colonic obstruction: a prospective study at two centers. *Gastrointest Endoscopy*. 2008;67:77–84.
17. Mauro MA, Murphy KPJ, Thomson KR, et al. eds. *Image-Guided Interventions*. 1st ed. Philadelphia, PA: Saunders/Elsevier, 2008.
18. Small AJ, Young-Fadok TM, Baron TH. Expandable metal stent placement for benign colorectal obstruction: outcomes for 23 cases. *Surg Endosc*. 2008;22:454–462.
19. Baron TH. Colonic stenting: technique, technology, and outcomes for malignant and benign disease. *Gastrointest Endoscopy Clin N Am*. 2005;15:757–771.
20. van Hooft JE, Fockens P, Marinelli AW, et al. Dutch Colorectal Stent Group. Early closure of a multicenter randomized clinical trial of endoscopic stenting versus surgery for stage IV left-sided colorectal cancer. *Endoscopy*. 2008;40:184–191.
21. Suzuki N, Saunders BP, Thomas-Gibson S, et al. Colorectal stenting for malignant and benign disease: outcomes in colorectal stenting. *Dis Colon Rectum*. 2004;47:1201–1207.
22. Choo IW, Do YS, Suh SW, et al. Malignant colorectal obstruction: treatment with a flexible covered stent. *Radiology*. 1998;206:415–421.
23. Kang SG, Jung GS, Cho SG, et al. The efficacy of metallic stent placement in the treatment of colorectal obstruction. *Korean J Radiol*. 2002;3:79–86.
24. Camunez F, Echenagusia A, Simo G, et al. Malignant colorectal obstruction treated by means of self-expanding metallic stents: effectiveness before surgery and in palliation. *Radiology*. 2000;216:492–297.
25. Law WL, Chu KW, Ho JWC, et al. Self-expanding metallic stent in the treatment of colonic obstruction caused by advanced malignancies. *Dis Colon Rectum*. 2000;43:1522–1527.

64 经皮胆管介入

简介

由于内镜技术的日益成熟，经皮胆管介入治疗的患者较过去有所减少。与经皮胆管介入相比，内镜技术对于大多数病例有着操作较易、出血风险较小的特点。但在内镜治疗失败或不易成功时，经皮介入仍然有其用武之地。大多数情况下经皮胆管介入的病例病情复杂，操作技术难度大，因而需要周密细致的计划和娴熟的技术，也需要与肝脏外科医师及内镜专家的紧密合作（包括联合操作），以及对患者进行严密、终身的随访。

经皮经肝胆管造影（percutaneous transhepatic cholangiography，PTC）[1]

适应证

如果经皮或内镜胆管造影只用作诊断的目的，在操作之前要考虑行磁共振胰胆管造影（MRCP）、超声或者 CT 检查以便提供所需的信息。

1. 在经皮胆管介入前评估胆管系统。
2. 接受过胆总管空肠吻合术的患者，或接受肝脏移植且有临床及实验室证据存在梗阻但非侵入性影像检查无梗阻表现的患者。肝脏移植术后或存在硬化性胆管炎，因胆管顺应性降低，故梗阻的胆管可轻度扩张或不扩张。

禁忌证

绝对禁忌证

1. 不可逆的凝血功能障碍。
2. 无法停止使用氯吡格雷或类似的抗血小板药物。

相对禁忌证

1. 中度的凝血功能障碍或正在服用阿司匹林。
   可在术中输注新鲜冷冻血浆或血小板。
2. 大量腹水
   a. 可在术前或术中行穿刺引流。

b. 可采用左侧入路(剑突下),因为腹水不常聚积于肝前区。

术前准备

1. 完善病史及体格检查
   如果由操作者对患者进行镇静,这项要求就更加重要,因为操作者要对患者的心肺功能情况负责。
2. 复习患者的影像学检查并制订清晰的计划。
3. 了解患者血液学检查,包括:
   a. 最近的全血细胞计数,国际标准化凝血酶原时间以及血小板计数。
   b. 肝功能检测。
   c. 肾功能。一些有毒副作用的药物,包括有肾毒性的抗生素将会对有肝脏疾病及肾功能较差的患者造成不良影响。
4. 在告知可能出现的并发症及预期效果后签署知情同意书。通过画图或胆管的图示说明告知。
5. 建立良好的静脉输液通道,以利于药物的使用以及水化。
6. 在有临床证据证明感染或有任何程度的梗阻时,可以使用抗生素。
   a. 建议使用的药物为左氧氟沙星 1g 静脉滴注。
      (1) 对大部分潜在的胆管及肠道感染微生物有效。
      (2) 单次剂量有效时间为 24 小时。
      (3) 喹诺酮类可导致儿童骨骺闭合[2]。
   b. 如果患者对左氧氟沙星过敏,可以选择优立新(氨苄西林、舒巴坦)3g 静脉滴注。如果患者肾功能较差可酌情减量。
   c. 对于有青霉素过敏史的患者,可选用另一种广谱抗菌药物厄他培南 1g 静脉滴注[3]。
   d. 抗生素在术前一小时内给药,过早给药或术后给药都将降低抗生素的效果。
7. 根据医院相应指南指导患者镇静前的饮食及进水。最常见的是术前 6 小时禁固体及流质饮食,术前 2 小时禁水。

手术过程

1. 保持患者于仰卧位。
   a. 将患者右臂束缚于搁手板上,不要依赖患者自己将右手置于头部。如果患者处于全身麻醉下,为防止患者臂丛神经损伤,不要将患者手臂置于 90° 以上。
   b. 保证 C 臂能在肝脏水平至少右前斜位 40° 至左前斜位 40° 之间自由旋转。
2. 在上腹部及右下胸部做一个快速的超声检查。

a. 保证肝脏的解剖与病理与预期一致。

b. 仔细确定皮肤消毒范围。

3. 皮肤消毒铺巾。
4. 暂停并检查确保患者操作及位置的正确，确定抗生素已使用且镇静已经生效。
5. 超声引导确定目标。

a. 穿刺部位局部麻醉（1% 利多卡因）。

b. 目标胆管应该与门静脉或动脉邻近。如果目标胆管未扩张，可将门静脉作为目标。胆管与静脉之间的关系并不确定，因此可能需要多次尝试。

（1）左侧胆管穿刺。

（a）选择膈下穿刺可避免因穿过胸膜而导致的问题。穿刺外周胆管可减少穿刺入大中央静脉的风险且较易固定引流管。

（b）最安全的目标是第 3 肝段的胆管，通常位于第 2 肝段胆管的下端及前端。

（c）开始进行横断面扫描，然后旋转探头至其与第 2 肝段及第 3 肝段胆管平行。

（d）穿刺针可固定在探头的平面以监视其穿过肝脏及胆管的整个过程。确保穿刺进入目标胆管，即使未穿刺进入目标胆管，也只需将穿刺针退出 1~2cm 来重新定位穿刺针。

（e）通常在穿刺针进入胆管几毫米后缓慢注入对比剂。使用 7ml 对比剂混合 3ml 生理盐水，这样既可以显示清晰，也不会因实质内对比剂聚集过浓而干扰重复穿刺。

（f）在回撤注射的过程中，通过快速间断的“冒烟”来制造连续的且仅稍宽于针尖的引导途径。对比剂在门静脉或肝动脉内时，将会流向肝脏外围并快速消失。而胆管内的对比剂向中央清除，缓慢且不导致肝脏实质染色。肝静脉内的对比剂向头端且向中央清除，快速且不会导致肝脏实质染色。

（g）应尽量避免在感染的胆管内过度注射对比剂，这是 PTC 导致败血症的最常见原因。

（h）如果存在梗阻，则取少量胆汁引流液送培养并在梗阻处预留导管来进行冲洗或决定下一步的治疗。

（i）如果不存在梗阻，进行多角度的摄片。确保胆管及肠内的对比剂完全清除。

（j）当胆管造影结果不明确时，可以进行压力测验[4]。记录压力基线，将对比剂稀释 50% 后以 5ml/min 持续灌注 10 分钟，10ml/min 灌注 5 分钟，然后 15ml/min 持续灌注 5 分钟。如果胆管扩张，且压力达到 15mmHg（用压力计则为 20cm H_2O）则表示胆道梗阻存在。

（2）右侧胆管穿刺（图 64.1）

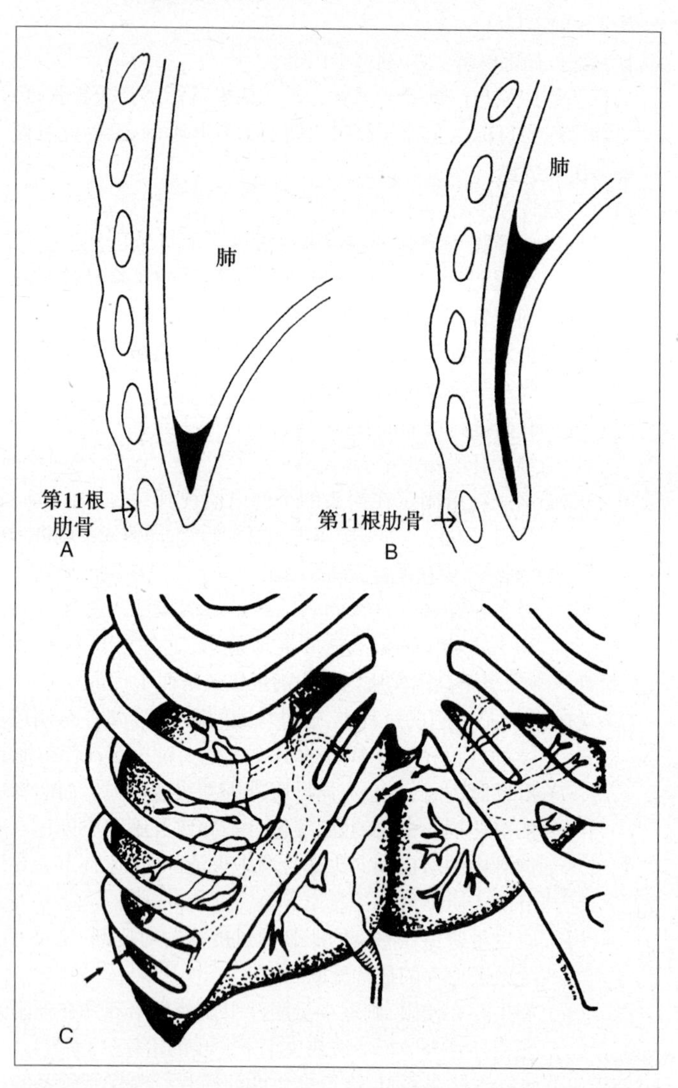

图 **64.1**　右侧胸膜于吸气相（A）与呼气相（B）在肋膈角的投影。选择第 10 肋间下缘与腋中线的交点作为穿刺点可以使穿过壁层胸膜的风险最小化。C：右侧及左侧皮肤穿刺时的进针点

(a) 选择第 10 肋间下缘与腋中线的交点作为穿刺点可以最大限度避免壁层胸膜损伤风险。除了巨大的肝脏，通过肋下缘都可以很好的观察到胆管。

(b) 探头在肋间可旋转的角度受限。最好的穿刺点一般选择在第 5 段的分支或第 6 段前面分支。

(c) 仰卧位患者，尤其是不存在梗阻的情况，右侧胆管注入对比剂通常不能使左侧胆管显影。左侧胆管可通过注入空气或 CO_2，加压注入对比剂或小心地使患者左侧卧位来显影。

术后处理

1. 如仅作为诊断，只需卧床休息 2 小时。
2. 患者术后应常规监护，主要观察有无新发或加重的胸部或右上腹痛、呼吸困难，特别是伴深呼吸、呼吸短促、感染征象或血便及柏油样便。上述症状通常发生在术后 1~72 小时。
3. 根据所在医院的指南决定患者镇静苏醒后能否出院[5]。患者需在成人监护下方可回家。

结果

对于存在胆管扩张的患者，技术成功率应高于 95%，而胆管不扩张的患者则应高于 65%[6]。

并发症

平均并发症的发生率为 2%。并发症的发生率在 4% 时则需要立即分析是否存在技术缺陷[6]。

1. 出血
   a. 包膜下或腹膜腔出血。
   b. 胸膜腔出血（只发生在右侧穿刺时）。
   c. 胆道出血。
2. 感染
   a. 胆管感染。
   b. 败血症。
3. 胆瘘
   a. 胆汁腹膜瘘。
   b. 胆汁胸腔瘘（只发生在右侧穿刺时）。

并发症的处理

1. 胸腔积液。通常需要留置胸腔引流管。
2. 出血。大部分出血是自限性的；但如出现不适加重，失血征象（如心搏加速，低血压），或者患者出现疲乏无力，需立即检查以明确是否存在活动性出血：
   a. 除了必要的药物治疗外，还要禁食。血液学检查（包括全血细胞计数、血小板计数、国际标准化凝血酶原时间、肾及肝功能检测）。如果出血持续或加重，交叉配血后至少输注 2 单位悬浮红细胞。
   b. 确保静脉通路通畅，给予生理盐水 500ml/h 输注。
   c. 至少给予血压及脉搏的持续观测。如有心脏病史应行心电监测。
   d. 给予咪达唑仑及芬太尼以控制患者中至重度的疼痛及紧张。
   e. 行急诊影像学检查。如患者肾功能允许，可做对比增强三期 CT 检查。通过临床进程及影像学检查，可采取下列措施：
      （1）转 ICU 观察。
      （2）根据临床症状动态监测患者的影像学及实验室检查结果。右上腹的超声检查可以监测肝包膜下及肝周出血情况。
      （3）如存在持续大出血或出血停止后 24~48 小时内再次出血，则应做穿刺部位的动脉造影。最常见的血管损伤为血管被切断。责任血管远端及近端的弹簧圈栓塞为最有效的治疗方法。如果不易到达出血远端，则行弹簧圈近端栓塞，明胶海绵颗粒或其他大的颗粒栓塞出血区域可能有效。
3. 感染
   a. 胆管炎需要使用抗生素 7~10 天。
   b. 败血症需要转 ICU 监测。

经皮穿刺胆管引流（percutaneous biliary drainage，PBD）[7]

适应证

1. ERCP 失败的胆道梗阻。
   a. 良性疾病。
      （1）术后胆管狭窄。
      （2）肝移植后胆管狭窄。
      （3）壶腹部解剖改变所致狭窄。
      （4）胆总管纤维化或成角导致狭窄。
   b. 恶性疾病。
2. 胆管炎或胆管感染。
3. 胆管损伤或渗漏。

a. 创伤。

b. 手术损伤。

4. 涉及左右肝管的复杂梗阻。

a. 胆管癌。

b. 其他恶性疾病,尤其是胰腺癌。

c. 硬化性胆管炎。

d. 缺血性胆管炎。

5. 涉及胆总管空肠吻合术后的复杂梗阻。

a. 肝移植。

(1) 部分肝移植。

(2) 小儿的肝段移植。

(3) ERCP 不能达到的 Roux 圈吻合处狭窄。

b. Whipple 手术。

c. 其他胃十二指肠的手术。

6. 其他少见的胆管内手术。

a. 狭窄部位的活检。

b. 外科手术后狭窄部位的活检。

c. 胆管肿瘤内照射治疗后。

禁忌证

绝对禁忌证

当需做 PBD 时,无绝对禁忌证。

相对禁忌证

1. 与 PTC 相同。
2. 血流动力学不稳定 - 感染性胆漏所致,经引流可纠正。

术前准备

与 PTC 相同。

手术过程

开始步骤与 PTC 是完全相同的。

1. 推荐使用全身麻醉,或充分的静脉镇静[8]。
2. 通过注射少量对比剂,仔细地确定穿刺针的位置与穿刺角度。
3. 使用 0.018 英寸导丝引导进入胆管。
4. 如果导丝未进入胆管,停止操作并思考原因——这对以下手术的成功十分关键。穿刺针角度过锐,或穿刺针在胆管外或沿针道未进入胆管。重新穿刺更靠外周或平行的胆管可能会更有效。

a. 使用带有铂金软头的镍钛合金短导丝(35~60cm)。

b. 考虑增加放大倍数及放射剂量。

c. 轻柔且快速的旋转导丝。如果嵌顿或受阻,停止并退回导丝然后再次尝试。

d. 如果是硬化性或缺血性胆管炎,0.018 英寸镍钛合金导丝会更适用。

5. 通过旋转而不是推入使穿刺套件系统进入胆管,确保金属支撑不穿通胆管壁。

6. 将软导丝或 Rosen 导丝(Cook 公司)植入胆管,使 0.018 英寸安全导丝始终放置于胆管内。安全导丝对胆管所有操作的成功十分必要。

7. 置入 5Fr~6Fr 鞘管于胆管内,解除胆管的压力并取少量胆汁做培养。

8. 将 4Fr~5Fr 的软导丝置入胆管狭窄或胆漏处。在狭窄处小心注射少量对比剂以明确了解狭窄情况。

9. 如果患者病情不稳定或者不易通过梗阻部位,则在梗阻部位上端置入猪尾巴导管。

a. 小儿患者使用 6Fr 导管或者与穿刺道相匹配的导管。

b. 大部分患者使用 8Fr~10Fr 的导管。

c. 对于后续要采取经皮介入治疗(如病理活检或取石)的患者,可采用 12Fr~14Fr 的引流管。

10. 如能通过狭窄段或胆漏部位后,置入内外引流管,可根据情况选择是否需要植入支架或使用球囊扩张。

11. 复杂或多处狭窄的处理技巧:

a. 做胆管的旋转不减影造影以准确确定狭窄部位腔内情况。

b. 将 6Fr、25cm 长的鞘管置于狭窄部位以上 2~5cm,使同轴导管能够获得更多向前的力量。

c. 尝试不同的导丝,从 0.035 英寸亲水膜直导丝至 0.014 英寸 ~ 0.016 英寸可控微导丝。

d. 尝试包括未成形单弯导管在内的多种导管。

e. 使用球囊阻塞导管扩张狭窄部位,使造影剂能够通过狭窄管腔。通过 Y 阀注入对比剂并操纵 0.014 英寸或 0.016 英寸导丝通过狭窄部位。

f. 从狭窄胆管的另一端穿刺并入路。

12. 将导管固定于皮肤上。

术后处理

1. 导管
   a. 仔细和详尽的术后医嘱包括皮肤的护理及伤口换药。
      (1) 穿刺部位的正确换药可以防止蜂窝织炎的发生。
      (2) 穿刺部位每天消毒更换敷料,或根据需要增加频率。
   b. 住院期间每 8 小时或在家每天一次记录引流量。
   c. 如果导管头端封堵,则需要用 10ml 生理盐水隔日冲洗一次。
   d. 如果进行外引流,当引流不畅时,需要用 5~10ml 的生理盐水进行冲洗。如果冲洗后仍引流不通畅,则建议行造影检查。
   e. 导管周围渗液,冲洗时有渗液或疼痛,或引流液性状明显改变或导管位置发生变化则需要重新评估。
2. 患者
   a. 每小时观察生命体征二次持续 4 小时后,改为每 6 小时观察二次持续 24 小时,或根据需要增加监护时间。
   b. 适当的复查血常规、肝功能,如有需要做血及胆汁培养。
   c. 随访患者,包括胆管造影或再次治疗。
   d. 检测患者有无发热,右上腹、胸部疼痛,呼吸情况的变化,操作部位有无疼痛或红肿。如有异常,立即采取相应措施。

结果

1. 成功穿刺的患者 90% 以上需建立引流通道[6]。
2. 单纯的经皮穿刺引流可成功治疗 100% 的手术所致的胆管损伤[9]。但也有一些研究证明,对于胆囊切除术相关的胆管损伤,其有效率仅为 60%~70%,引流后还需要进行外科手术以改善梗阻[10]。

并发症

主要并发症的平均发生率为 0.5%~2.5%[6]。除外 PTC 后出现的所有并发症:

1. 胆管穿孔导致再次胆漏,渗液或出血。
2. 导管相关并发症
   a. 再梗阻。
      (1) 杂质、出血或黏液。
      (2) 打结或缝合问题。
   b. 移位。

并发症的处理

置入引流管后的并发症,除出血与感染的处理方式不同外,余均与

PTC 的并发症处理方法相同。

1. 出血[11]
   a. 导管内或其周围的出血可能是导管侧孔穿过了血管所致。由于大部分是静脉出血,将导管部分推送可以止血。
   b. 如果穿刺道填塞不能有效止血,出血可能是来自于动脉或门脉分支。
      (1) 24~48 小时内的反复或持续出血需要介入处理。
      (2) 行动脉造影,尤其要关注导管经过部位的血管。
      (3) 如未发现明显异常,则在导丝引导下移除导管,然后重复动脉造影。
      (4) 快速将导管重新置入以封堵穿刺点然后尽快用前述方法行栓塞治疗。
   c. 如栓塞未成功或患者病情不稳定,栓塞穿刺通道。如有时间允许,在放弃旧的穿刺通道前建立新的引流通道。
2. 感染
   a. 胆管炎的治疗如前所述。
   b. 引流管周围的蜂窝织炎或感染。
      (1) 检查有无错位的侧孔。
      (2) 缝合部位有红肿则需要变更缝合位置重新缝合。
      (3) 每天两次使用抗生素及换药以治疗皮肤感染问题。
3. 导管相关并发症
   a. 导管阻塞需要造影及经常更换。
   b. 导管移位需要即刻评估。如果导管完全脱出肝脏,除非是置管时间较长的通道,否则要在数小时内封闭通道。

经皮穿刺胆管扩张及支架植入

恶性狭窄常需植入金属支架治疗,良性狭窄则需要扩张、切开术(括约肌切开术)、塑料支架或外科修复。对于良性狭窄来说,内镜下植入多个塑料支架[12]或使用临时金属自膨覆膜支架已经证明优于经皮植入多个塑料支架[13]。对于经皮塑料内涵管植入,目前已没有适应证了。

适应证

1. 扩张
   a. 吻合口狭窄。
      (1) 肝脏移植。
      (2) 非移植性胆肠吻合术。
   b. 胆管狭窄。

(1) 术后损伤狭窄。

(2) 炎症,尤其是硬化性胆管炎。

(3) 缺血,尤其是移植后缺血。

(4) 药物损害。

2. 经皮金属支架植入(侵袭性肿瘤使用覆膜支架,压迫性肿瘤使用裸支架)。

a. 恶性梗阻。

(1) 肝内分叉部位的肿瘤(单侧或双侧支架)。

(2) 胆总管或壶腹部的肿瘤。

(3) 肿瘤侵犯/压迫胃肠道或胆管汇入十二指肠部位则需要植入肠道支架。

禁忌证

绝对禁忌证

1. 胆管感染(支架植入)。
2. 活动性胆道出血。

相对禁忌证

1. 凝血功能障碍,包括使用抗凝药物(如氯吡格雷等)。
2. 肝功能较差时的外引流。
3. 生存期低于 30 天,并且患者有外引流管。
4. 穿刺道或穿刺部位的感染(支架植入)。
5. 胆管内可视的结石(支架植入)。

术前准备

与 PTC 的术前准备相同。

手术过程

扩张

1. 首先植入能通过扩张球囊导管的鞘管。
2. 胆管狭窄
   a. 高压球囊直径最大为胆管直径的 120%,防止胆管破裂导致出血及胆漏。
   b. 如果球囊扩张失败,使用与胆管直径相当的切割球囊扩张,然后使用直径稍大的高压球囊进行扩张(最多大于胆管直径 20%)。
3. 吻合口狭窄
   a. 狭窄部位被纤维组织包绕,因而胆漏始终存在。

b. 利用直径大于胆管直径 20%~50% 的高压球囊[14]。
c. 利用与邻近狭窄胆管直径相当的切割球囊可能有效。

4. 植入一根内或外引流管。
5. 胆管取石一般与胆管扩张同时进行,方法如下
   a. 壶腹部扩张后可将结石推送或冲入肠道内。
   b. 扩张通道至能通过内镜。在直视下将结石或沉积物推送或冲入肠道内。同时也可行病理活检。
   c. 如果有愈合良好的穿刺道或 T 管引流道(至少 6 周),可应用取石篮,激光碎石,体内碎石或冲洗将结石经上述通道取出。

胆管支架植入

1. 确定狭窄段的长度,狭窄上端胆管的直径,支架上下两端的位置。
2. 选择的支架要使其上下两端比狭窄段至少超出 1cm。对于生长较快的肿瘤,则可使用更长的支架以延缓其过快生长。
3. 对于肝内胆管,一般选用直径 7~10mm 的支架,而对于胆总管,则选用直径 10~12mm 的直径。
4. 条件允许时,支架的上端应该低于胆管第一级分支,下端应高于壶腹部,以减少反流性或复发的胆管炎。下面的观点与上述不尽相同[15]。

   如果支架延伸进入十二指肠,则要防止其穿破十二指肠壁。如果十二指肠肠腔狭窄或无法避免贴壁则建议将支架植入十二指肠肠腔内 2~3cm。
5. 将金属支架或覆膜支架放置超过胆囊管,胰管及胆总管起始部,其并发症发生率是可接受的[16]。
6. 用小于支架直径 2~3mm 的球囊对较坚硬的狭窄进行预扩张,可防止出血。在 Y 形支架植入前使用球囊进行扩张。
7. 释放支架,通过鞘管缓慢注入造影剂,至少在两个投照位置确定支架的位置及支架的通畅度。
   - Y 形支架建议采取同时释放而非依次释放。
8. 在支架上方放置一引流管,除非有出血,否则应关闭引流管。

术后处理

1. 术后处理参照 PBD。
2. 多数患者可采取门诊手术,在接受 4~6 小时观察后可出院。
3. 随访依据患者介入情况
   a. 胆管扩张:一般在急性肿块消除后 3 周左右复查胆管造影。
   (1) 如果存在持续的梗阻,则需要做压力 – 流速测定。

(2) 如果结果尚可,可置一封闭引流管于狭窄上端。两周后随访。
(3) 如果需要重复扩张,可使用切割球囊或更大的高压球囊或两者联合使用。

b. 支架 – 随访胆管造影并拔除导管。
(1) 无移植的患者 2~4 周。
(2) 移植的患者至少 6 周。

c. 所有患者在导管拔除后 3~6 周均需要复查肝功能并作临床评估。

结果[6]

1. 扩张[17]
a. 非移植患者的数据有限。
(1) 技术成功率报道为 100%。
(2) 胆肠吻合处及非胆肠吻合处的再狭窄率相仿。
b. 移植后的胆肠吻合狭窄结果取决于狭窄部位及治疗方法。
(1) 总体二次开通率为约 45%[18]和 70% ~80%[19]。
(2) 移植后所致的缺血性狭窄 12 个月的开通率为 0[18]。
2. 支架植入
a. 恶性狭窄植入金属裸支架或塑料支架后 6 个月的开通率为 50%[6]。
b. 覆膜支架 3、6 及 12 个月的临床开通率分别为 90%~95%、76%~ 92.6%、76%~85.7%[16,20]。
3. 取结石:总体成功率为 90%[6]。

并发症[21]

早期并发症(小于 30 天)发生率为 7%~35%。
1. 球囊导致胆管破裂或出血。
2. 支架移位。
3. 胰腺炎,胆囊炎或胆管炎。

晚期并发症(大于 30 天)发生率为 18%~60%。
1. 支架闭塞
a. 肿瘤侵入或过度增长。
b. 分泌物、血块或结石。
2. 支架移位。
3. 感染:通常由支架阻塞导致。
4. 黄疸:通常由支架阻塞导致。

并发症的处理

1. 参见 PTC 及 PBD 并发症处理,除外:
2. 球囊导致出血
   a. 胆管内球囊扩张 15 分钟。
   b. 必要时 30 分钟后重复。
   c. 如果球囊压迫失败,考虑植入覆膜支架。
3. 球囊导致胆管破裂但未出血 - 可通过充分的引流愈合。
4. 支架堵塞
   a. 重复 PBD。
   b. 衔接支架或再通。

经皮胆囊造瘘术(percutaneous cholecystostomy, PC)[22]

简介

虽然胆囊造瘘不常做,但当需要实施时,情况一般较紧急且复杂。受益是立竿见影的。

适应证

1. 胆囊炎不适宜接受外科手术。
2. 原因不明的败血症。
3. 需要进入胆管,其他途径均告失败。

禁忌证

绝对禁忌证

大多患者的情况均较差,无明显绝对禁忌证。

相对禁忌证

1. 凝血功能障碍或正使用抗凝及抗血小板药物。
2. 腹水。

术前准备

1. 参见 PBD 术前准备。
2. 行 B 超或 CT 确定胆囊解剖情况。

手术过程

1. 整个过程可完全在超声引导下进行,即使便携式超声也能胜任。
2. 超声反复探查确定胆囊解剖情况并制订方案。
3. 患者皮肤消毒、铺巾、探头覆盖无菌套。

4. 沿皮肤及穿刺道注射利多卡因。
   a. 根据患者及胆囊情况选择最佳穿刺途径。
   b. 关于经肝穿刺或肝下穿刺的安全性仍有争议[23]。
5. 在超声引导下穿刺胆囊
   a. 如果穿刺较困难,可尝试采用 Seldinger 技术。
   b. 如果直接穿刺扩张的胆囊,建议采用 6Fr~8Fr 套管针(如 McGahan 导管装置,Cook 公司)。
   c. 直接穿刺胆囊也可使用 4Fr~5Fr 的鞘管针。
6. 如需置入扩张器及鞘管为交换导管置入做准备,可先抽出 10~15ml 胆汁以减轻胆囊内压力防止胆漏发生。
7. 如果在 X 线透视下实施手术,注入 3~5ml 对比剂可显示胆囊的大体轮廓。
8. 将导丝在胆囊内盘曲 3~4 圈。柔软的导丝不会对胆囊产生额外的压力。相反,硬导丝只有进入胆囊部分可以使用。
9. 如果必要,可小心地进行扩张。注意防止将胆囊推移开。
10. 小心地沿导丝置入 8Fr 猪尾巴导管并卷曲。边退金属内支撑边进导管,将线收紧,防止导管脱出。
11. 将导管固定于皮肤。
12. 留取标本做革兰染色,并做培养。
13. 注入 5ml 对比剂以确定导管的位置。如果在床边操作,则建议使用床边 X 线机。
14. 保留引流管。

术后处理

参见 PBD 术后处理,并需注意一下问题:

1. 每 6~8 小时用 10~15ml 生理盐水缓慢冲洗引流管。
2. 任何时候患者发生情况恶化,应立即行导管影像学检查,可联合超声,但最好采用 CT 检查。
3. 患者行胆囊造瘘术后,评估胆囊,导管位置,胆囊管开放情况。
4. 尽可能在实施手术后,制订明确的胆囊治疗方案。
5. 如果要拔除引流管,实施前 48 小时应将其夹闭,并保证患者无不适症状。
   a. 导管拔除前必须保证穿刺道已经愈合。通常需要 3 周时间,如果单纯经腹膜穿刺,则可能需要 4 周。
   b. 通过导丝引导拔除导管。谨慎的通过 4Fr~5Fr 的鞘管注入对比剂。如果发现对比剂溢出穿刺道,则需重置引流管并延缓 1~2 周再拔除导管。

6. 如果需要长期保留导管,则每 1~3 个月需要更换一次引流管。

结果[22,24]

1. 技术成功率为 95%。
2. 多数患者病情在 72 小时内好转[25]。
3. 有结石的患者比无结石的患者反应较好。

并发症

总体发生率为 0~9%。

1. 胆漏合并腹膜炎。
2. 出血
   a. 胆囊内出血。
   b. 肝脏穿刺通道出血。
3. 操作过程中刺激胆囊导致的血管迷走神经反应。
4. 导管移位。
5. 败血症。

并发症的处理

1. 参见 PBD 并发症处理。
2. 胆漏
   a. 如果在穿刺过程中出现胆漏,则尽快建立导管引流。
   b. 如果是导管移位或阻塞导致的胆漏,则需要紧急处理。
      (1) 引流胆囊周围渗液。
      (2) 重新建立胆囊穿刺通道。
3. 出血
   a. 胆囊壁的出血多是由胆囊内压力快速降低导致。可以通过重力控制减慢引流速度来防止其发生。一旦发生,则需要补液直至出血被封堵。
   b. 穿刺入动脉分支导致的出血处理方法同 PBD。
4. 血管迷走神经反应
   a. 快速静脉补液。
   b. 如有需要静脉注射 0.5~1.0mg 阿托品。

(张猛 译 朱晓黎 校)

参考文献

1. Saad WE. Transhepatic techniques for accessing the biliary tract. *Tech Vasc Interv Radiol.* 2008;11:21–42.
2. Stahlmann R, Lode H. Toxicity of quinolones. *Drugs.* 1999;58:37–42.
3. Tazuma S, Igarashi Y, Tsuyuguchi T, et al. Clinical efficacy of intravenous ciprofloxacin in patients with biliary tract infection: a randomized controlled trial with carbapenem as comparator. *J Gastroenterol.* 2009;44:781–792.
4. vanSonnenberg, E, Ferrucci JT. Jr, Neff CC, et al. Biliary pressure: manometric and perfusion studies at percutaneous transhepatic cholangiography and percutaneous biliary drainage. *Radiology.* 1983;148:41–50.
5. Joshi GP, Gertler R. Part III fast track general anesthesia and ambulatory discharge criteria. In: Steele SM, Nielsen KC, Klein SM, eds. *The Ambulatory Anesthesia and Perioperative Analgesia Manual.* New York, NY: McGraw-Hill Professional; 2005:233–238.
6. Burke DA, Lewis CA, Cardella JF, et al. for the Society of Interventional Radiology Standards of Practice Committee. Quality improvement guidelines for percutaneous transhepatic cholangiography and biliary drainage. *J Vasc Interv Radiol.* 2003;14:S243–S246.
7. Covey AM, Brown KT. Percutaneous transhepatic biliary drainage. *Tech Vasc Interv Radiol.* 2008;11:14–20.
8. Hatzidakis AA, Charonitakis E, Athanasiou A, et al. Sedations and analgesia in patients undergoing percutaneous transhepatic biliary drainage. *Clin Radiol.* 2003;58:121–127.
9. Carrafiello G, Lagana D, Dizonno M, et al. Emergency percutaneous treatment in surgical bile duct injury. *Emerg Radiol.* 2008;15:335–341.
10. Nuzzo G, Giuliante F, Giovannini I, et al. Advantages of multidisciplinary management of bile duct injuries occurring during cholecystectomy. *Am J Surg.* 2008;195:763–769.
11. Saad WE, Davies MG, Darcy MD, et al. Management of bleeding after percutaneous transhepatic cholangiography or transhepatic biliary drain placement. *Tech Vasc Interv Radiol.* 2008;11:60–71.
12. Draganov P, Hoffman B, Marsh W, et al. Long-term outcome in patients with benign biliary strictures treated endoscopically with multiple stents. *Gastrointest Endosc.* 2002;5:680–686.
13. Petersen BD, Timmermans HA, Uchida BT, et al. Treatment of refractory benign biliary stenoses in liver transplant patients by placement and retrieval of a temporary stent-graft: work in progress. *J Vasc Interv Radiol.* 2000;11:919–929.
14. Itoi T, Itokawa F, Sofuni A, et al. Endoscopic sphincterotomy combined with large balloon dilation can reduce the procedure time and fluoroscopy time for removal of large bile duct stones. *Am J Gastroenterol.* 2009;104:560–565.
15. Hatzidakis AA, Tsetis D, Chrysou E, et al. Nitinol stents for palliative treatment of malignant obstructive jaundice: should we stent the sphincter of Oddi in every case? *Cardiovas Intervent Radiol.* 2001;24:245–248.
16. Schoder M, Rossi P, Uflacker R, et al. Malignant biliary obstruction: treatment with ePTFE-FEP-covered endoprostheses initial technical and clinical experiences in a multicenter trial. *Radiology.* 2002;225:35–42.
17. Cantwell CP, Pena CS, Gervais DA, et al. Thirty years' experience with balloon dilation of benign postoperative biliary strictures: long-term outcomes. *Radiology.* 2008;249:1050–1057.
18. Saad WE, Saad NE, Davies MG, et al. Transhepatic balloon dilation of anastomotic biliary strictures in liver transplant recipients: the significance of a patent hepatic artery. *J Vas Interv Radiol.* 2005;16:1221–1228.
19. Denys A. IR in the management of complications after liver transplantation. *Eur Radiol.* 2004;14:431.
20. Fanelli F, Orgera G, Bezzi M, et al. Management of malignant biliary obstruction: technical and clinical results using an expanded polytetrafluoroethylene fluorinated ethylene propylene (ePTFE/FEP)-covered metallic stent after 6-year experience. *Eur Radiol.* 2008;18:911–919.
21. Lee KH, Lee DY, Kim KW. Biliary intervention for cholangiocarcinoma. *Abdom Imaging.* 2004;29:581–589.
22. Ginat D, Saad WE. Cholecystostomy and transcholecystic biliary access. *Tech Vasc Interv Radiol.* 2008;11:2–13.
23. vanSonnenberg E, D'Agostino HB, Goodacre BW, et al. Percutaneous gallbladder puncture and cholecystostomy: results, complications, and caveats for safety. *Radiology.* 1992;183:167–170.
24. Sosna J, Kruskal JB, Copel L, et al. US-guided percutaneous cholecystostomy: features predicting culture-positive bile and clinical outcome. *Radiology.* 2004;230:785–791.
25. Hadas-Halpern I, Patlas M, Knizhnik M, et al. Percutaneous cholecystostomy in the management of acute cholecystitis. *Isr Med Assoc J.* 2003;5:170–171.

65 经皮肾造瘘术和输尿管支架植入术

经皮肾造瘘术

适应证[1-4]

1. 尿路梗阻。
2. 尿液分流
   a. 治疗尿漏或瘘。
   b. 肾囊肿减压。
3. 经皮介入治疗途径
   a. 输尿管支架植入术。
   b. 体外冲击波碎石术。
   c. 肿瘤活检 / 消融。
   d. 狭窄段扩张。

禁忌证

1. 无法纠正的凝血功能障碍。
2. 对比剂过敏。

术前准备

1. 经皮肾造瘘术（PCN）术前，行横断面成像对于评估肾积水，解剖变异（重复、错位，马蹄肾）、囊肿、肿瘤、结石和（或）肾周尿性囊肿是非常重要的。必要时，放射性核素肾图评估残余肾功能很有用。
2. 患者术前教育包括手术过程、风险、并发症、其他治疗方法、导管长期维护和术前手术知情同意。
3. 有关实验室检查包括血细胞比容、白细胞、血小板计数、INR、BUN。
4. 必要时应行尿常规、尿培养及药物敏感性试验。
5. 为保证患者术中的安全，术前 4~8 小时仅能饮用清水。
6. 术前用药，如镇静、止痛，必要时术前预防性抗生素。
   a. 临床实践不断变化，术前适当的预防性用药降低 PCN 术后感染和并发症发生率[5]。一种方法是将患者危险因素分层[6]。
      （1）对于低风险患者，术前给予头孢唑林 1g 静脉注射。如果术后没有败血症证据，没有必要给予抗生素。

（2）对于高风险患者（包括肾结石患者），应用头孢曲松 1g 静脉注射 /24 小时，或者氨苄青霉素（氨苄西林）1~2g 静脉注射 /6 小时加用庆大霉素 5mg/kg 静脉注射 /24 小时。

（3）青霉素过敏患者，应用克林霉素 600mg 静脉注射 /6 小时加用庆大霉素 5mg/kg 静脉注射 /24 小时。

b. 抗生素不能常规应用于手术患者，但是对于尿培养阳性患者可以使用。

c. 在患者存在尿粪石的情况下，PCN 术后感染性并发症发生率较高，因此推荐所有具有肾结石、尿路感染史和不能被证实为非尿粪石的患者，均应接受抗生素治疗[7]。

d. 美国心脏协会不再推荐仅单独应用抗生素防止细菌性心内膜炎的患者接受胃肠道或尿路手术[8]。

7. 导管选择

a. 选择引流尿液的导管时应考虑：导管材料、锁定机制、大小和形状。最常见的材料包括亲水或非亲水涂层的硅或聚氨酯。亲水导管通过减少摩擦的亲水涂料方便放置，但容易促进水垢形成，因为它容易渗透无机盐。硅橡胶软，患者会感到更舒适，但它强度差，与聚氨基甲酸乙酯相比需要更厚的管壁来达到相应的强度[9]。

b. 拉动和固定贯穿导管腔内的单丝缝合线，使导管头端成环，是引流管最常见的锁定机制。另外，malecot 或“蘑菇”导管类型的设计可以使导管远端像“蘑菇”一样向外张开，从而达到固定引流管的目的（图 65.1），后者由于占据空间较小，更适合于患者肾盂比较小或肾盂周边填满鹿角样结石的情况。

c. 在大多数情况下，8Fr 引流管就可满足引流要求。在患者肾积脓或血尿中存在血凝块的情况下，10Fr 或 12Fr 导管可能更适合引流稠密的组织和减少导管阻塞的发生。

d. 引流管类型（图 65.2）

（1）PCN 是指外引流导管通过侧腹途径放置于肾盂内引流的方法（图 65.2A）。

（2）肾输尿管或肾造口术导管通过侧腹途径（如 PCN 导管）进入集尿系，并沿输尿管继续向下终止于膀胱内，行内外引流（图 65.2B）。这些导管相比 PCN 管不易移位，特别是体形比较大的患者。

（3）输尿管支架或“双 J”管支架是连接肾盂和膀胱的导管，能放置于膀胱充盈 / 排空功能正常的患者（图 65.2C）。因为没有导管位于体外，所以患者无需进行导管护理，生活不受限制。这两种导管可以通过顺行经皮植入或逆行经膀胱植入。

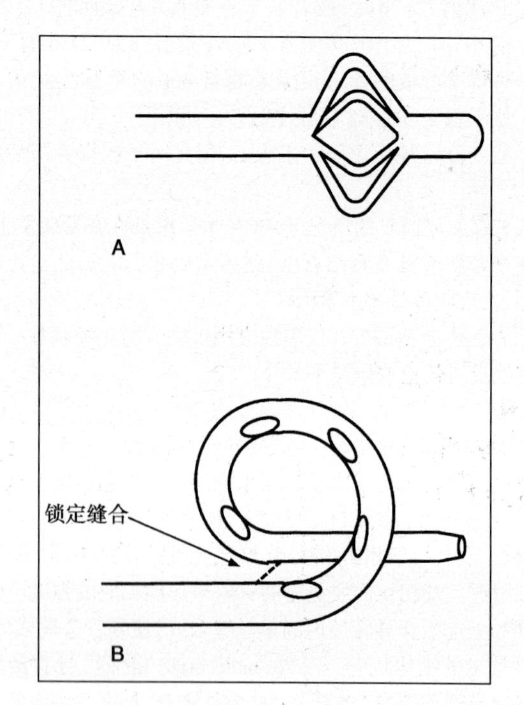

图 65.1　两个基本形状。A：蘑菇形。B：猪尾巴形

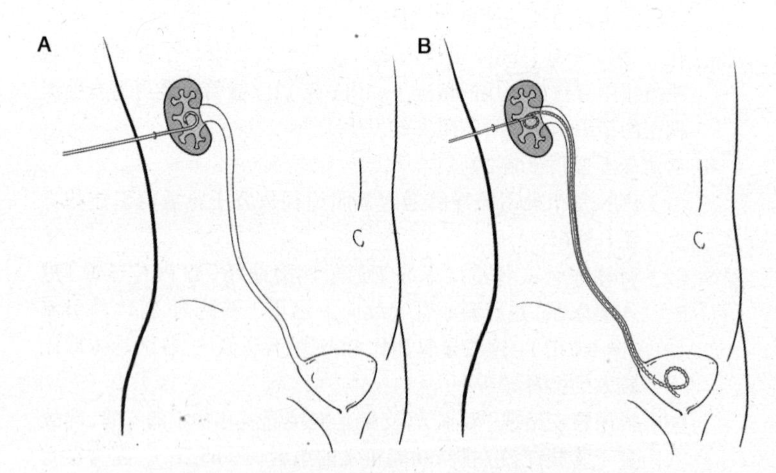

图 65.2　肾脏引流类型：（A）经皮肾造瘘术；（B）肾输尿管支架内外引流术

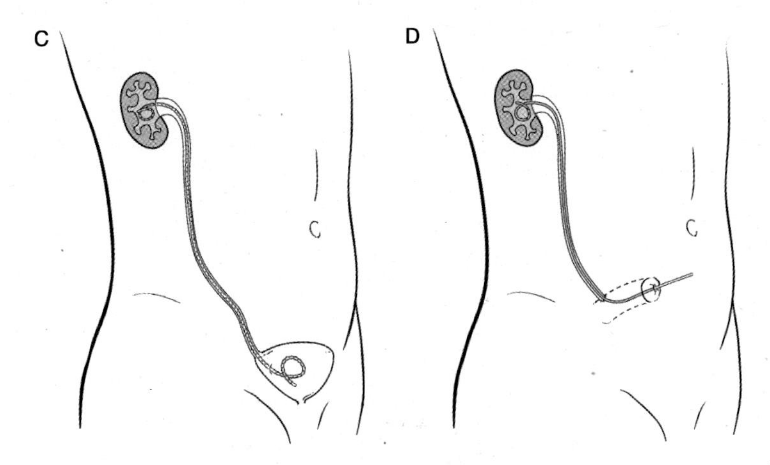

图 65.2 （续）(C）输尿管支架植入术;(D）逆行性肾造瘘术

（4）逆行 PCN 导管通过尿道口放置（如回肠膀胱术患者）。导管头端锁定环放置在肾盂内，尿液经尿道口引流入引流袋内。

过程

1. 患者体位　取俯卧位，或者穿刺侧抬高 45° 的俯卧位；而妊娠晚期患者取侧卧位更适合。在这种情况下，球管应旋转达到理想的角度来获取影像。
2. 透视和（或）超声下选择合适的入路。
3. 准备和铺巾。
4. 延腋后线 12 肋缘下 2~3cm 处进针（避免穿入胸膜腔导致气胸）。
   a. 为避免穿刺损伤重要血管导致出血，肾穿刺途径应沿“Brodel 肾乏血区”[10]（图 65.3），即进针角度应与水平面呈 30° ~45° 角（当患者处于俯卧位时），注意避开重要脏器如肝脏和结肠。
   b. 如果 PCN 的目的是治疗结石，进入肾盏的选择非常关键。应选择能到达结石的最佳的路径。
   c. 经后方细针直接穿刺仅仅对显示集合系统有效，这种方法不应用于放置导管，因为患者会感觉不适，并且导管容易扭结导致引流不畅和甚至导管脱落。
   d. 应避免直接穿刺肾盂来进行导管植入。
5. 用 2% 利多卡因在皮肤进针点行局部浸润麻醉，注意避免注入血管内。
6. 在皮肤做一小切口，以便导管顺利进入。

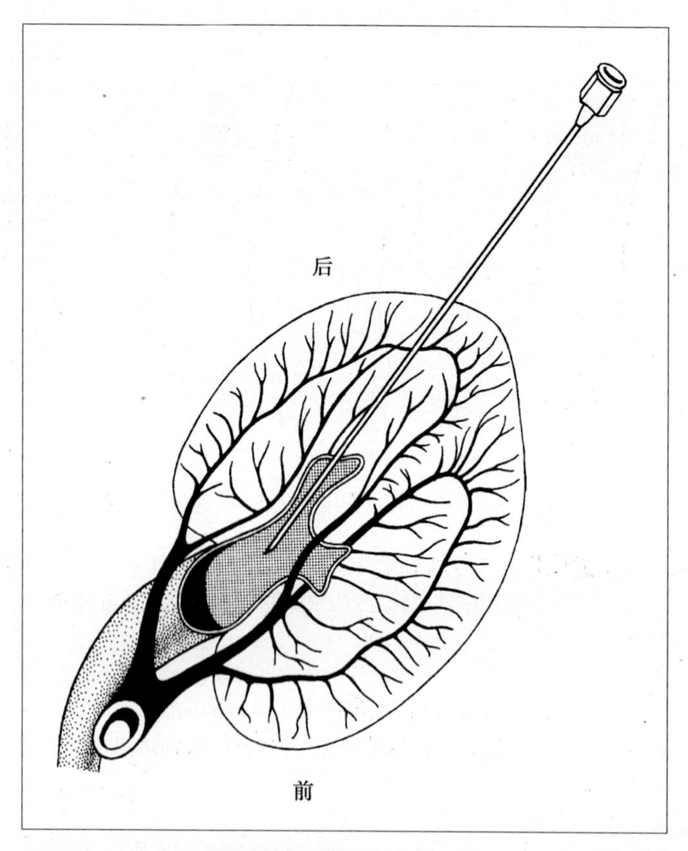

图 65.3 通过肾脏横断面乏血区进针，横断面可以了解肾盂、漏斗部的解剖毗邻关系。肾动脉区占整个肾脏投影区面积较小，在行肾造瘘穿刺时应该避免重要血管区

7. 常用的穿刺系统包括：Cope，Jeff or Nef（Cook，Bloomington，IN）和 Accustick（Boston Scientific，Natick，MA）穿刺套装，最初可先使用 21~22G 穿刺针穿刺，然后引入 0.035 英寸（1 英寸 =2.54cm）或 0.038 英寸导丝。
   a. 让患者深吸气后屏住呼吸（或浅呼吸）。
   b. 利用细针在 X 线透视或 B 超指引下向目标肾盏快速穿刺。
      （1）对于肾积水及容易显影的肾盏，优先选择 B 超导引。
      （2）当有不透 X 线物体存在（如肾结石、外科手术夹、内置输尿管）时，选择透视穿刺更为合适。

(3) 对于集合系统无扩张、肌酐正常或接近正常的患者,可通过注射 50~100ml 的造影剂来显示肾盏,以方便穿刺。

c. 一旦穿刺针进入肾实质,针头会与肾脏同步运动。这时,让患者屏住呼吸,一次进针 2~3cm。当针进入集合系统时,进针阻力会骤然消失。

d. 移除穿刺针芯,当有肾积水时,尿液会自然流出。否则,缓慢退针 2~4mm,同时用 20ml 注射器连接连接管维持负压抽吸,直到尿液出现。

e. 如果是中央型穿刺(**注意:**避免直接穿入肾盂),首先应用细针穿刺集合系统,缓慢注入造影剂使其显影,然后选择合适的外周肾盏,用另一穿刺针穿刺。

f. 一旦进入目标肾盏,经 0.018 英寸导丝将穿刺针置换成 0.035 英寸或 0.038 英寸穿刺套管针(**注意:**套管针金属支撑管只能进入集合系统的肾盂入口点,以避免穿伤肾盏)。

g. 退出内金属支撑管后,经 6Fr 的扩张管抽吸尿液行尿培养和细胞学检查。对于可疑细菌感染者,可通过穿刺套管进行抽吸、减压,以降低之后导管操作导致细菌扩散的可能。但如果过度抽吸、减压,一旦通路意外丧失,可能使再次穿刺变得困难。

h. 如需要可注入少量造影剂显示局部解剖结构,并指导 PCN 的放置。但是应避免注入造影剂过量使肾盂的张力过高,导致细菌扩散。

i. 可应用止血钳扩张穿刺点至皮下 1cm,然后再置入穿刺针 / 管组件。

8. 肾造瘘管置入(图 65.4)

a. 将 6Fr 的穿刺组件,经 0.035/0.038 英寸导丝交换为 8Fr 穿刺组件。

b. 穿刺套针进入皮下及肾外软组织,禁入肾实质。如果进入软组织困难,可用剥皮鞘辅助。

c. 一旦导管尖位于肾盂(或近端输尿管)内,即将猪尾巴导管在肾盂内成形:退出套管针,回撤部分导丝,在体外拉紧内置线以固定导管头端。

d. 撤出导丝。

e. 注射造影剂证实导管位置。

f. 打开引流装置评估引流情况。留存影像资料。

g. 通过皮肤缝合行肾造瘘引流管外固定。

h. 连接外引流袋。

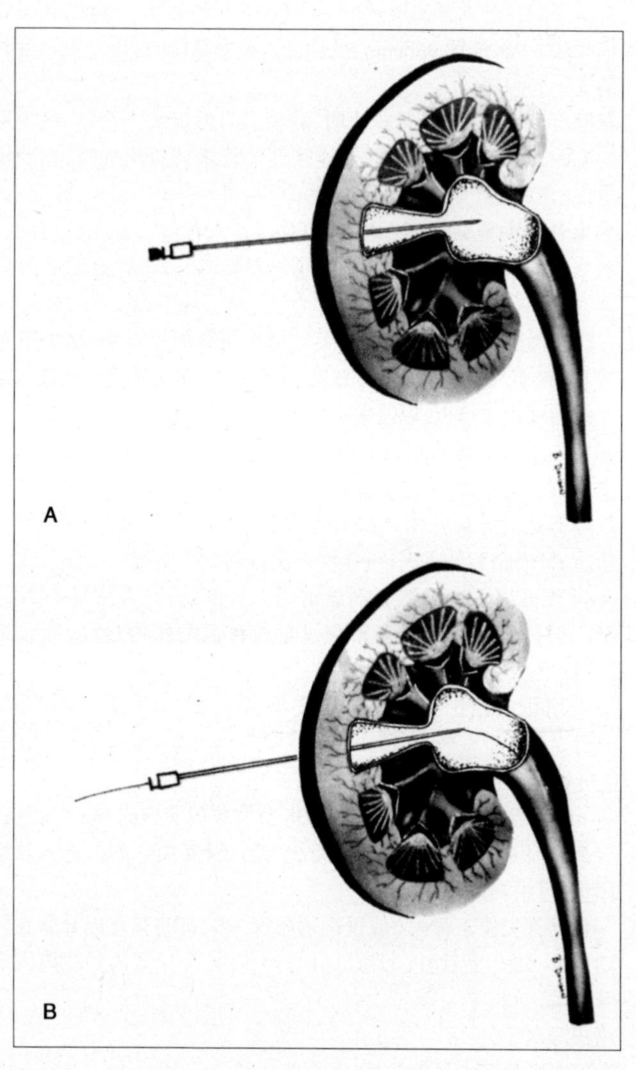

图 65.4　经皮肾穿刺造瘘术通常应用 Cope 导引系统。A：用 22G 穿刺针间断透视下斜行插向肾盏。B：0.018 英寸的 J 形导丝延穿刺针进入集合系统后，退出穿刺针

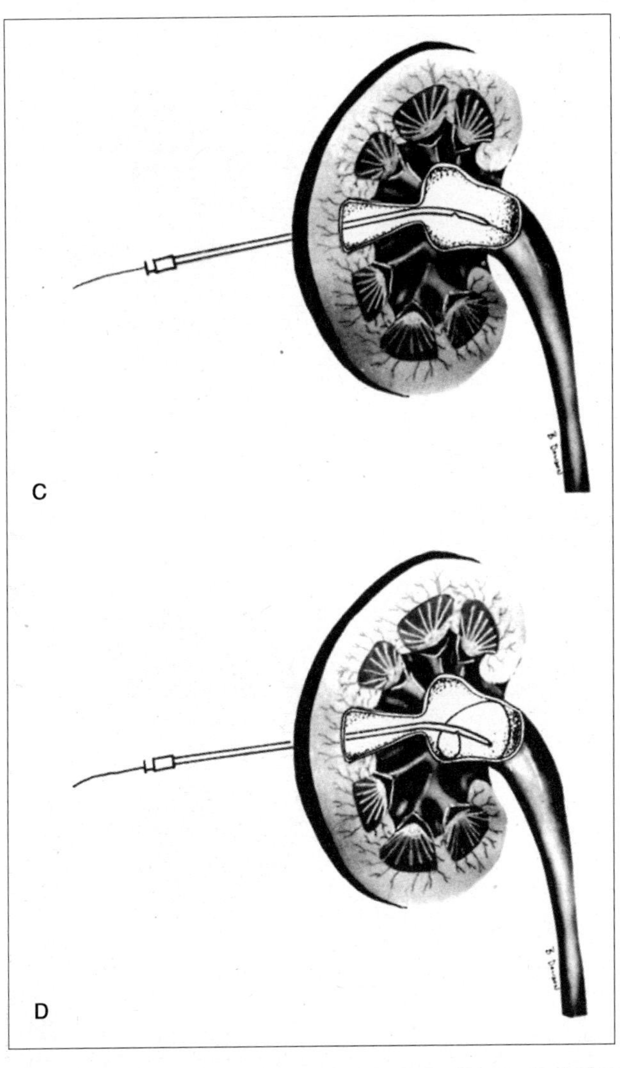

图 65.4 （续）C：带有适合 0.018 英寸导丝通过的 6Fr 的头端锥形扩张管沿导丝送入。撤出扩张管内的金属套管。D：撤出 0.018 英寸导丝，通过 6Fr 的扩张管送入 0.038 英寸的标准 J 形导丝，并从远端侧孔穿过

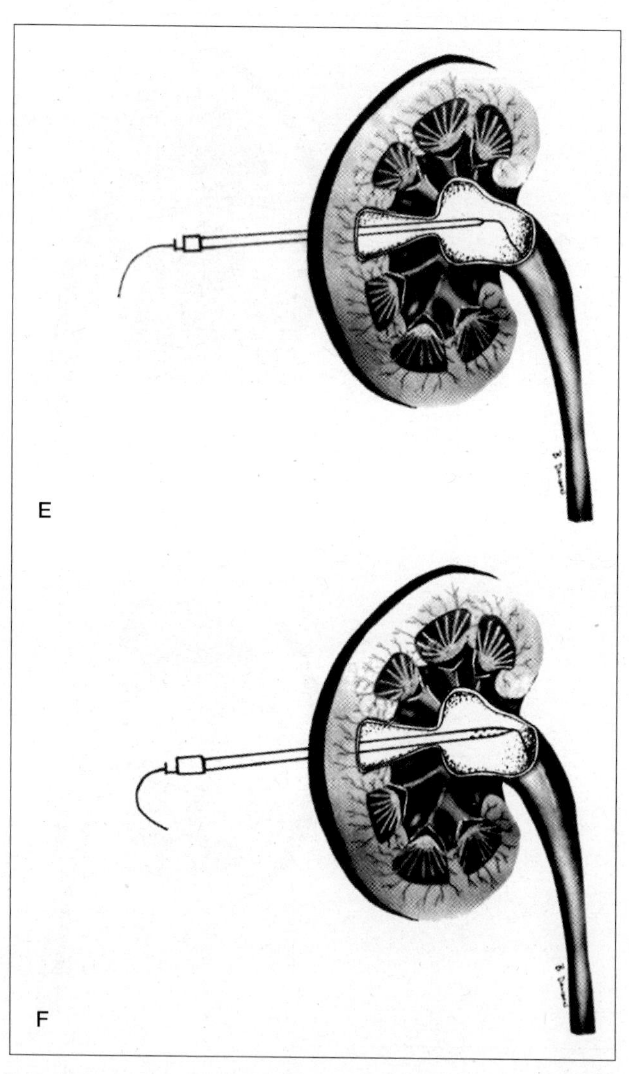

图 65.4 （续）E：筋膜扩张管经导丝扩张置管通道。F：通过加强导管穿过皮下软组织提供的支撑力，经导丝置入引流导管

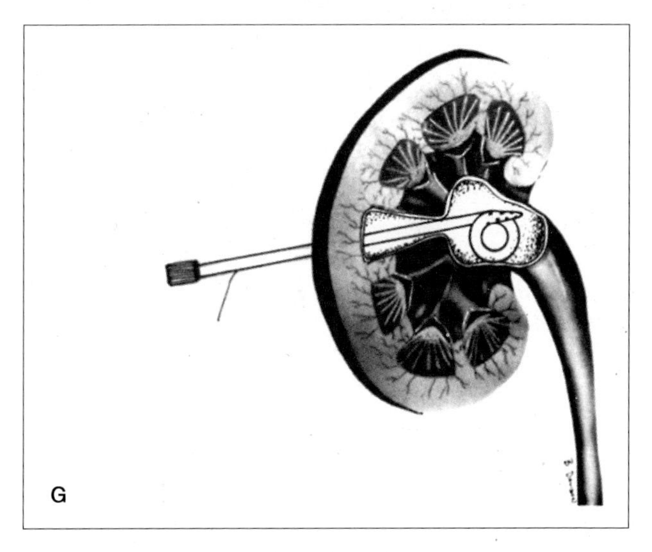

图 65.4 （续）G 将肾盂造瘘管的猪尾置于肾盂内

术后处理

1. 卧床 4 小时或直至血尿消失。
2. 监测生命体征 30 分钟 / 次，共 8 次。
3. 监测出入量。如果造瘘目的是解除梗阻，术后可能出现去梗阻后利尿现象。
4. 恢复术前饮食。
5. 如果存在感染，则术后 48 小时持续应用抗生素，并根据尿培养结果调整用药。
6. 术后可出现疼痛、发热，必要时可行药物治疗。患者出现寒战时给予杜冷丁（哌替啶）25~50mg 静脉注射。
7. 术后患者出现血凝块或引流不畅，每 4 小时给予 5ml 抑菌生理盐水冲洗和抽吸。
8. 术后 48 小时持续存在血尿
   a. 如果存在严重血尿，应检查导管位置。
   b. 如果不存在严重血尿，并且血红蛋白持续下降，应怀疑有无腹膜后出血。
   c. 个别患者可能需要以栓塞为目的的血管造影。通常，在造影显示出血点前，首先利用导丝回退 PCN 导管；造影后迅速将 PCN 导管复位来压迫出血点止血；在选择性栓塞出血动脉的分支后，重复上面造影的步骤来显示出血停止。

随访

短期

1. 如果 PCN 的目的是减压,则持续外引流直至减压成功或感染减轻,并且恢复尿液的正常流动。
2. 如果 PCN 是为取石提供通路,应关闭引流管外面近端的接口,并将引流管保留至取石手术时。
3. 如果准备放置支架,则保持外引流一周,以利于在输尿管扭曲或阻塞情况下的操作。
4. 如果引流不畅,应检查导管位置。
5. 如果 PCN 术后没有并发症发生,患者可在 24 小时内出院。

长期

1. 门诊外引流管护理,请参阅第 87 章。
2. 由于引流管老化、易产生结晶堵塞等原因,肾造瘘引流管应每 3 个月(目前趋向根据需要来决定更换时间)换管一次[9]。
3. 对于引流管频繁堵塞患者,应行常规生理盐水冲洗(如 10ml 每日 1 次或每日 2 次)。
4. 输尿管支架通常每 6 个月更换一次。在大多数的医疗中心,内置的输尿管支架一般在膀胱镜导引下更换。
5. 更换导管需要预防性应用抗生素,通常不需要或很少需要静脉镇静。

结果[1,4-7]

肾造瘘术有较高的成功率,95%~100%。

并发症[1,4-7,9,11,12]

主要并发症(4% 发生率)

1. 大出血需要外科手术或介入栓塞:1%~3.6%。
2. 脓毒症:1%~2%。
3. 气胸:<1%。
4. 出血死亡:<0.2%。
5. 腹膜炎:罕见。

次要并发症(15% 发生率,一般无后遗症)

1. 镜下血尿:通常术后 12~24 小时后消失。
2. 疼痛:大部分患者。
3. 尿液外渗:少于 2.0%。
4. 肾周出血:罕见。

5. 肉眼血尿（术后 24~48 小时消失）：罕见。
6. 导管相关并发症[6]
   a. 导管移位：术后早期约为 1%；术后 1 个月约为 2%；长期随访为 11%~30%。导管移位后的处理
      （1）对于术后 1 周瘘道还未形成者，应再次穿刺。
      （2）或可将 5Fr 的扩张管插入皮肤穿刺点里后造影来显示窦道，然后用 0.035 英寸导丝（Terumo Corp，Tokyo，Japan）经扩张管尝试进入肾集合系统。
   b. 约 1% 患者出现导管堵塞，并需要换管。在妊娠期间出现肾积水的患者，因为分泌有砂砾样物质而更容易堵塞引流管。
   c. 通过预防性应用抗生素可以减少感染并发症。PCN 术后 1.4%~21% 的患者出现感染征象（45% 的患者出现结石）。Cochran 等报道，在 PCN 术高危感染患者中，未用抗生素者 50% 出现脓毒血症，应用抗生素者，仅仅 9% 出现脓毒血症[7]。
   d. 因为导管硬化，以至于在拔出引流管时不能解袢（处理见下节第 4 点）。

去除或更换引流管

1. 用剪刀解除引流管外固定装置，使固定连线松开而头端弯曲的袢展开。
2. 利用导丝将引流管解袢，并且如果需要更换则导丝头端固定以保留重新置管的通路。
3. 应用导丝拔除引流管
   a. 减轻患者的痛苦。
   b. 可以减少输尿管支架移位。
   c. 在怀疑穿刺通路出血情况下，导丝能保留到达集合系统的通路（见肾动脉栓塞部分）。
4. 引流管拔出失败：可能原因为感染导致的结痂、导管位置过长或引导丝进入时猪尾巴袢没有打开（图 65.5）。对于这些病例应：
   a. 切断引流管外固定装置丝线，在引流管切缘处用 2-0 丝线缝穿引流管，并在引流管外端用丝线缠绕几次。
   b. 沿丝线引入比原失效引流管直径等同或大于 1Fr 的撕脱鞘。
   c. 0.035 英寸导丝通过肾造瘘导管和末端弯曲段进入集尿系统。顺沿引流管并手握缝合丝线，将撕脱鞘推送入集尿系统，引流管猪尾巴头端将被捋直后退出。
   d. 新的导管可以通过外套管放置入集尿系统。如果撕脱鞘在移除过程中折曲，保留的导丝可以提供通路指引引流管的放置。

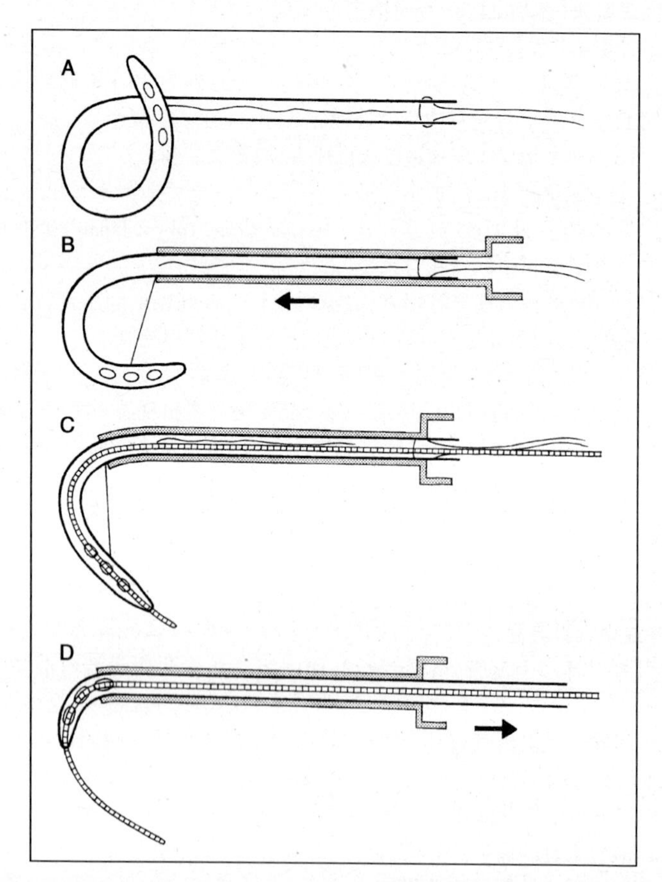

图 65.5 Cope 引流管的拔除。A：尿结晶导致引流管袢处的严重阻塞。切断引流管末端，一根丝线在引流管切端缝穿。B：沿丝线引入撕脱鞘，以缓解固定线和将卷曲端捋直。C：一旦卷曲端捋直，导丝送入集尿系统内。D：当导丝保持在位，引流管将被拔除

顺行性输尿管支架植入术

适应证[13,14]

一般适用于膀胱功能正常的患者（图 65.2.B.C）：

1. 输尿管术的术前定位。
2. 解除输尿管梗阻（医源性、肿瘤性、炎症性）[15,16]。
3. 集尿系统瘘和输尿管瘘的尿液改流和减压[17,18]。
4. 体外冲击波碎石术的术前、术后。

5. 输尿管术后愈合过程中为了保持尿液通畅。

禁忌证[13,14]

1. 未经处理的膀胱出口梗阻。
2. 无法纠正的凝血机制障碍。
3. 未经处理的尿路感染。
4. 膀胱痉挛。
5. 膀胱瘘。

术前准备

同 PCN 术。

过程

1. 首先建立经皮肾途径(请参阅“经皮肾造瘘术”)。如果患者存在 PCN 管,可通过导丝导引经输尿管进入膀胱。通常认为 PCN 管植入术后 1 周可行支架植入术[18,19]。这样可减少因血凝块和碎片堵塞支架的风险。然而,对于合适的患者应尽早行支架植入术。
2. 在导丝引导下进将撕脱型的聚乙烯鞘管经皮肤窦道进入肾盂,以减少放置支架时的摩擦阻力,输送撕脱鞘管径应比支架粗 0.5Fr~1.0Fr。
3. 如果先前放置的导丝不能通过输尿管狭窄段,可引入 5Fr 或 6Fr 直导管或多用途单弯导管。注入少量造影剂以显示输尿管后,在透视下选择最佳工作位来尝试通过狭窄段。
4. 植入 0.035 英寸或 0.038 英寸亲水导丝和导管至狭窄段上方 5~10mm,然后推入并旋转导丝通过狭窄段。必要时应用硬亲水导丝。小心操作,光滑导丝仍可能导致输尿管穿孔。
5. 输尿管冗长:如果导丝不能通过过长的输尿管或呈 S 形的输尿管,引入头端带小角度的导管,例如 Berenstein 导管,缓慢向前推进导管至第一弯曲段上方 5mm,进一步插入导丝穿过弯曲段,再将导管顺导丝通过该冗长段。
6. 如果操作比较困难,让患者深呼吸,或许会拉直冗长部分。也可不断调整导管位置,这便于导丝灵活探查并穿过冗长段。
7. 一旦导丝通过进入膀胱,则将导管头端深入,并注入少量造影剂证实导管进入膀胱的位置。
8. 通过亲水膜导丝测量输尿管距离。放置导丝尖端至预期“J”形支架位置的远端,并将体外导丝打折。然后后撤导丝至预期“J”形支架上端,并将体外导丝打折。全部撤回导丝后,两打折间的距离即为“J”形支架长度(图 65.6)。

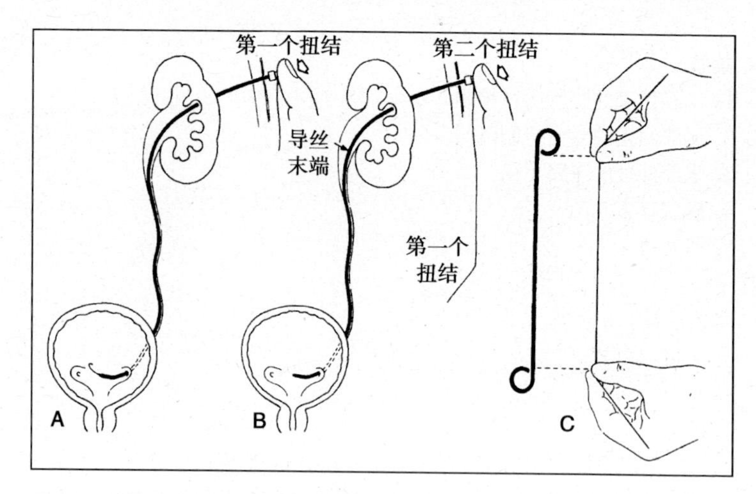

图 65.6 测量输尿管以决定支架长度。A：导丝和导管通过输尿管和膀胱连接部时，体外导丝与导管末端处做一折曲或一标志；B：将导丝退至输尿管肾盂结合部上端 1cm 处同法做一折曲或标志；C：两个折曲间的距离即为支架管两端猪尾间的长度

9. 将 0.035 英寸 Amplatz 超硬导丝（Boston Scientific/Medi-Tech）送入膀胱，沿导丝送入支架，根据支架的不同类型选择不同的释放方式（图 65.7）。
10. 如果支架尖端恰好通过输尿管膀胱连接部，回撤导丝和支撑管。支架远端盘曲段将成袢并固定在膀胱壁上，以防止向远端移位。如果支架测量合适，导丝和支撑管输送器撤除后，导管上端弯曲段应位于肾盂内。如果位置不合适，用细线拉支架上端弯曲段至合适位置。切断两根细线的另一根，去除细线。应在透视下进行，避免支架被拉至肾实质和皮肤穿刺针道内。
11. 通过撕脱鞘将肾造瘘管放置在输尿管支架上端弯曲处，而后撕脱鞘被剥脱移除。关闭肾造瘘管以保持支架的内引流。体外引流管被常规固定，术后 24 小时后即可移除。
12. 如果输尿管狭窄段比较坚硬，软的支架通过比较困难。可以通过 0.035 英寸的 Amplatz 超硬导丝穿过狭窄段并卷曲在膀胱内。并可以用比支架（通常 8Fr~9Fr）管径大 0.5Fr~1.0Fr 的 Van Andel Teflon 扩张器（Cook, Inc.）进行狭窄段扩张。或许需要用球囊扩张狭窄段才能植入支架。这些操作对于患者来说比较痛苦，必要时给予镇静止痛处理。

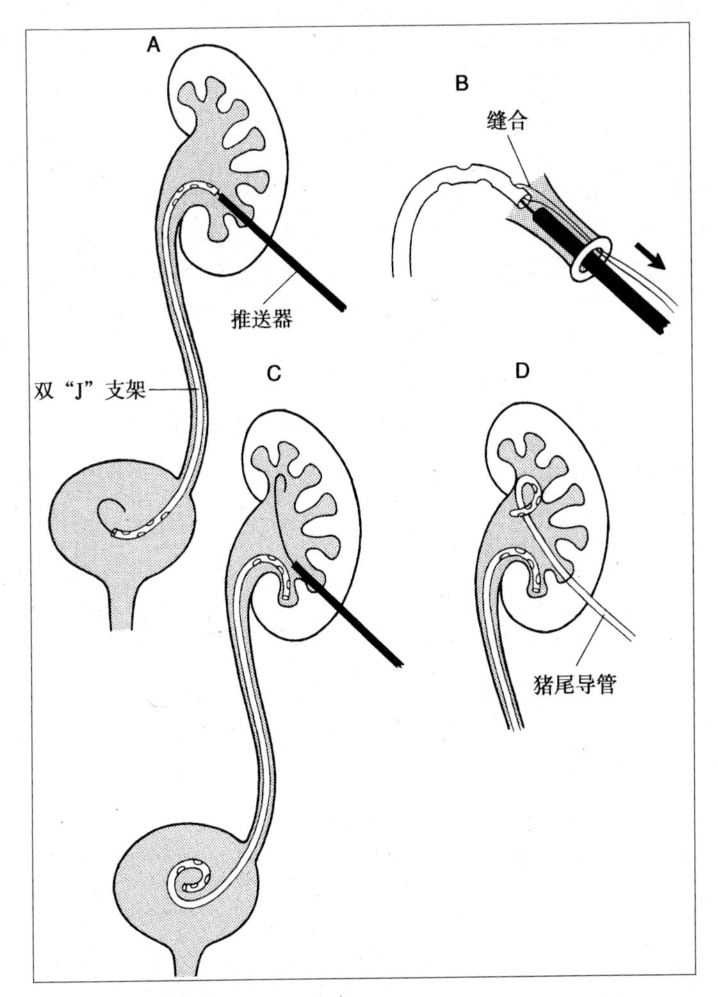

图 65.7 A 推送双 J 管通过阻塞端；B 在引流管末端最后一个侧孔穿一根线，以利调整引流管；C 推送器将引流管推置合适位置后，拔除丝线释放猪尾端；D 支架管被放置在较低的肾盏内，推送器被暂时性的外引流管代替

13. 如果输尿管狭窄段通过扩张后仍不能行支架植入术，可暂时给予肾造瘘术。可在肾造瘘术一段时间后再次试图行支架植入术。必要时在支架植入时用膀胱镜抓取导丝，两端拉直后再递送支架管。
14. 如果治疗输尿管瘘，肾造瘘管的引流孔应仅仅位于肾盂和膀胱处（而不是整个引流管都有引流孔）。

术后处理

1. 类似于 PCN 置管术后。
2. 告知患者支架植入术后会因支架刺激膀胱而导致的尿频尿急症状，大部分患者术后几天会消失。
3. 如果肾造瘘术在左侧，患者术后肌酐稳定和无明显不适主诉（无疼痛发热），且可以自主排尿，那么在术后 24 小时可给予去除造瘘管。去管前应在 X 线透视下行造影检查，了解支架是否通畅。
   a. 如果造影剂顺利通过支架并流入膀胱，利用导丝在透视引导下缓慢撤出输尿管支架上方肾造瘘导管，并避免牵拉支架移位。穿刺点压迫止血。
   b. 如果通过肾盂导管注射造影剂仅肾盂显影或支架部分显影情况下，应嘱患者排空尿液，如果排尿困难，可给予置入导尿管。支架引流不畅原因之一是膀胱排空障碍导致的压力过高[17]。
4. 任何导管都因沉淀物沉积而堵塞导管。推荐聚乙烯、聚氨酯、Percuflex（Boston Scientific/Medi-Tech）支架每 6 个月更换一次。

结果

1. 总体支架的通畅率为 80%。支架引流不畅多发生在放置后的 2 个月内[11-19]。
2. 通过以下延长支架使用寿命
   a. 通过鼓励患者口服含水量较多的食物来增加尿量。
   b. 支架植入术后预防性抗生素应用。
   c. 避免支架放置在泌尿系统出血或感染情况下。
3. 随着支架新材料的应用，支架的脆度逐渐在改善，相关的膀胱刺激征也明显减少。

并发症

早期并发症

1. 肾和输尿管穿孔。如果支架和肾盂引流管引流通畅，则穿孔的发生率甚低。
2. 输尿管支架定位不当：被放置在近端输尿管或肾周间隙。
3. 支架引流不畅：大部分由血块堵塞，但少数是在支架植入通过狭窄段时引起的严重黏膜水肿所导致的支架引流不畅[14]。
4. 尿频尿急症状：大部分患者术后几天内这些症状将缓解。由于新颖支架材料的运用，这些症状的发生率将逐渐降低。如果严重的刺激症状和不适出现，支架应移除。

晚期并发症

1. 无论有无尿液反流出现的逆行性膀胱感染。
2. 支架移位。这种情况通常发生在放置位置不当和支架型号不合适。
3. 支架断裂：随着支架材料的改进，目前已较少发生。支架断裂部分可以通过抓捕器、网篮或经皮通道途径（如果此通路可行）去除[16,17,20]。
4. 由于应用的支架型号不恰当，导致局部过高压力、输尿管缺血而导致输尿管损伤。

逆行性肾造瘘术

对于行膀胱切除术的患者，行逆行性肾造瘘术是首选（图 65.2D）[21]。

1. 顺行进入肾脏实现 PCN 管植入。
2. 在亲水性导丝配合下将成角导管通过狭窄段。
3. 取半俯卧位，穿刺点定位。通过造瘘口的位置选择导管导丝方向。
4. 硬导丝沿着导管末端逆行进入，并去除导管。
5. 将一根逆行的肾造瘘管（通常 40~50cm 长度）通过导丝送入，直至造瘘管的卷曲端位于肾盂内。
6. 顺行导丝移除之前，顺行“安全”导管经过导丝软端进入肾实质内以维持一个顺行通路。
7. 导丝移除并锁定固定装置。
8. 通过顺行导管注入造影剂去证实逆行肾造瘘管是否引流适宜。
9. 固定并关闭顺行导管，在 1~3 个月内逆行肾造瘘管首次成功更换后可能被移除。由输尿管长度可能变化和扭曲，在行肾造瘘管更换时比较困难，故保留顺行通路还是必要的。

（邱教学 译　邹建伟 校）

参考文献

1. Dyer RB, Assimos DG, Regan JD. Update on interventional uroradiology. *Urol Clin N Am.* 1997;24(3):623–652.
2. Marcovich R, Smith A. Percutaneous renal access: tips and tricks. *BJU Int.* 2005;95 (Suppl 2): 78–84.
3. Dyer RB, Regan JD, Kavanagh PV et al. Percutaneous nephrostomy with extensions of the technique: step by step. *RadioGraphics.* 2002;22:503–525.
4. Hausegger KA, Portugaller HR. Percutaneous nephrostomy and antegrade ureteral stenting: technique, indications, and complications. *Eur Radiol.* 2006;16:2016–2030.
5. Farrell TA, Hicks ME. A review of radiologically guided percutaneous nephrostomies in 303 patients. *J Vasc Interv Radiol.* 1997;8:769–774.
6. Millward SF. Percutaneous nephrostomy: a practical approach. *J Vasc Interv Radiol.* 2000;11:955–964.
7. Cochran ST, Barbaric ZL, Lee JJ, et al. Percutaneous nephrostomy tube placement: an outpatient procedure? *Radiology.* 1991;179:843–847.
8. Prevention of Infective Endocarditis: Guidelines from the American Heart Association Committee on Rheumatic Fever, Endocarditis, and Kawasaki Disease. *Circulation.* [Epub 2007, April 19].
9. Vanderbrink BA, Rastinehad AR, Ost MC, et al. Encrusted urinary stents: evaluation and endourologic management. *J Endourol.* 2008;22(5):905–912.

10. Assimos DG. Surgical anatomy and guidelines to surgical management. In: Coe FL, Favus MJ, Pak CY, et al., eds. *Kidney Stones: Medical and Surgical Management.* Philadelphia, PA: Lippincott-Raven, 1996:501–520.
11. Watson G. Problems with Double-J stents and nephrostomy tubes. *J Endourol.* 1997; 11(6):413–417.
12. Lang EK. Percutaneous nephrostolithotomy and lithotripsy: a multiinstitutional survey of complications. *Radiology.* 1987;162:25–30.
13. Arsdalen KN, Pollack HM, Wein AJ. Ureteral stenting. *Semin Urol.* 1984;11:53.
14. Saltzman B. Ureteral stents: indications, variations and complications. *Urol Clin N Am.* 1988; 15:481–491.
15. Pfister RC, Newhouse JH. Interventional percutaneous pyeloureteral techniques. *Radiol Clin N Am.* 1979;17:351.
16. Smith AD, Lange PH, Miller RP, et al. Controlled ureteral meatotomy. *J Urol.* 1979;121:587.
17. Rackson ME, Mitty HA, Dan SJ, et al. Elevated bladder pressure: a cause of apparent ureteral stent failure. *Am J Roentgenol.* 1988;151:335–336.
18. Lang EK. Diagnosis and management of ureteral fistulas by percutaneous nephrostomy and antegrade stent catheter. *Radiology.* 1981;138:311.
19. Lang EK. Antegrade ureteral stenting for dehiscence, strictures and fistulae. *Am J Roentgenol.* 1984;143:795.
20. Yeung EY, Carmody E, Thurston W, et al. Percutaneous fluoroscopically guided removal of dysfunctioning ureteral stents. *Radiology.* 1994;190:145–148.
21. Alago W, Sofocleous CT, Covey AM, et al. Placement of transileal conduit retrograde nephroureteral stents in patients with ureteral obstruction after cystectomy: technique and outcome. *Am J Roentgenol.* 2008;191(5):1536–1539.

选择性输卵管造影与输卵管再通治疗

适应证

诊断性选择性输卵管造影[1,2]

1. 子宫输卵管造影时输卵管不显影——需鉴别是造影技术不当还是输卵管梗阻或其他输卵管疾病（如结节性输卵管峡炎）导致的输卵管痉挛。
2. 子宫输卵管造影和腹腔镜检查结果不一致。
3. 子宫输卵管造影结果和临床诊断不一致。
4. 输卵管子宫角吻合术后仍旧不孕。
5. 需行再通术的近端输卵管梗阻。

治疗性输卵管再通术[3]

1. 输卵管近端梗阻所致不孕症（20%~40% 的女性不孕是由输卵管疾病所致）。

2. 被结扎的输卵管经外科吻合术后的再闭塞[4]。

禁忌证

绝对禁忌证

急性盆腔炎。

相对禁忌证

1. 不适合进行腹腔镜或外科手术修复的严重输卵管或输卵管周围病变。
2. 输卵管末端梗阻（可联合腹腔镜修复术来治疗）。
3. 宫腔粘连（严重）。
4. 放射对比剂类过敏反应（可换用含钆造影剂）。

治疗前准备

治疗前评估

1. 无避孕措施下性行为 6 个月后仍不能妊娠，经不孕不育专家或者妇科医师诊断为不孕症。
2. 任选行盆腔超声或者腹腔镜检查。
3. 子宫输卵管造影（可以和再通术一起同步进行）。

医患沟通

1. 最好与患者及其现任伴侣同时进行沟通。了解影响受孕的其他因素有助于更准确地评估术后妊娠概率。将输卵管造影及再通术交代如下：一种可准确显示输卵管结构和可代替手术的治疗方法，也可联合用于输卵管手术或人工辅助受孕的操作过程中。将该治疗的相关并发症如输卵管穿孔、感染发生的可能性和临床后遗症告知患者及其家属。
2. 着重告知患者及其家属发生输卵管妊娠的可能性，一旦患者妊娠试验检测为阳性应及时至妇科医师处复诊。
3. 输卵管再通术后 6 个月有约 25% 的患者发生再梗阻。因此，如果患者在这段时间内仍未能妊娠，必要时可再行输卵管造影及再通治疗。

患者准备

1. 月经干净后的五天内制订诊治计划。治疗操作可在门诊进行。
2. 治疗前一晚或者手术当天早晨开始预防性口服抗生素（多西环素 100mg，口服，每日 2 次），术后连服 5 天。
3. 签署知情同意书。
4. 浅表静脉留置针。

5. 治疗前用药：咪达唑仑 2mg 静脉注射，芬太尼 100μg 静脉注射（术后必须由其他人驾车将患者送回家）。宫腔的扩张可导致一些患者的不适，所以镇静一定要充分。

操作过程[2,3]

1. 患者取截石位。用海绵垫垫于患者臀下使其相对于 X 线球管抬高，使用海绵垫垫于双侧膝下，相比脚蹬可减轻患者不适。
2. 用氯已定消毒会阴、铺巾。
3. 将阴道窥器置入阴道，消毒宫颈。
4. 引入导引导管通过宫颈，行子宫输卵管造影。
5. 如果子宫输卵管造影证实输卵管近端闭塞，则采用同轴技术经导引导管引入 4Fr 或 5Fr 多功能造影导管至输卵管开口处。并于此处注射造影剂。
6. 如果输卵管开口处造影证实为输卵管近端梗阻，则有两种方案行输卵管再通。
   a. 经多功能造影导管同轴引入 0.035 英寸（1 英寸 =2.54cm）亲水膜导丝（Boston Scientific/MediTech，Natick，MA），利用导丝探查及疏通阻塞部位。成功疏通输卵管阻塞部位后撤出导丝，用多功能导管注射造影剂[5]验证输卵管远端是否通畅。
   b. 经多功能造影导管同轴引入 3F 导管及 0.018 英寸。导丝系统，利用导丝探查阻塞部位。导丝通过阻塞部位后，沿导丝跟进 3Fr 导管通过阻塞部位后撤出导丝，经 3Fr 导管注射造影剂观察输卵管远端是否通畅。
7. 同法行对侧输卵管疏通及造影。
8. 非必须步骤：最后经宫颈内口处的导引导管行子宫输卵管造影观察输卵管通畅情况。如果先前疏通的输卵管还未见显影，则考虑为输卵管痉挛，无需再次疏通。
9. 导管：术中导管有两个用途。
   a. 宫颈插管：利用导引导管通过并固定于宫颈行宫腔造影，另外导引导管有足够大的导管内径允许采用同轴技术引入造影导管。导引导管均有真空帽或气囊，利用导管的真空帽、宫颈内口气囊或宫颈钳将导引导管固定于宫颈内。
   b. 输卵管插管：选择性输卵管造影需要利用 4Fr 或 5Fr 多用途形导管，输卵管再通需要利用 3Fr 直头导管和 0.018 英寸导丝。导管导丝有成套的包装（Thurmond-Rosch 再通系统；COOK，Inc.，Bloomington，IN）。
10. 其中比较常见的两个技术难点是：

a. 宫颈插管:插管不顺利主要是因为宫颈暴露不充分。用大的金属窥阴器有助于暴露宫颈。轻柔地利用宫颈钳夹住宫颈12点的位置帮助插管及后续操作。

b. 输卵管口插管。插管困难主要是因为子宫位置变化较大,可能导管导丝倾向于只进入一侧输卵管。可通过宫颈钳拉直子宫来解决,并选用亲水膜导丝或者单弯导管(例如 Torcon Blue; COOK, Inc., Bloomington, IN)。

术后注意事项

1. 术后观察60分钟,如果患者无不适,可嘱其家属陪同患者回家。
2. 告知患者术后1~2天若有少量阴道出血或者下腹部痉挛性疼痛是正常表现。
3. 如存在阴道出血,建议患者使用卫生棉垫而不是卫生棉条,避免行房一天。

并发症[6-8]

1. 输卵管穿孔(2%——没有临床症状)。
2. 异位妊娠(1%~5%)。
3. 盆腔感染(<1%)。
4. 放射暴露。

结果[9,10]

在公开发表的论文中,差异较大,因论文中收集了各种各样的患者,有些作者报道的是以患者数计算的统计资料,有些作者则报道了以输卵管数计算的再通率。下面所述就是这些论文中的数据。

技术成功

1. 原发性输卵管近端梗阻的成功率为70%~100%。
2. 结扎后输卵管外科吻合术后再阻塞的成功率为44%~70%[4]。
3. 结节性输卵管峡炎的患者治疗的成功率为77%~82%,但是技术难度比较大[11,12]。

妊娠率[13-15]

妊娠率相差较大,反映了不同种族的差异性。据报道平均妊娠率是30%(9%~73%),治疗至妊娠的间期为4.4~16.2个月。不孕与诸多因素相关,例如相关的远端输卵管疾病、排卵障碍及精液质量等。

(邓美香 译 李明明 校)

参考文献

1. Papaioannou S, Afnan M, Sharif K. The role of selective salpingography and tubal catheterization in the management of the infertile couple. *Curr Opin Obstet Gynecol.* 2004;16(4):325–329.
2. Maubon AJ, De Graef M, Boncoeur-Martel MP, et al. Interventional radiology in female infertility: technique and role. *Eur Radiol.* 2001;11:771–778.
3. Thurmond AS, Machan LS, Maubon AJ, et al. A review of selective salpingography and fallopian tube catheterization. *Radiographics.* 2000;20:1759–1768.
4. Houston JG, Anderson D, Mills J, et al. Fluoroscopically guided transcervical fallopian tube recanalization of post-sterilization reversal mid-tubal obstructions. *Cardiovasc Intervent Radiol.* 2000;23:173–176.
5. Schmitz-Rode T, Neulen J, Günther RW. Fluoroscopically guided fallopian tube recanalization with a simplified set of instruments. *Rofo.* 2004;176:1506–1509. [In German].
6. Lang EK, Dunaway HE Jr. Efficacy of salpingography and transcervical recanalization in diagnosis, categorization, and treatment of fallopian tube obstruction. *Cardiovasc Intervent Radiol.* 2000;23(6):417–422.
7. Thurmond A, Maubon A, Rouanet JP. Tubal diseases: from diagnosis to intervention. *J Radiol.* 2001;82(Pt 2):185718–185763. [In French].
8. Hedgpeth PL, Thurmond AS, Fry R, et al. Ovarian radiation dose in radiologic fallopian tube recanalization. *Radiology.* 1991;180:121–122.
9. Al-Jaroudi D, Herba MJ, Tulandi T. Reproductive performance after selective tubal catheterization. *J Minim Invasive Gynecol.* 2005;12:150–152.
10. Woolcott R, Petchpud A, O'Donnel P, et al. Differential impact on pregnancy rate of selective salpingography, tubal catheterization and wire-guide recanalization in the treatment of proximal fallopian tube obstruction. *Hum Reprod.* 1995;10:1423–1426.
11. Houston JG, Machan LS. Salpingitis isthmica nodosa: technical success and outcome of fluoroscopic transcervical fallopian tube recanalization. *Cardiovasc Intervent Radiol.* 1998;21:31–35.
12. Thurmond AS, Burry K, Novy MJ. Salpingitis isthmica nodosa: results of transcervical fluoroscopic catheter recanalization. *Fertil Steril.* 1995;63:715–722.
13. Thurmond AS. Pregnancies after selective salpingography and tubal recanalization. *Radiology.* 1994;190:11–13.
14. Pinto AB, Hovsepian DM, Wattanakumtornkul S, et al. Pregnancy outcomes after fallopian tube recanalization: oil-based versus water-soluble contrast agents. *J Vasc Interv Radiol.* 2003;14(1):69–74.
15. Hayashi M, Hoshimoto K, Ohkura T. Successful conception following Fallopian tube recanalization in infertile patients with a unilateral proximally occluded tube and a contralateral patent tube. *Hum Reprod.* 2003;18(1):96–99.

淋巴囊肿引流和硬化治疗

淋巴囊肿是淋巴管损伤导致的[1]。该疾病的形成与肾脏移植、妇科或主髂动脉等后腹膜手术以及股动脉重建密切相关[2,3]。围术期的抗凝是淋巴囊肿形成的一个高危因素[4]。后腹膜手术、肾移植、股动脉重建或旁路术后淋巴囊肿的发生率分别是 48%、41% 和 8%[5-8]。

大多数淋巴囊肿由于体积小,无症状以及自限性而无需干预。肾移植后形成的症状性淋巴囊肿,据报道需要治疗的为4%~5%[9]。淋巴囊肿通常出现在术后数周内,与血清肿、血肿、脓肿或泌尿系囊肿相反,后者通常在术后早期出现。

适应证

1. 感染或囊肿大小超过5cm[2,3,5-17]。
2. 输尿管梗阻[2,3,5-17]。
3. 移植肾血管结构的外在压迫[2,3,5-17]。
4. 局部疼痛或不适[2,3,5-17]。
5. 深静脉血栓[2,3,5-17]。
6. 下肢水肿[2,3,5-17]。
7. 肠梗阻或里急后重症状[2,3,5-17]。

禁忌证

绝对禁忌证

1. 没有安全的穿刺引流通路。
2. 囊肿与邻近器官或腹膜腔有交通。

相对禁忌证

凝血功能障碍。

围手术期

1. 诊断
   a. 为了明确诊断,必须抽取囊液并进行分析。
   b. 淋巴囊肿含有淋巴细胞。它们也含有乳糜微粒和三酰甘油[5,6,13-17]。相反地,血清肿和泌尿系囊肿不含有淋巴细胞,乳糜微粒和三酰甘油。
   c. 引流液的颜色不是一个可靠的鉴别因素[14]。
   d. 肌酐在淋巴及血清里面的浓度与血管内的浓度是一样的,因此在肾功能减退的患者中,可能会升高。相反地,泌尿系囊肿中肌酐的浓度与尿液中的浓度相当,并且比血清中高。
   e. 除非囊肿感染,否则中性粒细胞计数并不需要被检测。这也适用于非感染性血清肿和泌尿系囊肿。
   f. 在大多数情况下,囊肿的位置和手术史比影像学特征更重要。此外,CT和US在囊肿的诊断和导引穿刺引流方面非常有帮助。US检查常表现为高穿透性的低回声或无回声的肿块。肿块内多见碎屑和分隔。CT 影像学特征为 CT 值在 –18H 以下的低密度病灶[14]。

g. 感染性或复杂性淋巴囊肿拥有更高的 CT 值，在 US 上表现为更多的碎屑和分隔。

2. 在着手进行疑似淋巴囊肿的抽吸引流及硬化治疗前，应该进行病史采集和查体。
3. 由于患者在诊疗期间会一直放置一根外引流管，因此实施治疗前除了与相关诊疗医师讨论外，还应该获得患者的知情同意。
4. 术前仔细阅片，制订操作步骤并且确保穿刺方法的安全性。
5. 在决定对卵巢囊肿进行抽吸或引流前，应该注意到某些囊肿如囊性肿瘤应该由外科来处理，若放置引流管或进行抽吸可能会导致腹膜种植。
6. 常规的实验室检查如血细胞分析、电解质、肾功能、凝血指标等应该在抽吸及引流前均予以检测。任何异常的凝血指标在治疗前均要予以纠正。
7. 口服阿司匹林并不需要调整。波立维（氯吡格雷）的停用必须评估低出血风险与冠脉支架内形成血栓的可能性。患者在服用波立维（氯吡格雷）期间，可接受表浅囊肿的穿刺引流。在进行治疗前，香豆素通常需要停药数天。
8. 在进行治疗前，患者应常规禁食约 4 小时。是否需要进行镇静处理则根据每一位患者的实际情况来定。

操作步骤

淋巴囊肿的抽吸和穿刺引流

1. 淋巴囊肿的经皮穿刺抽吸及置管引流可以在 CT 或 US 导引下进行。
2. 超声导引在浅表的囊肿穿刺引流中是首选的，而对于位置较深，对技术要求高的穿刺引流来说，还是要在 CT 导引下进行。
3. 囊肿的穿刺可通过 Seldinger 技术或经套管针技术，这取决于囊肿的大小和位置。
4. 对无症状性囊肿在初次治疗时抽取 10~20ml 可通过应用 21G Chiba 或 18G 鞘管针进行（Cook，Inc.，Bloomington，IN），无需留置导管。
5. 如果囊肿有症状或穿刺有困难，8Fr~12Fr 的引流管放置在囊腔内还是必要的，并且抽取 10~20ml 的囊液送检。如果要准备进行纤维蛋白胶硬化治疗，可在囊腔内放置 7Fr 的三通引流管。
6. 在起初放置导管时，在透视下或 CT 下可通过注射造影剂确保导管位于合适的位置，并且可以证实其与附近的组织结构或存在的间隙有无关联。

7. 如果与邻近脏器有关联（腹膜、移植肾），不应进行硬化治疗。相关医师应进行讨论选择最佳的治疗办法，主要包括继续留置导管在合适的位置和等待囊肿自己硬化或进行囊肿造瘘术。
8. 大多数病例显示囊肿与邻近脏器无关联后将引流管外接一引流袋，并记录引流量。
9. 在操作结束后常规监护 2 小时，在等待检查结果出来期间可准予患者出院。告知患者有关导管护理常规。
10. 抽吸液检测 BUN、CBC、淋巴细胞、三酰甘油和细胞形态学检查。乳糜微粒检测可选择性的进行。此外，应进行革兰染色和培养以及囊液密度的测定。
11. 一旦囊液的实验室诊断结果出来，以及经过外引流管进行反复造影剂检查确定囊腔与邻近脏器或组织间隙没有相通，硬化治疗就可以予以进行。

硬化剂治疗和预期的治疗时间

1. 有很多硬化剂可供选择，均没有明确的优越性。
2. 所有的化学硬化剂均能破坏产生囊液的囊壁细胞，纤维蛋白胶可起到粘合作用。
   a. 介入放射医师最熟悉的硬化剂为 10% 的聚乙烯吡酮碘（Betadine; Purdue-Frederick, Norwalk, CT）和无水乙醇（100% 的纯乙醇）[9, 12-18]。
   b. 不常用的硬化剂有 1% 或 3% 的十四烃基硫酸钠（trombovar; Therapex, Montreal, Canada）；强力霉素（vibramycin hyclate, Pfizer, New York, NY）和 76% 的泛影酸钠（renografin-76; production discontinued）[9, 12-18]。
   c. 较新的硬化剂为生物纤维密封组织，可以通过三通管进行注射。它的原理是粘住囊壁。这是一种安全的生物硬化剂，不良反应的相关报道很少，如过敏反应。在使用这种硬化剂前，还是要进行相关的术前讨论。
   d. 醋酸是一种很具有侵袭性的硬化剂，因而禁用于淋巴囊肿的治疗。有关于术后淋巴囊肿应用醋酸后导致移植肾脏损伤[21]的报道。
3. 操作步骤
   a. 聚乙烯吡酮碘（聚维酮碘）：囊肿内注入的量为引流液量的一半，最大到 100ml。聚乙烯吡酮碘留在囊腔内，保留引流管进行囊腔冲洗用，每天 2 次，每次 30 分钟到 2 个小时。并嘱患者 360° 翻转，使得硬化剂与囊壁充分接触，引流管外接引流袋[12, 13, 15]。
   b. 无水乙醇：无水乙醇与聚乙烯吡酮碘的应用基本相似。无水乙醇的注入量为囊肿大小的 30%~50%，最大到 62ml。对于小的囊腔，注入的量可与囊肿大小相当。直接通过引流管注入无水乙醇，然后使其与囊壁充分接触 5~10 分钟。嘱患者从一边转到另一边，使硬化剂与囊壁充分接触。完全抽出囊液，引流管外接引流袋。在硬化治疗过程中，上述操作需每周进行 2~3 次[16,17]。

c. 纤维蛋白胶：该治疗方法与上述两者无大异，通常仅需一次注射即可完成，不需要放置引流管。如果需要的话，该操作可通过不同的穿刺通路进行反复硬化治疗[19]。囊肿的穿刺可以按照常规的穿刺方法进行。有必要应用三腔管，因为，该硬化剂可聚合凝固从而堵塞单腔导管。对于诊断不明确的囊肿，导管可留置在囊腔，诊断性穿刺引流液可在 1~2 小时内获得。为了排除囊肿与周围组织结构的不正常关系，需要进行常规的囊腔造影检查。当所有的检查结果显示该囊肿可以安全地进行治疗，硬化治疗才能进行。

按照说明书进行纤维蛋白胶（tisseel VH；5ml two-component kit，Baxter Healthcare）的准备[19,20]。可以在一支注射器内先抽取 80mg 的庆大霉素备用，虽然这并非必要。为了使纤维蛋白胶与囊壁能充分接触，在治疗前囊液要排空。注射器需要与三腔管的每一个端口相连接，并同时进行注射。拔除引流管，为了减少渗漏和使纤维蛋白胶与囊壁充分接触，穿刺处进行按摩处理。

4. 聚乙烯吡酮碘、无水乙醇和纤维蛋白胶的硬化治疗可在门诊进行，患者能够很容易学会在家里进行硬化治疗。为了确保安全和让患者熟悉操作步骤，起初的几次的治疗应该在医院或诊所内进行。
5. 引流管的引流量应每天进行监测。每天的引流量在 25~400ml，引流时间在 5~77 天。
6. 有趣的是，感染的出现并不增加淋巴囊肿引流和硬化的时间。
7. 当每天的引流量在 10~20ml 或更少时和（或）者囊肿影像学检查显示囊腔缩小或塌瘪时，可拔除引流管或终止硬化治疗。

结果

1. 淋巴囊肿经导管引流及硬化治疗的成功率约为 95%[2,13-17]。
2. 淋巴囊肿经导管引流及硬化治疗优于单一的反复抽吸或导管引流，成功率约为 50%，但增加了感染的风险。
3. 开腹或腹腔镜下淋巴囊肿的外科治疗是可供选择的方法，但是也有随之带来风险，并且，与导管引流及硬化治疗相比，后者在有效性及安全性方面优于前者。

并发症

主要并发症

a. 肾移植失败（由于乙酸的应用）[19]。

b. 没有其他主要并发症的报道。

次要并发症

a. 导管相关的感染：9%[17]。

b. 复发：6%[17]。

c. 导管移位：6%[17]。

（樊宝瑞 译 段鹏飞 校）

参考文献

1. Guyton AC, Hall JE. *Human Physiology and Mechanisms of Disease*. Philadelphia, PA: WB Saunders, 1997.
2. Conte M, Panici PB, Scambia G, et al. Pelvic lymphocele following radical para-aortic and pelvic lymphadenectomy for cervical carcinoma: incidence rate and percutaneous management. *Obstet Gynecol.* 1990;76:268–271.
3. Jensen SR, Voegeli DR, McDermott JC, et al. Lymphatic disruption following abdominal aortic surgery. *Cardiovasc Intervent Radiol.* 1986;9:199–201.
4. Catalona WJ, Kadmon D, Crane DB. Effect of minidose heparin on lymphocele formation following extraperitoneal pelvic lymphadenectomy. *Urology.* 1986;28:21–25.
5. Braun WE, Banowsky LH, Straffon RA, et al. Lymphoceles associated with renal transplantation: report of 15 cases and review of the literature. *Am J Med.* 1974;57:714–729.
6. Zincke H, Woods JE, Leary FJ, et al. Experience with lymphoceles after renal transplantation. *Surgery.* 1975;77:444–450.
7. Sodal G, Flatmark A. Surgical treatment of lymphoceles. *Scand J Urol Nephrol.* 1985;29:75–77.
8. McDougall EM, Clayman RV. Endoscopic management of persistent lymphocele following laparoscopic pelvic lymphadenectomy. *Urology.* 1994;43:404–407.
9. Gruessner RW, Fasola C, Benedetti E, et al. Laparoscopic drainage of lymphoceles after kidney transplantation: indications and limitations. *Surgery.* 1995;117:282–287.
10. Gill IS, Hodge EE, Munch LC, et al. Transperitoneal marsupialization of lymphoceles after kidney transplantation: a comparison of laparoscopic and open techniques. *J Urol.* 1995;153:706–711.
11. Karcaaltincaba M, Akhan O. Radiologic imaging and percutaneous treatment of pelvic lymphocele. *Eur J Radiol.* 2005;55:340–354.
12. Akhan O, Karcaaltincaba M, Ozmen MN, et al. Percutaneous transcatheter ethanol sclerotherapy and catheter drainage of postoperative pelvic lymphoceles. *Cardiovasc Intervent Radiol.* 2007;30:237–240.
13. White M, Mueller PR, Ferrucci JT Jr, et al. Percutaneous drainage of postoperative abdominal and pelvic lymphoceles. *Am J Roentgenol.* 1985;145:1065–1069.
14. vanSonnenberg E, Wittich GR, Casola G, et al. Lymphoceles: imaging characteristics and percutaneous management. *Radiology.* 1986;161:593–596.
15. Gilliland JD, Spies JB, Brown SB, et al. Lymphoceles: percutaneous treatment with povidone-iodine sclerosis. *Radiology.* 1989;171:227–229.
16. Sawhney R, D'Agostino HB, Zinck S, et al. Treatment of postoperative lymphoceles with percutaneous drainage and alcohol sclerotherapy. *J Vasc Interv Radiol.* 1996;7:241–245.
17. Zuckerman DA, Yeager TD. Percutaneous ethanol sclerotherapy of post operative lymphoceles. *Am J Roentgenol.* 1997;169:433–437.
18. Slater GJ, Dawson SL. Percutaneous drainage of pelvic abscesses and fluid collections. In: Baum S, Pentecost MJ, eds. *Abrams' Angiography: Interventional Radiology.* Boston, MA: Little, Brown and Company, 1997:939–958.
19. Silas AM, Forauer AR, Perrich KD, et al. Sclerosis of postoperative lymphoceles: avoidance of prolonged catheter drainage with use of a fibrin sealant. *J Vasc Interv Radiol.* 2006;17:1991–1795.
20. Chin A, Ravavendra N, Hilborne L, et al. Fibrin sealant sclerotherapy for treatment of lymphoceles following renal transplantation. *J Urol.* 2003;170:380–383.
21. Adani GL, Baccarani U, Bresadola, et al. Graft loss due to percutaneous sclerotherapy of a lymphocele using acetic acid after renal transplation. *Cardiovasc Intervent Radiol.* 2005;28:836–838.

68 骨骼肌肉组织活检与消融

骨骼肌肉组织活检

介绍

不同的科室要求行骨骼肌肉组织活检的目的各不相同。由于骨组织活检与传统的腹部或盆腔软组织活检有很大的不同[1,2]，因此许多医院的骨组织活检由介入放射医师完成。骨骼肌肉组织的活检需使用不同的器械和技术，而且术中几乎都要进行专门的镇痛处理（可同时使用或不使用镇静处理）。如果一个患者初步诊断为骨肉瘤，则活检的方式也会对由骨科医师在随后实施的外科手术结果产生重要的影响。因此，无论怎么强调活检穿刺途径选择以及活检取材部位在内的整个活检方案设计的重要性都不为过[3]。虽然骨骼肌肉系统的软组织包块活检的要求与其他部位的软组织病变穿刺活检类似，但是，再次强调，活检前必须进行精心的设计，以确保活检后针对病变的根治性外科切除手术能顺利进行[1]。

适应证

1. 骨骼、肌肉及附属组织肿瘤的诊断。必须注意：在没有明确诊断之前，必须考虑到病变为肉瘤的可能性[1,4]。
2. 可疑转移性肿瘤的确诊。
3. 排除初步诊断为良性病变的恶性可能。

禁忌证

绝对禁忌证

1. 活检前影像学资料不完整或分期不明确[1]。
2. INR>1.5。
3. 患者不能配合活检或不愿接受活检，或不能征得患者或其委托人同意。
4. 对活检后将要采取的根治性外科手术方式及手术入路和切缘位置不明确。由于包括肉瘤在内的一些恶性肿瘤容易沿活检的穿刺通道种植转移，因此应当使活检穿刺通道与随后进行的外科手术入路保持一致，以保证在进行外科根治手术时能将先前的活检穿刺通道一并切除，降低术后转移或复发的可能。活检穿刺路径的设计不周全或错误可明显影响外科手术结果，从而使保肢手术变为截肢手术，或降低手术治愈率。因此，如果对穿刺通道有任何的不确定，必须咨询负责手术的外科医师[1,2,5]。

相对禁忌证

1. 血小板计数 <50 000/ml，或近期服用过抗血小板药物，这些因素可能使产生血肿的风险增加，而血肿形成又可能导致肿瘤扩散。

术前准备

1. 必须要有完整的定位图像。在很多情况下，需要多种影像学检查，最好是 MRI。
2. 确定操作所需的影像学引导设备类型并进行预约。
3. 外科会诊，包括全面临床评估和了解根治性手术的方案，以确定所需的穿刺入路。
4. 取得患者或其委托人对穿刺操作的知情同意。
5. 安排日间护理床以及护理人员，以监测患者生命体征，并提供镇痛（可同时镇静或仅单纯镇痛）处理（骨穿刺活检常需要）。
6. 患者应该从手术前一天午夜起禁食，口服药物除外。
7. 如果患者需进行药物治疗，术后应该对患者回家后用药进行指导。如在少数情况下无法实现，则有必要对患者进行更长时间的日间监护，甚至留夜观察。

操作过程

1. 患者准备
   a. 建立静脉留置通路。术中应该由一名护士对患者进行严密的监护，包括患者的镇静（咪达唑仑）和（或）镇痛（芬太尼）情况，建议进行心电监测和血氧饱和度的监测。
   b. 必须让患者处于较为舒适的体位，以确保操作过程中始终处于这一体位。
   c. 笔者所在医院对于成骨性骨肿瘤通常选择在 CT 引导下进行操作，这样就能够精确地显示穿刺针的位置，进而了解所取标本位于肿瘤组织的哪一部分。但是当肿瘤的破坏范围较大时，可以在透视下进行活检。软组织包块可以在超声引导下活检。当骨肿瘤中包含有软组织肿瘤成分且伴有骨质破坏时，也可以在超声引导下进行操作[1,6,7]。
   d. 患者的体位根据穿刺道的选择，后者应由手术方式和骨肿瘤外科医师的会诊意见决定。

e. 穿刺部位必须备皮与消毒。

2. 术者准备

a. 彻底洗手并戴手套,使用面部防护罩,推荐使用面罩或护目镜。

b. 强烈建议使用穿刺针收集容器和装置,以避免穿刺针重复使用。

3. 穿刺活检操作细节

a. 术前应常规向患者交代一些简要的操作步骤。

b. 用 25G 穿刺针和 2% 利多卡因溶液对穿刺点皮肤进行局部麻醉。

c. 沿皮纹做约 1cm 长纵向切口(禁止横向切口)。这样做的目的是既方便器械操作,又能使术者清晰地看见穿刺点,以确保该区域在外科手术时能完全切除(必要时可在局部缝线,也可以作为穿刺点的证明)。

d. 用 20G 或 22G 号脊柱穿刺针和 2% 利多卡因对穿刺活检通道进行浸润麻醉。活检通道需要精确设计(CT 扫描时可能需要布置定位栅)。通过精确计算穿刺点与肿瘤内目标区的距离,选择合适长度的穿刺针。肿瘤内的目标区的选择必须基于外科医师所制定的穿刺路径,而且该区域内有存活的肿瘤组织(非坏死或黏液组织)。穿刺路径的选择必须避开非肿瘤侵犯组织和神经血管组织(如果该组织在穿刺时被肿瘤组织污染的话,那么要在外科手术时必须切除)。这些问题与外科医师都要进行认真讨论[2,5,8,9]。

e. 穿刺路径确定前就要选择穿刺针。

(1)骨与软组织活检都要用到带针芯的活检针,但是过于细小的活检针在这里无法使用。

(2)现在市场上有各式各样用于活检的器械,大多数活检针的直径都在 12G~20G,笔者所在的医院常使用 14G 活检针。骨组织活检所用的器械多为 Jamshedi 型的变形针,这种针的末端有很细小的锯齿,具有切割骨质的能力。

(3)推荐使用同轴活检针,Jamshedi 型针通过一个外套管允许各种活检针可以对同一穿刺路径进行活检,针尖在所取组织的位置应进行记录,以证明所取标本来自于穿刺组织。

(4)腹部和盆腔的软组织活检可以使用弹簧式活检切割针[1,7,10]。

f. 无论何时活检至少要取三块组织。不同的科室对骨骼肌肉肿瘤的评估方案不一样。在活检前应先向病理诊断医师进行咨询,对于确定所需要标本的数量和类型显得尤为重要(例如所需的是新鲜标本或是甲醛固定的标本)。第一时间确定标本和病理检查的类型以及适合的离心管、容器和事先准备的申请单。

g. 操作结束后拔针并压迫穿刺点,以确保止血,实验室检查结果处于临界值或进行抗血小板治疗的患者应特别注意。

术后处理

1. 术后患者监护 2~4 小时,取决于镇痛与镇静的程度。大多数患者在操作结束后就可以出院。
2. 术后 1 小时内每隔 15 分钟检查穿刺点,之后间隔 1 小时检查。

结果

1. 骨骼肌肉系统活检是一项非常成熟和成功率高的技术,其诊断成功率达 90%~93%。对恶性肿瘤患者的诊断成功率稍高,对良性肿瘤患者的诊断成功率偏低。
2. 通常,当患者的待活检组织内有液化或坏死时,取到非诊断性活检组织的概率增大,因此每一例患者都应当在确保在肿瘤的实质组织、肿瘤生长活跃的组织区域进行活检[11,12]。
3. 计划不完善的活检后接受外科手术的患者中有 19% 需要进行进一步的或更复杂的治疗(包括外科手术),其中 5% 的患者本来可以进行保肢的手术却变成了截肢手术[3,13]。

并发症

1. 肿瘤沿活检穿刺道种植转移。发生率为 5%~10%,但是,由于穿刺道在根治性手术中都会被切除,所以绝大多数患者都不会出现问题[3]。
2. 出血和血肿。
3. 神经血管束的损伤或正常组织的肿瘤播散,常常是由于活检前对穿刺针道未做充分评估。
4. 感染,非常罕见。
5. 所取标本未达到活检要求。主要由于所取的标本太少或所取标本为液化坏死的肿瘤组织,如果没有足够可用的标本且对病灶性质仍存在怀疑,建议进行再次活检。

并发症的处理

1. 如果活检前计划不完善或病灶没有完整的切除,必须与外科医师详细说明操作过程的细节,以便进行可行的替代手术治疗,从而仍可能达到满意的疗效,但是这样的补救措施难度很大,而且可能无法进行。在外科手术切除后进行射频消融治疗或化疗可能有一定的效果[13]。
2. 通过充分压迫或仔细观察可避免穿刺点血肿。凝血功能异常或血小板功能障碍的患者应特别注意。
3. 感染者可能需要抗生素治疗。

骨肿瘤的射频消融

介绍

射频消融是一种通过电极对靶组织进行高温灼烧而达到损毁的技术。这种技术广泛地用于肝脏和腹部肿瘤的治疗,而且对某些骨性病变尤其是骨样骨瘤的治疗也有重要作用[14-16]。近年来,射频消融这一技术也被用来治疗骨骼肌肉系统的部分肿瘤,尤其是骨转移瘤的治疗[17-22]。

目前,大多数学者认为射频消融对骨骼肌肉系统疾病里的骨样骨瘤的疗效最为良好,而且 RF 逐渐成为这一疾病的标准治疗措施。有不同的厂商生产的各式各样的射频消融针,适用于良性肿瘤如骨样骨瘤或骨转移瘤等。为了达到良好的临床疗效和避免并发症的发生应当严格遵从说明书使用规定。

适应证

1. 骨样骨瘤或其他良性肿瘤的治疗,例如成骨细胞瘤和骨软骨瘤[16]。
2. 骨骼和肌肉组织转移性肿瘤的姑息性治疗。在骨转移瘤的治疗中可能还会联合骨水泥注射(骨水泥成形术),以加强骨骼的支撑力[16,22]。

禁忌证

绝对禁忌证

1. 通常当消融区内有神经分布时不进行 RF 消融治疗。但是在极少数情况下,某些不能忍受的疼痛患者可以接受 RF 治疗。
2. 凝血功能异常(INR 大于 1.5,血小板计数小于 50 000/ml)。

相对禁忌证

1. 接受抗血小板治疗的患者:治疗可能会增加血肿的风险。
2. 消融区存在关节表面的软骨:射频消融可能会损伤关节软骨,但是外科手术也存在类似的并发症风险,应当向患者告知这些潜在的风险。
3. 消融区太靠近骨骺板可能会导致骺板坏死或灼伤。假如骨骺已经发育成形,那么这一风险可以接受。

术前准备

1. 进行影像学检查以便制订操作计划
   a. 骨样骨瘤:骨样骨瘤通常具有特征性的临床表现,表现为夜间疼痛明显,服用非甾体消炎药可以缓解疼痛,通过这两个特征可以进行诊断。通常影像学表现(特别是横断面图像表现为软组织病灶周围的硬化)可以明确诊断。确定穿刺路径时要避开重要的正常结构,如神经血管束。同时也可以计划麻醉方式(即俯卧或仰卧位)。

b. 转移性肿瘤:转移性肿瘤的患者需要进行影像学检查[CT和(或)MRI],以了解病变部位损伤的程度和邻近的组织结构。重要的是要确定病变损伤部位和重要结构之间是否仍存在完整的皮质骨。完整正常皮质骨结构是一个重要的热绝缘体,可以在消融过程中提供一个额外的安全保障。评价坏死和(或)硬化的病变程度,有助于规划进行消融的范围,以及需要什么类型射频消融针(伞型探针适用于较大的非硬化性病变,单极直头探针适用于成骨性骨质破坏病变或较小的病灶)。确定穿刺路径时要避开重要的正常结构,如神经血管束。

2. INR和血小板计数需要明确。
3. 射频消融术中可能出现的风险,特别是操作可能会破坏邻近正常组织结构的风险,必须获得患者知情同意,可能对神经根和脊髓、关节造成损害时更应该强调患者的知情同意。
4. 大多数射频消融术通常需要进行全身麻醉,骨样骨瘤的射频消融治疗不可避免也要进行全身麻醉。这需要由麻醉师对患者的入院病情进行评估。对恶性病变的消融操作不同于骨样骨瘤,往往只需要腰麻、区域神经阻滞,甚至清醒镇静状态[20-22]。
5. 大多数骨样骨瘤的射频消融治疗只需要日间护理,但是在术后第一个4小时内必须对患者进行适当的监护[23]。接受射频消融治疗(联合或不联合骨水泥成形术)的转移瘤患者,夜间需要多次进行观察处理,因为肿瘤组织和正常骨组织交界有较大范围的灼烧。如果治疗的是盆腔病灶,患者更加痛苦。接受脊椎射频消融治疗的患者通常只需要日常护理程序。

操作步骤

1. 建立静脉输液通道。术前常规进行预防性抗感染治疗,除非有特殊禁忌证,然后给予少量镇静剂。
2. 全身麻醉、腰麻或区域神经阻滞。麻醉之前确定对病灶的穿刺路径非常重要,这样可以使患者处于适当的体位以方便影像引导和诱导麻醉。骨样骨瘤消融常在CT引导下进行,转移病灶常在CT或X线透视引导下进行。
3. 操作开始时先进行扫描,以确定病灶后选择穿刺路线,路线要避开重要的神经血管结构。在任何情况下,都要垂直进入病变骨表面,因为这样便于进针。
4. 穿刺点备皮并消毒。
5. 局部麻醉(用2%利多卡因和25G针头麻醉,针道的麻醉可能需要使用 20G 或 22G 脊椎针头)。

6. 将同轴套管针穿入病灶。许多射频消融系统的电极针都可以通过相应的同轴套管针的外套管针。在 CT 或 X 线透视下可将电极针经外套管伸出进入病灶内,如果病变组织质地坚硬或是成骨性病灶,那么在置入电极针之前先用骨活检针经套管针穿刺入病灶,形成一个通道,然后通过该通道置入电极针。射频消融开始前必须确定电极针位于目标区域并且周围没有重要的正常组织结构。
7. 开始进行消融操作。必须严格遵守 RF 制造商所提供的说明书中的规定。在大多数情况下,为了防止患者非靶区域的灼伤,在消融前必须在适当位置放置接地板,并且确保它正确地连接到射频发生器。为了消融不同的器官和组织,大多数射频发生器都有推荐的操作规程,提供了非常有用的消融起始点。一般情况下,消融骨骼肌肉系统的病灶所需要的能量要比在软组织如肝脏或肾脏的低得多。硬化和成骨化的程度越大,需要的能量就越少,因为骨质和成骨化组织像热绝缘体一样,阻断了能量的播散[24]。
8. 从套管针退出电极针,必要的话可将骨穿刺针再送入病灶内并注入骨水泥[16,25-27]。
9. 拔针后穿刺点要仔细压迫,以尽量避免出现血肿,在拔针时应向穿刺道注入少量利多卡因以便最大限度减少患者的不适。

术后处理

1. 如果患者在术中操作过程中有麻醉医师的监护,那么在患者转运至麻醉复苏区时应更应该监测患者的生命体征。
2. 转运到麻醉复苏区的患者应该在最初的 1 个半小时每 15 分钟监测一次生命体征,之后每小时监测一次。大多数患者 4 小时后就可以出院。部分患者的操作路径或消融区靠近重要神经走行的区域例如脊柱或骨盆时,还应当每小时监测患者下肢的运动和感觉功能,以防出现神经损伤。
3. 大多数患者仅在最初的几天里穿刺点轻微的疼痛需要对症处理,通常服用非甾体类抗炎药或对乙酰氨基酚与可待因即可。有些患者可能已经使用这些药物,因为他们之前就服用这些药物以缓解骨样骨瘤导致的疼痛。
4. 对于部分患者来说,射频消融只是他们姑息性治疗计划中的一部分,这部分患者在操作时可能疼痛会突然加剧,特别是在骨盆区域的病灶消融时[26]。这些剧烈的疼痛可能会持续 6~48 小时,之后可能会进一步加剧。因此,接受盆腔病灶射频消融治疗的患者可能在术后要进行昼夜不间断的监护。

结果

1. 骨样骨瘤 超过 90% 的骨样骨瘤患者接受射频消融治疗后疼痛完全缓解[14, 15]。剩下不到 10% 的患者中再次接受射频消融治疗后约 90% 疼痛都会缓解。因此,在可以开展射频消融术的医院,射频消融术已成为治疗骨样骨瘤的标准的治疗措施。
2. 转移性肿瘤的姑息性治疗
   a. 疼痛的缓解取决于病灶的位置、大小和患者的基础治疗。多项研究表明,治疗后疼痛的完全缓解和明显缓解率提高了 60% ~80%[17–22]。
   b. 一些病例报道表明,某些特定的病例结合骨水泥成形术治疗,还能加固负载组织的力学结构,例如髋臼[24–28]。
   c. 目前,射频消融术虽然没有成为标准的治疗措施,但是却越来越多地应用于临床,被公认为是重要的和有价值的辅助治疗技术。

并发症

1. 当消融病灶位于神经分布区时损伤相邻的神经结构,可能会导致运动或感觉功能障碍[28]。
2. 如果接地电极贴没有正确应用,可能会造成靠近靶病变的皮肤灼伤。
3. 穿刺道出血,或被射频电极贯穿的邻近消融区组织出血。
4. 感染。
5. 邻近的关节软骨损伤可能导致关节疼痛或加速退行性改变。
6. 因疏忽而消融了正常组织,如肌肉或肌腱。

并发症的处理

1. 通常只是对有症状的并发症进行处理,且处理措施取决于组织损伤的程度。
2. 皮肤的灼伤,可能需要皮肤移植。
3. 肌腱损伤可能需要肌腱修复或移植。
4. 如果热损伤导致不严重的神经功能障碍,损伤的神经干可以自行修复。
   a. 如果怀疑神经损害(即神经分布区出现运动功能障碍、疼痛或麻木),给予口服非甾体消炎药(如 200~600mg 布洛芬,每 4 小时一次)。
   b. 虽然没有客观的证据表明,但是向受影响的神经区经皮注射类固醇(如曲安奈德 80mg)可能有助于缓解症状。
   c. 如果预期生存时间期较长,可以考虑为患者进行神经移植。但是将射频消融作为姑息性治疗的患者,由于其较短的生存期,这可能不是一个实用的选择。
5. 感染可能需要用抗生素治疗。

(铁斌 译 陈珑 校)

参考文献

1. Gogna A, Peh WCG, Munk PL. Image-guided musculoskeletal biopsy. *Radiol Clin N Am.* 2008;46:455–474.
2. Toomayan GA, Robertson F, Major NM, et al. Upper extremity compartmental anatomy: clinical relevance to radiologists. *Skeletal Radiol.* 2006;35:195–201.
3. Schwartz HS, Spengler DM. Needle tract recurrences after closed biopsy for sarcoma: three cases and review of the literature. *Ann Surg Oncol.* 1997;4:228–236.
4. Dupuy DE, Rosenberg AE, Punyaratabandhu T, et al. Accuracy of CT-guided needle biopsy of musculoskeletal neoplasms. *Am J Roentgenol.* 1998;171:759–762.
5. Toomayan GA, Robertson F, Major NM. Lower extremity compartmental anatomy: clinical relevance to radiologists. *Skeletal Radiol.* 2005;34:307–313.
6. Logan PM, Connell DG, O'Connell JX, et al. Image-guided percutaneous biopsy of musculoskeletal tumors: an algorithm for selection of specific biopsy techniques. *Am J Roentgenol.* 1996;166:137–141.
7. Peh WCG. Imaging-guided bone biopsy. *Ann Acad Med Singap.* 2003;32:557–561.
8. Liu PT, Valadez SD, Chivers FS, et al. Anatomically based guidelines for core needle biopsy of bone tumors: implications for limb-sparing surgery. *Radiographics.* 2007;27:189–205.
9. Anderson MW, Temple HT, Dussault RG, et al. Compartmental anatomy: relevance to staging and biopsy of musculoskeletal tumors. *Am J Roentgenol.* 1999;173:1663–1671.
10. Bickels J, Jelinek JS, Shmookler BM, et al. Biopsy of musculoskeletal tumors. Current concepts. *Clin Orthop Relat Res.* 1999:212–219.
11. Hau A, Kim I, Kattapuram S, et al. Accuracy of CT-guided biopsies in 359 patients with musculoskeletal lesions. *Skeletal Radiol.* 2002;31:349–353.
12. Welker JA, Henshaw RM, Jelinek J, et al. The percutaneous needle biopsy is safe and recommended in the diagnosis of musculoskeletal masses. *Cancer.* 2000;89:2677–2686.
13. Mankin HJ, Mankin CJ, Simon MA. The hazards of the biopsy, revisited. Members of the Musculoskeletal Tumor Society. *J Bone Joint Surg Am.* 1996;78:656–663.
14. Rosenthal DI, Springfield DS, Gebhardt MC, et al. Osteoid osteoma: percutaneous radiofrequency ablation. *Radiology.* 1995;197:451–454.
15. Rosenthal DI, Hornicek FJ, Wolfe MW, et al. Percutaneous radiofrequency coagulation of osteoid osteoma compared with operative treatment. *J Bone Joint Surg Am.* 1998;80:815–821.
16. Ward E, Munk PL, Rashid F, et al. Musculoskeletal interventional radiology: radiofrequency ablation. *Radiol Clin N Am.* 2008;46:599–610.
17. Callstrom MR, Charboneau JW, Goetz MP, et al. Painful metastases involving bone: feasibility of percutaneous CT- and US-guided radio-frequency ablation. *Radiology.* 2002;224:87–97.
18. Posteraro AF, Dupuy DE, Mayo-Smith WW, et al. Radiofrequency ablation of bony metastatic disease. *Clin Radiol.* 2004;59:803–811.
19. Goetz MP, Callstrom MR, Charboneau JW, et al. Percutaneous imaging-guided radiofrequency ablation of painful metastases involving bone; a multicenter study. *J Clin Oncol.* 2004;22:300–306.
20. Kojima H, Tanigawa N, Kariya S, et al. Clinical assessment of percutaneous radiofrequency ablation for painful bone tumors. *Cardiovasc Intervent Radiol.* 2006;29:1022–1026.
21. Belfiore G, Tedeschi E, Ronza FM, et al. Radiofrequency ablation of bone metastases induces long-lasting palliation in patients with untreatable cancer. *Singapore Med J.* 2008;49:565–570.
22. Thanos L, Mylona S, Galani P, et al. Radiofrequency ablation of osseous metastases for the palliation of pain. *Skeletal Radiol.* 2008;37:189–194.
23. Dupuy DE. Radiofrequency ablation: an outpatient percutaneous treatment. *Med Health RI.* 1999;82:213–216.
24. van der Linden E, Kroft LJ, Dijkstra PD. Treatment of vertebral tumor with posterior wall defect using image-guided radiofrequency ablation combined with vertebroplasty. *J Vasc Interv Radiol.* 2007;18:741–747.
25. Schaefer O, Lohrmann C, Markmiller M, et al. Combined treatment of spinal metastases with radiofrequency head ablation and vertebroplasty. *Am J Roentgol.* 2003;180:1075–1078.
26. Carrafiello G, Laganà D, Recaldini C, et al. Combined treatment of ablative therapy with percutaneous radiofrequency and cementoplasty of symptomatic metastatic lesions of the acetabulum. *Australas Radiol.* 2007;51;344–348.
27. Hoffman RT, Jakobs TF, Trumm C, et al. Radiofrequency ablation in combination with osteoplasty in the treatment of painful metastatic bone disease. *J Vasc Interv Radiol.* 2008;19:419–425.
28. Toyota N, Naito A, Kakizawa H, et al. Radiofrequency ablation therapy combined with cementoplasty for painful bone metastases: initial experience. *Cardiovasc Intervent Radiol.* 2005;28:578–583.

69 骨样骨瘤的射频消融

1992 年 Rosenthal 首次报道了射频消融（RF）治疗骨样骨瘤[1]。此后射频消融成为治疗这种良性骨肿瘤的易于接受、微创的方法。骨样骨瘤的诊断主要依靠其临床及影像学特征。患者一般年纪较轻，位于 5~30 岁。男女比例为 3∶1。下肢的长管状骨最易受到侵犯。将近 10% 的病变发生于脊柱。典型表现是疼痛夜间加重，并可被非甾体消炎药缓解。由于病灶较小，因此常被延误诊断[2]。

禁忌证

绝对禁忌证

1. 无安全的穿刺路径。
2. 局部感染。

治疗前准备

1. **患者评估：**评估患者的现病史，既往史，体格检查以及之前的影像学检查。CT 检查是确定病灶最好的检查方法。因为病灶较小，所以需要进行薄层扫描（<3mm）[3]。这不仅可以发现骨样骨瘤的典型影像学特征，而且可以确定穿刺治疗的可行性。
2. **治疗前的沟通：**需告知患者治疗的风险、获益、其他的治疗方法、目的。需获得书面的告知同意书。应该告知患者治疗前应该怎样准备，治疗中及治疗后可预见情况的特殊指导。
   a. 根据肿瘤的位置进行体格检查，记录神经功能状态，包括下肢的肌力，感觉（即轻触、针刺）以及本体感觉。
   b. 患者需进行饮食调整，治疗前的 8~12 小时禁食，但药物除外。
   c. 大部分的射频消融治疗可在门诊进行。
      （1）告知患者就诊及开始的治疗时间。
      （2）患者必须有成人的陪同、护送。
      （3）告知患者该治疗并发症的表现及征兆，并让患者提供可以联系到的电话号码。
   d. 骨样骨瘤的射频消融最好在全身麻醉下进行。穿刺针钻入肿瘤内会导致患者疼痛，患者由于不适而导致的移动，会增加治疗难度、延长治疗时间、增加患者和操作者的辐射剂量。即使患者在全身麻醉状态下，当穿刺针进入病灶时仍可以观察到血压、心率的波动。

3. **实验室检查：**行常规实验室检查。因为这类患者通常年龄较小且无其他疾病，实验室参数通常是正常的。
   a. PT（INR）需小于 1.3 倍的正常值。
   b. 血小板计数需大于 70 000/μl。

患者的准备

1. 保留 1 条静脉通道。
2. 让患者采取易于穿刺的体位：包括仰卧位、俯卧位及侧卧位。提前设计好最佳穿刺路径，避开重要的血管神经组织，选择风险最小的穿刺路径。如对于位于胫骨后面的病灶穿刺最容易的路径就是经胫骨的穿刺，而非经腓肠肌的穿刺。
3. 根据说明放置好负极板。负极板的放置位置不正确会导致患者负极板粘贴处的皮肤烧伤。
4. 消毒。
5. 铺巾。

治疗

1. CT 下定位病灶并设计穿刺路径（图 69.1）。最容易的穿刺路径是垂直进针，然而有时患者不能采取某种体位或者穿刺路径上存在重要的结构，常无法实现。与骨皮质保持垂直会降低穿刺针在骨皮质上滑脱的几率。有时一个安全的穿刺解剖结构需要从病灶对侧正常的骨皮质穿刺。
2. 用 1% 的利多卡因充分麻醉皮肤及其皮下组织。用 21G 的脊柱穿刺针沿穿刺路径从软组织达到骨膜，此时可用 2% 的布比卡因进行麻醉，这样会提高麻醉效果，减少治疗后止痛药物的需求。
3. 由于周边的硬化及其骨膜新生骨，所以并不总是能将穿刺针穿过周边骨质。我们推荐使用手钻（商业的骨活检系统套装及整形外科的手术室可以提供类似器材）穿刺通过骨皮质以使射频针进入病灶内（提示：如果使用骨科锤敲击套管针使其通过骨皮质，可能会导致邻近关节的损伤。如果患者是在全身麻醉情况下，这种损伤可能会在治疗后才明显表现出来）。
4. 骨样骨瘤的射频消融推荐使用有效工作段长度为 8mm 或更短的穿刺针（图 69.2）。使用伞状的穿刺针需要在骨皮质上有一个更大的穿刺孔。此外，有时往往没有足够的空间布置针尖。消融操作应遵照设备生产商的指导，治疗持续时间根据设备不同而有所不同。通常情况，温

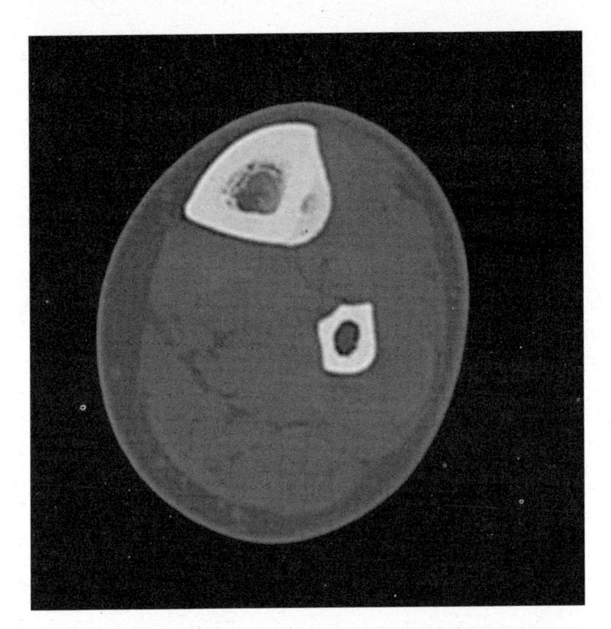

图 69.1 胫骨骨样骨瘤的 CT 图像,可见围绕低密度瘤巢的皮质骨增生硬化,病灶内的小死骨依稀可见

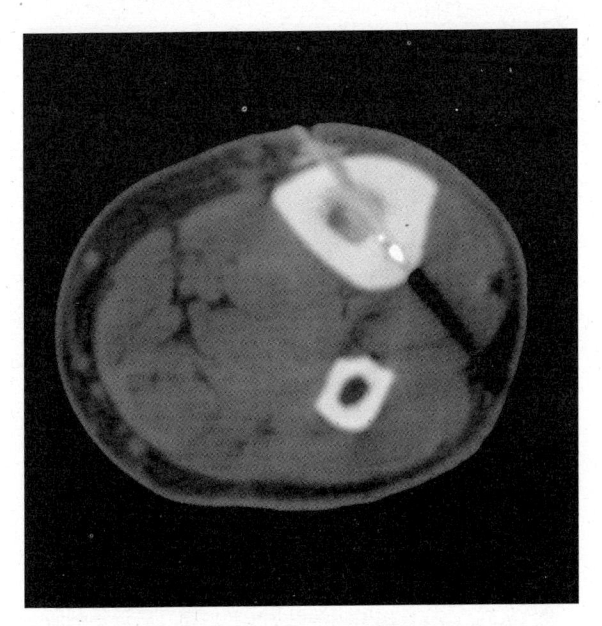

图 69.2 CT 扫描显示射频消融电极的针尖位于病灶内。其中需要用骨钻来钻出一条通向瘤巢的通道

度升高并维持在90℃、持续6~8分钟已可以对小于5mm的病灶达到充分消融治疗。对于更大的病灶,需要将射频针重新引入病灶内2~3次,以使射频消融范围完全覆盖病灶,使整个病灶得到充分的消融。

治疗后的管理

1. 许多治疗可以在门诊进行,这更适合于年轻患者。麻醉效果消失后,患者可尽早行走。
2. 治疗后的24~48小时内,患者会出现一过性的疼痛加重,一周后疼痛会得到缓解。应该给予患者口服、麻醉类镇痛剂等止痛治疗。如果对位于承重骨上的肿瘤进行治疗后,有些学者建议治疗后的3个月内避免进行长距离的跑步[3],因有证据表明射频消融会导致暂时性的骨质变弱[4]。
3. 我们通常会在治疗前给家属开具镇痛药物及其口服抗生素的处方。这样他们可以在患者回家的路上给患者使用。

结果

射频消融治疗骨样骨瘤的首次成功率据报道高达94%,再次治疗的成功率为100%[5](图69.3)。治疗后的复发通常发生在3~6个月内。

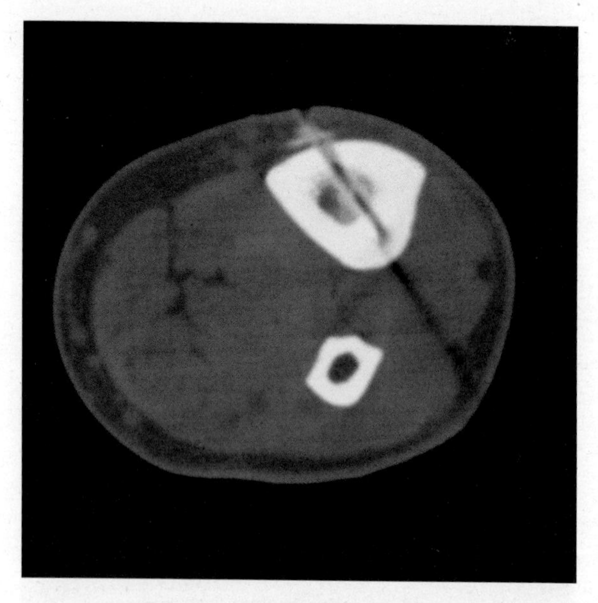

图69.3　骨样骨瘤射频消融后CT扫描。显示骨钻所钻出的通道仍存在,但并未对周围组织造成损伤

并发症

尽管是微创治疗,但也可能发生一些潜在的并发症

1. 出血和神经损伤。熟悉解剖结构可以最大限度避免发生。
2. 皮肤烧伤。对于靠近体表的病灶风险较大,需要特别注意。
3. 邻近病灶关节的关节软骨的损伤会导致关节炎。
4. 治疗失败。可能性不大,即使失败后也还可进行第二次治疗。失败通常发生于对大的病灶的治疗。这需要在第一次治疗中对病灶进行多次烧灼,以完全损毁病灶,如失败会导致治疗不彻底及复发。有时失败可能是由于漏掉病灶引起的。在治疗失败的情况下,患者的疼痛会较治疗前加剧。
5. 当使用较高能量的射频消融时,疼痛会在几天加重,类似于骨梗死的表现。

(王刚刚 译 陈珑 校)

参考文献

1. Rosenthal DI, Alexander A, Rosenberg AE, et al. Ablation of osteoid osteomas with a percutaneously placed electrode: a new procedure. *Radiology.* 1992;183:29–33.
2. Venbrux AC, Montague BJ, Murphy KP, et al. Image-guided percutaneous radiofrequency ablation for osteoid osteomas. *J Vasc Interv Radiol.* 2003;14:375–380.
3. Rosenthal DI. Radiofrequency treatment. *Orthop Clin N Am.* 2006;37:475–484
4. Flavin RA, Cantwell C, Dervan P, et al. The biomechanical consequences of cortical bone after radiofrequency ablation in a porcine model. Is it a safe procedure? *J Bone Joint Surg Br.* 2005;87:266–267.
5. Woertler K, Vestring T, Boettner F, et al. Osteoid osteoma: CT-guided percutaneous radiofrequency ablation and follow-up in 47 patients. *J Vasc Interv Radiol.* 2001;12:717–722.

70 经皮椎体成形术与后凸成形术

引言

经皮椎体成形术(PV)与后凸成形术(KP)是安全有效的微创技术,主要用于治疗骨质疏松以及肿瘤[1,2]所致的椎体压缩性骨折,也用于椎体血管瘤的治疗[3],其可有效地缓解患者腰背部疼痛症状。

PV 是在影像引导下将穿刺针穿刺入椎体内,通过穿刺针,在实时

影像引导下向椎体内注射骨水泥。KP 的过程相对复杂。首先,在影像引导下将穿刺针/定位导针穿刺入椎体,通过定位导针将探子及工作套管引入椎弓根。工作套管是完成后续操作的工作通道。通过工作套管引入骨钻为后续器材的引入制造更大的工作通道,再将可扩张球囊经工作套管引入椎体内,进行球囊扩张,以将椎体内骨质向四周推挤,从而在椎体内形成空腔。最后,在实时影像引导下向空腔内注射骨水泥。

适应证

以下疾病导致的椎体压缩性骨折[1,2]:

1. 骨质疏松。
2. 恶性肿瘤。
3. 血管瘤。

禁忌证

绝对禁忌证[1,2]

1. 无症状的椎体压缩性骨折。
2. 药物治疗可改善症状者。
3. 局部或全身感染。
4. 骨折碎片向后移位导致脊髓病变或症状者。
5. 肿瘤导致椎管受压,导致脊髓病变者。
6. 无法纠正的凝血功能障碍,PT(INR)大于正常值的 1.3 倍,PTT 大于正常值的 1.3 倍,血小板小于 70 000/μL。
7. 骨水泥或造影剂过敏。

相对禁忌证[1,2]

1. 患者神经根疼痛症状超过了椎体疼痛症状,且此神经根痛并非由椎体压缩导致。但是,偶尔也在椎体减压手术前进行 PV 或 KP。
2. 骨折碎片向后移位,导致椎管明显受压,但尚无症状者。因为这种状态下,一旦术中少许骨水泥不慎进入硬膜外腔,就有可能导致患者立即出现神经压迫症状。
3. 肿瘤蔓延至硬膜外腔而无症状者。

术前准备

1. 患者评估:评估患者的一般资料、病史、体格检查以及影像学资料,确定 PV 或 KP 的必要性和可行性。进行相关检查,确定所需治疗的节段。分析断层影像,有助于确定手术所需穿刺针的型号。

a. 分析平片,评估椎体压缩的节段和程度。这是最基本的要求。

b. MRI 在发现其他导致疼痛综合征的脊柱病变方面有优势,特别是脊柱退行性变。

c. 对于 MRI 检查禁忌的患者,如安装心脏起搏器或安装有影响成像质量的脊柱内固定,核素骨扫描有助于确定责任椎体[4]。

d. CT 是发现可能为骨水泥潜在外渗途径的骨折必不可少的检查方法。并且,能较好地显示椎弓根骨折,有助于确定选择哪一侧椎弓根作为手术入路。

2. 术前访视:与患者沟通,告知手术的风险、获益、替代疗法和目的。完善知情同意书。指导患者进行术前准备,并告知术中及术后可能出现的情况。如术后可能伴发病椎邻近椎体的骨折,特别是在严重骨质疏松或 Kummell 病患者中更为常见。Kummell 病的本质是椎体梗死,可导致椎体内类似真空裂的巨大裂隙。

a. 进行体格检查,包括心、肺和气道,这是麻醉的要求。记录神经功能状况,如下肢肌力,感觉(如轻压 / 刺)和本体感觉。

b. 术前 8~12 小时调整饮食,禁止经口饮食,但药物除外。

c. 多数 VP 患者不需要住院,而 KP 患者可住院也可不住院,视情况而定。

(1)告知患者来院时间,预期手术开始时间。

(2)患者必须由成年人陪护和接送。

(3)讲解手术并发症的表现和体征,并提供联系电话。

d. 不能俯卧的患者,需进行气管插管和全身麻醉。

3. 实验室检查:完善常规实验室检查。

a. PT(INR):INR 应小于正常上线的 1.3 倍。

b. 血小板应大于 70 000/μL,当然,良好的血小板功能亦十分重要。

操作

1. 患者准备

a. 术前建立静脉输液通道。

b. 术前应用抗菌谱覆盖皮肤菌群的抗生素。术前半小时静脉注射头孢唑林 1.0g,如患者对头孢唑林过敏,可用万古霉素 500mg 或克林霉素 600mg 代替。

c. 患者俯卧于血管造影机上,定位需要治疗的椎体。

d. 碘消毒手术野,并铺手术巾。

2. 医师准备

a. 必须洗手。该手术使用的是永久性骨科植入物。

b. 建议戴双层手套。因为骨水泥溶剂是液体的,并可能溶解手套而导致组织坏死。因此,即使戴了手套,也不应接触尚未凝固成生面团一样的骨水泥。有些医师反复接触骨水泥后可能发生接触性皮炎。

椎体成形术

1. 透视下确定需要治疗的椎体水平。在前后位,调整影像增强器,使其与需要治疗的椎体的椎弓根垂直,这通常需要调整影像增强器向头侧或足侧的角度,并使其向穿刺侧同侧倾斜一定的角度。显示椎弓根内侧缘是非常重要的,可避免穿刺过程中穿刺针误入椎管。在侧位上,调整影像增强器,充分显示椎体后缘和穿刺通道。用 1% 利多卡因麻醉皮肤及皮下组织。沿预设穿刺通道刺入 21G 穿刺针,直至骨膜。麻醉骨膜及软组织。骨膜的充分麻醉可减少对镇静麻醉的需求。
2. 选择穿刺针
   a. 穿刺针大小:在腰椎,通常 11G 的穿刺针就足够了。在胸椎,椎弓根较小,通常选用 13G 穿刺针,有时也用 15G,当然也可根据椎弓根的大小选用更小的穿刺针。
   b. 针尖形状:45° 斜形针尖在进针过程中容易控制,但是在穿刺至椎弓根时容易滑脱。菱形针尖不易滑脱,更适合初学者。但是,利用斜形针尖的斜面,可使其紧贴椎弓根内侧缘骨皮质前行,从而使穿刺针更容易穿刺抵到椎体中线部分。而菱形针尖则不行。
3. 穿刺椎体。将穿刺针尖定位在椎弓根的后上缘。透视监控下进针,确保侧位上穿刺针到达椎体后缘之前,正位上穿刺针不超过椎弓根内侧缘。继续进针,直至针尖到达椎体前中 1/3 处[6]。正侧位摄片,记录针尖的原始位置。
4. 根据产品说明调配 PMMA 骨水泥。当 PMMA 骨水泥聚合成像牙膏一样黏稠时,开始在实时透视引导下注射。如 PMMA 开始向静脉或椎间盘渗漏,立刻停止注射。30 秒后稍微转动或回撤穿刺针,然后再注入少许骨水泥。当 PMMA 充填至椎体后 1/3 时停止注射。如果单针注射即可满意充填椎体,单侧椎弓根技术即可(图 70.1)。若不然,则需双侧椎弓根技术(图 70.2)。骨水泥充填的要点是使骨水泥在整个椎体结构中起主要支撑作用的椎体前中 2/3 内充填。这与骨水泥的使用剂量无关,如果仅仅把椎体视作一个容器而从前向后完整充填整个椎体,势必增加椎体的刚度并使其顺应性降低,从而将脊柱载荷更多地转移至相邻椎体,增加了相邻椎体的骨折风险。同时,过度充填椎体也会增加骨水泥外渗风险。

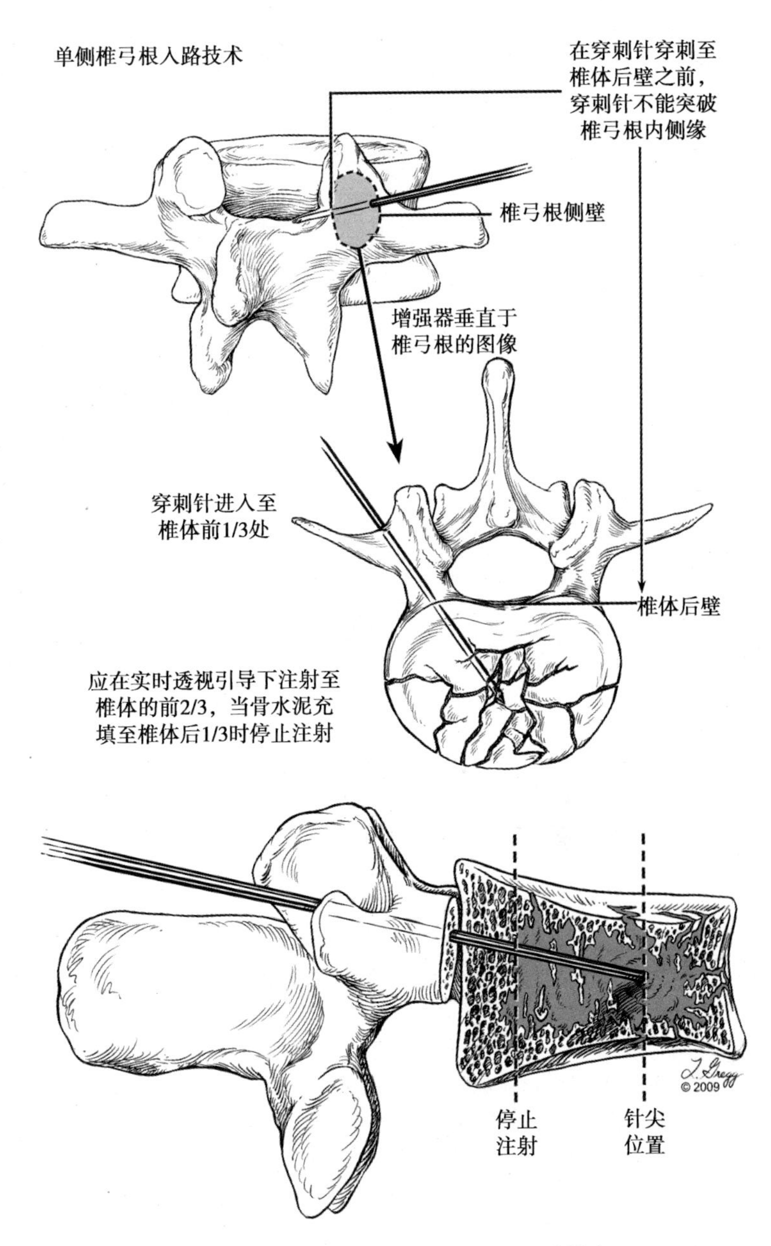

图 70.1　椎体成形术—单侧椎弓根入路技术

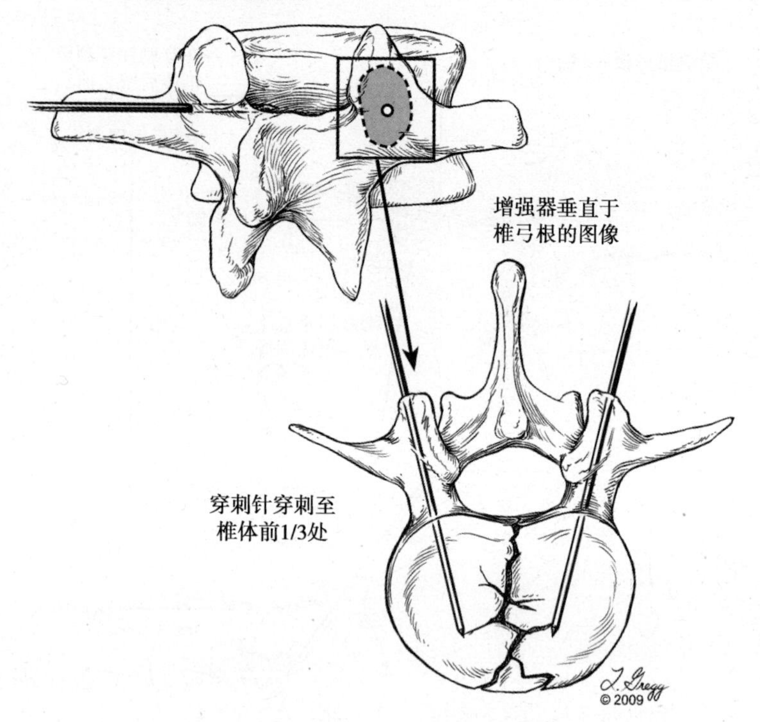

图 70.2　椎体成形术—双侧椎弓根入路技术

留少许骨水泥放在 20ml 注射器或无菌尿杯等容器内作为“参考”，检测其在室温下黏滞度的变化。20 分钟左右骨水泥凝固后，即可将患者搬离检查床。

后凸成形术

1. 透视定位所需治疗的椎体。在前后位，调整影像增强器，使其与需要治疗的椎体的椎弓根垂直，这通常需要调整影像增强器向头侧或足侧的角度，并使其向穿刺侧同侧倾斜一定的角度。显示椎弓根内侧缘是非常重要的，可避免穿刺过程中穿刺针误入椎管。在侧位上，调整影像增强器，充分显示椎体后缘和穿刺通道。
2. 1% 利多卡因麻醉皮肤及皮下组织。沿预设穿刺通道刺入 21G 穿刺针，直至骨膜。麻醉骨膜及软组织。骨膜的充分麻醉可减少对镇静麻醉的需求。
3. 导针穿刺椎体。对准椎弓根中点，透视下进针，确保穿刺针不突破椎弓根内侧缘。当导针进入椎体，沿导针引入内芯探子至椎体后缘。

沿内芯引入套管至椎体后缘。

4. 用手钻在椎体内钻出可供球囊通过的隧道。充盈球囊,检测压力。当球囊的压力达到推荐压、球囊接近骨皮质缘、球囊达到最大充盈体积时立刻停止。
5. 根据产品说明调配 PMMA 骨水泥。当 PMMA 骨水泥聚合成像牙膏一样黏稠时,开始在实时透视引导下注射。如 PMMA 开始向椎体外渗漏,立刻停止注射。30 秒后稍微回撤穿刺针,然后再注入少许骨水泥。侧位上,骨水泥充填到椎体后 1/3 时停止注射。
6. 留少许骨水泥放在 20ml 注射器或无菌尿杯等容器内作为“参考”,检测其在室温下黏滞度的变化。20 分钟左右骨水泥凝固后,即可将患者搬离检查床。

术后处理

1. 镇静或麻醉尚未清醒之前持续监测患者。
2. 如患者出现新的神经根或脊髓症状应行 CT 检查以评估骨水泥的位置。

效果

疼痛缓解和(或)经有效的评估方法证实术后活动改善即可视为手术成功[1]。

1. 椎体成形术。不同病因导致的椎体压缩性骨折,VP 治疗结果和成功率也不同。
   a. 对于骨质疏松所致的椎体压缩性骨折,部分专家报道的成功率达 90%[7-9]。
   b. 对于肿瘤所致的椎体压缩性骨折,文献报道成功率最高达 97%[10],但多数报道在 70%~80%[8,11]。
2. 后凸成形术。文献资料较 VP 少。
   a. 对于骨质疏松所致的椎体压缩性骨折,曾经有文献报道过高达 96% 的成功率[12-14]。
   b. 对于肿瘤所致的椎体压缩性骨折,有文献报道成功率高达 100%[15-17],但这些研究纳入的病例数都比较少。

并发症

1. 椎体成形术
   a. 有明显临床症状的并发症发生率:脊柱转移瘤为 10%,而骨质疏松性骨折为 3%[18]。
   b. 大多数并发症的临床表现是短暂而轻微的。可能的并发症包括:

（1）出血。

（2）肋骨及附件骨折。

（3）骨水泥肺栓塞（经椎旁静脉丛）。

（4）神经根疼痛。

（5）气胸（腰椎病变）。

（6）感染。

c. 症状持续存在，需要减压手术以去除外渗骨水泥的并发症发生率低于1%[19]。几乎都与影像设备成像质量不佳有关，便携式移动型C臂机无法胜任此项工作。

2. 后凸成形术

a. 主要的并发症是骨水泥外渗，发生率约为10%[20]。

b. 有明显临床表现的并发症比较罕见，包括：

（1）骨水泥渗入椎管，致不全瘫。

（2）脊髓前综合征，见于椎弓根旁入路。

（3）骨水泥肺栓塞。

（阮程华 译　陈珑 校）

参考文献

1. McGraw JK, Cardella J, Barr JD, et al. Society of Interventional Radiology quality improvement guidelines for percutaneous vertebroplasty. *J Vasc Interv Radiol.* 2003;14:827–831.
2. Maynard AS, Jensen ME, Schweickert PA, et al. Value of bone scan imaging in predicting pain relief from percutaneous vertebroplasty in osteoporotic vertebral fractures. *Am J Neuroradiol.* 2000;21:1807–1812.
3. FDA. Class II Special Controls Guidance Document: Polymethylmethacrylate (PMMA) Bone Cement; Guidance for Industry and FDA. July 17, 2002. Available at: http://www.fda.gov/cdrh/ode/guidance/668.pdf. Accessed November 8, 2008.
4. Kallmes DF, Jensen ME. Percutaneous vertebroplasty. *Radiology.* 2003;229:27–36.
5. Jensen ME, Evans AJ, Mathis JM, et al. Percutaneous polymethylmethacrylate vertebroplasty in the treatment of osteoporotic vertebral body compression fractures: technical aspects. *Am J Neuroradiol.* 1997;18:1897–904.
6. Deramond H, Depriester C, Galibert P, et al. Percutaneous vertebroplasty with polymethylmethacrylate. Technique, indications, and results. *Radiol Clin North Am.* 1998;36:533–546.
7. McGraw JK, Lippert JA, Minkus KD, et al. Prospective evaluation of pain relief in 100 patients undergoing percutaneous vertebroplasty: results and follow-up. *J Vasc Interv Radiol.* 2002;13:883–886.
8. Cotten A, Dewatre F, Cortet B, et al. Percutaneous vertebroplasty for osteolytic metastases and myeloma: effects of the percentage of lesion filling and the leakage of methyl methacrylate at clinical follow-up. *Radiology.* 1996;200:525–530.
9. Weill A, Chiras J, Simon JM, et al. Spinal metastases: indications for and results of percutaneous injection of acrylic surgical cement. *Radiology.* 1996;199:241–247.
10. Murphy K, Deramond H. Percutaneous vertebroplasty in benign and malignant disease. *Neuroimaging Clin N Am.* 2000;10:535–545.
11. Cotten A, Boutry N, Cortet B, et al. Percutaneous vertebroplasty: state of the art. *Radiographics.* 1998;18:311–320.
12. Wardlaw D, Cummings SR, Van Meirhaeghe J, et al. Efficacy and safety of balloon kyphoplasty compared with non-surgical care for vertebral compression fracture (FREE): a randomised controlled trial. *Lancet.* 2009;373:1016–1024.
13. Hadjipavlou A, Tosounidis T, Gaitanis I, et al. Balloon kyphoplasty as a single or as an adjunct procedure for the management of symptomatic vertebral haemangiomas. *J Bone Joint Surg Br.* 2007;89:495–502.

14. Garfin SR, Yuan HA, Reiley MA. New technologies in spine: kyphoplasty and vertebroplasty for the treatment of painful osteoporotic compression fractures. *Spine.* 2001;26:1511–1515.
15. Phillips FM, Ho E, Campbell-Hupp M, et al. Early radiographic and clinical results of balloon kyphoplasty for the treatment of osteoporotic vertebral compression fractures. *Spine.* 2003;28:2260–2265.
16. Wong WH, Olan WJ, Belkoff SM. Balloon kyphoplasty. In: Mathis JM, Deramond H, Belkoff SM, eds. *Percutaneous Vertebroplasty.* New York: Springer-Verlag, 2002:109–124.
17. Fourney DR, Schomer DF, Nader R, et al. Percutaneous vertebroplasty and kyphoplasty for painful vertebral fractures in cancer patients. *J Neurosurg Spine.* 2003;98:21–30.
18. Gaitanis I, Hadjipavlou AG, Katonis PG, et al. Balloon kyphoplasty for the treatment of pathological vertebral compressive fractures. *Eur Spine J.* 2005;14:250–260.
19. Dudeney S, Lieberman IH, Reinhardt MK, et al. Kyphoplasty in the treatment of osteolytic vertebral compression fractures as a result of multiple myeloma. *J Clin Oncol.* 2002;20:2382–2387.
20. Garfin SR, Buckley RA, Ledlie J. Balloon kyphoplasty for symptomatic vertebral body compression fractures results in rapid, significant, and sustained improvements in back pain, function, and quality of life for elderly patients. *Spine.* 2006;31:2213–2220.

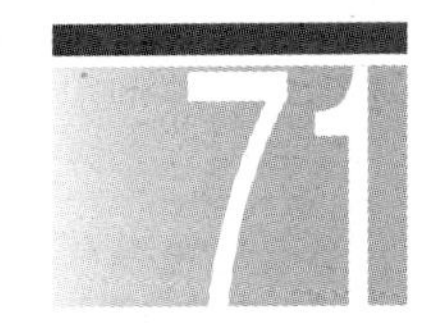

脊柱关节突关节病变治疗和骶髂关节注射术

脊柱关节突关节病变治疗

介绍

众所周知，相当比例的后背疼痛患者，其疼痛由关节突关节病变导致[1,2]。当发生脊柱退行性病变，如椎间盘高度丢失或脊柱受力不对称时（如脊柱侧弯或椎体滑脱），可同时发生或加重关节突关节的病变。基于上述及其他的种种原因，单一水平的关节突病变比较少见。临床上，当患者存在复杂性脊柱疼痛时很难断定该疼痛是否由关节突病变所致，这些复杂情况包括同时伴有椎间盘退变、椎管狭窄，其他各种因素导致的脊柱病理改变以及心理因素、社会因素、全身治疗因素等。在不考虑以上各种因素干扰的情况下，一些特征性的临床表现可以提示脊柱疼痛源于关节突病变，包括缺乏神经根受压体征或其他神经根痛表现，疼痛在身体屈曲时缓解而在转身、侧身或过伸时加重（当脊柱伸展时，腰椎的关节突关节会受到最大压力），腰部僵硬症状在晨起时最重而白天逐渐缓解，触诊病变关节突关节或同侧横突处时可导致明显疼痛[3-5]。

虽然 MRI、CT 等影像学检查是鉴别其他各类原因所致背部或颈部疼痛的最好方法，但对于关节突退变，上述各种影像检查表现与患者的临床表现往往并不一致[6-8]。但是通过认真的临床体格检查，例如通过触诊确定压痛点和体表疼痛分布范围等方法，可以明确疼痛为关节突关节病变导致。

适应证

1. 与关节突病变症状一致的背部或颈部疼痛[9]。
2. 与关节突病变相关的复杂性脊柱疼痛感。
3. 其他针对脊柱的手术疗效不佳，如椎体成形术、神经根阻滞或硬膜外皮质醇激素注射等。

禁忌证

绝对禁忌证

1. 凝血功能障碍（血小板计数 $<50\times10^9/L$，INR≥1.5）。
2. 全身或局部（关节突关节或关节周）感染。
3. 妊娠期。
4. 穿刺路径无法到达靶关节突关节或相关神经内侧支。
5. 近期因脊柱疼痛进行经皮穿刺术注射大剂量皮质醇激素。

相对禁忌证

1. 严重药物过敏。
2. 临床诊断不明，怀疑其他疾病可能。

术前准备

1. 接受脊柱关节突介入治疗的患者主要为门诊患者，极个别是有介入指征的住院患者。
   a. 要求患者在家中休养做好准备。
   b. 术前无需常规使用镇静剂，也无需禁食准备。
   c. 手术过程出血风险很低，因此对于正在进行抗血小板治疗的患者无需中断用药。但是对于正在进行抗凝治疗的患者则需中断抗凝，以确保足够的凝血功能。
   d. 患者需在手术当天停用止痛药物，以便对疗效进行准确评估。
2. 常规进行术前评估，包括疾病的系统回顾、有无过敏史、当前用药情况，以及腰背疼痛的部位、性质、程度等。理论上需用公认的评估系统进行疾病评估，如 VAS 疼痛评分、Oswestry Disability Index 评分等。
3. 腰椎关节突关节腔内注射术和脊神经背支内侧支神经阻滞术（MBBs）是脊柱关节突各类介入手术中最主要的两大术式。这两种术式最常用于腰椎关节突相关性疼痛的治疗（对于颈、胸椎体关节突相关的介入手术，此处不做详细讨论）。腰椎关节突关节腔内注射术既可用于诊断也可用于治疗，但 MBBs 主要用于射频消融神经根阻断术疗效的术前评判。在某些方面，MBBs 较腰椎关节突关节腔内注射术更为直接有效，例如 MBBs 可以更好地定位手术靶点，并且不因关节突退变而影响靶器官的持续精确定位。不过在疗效方面，腰椎关节突关节腔内注射术要优于 MBBs[10]。

手术过程

1. **影像导引系统。**经皮脊柱关节突关节介入手术可在 X 线透视机或 CT 机引导下进行。这两种引导设备各有优势，大部分介入手术医师更倾向于使用 X 线透视引导，因为该方式引导快速、靶器官结构透视清晰以及放射剂量尚在可接受范围内。在一些介入诊疗中心，尤其是随着 CT 透视设备的临床应用，CT 机成为更受欢迎的影像引导设备[1]，而在其他介入中心，CT 引导仅在术中出现关节突关节穿刺入路困难时（例如当靶关节突增生硬化并伴有大量骨赘形成时）才会使用。
2. **药物及注射液。**每个腰椎关节突关节可容纳 1~1.5ml 液体。在进行造影剂注射以对关节内穿刺针进行准确定位时，可使用 0.25~0.5ml 的低渗对比剂（LOCM）。介入医师可根据情况调整局部麻醉药物及皮质醇激素的种类和用量。一般情况下，在进行诊断性关节突关节注射术时可用 2% 利多卡因或 0.5% 布比卡因 0.5~1.5ml 进行局部麻醉。在进行治疗性质的穿刺注射时，注射皮质醇激素的总剂量为 0.5~1.0ml。局部麻醉药和皮质醇激素的总注射剂量不能超过 2ml。该剂量限值同样适用于 MBBs。使用不同种类的皮质醇激素进行注射治疗对于改善临床症状并没有明显差异[1]。可供选用的皮质醇激素种类详见表 71.1。

表 71.1 脊柱关节突介入治疗术中常用的皮质醇激素

激素	商品名	常用剂量（mg）*
醋酸甲泼尼松龙（Methylprednisolone acetate）	Depo-Medrol	20~80
醋酸曲安西龙（Triamcinolone diacetate）	Aristocort	40~120
曲安奈德（Triamcinolone hexacetonide）	Kenalog	20~40

续表

激素	商品名	常用剂量（mg）*
曲安奈德己酸酯（Triamcinolone hexacetonide）	Aristospan	20~40
醋酸倍他米松/磷酸合剂（Betamethasone acetate/ phosphate mixture）	Celestone Soluspan	3~6

注：*建议使用最低有效剂量，以避免发生潜在的全身不良反应

腰椎关节突关节腔内注射

1. 获得知情同意。
2. 选择性静脉使用温和镇静或镇痛药物（可选）：
   a. 如果使用，应对患者进行监护。
   b. 警惕过度镇静的发生。
3. 患者俯卧于X线检查床上。
4. 定位靶关节突关节，并明确关节下缘的位置[2]，如图71.1所示。不过，关节上缘位置也可用作穿刺靶点定位。

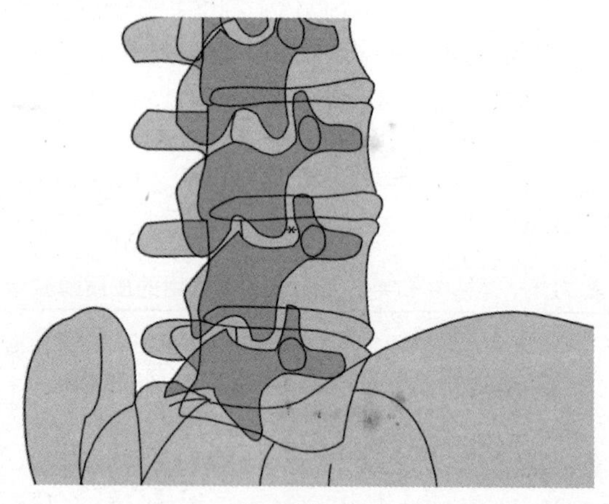

图71.1　腰椎右前斜位示意图，显示“苏格兰牧羊犬”征。星号处为$L_{3/4}$右侧关节突关节腔内注射的理想穿刺点

5. 将X线球管的旋转角度调整至10°~45°，直至清晰显示关节突关节的后部
   a. 在下位节段的腰椎水平，球管调整角度需相应增大（图71.2）。

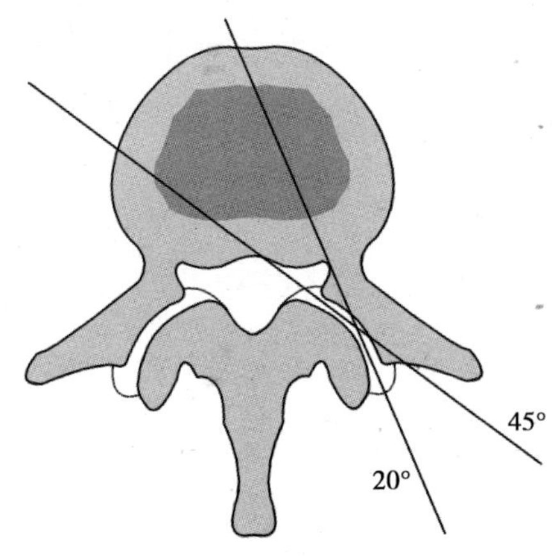

图 71.2 横断位示意图显示当射线投射角度从中线向侧方调整时，关节突关节的后部是如何在第一时间内就被清楚显示。增加侧方位投射视角实际只是更清晰地显示了关节突关节的前半部分，反而遮挡了关节的后部（穿刺入路部）。因此，在X线透视引导下进行关节腔内注射，应使用较小的侧方位投射角度，这样才能更清晰地显示靶关节的后半部，以利于穿刺针穿刺进入关节突关节注射药物

   b. 在进行下腰椎定位时，将球管透视角度进行适度头足方向调整能够更清晰地显示穿刺路径。
6. 对病变部位进行局部消毒准备。
7. 局部浸润麻醉（1%~2% 利多卡因），麻醉层面尽量深，注射麻药前先进行负压抽吸，避免血管内直接注射。
8. 在X线引导下将22G/3.5英寸（1英寸=2.54cm）椎体穿刺针（保留穿刺针芯）穿刺进入关节囊。必要时部分患者需使用更长的22G穿刺针。
9. 将穿刺针继续推进，直至感到进针阻力明显减低（突破感）。
   a. 当穿刺针接触到关节囊时患者常有疼痛感，刺入囊腔后疼痛即消失。
   b. 注意患者疼痛的性质和部位（将该疼痛与术前进行对比，判断是否相似）。
10. 必要时注射造影剂，确定关节囊内穿刺针的位置。
11. 诊断性神经阻滞穿刺操作将注射麻醉药物；治疗性穿刺操作将用到皮质醇激素，并常与麻醉药联合使用。应详细阅读“药物灌注及经皮穿刺注射”段落。

腰椎脊神经背支内侧支神经阻滞

每个关节突关节都由下一脊椎的上关节突及上一节段水平脊椎的下关节突所构成。因此每个关节突关节的神经分布与支配，也是由隶属于上、下两个节段的一对脊神经背支的内侧支神经所完成（图 71.3）。但值得注意的是，由于支配每个关节突的内侧神经支实际是与其上一个节段水平的脊神经背支相连接，因此在确定支配相应关节突的脊神经内侧支的节段时，其编号要比该神经所跨过的横突所对应的脊柱节段的编号小一位（例如从 L_5 横突的基底部上跨过的实际是 L_4 脊神经背支的内侧支）。

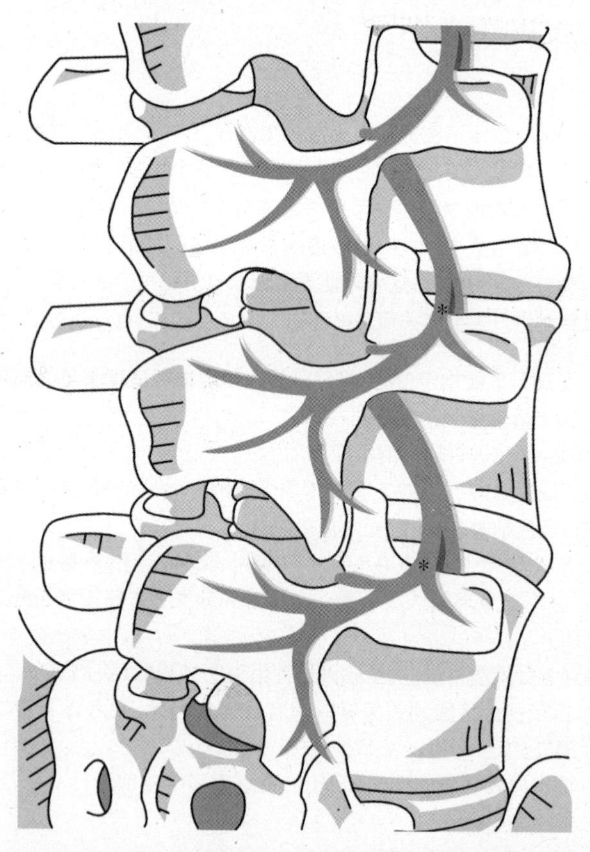

图 71.3 腰椎右后斜位图很好地显示出脊神经内侧支的走向，以及与邻近骨组织的解剖结构关系。* 处提示在行 $L_{4/5}$ 右侧关节突关节脊神经内侧支阻滞时，穿刺针的穿刺靶点。实际上该靶神经分别是 L_3、L_4 右侧脊神经的内侧支

1. 获得知情同意。
2. 选择性静脉使用温和镇静或镇痛药物（可选）：
   a. 如果使用，应对患者进行监护。
   b. 警惕过度镇静的发生。
3. 患者俯卧于 X 线检查床上。
4. 定位上关节突与横突基底部的连接部（位于靶关节突关节处或上方；需不断调整透视角度；图 71.3）。
   a. 同侧 X 线球管的角度调整至 10°~30°。
   b. 必要时球管透视需向头足方向适度调整以充分暴露靶器官结构。
5. 对病变部位进行局部消毒准备。
6. 局部浸润麻醉（1%~2% 利多卡因），麻醉层面尽量深，注射麻药前先进行负压抽吸，避免血管内直接注射。
7. 在 X 线引导下，将 22G/3.5 英寸（1 英寸 =2.54cm）椎体穿刺针（保留穿刺针芯）穿刺至横突基底与上关节突、椎弓根结合部的骨质处。必要时需使用更长的 22G 穿刺针。
8. 当感觉穿刺针抵达骨质后，调整穿刺针尖斜面方向，使其朝向足侧，然后继续进针就恰好可以避开骨质遮挡而跨过横突上方。
   a. 首先进行药物注射，固定并保持穿刺针尖斜面朝下足侧，以便药物与脊神经内侧支最大限度地直接接触。
   b. 侧位透视可有效地避免穿刺针穿刺过于靠前（不可将穿刺针穿过上关节突后方骨皮质）。
9. 诊断性神经阻滞穿刺操作将注射麻醉药物；治疗性穿刺操作将用到皮质醇激素，并常与麻醉药联合使用。应详细阅读“药物灌注及经皮穿刺注射”段落。
10. L_5 脊神经内侧支的注射治疗，其穿刺操作过程技术要点与上述相似，主要不同是其穿刺靶点位于 S_1 上关节突的外侧与同侧骶骨翼的内上方交点处。
11. S_1 脊神经内侧支的注射治疗的操作过程无特殊。但如需注射治疗，可选择 S_1 骶孔的上外侧缘作为穿刺靶点，最好通过足－头侧方向的穿刺途径抵达靶点。

术后处理

1. 术后观察患者 15~20 分钟，并交由一位具有责任能力的成人看护。
2. 根据患者情况确定是否限制活动。
3. 要求患者在术后当天避免驾车或操作重型机器，次日可逐渐恢复日常活动。
4. 术后当天避免桶 / 盆浴或浸泡沐浴（如按摩浴缸、浴池等）。

5. 术后根据手术效果酌情减少镇痛药的用量。如患者使用阿片类药物则需遵医嘱执行减药计划。
6. 可以提供出院须知清单(可选),内容包括:
   a. 已行的术式。
   b. 术后可能出现的并发症(如诊疗操作导致的疼痛)。
   c. 常见问题的解决方法。
   d. 需导致重视的情况(如感染的症状和体征)。
   e. 向术者或指定人员提供联系信息。
7. 与患者讨论制订中长期计划,包括确定随访时间和医师。

结果

1. 诊断性神经阻滞术只使用局部麻醉药,数分钟便产生疗效;使用皮质醇激素治疗后一般需数天才起效,术后 7 天左右疗效达到最佳。
2. 使用局部麻醉药进行诊断性神经阻滞,药效将在 6~24 小时内逐渐失效,疗效的维持时间取决于使用的局部麻醉药,如利多卡因或布比卡因等。
3. 治疗性神经阻滞的平均有效时间为 3~6 个月[1,11]。
4. 应根据患者术后的症状缓解程度,决定是否需要再次进行关节内注射或 MBBs 治疗,因此重新对疼痛评分及临床检查进行评估显得至关重要。值得注意的是,对于关节阻滞治疗慢性腰背疼痛的疗效至今仍存在争议[12]。

并发症

1. 感染。
2. 出血。
3. 下肢肌力下降或感觉异常(一过性)。
4. 术后“暴发”痛。该疼痛不常见且口服镇痛药常可缓解。

骶髂关节注射治疗

介绍

骶髂关节在尚未出现细微病变之前,其所导致的慢性腰背部疼痛很难被确诊。临床上,当患者未发现关节病变而表现为单侧肢体疼痛(虽然疾病可能为双侧)时,需考虑骶髂关节病变可能。这类患者可表现为无法久坐、腹股沟区疼痛麻木、下肢或臀部刺痛或灼烧感。然而,临床上该疾病尚缺乏有效的评估手段[13],并且普遍认为关节内注射是明确腰骶疼痛是否源于骶髂关节的唯一客观的诊断方法。由于骶髂关节的下 1/2~2/3 部分为真性滑膜关节,因此穿刺过程需使用影像设备引导以确保操作成功。

适应证

1. 诊断——评估患者腰背痛是否来源于骶髂关节。
2. 治疗——治疗导致骶髂关节疼痛的病因。
   a. 炎症。
   b. 退变。
   c. 其他。

禁忌证

绝对禁忌证

1. 凝血功能障碍（血小板计数 $<50\times10^9$/L，INR≥1.5）。
2. 全身或局部感染。
3. 妊娠期。
4. 穿刺路径无法到达骶髂关节靶点。
5. 近期行经皮穿刺术治疗脊柱疼痛而使用大剂量皮质醇激素。

相对禁忌证

严重药物过敏。

术前准备

同“脊柱关节突治疗”。

手术过程

经皮骶髂关节介入手术在 X 线透视或 CT 引导下均可进行[14]。

1. 获得知情同意，测试下肢肌力。
2. 选择性静脉使用温和镇静或镇痛药物（可选）：
   a. 如果使用，应对患者进行监护。
   b. 警惕过度镇静的发生。
3. 患者俯卧于 X 线检查床上。
4. 定位骶髂关节穿刺靶点，避开上方的关节纤维并在关节尾端上方约 1cm 处进针（图 71.4）。
   a. 为使骶髂关节下部的解剖结构在透视下获得充分暴露，向同侧倾斜的投射角度调整在 0° 至 20° ~30° 之间。
   b. 透视时球管角度偏向足侧 20° ~25° 。
5. 对病变部位进行局部消毒准备。

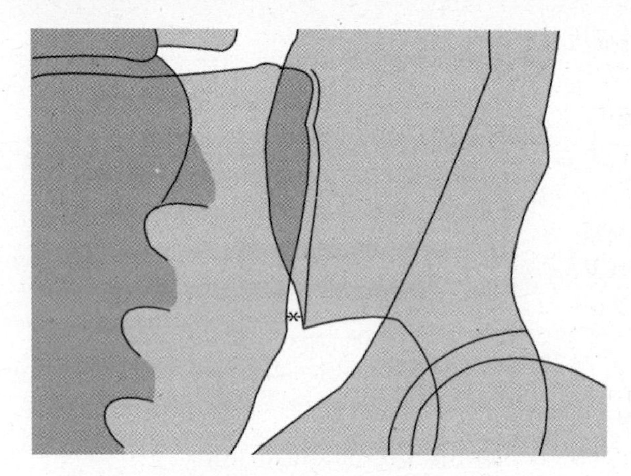

图 71.4 右侧骶髂关节示意图(轻度右前斜位)。
* 处为穿刺针进入关节滑膜囊的最佳穿刺点

6. 在 X 线引导下将 22G/3.5 英寸(1 英寸 =2.54cm)脊椎穿刺针穿刺至骶髂关节的后下方。必要时需使用更长的 22G 穿刺针。
7. 必要时注射低渗对比剂以明确穿刺针在关节内的位置(建议进行此项操作)。
8. 诊断性神经阻滞术选择单纯局部麻醉药(布比卡因)注射,而治疗性神经阻滞术则使用布比卡因与皮质醇激素联合注射。
9. 使用 CT 或 CT 透视机作为引导设备时,先进行一次层厚 5mm 的骶髂关节 CT 扫描,然后在穿刺过程中用以上方式进行重复扫描定位;术中可注射非离子对比剂以确定穿刺针尖的位置,低渗对比剂的合理用量为 0.2~0.5ml。

术后处理

同“脊柱关节突治疗”。

结果

1. 在没有脊柱手术史的患者中,约 90% 的患者在术后 12 小时内疼痛得到缓解,其中 50%~80% 患者的疼痛在术后得到即刻缓解[15,16]。
2. 与其他治疗脊柱疼痛的经皮穿刺术相比,接受治疗性骶髂关节穿刺术的患者可以获得更长的症状缓解时间,平均为 10 个月[17]。

并发症

1. 感染。

2. 出血。
3. 下肢肌力下降或感觉异常(一过性)。
4. 排便困难(一过性)。

(杨超 译 陈珑 校)

参考文献

1. Heran MK, Smith AD, Legiehn GM. Spinal injection procedures: a review of concepts, controversies, and complications. *Radiol Clin North Am*. 2008;46(3):487–514, v–vi.
2. Czervionke L, Fenton D. Facet joint injection and medial branch block. In: Fenton D, Czervionke L, eds. *Image-Guided Spine Intervention*. Philadelphia, PA: Saunders, 2003:9–50.
3. Silbergleit R, Mehta BA, Sanders WP, et al. Imaging-guided injection techniques with fluoroscopy and CT for spinal pain management. *Radiographics*. 2001;21(4):927–939; discussion 940–942.
4. Wilde VE, Ford JJ, McMeeken JM. Indicators of lumbar zygapophyseal joint pain: survey of an expert panel with the Delphi technique. *Phys Ther*. 2007;87(10):1348–1361.
5. Hooten WM, Martin DP, Huntoon MA. Radiofrequency neurotomy for low back pain: evidence-based procedural guidelines. *Pain Med*. 2005;6(2):129–138.
6. Schwarzer AC, Wang SC, O'Driscoll D, et al. The ability of computed tomography to identify a painful zygapophysial joint in patients with chronic low back pain. *Spine*. 1995;20(8):907–912.
7. Leonardi M, Pfirrmann CW, Boos N. Injection studies in spinal disorders. *Clin Orthop Relat Res*. 2006;443:168–182.
8. Sehgal N, Dunbar EE, Shah RV, et al. Systematic review of diagnostic utility of facet (zygapophysial) joint injections in chronic spinal pain: an update. *Pain Physician*. 2007;10(1):213–228.
9. Schwarzer AC, Aprill CN, Derby R, et al. Clinical features of patients with pain stemming from the lumbar zygapophysial joints. Is the lumbar facet syndrome a clinical entity? *Spine*. 1994;19(10):1132–1137.
10. Ackerman WE III, Ahmad M. Pain relief with intraarticular or medial branch nerve blocks in patients with positive lumbar facet joint SPECT imaging: a 12-week outcome study. *South Med J*. 2008;101(9):931–934.
11. Gorbach C, Schmid MR, Elfering A, et al. Therapeutic efficacy of facet joint blocks. *AJR Am J Roentgenol*. 2006;186(5):1228–1233.
12. Sibell DM, Fleisch JM. Interventions for low back pain: what does the evidence tell us. *Curr Pain Headache Rep*. 2007;11(1):14–19.
13. Dreyfuss P, Michaelsen M, Pauza K, et al. The value of medical history and physical examination in diagnosing sacroiliac joint pain. *Spine*. 1996;21(22):2594–2602.
14. Kransdorf M. Sacroiliac joint injections. In: Fenton D, Czervionke L, eds. *Image-Guided Spine Intervention*. Philadelphia: Saunders, 2003:127–139.
15. Dussault RG, Kaplan PA, Anderson MW. Fluoroscopy-guided sacroiliac joint injections. *Radiology*. 2000;214(1):273–277.
16. Pulisetti D, Ebraheim NA. CT-guided sacroiliac joint injections. *J Spinal Disord*. 1999;12(4):310–312.
17. Bollow M, Braun J, Taupitz M, et al. CT-guided intraarticular corticosteroid injection into the sacroiliac joints in patients with spondyloarthropathy: indication and follow-up with contrast-enhanced MRI. *J Comput Assist Tomogr*. 1996;20(4):512–521.

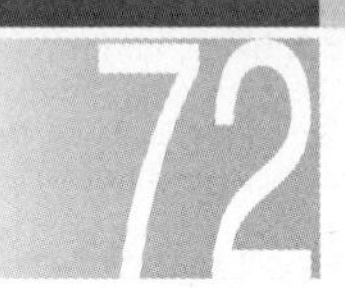

血管造影用对比剂

使用对比剂前对患者的评估：需要特别注意之处[1-4]

1. 显而易见却是重要的：确定将要施行的检查是否最适合患者及其病情。也就是说，超声、放射性核素检查、磁共振成像 / 磁共振血管造影或 CT（尤其是不用对比剂也能做）等检查方法可否替代。
2. 患者确实没有使用含碘对比剂的绝对禁忌证。但是，几个重要的值得注意的问题如下：
   a. 该使用对比剂吗？
   b. 使用对比剂安全吗？
   c. 应该使用何种对比剂？
3. 结合相关病史，确定对比剂不良反应的风险是否会增加。
   a. 之前用过对比剂吗？
      如果用过，出现不良反应了吗？
      出现过什么特殊的不良反应？
      使用过何种特殊的对比剂？
   b. 出现过主动性、严重的过敏反应吗（例如对多种药物过敏）？
      注意：这会增加对比剂不良反应的风险。
      注：有贝类过敏史的患者使用含碘对比剂不会增加其出现不良反应的风险。
   c. 有当前需要治疗的活动性哮喘吗？
      注意：此类患者会由于使用对比剂或焦虑而诱发支气管痉挛加重。
   d. 有严重的心脏病吗（如肺动脉高压、Ⅲ ~ Ⅳ级充血性心力衰竭、Ⅲ ~ Ⅳ级心绞痛、严重的主动脉瓣狭窄）？
      注意：血容量负荷增加可诱发急性心功能失代偿。

e. 由于低血压造成脑灌注压降低，理论上认为对比剂会导致脑血管疾病，但是尚无临床研究表明这是一个真正的风险。

f. 患者有尿道疾病、副蛋白血症或糖尿病病史吗？患者正服用肾毒性药物或二甲双胍吗？（见第84章）

注意：肾病（伴/不伴糖尿病）需注意对比剂肾病（CIN）；副蛋白血症需注意急性肾衰竭；如果患者正服用二甲双胍且有肾功能不全需注意乳酸性酸中毒。

4. 体格检查

   a. 评估患者了解和配合该项检查的能力。

   b. 评估患者的焦虑程度。

   c. 评估患者的水化程度。

   d. 获取患者的基本生命体征。

5. 实验室检查评估

   a. 需考虑肾功能的患者（如有肾结石、良性前列腺增生、膀胱下垂、复发性尿路感染病史）、糖尿病患者、正服用二甲双胍的患者（服用此种常用药物致血清肌酐升高是绝对禁忌证）才行尿素氮（BUN）和肌酐（CR）检查。

   b. 若需考虑水化及一般状况时，行全血细胞（CBC）及尿液分析（对蛋白尿、尿比重异常患者）检查。

   c. 考虑到检查有出血风险时，通常要求血小板计数 $>50\times10^9$/L，活化部分凝血酶时间（aPTT）不升高，INR（国际标准化比值）<2.0。

6. 在任何具有“严重风险”的有创检查之前均有必要签署知情同意书；严重风险究竟包括哪些是很难准确定义的。普遍认为在使用对比剂前签署专门的知情同意书是不必要的。然而，大多数医学中心使用患者信息表征求相关信息，指出存在的风险以及给患者问问题的任何机会：

   a. 说服患者同意检查，但应告知使用对比剂的风险、清醒状态下镇静及检查本身的较大风险。

   b. 医师应能解答患者提出的问题。

   c. 严重的、危及生命的不良反应风险小于1∶10 000，直接导致死亡的风险远远小于1∶120 000。

血管造影用对比剂的使用原则[1-7]

1. 在不影响图像质量及诊断的前提下，尽量少使用对比剂/碘。尽管增加对比剂用量及提高碘含量通常能改善图像质量，但这也许并不能增加有用的图像信息，反而可能掩盖某些病变（即妨碍血管细节的观察）。此外，对比剂用量的增加可能提高心排出量受限或肾衰竭患者的风险。碘浓度的提高可增加血液渗透压,从而也会增加风险。

2. 相反地,没有特殊风险(心力衰竭、肾功能不全)的患者,对比剂用量不受限制:对比剂用量增加和不良事件之间没有直接关系。
3. 应对诸如心搏呼吸骤停这样严重不良反应的急救设备,及训练有素能使用这些设备的急救人员(高级心脏生命支持认证[ACLS]或同等级别)必须随叫随到。
4. 有三种基础类型的对比剂,均以三碘苯环为基本结构[1,6]:
   a. 目前高渗透压对比剂(HOCA)相对不常用,它是渗透压为1200~2000mOsm/kg的单体(即单一完全取代六碳环结构),这主要取决于碘含量,但也取决于其特殊结构。高渗对比剂均为离子型(即溶解时游离成阳离子和阴离子),广泛应用40余年,并且十分安全,但是三种次要不良反应是最多见的(如疼痛和发热、恶心、荨麻疹)。虽然费用较低且很安全,但目前仍较少用于血管造影。
   b. 低渗透压对比剂(LOCA)依据碘含量和特殊结构的不同,渗透压范围在450~600mOsm/kg。除一种之外均为非离子型(即不能游离的)单体。碘克酸(低渗显影葡胺,加柏公司,法国)是一种离子二聚体,目前在美国很少应用,作为一种LOCA,很少导致疼痛及发热,次要副反应也很少,但总死亡风险相似。对于肾功能不全的患者LOCA的肾毒性较小。对大多数经静脉、动脉及导管使用对比剂的情况,比起HOCA,几乎均优先使用LOCA。
   c. 等渗造影剂只有一种,即碘克沙醇(威视派克,GE公司,普利斯顿,新泽西州),目前世界上大多数地区都在使用。其碘含量为280或者320mg-I/ml,两者的渗透压与血液相同(约280mOsm/kg)。在注射时几乎无不适感,很少会导致心脏方面的变化。导致CIN的风险较低,但迟发性皮肤反应的风险相对较高。费用一般是大多数LOCA的两倍。

血管内使用对比剂的不良反应

1. 发生率因使用途径、是否存在特殊危险因素及对比剂类型的不同而不同。发生率也取决于对"不良反应"、"并发症"或"不良事件"的定义[1-10]。
   a. 威胁生命的不良反应发生率低于1/1000,甚至可能小于1/10 000。
   b. 与注射对比剂有关的死亡率通常主要与潜在的健康因素(严重的心力衰竭、严重外伤、全身状况虚弱)相关。死亡率罕见于一般状况良好的患者,低于1∶120 000。
2. 不良反应的危险因素
   a. 一般不良反应:以前出现过对比剂不良反应、严重过敏、心功能受损/心脏储备功能受限、血脑屏障破坏、明显焦虑[1,2,9-11]。

以前出现过对比剂不良反应是再次出现不良反应的最好预测因素，但两者之间的相关性差；以前出现过对比剂反应的患者再次使用对比剂后不良反应的发生率为8%~25%[2]。

对比剂不良反应不是“过敏反应”，而是一种特异质反应。三个事实可以证明：①对比剂分子几乎都太小（约800D）以致不能成为抗原；②目前尚未发现对比剂的抗体；③根据定义，如果患者有真正的过敏反应，再次接触该过敏原总是会导致相似或更严重的反应，对比剂显然不是这种情况。上述情况的意义是双重的，其一，许多患者不接受对比剂，因为他们被错误地划归为“对比剂过敏”，并且这可能危害其健康。其二，大多数这样的患者能安全接受对比剂，（静脉）使用类固醇将推迟，但不能防止严重不良反应的发生[1,2,12]。

b. 肾脏不良反应：肾衰竭、肾灌注不良、血容量明显不足。有糖尿病[1,13-15]或其他肾病危险因素（药物治疗、肾灌注不良、重大外科手术）的患者出现不良反应的风险会增加。

c. 支气管痉挛：活动性哮喘。

d. 急性肺水肿：急性或慢性心力衰竭。

预防对比剂不良反应的步骤

1. 获得全面、准确的病史（一般健康状况，与以前应用对比剂有关的任何不良事件及所用的具体对比剂、肾脏状况）。
2. 最大限度降低患者的焦虑[8,11,16]。
   a. 向患者解释清楚检查流程。强调有可能出现的症状（如不适、灼热感）。取得患者的知情同意（只针对有创检查和以前有对比剂不良反应病史的患者），但要试图将毫无根据的不可能的注意事项降到最低。这对特别紧张的患者，尤其对在术中的患者是至关重要的。
   b. 在严密监护下，必要时可预防性应用抗焦虑药（如咪达唑仑、地西泮）和镇痛药（如芬太尼）。疼痛和焦虑发生之前进行预防，比发生后再进行治疗更容易。
3. 选择合适的对比剂（表72.1）。
   a. 虽然HOCA安全、有效且便宜，但所有的血管内注射普遍使用LOCA，因为LOCA很少导致不适感且不良反应的发生率较低（尽管确实存在较轻的、无生命威胁的不良反应）。HOCA可被应用于非血管途径，例如肾造口摄片、经皮穿刺胆汁引流术或胃造瘘置管或脓腔内注射。

表 72.1 血管内使用的含碘对比剂

分类	通用名	商品名(供应商)	碘含量(mg/ml)	渗透压(mOsm/μg)
高渗 - 离子型	1. 钠和(或)甲基泛影葡胺	海帕克(Nycomed-Amersham)	141	633
			282	1415
			370	2016
		泛影钠(Bracco)	141	644
			282	1404
			370	1940
	2. 钠和(或)异泛影葡胺	碘肽钠(Mallinckrodt)	202	1000
			282	1400
			400	2100
低渗 - 离子型	1. 葡甲胺碘克酸钠	海赛显(Mallinckrodt, Guerbet)	320	602
非离子型 - 单体	2. 碘佛醇	安射力(Mallinckrodt)	160	355
			320	680
			350	702

续表

分类	通用名	商品名（供应商）	碘含量（mg/ml）	渗透压（mOsm/μg）
非离子型－单体	3. 碘海醇	欧乃派克（Nycomed–Amersham）	240	520
			300	672
			350	844
	4. 碘帕醇	碘帕醇（Bracco）	200	413
			300	616
			370	796
	5. 碘普罗胺	优维显（Berlex，Schering）	300	605
			370	780
	6. 碘克西蓝	碘西仑（Cook）	300	585
			350	695
非离子型－二聚体	7. 碘克沙醇	威视派克（GE）	270	290
			320	290

对比剂所含碘浓度的范围很广。应使用碘含量最低且能获得满意图像的对比剂，因为碘含量较低意味着渗透压负荷较小。对于 CT 和血管造影来说，对比剂碘含量的范围通常在 280~400mg-I/ml，这取决于注射对比剂的部位与成像的区域。碘克沙醇是一种非离子型等渗对比剂，尤其适用于可能会导致疼痛的检查，如颈外动脉或周围动脉注射。因为碘克沙醇注射时无不适感或程度很轻（如温热感），所以也适用于特别紧张的患者。

b. 如果患者之前有对比剂严重不良反应的记录（例如心肺衰竭、喉头水肿）。

（1）向患者保证类似的不良反应不可能发生[1,2,5,8]。

（2）确保静脉通路畅通。

（3）确保训练有素的急救人员随时到位；考虑麻醉待机状态。

（4）尽量使用与之前不同的对比剂，使用等渗对比剂（非离子型二聚体）；根据当前的使用情况，这种对比剂以前很少被使用过。

4. 预防性治疗

a. 没有明确的证据表明任何方法能预防严重不良反应的发生。虽然类固醇已被广泛应用于预防性治疗，但仅能降低轻度不良反应的发生率[1,2,5,12,17-19]。

b. 低渗对比剂（尤其是非离子型）可减少轻度不良反应复发的风险，但无证据表明能预防严重不良反应的发生[2,5]。

c. 安抚患者是极为重要的。

d. 目前为止，唯一经过验证的行之有效的（预防轻度不良反应）方法是使用对比剂前 12 小时及 2 小时口服 32mg 甲强龙[12]。注：该研究仅涉及无不良反应病史的患者静脉应用对比剂的情况。研究样本太小以至于不能检验类固醇是否能预防严重的不良反应，尽管其确实能降低轻微的、无生命威胁的不良反应。也推荐同时使用特异性 H_1 及 H_2 阻断剂[16]，但仍无证据表明其有效性。有资料显示：使用对比剂前 3 小时之内应用类固醇甚至对轻度不良反应也无保护性效果[12]。

5. CIN（全面的讨论见第 84 章）

a. 由于使用任何含碘对比剂均可致有临床意义的肾功能不全，从根本上限制了已有肾病的患者使用对比剂[1,14,15]。

b. 以下患者使用对比剂的风险会增加：

（1）糖尿病。

（2）年龄增长。

（3）增加对比剂用量。

c. 多发骨髓瘤及其他副蛋白血症可通过肾小管脱水及蛋白沉积联合作用导致肾衰竭,这与对比剂相关性肾衰竭的发病机制不同。(在检查前、中、后)充分的水化可能预防肾衰竭。

d. CIN 的预防

(1)确保检查前、中、后充足的水化(最好口服并静脉注射生理盐水,1ml/(kg·h),在血管造影前、后 12 小时)[20-22]。

(2)限制对比剂用量。

(3)考虑使用等渗对比剂,尤其对于 70 岁以上及 eGFR<50ml/min 的患者。

(4)考虑可替代的影像检查方法。

(5)避免其他危险因素(如外科手术、脱水、大剂量非甾体消炎药、庆大霉素)。

(6)考虑使用 N- 乙酰半胱氨酸(在使用对比剂前 1 天及当天口服 600mg 或 1200mg,每天 2 次)[23,24]和(或)碳酸氢钠(3 小瓶溶于 1000ml 5% 的葡萄糖溶液中,造影前 3ml/kg 使用超过 1 小时,造影后 1ml/(kg·h)使用超过 6 小时)[25,26]。

e. 使用二甲双胍或含二甲双胍的复方制剂是一种特殊情况[27]。二甲双胍禁用于有肾功能不全的任何患者,但这并不是众所周知的。目前推荐:使用对比剂时应当停用二甲双胍,48 小时后可重新服用。只有在考虑到肾功能已恶化的时候,才有必要对肾功能重新评估。

含碘对比剂的替代方法

1. 选择无需对比剂的替代检查方式,包括超声、放射学核素检查及无需对比剂的磁共振检查。
2. 二氧化碳　作为一种替代方法,适用于膈肌以下的动脉注射,也已安全用于下腔静脉造影及外周静脉注射。注射时,二氧化碳可快速溶解,并能在首次通过肺时被排出,不改变血气指标。

优点:没有剂量限制;无肾脏不良反应;费用最低;图像质量等同于含碘造影剂。

缺点:要想有效地使用它,需要专业技术。因为与周围结构的密度差,二氧化碳要小于含碘对比剂,所以图像质量很大程度上依赖于高质量的数字减影技术,且也可能受到限制。二氧化碳不适用于 DSA 检查时不能很好配合的患者,可能有脑毒性,因此如果二氧化碳可能反流入脑血管时不应当使用(即膈肌以上的动脉注射、有潜在右向左分流,如卵圆孔未闭时的静脉注射)。

3. 提倡肾功能不全的患者使用磁共振对比剂。目前已明确的是含钆

（Gd）对比剂不能用于严重肾功能不全的患者，因其具有肾源性系统性纤维化（NSF）的风险，这可导致死亡。出现这样的情况与含钆对比剂的特殊类型有关，而与钆本身关系很小，对于 eGFR<30ml/min 的患者应避免使用此类对比剂，对于 eGFR<60ml/min/M2 的患者使用时也应非常小心[1,13,28]。

（张庆桥 译　徐浩 校）

参考文献

1. Bettmann MA. Frequently asked questions: iodinated contrast agents. *RadioGraphics.* 2004;24(suppl 1):S3–S10.
2. Bettmann MA, Heeren T, Greenfield A, et al. Adverse events with radiographic contrast agents: results of the SCVIR Contrast Agent Registry. *Radiology.* 1997;203:611–620.
3. Spring DB, Bettmann MA, Barken HE. Nonfatal adverse reactions to iodinated contrast media reported spontaneously to the US Food and Drug Administration, 1978–1994. *Radiology.* 1997;204:325–332.
4. Spring DB, Bettmann MA, Barken HE. Deaths related to iodinated contrast media reported spontaneously to the US Food and Drug Administration, 1978–1994. *Radiology.* 1997;204:333–338.
5. Kopp AF, Mortele KJ, ChoYD, et al. Prevalence of acute reactions to iopromide: postmarketing surveillance study of 74,717 patients. *Acta Radiol.* 2008;49(8):902–911.
6. Bettmann MA. Contrast media: safety, viscosity, and volume. *Europ Radiol.* 2005;15 (suppl 4):D62–D64.
7. Bush WH Jr, Krecke KN, King BF Jr, et al. eds. *Radiology Life Support.* New York: Oxford University Press, 1999.
8. Lalli AF, Greenstreet R. Reactions to contrast media: testing the CNS hypothesis. *Radiology.* 1981;138:47–49.
9. Caro JJ, Trindade E, McGregor M. The risks of death and of severe nonfatal reactions with high vs. low-osmolality contrast media: a meta-analysis. *Am J Roentgenol.* 1991;156: 825–832.
10. Lawrence V, Matthai W, Hartmaier S. Comparative safety of high-osmolality and low-osmolality radiographic contrast agents: report of a multidisciplinary working group. *Invest Radiol.* 1992;27:2–28.
11. Podrid PJ. Role of higher nervous activity in ventricular arrhythmia and sudden cardiac death: implications for alternative antiarrhythmic therapy. *Ann N Y Acad Sci.* 1985;432:296–313.
12. Lasser EC, Berry CC, Talner LB, et al. Pretreatment with corticosteroids to alleviate reactions to intravenous contrast material. *N Engl J Med.* 1987;317:845–849.
13. American College of Radiology. *Manual on Iodinated Contrast Agents.* 6th ed. Reston, VA: American College of Radiology, 2008. www.ACR.org
14. Rudnick MR, Goldfarb S, Wexler L, et al. Nephrotoxicity of ionic and nonionic contrast media in 1196 patients: a randomized trial. *Kidney Int.* 1995;47:254–261.
15. Bettmann MA. Contrast medium-induced nephropathy: critical review of the existing clinical evidence. *Nephrol Dial Transplant.* 2005;20(suppl 1):i12–i17.
16. Samuel MA. Neurogenic heart disease: a unifying hypothesis. *Am J Cardiol.* 1987;60:15J–19J.
17. Greenberger PA, Patterson R. The prevention of immediate generalized repeated reactions to radiocontrast media in high-risk patients. *J Allergy Clin Immunol.* 1991;87:867–872.
18. Davenport MS, Cohan RH, Caoili EM, et al. Repeat contrast medium reactions in premedicated patients: frequency and severity. *Radiology.* 2009;253(2):372–379.
19. Meth MJ, Maibach HI. Current understanding of contrast media reactions and implications for clinical management. *Drug Saf.* 2006;29(2):133–141.
20. Bader BD, Berger ED, Heede MB, et al. What is the best hydration regimen to prevent contrast media-induced nephrotoxicity? *Clin Nephrol.* 2004;62:1–7.
21. Taylor AJ, Hotchkiss D, Morse RW, et al. PREPARED: Preparation for Angiography in Renal Dysfunction: a randomized trial on inpatient vs outpatient hydration protocols for cardiac catheterization in mild-to-moderate renal dysfunction. *Chest.* 1998;114:1570–1574.
22. Mueller C, Buerkle G, Buettner HJ, et al. Prevention of contrast media-associated nephropathy: randomized comparison of 2 hydration regimens in 1620 patients undergoing coronary angioplasty. *Arch Intern Med.* 2002;162:329–336.

23. Kim BJ, Sung KC, Kim BS, et al. Effect of *N*-acetylcysteine on cystatin C-based renal function after elective coronary angiography (ENABLE Study): a prospective, randomized trial. *Int J Cardiol.* 20104;138(3):239–245.
24. Trivedi H, Daram S, Szabo A, et al. High-dose *N*-acetylcysteine for the prevention of contrast-induced nephropathy. *Am J Med.* 2009;122(9):874.e9–215.
25. Navaneethan SD, Singh S, Appasamy S, et al. Sodium bicarbonate therapy of contrast-induced nephropathy: a systematic review and meta-analysis. *Am J Kidney Dis.* 2009; 53(4):617–627.
26. Zoungas S, Ninomiya T, Huxley R, et al. Systematic review: sodium bicarbonate treatment regimens for the prevention of contrast-induced nephropathy. *Ann Intern Med.* 2009;151(9):631–638.
27. Bettmann MA. Use of intravenous contrast agents in patients receiving metformin-invited response. *Radiology*. 2002;225:312.
28. Perez-Rodriguez J, Lai S, Ehst BD, et al. Nephrogenic systemic fibrosis: incidence, associations, and effect of risk factor assessment—report of 33 cases. *Radiology*. 2009;250(2):371–377.

血管造影设备选择和配置

设备应该根据在血管造影室行影像检查的患者需求来量身定做。主要成像元件将在下面介绍。本章将简要讨论这些元件的基本应用，如从 X 线发生到图像采集过程中所用的放射摄影技术的优化。

发生器

1. 功能

发生器为 X 线的产生提供电能，也控制 X 线的发生过程。

2. 成像控制

高质量的图像需要精确控制 X 线的发生。插管过程中应使用较低剂量的 X 线透视，而导丝和导管的关键性定位操作需使用较高剂量的 X 线透视模式。摄影模式通常用来获取更高质量的图像，以使其具有可读性和存档性。

a. 管电压（以千伏为计量单位，kV）决定电子射向 X 线管阳极的动能、每束 X 线的能量等级以及 X 线束的穿透能力。由 X 线能量决定的光电效应的相对频率以及组织中康普顿散射光子的相互作用，既影响患者所受的辐射剂量又影响图像的对比度。X 线管的电压应控制在 60~80kV 的范围内，以保持 X 线对碘的 k- 缘有效能量，这样可以提高图像的对比度。管电压如果低于 60kV，则会导致患者承受过量的辐射剂量，应当避免[1]。

b. 管电流（以毫安为计量单位，mA）决定从 X 线管阴极射向阳极的电子流，这决定了电子束中的光子数量。电子束的总能量取决于光子的数量（mA）和每个光子所携带的能量（kV）。依据所选择的焦点大小不同，管电流范围为 10~1000mA。

c. 脉冲宽度（以毫秒为计量单位，ms）是指曝光的持续时间，脉冲宽度应该控制在 3~10ms 的范围之内，以充分冻结成像过程中的图像。儿童的最大脉冲宽度不应超过 6ms[1]。当患者成像面积大时，应使用最大管电流以使脉冲宽度最小化。躯体小范围成像应使用小管电流，以保持管电压在 60kV 以上，防止患者接受过量的辐射剂量。

d. 脉冲速率（每秒脉冲数）是指成像时的速度。此速度应该与被成像的解剖结构的运动速度相匹配。捕获快速移动目标的运动序列称为时间分辨率。X 线透视的脉冲速率范围从 30 帧 / 秒（儿科介入成像）到 1~4 帧 / 秒（非血管研究）不等。血管造影的脉冲速率范围为 0.5~6 帧 / 秒[1]。低帧率可以减少患者和工作人员的辐射剂量。

e. 焦点的大小（以毫米为计量单位，mm）决定图像中几何性模糊度，这决定图像的分辨率。小焦点可使血管边界更清晰，但焦点缩小会导致管电流减少，管电流减少需要增大脉冲宽度，导致图像因运动而变得更模糊，这将平衡掉小焦点所带来的优点。

f. 束光器是 X 线束接触患者前被置入的一种滤过辐射剂量的装置。增加滤过可消除电子束中低能量的光子，以减少患者的辐射剂量，而且如果想通过降低管电压产生更多单能 X 线束的话，还可改善图像的质量[3-5]。标准的滤过器是 0.1~0.9mm 厚的铜板。有些制造商选择采用除铝之外的其他过滤材料，如 k– 缘材料（更高的等级）[6]。

g. 图像感受器中的剂量率（每幅图像 μGy）决定用于成像的载荷信息总量。kV、mA 或脉冲宽度增大，光子数量也会增加，因量子斑点而降低图像噪声，而且会增加患者的辐射剂量率。

3. 设计

中频到高频逆变器因制造成本低、设计紧凑，是最常见的发生器设计。

a. 由于管电流的闭合环路调节和高电压，X 线发生的可重复性和准直性都得到了提升，反应速度达到了 0.2ms[2]。

b. 随着使用寿命的增加，X 线管的自动重新校准功能可使成像技术条件保持准确值。

c. 低管电压、高管电流、短曝光时间、斜位投照时，穿透体重大的患者需要 80~100 千瓦（kW）的能量。在快速采集图像序列过程中，上述这些技术条件对清晰显示小血管且使移动伪影最小化是必需的[3]。

4. 成像控制的分级调节

由于患者成像部位厚度的不同，图像探测器所需要的射线亦或多或少，发生器必须适应下列情况：

a. 调整管电流。如果需要额外的调整，发生器应跟着调整。
b. 调整脉冲宽度。如果需要额外的变动，发生器应该跟着变动。
c. 调整管电压。管电压应该调整到使图像对比度保持在恰当的范围内。

这些成像参数对于以下情况所起的作用是唯一的。

a. 血管造影研究的种类。
b. 患者的体型。
c. X 线透视与存储模式。这两种模式图像探测器中所利用的辐射剂量是不同的，相差 100 倍[1]。

5. 成像参数的配置　目前，没有一家制造商的先进成像仪能自动提供足够的放射剂量输出范围，以既能使任何体型患者恰当地成像[1]。在一些病例中，发生器的解剖编程功能可选择合理的成像控制组合，以克服上述不足。
6. 控制台显示器　理想情况下，在患者接受辐射过程中，控制面板应能实时显示全部成像参数。该特点可使技术员在上不同体型的患者检查过程中，监控成像仪的性能。

X 线管

1. 基础设计

X 线管的主要组成部分包括一个钨丝阴极和一个镀钨的旋转阳极。由阴极产生的大量电子，在管电位的作用下，加速射向阳极，碰撞在阳极钨面上。这个过程使约 1% 的电子动能转化为 X 线能。电子在钨丝阴极上大量快速产生，通过射线管电位加速飞向阳极，并在阳极的镀钨表面上静止。剩下的能量在阳极钨面碰撞处转化为热量。

2. 焦点大小

a. 可提供多焦点

（1）小焦点：0.4~0.6mm，30~50kW 等级。

（2）大焦点：0.8~1.2mm，75~100kW 等级。

（3）第三焦点：0.3mm，10~20kW 等级。

b. 焦点的选择必须平衡最小几何性模糊度需求（小焦点）与最小运动模糊度需求。仪器标称的焦点推荐如下：

（1）接触性动脉造影术（放大系数 <1.4）[1]。

0.3mm：婴幼儿。

0.4~0.6mm：儿童至青少年。

0.7~1.0mm：成年人。

（2）放大动脉造影术。

0.2mm 或 0.3mm 可放大 2 倍。

0.1mm 可放大 2 倍以上。

3. 阳极

a. X 线管的阳极具有很大的热负荷值，以提供血管造影术中所需要的一系列图像技术。这需要以下手段来实现：

（1）减少阳极角度。

（2）增大旋转阳极表面电子碰撞形成的焦点轨迹长度（阳极直径）。

（3）增大焦点。

b. 应选择能使 X 线照射野完全覆盖影像探测器的最小阳极角。如标准的射线源 – 影像探测器距离（SID）为 100cm 的情况下，11°、9°、7° 的阳极角分别可覆盖 15，12 或者 9 英寸（1 英寸 =2.54cm）的影像探测器[3]。

c. 有些制造商采用了更高级的轴承，在较低转速（3000rpm）情况下，已经把焦点轨迹的直径增加到了 8 英寸[7]。这样可以增大载荷并减少旋转器的噪音。在难度高、时间长的检查中，旋转器噪声是令人紧张的。

4. 准直装置

准直器安装在发射 X 线的 X 线管口。此装置包括可调节射线束的阻挡板、多用束光器和可调节楔形过滤板[3]。

a. 调节射线束的阻挡板在投照到患者的入口平面对 X 线束面积起塑形和限制作用。较新的（DSA）机提供准直器阻挡板位置的图形显示，操作者调整阻挡板位置时可以看到。这可减少 X 射线野的面积，而不对患者造成辐射伤害。

b. 可调节楔形过滤板可减少射线束投照面积的辐射强度，可提高图像的质量，并可减少患者所受的辐射剂量。上面所提到过的图形显示功能，可减少楔形过滤板位置调整过程中患者所额外接受的辐射剂量。

c. 虽然较厚的过滤板可较大程度地减少患者的辐射剂量，但当患者尺寸增加时，过滤板的厚度必须减少，以使影像探测器能接收到足够数量的光子。大多数新机器可以自动选择能使射线恰当穿透患者的可用最大过滤板厚度。这使操作者不用再监管该成像参数。

患者的诊疗床

1. 基架底座

患者诊疗床通常安装在基架底座上，鉴于肥胖患者的腰围越来越大，制造商们一直在增加诊疗床的承重能力。

2. 床面成分

碳纤维床面提供了足够的强度，可以支撑由基架悬臂传递来的成年人的重量，并且可以使 X 线的衰减最小化。

3. 床面尺寸

床面的长度必须适应最高的患者。宽度也必须适应患者，但也不能过宽，以免侧位成像时图像探测器与患者不能邻接。

4. 床面的运动

  a. 垂直运动：足以在垂直等中心点上对患者身体的任何部位进行定位的，机动化垂直运动是必须的。
  b. 水平滑动：当电磁铁被释放以允许床面轴向和横向运动时，水平床面必定滑动。
  c. 步进：随着团注对比剂的流动，床面必须沿平行于患者轴向的方向移动（步进），以进行下肢血管造影。该技术通常额外附加费用。
  d. 倾斜运动：床面可倾斜 ±15°，以达到一些介入操作所需要的合理水平[3]。该技术通常额外附加费用。
  e. 摇篮式旋转：当患者仰卧时，床面可沿着患者的中心轴旋转。该技术通常额外附加费用。通常当介入室安装于手术室内时用到（该功能）。

机架位置

1. X 线管 / 图像探测器校准

机架同时支撑着 X 射线管壳和图像探测器 / 成像链。无论在患者身体的横断面或冠状面，当中心线的角度改变时，X 线束的中心线必须与图像探测器的中心保持准直性。

2. 图像探测器的线性运动

图像探测器平行于射线中心的运动，可达到至少 90~120cm 的 SID 变化[3]。这使得图像探测器的射线输入面靠近患者的射线输出面，以此可使图像的几何模糊度最小化、并使患者所受的辐射剂量达到最小。

3. 基本旋转设计

虽然很多种不同的机架设计仍然存在[4]，但主流的新机型采用了 C 形臂几何形设计来达到一维空间内的角度变换。当 X 线管和图像探测器在同一个 C 形臂上“C”形旋转时，两个部件都围绕着一个精确的中枢点，即等中心点旋转，并且 SID 固定不变。这两个设计标准满足了准确旋转血管造影的需求，也可使血管造影机生产三维锥束 CT 图像。

4. 单平面构型

单平面机架通常安装在固定于天花板上的轨道上，这样可以使机架与基架底座支撑的诊疗床的距离最大化。而且在急诊时，机架可以远离诊疗床停放。也有不少制造商把机架安装在固定于地板上的轨道上。

5. 双平面构型

双平面构型，侧面设备安装在天花板轨道上，这在成人神经血管造影术和大多数儿童血管造影术的研究中是必须的，因为后者限制了对比剂的用量。双平面构型必须要求额状面设备固定在地板上。

6. 机器人构型

一家制造商[8]把X线管和图像探测器的C形配置安装在了一台可编程“机器人”机架上。这台机器人是由汽车业机器人改装而来。机器人的应用可使C形臂更灵活、精确、可重复和快速的运动。虽然这项技术应该能增加成像仪的灵活性和应用性，但它也大幅度地增加了成像系统的制造成本。

7. 旋转运动

除了可使X线管和图像探测器静止成像外，带精确等中心点的C形臂机架还可以进行两种旋转血管造影技术。

a. 通过X线管和图像探测器围绕等中心点的旋转，加上X线束，和采集一系列2D图像来完成旋转血管造影术。回转时的投照视野在等中心点处围绕患者解剖旋转。

b. 三维锥束CT运用了与上述相同的图像采集方案。投照图像采用“锥束”重建算法生成断层切片图。虽然断层图像质量上不及传统的CT扫描图像，但此图像有助于术中即刻评估，而不需将患者搬运至CT机。

显示

1. 显示器的数量

a. 单平面构型：需要多个单独的显示器才能充分监视检查的过程。

（1）一台显示器用来实时X射线透视。

（2）一台显示器提供路图，用有限剂量的对比剂形成的可显示血管结构的透视图像。

（3）一台显示器显示患者的其他图像，如3D、MRI、CT、超声或X线平片。

（4）一台显示器显示患者的实时生理监控数据。

b. 双平面构型：当两个平面的成像同时产生时，一个平面至少需要两台显示器，通常需要附加4台显示器。

（1）共6台显示器：与上述相关的另外两台显示器用于侧面实时

透视和路图。

(2)共8台显示器:另外的一些显示器可以用来同时显示3D组合、MRI、CT、超声或X线平片图像。

c. 一种可替代的方法是用一个大的对角显示器[~60英寸。这台单独的显示器由多台计算机驱动输入,可以同时显示上述的图像。这个显示系统由多条协议校准,每条协议分别针对不同的操作者参数选择,以适应不同的临床检查。

2. 显示器的类型

液晶平板显示器(LCD)是优先选择,因为图像质量优良、体积小。单个显示器的矩阵大小必须足够全精度显示介入图像(1000×1000矩阵)。矩阵大小可全精度显示除X线平片外的全部图像。

3. 支撑底座

a. 支撑底座悬吊于天花板上的一段长轨道上。横向轨道或中心点上的长臂,可以使支撑底座相对于患者的中心轴线做平行或者横向运动。

b. 支撑底座的运动位置可以设计在患者的左边、右边或者在患者足侧。对一个既定检查,导管进入患者血管的入口处决定支撑底座的正确摆放位置。

4. 患者剂量显示

较新的设备在显示器支架上可显示两种患者剂量信息[9,10]。请参阅介入放射学(IR)中辐射安全章节。

a. Air KERMA是一项计量指标,可反映X射线发生器在焦点特定位置产生X线辐射的能力。Air KERMA以mGy为计量单位,为检查过程中患者皮肤入口处所累积的放射量(减去散射量)。医学物理师用该计量指标来评估不可避免的放射损伤风险,如患者的皮肤灼伤。

b. 介入参考点(IRP)[11]是一个假定的标准成人相对于球管焦点的入射平面位置。此点从沿X线束中轴线的等中心点至焦点的距离为15cm。

c. IRP不是儿童患者入射平面的较好指标。反平方定律校正对较胖的患者是必须的。

d. DAP(剂量-面积-乘积)是Air KERMA和X线束在患者入射平面之面积的乘积。医学物理师用这个计量指标来评估随机放射损伤的风险,如患者的癌症诱导放射。

e. 患者剂量监控。

一些国家的辐射控制程序要求医院研发主要能显示患者辐射剂量数据的剂量监控程序。当辐射剂量达到对患者有损伤的程度时,这些程序可起到提醒患者注意的作用。

对比剂注射器

1. 安装

对比剂注射器的注射臂可以悬挂于天花板上或安装在患者诊疗床上，注射器控制台可以安装在手术室的台座上，或者是安装在控制室台架上。

2. 控制参数

注射容积、注射峰值速率和达峰值速率的加速度都是可调的。手动终止注射是一项重要安全性能。

3. 程序控制

程序控制选项可使注射器、诊疗床的运动和X线发生器同步运行。

成像链

1. 成像链

图像探测器将穿透患者的X线转变为增强的光图像。从传统上来说，成像链包括一台影像增强器（Image Intensifier，II）和一台可将视频信号传送至电视监视器上的电视摄像机。如今，在新的X射线透视介入成像机器中，平探测器已取代了影像增强器和电视摄像机。但是，不管使用什么类型的图像探测器，成像链都应[12-14]：

a. 提供检查视野（FOV），10~45cm，通常有4个以上电子控制的可选择FOV。FOV越小（放大模式），对比度分辨率越高，但要以患者所受的辐射剂量越大为代价。因为通常来说，辐射剂量与1/FOV成正比。

b. 以1024×1024矩阵大小采集图像，以清晰显示小血管、导管和导丝。1024矩阵对X线摄影和透视成像的可用帧率分别为每秒7帧和30帧。

c. 有相同的水平和垂直分辨率：最高为3lp/mm，应能支持10~13cm FOV[15-18]。

d. 应能根据操作者选择的剂量模式、选择的FOV、X线滤光器厚度或X线透视中的脉率调整影像探测器的剂量。

（1）当血管造影成像中每帧入射曝光过高时，平板探测器具有的优于影像增强器的“量子探测效率”就会发挥作用。

（2）平板探测器在低剂量入射曝光时（X线透视图像的低透射区）功能没那么好，主要是因为电子噪声干扰和小幅信号数字化前所需的信号扩增[19,20]。

e. 大多数数字TV系统能提供末幅图像存储或“图像冻结”功能，可以大幅度地减少X线透视检查时间以及患者和医护人员的辐射剂量。

f. 提供“末次透视循环存储回放”模式,可将最近一次X线透视检查结果存盘并回放,并在需要时重播而不增加患者和医护人员的辐射。

2. 影像增强器/CCD TV 摄像机

a. 影像增强器作为一种图像探测器可将X线转换为人肉眼在日光下能看到的足够强度的图像[21]。

b. 影像增强器产生:光图像转变为电子图像,并被放大,再紧接着转变为光图像。

c. CCD TV 摄像机能把一幅光图像转变为电子信号,影像增强器的输出端与 CCD TV 耦联,再将电子信号转变回光图像在显示器上显示。

d. 晶体 CCD TV 已经取代了模拟 TV 摄像机,因为它有更高的时间稳定性和更低的电子噪声[22]。

e. 尽管具有上述的很多功能,成像链还有以下缺点[22]:

(1) II 的球形输入磷光体因失真可导致为 FOV 周边距离测量误差高达 15%。

(2) II 与地球磁场的相互作用会使图像产生“S”形失真,尤其是在旋转血管造影术中。

(3) 晕映图像,FOV 的边缘丢失光强度,会导致亮度不均衡。

(4) 面纱样眩目,一种光散射活动,减少了整个图像对比度。

(5) TV 摄像机有限的动态范围,会导致图像信号的饱和,从而降低图像的质量。

3. 平板探测器

X线探测器使用 TFT(超薄晶体管)阵列,可以分为间接和直接X线转换,取决于X线感应电荷产生的方式。

a. 全部主动矩阵 TFT 基质,由非晶体硅(a-Si)组成。主要元件包括(图 73.1):

(1) 超薄晶体管(电子开关)。

(2) 电荷收集电极。

(3) 存储电容器。

(4) 连接器,包括门线和排线。

b. X线曝光过程中:

(1) TFT 开关关闭。每个 DEL 电容器所积累的电荷量与入射的X线流量成正比。

(2) 曝光结束后,TFT 开关激活,电荷从电容器再通过排线流入到信号放大器。

该图介绍了矩阵平板成像器和超薄晶体管阵列的组成及功能。

(3) 放大器放大收集到的电荷,并把探测器矩阵每行的电压信号转化为数字信号。

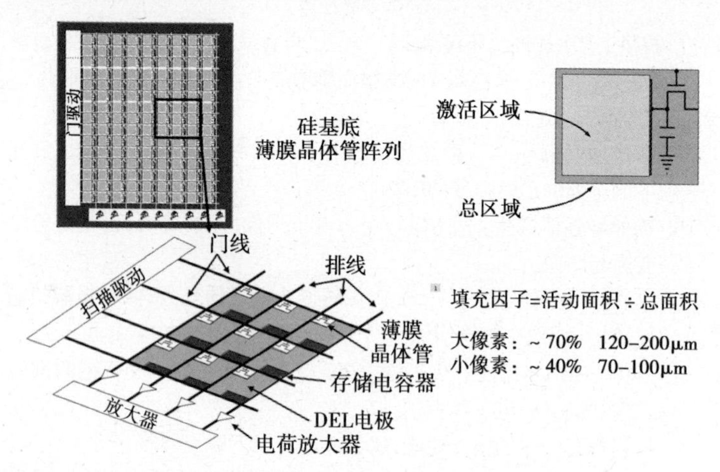

图 73.1　动态矩阵平板成像器（AMFPI）超薄晶体管（TFT）阵列是由一块非晶体硅基底和其上的各层各种各样的电子元件组成的。此设备把 X 线能量转换为电信号，每个探测器单元的组成元件包括一个晶体管（电子开关），一个用来捕获 X 线诱发电荷的收集电极和一个存储电容器。总的来说，阵列中的每个 TFT 都与沿行排列的门线（TFT 的“开 – 关”控制）、沿列排列的排线（连接在电荷放大器上的存储电容器），还有阵列中连接在每列的电荷放大器相连接。电荷放大器的输出可放大电压，对当于图像探测器所吸收的 X 线能量，并由 ADC（模数转换器）数字化，在图像阵列的相同位置产生一个整数值

c. 电子元件，如 3. a.（1）~（4）所描述的，在 DEL 中占用了相当大的一部分。因为它们对 X 线的影响不敏感，所以它们减少了整个 X 线激发电荷的收集效率。

（1）填充因子是用来描述活动电荷采集区域与 DEL 总面积比率的名词[23]。

（2）小面积的 DEL 可以提高空间分辨率，但减少了填充因子。因为需要电子元件的区域仍然没有改变。

（3）用于一般 X 线透视检查的大 FOV 探测器有一段 100~140μm 的 DEL 间隔（节距），具体数值取决于制造商。

（4）因为 100μm DEL 的填充因子小到 40%~50%，这个尺寸的 DEL 是目前可用的最小的探测器样本节距。

（5）最大空间分辨率是由探测器孔径和取样节距决定的，这用于 140μm 级大 FOV（40cm × 40cm）探测器上。

d. 间接 X 射线转换 TFT 阵列借助于闪烁器把 X 线转变为与磷光体耦合的可视光（图 73.2A）。

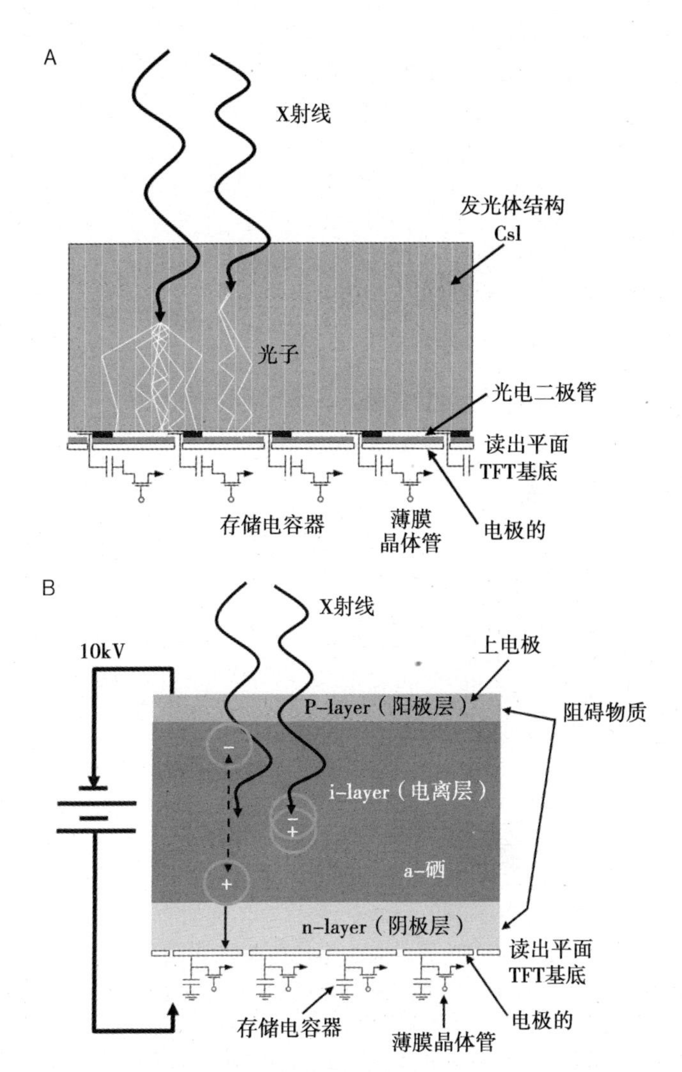

图 73.2 间接和直接转换装置 AMFPI 的截面。A：一个磷光体的结构，Csl，应用于间接 TFT 探测器。可以提高闪烁器的厚度以提高吸收效率，并且不会损失相应的空间分辨率，这是由定向晶体中每条垂直光线的内部反射造成的。B：由于加在半导体材料上的高电压材料，使直接转换过程实质上不会产生 X 线侧面扩散的后果

（1）闪烁器发出的光子落到光电二极管和每个 DEL 上，产生一个相应的电荷就地存储。

（2）科技的进步正在提升填充率，采用显微透镜阵列把光线积聚到激活区，分层连续的发光二极管元件直接安装在 TFT 阵列上。

该图介绍了间接和直接转换器的功能。

（3）在工业上生产带光电二极管的 TFT 探测器比生产不带光电二极管的 TFT 探测器劳动强度更大，且产生废品的概率要大[24]。

e. 直接 X 射线转换 TFT 阵列，采用一种半导体产生电子空穴对，与入射的 X 射线强度成正比，把吸收的 X 线能量直接转变为电荷（图 73.2B）。

（1）把非晶体硒（a-Se）层叠在两个电极之间，这两个电极分别与偏移电压和介电层接触。

（2）应在高电压下收集离子对，这样可以减少电荷的再合并及传输中的侧向扩散。

（3）减少信息载体（电子和空穴）的扩散，可以提高空间分辨率。

（4）填充因子的问题减少了，因为电子场位线可以弯曲，电极的直接电荷收集比 DEL 要小[25]。

f. 制造商可提供各种大小的平板探测器（23cm×23cm，30cm×40cm，43cm×43cm FOV）。

（1）间接（CsI 闪烁器）和直接（a-Se 半导体）X 线转换探测器均用于 X 线透视检查和介入手术中。

（2）最近一家制造商对原设计进行了改进，其性能达到了每秒 30 帧，实时 X 线透视和点片的图像质量高、拖尾现象极小[26]。

（3）X 线透视探测器常用的取样节距和 DEL 直径为 150~250μm。

g. 选择不同的 FOV 需要改变 DEL 的面积

（1）可能配置了 DEL 存储仓，3×3 DEL 存储仓用于大 FOV（例如：150~450μm 有效 DEL 直径），2×2 存储仓用于中等大小的 DEL，最小的 FOV 不用存储仓。

（2）有些制造商把全真图像从探测器发送到了显示器上，并且图像像素在显示前能够存储。

h. 用探测器存储模式（大 FOV）可以获得优良的噪声抑制效果，但以牺牲空间分辨率为代价，使用非存储模式（小 FOV）可以提高空间分辨率。

（1）因为较少的 DEL 存储会导致较小的信息被均衡，通过自动曝光控制反馈增加曝光率以保持信噪比（SNR）。

（2）X 线透视自动曝光率控制应被校准，以保持其传输的直线性及与 FOV[1]的反比关系，以便保持足够的信噪比（SNR）。

i. 平板 TFT 阵列有优点也有缺点

（1）正方形 FOV 具有如下优点：快速的电子、低拖尾转换器、宽曝光间隔时间、最小的图像失真、方便患者出入的小尺寸规格[22]。

（2）平板探测器的三个缺点为：X 线透视过程中曝光不足时 DQE 较差、制造成本高、图像探测器寿命低。

图像数据处理

图像数据处理包括很多步骤，从预处理的探测器纠错到后处理的图像对比度控制和空间分辨率加强。要获得最佳的图像需在安装启用和接收验收过程中做好相应的处理。

1. 预处理

全部数字探测器都有周期性用于原始、有错数据的预处理算法。

a. 初始步骤是更正无功能或有部分功能的探测器元件以及 TFT 中行 / 列缺陷[27]。

（1）在探测器上设置统一的曝光。

（2）DEL 通过使用双线插值确定替代值的方法来纠正毗邻区缺陷，删除检测器的非功能区，引进相应的噪声模式，但局部空间分辨率降低。

（3）目前数字检测器在缺陷的数量、定位以及相邻的或集群缺陷数量方面还没有统一标准。

b. 步骤二为 2D 平面视野校正。

（1）显示增益和结构变化的低量子噪声图像的获取、反转以及标准化体现出探测器反应装置的变化特征。

（2）原始图像首次减去偏移图像，然后串并标准化的平面视野图像，剩下的图像就是校正后的输出图像。

（3）预处理阶段进行探测器缺陷、结构和增益变化校正。

c. 大曝光宽度产生低对比度的图像，导致诊断不充分。

（1）步骤三识别原始图像上相关的临床信息，产生标准化的图像，在预定位范围内（通常 14 或 16bits）缩放图像。

（2）确立准直器的边界，构建准直面积直方图（像素值的频数分布）。

（3）直方图分布的形态依赖于解剖学结构，不依赖于入射曝光[27]。

（4）计算机匹配算法能计算出在实测和派生形状之间的最佳图像，除平均值外，从中还可确定出有用的解剖学信息的最大值及最小值。

（5）中间值是用来确定图像数据的总体增幅以及对输出图像超出固定范围信息进行再分配。

（6）探测器的最终输出结果是修正后的缺陷、用于空间分辨率和对比度增强的数字比例 DICOM（医学数字影像与传输协定）处理图像。

2. 后处理

后处理可提高对比度和空间分辨率，常可产生放射医师认为的合适与不合适图像之别，并产生 DICOM 上的展示图像[28]。

a. 以一种可变的、区域特定方式改变图像对比度，能同时显示图像中透射不足和过度透射区的算法（图 73.3）包括：

（1）动态范围控制[29]。

（2）多种比例尺度、多频率的处理[30,31]。

（3）色调标尺处理[32]。

（4）指定直方图均衡化[33]。

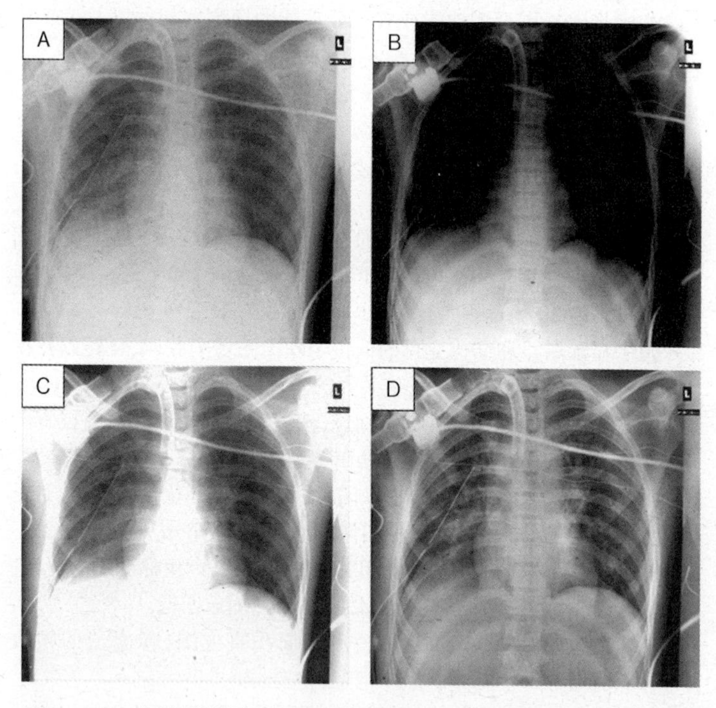

图 73.3 图像处理的影响因素。A：非优化处理“所显示图像”对比度被冲淡的例子。B：通过对窗宽和窗位调节以显示低透射性膈下区和纵隔区的解剖结构，使肺区饱和。C：通过对窗口和水平调节来提高高透射性肺区域的对比度，与膈下区域的阈值形成对比。D：对比度受限的自适应直方图均衡处理，使用自适应方法来增强在整个图像均衡区域上，局部区域中的局部对比度

这些算法减少高吸收区域（如纵隔）动态范围，同时增加低吸收区域（如肺组织）动态范围。

b. 高对比度的空间分辨率增强用来弥补数字探测器空间分辨率有限之不足。

（1）锐化核心。

（2）图像协调。

（3）基于频率的滤过算法被应用于成像数据。提高图像锐化的常用途径是从原始图像上去除稍微模糊的成分（图 73.4），着重于高空间频率内容，被添加到原始图像上产生边缘增强的图像。

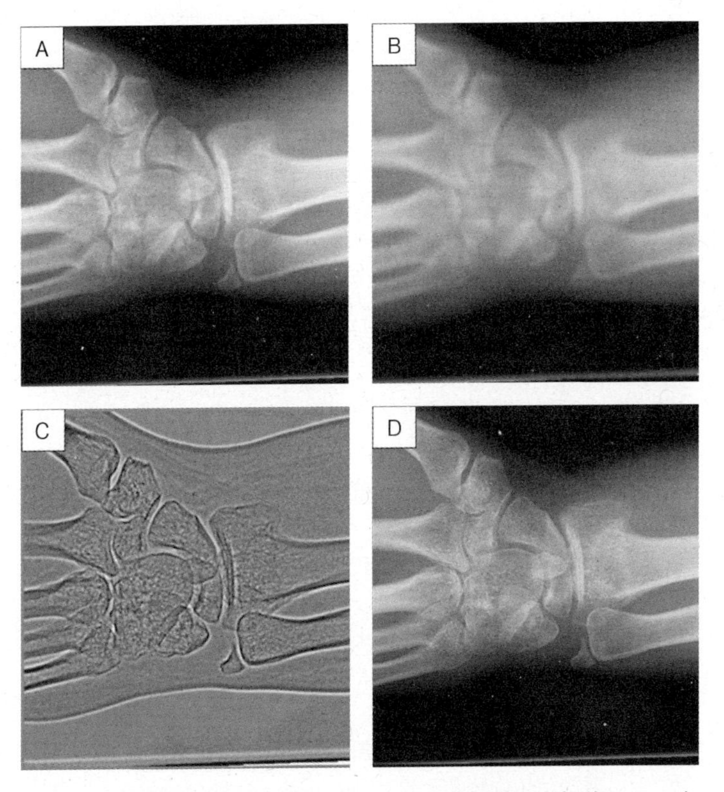

图 73.4 通用算法增强空间分辨率。A：原始图像，没有增强。B：产生低空间频率内容的模糊原始图像。C：高频差值图像是由原始图像减去模糊图像所得。D：边缘增强图像是由原始图像加上正常化差值图像生成，可产生空间增强图像

c. 空间频率处理,包括能均衡高频噪声的平滑核,可减少图像上能被感知的量子斑点(噪声),尽管这要以损失空间分辨率为代价。

3. 其他处理

a. 数字减影血管造影(DSA)图像使充填造影剂的血管在图像上显影更加显著。

(1)从一系列含对比剂的图像中减去一张不含对比剂的蒙片。

(2)从差值图像中减去背景结构,只留下含对比剂的血管系统。

(3)尽管去除背景解剖结构后被减影图像的动态范围缩减了,但此图像可被放大以提高血管的显示。

(4)这种放大效果增加了图像上可被感知到的噪声。

(5)图像接收器的辐射剂量增加 10 倍,能将感知的噪声降低到可以接受的水平,但同时会对患者产生相对高辐射剂量。

b. 双能量 X 线摄影术(DER)可将解剖结构选择性地从图像上去除。

(1)DER 应用了骨骼、软组织和脂肪的能量依赖衰减特征(图 73.5A~C)[34]。

(2)由于光电效应,骨(钙)组织的有效光束能量衰减比软组织更快。

(3)两幅投照图像是在高、低有效能量下快速连续获取的(60kV 随后 120kV)。

(4)组织相对衰减减的差异将存在于减影图像对中。减影对中的一幅图像能被加权,以将软组织信号归零,图像上只剩下骨组织(图 73.5C)。加权相反的结果是差值图像上只有软组织成分(图 73.5B)。

(5)与传统的单能量 X 线摄影技术相比,尽管 DER 胸部成像的剂量有点大(高达 2 倍),但组织结构减影后所带来的好处超过患者大剂量辐射所带来的风险。

c. 使用大平板探测器获取患者容积断层图像在临床上应用越来越多[35,36]。

(1)使用锥束方法,图像重建的数据可通过扫描机架围绕感兴趣解剖结构旋转来获得。

(2)系统具有的这种功能可在合理辐射剂量条件下生成质量极佳的图像。

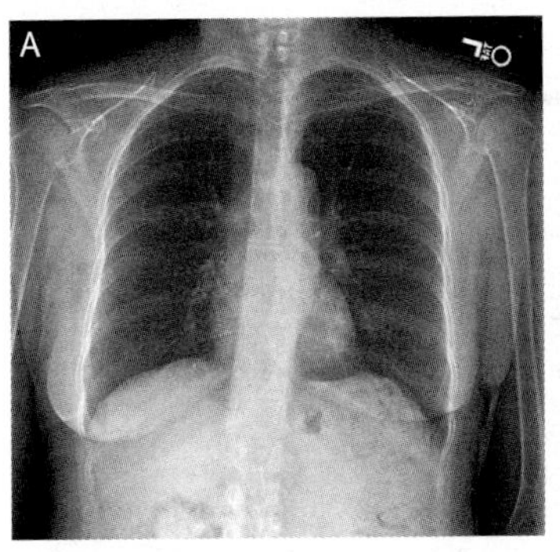

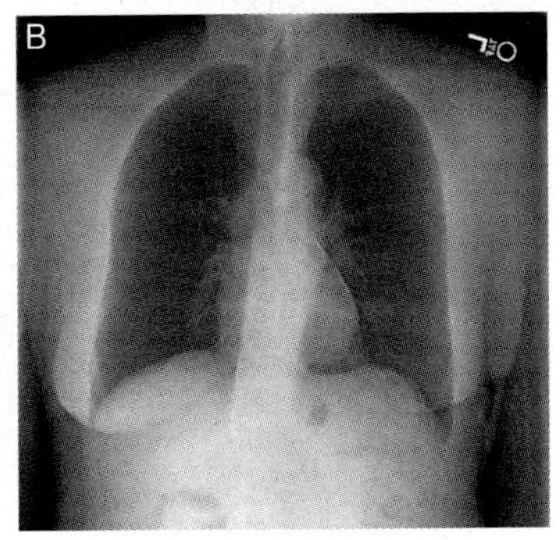

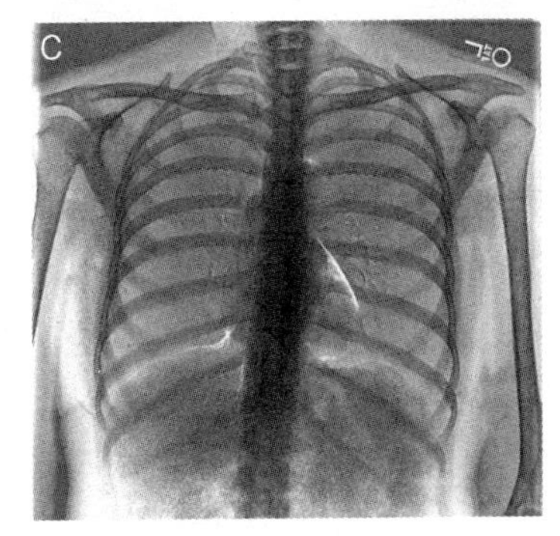

图 73.5 一套双能量减影图像组包含两幅图像，一幅是在低 kV(60kV)下获得，另一幅是在高 kV(120kV)下获得的。高能量复合图像如图 73.5(A)所示。能量加权减影产生两种图像模式，只含软组织的图像(图 B)和只含骨组织图像(图 C)。排除组织结构的解剖干扰可使病变更醒目

接受检测和质量控制

1. 建立原始的基本性能指标和周期性的质量控制检测对于维持高质量的图像是至关重要的。必须遵循制造商专门推荐的操作及标准。
2. 对患者明显的曝光过度而表面上却若无其事，是需要关注的严重问题。美国放射学会(ACR)近期已经发布了数字 X 线成像术操作指南[37,38]。这些文件包含相当多的医用物理学方面的建议，这将有助于安全、有效地使用数字 X 线放射成像设备。

（张庆桥 译　徐浩 校）

参考文献

1. Strauss KJ. Pediatric interventional radiography equipment: safety considerations. *Pediatr Radiol.* 2006;36(suppl 2):126–135.
2. Ammann E, Wiede G. Generators and tubes in interventional radiology. In: Balter S, Shope TB, eds. *Syllabus: A Categorical Course in Physics: Physical and Technical Aspects of Angiography and Interventional Radiology*. Oak Brook, IL: RSNA Publications, 1995; 59–74.
3. Rauch PL, Strauss KJ. X-ray generator, tube, collimator, positioner, and table. In: Nickoloff EL, Strauss KJ, eds. *Syllabus: Categorical Course in Diagnostic Radiology Physics: Cardiac Catheterization Imaging*. Oak Brook, IL: RSNA Publications, 1998:61–82.
4. Strauss KJ. Cardiac catheterization equipment requirements: pediatric catheterization laboratory considerations. In: Nickoloff EL, Strauss KJ, eds. *Syllabus: A Categorical Course in Diagnostic Radiology Physics: Cardiac Catheterization Imaging*. Oak Brook, IL: RSNA Publications, 1998:105–119.
5. Balter S. *Managing Radiation in the Fluoroscopic Environment.* Best, Netherlands: Philips Medical Systems, 1995:1–15.
6. Gagne RM, Quinn PW. X-ray spectral considerations in fluoroscopy. In: Balter S, Shope TB, eds. *Syllabus: A Categorical Course in Physics: Physical and Technical Aspects of Angiography and Interventional Radiology*. Oak Brook, IL: RSNA Publications, 1995:49–58.
7. Muijderman EA, Roelandse CD, Vetter A, et al. Diagnostic x-ray tube with spiral-groove bearings. *Philips Res Top.* 1989;1:1–7.
8. Freiherr G. Siemens robot revolutionizes interventional imaging. Diagnostic Imaging Weekly e-newsletter. RSNA 2007.
9. Strauss KJ. Clinical radiation dose monitoring. In: Balter S, Shope TB, eds. *Syllabus: A Categorical Course in Physics—Physical and Technical Aspects of Angiography and Interventional Radiology.* Oak Brook, IL: RSNA Publications, 1995:171–187.
10. Balter S. Methods for measuring fluoroscopic skin dose. *Pediatr Radiol.* 2006;36(suppl 2): 136–140.
11. International Electrotechnical Commission Report 60601 Medical electrical equipment–Part 2–43: Particular requirements for the safety of X-ray equipment for interventional procedures. Geneva, Switzerland: IEC, 2000.
12. Belanger B, Boudry J. Management of pediatric radiation dose using GE fluoroscopic equipment. *Pediatr Radiol.* 2006;36(suppl 2):204–211.
13. Bernhardt P, Lendl M, Deinzer F. New technologies to reduce pediatric radiation doses. *Pediatr Radiol.* 2006;36(suppl 2):212–215.
14. Stueve D. Management of pediatric radiation dose using Philips fluoroscopy systems dosewise: perfect image, perfect sense. *Pediatr Radiol.* 2006;36(suppl 2):216–220.
15. Blume H. The imaging chain. In: Nickoloff EL, Strauss KJ, eds. *Syllabus: A Categorical Course in Diagnostic Radiology Physics: Cardiac Catheterization Imaging.* Oak Brook, IL: RSNA Publications, 1998:83–103.
16. Blume H. Image intensifier and x-ray exposure control systems. In: Balter S, Shope TB, eds. *Syllabus: A Categorical Course in Physics: Physician and Technical Aspects of Angiography and Interventional Radiology*. Oak Brook, IL: RSNA Publications, 1995:87–104.
17. Bushberg JT, Seibert JA, Leidholdt EM, et al. *The Essential Physics of Medical Imaging.* 2nd ed. Philadelphia: Lippincott Williams & Wilkins, 2002.
18. Seibert JA. Digital image processing basics. In: Balter S, Shope TB, eds. *Syllabus: A Categorical Course in Physics: Physician and Technical Aspects of Angiography and Interventional Radiology*. Oak Brook, IL: RSNA Publications, 1995 :121–142.
19. Davies AG, Cowen AR, Kengyelics SM, et al. Threshold contrast detail detectability measurement of the fluoroscopic image quality of a dynamic solid-state digital x-ray image detector. *Med Phys.* 2001;28:11–15.
20. Seibert JA. Tradeoffs between image quality and dose. *Pediatr Radiol.* 2004;34(suppl 3): S183–S195; discussion S234–S241.
21. Coltman JW. Fluoroscopic image brightening by electronic means. *Radiology.* 1948;51: 359–367.
22. Seibert JA. Flat-panel detectors: how much better are they? *Pediatr Radiol.* 2006;36(suppl 2): 173–181.
23. Pisano ED, Yaffe MJ. Digital mammography. *Radiology.* 2005;234:353–362.
24. Rowlands JA, Yorkston J. Flat panel detectors for digital radiography. In: Beutel J, Kundel HL, Van Metter RL, eds. *Handbook of Medical Imaging, Volume 1. Physics and Psychophysics.* Bellingham, WA: SPIE—The International Society for Optical Engineering, 2000:223–328.
25. Lee DL, Cheung LK, Jeromin LS. New digital detector for projection radiography. *Proc. SPIE.* 1995;2432:237–249.

26. Adachi S, Koyama H, Okada H, et al. Development of the 17-inch direct-conversion dynamic flat-panel x-ray detector (FPD). Shimadzu and Sharp Corporations. Technical paper, http://www.shimadzu.com/products/medical/oh80jt0000001xo2-att/mn53_17inchfpd.pdf. Accessed April 11, 2007.
27. Seibert JA. Digital radiographic image presentation: pre-processing methods. In: Samei E, Flynn MJ, eds. *Syllabus: A Categorical Course in Diagnostic Radiology Physics—Advances in Digital Radiography*. Oak Brook, IL: RSNA Publications, 2003:147–151.
28. Clunie D. DICOM implementations for digital radiography. In: Samei E, Flynn MJ, eds. *Syllabus: A Categorical Course in Diagnostic Radiology Physics: Advances in Digital Radiography*. Oak Brook, IL: RSNA Publications, 2003:163–172.
29. Automatic setting functions for image density and range in the FCR system. Tokyo, Japan: Fuji Photo Film Co., Ltd., 1993: Technical review no. 3, Fuji Computed Radiography.
30. Vuylsteke P, Schoeters EP. Multiscale image contrast amplification (MUSICA). *Proc. SPIE.* 1994;2167:551–560.
31. Ogoda M, Hishinuma K, Yamada M, et al. Unsharp masking technique using multiresolution analysis for computed radiography image enhancement. *J Digit Imaging.* 1997;10: 185–189.
32. Gaborski RS, Jang BK. Enhancement for computed radiographic images. *IEEE Symp Comput-Based Medical Syst.* 1995;1063:27–34.
33. Pizer SM, Amburn EP. Adaptive histogram equalization and its variations. *Comput Vis Graph Image Proc.* 1987;39:355–368.
34. MacMahon H. Dual-energy and temporal subtraction digital chest radiography. In: Samei E, Flynn MJ, eds. *Syllabus: Categorical Course in Diagnostic Radiology Physics—Advances in Digital Radiography*. Oak Brook, IL: RSNA Publications, 2003:181–188.
35. Jaffray DA, Siewerdsen JH. Cone-beam computed tomography with a flat-panel imager: initial performance characterization. *Med Phys.* 2000;27:1311–1323.
36. Siewerdsen JH, Jaffray DA. Optimization of x-ray imaging geometry (with specific application to flat-panel cone-beam computed tomography). *Med Phys.* 2000;27:1903–1914.
37. Krupinski EA, Williams MB, Andriole K, et al. Digital radiography image quality: image processing and display. *J Am Coll Radiol.* 2007;4:389–400.
38. Williams MB, Krupinski EA, Strauss KJ, et al. Digital radiography image quality: image acquisition. *J Am Coll Radiol.* 2007;4:371–388.

穿刺针、导丝、导管及支架

穿刺针

1. 在介入放射学领域，穿刺针有许多用途。虽然穿刺针的基本概念很简单，但有多种基本设计的组合以适于特定的用途。介入放射医师施行的每一项操作几乎都是由使用一种或另一种形式的穿刺针开始的。
2. 穿刺针是为了高效、安全地用于特定目的而设计的。
3. 制造商因市场竞争而市售了多种设计的穿刺针。表 74.1 介绍了几种常用的穿刺针。

表 74.1 常用于进入腔内的穿刺针

穿刺针	直径(G)	最大导丝直径(英寸)	长度	常用范围
Seldinger(前后壁穿刺)	18(薄壁)	0.038	2.75 英寸	广泛应用于动脉和静脉穿刺,相同大小的穿刺针,壁越薄,匹配导丝的直径越大
	19	0.025		
	20	0.021		
单壁	18(薄壁)	0.038	2.75 英寸	
	18	0.025		
	20	0.021		
Potts	18	0.038	2.75 英寸	管芯接头有孔,可显示回血。用于单壁或腋窝穿刺
	20	0.021		
Amplatz(5Fr 聚四氟乙烯外套管)	18	0.038	2.75 英寸	股动脉、腋动脉穿刺,移植物和透析瘘管穿刺
	20	0.021		
蝶翼静脉穿刺针	19	0.028	多种长度	静脉穿刺,与接头相连的塑料延伸管
	21	0.021		
Jelco IV(带有聚四氟乙烯鞘)	18	0.035	多种长度	静脉穿刺
	20	0.025		

续表

穿刺针	直径(G)	最大导丝直径(英寸)	长度	常用范围
同轴微穿刺针套件(多家生产商)	21	0.038	5~15cm	21G斜面穿刺针匹配0.018英寸导丝。两个同轴鞘用于扩张血管；内鞘移除后，外鞘可通过0.038英寸导丝
注射器式穿刺针	18	0.035	多种长度	注射、抽吸
	20	0.021		
	21	0.018		
千叶针，套管针(细针)	21	0.018	10、15和20cm	经皮经肝胆管造影，一些组织活检。通常用于深部靶组织，但穿刺针有弹性，可能偏离预想的路径
	22	0.018		
带鞘穿刺针(聚四氟乙烯鞘带金属内芯)	鞘16(内芯19)	0.038	15、20和24cm	经皮经肝胆汁引流及肾造瘘术。其他积液的引流。硬内芯最大限度地减少了穿刺针偏离预想路径
"密闭式回血"穿刺针	标准	标准	标准	Arrow Fischell Evan Needle[a]；两种穿刺针均被设计成在不使操作人员接触到血液的情况下进入血管

注：[a]Arrow International, Inc., Reading, PA.

1英寸=2.54cm

导丝

1. 介入放射学所用的导丝是由一个坚硬的内芯和一个紧密缠绕的细金属丝组成的。这些导丝有各种大小和长度，但常用的直径范围为0.010~0.038 英寸（1 英寸 =2.54cm）、长度为 50~300cm。导丝的外层常被覆聚四氟乙烯（Teflon）以减少摩擦，涂层肝素以降低血栓形成。内芯的作用是加强导丝的硬度。内芯向导丝的头端，至距头端还有一段距离的时候终止，该距离是可变的。内芯向导丝头端逐渐变细及长度的不同，使导丝头端柔软度及过渡区长度也不同。有些导丝两端均有逐渐变细的内芯，使得每端都可以用来引导。这些导丝的末端常为直形或 J 形。有些导丝的内芯可以移动，因此其头端的柔软性可以随意改变。大多数导丝全程都有细的“安全”导丝用以防止外层线圈的开卷和剥落。
2. 有些导丝是专门制造以增加其“可扭控性”，即将体外导丝的转动传送至位于患者体内的导丝头端的能力。这些导丝可被“操纵”引导至体内所需要到达的位置。
3. 大多数导丝由钢构成，但其他材料如镍钛合金可以用来加强其抗扭曲的能力。铂和金可以加入导丝头端以提供更好的透视下可见性。
4. 有些导丝表面有涂层使其更加润滑。这些涂层大部分是亲水性的，只有当它们湿润时才起作用。
5. 头端柔软的标准导丝通常用于常规经皮导管引入。头端的柔软性使导丝可以弯曲并避免损伤血管。但有一点需要警惕的是，即使一个柔软性非常好的导丝当它第一次从导管头端伸出时可能变得“锋利”。
6. 交换导丝非常长且保证在靶位置和体外尾端之间有足够的长度，以便引入新导管而不失去导丝体内的位置。表 74.2 介绍了几种常用的导丝。

导丝的基本操作

大多数导丝不耐用且是非常昂贵的器材。根据设计和构成材料的不同，导丝的价格在 10 美元至数百美元不等。应当小心使用以尽可能延长导丝的寿命。导丝在每次进入人体后需要用盐水纱布或无绒垫擦拭。集结于导丝上的血凝块、纤维蛋白或干缩的对比剂能使其废用或损坏，导致其粘在导管里或形成栓子。导丝应当松散的盘绕在盛有盐水的碗里。盐水可以肝素化（5000U/L）以预防血栓形成。

表 74.2 常用导丝

导丝	直径（*0.001 英寸）	最大长度（cm）	头端半径（mm）	头端柔软段	
				长度（cm）	图注
标准的固定内芯					
J 形导丝	18、21、25、28、32、35、38	50、80、100、125、145	1.5、3、7.5、15	5、6、8、10	用于 Seldinger 技术引入导管
直导丝	18、21、25、28、32、35、38	50、80、100、125、145	—	3	
头端柔软的导丝					
逐渐变细的内芯（Newton）	35、38	124、145	3~15	LT=10cm	方便安全地通过迂曲或狭窄的血管
J 形导丝				LLT=15cm LLLT=20cm	
直导丝	32、35、38	125、145			
Bentson[a,b]	32、35、38	145	直的	15（逐渐变细），远端 1cm 非常柔软	通过迂曲的髂血管
Amplatz	35	145	6	15	头端非常柔软

续表

导丝	直径（*0.001 英寸）	最大长度（cm）	头端半径（mm）	头端柔软段	
				长度（cm）	图注
可移动内芯	32、35、38	125、145	1.5~15.0 和直的	可变的（5cm）	内芯可移动 5cm；用于迂曲或狭窄的血管
交换导丝					
标准	35、38	260	直的	3	超长用于交换导管
重型标准	35、38	145	直的	3	大直径内芯用于加硬
Rosen[c]	35、38	145、260	1.5 和直的	2	为导管推进提供良好支撑 Moses 导丝和 0.038 英寸 Rosen 相似
Lunderquist 交换（“coathanger”）[d]	35、38	120	直的	8	实心的不锈钢轴用来支撑导管不用于血管内
Amplatz 超硬[e]	35、38	145、260	直的	7	大内芯加硬 平稳渐变至柔软头端

续表

导丝	直径（*0.001 英寸）	最大长度（cm）	头端半径（mm）	头端柔软段	
				长度（cm）	图注
可扭控的导丝					
Ring	35	145	A= 直的 B= 轻微弯曲 C= 中度弯曲	—	标准导丝每 5cm 焊接而成，可提高扭控性
Lunderquist-Ring	38	125	头端可塑形		不用于血管内
高扭矩可控（Wholley[f]/Amplatz）	35、38	150	直的，软的，mod-J（90°）	—	1∶1 转矩控制，可塑形的末端
亲水涂层的超滑导丝[e]	18、25、35、38	150、180	直的，成角的	3	有弹性的合金内芯带有亲水涂层，有常规的和硬的轴，直的、成角的和可变的逐渐变细的末端
V18[e]	18	200、300	可塑形的末端		
微导丝（多家生产商）	10、14、16、18	150、180、200、300	直的、弯曲的、成角的		可塑形的，亲水的末端，硬轴

续表

导丝	直径（*0.001 英寸）	最大长度（cm）	头端半径（mm）	头端柔软段	
				长度（cm）	图注
冠脉可控导丝[c]	14、16、18	175、300（交换）	直的（可塑形）和 J 形头端	可变的	聚四氟乙烯涂层的实心轴和柔软的铂金头端 需要扭控器手柄来扭转 也有非常柔软的导丝及软 J 形导丝
高扭矩柔软导丝	14、18	175、300（交换）	直的、可塑形的	可变（可塑形的）	可扭控的硬轴和极柔软的头端；需要扭控器
头端逐渐变细的导丝					
TAD[f]	头端由 35 下降至 18	145、200	可塑形的	2cm（软头），10~15cm（逐渐变细）	直径逐渐变细；尤其适于穿过狭窄，头端最大限度地减少了远端血管的损伤；较大直径的轴为球囊导管的推送提供良好支撑
带铂金导丝[e]	18 25	150 180	可塑形的	短的（ST）和长的（LT）	头端柔软段较短，不需过于深入血管内

续表

导丝	直径（*0.001 英寸）	最大长度（cm）	头端半径（mm）	头端柔软段	
				长度（cm）	图注
专用导丝					
头端可偏转导丝[a]	25、28、38、45	65、80、100	偏转半径：5、10	导丝需要一直保留在导管内	头端可偏转以便于选择性导管
硬度可变导丝[a]	35	145	直的	柔软的	偏转手柄用于加硬导丝主体以便于推送导管
高扭矩 J 形导丝[g]	35	45（带近端手柄） 100（不带手柄）	3、5、10	15	经腰主动脉造影术（带有手柄的导丝不能用于交换）
端孔可注射导丝					
Sos 导丝[c]	35、38	145	直的	—	可移动加硬内导丝
Cragg FX 导丝[e]	38（内径 0.027 英寸）	145	直的	12cm	（0.014~0.018 英寸）用于选择插管及外导丝的推送
Curry 血管内可回收套件[a]	21 弹簧导丝	300	—	全长	用于异物取出
Amplatz	环的直径				

续表

导丝	直径（*0.001 英寸）	最大长度（cm）	头端半径（mm）	头端柔软段	
				长度（cm）	图注
鹅颈	5~10mm（4Fr）	120	—	—	圈套导丝由抗扭结的镍钛合金制成；同轴使用
Snares[h]	15~35mm（6Fr）	120			
Ensnare[i]	2~8mm（3Fr）	175			
	2~20mm（6Fr）	120			
	18~45mm（7Fr）	120			

注：[a] Cook, Inc., Bloomington, IN.

[b] AngioDynamics, Inc., Queensbury, NY.

[c] USCI Bard Radiology, Billerica, MA.

[d] Meadox/Surgimed, Oakland, NJ.

[e] Boston Scientific/Medi-Tech, Natick, MA.

[f] Advanced Cardiovascular System, Temecula, CA.

[g] Argon Medical Corp., Athens, TX.

[h] ev3 Endovascular, Plymouth, MN.

[i] Angiotech, Gainsville, FL.

1 英寸 =2.54 cm

血管造影导管

导管被设计成可安全、有效地进行血管插管。有效性插管是由导管的形状及其“可扭控性”决定的，而保持导管形状、可扭控性和安全承受注射压力的能力反过来是由制作导管的材料性能决定的(表 74.3)。常用的导管列举在表 74.4 和表 74.5。大小尺寸换算见表 74.6。

表 74.3 导管的材料特性

导管	材料特性
聚氨基甲酸乙酯(PU)	头端柔软，无编织；主体由不锈钢编织；扭控性好，但壁较厚，内径较小；有非编织型导管导管表面和组织之间以及导管和导丝之间的摩擦系数最大
聚乙烯(PE)	常用的塑料制品，柔软、有弹性但比非编织型导管硬(即抗扭刚度较好)，因此扭力较好；摩擦系数远小于 PU；非编织型易于成角
聚丙烯	弹性记忆好：体温状态下不太可能变形；摩擦系数比 PU 小
聚四氟乙烯	硬，弹性记忆好，摩擦系数最小；材料强度允许生产薄壁(内腔大，外径小)的导管；弯曲太猛易扭结
尼龙	与 PU 联合用于制造高流量 4~5Fr 导管
血管成形球囊导管	**球囊材料特性**
辐射过的聚乙烯	承受高压时无拉伸
聚氨基甲酸乙酯(PU)	反复扩张尺寸改变；容易破裂
聚氯乙烯(PVC)	易于拉伸，扩张力低但弯曲性好

表 74.4 常用导管[a]

应用	导管	大小（Fr）	制造商
主动脉造影	猪尾型	4~6	多家
腔静脉造影	Omni Flush		AngioDynamics, Inc., Queensbury, NY
肺动脉造影	带转向导丝的猪尾型	6~8	多家
	Grollman（标准或改良的）		多家
髂血管和顺行性股血管造影	直头侧孔（冲洗）或端孔	4~5	多家
选择性肝静脉或肾静脉插管	多功能（弯头）	4~6	多家
选择性内脏动脉插管	选择性 Omni 0~3	4~5	AngioDynamics, Inc., Queensbury, NY
	眼镜蛇形 C1~C3		多家
	Simmons S1~S4		多家
	Rosch 内脏（肠系膜下动脉）	4~6	多家
	LGA（胃左动脉）		多家
大血管的选择性插管	Simmons S1~S4		多家
	猎人头		多家
	Berenstein		多家

续表

应用	导管	大小(Fr)	制造商
小的和(或)扭曲的血管	微导管系统	1.5~3	多家
	亲水涂层导管:Glidecath Cobra Simmons	4~5	Terumo/Boston Scientific, Natick, MA
	Angled		Terumo/Boston Scientific, Natick, MA
冠状动脉造影	Judkins 左右冠脉导管:		多家
	JL4(臂 4cm)		
	JL4(臂 5cm)		
	JR4 和 JR5		
Amplatz 左右冠脉导管	AL2、AL3		多家
	AR1、AR2		

注:[a] 无论怎样总是要查阅包装说明书并向制造商咨询可用的导管尺寸(匹配的导丝)、长度及可能的流率

表 74.5 常用的灌注导管[a]

	大小	图注	生产商
脉冲喷射灌注系统	4 或 5Fr, 90cm 或 135cm 长, 灌注长度 10cm 或 20cm, 用于脉冲喷射的 0.035 英寸末端封闭导丝	可接受同轴 0.035 英寸灌注导丝以延长灌注形式	AngioDynamics, Inc., Queensbury, NY
Mewissen 灌注导管	5Fr, 长 35、65 或 100cm, 灌注长度 5、10 或 15cm	可用 Katzen 导丝	Boston Scientific/Medi-Tech, Natick, MA.
Katzen 灌注导丝	0.035 英寸 OD, 145cm 长可移动接头, 带侧孔的 3、6、9 或 12cm 灌注长度	聚四氟乙烯涂层	Boston Scientific/Medi-Tech, Natick, MA.
多侧孔灌注导管	5Fr, 65cm 或 100cm 长, 0.035 或 0.038 英寸 GW, 灌注长度 4、7、11 或 15cm		Cook, Inc., Bloomington, IN.
McNamara 同轴导管灌注套件	5.5Fr 外导管, 3Fr 多侧孔同轴内导管; 可用于脉冲喷射	优点: 灌注长度可以调整以与血栓长度匹配, 而不需要导管交换	Cook, Inc., Bloomington, IN.
Microsoft Stream	远端标记的 3Fr 小血管导管		Boston Scientific/Target Therapeutics, Natick, MA.

续表

	大小	图注	生产商
缓慢灌注(仅有端孔)	3Fr 端孔缓慢灌注导管,长 80cm、100、120、135 或 150cm	可用于微栓塞	Boston Scientific/Medi-Tech, Natick, MA.
T3:聚四氟乙烯			Cook, Inc., Bloomington, IN.
缓慢灌注 Sos 导丝	0.035 或 0.038 英寸 OD,端孔聚四氟乙烯导管;用于同轴引导的 0.018 或 0.021 英寸内导丝		USCI Bard, Billerica, MA
Cragg 可交换导丝	0.038 英寸 OD(匹配 0.025 英寸内导丝),长 145cm 或 170cm 的可移动接头	聚四氟乙烯涂层,远端柔软段长 12cm Cragg Fx(固定接头)也用于微栓塞	Boston Scientific/Medi-Tech, Natick, MA.
Fast Tracker	3Fr 端孔导管,远端有清楚的不透射线的标记	这些小导管被设计成易于插入扭曲的小动脉;特别适用于微栓塞。	Boston Scientific/Target Therapeutics, Natick, MA
Hieshima 微导管	3Fr 到远端逐渐变细为 2Fr(或 2.3Fr)。头端长 5、10 或 15cm。全长 40、60、100 或 150cm	需要 0.016 或 0.018 英寸的导丝	Microvena, White Bear Lake, MN

注:[a] 查阅包装说明书并向制造商咨询可用的导管尺寸(匹配的导丝)、长度及可能的流率

缩写:OD,外径;GW,导丝

1 英寸 =2.54cm

表 74.6　尺寸大小换算

G	英寸	毫米	F
27	0.016		
26	0.018		
25	0.020		
23	0.025		
21	0.032		
20	0.035		
	0.038	1	3
19	0.042		
18	0.049		
	0.053	1.35	4
	0.066	1.67	5
	0.079	2.0	6
	0.092	2.3	7
	0.105	2.7	8
	0.118	3.0	9
	0.131	3.3	10
	0.144	3.7	11
	0.158	4.0	12
	0.184	4.7	14
	0.210	5.3	16
	0.236	6.0	18
	0.263	6.7	20
	0.288	7.3	22
	0.315	8.0	24

流率和爆破压的测定

1. 流率的计算

$$Q=\Delta P(\pi r^4)/8\mu(L)$$

ΔP= 导管两端的压差，r= 半径，L= 导管长，μ= 未稀释的对比剂黏度。流率随内径的 4 次方变化而变化并与导管的长度成反比。

2. 导管爆破压的计算

$$P=T(t/r)$$

T= 导管材料的抗张强度，t= 壁厚，r= 内径。壁越厚、内径越小，导管爆破压越大。

导管和导丝的技术因素

1. 没有与导管外径大小相符合的标准颜色编码。

2. 注意导管的薄弱点(侧孔等)。导管经常在接头处爆裂,该处是压力限度首先被突破的地方。但导管在患者体内可因其他原因导致扭曲或受压而爆裂。
3. 注意导管、鞘、导丝之间的不匹配
   a. 同样尺寸大小的导管可容纳不同大小的导丝。仔细阅读由制造商提供的每个特定导管说明书的详细内容。
   b. 推荐的生产容许范围:直径 ±0.3Fr,长度 ±5%。
   c. 同一制造商生产的产品之间可能存在尺寸上的差异。
   d. 不匹配可能延长手术时间,增加患者风险。
4. 注意连接处是否存在漏或分离,或两者并存。
5. 有些导管是射线能透过的(因为大小、材料或者生产过程不允许浸渍硫酸钡)。
6. 一般情况下,导管不肝素化。通过提高导管表面的光滑程度可将导管的血栓源性降至最低程度。导管表面的光滑程度取决于导管材料(包括添加剂)和生产过程。血栓形成的重要因素是导管外径相对于血管内径的大小和导管留置时间。导管的阻塞几乎都是由血管内血栓导致的。
7. 理想情况下,导丝在体内不应超过 3 分钟。导丝在不用时应当擦洗干净并保存在肝素水(5000U/L)中。导管应当在移除导丝后进行双重冲洗,在动脉内应每 3 分钟冲洗一次(如果需要的话在移除时再次冲洗)。

双重冲洗:

   a. 用一个注射器经导管抽出血液和血栓,并把注射器放在安全的地方。
   b. 用另一个有新鲜肝素水的注射器抽出少量回血后向前快推以冲洗导管。
   c. 在向前冲洗导管时关闭开关。

8. 聚四氟乙烯涂层的导丝表面较光滑,可减少摩擦和血栓形成。
9. 感染的可能性随导管留置在体内的时间延长而增加。

动脉穿刺部位的闭合装置(见第 10 章)

目前有几种 FDA 批准的动脉穿刺部位的闭合器。这些闭合器被用来封堵使用标准的 4Fr 至 8Fr 鞘之后的逆行性股动脉穿刺点。这些闭合器通过在靠近动脉穿刺点的部位放置一个胶原蛋白塞子(Angioseal, St.Jude Medical, Minnetonka, MN; Vasoseal, Datascope, Corp., Montvale, NJ),或缝合动脉穿刺点(Perclose, Abbott, Abbott Park, IL),或用一个镍钛合金夹闭合血管外膜(Starclose, Abbott, Abbott Park, IL),或用凝血酶胶原浆填充穿刺针道(Vascular Solutions Duett, Inc., Minneapolis, MN)的方法来发挥作用。Boomerang 闭合器(Cardiva Medical, Mountain View, CA)是人工压迫止血的辅助手段(表 74.7)[1-4]。

表 74.7 经皮动脉闭合器

装置	生产商	地址	最大鞘的尺寸（Fr）	技术成功率（%）	并发症[a]（%）		止血方法
					主要	次要	
Vasoseal VHD	Datascope, Corp.	Montvale, NJ	8	88~100	5.30	8	胶原蛋白系统
Vasoseal ES			8	无确切数据			
Angioseal 6Fr	St. Jude Medical	Minnetonka, MN	6	91~100	1.30	5.90	胶原蛋白填充系统
Angioseal 8Fr			8				
The Closer	Perclose, Inc.	Redwood City, CA	6	90~100	4	5.30	缝合封堵装置
Prostar XL 8			8				
Prostar XL 10			10				
Vascular Solutions Duett	Vascular Solutions, Inc	Minneapolis, MN	9	98~100	2.50	2.10	胶原蛋白凝血酶系统

注：[a] **主要并发症**：需要清除的血肿、假性动脉瘤、血管破裂、感染；**次要并发症**：血肿、延长压迫

1. 所有的闭合器显著减少了穿刺点压迫和制动的时间，尤其是抗凝治疗的患者。
2. 理想情况下，这些闭合器仅适用于单壁穿刺技术，因为这些闭合器仅封闭血管的前壁。
3. 所有的闭合器绝对禁用于感染的腹股沟区。
4. 每一种闭合器均有各自专门的考量及置入方法，这超出了本书的范围。更多详细信息参考包装说明书。

非血管导管及支架

各种材料和设计的导管及支架已上市销售，用于非血管（如胆管、泌尿道、胃肠道）或作为（喂养）通道、引流、支撑之目的。部分常用的导管和支架如下：

胆汁内外引流导管

1. Ring 胆管引流导管（Cook, Inc., Bloomington, IN）：最初的（现在几乎不用）胆汁引流导管是由不透明、略硬的聚乙烯制成。规格为 8.3Fr、50cm 长，有 32 个侧孔。
2. 胆汁引流导管（多家生产商）：由聚乙烯或 Ultrathane（Cook, Inc.）制成；规格有 8.5、10.2 和 14Fr，长 30~40cm，可锁定成袢的环形头端带有多个侧孔。

胆汁外引流导管

1. 可锁定成袢导管（多家生产商）：6~14Fr，25~35cm 长，可锁定成袢的环形头端带有多个侧孔。
2. Amplatz 锚定套件（Boston Scientific/Medi-Tech [BSMT], Natick, MA）：8、10、12 和 14Fr，30cm 长 Percuflex（BSMT）导管，带小、双翼样可锁定 Malecot 型头端。
3. Hawkins 可折叠引流导管套件（Cook, Inc.，定做）：6.5Fr、20cm 长不透明聚四氟乙烯导管一个，带有一根细线能使导管头端形成小手风琴形态。

胆汁内引流支架（内置管）

1. Miller 双蘑菇形胆管支架（Cook, Inc.）：10、12 或 14Fr，2.5、5 或 7.5cm 长不透射线的聚乙烯支架。支架两端（近端和远端）呈蘑菇形（Malecot 型），有助于固定位置。此套装包括一个可撕脱鞘和一个定位器。
2. Carey-Coons 软胆管支架内置管（BSMT）：12 和 14Fr，20cm 长 Percuflex 支架，设计成跨壶腹部放置。支架远端 5cm 可弯曲，以置入十二指肠。通过一根线与支架相连的纽扣可被置入皮下，以防止远端移位（可选用）。

3. 金属胆管内置管（多家生产商）：有多种设计的 FDA 批准的金属胆管内置管。这些支架有两种基本类型：自膨式和非自膨式（球囊扩张式）。它们由多种金属材料制成，尺寸大小范围广。

经皮胆囊造瘘导管

可锁定成袢导管（多家生产商）：6~14Fr，25~35cm 长，可锁定成袢的环形头端带有多个侧孔。

肾造瘘导管

最常用的从肾盂尿液外引流导管远端有许多侧孔，且远端成猪尾巴形，以起到内固定作用。这种简单、通用的设计也可以用于其他类型的引流。通常较少使用的设计是头端起固定作用的 Malecot 形（蘑菇形）。

1. 可锁定成袢导管（多家生产商）：6~14Fr，25~35cm 长，可锁定成袢的环形头端带有多个侧孔。
2. 蘑菇形肾造瘘导管（BSMT）：14、16、20 或 24Fr，35cm 长的 Percuflex 导管。多翼的蘑菇形设计可起到固定导管的作用，并可获得最大的引流空间。

肾输尿管造瘘支架

除了置入膀胱的呈猪尾状的远端外，支架还有一个能在肾盂内成环形的近端。这些导管用于从肾盂到膀胱的内引流。猪尾巴之间的长度有多种（22、24、26 和 28cm）。

1. Mac-Loc Ultrathane Cope 肾输尿管造瘘支架（Cook，Inc.）：A 型（转流）、B 型（引流），8.5 和 10.2Fr。
2. 肾输尿管支架套件（BSMT）8 和 10Fr。
3. 输尿管内支架：Ultrathane（Cook，Inc.）（Amplatz 输尿管支架）或 Percuflex 制作的双猪尾巴支架比硅胶制作的较软支架更容易推进。可用的长度（猪尾巴之间）有 20、22、24、26 和 28cm。
4. Ultrathane Amplatz 输尿管支架（Cook，Inc.）：8.5 和 10.2Fr。
5. Medi-Tech 输尿管支架套件（BSMT）：8 和 10Fr。
6. TempTip（BSMT）：这种由一旦置入体内就能降解的材料制成的暂时性的头端见于引流导管、输尿管内支架和肾输尿管支架。TempTip 逐渐变细到一个标准导丝（0.038 英寸）的直径，便于导管或支架的植入，但是，当它降解时会产生一个远端大开口（导管主体的内径）。

胃造瘘管

除了市售的经皮置入的特殊产品外，Foley 导管或大尺寸环形肾造瘘导管也可以用于喂养和（或）负压引流。

胃造瘘、胃空肠造瘘和空肠造瘘导管

1. 可锁定成袢导管（多家生产商）：6~14Fr，25~35cm 长，可锁定成袢的环形头端带有多个侧孔。
2. Pull 式胃造瘘管（多家生产商）：15~28Fr。通常由内镜专家放置的胃造瘘管同样可以用作 Pull 式胃造瘘管。这些造瘘管能通过一个共轴导管系统转变成空肠营养用。
3. Dawson-Mueller 引流导管（Cook，Inc.）：一个 30 或 53cm 长的 14Fr 单腔 Ultrathane 导管。撕脱式扩张鞘可供经胃空肠喂养管置入用。胃部不留吸引用的小口。
4. Carey-Alzate-Coons 胃空肠造瘘套件（Cook，Inc.）：带有摩擦锁定蘑菇形头端的 80cm 长、16.5Fr 不透射线的聚氨基甲酸乙酯导管，带或不带双腔。
5. MIC 胃肠管（Medical Innovations Co.，Milpitas，CA）：可达胃和空肠的双腔设计。成人用 16~30Fr、28ml 固定球囊；小儿用 16 或 18Fr、5ml 固定球囊。
6. MIC 空肠造瘘管（medical innovations）：14~24Fr（偶数规格）带 28ml 球囊，用于外科置入或置换外科放置的空肠管。

脓肿引流管

专门设计的引流导管适用于脓肿或液体的引流。此外，还有直的、J 形、猪尾巴、蘑菇形或手风琴样的头端可供选用。

1. 可锁定成袢导管（多家生产商）6~14Fr，长 25~35cm，可锁定成袢的环形头端带有多个侧孔，可安装在套管针上。
2. Ring-McLean 引流套件（Cook，Inc.）：固定在套管针上的 30cm 长的 14Fr Ultrathane 或 30cm 长的 12、16 和 24Fr 聚氯乙烯导管。
3. vanSonnenberg 引流导管（BSCI Medi-Tech）：12、14 或 16Fr，30 或 35cm 长，头端呈 J 形或猪尾巴形的 Percuflex 导管。
4. vanSonnenberg 胸部引流套件（BSCI Medi-Tech）：固定在套管针上带有 TempTip 和猪尾锁定的 12Fr Percuflex 导管。

（张庆桥 译 徐浩 校）

参考文献

1. Gonze MD. Complications associated with percutaneous closure devices. *Am J Surg*. 1999;178:209–211.
2. Schickes SI. Achieving femoral artery hemostasis after cardiac catheterization: a comparison of methods. *Am J Crit Care*. 1999;8:406–409.
3. Silber S, Tofte AJ, Kjellevand TO et al. Final report of the European multi-center registry using the Duett vascular sealing device. *Herz*. 1999;24:620–623.
4. Silber S. [10 years of arterial closure devices: a critical analysis of their use after PTCA]. *Z Kardiol*. 2000;89:383–389.

选择阅读

For Practical Technical Hints

Gerlock AJ, Mirfakhraee M. *Essentials of Diagnostic and Interventional Techniques*. Philadelphia: WB Saunders, 1985.

Johnsrude IS, Jackson DC, Dunnick NR. *A Practical Approach to Angiography*. 2nd ed. Boston: Little, Brown and Company, 1987.

Kadir S. *Diagnostic Angiography*. Philadelphia: WB Saunders, 1986.

Kadir S. *Current Practice of Interventional Radiology*. Philadelphia: BC Decker, 1991.

Ring EJ, McClean GK. *Interventional Radiology*. Boston: Little, Brown and Company, 1981.

For Clinical Information on Angiography and Interventional Radiology

Athanasoulis CA, Greene RE, Pfister RC et al. *Interventional Radiology*. Philadelphia: WB Saunders, 1982.

Baum S, ed. *Abrams' Angiography: Vascular and Interventional Radiology*. 4th ed. Philadelphia: Lippincott Williams & Wilkins, 1998.

Castaneda-Zuniga W. *Interventional Radiology*. 3rd ed. Baltimore: Williams & Wilkins, 1996.

Kadir S. *Diagnostic Angiography*. Philadelphia: WB Saunders, 1986.

Kadir S. *Current Practice of Interventional Radiology*. Philadelphia: BC Decker, 1991.

Kadir S. *Atlas of Normal and Variant Anatomy*. Philadelphia: WB Saunders, 1994.

Kaufman, J., Lee, M. *Vascular and Interventional Radiology: The Requisites*. Philadelphia: Elsevier-Mosby, 2004.

Laberge JM. *Interventional Radiology* [CD-ROM]. Philadelphia: Lippincott Williams & Wilkins, 2000.

Reuter SR, Redman HC, Cho KJ. *Gastrointestinal Angiography*. 4th ed. Philadelphia: WB Saunders, 1986.

Ring EJ, McClean GK. *Interventional Radiology*. Boston: Little, Brown and Company, 1981.

栓塞材料

引言

治疗性栓塞术的定义为向血管腔内有意引入阻塞性材料以减

少或阻断血流。影响栓塞剂选择的最重要因素之一是所期望达到的栓塞持续时间；因此，通常将栓塞剂分为临时性和永久性栓塞剂（表 75.1）。例如，创伤性损伤常使用临时性栓塞剂，因为原本正常的血管愈合后可恢复正常的血流。相反地，动静脉瘘或肿瘤的患者需要永久性血管栓塞。影响栓塞剂选择的另一个因素是所需要阻塞的血管水平。栓塞剂可用于毛细血管或小动脉水平的阻塞，或用于更近端血管水平的阻塞。最后，介入治疗医师应当熟悉每一种栓塞剂的主要特点，包括栓塞剂的大小、不透 X 线性、材料成分、栓塞机制和生物学行为。

表 75.1 栓塞剂的分类

1. 临时性

   颗粒

   （1）明胶海绵

   （2）艾微停（Avitene）

   （3）自体血凝块

2. 永久性

   a. 机械性

   （1）弹簧圈

   （2）血管塞

   （3）可脱落球囊

   b. 颗粒

   （1）聚乙烯醇

   （2）栓塞性微球

   （3）药物洗脱颗粒

   c. 液体

   （1）胶

   （2）Onyx

   （3）乙醇

   （4）氨基乙醇

   （5）硬化剂

适应证[1,2]

1. 对健康有潜在不利影响的血管异常的栓塞（先天性或获得性动脉瘤、假性动脉瘤、血管畸形等）。
2. 急性或复发性出血。
3. 以姑息或减少术中失血为目的的良、恶性肿瘤的血供阻断。
4. 对健康有不利影响的非肿瘤性组织的消融（如脾功能亢进、精索静脉曲张等）。
5. 为保护正常组织（如肝动脉化学性或放射性栓塞术中胃、十二指肠动脉和胃右动脉的栓塞）或为便于后续治疗（如外科切除前为诱导左叶肥大而施行的门静脉右支栓塞）为目的的血流再分布。
6. 内漏的治疗。
7. 药物或其他药剂靶向输送的载体（如化疗、β 辐射球）。

机械性栓塞剂

弹簧圈[1,3]

弹簧圈由不锈钢或铂金制成且有不同的规格。与弹簧圈长轴成直角放置的涤纶纤维或被覆的水凝胶可增加其表面积，因此提高了血栓形成的速度和持久性[4]。弹簧圈依靠机械性阻塞、血小板活化以及患者自身的凝血级联反应来彻底地栓塞血管。因此，血小板减少症和凝血功能障碍情况下，栓塞的疗效就会大打折扣。需要注意的是，所有的弹簧圈均为永久性栓塞剂，应当在期望永久性栓塞时使用。当较大的非末梢血管被弹簧圈栓塞时，尽管与栓塞前相比存在低压状态，但是侧支动脉可相对较快地形成且远端的血管床仍得以灌注。

为防止非靶器官的栓塞，弹簧圈的稳定性是至关重要的。以下方法有助于实现弹簧圈的稳定性：

1. 使用引导导管。
2. 为使弹簧圈移位的危险性降至最小，选择大于血管直径一定程度的弹簧圈是关键。然而，应当权衡弹簧圈过大不能完全成圈及弹簧圈被拉长对止血造成的负面影响。动脉栓塞建议弹簧圈的直径大于血管直径的比率约为 15%[1]；静脉栓塞需要更大一点的比率。对于 Azur 外周水凝胶弹簧圈（Terumo Interventional Systems，新泽西州萨默塞特），不需要过大的尺寸。
3. 可脱落弹簧圈的设计使其在脱落前可测试稳定性，在高危状态下可作为首选。这种弹簧圈可通过电解分离、机械性或可降解聚合物释放。
    a. 高流量动静脉畸形（AVM）或动静脉瘘可使用可脱落弹簧圈和双微导管技术进行栓塞[5]。在靶血管期望栓塞的水平置入第一个微导管后，送入一个弹簧圈而不释放，使其起到滤器的作用，用于防止经第二个微导管在其近端置入的更多弹簧圈的移位。在治疗结束时，这枚远端弹簧圈可以释放或被回收。

4. 弹簧圈锚定装置[6]：多种装置可用于实现高流量或高柔顺性大血管内弹簧圈的稳定释放，包括特制的商业装置和现有设计的改进（如弹簧圈笼[7]）。弹簧圈锚定装置尤其适用于大的肺动静脉瘘和体肺侧支的栓塞。
   a. Amplatz Spider（Cook 公司，Bloomington，印地安那州）为不锈钢、自膨式金属装置，可通过引导导管或导管鞘置入。该装置可阻止弹簧圈的移动并可快速阻塞血管。一种改进型使得 Spider 装置在送入导管前可旋拧至导丝上，能被回收或重新定位以确保准确置入。
   b. 可回收弹簧圈锚定器对置入位置不满意的装置可进行回收或重新调整位置，从而增加了手术安全性。该器械还可通过提高栓塞材料的密度而提高栓塞效果，且不损害互相嵌套的弹簧圈的自我固定能力。

血管塞[9-11]

血管塞是在三维盘状几何体内用镍钛合金网制成的永久性栓塞器械。Amplatzer Plug 产品系列（AGA 医疗公司，金峡谷，明尼苏达州）包括四种器械。器械Ⅰ和Ⅱ在美国上市；新一代产品（Ⅲ和Ⅳ）在美国之外上市。该器械有铂金带做成的标记，通过微螺丝连接在输送导丝上，必须通过引导导管或鞘（5~9Fr）进行释放。输送系统的最大长度：血管塞Ⅰ和Ⅱ为 100cm，血管塞Ⅲ为 120cm。Amplatzer Plug Ⅳ的规格包括 4~8mm，可通过 0.038 英寸（1 英寸 =2.54cm）的导丝进行释放。导丝兼容性诊断导管不超过 125cm。制造商建议血管塞应当比靶血管的直径大 30%~50%。这种器械通过逆时针旋转拧开锁扣的方式释放，因此可进行精确定位和再定位。

总的来说，当较大的血管或分支需要进一步栓塞，或当需要先置入一个血管塞以作为后来辅助栓塞（如用弹簧圈）的载体时，由于紧凑的设计、相对较大的表面积和致密的镍钛合金网状结构，应当考虑使用这种血管塞。血管塞尤其适用于主髂动脉支架移植物释放前髂内动脉的栓塞、内脏动脉瘤、升主动脉假性动脉瘤的隔绝及活动性出血的栓塞。

球囊

几年前，可脱落球囊已在美国上市，但因为球囊难以准确放置及制造问题而被召回。可脱落球囊的使用已被可脱落弹簧圈替代，这种弹簧圈在首次释放不正确的情况下可重新更换另一种型号。

颗粒栓塞剂[12]

除特定出血状况的治疗外，颗粒栓塞剂通常用于肿瘤和肿瘤相关症状的栓塞。一般而言，颗粒栓塞剂从靶器官供血动脉的选定位置注入，随后顺血流进入被治疗的病变部位。栓塞颗粒在可用的尺寸范围、均匀性（相比于标识尺寸的颗粒大小分布）、聚集性[尤其是非球形聚乙烯醇（PVA）]和可压缩性（理论上压缩性更大的颗粒会导致更末梢的栓塞）方面不同。颗粒栓塞剂往往被分为可吸收或不可吸收两种类型。

明胶海绵[13]

明胶海绵（Upjohn公司，卡拉马祖，密歇根州）是由纯化的皮肤明胶制备的一种非水溶性止血剂，是第一个应用于人体的栓塞颗粒。明胶海绵通过加速血栓形成并给血栓提供结构支撑来诱导止血。明胶海绵的使用主要是考虑其暂时性效果；主要用于止血或病变外科切除前阻断血供。明胶海绵通常可被完全吸收（依赖于使用的量、与血液的饱和度及所应用的部位），且组织反应轻。当作为栓塞剂使用时，血管通常在数周内再通。

依据栓塞适应证的不同，明胶海绵可有多种使用方法。通过紧紧滚动明胶海绵小条可将其做成“鱼雷”样式，然后通过放置于欲栓塞水平或稍近端的导管注入。“鱼雷”样式的明胶海绵亦应用于穿刺针或导管通道的栓塞。作为另一种使用方法，明胶海绵悬液可用于选择性要求不高的栓塞。将明胶海绵条切碎并装入一个注射器内，通过三通开关与另一个充满对比剂的注射器相连，在这两个注射器之间来回抽吸明胶海绵碎片，可制成颗粒较小的明胶海绵悬液。明胶海绵粉末不再市售。

Avitene（艾微停）

Avitene（Davol股份有限公司，克兰斯顿，罗德岛州）是以粉末形式提供的微纤维胶原蛋白制剂。用Avitene栓塞动脉，2周可中度再通，2个月可完全再通。因可通过微导管输送，Avitene是一种有用的肿瘤坏死和器官消融（101）栓塞剂。

聚乙烯醇[12,14]

聚乙烯醇（PVA）历来被用于水泥、包装材料、防水胶粘剂、化妆品和家用海绵。最初的PVA栓塞颗粒（Cook公司，Bloomington，印地安那州；波士顿科技公司，内蒂克，马萨诸塞州）仍在使用。PVA是从块状或片状材料刨削下来的不规则形碎屑，可用尺寸范围50~1200μm。PVA

也有微球形式供应(Contour SE 公司,内蒂克,马萨诸塞州)。除可激活凝血酶和诱导成纤维细胞长入之外,PVA 颗粒还可产生机械性血管栓塞作用,这可导致相对持久的栓塞。尽管 PVA 作为栓塞剂的性能已得到公认,但还应当明确的是 PVA 颗粒的栓塞并不总是永久的。已提出的再通机制包括机化血栓内血管增生所致的血管新生和毛细血管再生,以及炎症消退后被栓塞血管腔内 PVA 团块之间血栓的吸收。

PVA 颗粒呈干燥状态或分布于溶液中。若要使用,必须与对比剂和生理盐水混合。PVA 颗粒易于聚集,导致比单个颗粒直径更大的血管被栓塞。因此,PVA 颗粒可用于从小动脉到较大动脉的血管栓塞。将所使用的颗粒稀释到一定程度,可控制栓塞的水平。将聚集倾向降至最小,或至少更可预见最小化的方法有如下几种:

1. 在用于混合的小瓶里
   a. 作者通常在含 40% 对比剂的溶液里混合这种颗粒。应当搅拌混合物使溶液中的颗粒悬浮,以防止凝絮。
   b. 为防止栓塞剂堵塞导管或可能导致近端栓塞的栓塞剂聚集现象,使用高度稀释的颗粒是至关重要的。作者通常在 40ml 对比剂和生理盐水的溶液中稀释 PVA 颗粒。在第一个(含 PVA 溶液的)注射器用完后,我们通常再向盆中增加 10ml 溶液以维持或增加稀释度。偶尔,这个过程会持续到最终将 1ml 的 PVA 颗粒稀释成每瓶 70~80ml 的溶液。
2. 在即将进行注射的注射器里
   a. 10ml 或 20ml 的注射器用来从小瓶中抽吸与对比剂和生理盐水混合后的颗粒,并作为混合液的储存器。将该注射器连接至三通开关的中间接头,与连接至三通开关末端接头的 3ml 或 5ml 注射器之间来回抽吸以混匀 PVA 颗粒。
   b. 另一种方法是使用无“鲁尔”锁紧套口的 3ml 注射器。从储存混合液的注射器中抽出溶液后,在缓慢注射颗粒的过程中连续旋转该注射器以防止沉淀和堵塞。

球形栓塞剂(“微球”)[12,15]

与传统的 PVA 相比,球形栓塞剂的主要优点是易于注射、较少堵塞导管、在更可预见的水平进行栓塞。已开发出几种球形栓塞剂,Embosphere 微球(Embosphere 医疗公司,罗克兰,马萨诸塞州)是第一个在患者中使用的球形栓塞剂,具有生物相容性、亲水性、不可吸收性,为精确校准的三丙烯明胶颗粒。FDA 批准 Embosphere 微球可用于富血供肿瘤和子宫肌瘤的栓塞。目前,有五种球形栓塞剂可供使用,包括 Embosphere、Contour SE PVA 微球(波士顿科技公司,内蒂克,马萨诸塞州)、Bead Block PVA 类水凝胶微球(Terumo Interventional Systems,东京,日本)、QuadraSphere-超吸收性聚合物微球(BioSphere 医疗公司)和 Embozene-由 Polyzene-F 涂层的水凝胶微球(CeloNova BioSciences 股份有限公司,纽南,佐治亚州)。微球的大小为 40~1200μm,保存在无致热源性的无菌氯化钠溶液中。每一种微球栓塞剂都具有不同的物理和机械性能,对临床结果有着显著的影响。对于任何一个特定的栓塞手术,每一种类型的微球在所使用的颗粒大小和血管造影终点方面均不同。使用前,熟悉每一种球形栓塞剂的独特特性是非常重要的。

球形栓塞剂的注射技术

1. 将含栓塞颗粒的注射器和含对比剂的 5ml 注射器连接至三通开关。将对比剂抽入含栓塞颗粒的注射器内,3~5 分钟后可制成均匀的悬液。一旦混合后,该溶液即可被轻松且缓慢地注射。不需要像 PVA 颗粒一样来回抽吸混匀。事实上并不推荐这种操作,因其可能损害微球。
2. 根据作者的经验,(上述做法)仍有一定程度的微球颗粒凝结,因此可使用 10ml 或 20ml 对比剂以取得更大的稀释。
3. 栓塞颗粒的注射技术是最为重要的。血流导向注射需要遵从循环生理学。用力注射不仅可导致血管的损伤或反流,而且在某些情况下,可能招致血管吻合的开放,随后导致非靶动脉的栓塞。

药物洗脱微粒[16,17]

药物洗脱微球在栓塞的同时提供持续的药物控释。目前为止,尽管理论上讲任何水溶性活性剂均可通过微球递送,但微球最常加载化疗药物。目前在市面销售的药物洗脱微球有两种类型。

1. 未加载药物的微球,医师可通过将其浸泡在所选用的药物中加载药物。包括:
   a. DC Bead 非生物降解 PVA 微球(Biocompatibles,Farnham,英国):此栓塞剂的大多数报道是有关其加载多柔比星用于肝细胞癌的治疗,亦可加载伊立替康用于转移性结直肠癌的姑息治疗。
   b. QuadraSphere 微球(BioSphere 医疗公司):这种高吸水性聚合物(SAP)微球为生物相容性、亲水性、不可吸收性、丙烯酸类共聚物微球,可最高吸水至其干态体积的 64 倍。SAP 微球可加载多柔比星或顺铂,至今广泛用于肝瘤的治疗。
2. 预载药微球(precision bead biocompatible)为每瓶预加载 37.5mg 多柔比星的 PVA 聚合物水凝胶。

载药微球理论上的优点包括治疗药物的局部浓度较高,药物作用于靶部位的时间较长。若全身用药有潜在毒性而载药可提高其使用的潜能。

液体栓塞剂

胶[18,19]

胶(氰基丙烯酸酯)是一种快速、有效、不可吸收性、透X线的栓塞剂。液态单体氰基丙烯酸酯与阴离子物质,如血浆、血细胞、血管内皮细胞或生理盐水接触后迅速转变成固态长链聚合物。此反应过程非常快,以至于胶可在导管内固化,除非添加一种物质以延长聚合时间。最常使用的添加剂是碘化油(Ethiodol,Lipiodol),根据需要达到聚合程度的时间长短,通常氰基丙烯酸酯与碘油的比例为1∶5~2∶5。有些术者也会添加钽粉以增加注射过程中的可视性,尤其针对颅内手术操作。极其重要的是,应在非离子性环境中准备此栓塞剂,以防止过早发生聚合反应,最好与随后血管造影操作所用的药物分开。用5%的葡萄糖水溶液冲洗导管后,将胶团注入导管内,随后团注5%的葡萄糖水以将其自导管内冲出。通常每次注射后要更换导管。

组织病理学研究表明,氰基丙烯酸酯激发的炎症反应比PVA更强烈,可累及血管壁和周围间质。此炎症反应最终导致血管坏死、纤维增生和永久性栓塞。尽管胶已应用于全身有栓塞适应证的部位,但最常应用的是血管畸形,尤其是颅内血管畸形的治疗。使用氰基丙烯酸酯的风险包括快速聚合化和反流导致的粘管或供血血管的栓塞。如果聚合反应的时间过长,氰基丙烯酸酯可进入静脉循环,导致肺栓塞。

Onyx[18,19]

Onyx(ev3 Inc,Plymouth,MN)是生物相容性液体栓塞剂,为溶解于不同浓度二甲基亚砜(DMSO)中的乙烯-乙烯醇共聚物,加入了微钽粉可显影。当这种混合物接触到水性介质时,如血液,二甲基亚砜快速挥发,导致聚合物在原位沉淀和凝固,形成与血管壁或导管不黏附的柔软弹性栓子。聚合反应过程主要受混合物中乙烯-乙烯醇共聚物(EVOH)的剂量影响。Onyx有三种不同的浓度(6.0%、6.5%和8.0%)。EVOH的浓度越低,该溶液的黏性就越小,沉淀所需的时间就越长。

因为与水性介质接触后该聚合物将凝固,所以输送导管必须用DMSO预先冲洗。需要使用DMSO相容性导管。Onyx为非粘合性,易于从输送导管清除。遗憾的是,Onyx价格非常高。Onyx主要用于颅内动脉瘤的栓塞,而在周围血管的栓塞中,Onyx已被成功用于内漏和动静脉畸形(AVMs)的治疗。

乙醇[20,21]

无水乙醇是非常有效的栓塞剂，但使用时必须非常小心。无水乙醇可通过血管内途径或经皮穿刺注射。一旦与血管壁接触，乙醇即可损伤内皮细胞，导致血栓形成和最终的纤维化。此外，一旦与血液接触，乙醇就可诱导进一步血栓形成。这两种反应均可导致完全的、永久性血管栓塞。这种有效的栓塞被用于肿瘤或器官消融，尤其是肾动脉栓塞，技术非常熟练的操作者可将乙醇用于血管畸形的治疗。重要的是，使用乙醇时要考虑其毒性。

1. 无水乙醇的主要弊端是具有邻近组织（包括神经）或皮肤坏死的风险。降低非靶器官栓塞风险的方法包括：
   a. 在某些病例中使用阻塞球囊控制反流。
   b. 无水乙醇的意外栓塞可通过如下方法避免。
      （1）在无重要侧支的血管床（如肾脏）内使用。
      （2）精确界定预栓塞血管的解剖，包括对正常组织血供的评估和尽可能选择性插管。
      （3）在达到预想效果的前提下尽可能使用最小剂量，通常小批量应用。
      （4）阻塞静脉流出道以隔离靶血管床。
      （5）有些介入放射医师使用钽粉或乙碘油使乙醇显影。
2. 使用剂量超过 1ml/kg 或总量超过 60ml 时，全身毒性的风险增加，患者须密切监护。一些操作者提倡在使用乙醇的过程中监测肺动脉压。

乙醇胺油酸[22]

乙醇胺油酸（5% Ethamolin，QOL Medical，Kirkland，WA）是 5% 的乙醇胺油酸（乙醇胺和油酸的合成混合物）和乙碘油的混合物（比率 5∶1~5∶2）。结合油酸所致的血管壁炎症反应，该栓塞剂具有良好的致血栓性，可激发血管壁坏死、血栓形成和纤维化。与乙醇相比，乙醇胺具有较弱的穿透效应，因此在接近神经的血管结构内应有较为安全。乙醇胺主要用于静脉硬化治疗，包括胃食管静脉曲张和静脉畸形的治疗，亦用于囊肿的硬化治疗。

30 分钟内约 50% 的油酸可与血清蛋白结合，可导致与严重血管内溶血相关的肾毒性、血红蛋白尿和肝脏毒性。预防性应用结合珠蛋白有助于减少注射过程中和注射后的毒性反应。

硬化剂[23]

技术上讲，所有的液态栓塞剂均可作为硬化剂，然而，该名称通常是指主要用于静脉疾病的(大多数)低黏度栓塞剂。每一种硬化剂均已在其他类型的栓塞术和囊肿消融中应用过,并取得了不同程度的成功。接下来将阐述最常用硬化剂的特性,但在一些病例中曾经或正在使用的其他硬化剂,如高渗葡萄糖、博莱霉素、醋酸、去炎松(地塞米松)和甲基丙烯酸甲酯,均取得了令人瞩目的效果。

十四烷基硫酸钠(Sotradecol, AngioDynamics, Queensbury, NY; Thrombojeet, Omega, Montreal, Canada)是一种广泛用于食管静脉曲张和静脉曲张硬化治疗的阴离子表面活性剂,是可通过红细胞聚集和外膜血栓形成致永久性血管栓塞的含 2% 苄醇的一种洗涤剂。在治疗高流量血管畸形方面不如其他栓塞剂有效,但可用于低流量病变的治疗。尽管大剂量使用可导致诸如荨麻疹、过敏性反应、溶血和血尿等毒性,但总体上来讲,十四烷基硫酸钠是一种非常安全、易于使用、不良反应率低的硬化剂。

聚多卡醇(Aethoxysklerol, Kreussler, Wiesbaden, Germany)是一种非离子型表面活性硬化剂,最初作为麻醉剂。聚多卡醇通过导致内皮细胞水肿致血管损伤。该硬化剂的麻醉特性使其几乎无痛,主要限于静脉疾病的治疗。

鱼肝油酸钠(5% Scleromate, Glenwood LLC, Englewood, NJ)是由鳕鱼肝油脂肪酸钠盐构成的刺激性和硬化性药物。该硬化剂已被用于静脉曲张和静脉畸形的治疗,然而,据报道其疗效比十四烷基硫酸钠少 1.5~4 倍[24]。

Ethibloc(Ethicon, Norderstedt, Germany)由玉米醇溶蛋白溶液、泛影酸钠、罂粟子油和丙二醇组成。它来自玉米麸质并形成坚硬的外壳,作为食物和药品的涂层。Ethibloc 已有效地用于静脉、淋巴和动静脉畸形的治疗。固化成黏性状态需要 10~15 分钟,这使其在靶病变中可保持静止不动以导致血管内血栓形成、坏死和纤维化。

(张庆桥 译 徐浩 校)

参考文献

1. Golzarian J, Sun S, Sharafuddin MJ. *Vascular Embolotherapy: A Comprehensive Approach, Vol. 1.* Heidelberg: Springer; 2006.
2. Brown DB, Cardella JF, Sacks D, et al. Quality improvement guidelines for transhepatic arterial chemoembolization, embolization, and chemotherapeutic infusion for hepatic malignancy. *J Vasc Interv Radiol.* 2009;20:S219–S226.
3. Krysl J, Kumpe DA. Embolization agents: a review. *Tech Vasc Interv Radiol.* 2000;3:158–161.
4. Nambiar AP, Bozlar U, Angle JF, et al. Initial clinical experience with biopolymer-coated detachable coils (HydroCoil) in peripheral embolization procedures. *J Vasc Interv Radiol.* 2008;19(7):995–1001.
5. Greben CR, Setton A, Autterman D, et al. Double microcatheter single vascular access embolization technique for complex peripheral vascular pathology. *Vasc Endovasc Surg.* 2010;44:217–222.
6. White RI. Pulmonary arteriovenous malformations: how do I embolize? *Tech Vasc Interv Radiol.* 2007;10:283–290.
7. Wilson MW, Gordon RL, LaBerge JM. Intravascular occluding device using a modified

gianturco stent as a coil cage. *J Vasc Interv Radiol.* 2000;11:221–224.
8. Kónya A, Wright KC. New retrievable coil anchors: preliminary in vivo experiences in swine. *Cardiovasc Intervent Radiol.* 2005;28(2):228–241.
9. Lagana D, Carrafiello G, Mangini M, et al. Indications for the use of the Amplatzer vascular plug in interventional radiology. *Radiol Med.* 2008;113(5):707–718.
10. Mangini M, Lagana D, Fontana F, et al. Use of Amplatzer Vascular Plug (AVP) in emergency embolisation: preliminary experience and review of literature. *Emerg Radiol.* 2008;15(3): 153–160.
11. Scholtz W, Jategaonkar S, Haas NA. Successful interventional treatment of a retrosternal pseudoaneurysm of the ascending aorta with an Amplatzer Vascular Plug II. *J Invasive Cardiol.* 22(3):E44–E46.
12. Laurent A. Microspheres and nonspherical particles for embolization. *Tech Vasc Interv Radiol.* 2007;10(4):248–256.
13. Abada HT, Golzarian J. Gelatine sponge particles: handling characteristics for endovascular use. *Tech Vasc Interv Radiol.* 2007;10(4):257–260.
14. Liu DM, Salem R, Bui JT, et al. Angiographic considerations in patients undergoing liver-directed therapy. *J Vasc Interv Radiol.* 2005;16:911–935.
15. Lee KH, Liapi E, Ventura VP, et al. Evaluation of different calibrated spherical polyvinyl alcohol microspheres in transcatheter arterial chemoembolization: VX2 tumor model in rabbit liver. *J Vasc Interv Radiol.* 2008;19:1065–1069.
16. Varela M, Real MI, Burrel M, et al. Chemoembolization of hepatocellular carcinoma with drug eluting beads: efficacy and doxorubicin pharmacokinetics. *J Hepatology.* 2007;46:474–481.
17. Liapi E, Geschwind JF. Intra-arterial therapies for hepatocellular carcinoma: where do we stand? *Ann Surg Oncol.* 2010;17:1234–1246.
18. Golzarian J, Maes EB, Sun S. Endoleak: treatment options. *Tech Vasc Interv Radiol.* 2005;8: 41–49.
19. Howington JU, Kerber CW, Hopkins LN. Liquid embolic agents in the treatment of intracranial arteriovenous malformations. *Neurosurg Clin N Am.* 2005;16:355–363.
20. Ginat DT, Saad WE, Turba UC. Transcatheter renal artery embolization: clinical applications and techniques. *Tech Vasc Interv Radiol.* 2009;12:224–239.
21. Do YS, Yakes WF, Shin SW, et al. Ethanol embolization of arteriovenous malformations: interim results. *Radiology.* 2005;235:674–682.
22. Kaji N, Kurita M, Ozaki M, et al. Experience of sclerotherapy and embolosclerotherapy using ethanolamine oleate for vascular malformations of the head and neck. *Scand J Plast Reconstr Surg Hand Surg.* 2009;43:126–136.
23. Loffroy R, Guiu B, Cercueil JP, et al. Endovascular therapeutic embolisation: an overview of occluding agents and their effects on embolised tissue. *Curr Vasc Pharmacol.* 2009;7:250–263.
24. Woods JE. Extended use of sodium tetradecyl sulfate in treatment of hemangiomas and other related conditions. *Plast Reconstr Surg.* 1987;79:542–549.

76

风险管理

简介

放射学的实践不但被专业责任领域的发展所影响,同样也被其他专业所影响。1990年(乳腺癌诊断的延迟)[1]和1992年(肺癌诊断的延迟)[2]的研究报告指出:对于放射学家来说,癌症的诊断失败仍然是一个重要的职责范围。在2002年,美国医师保险协会研究了450例涉及乳腺癌诊断失误的治疗不当索赔案;在这些案例中,最常见的被告是介入放射学家。在这些案例中,治疗不当的平均赔偿是438 047美元[3]。责任关系似乎也影响放射室工作人员的操作选择[4]。

因为放射科医生常规地进行具有诊断学意义而且同时可能引起伤害的检查程序,所以投诉率和花费也开始上升了[5]。

虽然阻止伤害和控诉是不可能的,但是创造一个患者可以理解并且控诉不可能成功的环境是可能的。

介入放射学家的执业资格

1. 介入放射程序大部分在医院完成,但是不管在哪完成,医师的从业资格必须存在。
2. 许多私自营业者雇佣介入放射学家把这项评估委托给医院,而医院是有特权要求的。事实上,医院拥有合法的法人职责来避免从业资格上的疏忽大意。
   a. 医院和执业者除了要检查培训、从业执照、治疗不当保险和控诉数据等其他要求的事项外,还应该检查推荐信。尤其是,能提供出推荐信的人应该给出详尽的相关信息,并且还要询问申请者的培训情况和个人能力。

b. 如果医院给一个没有任何从业限制的介入放射医师或其他医师颁发从业执照，那么医院是有责任的。而如果医院做了适当的调查，这些从业限制将会被要求。

3. 许多医师不情愿完全诚实地提供推荐信。他们担心专业领域的声誉或者申请者因为人格伤害而被起诉。
   a. 为了阻止起诉和保护推荐人，医院要求申请者签署责任弃权书来保护提供从业者信息的人们。在写推荐信之前需要提供或者被要求提供一份弃权书的复印件。
   b. 除了弃权书，政府也为推荐信的作者提供了一个"资格免疫"，也就是说，如果在可信的情况下提供该推荐信，将会没有责任。
   c. 不管法律风险如何，在推荐信的书写过程中诚实、客观和完整仍然很重要——未经适当的监管而允许有问题的医师到其他从业地点将会给患者带来伤害。
4. 介入放射学的执业者应该追踪并发症、发病率和死亡率。应该回顾超过期望的并发症发生率的个人提供的保健服务来决定再培训、额外的援助或者其他的机构是否有必要。

知情同意书

1. 一旦放射学者取得了从业资格，法律就要求除了急诊情况，都要从患者或其家属处获得治疗的知情同意书。事实上，在一些知情同意发展完善的病例中，早期的介入放射治疗程序已有涉及。
2. 一个最早的更加先进的案例于1957年被判定了（Salgo v.Stanford U.）。原告是一个55岁的有双腿血管疾病的老年男性。他被转诊到了一个外科医师那里，这个外科医师认为患者可能有动脉血栓并建议他做主动脉造影。患者同意了。外科医师插入一根针并穿透主动脉壁；移除探针，并直接向主动脉中注入造影剂，造影就完成了。造影显示在肾动脉的下方降主动脉处有一个血栓；然后进一步注入造影剂来确定血栓的范围。整个过程没有明显的并发症。然而，当患者醒来以后，他的下肢麻木并因此残疾。接着他起诉了医师。参与证实这个案例的律师们有了分歧：原告的律师认为当注射造影剂时探针被放错了位置，然而被告的律师认为即使造影剂是被注入动脉的，它仍有可能影响到脊髓。原告要求赔偿250 000美元，法官降低到了215 355美元。被告提出上诉。此外，原告声明他没有被告知关于治疗程序的一些情况，医师也承认了他们没有告知患者相关的风险。法院认为无论风险有多么小，或者医师没有必要讨论每一个风险，但是必须向患者告知拟采取的治疗措施。继而维持原判（由于其他理由），一个新的审讯被否定了[6]。

3. 不应该认为获得知情同意的过程是一个办公的任务。实际的讨论过程应该委派给护士或者住院医师,执行程序的放射学者应对充分的知情同意负有责任。一些患者可能会要求对知情同意的讨论过程进行录音或者录像。医师可能会拒绝此要求,但如果录像带可能改变讨论知情同意的配合类型时,医师应该采取。在知情同意讨论的过程中使用的语言和知情同意的语言的形式,对于患者应该是可以理解的。
4. 法律规定应被透露和讨论以下的信息项目:
   a. 程序的名称。
   b. 潜在的疗效。
   c. 负责的可选择的办法,包括不采取治疗措施及其风险和利益。
   d. 拟采取措施的潜在风险。
5. 并不是所有的潜在风险都需要被讨论。一般来说,建议讨论以下一些风险:
   a. 统计学上比较常见,但不会威胁生命,如出血和感染。
   b. 虽然罕见,但是比较有意义,如死亡或者身体一部分功能的丧失。
   c. 对患者和治疗程序比较重要,如栓子的转移。
6. 知情同意书不必要对每个风险进行详细的解释,但是在治疗程序之前应给予书写,并且在问题的讨论过程中使用"包括但不限制于语言"的方式来做记录。就一切情况而言,让患者察觉不到可能的或者担保的特殊结果是很重要的。
7. 在真正的紧急情况下,如一个放射学者要对一位患者进行动脉栓塞来控制急性的致命的出血,这时知情同意是不需要的。但是对紧急情况要有记录,治疗结束后不必寻找知情同意书。
8. 在合法的文献中,一些病例记录了一个有完全行为能力的患者有权利拒绝建议疗法,但是这种拒绝也必须被告知。然而,如果一位患者拒绝了介入学者推荐的治疗方法,或者接受了不是高度推荐的治疗方法,放射学者应该记录下这个讨论的过程。这个记录应该包括已经给患者警告的信息,警告患者关于拒绝推荐治疗可能导致的风险。

临床研究

1. 以人为对象的临床试验一般都是以某一联合保护为目的的。回顾性研究的设施内伦理委员会就是如此做的来保证参与的机构的人权得到保护。研究同意书比非调查性的文献更具有广泛性。除了讨论风险、利益和非研究性的可供选择的治疗程序外,以下几项在调查研究中也是要求的:
   a. 调查研究、目的和受试者参与的期望过程的解释和包括所调查的治疗程序的描述的声明。

b. 保存描述患者可识别记录的程度和被研究的发起者、食品药品监督管理委员会和其他人检查的声明。

c. 对于不只是小风险的调查研究，与研究相关的伤害和赔偿金是否可得到解释，或者从哪里可以得到相关的信息。

d. 调查研究中的参与者是自愿的和随时可以退出的声明。

e. 拒绝参与或者退出受试对象不会被惩罚或者失去其他方面应有权利的声明。

f. 确保受试对象可以得到试验对象的权利和试验相关伤害的消息。

g. 在一些案例中，有必要通知受试对象由于参加试验带来的额外健康保健花销和其他事项。

2. 进行临床试验的介入放射学家经常应用研究技术或程序来尽量提供临床效益。放射学者在知情同意的讨论过程中不夸大潜在的疗效或者缩小潜在的风险是很重要的。

3. 报告放射学研究的结果单纯是为了研究，而不是为了诊断和治疗，这种目的在某种程度上是有争议的。如果有区别的话，知情同意书必须弄清楚患者的报告结果。然而，不管知情同意书上写了什么，报告有临床意义的结果是一种义务。这种义务是法律的一种延伸。我们想当然地认为放射学者必须报告出异常，即使这个结果对检查目的来说是偶然的。然而，就在 1969 年，一位放射学家质疑道：虽然他在患者右肾区报告了一个阴影，但是他并没有如此被要求，因为患者主诉下背部疼痛，并且腰骶椎是整齐的。

4. 当放射学者不知道是否有临床意义时，就没有义务报告检查的结果。然而，如果一个健康的正常对照者做了一个脑部磁共振并发现了一个肿块，这个信息必须反馈给他的医师，经常是通过研究的最主要调查者来反馈。

药品和医疗器械的对比

1. 食品和药品管理局同时监管药品的制造和医疗器械。医疗器械的定义非常广泛，包括体温计和血管扩张器等设施。

2. 虽然不允许制药公司对无标签的药品的进行广告和宣传，但是对于一个医师而言，为无标签的药品开处方是合法的也是常见的。

3. 医疗器械的管理更严格。一般来说，一位医师不允许为了一个无迹象的、缺乏授权的指征而使用器械。一些权威人士指出：无迹象的指征非常狭窄。也就是说，如果一个扩张器被允许让介入学家在颈动脉中使用，在其他血管中将不会被允许使用，除非它在此处的应用被得到认可。其他人则认为一个扩张器被批准在血管中使用也应该在其他脉管系统中使用。当要使用介入设施需要特殊的考虑时,这个争议仍没得到合法的解决。至少,放射学者应该知道什么设备允许使用,所以需要做一个长远的决定。

4. 医院必须(向设备的制造商或者和食品药品管理局)报告医疗器械的故障。一个医疗设备在使用过程中出现故障或者由于故障而从一个患者那里撤离,应该保留下来供医院的医疗工程师或者设备制造商检查。建议使用非破坏性的检查,尤其是患者遭受了伤害而且起诉的可能性比较大时。

影像片子和病例资料的保存

1. 保存影像片子至少长达相关法律法规需要的时间是放射学家和有关部门或者实践的义务,而且在不同的法规中这个时间是不一样的。尽管要求合法的储存,保存像乳腺片、胸片、产科检查等经常牵涉到控诉的影像学图片仍需要谨慎。
2. 特别地,对于纸质记录(报告)比影像学图片要求的保存时间更长。
3. 既然储存数字图像是有可能的,那么大量的影像图片的出现很可能会减少。
4. 备注一个有意义的研究而删除有意义的图片和把他们存放入一个个人技术文件夹中,这对于介入科和其他的放射学家来说是很常见的。这个过程有损专业技术行为的可防御性。在监控医疗实践和医院的过程中,原始的图像应该被保留(备注:HIPPA 规定)。识别图片的副本或者数字图像可被用于教学。

专业技能

1. 专业责任是疏忽行为的一种。在英国发展起来并随着其余的一般的法律系统被引到美国,该条例在 1840 年被通过[8]。大多数条例在案例法规中被发现,而不是在制度中。定义疏忽行为之后可能导致起诉(制度限制)的外部时间限制的制度是一个法官制定的法律条例的例外。
2. 为了在专业技能行为和健康保健提供者的竞争中获胜,原告需要提供以下四个因素:
   a. 首先是医患关系的存在。当在医院或者办公室的环境下发生保健服务时,这个关系很少被争论。在介入或者其他程序过程中,即使在不期望同事帮助时,这种关系仍普遍存在。医患关系的存在要求医师在照顾患者时使用合理的保健手段。
   b. 需要提供的第二个因素是保健适用性标准。在事件发生时,这个标准是可行的,而不是当病例已经存档或者以后适用的标准。

(1)在过去的一些年里,介入医师使用的设备和器械迅速地更新换代了。结果,在更新后需要谨慎地保留数据、文件和程序信息至少7年。然而,对于放射学家及其律师来说,例如当一个特殊的扩张器投入使用后,就很难再重建这些信息了。

(2)对于介入医师来说,保健标准不是由法庭、法官或者受害者设定的,而是由其他介入医师设定的。他们可能在著作(几乎每个观点都有可能被提出)、介入协会或者美国放射学院专业指南和其他组织,在个人建议和经验的基础上提出他们的观点。

(3)因为在很久以前,法庭认为伤害不足以评估医师实践的合适性,专家声明在所有的案例中都需要原告(除了涉及如从放射架上摔下来,或者固定姿势导致的臂丛损伤的案例)。自然需要使用防御措施,专家称用来自我保护的措施。

c. 原告需要提供的第三个因素是因果关系:也就是说,声称疏忽或者就近委托导致伤害。发现医师的疏忽是有可能的,但是疏忽并不是伤害的邻近原因[9]。

d. 第四个需要提供的因素是伤害。

3. 为了允许患者对伤害提起上诉,在过去的几年里,管理专业能力的法律扩大了,而上诉能得到赔偿在过去是不可能的。因为法官在这个领域制定了大多数法律,原告的律师提起了新的诉讼并等待着法庭的宣判。一旦法庭受理,在这种制度下新法律就会制定,虽然其他制度还没有受理行为原因。

4. 介入诊断影像片的出现需要临床研究的参与。在一些保健标准需要涉及另一个设施的案例中,原告的律师通常试图上诉以便使原告能参与到一项新的、设想较好的设施或者程序的临床研究中。因为,依据定义,一个研究协议是为了证明安全和有效,法庭有拒绝这些申诉的权利。然而,当介入专家证明一个在评估过程中的设施是好的,安全的,或者比标准的已证实过的治疗方法更有效,法庭有可能扩大权利。

(顾玉明 译 徐浩 校)

参考文献

1. Physician Insurers Association of America. *Breast Cancer Study.* Rockville, MD: Physician Insurers Association of America, March 1990.
2. Physician Insurers Association of America. *Lung Cancer Study.* Rockville, MD: Physician Insurers Association of America, January 1992.
3. Physician Insurers Association of America. *Breast Cancer Study.* Rockville, MD: Physician Insurers Association of America, 2002.
4. Bassett LW, Monsees BS, Smith RA, et al. Survey of radiology residents: breast imaging training and attitudes. *Radiology.* 2003;227:862–869.

5. *Harden v University of Cincinnati Medical Center,* 2004 Ohio 304 (2004).
6. *Salgo v Leland Stanford Jr. University Board of Trustees,* 317 P.2d 170 (1957).
7. *Capuano v Jacobs,* 305 NYS2d 837 (1969).
8. Mohr JC. American medical malpractice litigation in historical perspective. *JAMA.* 2000;283:1731–1737.
9. *Estate of Swan v Balan,* 956 A.2d 1222 (Delaware 2008).

QA/QI 一般原则

简介

在 1999 年，医学协会发表了第一篇关于医学错误的报道，他们的管理员命名为“导致错误的是人类”。这个权威出版物揭示了一个先前未被发现的错误，而且经常犯致命的错误导致目前的医疗保健领域的“质量和安全的革命”。这个报道证明，例如，在公元 1997 年，至少 44 000 例或者多达 98 000 例就医的美国人死于错误或者照顾疏忽。在这个问题的重要性方面，医学协会新的数据的出现是医学专业领域的一个进步，对于公众来说，这揭示了在医学错误的有效数据搜集方面的缺陷。伴随着少量的相关研究或者得到的经验，医师和其他医疗保健专家从其他行业寻找指导，尤其安全是首要考虑的行业和要求系统全面数据搜集的人，分析风险因素，最优化“最好实践”降低到最小的错误。特别地，核能和航空领域，几十年来在质量最优化和安全管理方面有着广泛的著作。从工业到医疗保健领域的这些理念和方法的法人组织，发展了一个新的亚领域，伴随着医院视觉和职业培训和执业证书的授权的广泛的革命性分支。

创造一个“安全和质量的文化”

因为质量管理模式从一种对应于错误（隐藏错误的错误动机）的惩罚模式转变为一种分析和非惩罚的方法（促进发现错误），放射学系统采纳了一些由医疗协会提出的贯穿目标，很赞成这种“安全和质量文化”的理念。这个目标提出了健康保健实践是

1. 安全——保护患者免受伤害，避免复杂——第一个优先。
2. 有效——以证据为基础的实践，包括克制向患者提供没有益处的

服务。

3. 效率——质量实践避免浪费，包括人们的思想和能量。
4. 公平——保健并不是依据患者的能力或偶然的问题来支付的。
5. 及时——减少进入和等待的时间和其他可避免的拖延，重叠患者安全和顾客的满意问题。
6. 以患者为中心——对于医疗保健来说，一个无私的方法是以患者的需求和安好为单独的优先中心，而不是以系统、机构或者照顾者的需要为中心。

由于其他的有风险倾向的行业已经发现，要想在安全目标方面取得成功，需要关于错误和困难事件的开放讨论。为了达到这个目标，有必要培养一个以相互信任的环境为基础的"无过失文化"，以最优服务质量和患者的安全为首要中心。经验已经表明无揭丑的环境允许一个真实的开放的信息交流，包括迅速地和开放的反面事件的报道，因此允许患者迅速地从风险中缓解。这个变化代表了一个180度的医疗文化的模式转变——要求执业者不切实际地完成。这种完美主义的想象，周期性循环难以抗拒，但是它有害怕诉讼和"防御医学"实践的根基，导致了对不注意的目标患者进一步的错误和繁杂的风险的技术和程序的过度信赖。

质量管理水平——基本概念和词汇

"连续的质量提高"，几十年前是工业词典的一部分，现在在放射学领域是常见的：

1. 质量控制——设置了质量的最低标准。
2. 质量保障——以测量和保障最低质量标准吻合的方法为中心。
3. 质量提高——需要更多的劳动强度和前摄的分析的过程，分析、提高潜在的影响临床实践质量和安全的问题，而且作用也是必需的。

全国和地方的质量和安全动机

提高医疗保健服务的质量和安全的需要已经在多个组织被强调：

1. 医院组织任命联合委员会——每年修订一条特殊患者安全问题的项目（参见附录中的全国患者安全目标），以专家的共识为基础，需要来自寻找授权医院的坚持。
2. 健康保健提高机构——一个盈利的机构，帮助成员医院发展并得到他们的质量程序目标。
3. 蓝脊组织——一个来自政府、工厂的有影响力的非医师的"智囊团"，学术界人士认为"质量和安全"运动是全部医疗保健改革的关键部分。

4. 蛙跳组织——超过 150 位健康保健消费者的联合，突出了三个主要的质量提高领域：计算机化的医师进入顺序，以证据为基础的医院参考，重症监护室的医师人员。
5. 保险企业——支持“为成绩买单”项目，它以根据证明了的效果选择质量目标为基础，把支付给医师和医院的部分联合在一起。

提高成绩的工具和方法

常见的 QA/QI 项目的词汇和工具

1. 及时培训——需要时进行培训，实现效率最大化。
2. 建立团队——计划提高致力工作单位的凝聚力的项目。
3. 计划 - 行动 - 检查 - 作用过程——CQI 成就的基础过程。
4. “仪表盘”资料分析——一个展示不同质量尺度状态的图解，考虑到了动机评估和及时的纠正。
5. 根本原因分析——一个传统的分析“哨兵反面事件”的方法，而且为事件的发生设计了“根本原因”。
6. 流动表格——一个涉及服务传输过程的逻辑图表工具；可能透露介入在什么地方最需要或者具有潜在的最大效果。
7. 原因和效果图表——自我解释。一个传统的商业工具。
8. 6 Sigma——一种商业和（或）质量管理问题和数据分析的统计方法。
9. “人类因素工程”——涉及机器的分界面以至于更直观和有效地和人类一起工作。
10. 人类工程学和环境控制。
11. “精瘦”的生产——一种通过创造“更少的工作得到更大的价值”以减少过程中的固有浪费为中心的工业实践。浪费是典型的：缺点，过度生产，等待，交通，移动，不适当的过程和存盘。

放射学——失败模式和效应分析——一个程序，借鉴于制造业，为了分析放射学实践中潜在的失败模式来严格分类或者决定稍大系统的失败效应。

附录

2009 年医院全国患者安全目标（改编自 JCAHO 网站）

1. 正确地识别患者。在提供照顾、治疗或者服务时，至少使用两个患者鉴定。
2. 在保健的提供者中提高交流的效果。对于放射学来说，专业推荐信包括这些像提供严重测试结果的口头或者电话报告指南，例如有人使用缩略词、首字母缩写或者标志等来接收信息报告和反馈测试结果。

3. 安全使用药物——鉴别,并至少每年接受一个被组织使用的看起来相似或者听起来相似的药物清单,采取行动来阻止涉及药物之间交互作用的错误,特别是抗凝血剂。
4. 制止健康保健相关的感染。这些包括洗手和感染预防的 WHO 指南。
5. 在保健的过程中准确、完全地调解药物。这些包括放射对比介质。
6. 防止患者坠落,减少患者坠落的风险。
7. 作为特殊患者安全策略,鼓励患者参与到自身保健中来。给患者及其家人确定和交流保健方法,报告安全关注并鼓励他们如此做。
8. 防止自杀。
9. 持续监控患者——包括完成放射检查程序后的等待。
10. 防止手术或者其他程序中的错误——包括在即将进行程序的身体部位上做标记,包括正在进行程序的患者。

(顾玉明 译 徐浩 校)

推荐阅读

Kohn LT, Corrigan JM, Donaldson MS, eds. *To Err Is Human: Building a Safer Health System.* Washington, DC: National Academy Press, 1999.
Reason JT. *Human Error*. New York: Cambridge University Press, 1990.
Reason JT. *Managing the Risks of Organizational Accidents*. Hampshire, UK: Ashgate Publishing, 1997.
Report #11, Blue Ridge Academic Health Care Group (available online).
Thrall JH. Quality and safety revolution in health care. *Radiology*. 2004;233:3–6.
Donchin Y, Gopher D, Olin M, et al. A look into the nature and causes of human errors in the intensive care unit. *Crit Care Med*. 1995;23(2):294–300.

介入放射学的质量改进策略

引言

介入放射治疗可提供给患者适宜、及时、有效的治疗,安全性和质量是首要的,确保正确的治疗需要集中的临床方案,并且应当在不同的临床情况中可重复。为了尽量减少风险和并发症,卫生保健组织鉴定联合委员会(JCAHO)制订方案,包括对临床结果的持续评估,使服务和实践中的问题得到改善。介入放射学学会(SIR)一直积极努力适应 JCAHO

指南,为不同的操作规程制定标准,从而建立风险管理策略来改善介入放射学中的安全性和质量。这些准则可以在患者治疗的不同阶段中使用(术前核对、适应证、并发症发生率和临床结果),并应用在各级医疗保健服务(医师资格、治疗方案、技师培训标准、资源配置)。本章的目的是提供一个 SIR 风险管理指南的概述。

介入放射学中的质量保证方案

质量保证(QA)评估应定期进行,正确地识别问题,需要采取措施时正确地做出反应。QA 负责人应建立一个委员会,监督风险管理数据的收集和监测。特别是在学会环境中,由于操作人员培训水平各不相同,每月或每季度的发病率和死亡率会议应当用于回顾和评估并发症,并学习如何避免它们。在特定情况下,采取适当的措施的目的不是惩罚相关的卫生保健从业者,而是要找出原因,改善临床实践指南。SIR 指南推荐 10 个步骤,建立一个有力的质量保证程序[1]:

1. 制订负责监测和评价计划。
2. 划定提供治疗的范围。
3. 确定治疗的主要内容。
4. 确定与这些重要内容相关的指标。
5. 建立相关评价指标的临界值。
6. 收集和整理数据。
7. 达到临界值时的护理评价。
8. 采取措施解决发现的问题。
9. 确定并记录护理是否有所改善(如采取措施后的结果)。
10. 交流全部质量保证程序的相关信息。

介入放射学的主旨应当是负责 M&E 方案,重要的是,所有的介入放射科医师应当有责任确保他们的有关操作和并发症的文档的正确性。鉴别并发症的严重程度根据 SIR 标准(表 78.1)[2],治疗范围的确定是基于特定操作的相关风险归类。手术治疗的重要方面包括适当性、有效性和安全性以及特定操作的指标的评估。当适应证比率或成功率(技术的、临床的)低于最小值或当并发症的发生率高于最大值时,需要讨论以确定原因,并实施必要的修改。数据收集和记录应当全面,最好是在计算机数据库,包括患者姓名、病历号、操作医师姓名、日期、指征、特殊操作。应单独记录并发症的相关信息,简要总结不良事件的性质。这些信息应当成为被监管部门评议过程的一部分。

在每个月度质量评估会议上,相关的医师应当提供病例及不良事件的情况,然后归类为可避免的或不可避免的。累积的数据应当每 6 个月进行回顾分析。并发症的发病率应当提供给个别工作人员,当有效性、安全性临界值被突破时做回顾分析。作为审查的结果,程序指示既可以通过扩大共识,也可以通过建立指标来强调。当安全性和有效性标准被违背时,审查应针对患者的特点和就诊模式、事件的细节、医师的专业知识以及资源和设备的相关问题。一个具体的行动方案的制订可能包括以下内容:改变临界值,反映患者的特点,改善医师的教育或自愿限制特权。负责人应实施纠正措施并监测结果。如果针对相关标准个人有反弹或改进不足应采用以下的补救措施,如非自愿限制权限,坚持医院医务人员的制度和程序。QA 会议结果应上报医院质量保证委员会。任何改变医院权益的建议还应当提交。

表 78.1　SIR 分类系统:并发症者严重程度及后果

轻微并发症
A. 未治疗,没有结果
B. 无实质性的治疗,没有结果,包括仅仅夜间住院观察
严重并发症
C. 需要治疗,短期住院(<48 小时)
D. 需要积极治疗,提高护理水平,延长住院时间(>48 小时)
E. 永久的后遗症
F. 死亡

可预防的不良事件

记录、根本原因分析、报告以及纠正措施对防止不良事件的再次发生都是很重要的。SIR 专责小组已经采用了先前出版的导致出现可预防的不良事件的可能原因的表单(表 78.2),其可以用来制定避免这些风险出现的标准[3]。

特殊操作指标

SIR 建议制定特殊操作的具体方面,如适当性、安全性和有效性。适应证和并发症的具体情况在本书的其他章节介绍。一般的并发症概率临界值很难确定,因为它们可能会受患者特征和就诊模式的影响。因此,每个机构必须为各自的医疗质量改进方案制订临界值。SIR 临界值将会在下文中报道。

1. 诊断性血管造影术

血管造影已经被描述用于肺、脊柱、支气管、主动脉、腹部脏器、肾、盆腔以及下肢动脉[4]。当操作适应证只有不到 95%(SIR 临界值)时,该部门应当审查患者的选择过程。并发症可以分为三组:穿刺点、全身性的以及导管导致的。穿刺部位相关并发症的发生率为:血肿(0.5%),

血管闭塞(0.2%),假性动脉瘤或动静脉瘘形成(0.2%)。导管导致的并发症发生率为0.5%,其中包括远端栓塞、动脉夹层或内膜下通道,以及血管内膜下注入造影剂。造影剂反应的发生率为0.5%,而造影剂相关的肾毒性为0.2%。整个操作过程的严重并发症发生率为1%[4]。

2. **中央静脉通路**

中央静脉通路的适应证已经在本书的其他章节中讲述。成人颈内静脉通路的成功率为95%,锁骨下静脉、经腰方法以及外周静脉植入输液港成功率为90%[5]。经锁骨下静脉和颈静脉置管的主要并发症:气胸(3%)、血胸(2%)、血肿(2%)、穿孔(2%)、空气栓塞(2%)、伤口裂开(2%)、操作所致的脓毒血症(2%)和血栓形成(8%)。外周PICC的主要并发症:气胸、血胸(0%)、血肿(2%)、伤口裂开(2%)、静脉炎(8%)、动脉损伤(1%)、血栓形成(6%)和操作所致的脓毒血症(2%)。整体的中央静脉通路(经锁骨下、颈静脉、外周静脉)的并发症发生率为3%。

表78.2 可预防的不良事件的可能原因

术前

1. 必要的设备故障
2. 必要的病史或检查不完全
3. 由于病史或相关记录不足导致易出血的倾向未知
4. 操作之前患者须空腹
5. 送错了患者
6. 未做过敏检查
7. 镇静前未评估患者的生命体征
8. 操作前未获得同意

术中

1. 患者、左右、器官弄错
2. 显示器和(或)透视设备上的患者信息错误
3. 操作错误的设备
4. 设备操作错误
5. 要求的设备错误
6. 给予错误的药物或者剂量(操作者或护士)
7. 药物使用表上标注错误或不标注
8. 对患者应用已知的过敏药物
9. 输液过快导致的液体超负荷
10. 活塞在注射过程中被吹掉
11. 注入对比剂但无图像

续表

12. 得到图像但是没有注入对比剂
13. 患者在转移或特殊操作过程中从担架上掉落

特殊操作

1. 左束支传导阻滞患者肺动脉造影术中的表现
2. 生殖腺静脉或肝静脉放置下腔静脉滤器
3. 支气管动脉栓塞及根大动脉栓塞
4. 输尿管支架放置于肾实质或输尿管
5. 球囊或支架过度扩张导致血管破裂
6. 肾脏介入手术导丝致肾包膜穿孔
7. 射频消融术应用于装有心脏起搏器的患者
8. 动脉内放置静脉存取设备
9. 在镍过敏患者体内放置镍钛合金支架或滤器
10. 对存在右向左分流的患者注射 CO_2

术后

1. 术后接受溶栓治疗的患者建立动脉通路
2. 术后监护不充分导致并发症而厌恶治疗，如感染后子宫动脉栓塞、肺活检后气胸、溶栓治疗的神经系统并发症
3. 图像记录不准确
4. 记录了错误患者的信息
5. 记录了患者的错误信息
6. 患者或其家属未被告知对皮肤的高剂量辐射以及适当的随访

注：摘自 Miller DL.Safety in interventional radiology.*J Vasc Interv Radiol*. 2007；18：1-3

3. 透析通道血栓形成或功能不良

治疗透析导管的适应证已在其他章节描述[6]。建议球囊血管成形术、机械取栓、溶栓临床成功的阈值为85%，6个月累积通畅率为40%。经皮穿刺血液透析通路主要并发症的特定阈值为有症状的动脉栓塞（2%）、血肿/远处出血（0.5%）、血管穿孔或破裂（0.5%）、死亡（0.5%）、有症状的肺栓塞（0.5%），穿刺部位并发症1%。

4. 经皮肾造瘘术

经皮肾造瘘术的适应证已在别处描述[7]，当手术适应证少于95%阈值时，该部门应当检查患者选择的过程。阻塞性导致泌尿集合系统扩张的手术成功率为95%，非扩张集合系统的手术成功率为80%。其主要并发症是感染性休克（4%）、肾积脓（10%）、出血（4%）、血管损伤（1%）、肠损伤（<1%）和胸膜并发症（<1%）。经皮肾镜取石术出血和胸

膜并发症为15%。

5. 胆管介入

经皮经肝胆管造影(PTC)及引流术的适应证已在别处描述[8]。当手术适应证少于95%阈值时,该部门应当检查患者选择的过程。PTC对扩张胆管的成功率为95%,对非扩张胆管的成功率为65%,PTC的主要并发症(败血症、胆管炎、胆汁漏、出血、气胸)为4%。PTC后胆管置管对扩张胆管的有效率为95%,对非扩张胆管的成功率为70%。其并发症主要为脓毒症(5%)、出血(5%)、局部炎症/感染(5%)、胸膜损伤(2%)和死亡(3%)。经皮经肝胆管引流术总的并发症为10%。

6. 下腔静脉滤器

放置滤器的绝对适应证和相对适应证已在别处描述[9],成功率为97%,失败率为3%。并发症主要为复发性肺栓塞(5%)、下腔静脉阻塞(10%)、滤器内栓塞(2%)、血管通路血栓形成(1%),和死亡(<1%)。

7. 经导管栓塞术

总体技术和临床成功率分别为95%和85%[10],包括支气管栓塞,肺,肾,下腹部、胰腺、脾动脉和胃肠道出血和精索静脉曲张。总的并发症为6%,具体是脓毒症(1%)、脓肿(1%)、局部缺血(4%)、异位栓塞(2.5%)、出血(<1%)、脊髓梗死(<1%)和手术相关的死亡(1%)。脾脏栓塞的并发症为15%,具体是脓肿/脓毒症(5%)、肺炎(8%)、胸腔积液(4%)和死亡(2%)。

手术培训和医学模拟设备

在教学的环境中,教学时基于教师-学生模式,经过一段时间的学习,受训学员掌握手术技术。然而,模拟设备正越来越多地应用于操作培训,以提高操作成功率,保证患者的安全[11,12]。认识到这一趋势后,SIR和欧洲心血管介入放射学会以及北美放射学协会已经委托联合仿真任务小组开发和传播适用于介入放射学的模拟设备[13]。虽然很少有出版物评估在教学环境中学员对临床结果的影响,但2007年的一项研究表明有经验的介入放射科医师、介入放射研究人员、住院医师在中央静脉置管操作中的并发症无统计学差异[14]。然而,很难确定学员在复杂操作中长时间、高花费或者使用更多的辐射对患者安全的影响。“虚拟现实”模拟训练模块[15-17]的发展已经表明在颈动脉介入治疗中是有意义的[18]。基于计算机的触觉模拟器已用于基于导管的技术培训,用来提高住院医师的技术水平[19],并客观地评估研究人员在训练中的熟练程度及效率[20]。

结论

安全的介入放射操作需要在持续监测、评价和改进患者临床治疗的各方面。建立全国公认的质量保证计划是维持高服务质量并取得同行和患者好评的关键。

（顾玉明 译 徐浩 校）

参考文献

1. Society of Interventional Radiology Standards of Practice Committee. Vascular Guidelines for Establishing a Quality Assurance Program in Vascular and Interventional Radiology. *J Vasc Interv Radiol.* 2003;14:S203–S207.
2. Sacks D, McClenny TE, Cardella JF et al. Society of Interventional Radiology Clinical Practice Guidelines. *J Vasc Interv Radiol.* 2003;14:S199–S202.
3. Miller DL. Safety in interventional radiology. *J Vasc Interv Radiol.* 2007;18:1–3.
4. Singh H, Cardella JF, Cole PE, et al.; for the Society of Interventional Radiology Standards of Practice Committee. Quality Improvement Guidelines for Diagnostic Arteriography. *J Vasc Interv Radiol.* 2003;14:S283–S288.
5. Lewis CA, Allen TE, Burke DR, et al.; for the Society of Interventional Radiology Standards of Practice Committee. Quality Improvement Guidelines for Central Venous Access. *J Vasc Interv Radiol.* 2003;14:S231–S235.
6. Aruny JE, Lewis CA, Cardella JF, et al.; for the Society of Interventional Radiology Standards of Practice Committee. Quality Improvement Guidelines for Percutaneous Management of the Thrombosed or Dysfunctional Dialysis Access. *J Vasc Interv Radiol.* 2003;14:S247–S253.
7. Ramchandani P, Cardella JF, Grassi CJ, et al.; for the Society of Interventional Radiology Standards of Practice Committee. Quality Improvement Guidelines for Percutaneous Nephrostomy. *J Vasc Interv Radiol.* 2003;14:S277–S281.
8. Burke DR, Lewis CA, Cardella JF, et al.; for the Society of Interventional Radiology Standards of Practice Committee. Quality Improvement Guidelines for Percutaneous Transhepatic Cholangiography and Biliary Drainage. *J Vasc Interv Radiol.* 2003;14:S243–S246.
9. Grassi CJ, Swan TL, Cardella JF, et al.; for the Society of Interventional Radiology Standards of Practice Committee. Quality Improvement Guidelines for Percutaneous Permanent Inferior Vena Cava Filter Placement for the Prevention of Pulmonary Embolism. *J Vasc Interv Radiol.* 2003;14:S271–S275.
10. Drooz AT, Lewis CA, Allen TE, et al.; for the Society of Interventional Radiology Standards of Practice Committee. Quality Improvement Guidelines for Percutaneous Transcatheter Embolization. *J Vasc Interv Radiol.* 2003;14:S237–S242.
11. Dawson S. Procedural simulation: a primer. *J Vasc Interv Radiol.* 2006;17:205–213.
12. Gould DA. Interventional radiology simulation: prepare for a virtual revolution in training. *J Vasc Interv Radiol.* 2007;18:483–490.
13. Gould D, Patel A, Becker G, et al. SIR/RSNA/CIRSE Joint Medical Simulation Task Force Strategic Plan Executive Summary. *J Vasc Interv Radiol.* 2007;18:953–955.
14. Benham JR, Culp WC, Wright LB, et al. Complication rate of venous access procedures performed by a radiology practitioner assistant compared with interventional radiology physicians and supervised trainees. *J Vasc Interv Radiol.* 2007;18:1001–1004.
15. CIMIT endovascular simulator. EVE: real-time endovascular simulator. http://www.medicalsim.org/endovasc.htm. Accessed June 7, 2009.
16. ANGIO Mentor™. http://www.simbionix.com/ANGIO_Mentor.html. Accessed June 7, 2009.
17. Mentice VIST(TM). http://www.mentice.com/default.asp. Accessed June 7, 2009.
18. Herzeele IV, Aggarwal R, Neequaye S, et al. Experienced endovascular interventionalists objectively improve their skills by attending carotid artery stent training courses. *Eur J Vasc Endovasc Surg.* 2008;35:541–550.
19. Chaer RA, DeRubertis BG, Lin SC, et al. Simulation improves resident performance in catheter-based intervention: results of a randomized, controlled study. *Ann Surg.* 2006;244:343–352.
20. Glaiberman CB, Jacobs B, Street M, et al. Simulation in-training: one-year experience using an efficiency index to assess interventional radiology fellow training status. *J Vasc Radiol.* 2008;19:1366–1371.

79 介入放射学中通用规范

前言

在介入治疗手术中，如果搞错手术部位、手术步骤，甚至接受手术的对象（wrong site, wrong procedure, wrong patient, WSWPWP），给患者造成的损伤是灾难性的。虽然发生这种情况非常罕见（1/50 000~1/100 000），更多的是在手术过程中，搞错左右侧[1,2]。但是，这些可以避免的错误会招致媒体的负面报道，打击公众对卫生行业的信心，甚至贬低医师群体。这些可以避免的错误通常是由于沟通不够和手术医师控制局面的能力不足导致的，介入手术室的设计是否合理、物品摆放是否安排得井井有条也是一个关键因素[2,3]。为了预防这种错误的发生，并且提高患者的安全性，卫生联合鉴定委员会（The Joint Commission on Accreditation, TJC, 2004 年生效）要求在所有医院、日间病房、手术鉴定中心建立统一的规范，JCAHO 统一的规章（2008）修订版 2009 年 1 月 1 日生效[4]。2008 年，为了满足这些要求，美国介入放射学会出版了补充性指南[5]。2009 年，放射学皇家学院（英国）国家级的患者安全机构出版了一个相似的指南性文件[6]。

通用的规范

1. 通行的规程是一个三步程序，包含了预防手术的部位、方式和对象出现错误的多种策略。
   a. 手术方式的术前确定。
   b. 手术部位的标记。
   c. 叫停原则。
2. 通用规程里的每个步骤相互补充，意在不断地反复确定手术部位、方式和患者的信息。
3. 单独使用任何一个单一的步骤，都不能减少手术部位、方式和对象的错误发生。

适应证

所有接受手术和侵袭性检查的患者，风险均不容小觑。

1. JCAHO 将“侵袭性操作”定义为“通过穿刺或切开皮肤，植入或植入器械，进行诊断或治疗”。

2. 常规操作如PICC导管、中心静脉导管和胸腔引流管置入术也必须符合通用规程的要求。

不在通用规程约束范围的情况

1. 与介入有关的“微”操作[7]
   a. 小的外周静脉穿刺。
   b. 外周静脉导管留置。
   c. 鼻胃管或导尿管置管。
   d. 碎石术。
   e. 透析(不包括透析导管置入)。
   f. 日常查房过程发现需要做的“微”操作,风险非常小,如新发现的血肿或囊肿引流。
2. 患者相关的情况
   a. 病情不稳定的患者。
   b. 心肺功能障碍的患者。

术前确认

1. 必需条件
   a. 从决定手术开始,到患者被手术那一刻,这期间的每个步骤,都需要确认正确的手术部位、方式和对象。
   b. 这一确认过程的执行,必须尽可能多地让患者参与,且患者是处于清醒和有意识的状态。
   c. 无论手术的场所在哪里(介入中心、外科手术室或其他手术场所),需要有术前确认事项的列表。
   d. 列表确认所有的信息,相关文件和必需的器械设备
      (1) 手术开始前是否均已准备好。
      (2) 有无正确的识别、标明以及和患者的特征吻合。
      (3) 回顾列表的信息,是否与患者所理解的内容一致,是否与医护团队所理解的手术对象、手术方式和手术部位相一致。
2. 何时进行
   a. 手术被计划安排时。
   b. 术前的检查和评估时。
   c. 无论是择期还是急诊手术,患者被安排住院进行手术时。
   d. 当患者进入手术或离开术前准备间之前。
   e. 任何时候,看护的患者转运与交接过程中,核对列表信息。
3. 怎样进行
   a. 患者的身份标识(医院里的腕带),患者相关的事项,给予合适的

标签，通过检查病例，包括影像学记录，进行交叉确认。这个可以采用一个安全列表来完成。

（1）一张安全列表可以抵消人的记忆疏漏。

（2）一张列表包括简洁明了的，医师需要的确定的信息，可以帮助医师在日常工作中，时时关注患者安全性的评估[8]。

（3）成功的安全列表提高护理上的交接和保持一致性，减少并发症和死亡的发生率。在一个前瞻性的、多个国家参与的临床试验中，共纳入 7688 例患者，使用了列表信息确认，并发症的发生率从 11% 下降到 7%，住院死亡率从 1.5% 下降到 0.8%[9]。

b. 安全核查

（1）可以是纸质、电子或其他媒介（举例，壁挂式板）

（2）检查并确认所有项目都可用并准确匹配患者

（a）通过两个标识符确认正确的患者；（i）如果患者身上没有识别带，使用姓名和出生日期，（ii）如果患者身上有识别带，使用姓名和病历号

（b）通过患者或家属的口头 / 自我报告确认正确的手术和部位

（c）根据患者病史，检查报告，护理评估说明，护理进度说明再次确认正确的手术和部位

（d）准确填写并签署手术同意书

（e）核实实验室和影像结果（是患者的检查结果；特别注意 - 前后关系 - 在其中获得图像，以免混淆），需要血制品（正确匹配和验证），植入物，设备，和 / 或手术需要的特殊器械（无菌且未过期）

c. 同意程序

（1）知情同意签署必须在患者清醒时，并且有能力了解手术的细节和意义

（2）知情同意必须用患者理解的语言（或聘请翻译）

（3）知情同意必须清楚说明所要施行的手术和手术部位

（4）知情同意书可以在对生命或肢体有威胁的紧急情况下放弃

手术部位标记

1. 要点

a. 对于涉及切口，经皮穿刺或插入器械的手术，术前都需要部位标记（请参阅以下文字中的免责条款）

（1）当左右两侧组织结构均不正常时，SIR 建议即使采用术中成像也要进行手术部位标记[5]

(2) JCAHO 推荐双侧手术的部位标记(对于相同的手术,团队和设备),但是必须的[7]

b. 手术部位标记应当含义清楚,清晰可见,标记应当在或者比邻手术部位,除非需要其他方面的护理,否则不应标记非手术部位

c. 如果可能的话,部位标记在患者清醒并意识到的情况下进行

d. 在特定的情况下(不能说话,昏迷,虚弱患者,儿童)手术部位标记处理与知情同意程序类似

2. 标记时间

a. 在患者转运至手术地点前进行手术部位标记

3. 免除部位标记

a. (1) 没有预定部位的介入手术(如血管造影,中心静脉置管),这是因为部位与手术过程无关[5]

(2) 影像引导是手术过程的固有的一部分[5]

(3) 对于血管造影手术,SIR 的意见是血管通路只是提供一种途径来执行介入手术或进入中心静脉。不需要血管通路上的皮肤标记。对于血管成形术程序,SIR 建议在血管成形术的一侧(左侧或右侧)通过适当的手术内成像来确认[5]

b. 当在技术上或解剖学上不可能标记该部位

c. 中线方法手术旨在治疗单个中线器官/病变

d. 无侧行内镜检查

e. 患者拒绝手术部位标记,对于病人提供的护理、服务或服务,应以同样的方式处理这种情况。"普遍议定书"不要求因为患者拒绝手术部位标记取消手术

f. 婴儿可能会有永久性的皮肤纹身

g. 对于不需要部位标记的手术,其他要求"普遍议定书"仍然适用

4. 两阶段标记

a. 脊柱手术

(1) 手术水平(颈椎,胸椎或腰椎)必须是术前标记

(2) 如果手术涉及前部与后部,或右侧与左侧入路,标记必须表明这一点

(3) 待治疗的确切间隙应当用标准的术内放射标记技术精确标记[7]

5. 两处标记

a. 当患者在不同部位进行两个手术(如介入手术前的区域性麻醉阻滞)。两个分开手术部位标记将被制作

6. 谁执行部位标记

a. 介入医师,作为获得执照的医院从业者,参与手术者必须进行标记

b. 持牌执业医师(研究员,住院医师,护士,医师助理),由介入医师

授权,这个人必须参加并积极参与手术

c. 部位标记的任何责任授权必须符合适用的法律和法规[5]

7. 如何标记

a. 使用永久标记,以便在现场准备过程中不会将其移除[5]

b. 不应使用粘合剂标记作为唯一方法

c. 标记的类型

(1)“普遍议定书”没有具体规定标记的类型,但将选择留给该机构。但是,整个机构中的标记类型必须是明确的和一致的

(2)执行手术的介入医师用“YES“或者”箭头”标记手术部位[10,11]

(3)不应该使用X,因为这可能表示一个应该的手术的部位不被操作并容易导致歧义

暂停时间

1. 必要性

a. 暂停时间是一个在手术开始确认之前的简短的停顿——正确的位置、正确的方法、正确的患者!

b. 这是一个机会来:

(1)鉴定任何一个错误的位置,错误的患者和错误的操作。

(2)确保正确的患者姿势。

(3)确保必要的仪器和设备的可用性。

(4)培养团队成员之间的共同和交流。

(5)从医疗组成员中明确矛盾和关系。

c. 暂停时间是根据个别的机构来设计和开展的。依附于通用标准的文件和“暂停时间”的过程是强制的。

2. 何时暂停

a. 手术操作之前,在患者正确地摆好姿势之后,无论操作地点——介入导管室、CT室或者在超声引导下的床旁[5]。

b. 如果操作涉及任何麻醉方式,暂停时间应当在麻醉执行之前进行,除非有禁忌证[7]。

3. 暂停对象

a. 介入医师(手术操作者)发起暂停时间。

b. 暂停时间必须在操作执行者在场时才能进行[7]。

4. 如何暂停

a. 暂停时间必须是所有操作成员在执行时口头和互动说明的。介入医师明确:

(1)正确的患者身份。

(2)准确的和签过名的知情同意书。

(3)关于操作的同意书已签订。

(4)正确的患者姿势。

(5)正确的侧边和侧边的标记。

(6)正确粘贴和展示相关的图像和检查结果。

(7)正确的抗生素管理和(或)液体的灌洗。

(8)根据患者的健康状况和既往治疗史制定特殊的安全保障措施。

b. 在暂停时间内,所有不必要的活动(与患者安全无关的)在操作室是禁止的。

c. 所有的成员必须在执行切开或者穿刺之前达成一致。

5. 两段暂停时间

a. 当有不同的医疗组对同一患者要进行两个或更多的操作时,每一个过程开始之前要有一个完整的暂停时间。

(1)例如:产科医师的剖宫产术之后要有麻醉医师进行硬脊膜外麻醉。

(2)同一个治疗组在一个单独的操作中要进行多个部分的操作是一个特例。

b. 当医院的政策或者法律法规要求两个单独的同意书时。

文件

1. 患者的病例中必须包括通用标准的文件。

包括复选框或者一个简短的涉及成功完成暂停时间笔记的完整的文件,在患者的病例里的同一位置。如果完整的内容在其他地方(政策、程序手册等)有详细的说明,个人文件的暂停时间的每一步可以不是必须的[7]。

2. 直接涉及操作的任一成员都可以完成通用标准文件。

3. 表 79.1 提供了一个关于通用标准的复选框的例子。

表 79.1 通用的手术计划清单通用标准复选框:

手术名称:______

术前确定 (下面的步骤必须在患者移动到手术室之前或者在床旁完成,并且包括下表中列出的清单)		位置标记(操作前)	暂停时间(以下的步骤必须在手术室完成,并在表中出现)	
术前期望 (请在空白处输入您的姓氏来确认“是”)	是	准确地位置必须由有执照的、参与操作的医师标记“是”	预计的暂停时间	是

续表

确认患者的身份:(全名和出生日期或病案号)如果使用袖带请患者口头说或者提供身份证号	是	标记靠近操作/切开的区域(请签名来确认是或否)		(请在提供的空间里签名来确认是)	
确认手术:所有文件(规则、计划、医嘱)与原定的操作一致或者医师之间口头确认	是	是	否	患者口头或者捆绑ID号来确认患者身份(全名和出生年月或病历号)	
护理评估单:强调目的操作				患者和护理组签署操作同意书	
麻醉:评估方式				标记、安排或口头确认正确的侧边、位置和姿势	
特殊安全问题已被评审(过敏反应、术前用药、禁忌证)				签署准确的知情同意书	
所有要求的血样、移植物、设备、特殊仪器和图像准备就绪(提供者可以决定图像是否被需要)				评审特殊安全问题(过敏症、术前用药和禁忌证)	
准确完成和签署麻醉同意书	是			备齐所需要的血样、移植物、设备和特殊装备和图像(提供者可以决定在暂停时间是否需要图像)	
准确完成和签署治疗同意书					

A:需要麻醉或镇静的手术

续表

术前确定 （下面的步骤必须在患者移动到手术室之前或者在床旁完成，并且包括下表中列出的清单）		位置标记（操作前）		暂停时间（以下的步骤必须在手术室完成，并在表中出现）	
术前期望 （请在空白处输入您的姓氏来确认“是”）	是	准确地位置必须由有执照的、参与操作的医师标记“是”		预计的暂停时间	是
确认患者的身份：（全名和出生日期或病案号）如果使用袖带请患者口头说或者提供身份证号	是	标记靠近操作/切开的区域（请签名来确认是或否）		（请在提供的空间里签名来确认是）	
确认手术：所有文件（规则、计划、医嘱）与原定的操作一致或者医师之间口头确认	是	是	否	患者口头或者捆绑ID号来确认患者身份（全名和出生年月或病历号）	
护理评估单：强调目的操作				患者和护理组签署操作同意书	
麻醉：评估方式				标记、安排或口头确认正确的侧边、位置和姿势	
特殊安全问题已被评审（过敏反应、术前用药、禁忌证）				签署准确的知情同意书	
所有要求的血样、移植物、设备、特殊仪器和图像准备就绪（提供者可以决定图像是否被需要）				评审特殊安全问题（过敏症、术前用药和禁忌证）	

续表

准确完成和签署麻醉同意书	是		备齐所需要的血样、移植物、设备和特殊装备和图像(提供者可以决定在暂停时间是否需要图像)	
准确完成和签署治疗同意书				

B:无需麻醉或镇静的手术

(顾玉明 译 徐浩 校)

参考文献

1. Kwann MR, Studdert DM, Zinner MJ, et al. Incidence, patterns, and prevention of wrong-site surgery. *Arch Surg*. 2006;141:353–358.
2. Seiden SC, Barach P. Wrong-side/wrong-site, wrong-procedure, and wrong-patient adverse events: are they preventable? *Arch Surg*. 2006;141:931–939.
3. World Alliance for Patient Safety. WHO guidelines for safe surgery 2009. Available at: http://whqlibdoc.who.int/publications/2009/9789241598552_eng.pdf. Accessed March 20, 2010.
4. The Joint Commission. Facts about the Universal Protocol. Available at: http://www.jointcommission.org/PatientSafety/UniversalProtocol/up_facts.htm. Accessed April 23, 2009.
5. Angle JF, Nemcek Jr AA, Cohen AM, et al. Quality improvement guidelines for preventing wrong site, wrong procedure, and wrong person errors: application of the Joint Commission "Universal Protocol for Preventing Wrong Site, Wrong Procedure, Wrong Person Surgery" to the practice of interventional radiology. *J Vasc Interv Radiol*. 2008;19: 1145–1151.
6. The Royal College of Radiologists. Guidelines for radiologists in implementing the NPSA Safe Surgery requirement. Available at: http://www.rcr.ac.uk/docs/newsroom/ pdf/RCR_guidelines_for_%20implementing_NPSA_Safe_Surgery_Requirement_March_2009.pdf. Accessed April 23, 2009.
7. The Joint Commission. 2009 standards frequently asked questions. Available at: http://www.jointcommission.org/AccreditationPrograms/Hospitals/Standards/09_FAQs/default.htm. Accessed April 23, 2009.
8. Pronovost P, Needham D, Berenholtz S, et al. An intervention to decrease catheter-related bloodstream infections in the ICU. *N Eng J Med*. 2006;355:2725–2732.
9. Haynes AB, Weiser TG, Berry WR, et al. A surgical safety checklist to reduce morbidity and mortality in a global population. *N Engl J Med*. 2009;360:491–499.
10. The American Academy of Orthopaedic Surgeons. Eliminating wrong-site surgery. Available at: http://www3.aaos.org/member/safety/ewsurgery.cfm. Accessed April 23, 2009.
11. National Patient Safety Agency. Pre-operative marking recommendation. Available at: www.npsa.nhs.uk/EasySiteWeb/GatewayLink.aspx?alId=6281. Accessed April 23, 2009.

80 介入放射学中放射线辐射的安全性

主要的安全准则

1. 介入医师主要的辐射曝光来源是放射线的分散辐射[1]。任何物质或者任何措施,只要能减低患者的辐射剂量,也都能够相应地降低介入医师的辐射剂量。
2. **记住:**时间、强度、距离、屏蔽防护(T.I.D.S)
   a. **时间:**限制透视的时间。记住只在观察患者动态过程的时候才用透视。尽可能地应用最后保持的图像或者保存的透视循环。
   b. **强度:**使用最低的透视剂量比率,同时又能获得足够的、质量好的图像。知道透视剂量比率是多少。同样地,在保证能提供所需要的信息时,使用最低的数字采集率。当然,介入医师同样应该注意整个介入手术过程中患者所受的放射线辐射量。
   c. **距离:**尽可能地远离仪器的主要光束和X射线管。
   d. **屏蔽防护:**穿戴适当的个人保护装置(铅围裙和铅眼镜)。
3. **像对待碘造影剂一样对待放射线:**像你使用碘造影剂一样使用放射线——按需使用,既不要少用,也绝不要多用,如无使用理由,坚决不用。随着所受管理的剂量的增多,试着少用。对于一些特别敏感的患者,应该尝试着尽可能地限制放射线的剂量。

放射线的生物学及其作用

1. **放射线的作用机制**
   a. **间接作用:**光子与原子或者分子的相互作用,从而构成一个相对自由的基,这个自由基之后与DNA相互作用。最常见的相互作用是:和水形成羟基自由基。
   b. **直接作用:**光子和DNA之间直接的物理作用(不常见)。
   c. 通常地讲,DNA的破坏都能快速修复;双链DNA的断裂比其双链的修复要容易得多。不正确的修复能导致点突变、染色体异位或基因融合。
2. **放射线作用的类型**
   a. **随机性:**在一个细胞中,不可修复的DNA的破坏所产生的结果。随着时间的流逝,这个细胞分裂成的子代细胞可能成为癌细胞。

在有效的剂量下(<100milliseverts;mSv)确切的风险仍不知道(参照“放射线剂量的衡量”一章)。目前所使用的衡量随机风险率的模型是:“不超过阈值”的模型,这种模型是用来保护防护放射线的传统模型。以上表明:随着放射线剂量的增加,随机风险率也随着增加,然而,损害的严重程度与剂量不相关。打一个比方:一个奖品(肿瘤),多个抽奖票,你可能只买一张票就中奖(小剂量的放射线),但是如果你买很多张票,你中奖的几率就会大大地增加。最后,你要么获得这个奖项(发展成为肿瘤),或者失败。但是,与抽签不同的是,你持有抽奖票的时间越长,你中奖的机会就越增多。对于年轻的患者暴露于放射线下,一生患癌症风险增加,原因在于他们的生命越长以及越年轻的患者癌病的风险越高。

b. **确定性:**绝大部分的细胞被破坏到不能被修复,从而死亡,导致损伤(在介入放射学的发展过程中,典型的损伤是皮肤损伤)。做过介入手术的患者都可能有一定的皮肤反应:从轻的、短暂的、轻微的皮肤红斑到严重的皮肤坏疽。在低于皮肤所能承受的放射线剂量(阈值)2Gy,放射线所导致的皮肤反应很大程度上不会出现,在低于5Gy[2]的剂量时,严重皮肤反应也很大程度上不会发生,绝大部分的严重的损害只有在很大的放射线剂量下才会出现(>10Gy)[3]。晒斑是一个很好的比喻,你可以在太阳下待一阵子而没有任何不好的反应,但是超过一定的时间(阈值),你一定会有晒斑,你在太阳下暴露的时间越长,晒斑就越严重。

放射线剂量的衡量

1. **皮肤剂量:**理想的放射线剂量应该能够在介入手术过程中测量,包括潜在的高剂量放射线,但是目前来说,要做到这样有很大困难[4]。皮肤的剂量可以用特殊的薄膜来测量:一排热释光剂量或者是光学刺激发光剂量;这可以用特定的软件或者是添加的剂量测定设备。对人体皮肤的任何部位、任何点的表面所能导致皮肤损伤的最高放射线剂量或者皮肤剂量高峰(PSD),决定了放射线导致皮肤损伤的严重程度。
2. **参考空气比释动能**(参考剂量,参考点剂量,参考点空气比释动能,*K*a,r,累计剂量,累计的空气比释动能,CD):上述的指标都是用2006年中期美国所售的全自动透视设备测定和衡量的。这就是患者的参考值。以C-臂为单位,这个参考值就是中央射线到X线光束,离等中心到X线管15cm。参考空气比释动能与皮肤剂量不一样,参考空气比释动能一般比PSD大,以Gy为测量单位。
3. **比释能面积比**(KAP,空气比势能面积比,剂量面积比,DAP):放射线剂量的面积和辐射领域。它不随距离X线管的距离而改变,是一种来测量照射到患者身上总的剂量的好方法,因此也是一种好的方法来测定随机风险。然而,对于确定的风险,却不是一种好的指标。以Gy cm^2 为单位。

4. **透视时间:**以前很常用,主要的原因是它容易测量、应用广泛。但是它不能反映透视剂量率的作用和DSA所产生的放射线剂量。因此,它不能很好地反映剂量。以分钟为单位。
5. **有效剂量:**人体整个身体的剂量是相等的——在随机的风险中——对于所辐射到人身体某一部分的真实的剂量。我们用Sv来测定有效的剂量。这不能直接测量,必须通过计算来得到。有效剂量应用到某一个人身上是有困难的。有效剂量的计算过程中,存在着很多潜在的错误,因为随机风险率不仅依赖于相互作用的数量,还依赖于特殊的受影响组织的敏感性(以细胞组成、有丝分裂活动和其他组织以及特定的因素为基础)。这些计算必须由受影响的体积和分散的到机体其他部分的放射线。目前的技术应用计算机模拟,以身体模型为基础,统计放射线的剂量。这就限制了应用到单个独立的个体,同时也只给出了近似的有效剂量。虽然有效剂量这个概念可以用来估计人群随机风险,但它对于个体患者的评价不起作用(不作为推荐)。
6. 在医疗记录中应记下每位进行介入放射治疗患者的放射线剂量[5]。目前最好的衡量标准是参考空气比释动能。

对患者的保护

正确的技术对于控制放射线的剂量是必要的。有效的皮肤剂量的手术参数的变化是乘法,而不是累计的[6]。

1. 设备定位
   a. **皮肤与放射源的距离最大化:**尽可能地使皮肤远离放射管,以此来降低皮肤的剂量(尽可能抬升手术台,以便手术医师操作方便)。
   b. **图像接收器与放射源的距离最小化:**尽可能地使图像接收器(平板或者是图像增强器)接近患者的身体。
2. 设备设置
   a. **瞄准:**通过缩小放射线图像的面积来降低患者及手术者所受的放射线剂量。同时提高图像的质量,帮助剂量的蔓延(见下文)。
   b. **透视剂量率最低化:**当需要的时候通过减少剂量脉冲的透视。在大部分情况下,与标准的透视(30脉冲/秒)相比在7.5或者15脉冲/秒的透视下,获得可接受的图像质量同时能够降低40%~70%的放射线剂量。但应该注意的是在某些设备的某些脉冲透视模式下,放射线的剂量率是升高的而不是降低[6]。

3. 操作技巧
   a. **控制图像的数量**：现代的透视技术使得数字减影数字仪能够每秒中连续显示 21 幅或更快。每一幅图像都应该提供有效的信息，用于疾病的诊断或者数据的记录。过多的图像增加了额外的放射线剂量，但是不能够提供更多的有效信息（参见第九章关于图像获取的一些操作）。
   b. **只在观察患者动态过程时才使用透视**：最后保留的图像和已经保存的透视循环能够用来回顾参考，而不额外增加患者的放射线剂量。
   c. **尽可能地避免图像放大**：图像的放大需要更高的透视剂量比率。
   d. **使用剂量蔓延达到皮肤剂量最小化**：使放射管子要么左右，要么头尾成角 5°~10°，将放射线的辐射范围移出患者的皮肤同时避免了当放射线的剂量超过阈值而在皮肤上形成热点，以及由此产生的皮肤效应[7]。

患者放射线辐射的管理与控制[8,9]

1. **手术前**：密切注意容易导致放射线辐射损害的因素，不管是因为阈值过低而导致的确定性效应还是一个可能相对高的剂量。
   a. 疾病：共济失调毛细血管扩张症，胶原血管疾病，糖尿病。
   b. 药物：放线菌素 D，阿霉素，博来霉素，氟尿嘧啶，甲氨蝶呤。
   c. 肥胖[10]。
   d. 高剂量的手术：栓塞，经颈内静脉门体分流术，腹部或者盆腔血管成形术或者血管内支架植入术。
   e. 先前的皮肤辐射点再次辐射。
   f. 儿科患者（随机风险）。
2. **手术中**：
   a. 优化辐射剂量：尽可能地应用最低的剂量而达到合格的图像质量。
   b. 如果参考空气比释动能表明有可能导致皮肤损伤，那么要考虑限制进一步的辐射或推迟、取消不必要的手术操作过程。
3. **手术后**：注意所使用放射线剂量的总量以及如果有必要时进一步的研究。
   a. 在医疗过程中记录辐射剂量。
   b. **如果参考空气比释动能超过 5Gy**：应该通知患者并随后制订一个研究计划[8]（美国放射学学会推荐使用参考空气比释动能 >3Gy，或者根据当地水平给予特殊群体设定特定阈值）[11]。
   c. **从患者处获得随后的信息**：假设在皮肤辐射点任何的皮肤效应都与辐射范围相符合，除非有其他证据证明与此不同。

对手术操作者的防护[12]

1. 个人防护设备
   a. **铅围裙：**恰当的穿戴铅围裙能够给颈部和手臂提供足够的遮盖，不仅能够防护放射线辐射，还要符合人体工程学。如有手术操作者的背部背离放射线光束，那么对操作者后背部的防护是必要的。铅当量的厚度应符合国家或地方的有关规定，如果不这样，也可以根据穿戴者的辐射暴露水平来选择铅当量的厚度。最常见的铅当量厚度是 0.5mm，这个厚度能够减弱 97%~99% 的辐射事件。
   b. **铅眼镜：**越来越多的研究证据表明眼睛相对于其他部分更容易受到放射线辐射的损害[13]。手术操作者有形成白内障的风险。铅眼镜对于手术较多的医师有着很大的防护作用，尤其是更接近透视光束或不能使用天花板防护的医师。周边的防护对于放射线的辐射防护和飞溅防护是十分必要的。
   c. **铅手套：**对于手不得不接近主要光束的操作者，辐射衰减的外科手套也许有一些价值[14]。但是因为戴上手套后因操作灵巧性降低而导致手术时间的延长应该与轻到中度辐射衰减的外科手套相平衡，既要达到保护手的作用，又不影响手术的操作。如果把双手放在靠近主光束的地方，铅手套不仅没有作用，反而会增加患者和操作者的辐射剂量。
2. 移动的保护
   a. **手术台的安装：**灵活地移动防护装置能够阻挡放射线的周边和底部的辐射，从而保护操作者的双腿，灵活的移动手术台也可以达到相同的目的，但是不方便。
   b. **天花板的安装：**铅板的防护能够减弱对操作者的头部和颈部直接的分散辐射。同时对眼睛的保护同样需要。
   c. **对患者的防护：**辐射衰减，一次性使用无菌垫都具有商业的可用性，都可以用来降低对患者及操作者的散射辐射[15,16]，它们都必须远离主光束。
3. 定位
   a. **尽可能远离主光束：尽可能让双手远离主光束。**对于椎体成形术，应当使用仪器定位定位针和用长的管子注入骨水泥。对于血管造影，尽可能应用压力大的自动注射泵代替手动注射。当造影的时候，应从手术室出来。
   b. **让放射管远离自己[1]：**辐射的放射线的分布是不对称的，相对于图像接收器的一侧，大部分的放射线在靠近放射管的一侧。把平板放正，这样放射管就在手术台下面，以便保护上半身。如果有可能，尽可能地把平板放正，这样放射管就在患者相反的一侧。

透视设备

1. **床上固定的球管**透视装置在介入手术过程中不能够被使用。
2. 显示透视时间作为 X 线计量的透视设备，不能被用来显示复杂或者高剂量的介入手术[8]。

声明

本文中所阐述的观点只代表作者本人的观点，不代表和反映官方的政策或者海军、防御部门及联邦政府的观点。

（魏宁 译　徐浩 校）

参考文献

1. Schueler BA, Vrieze TJ, Bjarnason H, et al. An investigation of operator exposure in interventional radiology. *Radiographics.* 2006;26:1533–1541.
2. International Commission on Radiological Protection. Avoidance of radiation injuries from medical interventional procedures. ICRP Publication 85. *Ann ICRP.* 2000;30:7–67
3. Geleijns J, Wondergem J. X-ray imaging and the skin: radiation biology, patient dosimetry and observed effects. *Radiat Prot Dosimetry.* 2005;114:121–125.
4. Mahesh M. Fluoroscopy: patient radiation exposure issues. *Radiographics.* 2001;21:1033–1045.
5. Miller DL, Balter S, Wagner LK, et al. Quality improvement guidelines for recording patient radiation dose in the medical record. *J Vasc Interv Radiol.* 2004;15:423–429.
6. Wagner LK, Archer BR, Cohen AM. Management of patient skin dose in fluoroscopically guided interventional procedures. *J Vasc Interv Radiol.* 2000;11:23–33.
7. Miller DL, Balter S, Noonan PT, et al. Minimizing radiation-induced skin injury in interventional radiology procedures. *Radiology.* 2002;225:329–336.
8. Balter S, Moses J. Managing patient dose in interventional cardiology. *Cathet Cardiovasc Diagn.* 2007;70:244–249.
9. National Cancer Institute. Interventional fluoroscopy: reducing radiation risks for patients and staff. NIH Publication 05-5286. Bethesda, MD: National Cancer Institute, 2005. Available at: http://www.cancer.gov/images/Documents/45bae965-697a-4de8-9dae-b77222e0e79d/InterventionalFluor.pdf. Accessed June 8, 2008.
10. Bryk SG, Censullo ML, Wagner LK, et al. Endovascular and interventional procedures in obese patients: a review of procedural technique modifications and radiation management. *J Vasc Interv Radiol.* 2006;17:27–33.
11. American College of Radiology. ACR technical standard for management of the use of radiation in fluoroscopic procedures. In: *Practice Guidelines and Technical Standards 2008.* Reston, VA: American College of Radiology, 2008.
12. Detorie N, Mahesh M, Schueler BA. Reducing occupational exposure from fluoroscopy. *J Am Coll Radiol.* 2007;4:335–337.
13. Kleiman NJ. Radiation cataract. In: Working Party on Research Implications on Health and Safety Standards of the Article 31 Group of Experts, ed. *Radiation Protection 145 EU Scientific Seminar 2006 New insights in radiation risk and basic safety standards.* Brussels: European Commission, 2007:81–95. Available at: http://ec.europa.eu/energy/nuclear/radioprotection/publication/doc/145_en.pdf. Accessed June 8, 2008.
14. Wagner LK, Mulhern OR. Radiation-attenuating surgical gloves: effects of scatter and secondary electron production. *Radiology.* 1996;200:45–48.
15. King JN, Champlin AM, Kelsey CA, et al. Using a sterile disposable protective surgical drape for reduction of radiation exposure to interventionalists. *Am J Roentgenol.* 2002;178:153–157.
16. Dromi S, Wood BJ, Oberoi J, et al. Heavy metal pad shielding during fluoroscopic interventions. *J Vasc Interv Radiol.* 2006;17:1201–1206.

81 介入放射学中的控制感染和无菌技术

概况

无菌技术是内外科常常用于控制污染伤口和其他脏器部位感染的技术。这种无菌操作的流程和步骤所包含的无菌技术对于预防手术部位感染（SSIs）是烦琐而至关重要的，预防手术部位感染是无菌技术的最终目标。自从19世纪英国的一位外科医师Joseph Lister首次发扬了无菌操作观念，控制感染的无菌技术已经有了巨大的飞跃，然而这种基本观念仍然沿用至今。

全美每年有超过270万例外科手术。SSIs占最常被报道的院内感染的第三位，并且已经证实了不仅延长了住院时间也增加了卫生保健费用。无菌技术在预防SSIs中起了重要作用。

在介入治疗中SSIs的预防包含了多种预防措施，首先应注重遵守无菌操作相关的个人穿着以维持一个无菌环境，包括适当的手部卫生、净化服、无菌手套、备皮和无菌敷料，也要注意介入放射科的卫生医疗设备的无菌观念。介入科团队的所有医务人员都应把以减少介入操作过程中病原微生物到最低为责任所在。

定义

隐性感染：微生物存在时无宿主反应。

显性感染：微生物存在时出现宿主反应。

手术部位感染：疾病控制和预防中心（CDC）把SSIs定义为“术后30天内或者异物植入手术术后一年的手术部位的感染”。CDC进一步把SSIs分类为切开感染或者器官/空间感染。其他的深入细致划分为表面感染和深度感染。最常见的涉及手术部位的器官感染有金黄色葡萄球菌、非凝固酶表皮葡萄球菌、肠球菌、大肠杆菌属。器官的污染是SSIs的先驱。对于大多数SSIs来说，病原体源是患者皮肤、黏膜或者中空脏器的内源性菌丛。SSIs另外的来源是远端部位感染的播散。SSIs病原体的外部来源包括手术过程中的个体差异、手术室的环境，所有器具和带入到无菌环境的材料。

介入放射学的程序和形式范畴

介入放射学（IR）流程可以分为血管性和非血管性干预。IR 操作过程可以以不同形式和在不同的环境的实施：在床边，在超声室，在 CT 或磁共振室，最常见的是在造影室。多种图片成像常常伴随着利用超声获取血管造影入口。每一种特殊的形式和环境有它独特的工具和特别的辅助工具。

除了流程包括但不仅仅局限于血管介入操作，排出流程和活体组织检查。私人医院可能有不同的有关床边无菌操作技术规范。目前众人推崇的是用无菌单覆盖整个患者，即使是“有限领域”床头操作。

超声流程常常在无菌操作中合并了图像单元和探针，必须要考虑的是不同探针的配置和大小、探针连接绳的长度和位置，无菌单应该超过此区域。图像屏幕定位在操作者的视线内，同时保持无菌环境，是需要考虑的重要内容。

操作涉及的 CT 或 MRI 套件需要考虑合适的无菌空间。在图像扫描过程中应该做一个评估并给予合适的针和导管的清理工作。附属设备和工具应该包括通风系统、发电机（如放射线消除），并且要调整探针和连接线。

造影室是一个独立的环境。造影成像的增强剂常常被放置在无菌环境中。便捷式 C 臂常常在操作室中被利用。多种附属部件（超声、发电机等）常常和多种连接线、探针及附件一起被利用。常常用一个带有无菌设备的平台进行预先处理。必须注意的是确保预先准备的平台的原件无菌。这个平台在预先准备后就不能从套件中移动。

操作分为：无菌操作和干净操作

国家科学院 / 国家研究委员会把外科切口分为四类，分别是清洁、清洁污染、污染和严重污染。每一类对感染都有不同的风险。

清洁：如果没有进入胃肠道、泌尿生殖道或呼吸道，炎症不明显，无菌操作未中断，操作即视为清洁。

清洁污染：如果进入胃肠道、胆管或泌尿生殖道，炎症并不明显，无菌操作未中断，操作即视为清洁污染。

污染：如果进入发炎的，经未化脓的胃肠道或泌尿生殖道移行的，无菌操作出现中断，操作即视为污染。

严重污染：如果涉及进入感染化脓的部位，如脓肿、感染的胆管或泌尿生殖道、穿孔的脏器，操作即视为严重污染。

这种手术过程分类可适用并推广到如下的 IR 过程：

血管介入

清洁：

子宫动脉栓塞术（UAE）

栓塞和化疗栓塞术

中央静脉通路

下腔静脉滤器植入术

移植物植入术

血管造影术，血管成形术，溶栓，支架植入术

经颈静脉肝内门体分流术（TIPS）

清洁污染：

TIPS 植入术

非血管介入

清洁：

椎体成形术 / 椎体后凸成形术

经皮穿刺活检

清洁污染：

经直肠或经胃穿刺活检

经皮胃造口术或胃空肠管置入术

泌尿生殖系统手术

肿瘤消融

肝和胆管手术

污染：

泌尿生殖系统手术（认为感染的）

肝和胆管手术（认为感染的）

严重污染：

脓肿引流

无菌技术以及环境控制

介入放射学 / 血管造影技术

引流管或样品

介入放射的场所并不是无菌的。微生物存在于环境的空气中、尘粒以及泥土中。房间里的检查床、墙壁、天花板、橱柜以及介入放射相关器材和室内的其他设施都有可能隐藏着微生物，称之为隐性感染源。

介入操作的场所应该被安排在像手术室一样的环境中，介入场所应该对必要的个体进行严格限制，在该场所中的工作人员应该遵循严格的

无菌操作以及使用合适的防护服。

介入检查室的门在检查过程中应该是始终关闭的，在检查的时候可以减少带有感染性的微生物向检查室或者患者传播的危险性。

其他的辅助人员（如麻醉医师，呼吸治疗师，ICU 工作人员以及其他医护人员）在介入室的检查期间若要进入则必须穿戴防护服以及遵守无菌操作。

其他与介入无关的人员在经过介入检查室的时候必须改变路线。如果非介入科人员需要进入介入检查室，他们必须穿戴防护服、帽子以及防护面罩。

清洁程序：整理房间，交叉污染

任何与血液、组织或体液接触的物品都潜在的被感染性病原微生物污染，同样用于介入手术的设备和材料也认为被污染，为了减少灰尘和微生物，每次手术后都应该对介入室及工作台表面进行恰当的清洁、消毒。机械擦拭和消毒剂常用于清洁介入室的设备及所有区域。

为了减少交叉污染的机会，患者用的装置（如上肢固定器）和手术台周围的区域必须在下一台手术前清洁消毒。

无论介入室地板上有没有可见血液或体液污染，每次手术前都要正确的清洁和消毒，并且手术过程中要严格避免溅洒液体。

一次性用品使用后应立即放入指定的废物容器内，所有的管制医疗废物都要放到红色袋子里和指定的锐器盒内。就这点而言，所有的手术人员必须相互保护和使用安全的技术，例如要把针和无盖的锐器放到手术台上合适的指定容器内。

为了防止人触摸布料导致的污染，布料和防护服上的体液污染物应该处理得越干净越好。无论何时触到污物都要更换手套，污染的布料必须放进指定的布料容器内。

一天的手术结束后，所有的表面和设备都必须彻底清洁。

洗涤技术

手卫生要求用单纯洗手或抗菌肥皂和水洗手，或应用一种以乙醇为基础洗手液。当双手看起来脏，或含有蛋白质物质时，洗手前必须应用以乙醇为基础的洗手液。

外科刷洗消毒手臂（外科洗手）用来消除暂居微生物，降低手表面的微生物群，而这个步骤在所有操作人员穿介入放射（防护 / 手术）服之前。

除了在内层穿上适当的外科洗手衣，手及前臂必须经过外科无菌术或者外科刷洗消毒手臂（外科洗手），而这优先于穿无菌手术衣及戴无菌手套,所以洗手可以在穿过操作衣服后在洗手池里完成,但是必须足够小心以免溅到无菌区域造成污染。

“洗涤程序”要求介入人员用海绵/刷子或者海绵蘸取外科洗手液来擦洗手和前臂,而这个过程则以定时或者定次的方法进行操作;传统的无菌洗涤用品是含有乙醇、碘、氯己定及葡萄糖酸盐的除垢剂。

在进行介入操作的准备工作时,外科洗手先于穿手术衣、戴无菌手套等程序,外科洗手是用来去除皮肤表面的污物、油脂以及暂居菌群,这个操作还可以使得存在于指甲、手及前臂的微生物的数量降到最低水平,并且通过洗手、使用化学试剂等可尽可能长时间地抑制微生物的生长。

机动清洗是为了去除污垢,油渍以及感染的微生物。机动摩擦的过程有助于破坏和抑制来自人体、组织或者液体的微生物的繁殖或者生长。

外科手臂消毒的目的就是为了阻止微生物在工作人员和患者、患者与患者之间的相互传播。手指甲应该短且干净。长的指甲可能会刺破手套或者在搬运的过程中无意中抓伤患者。虽然戴人工指甲的危害风险目前还不太清楚,但是戴有人工指甲的医护工作人员比不戴的人相比,在他们的手指甲里更有可能带有革兰阴性菌。同样涂有指甲油或者指甲有破损的人比自然生长指甲的人相比带有更多的细菌。

进行传统手臂消毒的程序(用海绵擦拭和刷洗以及运用具有抗菌作用的外科擦洗剂)包括以下几点:

1. 一些单独包装好的商业产品是可以应用的,这些产品通常包括一组已经被具有抗菌作用的外科擦洗剂浸泡过的海绵和刷子,以及擦洗指甲的工具。
2. 这种旋塞需要在合适的水温下打开。
3. 手和前臂用肥皂和流动水进行清洗。
4. 这个包装里所包含的海绵、刷子、指甲清洁具都是打开着的。
5. 海绵和刷子用一只手拿起,并且在流动水下使用指甲清洁具。这个过程再在另一只手上重复一遍。然后把指甲清洁具丢掉。
6. 冲洗指甲和双手。
7. 这种海绵和刷子如果已经被杀菌剂浸泡过,就是湿润的,如果没有,通常需要从带有脚泵的容器里踩出来添加到手上。
8. 胳膊保存弯曲,指尖尖向上。在整个擦洗,双手举起,远离身体。手弯曲并高于肘部以便水和清洁剂流从指尖(最干净的区域)到肘部和进水池里。
9. 从指尖开始并在前臂继续有条不紊地擦洗绕圈消毒和适当的力度足以去除微生物,但不至于擦伤皮肤、指甲、手指、手和胳膊。注意不要溅水到手术服上。湿手术衣可能导致微生物在人员穿无菌衣穿过程中的传播。

10. 丢弃擦洗后的海绵。
11. 手和胳膊都要冲洗,手术消毒者进入介入室时手臂弯曲,双手在手肘以上。
12. 在整个过程中应该小心防止飞溅到手术服上。

乙醇擦手已广泛地用于欧洲,现已越来越多的流行于美国。它非常省时且价格便宜,并且比传统的手擦更有效。另外,由于加入了润滑剂,对手的刺激性更小。使用乙醇手擦的注意事项较多,一定要按使用说明书进行使用。

使用过程如下:

①手与前臂用肥皂和流水清洗。

②双手的指甲与指甲下区域要清洗干净。

③手与前臂抬起并用毛巾彻底擦干。

④相比传统的手擦,乙醇手擦已通过 FDA 认可并适用于手和前臂的无菌擦手工具。

⑤操作过程需严格按照产品说明。

⑥直至擦干手和前臂为止。

乙醇手擦产品并未取代洗手的过程,当双手明显被污染时,仍需洗手。产品的选择、使用必须与使用区域相结合,例如介入放射的管理、保健设施等。

穿手术衣及戴手套过程

擦手完毕以后,必须待手彻底擦干后再穿手术衣。如果手臂未完全干,前臂的污染可能会因皮肤的湿气粘连微生物而发生。

在介入操作时,必须使用一次性无菌手术衣。无菌手术衣必须由能够将微生物阻隔的材料制成,从而避免患者与医师之间的传染。手术衣的材料必须能够阻隔微生物及液体。手术衣也必须非常耐用,可以抵抗撕扯、穿刺、磨损以及不起毛。

医师擦手后,穿手术衣的步骤如下:

1. 抓住手术衣的内领,举起并远离手术衣外层。
2. 抓住手术衣的领边,擦过手的医师远离可能污染区域并让手术衣向下翻折,抖开手术衣时必须避免空气流过无菌区。
3. 擦过手的医师固定好袖口的位置,然后迅速将双手伸入袖子中,直至双手伸出袖口。当这位擦过手的医师正在由另一个擦过手并穿上无菌手术衣的医师给戴上手套时,他的双手必须伸出手术衣。
4. 在后方系牢手术衣的领线,并由一位未经无菌处理过的医师将其系于腰后。

5. 戴无菌手套。
6. 戴手套后，经过擦手的医师拉出无菌纸条并附于无菌手术衣前的另一位医师。擦过手的医师转过另一位医师使手术衣包绕自己，然后抓住领带并拉紧，再从纸条中释放领带并系在手术衣上包绕其身体。

无菌手套应该根据其耐用性、尺寸和兼容性而定。当工作人员或患者对橡胶过敏时应选择无橡胶手套。

在第一副手套上再戴一副手套被称作“双手套法”。双手套法已被证明可以减少操作过程中术者手部与患者的血液和(或)体液接触。

如果团队成员的手套被污染，他应该从无菌区退后并将手伸到非无菌区成员那里，非无菌区成员穿上防护手套，抓住被污染手套的顶部以下2英寸(1英寸=2.54cm)的外面往下并内面外翻着拽下来。需要注意的是拽手套的同时，手术衣的袖口往下不能越过手面，因为一开始戴上手套时，袖口就被认为受到污染了。这种开放式戴手套法可用在无人协助下重新戴手套。

如果团队一名成员的手术衣被污染了，非无菌区成员穿上防护手套后解开被污染的手术衣的颈腰部系带，然后抓住手术衣肩部部分往前往下略过术者仍带着手套的手部拉下来。手术衣此时是内面朝外的，然后非无菌区成员移除该无菌区成员的手套。无菌区成员然后重新穿衣戴手套。被污染的手术衣应在移除手套之前脱去。这个惯例能阻止往下拽过手术衣过程中衣服上的微生物和碎屑接触到未经保护、未戴手套的手部。

介入操作结束后，脱去手术衣和手套。先脱手术衣，抓住其颈部附近及袖口部，用戴着的手套的手部拽下来，手套变成了翻折的。手术衣受污染的外面向内折叠起来，然后将处置在废弃物容器里。

手套移除时手部裸露皮肤不能接触污染手套的外面。一手戴着手套的手指插进另一只手套的反折部往下拽下来。这个技术必须仔细以防手部裸露皮肤接触污染的手套表面。然后手套被处置在专门的废弃物容器里。

介入放射学团队

合适的手术室和介入放射服

外科手术服的目的在于提升设定环境里清洁和卫生的水平。外科手术衣被设计用于干预操作者向患者、操作者向介入放射环境以及患者向操作者之间的微生物传播。

医院洗过的手术衣必须在手术室穿，不能穿到手术室外或医院外(根据医院或科室政策而定)。每天都应穿新洗过的手术衣。穿着外科手术衣的工作人员需要到楼外应该更换手术衣或在回到介入放射手术室之前换上新的手术衣。当外科手术衣湿了或是明显能看到脏了的时候必须更换或脱去。

头发也是明显寄生细菌的污染物,头发吸引细菌且头发的脱落与头发的长度、油性和卷曲度成正比。用帽子覆盖住头发能预防引入污染物。

帽子必须是在进入操作间之前第一个被穿上的覆盖物。帽子通常是一次性的。可重复使用的布帽子在每次使用后和被污染时应该洗净。推荐使用一次性帽子。当离开操作间时帽子应该丢弃并放置在设定的容器里。在侵入性手术操作时,帽子的穿戴必须能完全遮住所有头发。

手术面罩必须完全覆盖鼻和口腔,应该适应鼻子以提供安全舒适的手术环境。它应该牢固地系在头后,末端的线应固定在颈部,以防止气体的排出,这样可以避免未过滤的空气的排除。关于这个手术面罩,众说纷纭:有的学者认为不应该悬挂在颈部,因为在这里可以严重的被微生物污染。因为血或者其他的体液可能会溅出或者喷出,所以面罩或者防护性的侧遮眼睛必须佩戴上。面罩用完、变湿或者污染必须丢掉。戴过的面罩会被飞沫核污染,处理这些面罩时,面罩上的微生物会转移至手上,所以面罩需要放在指定的容器里。手洗干净后,离开手术室。

因为血液或者含气体的体液有可能喷出或者溅出,所以必须戴无菌手套。手套阻止血液或其他体液与我们的接触。

当我们直接与血液或者其他体液接触时,必须戴手套,但是患者应该不对乳胶过敏。对手部卫生的需要,手套的使用无法替代。

无菌区

有些人怀疑手术室的无菌质量标准是否必须符合所有的血管内介入手术。在大多数医院里,血管内的支架植入所要求的无菌条件与开放性手术的无菌条件一致。对于如果支架植入手术在血管造影手术室里操作,感染率是否变高这一情况不清楚。感染不仅对患者,而且对医疗机构造成严重的后果,因此无菌是个非常严重的话题。

在介入放射的手术室,手术的帷帘、无菌的器械和仪器组成了无菌区。根据围术期注册护士协会的规定,所有的项目都需要无菌,才能用维持这些项目无菌和完整的方法送到无菌区域。所有的项目都需检查有无:

1. 如果可以的话,截止日期。
2. 包裹的完整性(洞,裂缝等)。

3. 无菌处理的指标（我们所需要的确保无菌的恰当参数）。
4. 包裹内的东西满足术者的要求和厂商的担保（无菌设备的退化）。

如果这个东西过期了，就不应该使用它，这些东西，如果合适并且厂商建议的话，应该被丢弃、重新处理或者退还给公司。为了防止无菌的物品过期，进行检查和轮换存货是个明智的方法。如果仪器或者无菌物品没有截止日期的话，“事件相关”的无菌系统应该就会被利用。医疗器械促进协会定义了这个系统。事件相关的无菌由包装材料、储存及运输条件和被搁置的需要处理无菌项目的数量。事件相关的无菌利用了无菌的状态不仅随着时间而改变，而且因为某个事情或者环境的条件而缺乏抵抗力这一概念。

这个概念也涉及开放性无菌物品。无菌物品可以开放放在无菌环境中维持的时间需要更多的研究。我们已经模拟带有无菌物品的整形外科手术室进行研究得出结论：有菌与持续性开放暴露在无遮盖的手术室盒子有关。不幸的是，这项研究没有在实际的手术室进行以解释普遍的人员和交通的模式。尽管这项研究，CDC 和 AORN 建议在使用无菌物品和无菌区域之前必须将他们准备好。

根据 CDC，使用无菌衣服和帷帘以建立个手术区域和潜在的细菌来源区域的屏障。大的覆盖产品及患者人数的变化，有限的研究数据及方法使得理解无菌覆盖物和手术区域的伤口感染的关系变得困难。覆盖物的材料和尺寸需要事先决定。

血管造影和介入治疗学会声明，在导管插入时，应该利用最大限度的无菌屏障防备。无菌的覆盖物应该足够长以覆盖整个患者及其他与手术台连在一起的装备，以接触血管内导管或导丝。CDC 建议大的无菌铺单用在中心静脉导管或者导丝交换。

尽管关于放在患者的无菌遮盖物的长度的数据有限，但是所有的侵入性操作的实施都要用无菌机械和物品。当打开和分配物品到无菌的区域时，团队应该练习无菌技术。在无菌区域里，无菌的物品应该轻轻地、安全地传递或放置。打开包裹的无菌物品，剥开袋形或僵硬的容器时，应该远离人，无菌物品不应该擦遍外面的、有菌的、黏附的边缘。有菌的手臂和手不应通过无菌区域。在无菌区域和对患者实施护理的人之间要有一段安全的距离。建立一个在无菌区域移动的模式和保持已计划好的无菌区域可以减少偶然感染的机会。

结论

对血管和介入放射，无菌技能和感染控制的实践的有效地结合需要多学科和合作的支撑。为了提供更高的医疗水平，需要对潜在的病原体、操作特异性感染的风险的深入了解，需要对环境和患者的理解。需要一些随机对照研究的数据来理论上证实对于介入治疗过程中一些感染控制技能和药物的效果。站在伦理及患者安全角度上，是否在将来可以实行正的随机对照研究还不明确。

（魏宁 译 徐浩 校）

推荐阅读

Ad hoc Committee of the Committee on Trauma. National Research Council. Post-operative wound infection: the influence of ultraviolet radiation of the operating room and various other factors. *Ann Surg.* 1964;160(suppl 2):1–192.

Herron DM, Gagner M, Kenyon TL, et al. The minimally invasive surgical suite enters the 21st century. *Surg Endosc.* 2000;15:415–422.

Mangram AJ, Horan T, Person ML, et al. Guideline for Prevention of Surgical Site infection. Centers for Disease Control and Prevention, 1999:250–264.

Ayliff GA. Role of the environment of the operating suite in surgical wound infection. *Rev Infect Dis.* 1991;13(suppl 10):S800–S804.

Chambers CE, Eisenhauer MD, McNicol LB, et al. Infection Control Guidelines for the Cardiac Catheterization Laboratory: Society Guidelines Revisited. *Catheter Cardiovasc Interv.* 2006;67:78–86.

Association for Advancement of Medical Instrumentation. *ANSI/AAMI 2006—Comprehensive Guide to Steam Sterilization and Sterility Assurance in Health Care Facilities.* Arlington, VA: Association for the Advancement of Medical Instrumentation, 2006;24:36–73.

Recommended Practices for Maintaining a Sterile Field. In: *Standards, Recommended Practices, and Guidelines*. Denver, CO: AORN, Inc.; 2008:614–615.

Sikkinik CJJM, Reijnen MMPJ, Zeebregts CJ. The creation of the optimal dedicated endovascular suite. *Eur J Vasc Surg.* 2008;35:198–204.

AORN Recommended Practices for Maintaining a Sterile Field. Colorado: Association of Perioperative Registered Nurses, 2008:565–573.

O'Conner L. Event-related sterility assurance: an opportunity for continuous quality improvement. *Surg Technol.* 1994;26(1):8–12.

O'Grady NP, Alexander M, Dellinger EP, et al. Guidelines for the prevention of intravascular catheter-related infections. Centers for Disease Control and Prevention. *MMWR Recommendations and Reports.* 2002;51(RR-10):1–29.

Dalstrom DJ, Venkatarayappa I, Manternach AL, et al. Time-dependent contamination of opened sterile operating-room trays. *J Bone Joint Surg.* 2008;90:1022–1025.

AORN Guidance Statement: Safe Medication Practices in Perioperative Settings Across the Life Span. Association of Perioperative Registered Nurses, 2008;243–249.

Haley RW, Culver DH, Morgan WM, et al. Identifying patients at high risk of surgical wound infection: a simple multivariate index of patient susceptibility and wound contamination. *Am J Epidemiol.* 1985;12 I:206–215.

Goldman DA, Weinstein RA, Wenzel RP, et al. Strategies to prevent and control the emergence and spread of antimicrobial-resistant organisms in hospitals: a challenge to hospital leadership. *JAMA.* 1996;275:234–240.

Katzen BT, Becker GJ, Mascioli CA, et al. Creation of a modified angiography (endovascular) suite for transluminal endograft placement and combined interventional-surgical procedures. *J Vasc Interv Radiol.* 1996;7:161–167.

Miller DL, O'Grady NP. Guidelines for the prevention of intravascular catheter-related infections: recommendations relevant to interventional radiology. *J Vasc Interv Radiol.* 2003;14:133–136.

McDermott VG, Schuster MG, Smith TP. Antibiotic prophylaxis in vascular and interventional radiology. *Am J Roentgenol.* 1997;169:31–38.

82 镇静，镇痛和麻醉

血管和介入放射学的操作过程中往往需要使用药物来缓解患者的焦虑，镇静和使患者的不适降低到最低。然而，局部麻醉药、镇静剂以及阿片类药物能够增加患者的额外风险，并且需要对患者术前的准备，检测以及出院实施持续的关注[1]。

用来镇静及镇痛的可用的选择方法

1. **局部麻醉：**皮肤和相关组织的浸润麻醉或者周围神经的阻断。
2. **局部麻醉用来镇静。**放射学组织的规定或者是麻醉学组织的镇静（监测镇痛）。
3. **区域性麻醉：**试用于使用局部麻醉药来达到节段性镇痛和肌肉的松弛。
4. **全身麻醉：**通过丧失自主呼吸，对疼痛反应消失和失去记忆来达到和维持一种可控制的无意识状态。

适应证

1. **局部麻醉：**适用于成年患者，能够配合以及耐受局部麻醉药的简单诊断性操作。
2. **由放射学医疗团队提供的用于镇静的局部麻醉**
   a. 适用于大部分进行介入手术操作的患者。
   b. 可以向麻醉师咨询麻醉药物的选择以及合适的剂量。对于妊娠前三个月的患者，药物的选择尤其重要。
3. **由麻醉护理团队提供的用于镇静的局部麻醉**
   a. 适用于高风险的、危重的以及病情复杂的患者。通常来说，病情复杂的患者对侵入性操作的耐受能力较差，这常常是因为麻醉及镇静不足。
   b. 适用于强烈的镇痛或者是深度镇静的患者。
   c. 适用于当手术操作和位置可能危及气道的患者。
   d. 适用于手术操作能够或者能够加剧全身动脉压的快速上升或者下降的患者[2]。

4. **区域性麻醉**
   a. 适用于手术操作需要强烈的麻醉和术后一段时间内不能过多地使用阿片类药物的患者。
   b. 适用于需要肌肉松弛的患者。
5. **全身麻醉**
   a. 适用于不能配合或者拒绝局部麻醉和区域性麻醉的患者。
   b. 适用于手术操作有可能导致潜在的气道阻塞或者由镇静药物导致的气道阻塞。

患者评估

1. **病史采集和体格检查**
   a. 年龄:高龄患者对许多药物的需要量和消除均不同。例如镇静剂和镇痛剂,老年患者相对于年轻的患者需要量小且服药的间隔时间要长,通常实用的方法是降低 30%~50% 的起始服用剂量。对于老年患者,药物的代谢及清除都减慢,这样能够导致术后过度镇静和延长苏醒的时间[3,4]。因此,老年患者常常需要更严密、更仔细的术前准备,同时由于随之而来的医疗疾病和由于年龄导致的心血管、肝脏和肾脏功能的不健全,他们围术期并发症的发生率增高[5]。
   b. 心血管疾病:近 6 个月内有心肌梗死、充血性心力衰竭、冠状动脉血管疾病、脑血管疾病、胰岛素依赖型糖尿病以及血清肌酐 >2.0 都能够增加围术期心脏疾病的并发症。另外,自报的工作能力仍然是一种有效的筛选工具,并且研究发现与不良的心血管事件有一定的关系[6]。控制好的血压不呈现增高的风险[7]。
   c. 肺部疾病:吸烟是造成围术期呼吸系统疾病发病率和死亡率增加的重要诱因。在介入手术操作前,应该鼓励患者停止吸烟。停止吸烟能够导致硫氧血红蛋白的浓度降低(12~24 小时),使尼古丁对交感神经的刺激最小化(12~24 小时),同时能够降低痰量(1~2 周)[8]。与不吸烟的患者相比,吸烟患者全身麻醉时手术前 8 周停止吸烟是降低肺部并发症的必要要求[9]。其他与患者相关重要的风险因素包括:运动能力差,慢性阻塞性肺疾病,哮喘急性发作以及病态肥胖[9]。
   d. 肥胖:识别相关的合并症问题,肥胖的患病率持续上升,肥胖患者患冠心病、阻塞性睡眠呼吸暂停低通气综合征、高血压、2 型糖尿病、胃食管反流的风险增高。总的来说,随着体重的增加,风险也相应增加,通常呈非线性的关系。肺储备不足以及阻塞性睡眠呼吸暂停低通气综合征是通气不足以及由过度镇静导致的气道阻塞的相当大的风险。最近由美国国家麻醉医师协会制定的实用指南也许能有助于决定阻塞性睡眠呼吸暂停低通气综合征风险的严重程度以及合适的围术期处理措施[10]。此外,肥胖患者的药物药代动力学也会改变。总的来说,装药量是根据体积分布和维持剂量的清除而定,但对于肥胖的患者,药物的剂量,尤其是阿片类药物,建议应该根据测得的体重,而不是实际体重[11,12]。因此,对于这类患者,应该给予额外的关注,并且建议对于病态肥胖的患者,应该由有经验的麻醉医师术中监测。

e. 肝脏疾病:肝脏重量的减轻与物质的凝固和药物结合蛋白(例如白蛋白)有关系。对于此类患者,镇静及镇痛药物的起始剂量应该降低,因为药物与蛋白结合的改变可以使过多的未结合药物进入中枢神经系统。另外,药物的代谢也明显降低,导致术后镇静时间延迟[4]。

f. 肾脏疾病:肾脏功能不全会降低许多药物的最终排泄,虽然药物起始剂量和维持剂量也许不需要减低,但是服药的间隔应该延长。肾小球滤过率是实验室用来决定总的肾小球滤过功能的最好的可选择的方法[13]。肾小球滤过率与个体的年龄、性别和体形有关,它不同于血清肌酐,血清肌酐主要是由肌肉的质量和营养的吸收决定的。对于肾功能异常的患者,当服用哌替啶类药物时,应该给予特殊的关注,因为去甲哌替啶(最初的代谢物)能够诱发中枢神经系统的兴奋,诱发癫痫的发作[14]。

g. 用药史:评价药物的使用方式以及药物的不良反应对患者用药的安全是必须的。通常来说,药物都有不良反应,这种不良反应被描述为药物过敏。但是酰胺类局部麻醉药(利多卡因和布鲁卡因)或者苯二氮䓬类药物(地西泮和咪达唑仑)的过敏反应很少见。

(1) 在手术操作之前,要继续服用心血管类药物(如抗心绞痛和抗高血压药物)。术前口服β-受体阻断药是有利的[15],这些药物可以用一小口水服下,同时要保持患者的口服状态。

(2) 应该给予胰岛素依赖的糖尿病患者特别的关注。要给予这类患者额外的提前的研究。通常,术前给予早晨常规胰岛素剂量的50%以及5%葡萄糖注入。在漫长的手术过程中,频繁测定血糖是必须的,以及根据血糖水平考虑是否注入胰岛素[16]。

(3) 对于老年患者,处方药物的不良反应虽然常见,但其是可以预防的。在服用之前,仔细阅读药物的使用说明书,以便提前对药物不良反应进行预防。特别是对于心血管药物、利尿剂、非阿片类镇痛药、口服降糖药以及抗凝药,都是可以通过事先预防来降低不良反应的[17]。

2. **实验室检查**

   a. **总论:**术前实验室检查的费用高并且常常对患者的考虑较少。当患者没有指征但按照常规要求进行检查时,很少能够发现重要的异常现象,故考虑到患者的安全问题,许多这类检查应该取消[18,19]。

   b. **适应证**

   (1)妊娠风险的评估(如尿液或者血液中 β-hCG 的测定)。

   (2)心血管疾病发病率的风险评估(如心电图)。

   (3)出血并发症的风险评估。

   (4)肝肾功能的风险评估。

   (5)术前药物治疗的指导(如输液、补充电解质、更多的药物咨询)。

监测的推荐

1. **标准。**细致的心血管和呼吸系统的监测,能够提前发现与镇痛药物相关的并发症,故可以降低患者总的发病率及死亡率[20,21]。在麻醉过程中,应努力提高患者的安全性,许多机构已经制定出患者监测的最低标准[20]。
2. **制定监测人员。**应该指定一名专门的监测人员来负责监测患者重要的体征,药物服用以及过程的记录,这个专门的监测人员应该参与治疗的整个过程并且专门负责此事,在监测期间不再安排其他的任务。
3. **体温。**所有的镇痛药物、阿片类药物以及镇静剂都能够导致血管收缩,故能增加患者体温降低的潜在风险。持续监测患者的体温能够提高患者的预后效果[22]。
4. **推荐。**对于放射过程,应采取最低的监测标准(表 82.1)。

表 82.1 推荐的静脉麻醉监测指标参数

参数	局部麻醉				
	监测指标	局部	镇静	区域性	全身
循环	血压	×	×	×	×
心率	心电图	×	×	×	×
血氧	脉搏血氧仪		×	×	×
通气抑制	呼吸频率		×	×	×
通气功能	CO_2 饱和度		×	×	×
体温			×	×	×
阻断程度	感觉水平			×	

缩略词:$ETCO_2$, end-tidal carbon dioxide, CO_2 饱和度

心肺复苏设备

1. **手术室中**
   a. 供氧设备。
   b. 面部和鼻腔吸氧设备。
   c. 口腔和鼻腔通道设备。
   d. 吸力包。
   e. 抢救包和面部设备(例如抢救车袋)。
   f. 声门正气道装置。
   g. 静脉通路用品(导管,输液泵)。
   h. 纳洛酮和氟马西尼。
   i. 肾上腺素。
2. **手术室设备**
   a. 气管插管设备。
   b. 电除颤设备。
   c. 先进的生命维持药物。

术前用药

1. **指导原则**。手术操作前应事先知道药物的服用方法。药物的选择、服用方法都应该因人而定。口服或者肌内注射药物后,需要30分钟到一小时的时间使药物充分吸收以便达到有效的作用。如果患者不能够肌内注射,那么可以优先选择静脉注射。
2. **常用药物总结**
   a. **地西泮**(安定)
      (1)适应证:抗焦虑,诱导镇静。
      (2)剂量和服用方法:5~10mg,口服或者1~5mg静脉注射;避免肌内注射(疼痛,吸收差)。
      (3)不良反应:老年患者镇静时间延长,注射时疼痛,血栓性静脉炎。
      (4)禁忌证:妊娠前3个月,急性窄角型青光眼。
   b. **咪达唑仑**
      (1)适应证:抗焦虑,诱导镇静。
      (2)剂量和服用方法:2~7mg,肌内注射或者1~3mg静脉注射。
      (3)不良反应:大于70岁的老年患者镇静时间延长,60~69岁的老年患者2~3mg肌内注射,通常效果较好[23]。
      (4)禁忌证:妊娠前3个月,急性窄角型青光眼。
   c. **氟哌利多**
      (1)适应证:预防和治疗恶心、呕吐。

（2）剂量和服用方法：2.5~5.0mg，肌内注射。

（3）不良反应：肌内注射时镇静时间延长，低血压，锥体外系综合征以及恶化性帕金森综合征。

（4）禁忌证：QT 间期延长的患者。

d. **羟嗪**（安太乐）

（1）适应证：预防和治疗恶心、呕吐以及皮肤瘙痒，抗焦虑。

（2）剂量和服用方法：25~100mg，肌内注射。

（3）不良反应：过度镇静，口干。

（4）禁忌证：窄角型青光眼。

e. **苯海拉明**

（1）适应证：镇静。

（2）剂量和服用方法：25~50mg，口服或 25~50mg 肌内注射，或者 12.5~25mg 静脉注射。

（3）不良反应：过度镇静，头晕，口干，排尿困难，支气管扩张。

（4）禁忌证：急性哮喘，窄角型青光眼。

f. **硫酸吗啡**

（1）适应证：镇痛，镇静。

（2）剂量和服用方法：2~10mg，肌内注射或者 1~3mg 静脉注射。

（3）不良反应：呼吸抑制，低血压，恶心、呕吐，瘙痒，胆管痉挛。

g. **盐酸吗啡**

（1）适应证：镇痛，镇静。

（2）剂量和服用方法：25~100mg，肌内注射，或者 12.5~25mg 静脉注射。

（3）不良反应：呼吸抑制，低血压，恶心、呕吐，瘙痒，胆管痉挛。研究表明，不良反应与外科术后老年患者妄言有一定的关系，其他常用药物如芬太尼、吗啡或氢吗啡酮则没有[24]。

（4）禁忌证：单胺氧化酶抑制剂的患者以及肾衰竭的患者。

h. **枸缘酸芬太尼**

（1）适应证：镇痛。

（2）剂量和服用方法：25~50μg 静脉注射。

（3）不良反应：呼吸抑制，心动过缓，恶心、呕吐，瘙痒，肌肉僵直，胆管痉挛。

i. **布托啡诺酒石酸盐**

（1）适应证：镇痛，镇静。

（2）剂量和服用方法：1~2mg 肌内注射，或者 0.5~1.0mg 静脉注射。

（3）不良反应：过度镇静，镇痛效果有限，烦躁不安，与其他镇痛药物合用时镇痛效果无效。

（4）胆管扩张：较吗啡、哌替啶和芬太尼胆管扩张少[25]。

j. **纳布啡盐酸盐**

（1）适应证：镇痛，镇静。

（2）剂量和服用方法：5~10mg 肌内注射，或者 1~5mg 静脉注射。

（3）不良反应：过度镇静，恶心、呕吐、头晕，镇痛效果有限，烦躁不安，与其他镇痛药物合用时镇痛效果无效。

（4）胆管扩张：较芬太尼和布托啡诺胆管扩张少[26]。

k. **酮咯酸**

（1）适应证：镇痛无呼吸抑制，可以与其他镇痛药物合用[27]。

（2）剂量和服用方法：30~60mg 肌内注射或静脉注射。

（3）不良反应：血小板功能异常，胃炎，消化道溃疡，肾自动调节功能紊乱[28]。

l. **泼尼松**

（1）适应证：对抗镇静。

（2）剂量和服用方法：50~75mg，晚饭前口服，或者检查前 1~2 小时。

（3）不良反应：高血糖，高血压以及液体滞留。

m. **甲泼尼龙**

（1）适应证：对抗镇静[29]。

（2）剂量和服用方法：32mg，晚饭前口服，或者检查前 1~2 小时。

（3）不良反应：高血糖，高血压以及液体滞留。

手术中镇静、镇痛与麻醉的方法

局部麻醉

1. **适应证**：穿刺点的麻醉。
2. **药物分类**
   a. 酰胺类药物：利多卡因，甲哌卡因，布比卡因。
   b. 脂类药物：氯 - 普鲁卡因、普鲁卡因。
3. **药物的选择**。最常用的是酰胺类麻醉药物利多卡因。之所以选择这类麻醉药物，是因为它们的麻醉效果以及麻醉的持续时间长，并且很少有过敏反应记录。对于介入的操作手术，1%~1.5% 的利多卡因是最常用的酰胺类局部麻醉药，因为它能够快速起效，并且持续时间 1~1.5 小时。但是，甲哌卡因（1.0%~1.5%）和布比卡因（0.5%）提供更长久的麻醉作用时间（1.5~4 个小时）。
4. **局部麻醉的碱化**。皮下或皮内局部麻醉药能够导致疼痛。然而，使用碳酸氢钠来碱化局部麻醉药可以减轻这种不适[30]。例如利多卡因，

1mEq 的碳酸氢钠加入到 10ml 的麻醉剂。但是对于布比卡因来说,不建议这样做,因为碱性的碳酸氢钠可以导致局部麻醉药的沉淀。

5. **注射技巧和剂量。**准确选择注射位置,在注射过程中经常性的观察患者的表现来避免局部麻醉药物的血管反应。一次性快速静脉注射 100~200mg 的局部麻醉药可以导致有毒的表现。利多卡因总的剂量不应该超过 4~5mg/kg(健康成年),布比卡因总的剂量不超过 3mg/kg。对于老年患者及肝功能不全或慢性心功能不全的患者,建议剂量降低 30%~50%。但是对于肥胖的患者来说,最大药物剂量应该以实际的体重来定[12]。过多的局麻药导致过高的血清浓度,可导致术后长时间的昏睡,尤其是对于儿童患者[31]。

局部麻醉用来镇静和镇痛

1. **适应证**
   a. 焦虑的患者。
   b. 手术操作导致远离穿刺点不适的患者。
2. **麻醉会诊**
   a. 年龄过大。
   b. 血流动力学不稳定。
   c. 严重的心血管或者肺部疾病。
   d. 服用药物过多(尤其抑制是单胺氧化酶抑制的药物,慢性阿片类药物,抗心力衰竭药物,降血糖药物)。
   e. 妊娠。
3. **麻醉的对象**
   a. 危重症患者。
   b. 手术操作要求深度镇痛和深度镇静时。
   c. 手术操作和位置可能危及气道者。
   d. 手术操作需要或者促进血压的测定以及血管活性药物的清除。
4. **镇静剂**
   a. 地西泮:1~3mg,静脉注射,每 1~2 小时。
   b. 咪达唑仑:0.5~2.0mg,静脉注射,每 30~60 分钟。
   c. 苯海拉明:12.5~25.0mg,静脉注射,每 1~2 小时。
5. **阿片类物质的镇痛剂**
   a. 芬太尼:25~75μg,静脉注射,每 15~60 分钟。
   b. 吗啡:1~5mg,静脉注射,每 30~60 分钟。
   c. 哌替啶:12.5~25.0mg,静脉注射,每 30~60 分钟。
   d. 布托啡诺:0.5~1.0mg,静脉注射,每 30~60 分钟。
   e. 环丁甲羟氢吗啡,1~5mg,静脉注射,每 30~60 分钟。

6. **胆管手术**

在涉及胆汁分支的手术中，用布托啡诺或环丁甲羟氢吗啡可能会是一种优势。这些拮抗阿片类物质可以镇痛，而这种镇痛没有明显地提高胆管内压及抑制胆汁的流动[25,26]。当联合应用拮抗阿片类的物质时，肌内注射或静脉注射酮咯酸可以额外的减轻疼痛，提高患者的舒适度[27]。

7. **合用苯二氮䓬及阿片类物质**

当联合应用这些药时一定要加强照顾这些患者，因为低氧血症和窒息随时都有可能发生。一定要给这些患者补充氧气，必须要有熟练的人员操作这些程序[32]。

8. **应用镇痛剂及镇静剂的患者**

通过镇痛剂及镇静剂的使用可以提高患者的舒适度，并减少急性疼痛时所需的药量。有了镇痛泵，患者可以通过由电脑控制的通过静脉或硬脑膜外注射小剂量的阿片类镇痛药物进行自我管理。相对于在需要的时候肌内注射此类物质，自我控制注射更有效、更持续，使患者更满意[33]。镇痛设备可以很好地控制药量，间隔给药的时间，限制了总的给药剂量，而且可以伴随注射程序，可以通过患者的最佳舒适度和安全感来调整这些参数，然而像过度镇静及呼吸困难等不良反应也会发生[33,34]。在外科手术局部麻醉或全身麻醉过程中，镇痛泵可以用来为患者镇静（表 82.2）。通常用的镇痛药物有芬太奴及阿芬太尼。像咪达唑仑这样的药物可以很好地用在牙科手术中起镇静及局部麻醉的作用[34-36]。

9. **考虑非药物治疗**

当患者清醒的暴露于视觉和听觉刺激时可能会激发患者的忧虑。戴上耳机听音乐可以使患者分心，使患者镇静[37]。

表 82.2 PCA 和 PCSA 的建议药物及静脉注射剂量（体重 70Kg）

药物	间隙性剂量	锁定的间隔时间	自控系统	通用的基本注射速率
氢吗啡酮	0.2~0.5mg	6~10min	PCA	0.2~0.5mg/h
哌替啶	10~15mg	6~10min	PCA	15~50mg/h
吗啡	1~2mg	6~10min	PCA	0.5~1mg/h
芬太尼	10~25μg	2~5min	PCA	25~50μg/h
阿芬太尼	0.01~0.03mg	1~3min	PCA	没有相关推荐
丙泊酚	5~20mg	1~3min	PCSA	没有相关推荐

PCA，patient-controlled analgesia 患者自控式镇通；PCSA，patient-controlled sedation 患者自控式镇静

局部麻醉

1. **适应证**[1]
   a. 当没有用过量的阿片类药物,而强烈的需要麻醉时。
   b. 局部肌肉的放松。
   c. 术后疼痛的治疗。
2. **胸部和腰部的硬脑膜外麻醉**
   硬脑膜外麻醉可应用于上腹部、肾脏、下腹部及骨盆。
   a. 放疗部分的区域
   (1)在 T_4~L_1 的上腹部。
   (2)在 T_6~L_1 的肾脏。
   (3)在 T_{10}~L_3 的下腹部,骨盆部及以下区域。
   b. 剂量的选择
   (1)局部麻醉依赖于持续的时间。大于 2 小时可以用丁呱卡因,而利多卡因最好短时间应用。
   (2)麻醉的范围和区域可以根据硬脑膜外导管的剂量来调整。没有肌肉松弛的麻醉,可以在硬脑膜外应用阿片类物质。
   c. 并发症
   (1)心搏骤停。
   (2)低血压。
   (3)瘙痒症。
   (4)尿潴留
   (5)硬脑膜后穿刺疼痛。
   (6)血管内注射。
   (7)脊髓阻塞。

全身麻醉

1. **适应证**
   a. 如果程序不适用于患者。
   b. 患者高度焦虑而拒绝局部麻醉来镇静或镇痛。
   c. 患者不配合或精神有问题。
2. **缺点**
   a. 全身麻醉自身的风险。
   b. 在放射区域需要调整麻醉的范围及使用麻醉工具。
   c. 增加患者的费用。
   d. 吸入性麻醉可以使血管扩张,减少肾脏血流及肾小球滤过率,这样可以增加由肾病诱导的放射的易感性。因此,对接受足够放疗剂量的患者应给予充分的照料[40]。

术后的处理

1. **监督** 在恢复阶段应观察患者重要的症状，以便于使用镇静药物、局部麻醉或全身麻醉来处理并发症。
2. **对门诊患者的治疗标准**
   a. 回归患者治疗前典型的症状持续1小时。用1~2小时的时间考虑OSA患者[10]。
   b. 从镇静药物治疗后必须有充足的恢复，在照料下患者可以步行。
   c. 应该上升。
   d. 能够避免口腔液体外流。
3. **对门诊患者的建议**
   a. 应该把建议写下来并给负责的同伴。
   b. 暴露的问题应该记录下来。
   c. 应该留给患者电话号码以便咨询问题。
4. **随访**
   a. 住院患者。在一次治疗间期内，所有的患者都要被采访到。引证镇静或麻醉技术效应的图表应该具备，在治疗过程中的任何并发症都要提出。这些建议对于计划将来的放射学和外科学的治疗将是无价之宝。
   b. 门诊患者。随访门诊患者同样很重要，可以通过电话或调查问卷的形式来完成[41]。

（魏宁 译 徐浩 校）

参考文献

1. Lind LJ, Mushlin PS. Sedation, analgesia and anesthesia for radiologic procedures. *Cardiovasc Intervent Radiol.* 1987;10:247–253.
2. Arteriovenous Malformation Study Group. Arteriovenous malformations of the brain in adults. *N Engl J Med.* 1999;340:1812–1818.
3. Greenblatt DJ, Sellers EM, Shader RI. Drug disposition in old age. *N Engl J Med.* 1982;306:1081–1088.
4. Cheng EY, Cheng RM. Impact of aging on preoperative evaluation. *J Clin Anesth.* 1991;3: 324–343.
5. Lind LJ. Anesthetic management in surgical care of the elderly. *Oral Maxillofac Surg Clin North Am.* 1996;8:(2):235–243.
6. Lee TH, Marcantonio ER, Mangione CM, et al. Derivation and prospective validation of a simple index or prediction of cardiac risk of major noncardiac surgery. *Circulation.* 1999;100:1043–1049.
7. Fleisher LA, Beckman JA, Brown KA, et al. ACC/AHA 2006 guideline update on perioperative cardiovascular evaluation for noncardiac surgery: focused update on perioperative beta-blocker therapy—a report of the American College of Cardiology/American Heart Association Task Force on Practice Guidelines (Writing Committee to Update the 2002 Guidelines on Perioperative Cardiovascular Evaluation for Noncardiac Surgery). *Anesth Analg.* 2007;104:15–26.
8. Pearce AC, Jones RM. Smoking and anesthesia: preoperative abstinence and perioperative morbidity. *Anesthesiology.* 1984;61:576–584.
9. Smetana GW. Preoperative pulmonary evaluation. *N Engl J Med.* 1999;340:937–946.
10. Gross JB, Bachenberg KL, Benumof JL, et al. Practice guidelines for the perioperative man-

agement of patients with obstructive sleep apnea. *Anesthesiology.* 2006;104:1081–1093.
11. Egan TD, Huizinga B, Gupta SK, et al. Remifentanil pharmacokinetics in obese versus lean patients. *Anesthesiology.* 1998;89:562–573.
12. Casati A, Putzu M. Anesthesia in the obese patient: pharmacokinetic considerations. *J Clin Anesth.* 2005;17:134–145.
13. Stevens LA, Coresh J, Greene T, et al. Assessing kidney function—measured and estimated glomerular filtration rate. *N Engl J Med.* 2006;354:2473–2483.
14. Kaiko RF, Foley KM, Grabinski PY, et al. Central nervous system excitatory effects of meperidine in cancer patients. *Ann Neurol.* 1983;13:180–185.
15. Fleisher LA, Beckman JA, Brown KA, et al. ACC/AHA 2006 guideline update on perioperative cardiovascular evaluation for noncardiac surgery: focused update on perioperative beta-blocker therapy: a report of the American College of Cardiology/American Heart Association Task Force on Practice Guidelines. *J Am Coll Cardiol.* 2006;47:2343–2355.
16. Alberti KG, Thomas DJ. The management of diabetes during surgery. *Br J Anaesth.* 1979; 51:693–710.
17. Gurwitz JH, Field TS, Harrold LR, et al. Incidence and preventability of adverse drug events among older persons in the ambulatory setting. *JAMA.* 2003;289:1107–1116.
18. Kaplan EB, Sheiner LB, Boekmann AJ, et al. The usefulness of preoperative laboratory screening. *JAMA.* 1985;253:3576–3581.
19. Schein OD, Katz J, Bass EB, et al. The value of routine perioperative medical testing before cataract surgery. *N England J Med.* 2000;342:168–175.
20. Eichhorn JH, Cooper JB, Cullen DJ, et al. Standards for patient monitoring during anesthesia at Harvard Medical School. *JAMA.* 1986;256:1017–1020.
21. Tobin, MJ. Respiratory monitoring. *JAMA.* 1990;264:244–251.
22. Taguchi A, Kurz A. Thermal management of the patient: where does the patient lose and/or gain temperature? *Curr Opin Anaesthesiol.* 2005;18:632–639.
23. Wong, HY, Fragen RJ, Dunn K. Dose-finding study of intramuscular midazolam preanesthetic medication in the elderly. *Anesthesiology.* 1991;74:675–679.
24. Fong H, Sands L, Leung J. The role of postoperative analgesia in delirium and cognitive decline in elderly patients: a systematic review. *Anesth Analg.* 2006;102:1255–1266.
25. Radnay PA, Duncalf D, Novakovic M, et al. Common bile duct pressure changes after fentanyl, morphine, meperidine, butorphanol and naloxone. *Anesth Analg.* 1984;63:441–444.
26. McCammon RL, Stoelting RK, Madura JA. Effects of butorphanol, nalbuphine and fentanyl on intra biliary tract dynamics. *Anesth Analg.* 1984;63:139–142.
27. Dahl JB, Kehlet H. Non-steroidal anti-inflammatory drugs: rationale for use in severe postoperative pain. *Br J Anaesth.* 1991;66:703–712.
28. Quan DJ, Kayser SR. Ketorolac induced acute renal failure following a single dose. *J Toxicol Clin Toxicol.* 1994;32(3):305–309.
29. Lasser EC, Berry CC, Talner LB, et al. Pretreatment with corticosteroids to alleviate contrast reactions to intravenous contrast material. *N Engl J Med.* 1987;317:845–849.
30. Ferrante FM, Steinbrook RA, Hughes N, et al. 1% lidocaine with and without sodium bicarbonate for attenuation of pain of skin infiltration and intravenous catheterization. *Anesthesiology.* 1991;75:A736.
31. Palmisano JM, Meliones JN, Crowley DC, et al. Lidocaine toxicity after subcutaneous infiltration in children undergoing cardiac catheterization. *Am J Cardiol.* 1991;67:647–648.
32. Bailey PL, Pace NL, Ashburn MA, et al. Frequent hypoxemia and apnea after sedation with midazolam and fentanyl. *Anesthesiology.* 1990;73:826–830.
33. Etches RC. Patient controlled analgesia [review]. *Surg Clin North Am.* 1999;79:297–312.
34. Rodrigo C, Chow, KC. Patient controlled sedation: a comparison of sedation prior to and until the end of minor oral surgery. *Australian Dental J.* 1996;41:(3):159–163.
35. Zacharias M, Bridgman J, Parkinson R. Two methods of administration of propofol for dental sedation. *Br J Oral Maxillofac Surg.* 1998;36:19–23.
36. Thorpe SJ, Balakrishnan VR, Cook LB. The safety of patient-controlled sedation. *Anaesthesia.* 1997;52:1144–1150.
37. Koch, ME, Kain ZM, et al. The sedative and analgesic sparing effect of music. *Anesthesiology.* 1998;89:300–306.
38. Cousins MJ, Veering BT. Epidural neural blockade. In: Cousins MJ, Bridenbaugh PO, eds. *Neural Blockade.* 3rd ed. Philadelphia: Lippincott-Raven, 1998:243–322.
39. Lubenow TR. Epidural analgesia: considerations and delivery methods. In: Sinatra RS, Hord AM, Binsberg B, et al., eds. *Acute Pain Mechanisms and Management.* St. Louis: Mosby–Year Book, 1992:233–242.
40. Brar SS, Shen AY, Jorgensen MB, et al. Sodium bicarbonate vs. sodium chloride for the pre-

vention of contrast medium-induced nephropathy in patients undergoing coronary angiography. *JAMA.* 2008;300:1038–1046.
41. Lind LJ, Mushlin PS, Schnitman, PA. Monitored anesthesia care for dental implant surgery: analysis of effectiveness and complications. *J Oral Implant.* 1990;16:106–111.

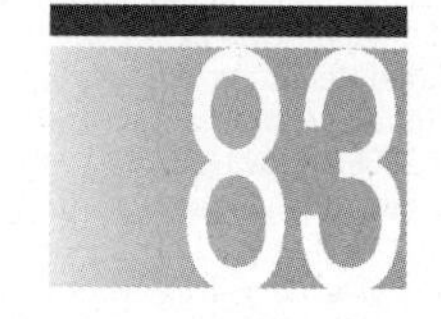

对比剂反应的处理

主要内容[1]

1. 放射科医师应该具备专业技能、临床经验，并在无困难的情况下（即无生命危险）处理绝大多数的造影剂反应。
2. 那些有代码卡及作为代码团队的一员，是经过长期训练过的，有高级心脏生命支持证书，他们应该在利用专业技能和医疗设备对付危及生命的反应方面得心应手。
3. 药物和机械治疗从微小的到剧烈的具有生命危险的所有反应，处理手段必须现成的并且定期更新。这包括相关药物（苯海拉明，β-受体激动剂吸入剂，阿托品和肾上腺素）和设备（气管导管，喉镜，监控，体外起搏器和除颤仪）。如果不在房间里，所有这些设备必须安置方便毗邻套件中，可以给予对比剂。
4. 处理的反应时间应该最小化。不是所有体现的对比反应都是体征和症状的典型复合体。没有考虑和发现患者其实有已有不良反应的可能会耽误恰当的治疗[2]。
5. 对所有患者的三个基本要求：
   a. 了解病情。
   b. 病程中识别问题所在。
   c. 准备提供快速处理和呼叫求助（明白基本生命支持的 ABCs：气道 / 评估，呼吸和循环）。

了解病情

1. 手术开始前，询问此前接触碘化造影剂史、不良反应和与其有关的病史。
   a. 患者有哮喘史吗？如果有，患者有活动性喘息吗？对比媒介能够刺激气管痉挛和恶化先前存在的气管狭窄。

b. 患者有多发性或严重的过敏史吗？这会增加对比剂不良反应的危险性。

c. 患者有冠状动脉疾病或其他重大心脏疾病吗？造影剂可能危害心功能[3]。

d. 先天性心功能不全的患者正在接受治疗吗？对于代偿能力差的患者来说，对比剂将增加有效循环血容量并且可能导致肺水肿。

e. 患者有可能危害肾功能的因素吗？包括已知的肾功能不全，膀胱流出道梗阻，严重的、长期的糖尿病和复发的肾结石或者感染。

2. 放射科人员在进行手术时应该熟悉患者常规的药物服用情况。一些药物可能会掩盖对比剂反应的症状。

a. β 受体拮抗药降低了心率和阻断了生理应激的心动过速反应。为了获得相同的生理反应，β 受体拮抗药需要增加剂量以阻碍肾上腺素（一种 α 和 β 激动剂）的影响。一旦克服了 β- 体拮抗药的影响，一种肾上腺素支配的非对抗的 α- 肾上腺素能反应，产生显著的外周血管抵抗和伴随的高血压反应。

另外，血管迷走神经反应的特点是低血压和心动过缓。使用 β 受体拮抗药治疗的患者中，过敏反应可能导致迷走反应失调。

b. 钙通道阻滞药被频繁地用于治疗高血压、冠状动脉供血不足和心律失常。他们是外周血管扩张患者；纠正流体置换的低血压可能由于持续的外周血管扩张而显得更加困难。

c. 二甲双胍是一种口服降糖制剂，很少导致乳酸酸中毒，乳酸酸中毒在高百分比的患者当中是致命的。因为经过肾排泄，血清肌酐高的患者是禁忌使用的。二甲双胍应该在给予造影剂时停止服用 48 小时[4]。

d. 非甾体消炎药（NSAIDs）被广泛使用。尽管未被证明，可以认为高剂量的 NSAIDs 可能偏向于对 CIN 的使用。

病程中发现问题所在

1. 发现典型的和更多的不良反应患者的细微体征。

a. 首先，与患者交流并评估 ABC 状态。一些“反应”其实可能仅仅是带有呼吸急速和头晕双征的焦虑状态的体现。

b. 皮肤反应：荨麻疹，瘙痒，弥散性红斑，皮肤潮红。

c. “血管性水肿”可能出现泪腺产物增加，吞咽困难，鼻充血或带嘶哑的喉水肿。面水肿可能很少发生。

d. 支气管痉挛几乎仅仅发生在哮喘的患者。它的特点是呼吸困难，有时呼吸急促和呼吸末喘息。相反,喉痉挛很少频繁发生但应更加引起注意,其特点是喘鸣或吸入性喘鸣。

e. 突发性意识丧失可能由于中枢神经系统、心脏或肺部反应。评估生命征试图找出病因是至关重要的,以便能够立即给出恰当的治疗方案。

f. 迷走神经反射以头晕、焦虑感、出汗、低血压和心动过缓为特点。严重的过敏反应远比迷走神经反应发生的概率少,它的特点是低血压、心动过缓并且常常有意识丧失。

g. 其他精神状态改变(如混沌状态)很少发生,通常与对比剂无关,大多数是由于镇静剂或其他药物导致,或者由脑部事件导致。

2. 在造影室里的所有患者应该有持续地进行血压监控。CT 引导下的手术或者静脉尿路造影可能很少密切监视。参与人员(放射科医师、RN、RT)必须依靠生理体征和患者症状来确定患者是否存在不良反应。

准备提供快速处理和早期呼叫救助

评估不良反应类型范畴及患者状况,决定是否及时治疗及是否单独持续监控。无论患者是否接受监控或开始治疗,多次再评估患者并决定是否情况有所改善或正在恶化。尽可能迅速、全面的记录入案。记录的监控情况一定要持续进行直到反应消失。

不良反应的治疗(表 83.1)

1. 皮肤

a. 荨麻疹:经常,但不是总会发生,伴随着皮肤瘙痒——基本上总是自限性的。如果筛查的话发生率会升高(如有时是非症状性的)用苯海拉明 25~50mg 口服或静脉注射来对症治疗。注意患者接受此治疗后不可以开车。不是复发反应的一个好的预测指标,尤其是当症状不严重时。

b. 全身性皮疹:罕见。可能与心血管性虚脱相关(一种急性严重过敏性休克)。对症治疗,如伴随着低血压心动过速则使用肾上腺素 1∶10 000 静脉注射。

c. 迟发性:发生率为 9%,通常不会引起注意。因为它们可能发生在造影剂使用后的 24 小时到 10 天内,且通常被认为是其他原因导致,如氯吡格雷、华法林,以多种形式出现,最常见的是斑丘疹。多在再次接触造影药物后发生,尤其是接触同样的造影剂,偶尔可见到严重甚至危及生命的情况。对症治疗,外用类固醇或者按需全身应用类固醇。必要时,皮肤科会诊。

表 83.1 不良反应的治疗

症状	治疗(依照严重程度排序)
症状性荨麻疹	25~50mg 苯海拉明肌内注射或者静脉注射
支气管痉挛	1. 鼻氧,建立静脉通路,心电、血氧饱和度监护 2. 吸入性 β 受体激动剂(美托洛尔,特布他林,沙丁胺醇) 3. 肾上腺素 1∶1000,0.1~1.0ml 皮下注射或者 4. 肾上腺素 1∶10 000,1.0~3.0ml 静脉注射
气管喉部水肿或症状性面部水肿	1,3,然后 4(不使用吸入性 β 受体激动剂)
肺水肿	1. 氧气,建立静脉途径,检测心电及血氧饱和度 2. 抬高头部,应用旋转下肢止血带 3. 呋塞米 40mg 缓慢静脉注射——仔细检测呼吸状态,血压 4. 硫酸吗啡 1~10mg 缓慢静脉注射
迷走神经反应(低血压及心动过缓)	1. 监测生命体征,建立静脉通路 2. 抬高下肢[较之 trendelenburg 体位(头低脚高位)更为有效)] 3. 静脉注射流体 4. 为了稳定血压和脉搏,0.6~2.0mg 阿托品静脉注射(每次增加 0.5mg) 5. 为了避免严重的并发症,关键因素需要观察并治疗直到生命体征回复基线水平
癫痫发作	1. 地西泮 1~10mg 静脉注射,每次 1mg 递增 2. 检测生命体征 3. 神经科会诊
心搏呼吸骤停	1. 检测生命体征及心电图 2. 确保静脉通畅 3. 确保气道通畅 4. 展开复苏 5. 呼叫复苏小组(试着同时进行 1~5 步骤) 6. 肾上腺素 1∶10 000,1.0~3.0ml 静脉注射

d. 造影剂外渗：通常不是主要关注点，尤其是在低渗的造影剂和有限的容量下。对于儿童组来说可能是需要注意的地方，或者是外渗的体积过大时。治疗应当是症状性的，可能需要早点冷浸或热敷，很少需要手术来进行压力释放。

2. 肺

a. 支气管痉挛：通常见于有活动性哮喘的患者，很少见于其他患者。治疗应当以缓解症状为主。吸入性β受体激动剂通常是有效的，并且应检测脉氧含量，按需补充氧气。偶尔需要肾上腺素（0.1~0.3ml 1∶1000 皮下给药或者 1~3ml 1∶10 000 静脉给药）。

b. 喉痉挛：罕见，可能是全身性水肿的一部分。如果是症状性的，用非循环式氧气面罩，静脉注射肾上腺素（1∶10 000 稀释）后观察，直到症状体征（如喘鸣、吸气性喘息）完全缓解。

c. 呼吸过速：一种不罕见的焦虑反应。通常不导致其他体征或症状且仅需要安慰及偶尔使用镇静。吸氧有助于缓解。

3. 全身系统性 所有如下反应，包括弥散性红斑，应该被视为是有可能威胁生命的。患者应当被观察及用 BLS ABCs 评估。

a. 血管迷走神经：以焦虑、多汗、低血压、心动过缓为特征。不算是真正的造影剂反应——通常与全身焦虑相关。通常病程多为良性，但必须追踪并治疗直到症状完全缓解。治疗方法：抬高下肢（在增加血管内血容量方面较之头低脚高位更为有效），静脉补充流体，阿托品按需使用（0.4~1.0mg 静脉注射，如果需要可重复给药）。

b. 呼吸：通过非循环性面罩给氧，吸入性β受体激动剂（美托洛尔或相似药物）治疗支气管痉挛。如果支气管痉挛对上述治疗无反应或者出现喉痉挛 / 喉头水肿，则皮下注射肾上腺素（1∶1000，0.1~0.3ml）或者静脉注射（1∶10 000，1~3ml）。

c. 心血管

（1）血管迷走性（如上述）：补液，抬高下肢，阿托品（最小剂量 0.6~1.0mg）静脉注射。

（2）过敏性休克：以低血压、心动过速，多伴有意识丧失为特征。治疗应当是症状性的；补液尤其是出现血管受累时（如严重低血压），全身血管支持；按需使用 1∶1000 肾上腺素 1~3ml。呼叫复苏小组（尽可能早地呼叫。）

（3）室性心动过速 / 心室颤动：呼叫复苏小组，立即心脏复律。

（4）肺水肿：可能并不是由于造影剂本身引起，而是由于急性心脏失代偿伴或者不伴有急性血容量增加引起。可能是急性心肌梗死的预兆。

d. 癫痫：地西泮每次 1mg 递增，直到起效，并小心检测呼吸状态。

4. 记住

a. 低血压 + 心动过缓 = 血管迷走神经反应。

b. 低血压 + 心动过速 = 过敏性休克或者心脏反应。注意如果患者在使用 β 受体拮抗药，心动过速反应可能不明显或者缺如。

c. 呼吸障碍伴随湿罗音及粉红色泡沫痰 = 肺水肿。**注意：**患者是否正发生急性心肌梗死。以吸引氧，旋转止血带，硫酸吗啡，及呋塞米进行治疗。

d. 在治疗急性对比剂剂反应时，皮质醇和苯海拉明作用不明显，这与对比剂反应的发病机制，以及其在急性反应期起效慢有关。最关键的干预治疗是补液，肾上腺素及阿托品。

（魏宁 译 徐浩 校）

参考文献

1. Greuer K, Cavallaro V. *ACLS: Certification, Preparation and a Comprehensive Review.* Vols I and II. St. Louis, MO: Mosby–Lifeline, 1993.
2. Bush WH Jr. Treatment of acute contrast reactions. In: Bush WH Jr, Krecke KN, King BF Jr, et al. eds. *Radiology Life Support.* New York, NY: Oxford University Press, 1999:31–51.
3. Fleetwood G, Bettmann MA. The effects of radiographic contrast media on myocardial contractility and coronary resistance in the isolated rat heart model. *Invest Radiol.* 1990;25:254–260.
4. Bush WH Jr, Bettmann MA. Metformin (Glucophage™) therapy and the risk of lactic acidosis. *Am Coll Radiol Bull.* 1997;53:18–19.

对比剂诱导性肾病

任何以碘为基础的对比剂的使用均有可能导致对比剂诱导性肾病（CIN）的发生。虽然仅在某些罕见情况下，CIN 会导致患者需接受短期或永久性肾替代治疗，但通常它只导致短暂性肾功能下降，并且在 2~4 周内会逐步恢复正常或接近正常水平。关注 CIN 的重要之处并非因为它会导致患者接受肾替代治疗，而是 CIN 的发生与全因发病率和死亡率的升高密切相关[1-4]。目前，CIN 的诊断标准非常广泛，如血清肌酐（sCr）升高 0.25、0.5 或 1.0mg/dl（1.0mg/dl=88.4μmol/L）——这表示血清肌酐超过正常标准的 25%、50% 或 100%。实质上，CIN 仅发生在肾功能低于正常的患者中。过去十年中,虽然CIN的病理生理学研究依然是推测,但是目前的理论已提出能更好理解和降低CIN发生的方法。

病理生理学

CIN曾经被认为是流经肾脏血流的改变所导致的,但这一观点并没有得到证实,而大多情况下是通过预防治疗的研究结果中推论所得。目前研究认为,CIN是由外层肾髓质髓袢升支粗段血流改变所导致的——这一部位的氧含量水平通常处于局限性缺血的临界值范围,低于肾小管的其他部位。含碘对比剂可能导致氧自由基和组织损伤物质形成,这使得该部位氧含量进一步降低。然而外层肾髓质髓袢升支粗段低氧的确切原因尚不明确,各种理论假设包括过度紧张、高糖血症、血管痉挛和直接组织毒性[5]。

发病率

CIN的发生率与风险因素、CIN的定义和可能的注射途径有关(虽然很少考虑对比剂的生理功能等因素)。含碘对比剂伴随注射会快速沿血管内空间扩散并通过肾小球滤过排出,其代谢过程中没有重吸收和肾小管的分泌,并且在不到1小时内就达到了$t_{1/2}$值。在肾功能正常的患者中,CIN发生率接近于0;而在4或5期慢性肾病患者中,其发生率则可高达20%~40%。做到对CIN发生率的准确定义较为困难,尤其在住院患者中,各种干预措施均可能有肾毒性,其中包括外科手术、高血压、CHF以及许多药物。因此,确定这一特定出现的短暂性非少尿肾功能损伤是单独发生的还是主要与对比剂注射有关通常很困难。相反地,许多血清肌酐显示正常的老年患者,其肾功能实际上已经降低了。随年龄增长,肾小球滤过率降低,肌肉素降低。因为血清肌酐主要来源于肌肉,在少数老龄患者中,血清肌酐正常而肾小球滤过率已明显降低。CIN真正的风险也许可以通过使用来自于Cockroft-Gault[6]或MDRD[7]公式计算估计的肾小球滤过率(eGFR)来定义,这两个公式都把年龄、性别和身体质量计算进去了。应注意三点:①血清肌酐每天变化范围相当大,因此能显著改变计算的GFR值;②损伤发生后1~3天肌酐才会上升,因此急性变化肾功能不会表现在eGFR上;③目前还没有一个公式能适用于大多数人群肾功能水平的变化。因此,eGFR总的准确性有限。然而,它仍是一个比单独血清肌酐能更好地反映正常肾功能的指标。

诊断

通常,血清肌酐增高25%或50%或0.5mg/dl可以定义为CIN。当一假设在通常定义下没有统计学意义时，这个定义常常会改变来帮助支持这一假设。eGFR 可以更好地判断 CIN 的发生风险，但用于定义 CIN 则不是非常准确，三点原因上文已论述。

研究表明虽然肾损伤发生相当迅速，但血清肌酐可能在 24~48 小时内还未上升。我们显然需要一个更可靠的措施来评价急性肾损伤[8]，在一些研究中已经应用半胱氨酸蛋白酶抑制剂 C，但其可信度和有效性尚不清楚[9]。目前，临床上对 CIN 的诊断最好的方法是获得肌酐和 eGFR 的正常值，这一正常值是通过存在风险因素的患者中 24 或（和）48 小时的血清肌酐含量得出，如肌酐和 eGFR 水平在开始就升高，应重复测量 7~14 天。虽然 24 小时内血清肌酐的升高是目前对 CIN 最好的单独预测因子[10]，但由于血清肌酐每天都会波动，这一项单独的检查可能并不是十分敏感和准确。

自然病程

在大多数情况下，CIN 表现为在注射碘对比剂 1~7 天内血清肌酐升高并在 2~4 周逐步恢复到正常肾功能水平。即使在有明显肾功能不全的患者中（CDK Gr 2~4）[11]，因 CIN 发展到末期肾病也较为罕见，然而，多项长期随访研究表明，真正应当关注的是，与对照组相比，这些发展成 CIN 的患者心血管病和全因发病率和死亡率上升。总的来说，CIN 需要接受肾替代治疗的比率很低，即使在有肾病基础的患者中需要采取肾替代治疗的也仅为 1%，且全因迟发发病率 / 死亡率的发生则依据相关风险因子而变化，例如年龄和心血管疾病等合并病。

风险因素

1. 在肾功能正常的患者中（血清肌酐及 eGFR 正常），CIN 发生风险极低。然而，下文中会阐述，肾功能的急性损伤与肾灌注改变有关。
2. 患有肾功能不全等基础疾病是重要的高危因素。虽然逻辑上认为肾功能不全的加重会伴随发生 CIN 风险的增加，但尚不清楚这一观点是否完全正确，其原因可能是还有许多其他的高危因素在 CIN 的发生和进展中均发挥作用（如肾毒性药物的使用、心脏低输出量等）。
3. 糖尿病患者中当有两个因素存在时，CIN 的风险会有所增加。再次，风险似乎限定在 GFR≤60ml/min 的患者。CIN 几乎单独表现在 1 型糖尿病，而在越来越多的 2 型糖尿病患者中尚无明确定义。糖尿病的持续时间和严重性可能是一个上升的风险因素。
4. 年龄增长也是一个风险因素，但也仅发生在肾功能不全的患者中。应当注意，肾功能通常会随着年龄的增长而下降并反映在 eGFR 而非血清肌酐水平上。

5. 脱水。相对于正常水平,许多老龄患者均存在脱水情况。遗憾的是,目前患者在注射对比剂前 12 小时甚至更长时间要求禁食、禁水,这无疑加重了脱水的出现。这也导致很大程度上忽略了禁食、禁水的目的(这与担心注射对比剂后可能出现恶心、呕吐及误吸有关)。即使患者处在麻醉状态,在注射对比剂前 3~4 小时也没必要限制液体摄入。
6. 肾脏低灌注。肾脏低灌注可发生于心力衰竭、存在大量失血的剧烈创伤、高血压或血容量丢失(如大的外科手术)等原因。这些情况可导致急性肾功能损伤,但并不表现在血清肌酐上。
7. 许多药物也会诱发 CIN,包括已知有肾毒性的氨基糖苷类药物、血管紧张素转换酶抑制剂(ACEI)、β 受体拮抗药和利尿剂等。到目前为止,仅有某些已知有肾毒性的药物(氨基糖苷类药物、某些化疗药)在使用说明书中有相应警告,但大多数药物没有相应的警告。非甾体消炎药前列环素可以舒张肾内血管。在血管收缩过程中,由于心力衰竭、高剂量 NSAID 的使用可能会促进肾衰竭。在 CIN 病因中,血管收缩不认为是主要的风险因素,所以使用 NSAID 通常不是 CIN 进展的重要因素。
8. 二甲双胍是单独风险因素[12]。二甲双胍无直接肾毒性,但当剂量增加 50% 时,则可能导致致命性乳酸酸中毒。由于肝脏的代谢和肾脏的分泌,二甲双胍延长了对肾衰竭的影响。因此,患有严重肝脏疾病、肾功能不全或肝肾灌注低(CHF)的患者禁用二甲双胍。对比剂与二甲双胍导致乳酸酸中毒并无特殊联系。自从对比剂被认为可能会导致急性肾衰竭,目前建议在注射对比剂时停用二甲双胍,如果没有肾功能不全的临床迹象则可以在 48 小时后重新使用。如果出现临床问题只需要检查血清肌酐的水平。二甲双胍和二甲双胍合成物不能应用在肌酐上升的患者中。
9. 副蛋白血症例如多发性骨髓瘤也是一个独立的风险因素。肾衰竭与这些疾病的发生有关,在脱水情况下,在肾小管中合成凝结蛋白必然发生不可逆性肾衰竭。该类患者使用对比剂并非问题,只要他们在注射对比剂之前、之中和之后充足水化,使用对比剂就是安全的。

患者准备

注射对比剂之前,判定是否有风险因素存在非常重要,尤其是存在潜在肾功能不全的患者。在基本健康的年轻人群中,都能获得不错的结果而达到高效率的完成。重要的问题有:

1. 你有糖尿病吗?
2. 你有肾脏问题吗?
3. 你有肾结石、肾或膀胱或其他尿路感染、前列腺或膀胱疾病吗?
4. 你服用了什么药物?

在注射对比剂之前,之中和之后,评估患者的脱水情况(皮肤肿胀、血压)和通过口服和非口服水合物试图达到和保持充足的血管内容量也很重要。

预防治疗

一旦发展成 CIN,目前还没有有效的治愈方法。但是在预防上有重大的进展。目前为大家广泛接受的方法就是水化,这也被广泛认为是最重要的方法。研究已经论证[13-17]。

1. 静脉注射水化比口服(可能只是因为它更可靠)更有效。
2. 正常浓度生理盐水比浓度减半的生理盐水更有效。
3. 应用 12 小时的生理盐水比应用 4 小时更有效。

如果方便,通常的方案就是用 1ml/(kg·h)的生理盐水进行 12 小时预水化,接着在手术中和术后继续以同样的速率进行水化 6~12 小时。这一方案显然不适用于门诊患者。对于这些门诊患者,应该强烈支持口服水化并谨慎解释,并且应告知患者静脉水化应尽早进行。考虑到患者在麻醉前可能需要禁食 3~6 小时(依据正常水平),应尽可能避免脱水。

许多其他的预防治疗方案也进行了尝试,而实质上这些方案都联合了一些水化治疗,但很大一部分并没有效果。这些方案包括使用呋塞米[18]、多巴胺、多巴胺抑制剂、心房钠尿肽、类环前列腺素和水杨酸。茶碱是可行的,但它有相对限制的有毒治疗比率,这让其很难广泛使用[19]。血液过滤术和急性血液透析也被应用于临床,结果好坏参半,一些与风险因素有关,实质上与大量的花费也有关[20,21]。目前,有两个广泛研究和使用的预防治疗是 n- 乙酰半胱氨酸(nAC)和碳酸氢钠($NaHCO_3$)。nAC 已广泛用于治疗对乙酰氨基酚过量。

1. nAC:nAC 的活化机制有两个方面。第一,当释放活性氧时它可以作为自由彻底的清除剂来避免机体损伤。第二,它能提高一氧化氮合酶的生成,因此提高了一氧化氮含量,而一氧化氮是一种有效的内源性肾内血管扩张剂。有很多关于 nAC 的研究,包括一些大的荟萃分析[22-25]。最终认为,nAC 可能有效地阻止 CIN 的发生,尤其口服给药时。非口服给药也可行,但并不是主要的给药途径。nAC 的通常剂量是在注射对比剂之前口服 600mg,每天 2 次,并在注射对比剂当天剂量翻倍。最近,口服 4 次 1200mg 的剂量已经证明更为有效[26]。

这个双倍的剂量之所以合理是因为这个药便宜、安全、可耐受（除了气味不理想），并且可能有效。

2. $NaHCO_3$　它已被广泛使用，但没有充分的研究。在最初的研究中，虽然存在一些缺陷，但也非常可行。而随后的研究结果却很混乱。现在，已经证实同时使用 nAC 和 $NaHCO_3$ 比单独使用其中一种有叠加效应[27]。$NaHCO_3$ 的作用机制还不清楚，但我们认为它与阻止外层肾髓质肾小管酸性 pH 的进展和随后的自由基形成及组织损伤有关。应用 nAC 和 $NaHCO_3$ 安全、可耐受、便宜、方便使用，并且可能有效[28-30]。最常用使用的方案是：$NaHCO_3$ 3 瓶（约 1000mEq）溶于 1000ml 的 5% 葡萄糖液中，对比剂使用前给予每小时 3ml/kg，注射对比剂 6 小时后给予 1ml/（kg·h）。
3. 其他预防治疗方法也在进行研究，包括使用他汀类药物的预防治疗[20,30]，但其功效均未得到确切证实。

特殊对比剂的意义

20 世纪 50 年代到 90 年代，传统的完全替代、三碘、高渗透压的对比剂曾一直广泛地应用于临床，而现在已很少使用。虽然与低渗透压对比剂，这类对比剂价格低廉且有相同的安全效果，但使用中会导致注射部位外周小动脉血管痉挛性疼痛。虽然这类对比剂不会导致肾功能正常的患者增加罹患 CIN 的风险，但在肾功能不全的患者中则可增加其风险。在一个非常大型的临床研究中，高渗透压（HOCA）在 CIN 的发生率与低渗透压（LOCA）对比剂相比，在血清肌酐正常的患者中相等，在肌酐上升但未患糖尿病的患者中轻微升高，在肌酐上升并患有糖尿病的患者中则显著升高[11]。在低渗透压对比剂和等渗对比剂如碘克沙醇（Visipaque，GE 公司出品）的选择中，CIN 的发生率是否不同在文献中一直存在争议。一些研究已经表明，碘克沙醇肾毒性较小，但在其他方面并没有优势。近期，有部分研究数据似乎能肯定碘克沙醇的优势，虽然结果仍不具有足够的说服力[31-33]。费用高是临床应用碘克沙醇最主要的不利之处。因此，在肾功能不全的患者中（eGFR<60ml/min），尤其是需要大剂量对比剂（>100ml）的患者中使用较为合理。

其他考虑因素

1. 急性或慢性肾替代治疗患者（血液透析、腹膜透析）

该类患者使用使用肾毒性对比剂不会增加额外风险。然而，我们仍应铭记，该类患者尚残留部分肾功能。一般来说，残留肾功能越多，患者整体预后越好。因此，该类患者尽可能限定对比剂的使用剂量。

2. 心力衰竭或心排血量低下的患者

这些患者可能因血容量过多和肾灌注低下导致肾功能下降而增加患病风险。因此，应采取水化等常规预防治疗，同时应特别注意液体容量。

3. 其他肾毒性原因

正如上文所提到的，还存在许多其他肾毒性的原因。这导致了关于 CIN 是否是真正临床需要关注的问题。由于合并症很难排除，因此 CIN 仍然需要予以足够关注。不管怎样，无论何时注射对比剂都应该对此有所考虑：首先，是否真正需要使用对比剂；其次，是否有加重肾功能不全的风险；再次，应用预防治疗是否值得考虑。最后一点还取决于患者本身和医院环境。一般而言，对急性、有危及生命的创伤，并不主张在注射碳酸氢钠进行预防治疗后再予以对比剂增强 CT 检查。最后，应当认识到，除了注射对比剂以外的其他因素，包括药物、与血管造影或外科手术有关的胆固醇栓子，有可能是加重肾功能损伤的真正原因[34,35]。

（许伟 译　徐浩 校）

参考文献

1. Bettmann MA. Contrast medium-induced nephropathy: critical review of the existing clinical evidence. *Nephrol Dial Transplant.* 2005;20(suppl 1):i12–i17.
2. Rihal CS, Textor SC, Grill DE, et al. Incidence and prognostic importance of acute renal failure after percutaneous coronary intervention. *Circulation.* 2002;105:2259–2264.
3. Levy EM, Viscoli CM, Horwitz RI. The effect of acute renal failure on mortality. A cohort analysis. *JAMA.* 1996;275:1489–1494.
4. Gruberg L, Mintz GS, Mehran R, et al. The prognostic implications of further renal function deterioration within 48 hours of interventional coronary procedures in patients with pre-existent chronic renal insufficiency. *J Am Coll Cardiol.* 2000;36:1542–1548.
5. Tumlin J, Stacul F, Adam A, et al., CIN Consensus Working Panel. Pathophysiology of contrast-induced nephropathy. *Am J Cardiol.* 2006;98(6A):14K–20K.
6. Cockroft DW, Gault MH. Prediction of creatinine clearance from serum creatinine. *Nephron.* 1976;16:31–41.
7. Levey AS, Greene T, Kesek JW et al. A simplified equation to predict glomerular filtration rate from serum creatinine. *J Am Soc Nephrol.* 2000;11(suppl):155.
8. Endre ZH, Pickering JH. Outcome definitions in non-dialysis intervention and prevention trials in acute kidney injury (AKI). *Nephrol Dial Transplant.* (2009) 1 of 11 doi: 10.1093/ndt/gfp501.
9. Herget-Rosenthal S, Bökenkamp A, Hofmann W. How to estimate GFR-serum creatinine, serum cystatin C or equations? *Clin Biochem.* 2007;40(3–4):153–161.
10. Cigarroa RG, Lange RA, Williams RH, et al. Dosing of contrast material to prevent contrast nephropathy in patients with renal disease. *Am J Med.* 1989;86:649–652.
11. Rudnick MR, Goldfarb S, Wexler L, et al. Nephrotoxicity of ionic and nonionic contrast media in 1196 patients: a randomized trial. *Kidney Int.* 1995;47:254–261.
12. Bettmann MA. Use of intravenous contrast agents in patients receiving metformin-invited response. *Radiology.* 2002;225:312.
13. Trivedi HS, Moore H, Nasr S, et al. A randomized prospective trial to assess the role of saline hydration on the development of contrast nephrotoxicity. *Nephron Clin Pract.* 2003;93:C29–C34.
14. Bader BD, Berger ED, Heede MB, et al. What is the best hydration regimen to prevent contrast media-induced nephrotoxicity? *Clin Nephrol.* 2004;62:1–7.
15. Taylor AJ, Hotchkiss D, Morse RW, et al. PREPARED: preparation for angiography in renal

dysfunction: a randomized trial on inpatient vs outpatient hydration protocols for cardiac catheterization in mild-to-moderate renal dysfunction. *Chest.* 1998;114:1570–1574.

16. Mueller C, Buerkle G, Buettner HJ, et al. Prevention of contrast media-associated nephropathy: randomized comparison of 2 hydration regimens in 1620 patients undergoing coronary angioplasty. *Arch Intern Med.* 2002;162:329–336.
17. Baker CS, Wragg A, Kumar S, et al. A rapid protocol for the prevention of contrast-induced renal dysfunction: the RAPPID study. *J Am Coll Cardiol.* 2003;41:2114–2118.
18. Solomon R, Werner C, Mann D, et al. Effects of saline, mannitol and furosemide on acute decreases in renal function induced by radiocontrast agents. *N Engl J Med.* 1994;331:1416–1419.
19. Bagshaw SM, Ghali WA. Theophylline for prevention of contrast-induced nephropathy: a systematic review and meta-analysis [Review]. *Arch Intern Med.* 2005;165(10):1087–1093.
20. Xinwei J, Xianghua F, Jing Z, et al. Comparison of usefulness of simvastatin 20 mg versus 80 mg in preventing contrast-induced nephropathy in patients with acute coronary syndrome undergoing percutaneous coronary intervention. *Am J Cardiol.* 2009;104(4):519–524.
21. Hölscher B, Heitmeyer C, Fobker M, et al. Predictors for contrast media-induced nephropathy and long-term survival: prospectively assessed data from the randomized controlled Dialysis-Versus-Diuresis (DVD) trial. *Can J Cardiol.* 2008;24(11):845–850.
22. Tepel TM, van der Giet M, Schwarzfeld C, et al. Prevention of radiographic-contrast-agent-induced reductions in renal function by acetylcysteine. *N Engl J Med.* 2000;343:180–184.
23. Briguori C, Colombo A, Violante A, et al. Standard vs double dose of *N*-acetylcysteine to prevent contrast agent associated nephrotoxicity. *Eur Heart J.* 2004;25:206–211.
24. Trivedi H, Daram S, Szabo A, et al. High-dose *N*-acetylcysteine for the prevention of contrast-induced nephropathy. *Am J Med.* 2009;122(9):874.
25. Jo SH, Koo BK, Park JS, et al. *N*-acetylcysteine versus ascorbic acid for preventing contrast-induced nephropathy in patients with renal insufficiency undergoing coronary angiography NASPI study—a prospective randomized controlled trial. *Am Heart J.* 2009;157(3):576–583.
26. Briguori C, Airoldi F, D'Andrea D, et al. Renal Insufficiency Following Contrast Media Administration trial (REMEDIAL): a randomized comparison of 3 preventive strategies. *Circulation.* 2007;115(10):1211–1217.
27. Brar SS, Shen AY-J, Jorgensen MB, et al. Sodium bicarbonate vs sodium chloride for the prevention of contrast medium–induced nephropathy in patients undergoing coronary angiography. A randomized trial. *JAMA.* 2008;300(9):1038–1046.
28. Recio-Mayoral A, Chaparro M, Prado B, et al. The reno-protective effect of hydration with sodium bicarbonate plus *N*-acetylcysteine in patients undergoing emergency percutaneous coronary intervention: the RENO study. *J Am Coll Cardiol.* 2007;49(12):1283–1288.
29. Zoungas S, Ninomiya T, Huxley R, et al. Systematic review: sodium bicarbonate treatment regimens for the prevention of contrast-induced nephropathy. *Ann Intern Med.* 2009;151(9):631–638.
30. Brown JR, Block CA, Malenka DJ, et al. Sodium bicarbonate plus *N*-acetylcysteine prophylaxis: a meta-analysis. *JACC Cardiovasc Interv.* 2009;2(11):1116–1124.
31. Aspelin P, Aubry P, Fransson SG, et al. Nephrotoxicity in high-risk patients study of iso-osmolar and low-osmolar non-ionic contrast media study investigators. Nephrotoxic effects in high-risk patients undergoing angiography. *N Engl J Med.* 2003;348(6):491–499.
32. Reed M, Meier P, Tamhane UU, et al. The relative renal safety of iodixanol compared with low-osmolar contrast media: a meta-analysis of randomized controlled trials. *JACC Cardiovasc Interv.* 2009;2(7):645–654.
33. Ferrario F, Barone MT, Landoni G, et al. Acetylcysteine and non-ionic isosmolar contrast-induced nephropathy—a randomized controlled study. *Nephrol Dial Transplant.* 2009;24(10):3103–3107.
34. Rudnick MR, Berns JS, Cohen RM, et al. Nephrotoxic risks of renal angiography: contrast media-associated nephrotoxicity and atheroembolism—a critical review. *Am J Kidney Dis.* 1994;24:713–727.
35. Olin JW. Atheroembolic renal disease: underdiagnosed and misunderstood. *Catheter Cardiovasc Interv.* 2007;70(6):789–790.

85 介入放射科门诊的组织和运作

临床介入放射学实践的成功,关键是建立一个介入放射科门诊诊所。一旦建立一个纯粹的集中程序的服务体系,介入放射学就会成为一个临床专业。专家提供复杂和精确的诊断和治疗程序,以及经常涉及的病历,需要介入放射科专家依据专业临床知识和建议作出合适的患者护理[1]的决定。现在介入放射科医师不再是一个被动的链接,而在诊断、治疗以及预防中起了积极的作用[2]。患者的护理是一个统一体,这个统一体包含介入放射学专家必须解决的临床实践问题,即某些急性和慢性病。介入放射学门诊就是患者能被评估、随访和管理正在进行的医疗条件的地方。

成立门诊临床实践的优势

1. 认识与了解患者——发展一种和谐关系[3]。
2. 在患者和卫生保健提供者间建立信任。
3. 告知患者健康状况及可能发现的任何问题的治疗方案。
4. 与医师见面后,患者将会更放松和准备更充分地接受治疗。
5. 手术前确定患者的需求。
6. 手术之前清除皮肤表面污迹。
7. 建立临床实践[3]。
8. 允许其他医疗服务医师把介入放射医师当作临床医师。
9. 加强介入放射科医师在临床上的地位和声誉。
10. 作为参考的起点在医院中加强竞争优势。

介入放射学的门诊模式

1. 介入放射学诊所
   a. 为专家提供特定诊疗空间。
   b. 患者在一周指定时间去该诊所的介入放射科就诊。
2. “没有围墙的诊所”
   a. 其他专科诊所的患者(即肿瘤科、血管外科、皮肤科)可以得到介入放射科医师的会诊。
   b. 介入放射科医师被要求去该诊所会诊。

c. 患者一站式服务,但可能对介入放射科医师不太方便。

3. 多专业诊所
   a. 共享诊所,由两个或两个以上专家共同评估患者。
   b. 通常逻辑上,更易建立在社区医院或大学教学医院中。
   c. 此类诊所可以方便患者针对需求在同一诊所咨询到不同专家。
   d. 患者留在诊所里,而相应的来自不同学科的专家轮流评估患者。
   e. 这些专家可以和其他专家及患者相互沟通,并在现场协调患者的护理。
   f. 此类诊所可促进专家间的沟通,简化患者护理,加快需要做出诊断或治疗过程的进度。
   g. 该诊所也对介入放射科医师有益。每周有特定门诊时间,因此临床医师可以明确他或她何时处置患者。介入放射科的其他同事则为临床医师提供有价值的专业知识。此类诊所增加了转诊模式。
   h. 与其他专家一起工作可以相互尊重和理解彼此的学科[4]。
   i. 例如:血管中心是介入放射科、血管外科和(或)心脏病学专家一起对患者血管疾病进行诊断和处理的地方。医师、护士、执业护士、助理医师可以在指定时间和指定地点诊治患者,并配备诊断设备,如超声和无创脉冲量记录仪(PVRs)等[4]。

位置[3]

1. 以医院为基础的诊所
   a. 在医院诊所可以更方便介入放射科医师每天做手术。
   b. 靠近手术区可以允许介入放射科医师更加灵活地应对门诊时间,如果有必要他或她可以在门诊和手术区之间奔波。
   c. 诊所的工作人员往往是由医院提供。
2. 独立诊所
   a. 独立的诊所设在与医院不相关的办公空间。
   b. 这也许能吸引患者,但可能对主要工作在医院的介入放射科医师不实用。
   c. 对在一所或一所以上的医院工作的介入放射科医师可能会更方便。此外,他们也不会觉得对某一特定的医院有责任。
   d. 临床工作人员的工作通常由介入放射科来支持。
3. 场所的其他细小问题
   a. 泊车——诊所须有足够停车空间,须有残疾人专用停车位。可以提供折扣、免费、代客泊车等服务。
   b. 方便残疾人。
   c. 建筑物指示标志简单、明了、易懂。

诊所空间

1. 接待区：此区是患者对诊所工作的第一印象。
   a. 区域明亮、宽敞。
   b. 接待区洁净。
   c. 不应有所限制。玻璃窗户和高柜会使患者感到不舒服。
   d. 对坐轮椅的患者，必须有舒适椅子和空间。
   e. 待诊时提供杂志方便患者和其家人阅读。
   f. 有清洗干净的玩具供儿童玩耍。
   g. 提供给患者关于治疗方法和疗程的材料简明易懂。
   h. 调低患者教育视频音量。
2. 检查室：每名工作人员配有两个房间，当他(她)检查完一个患者，下一个患者业已准备完毕。这将有效地利用时间——减少了患者和医师的等待。房间要足够宽敞来放置下面列出的设备和家具：
   a. 墙壁上设置平整、安静的图片。
   b. 供医师使用的桌子。
   c. 有足够椅子供医师、患者和任何陪同患者的人使用。
   d. 水槽。
   e. 检查床。
   f. 床上用品一应俱全——睡衣、枕头、床单。
   g. 听诊器。
   h. 伤口护理敷料。
   i. 多普勒超声设备。
   j. 卷尺测量腹围、腿的大小等。
   k. 血压计。
   l. 如有可能话，使用窗帘分割咨询区和检查区，以防患者的朋友/家人在检查时等待。
   m. 刻度尺。
   n. 良好的光照。
   o. 提供视频设备供患者回顾检查过程。患者喜欢工作人员利用影像资料进行解释说明。这样能让他们更好地了解自己的问题，增加信任。
3. 其他的空间要求
   a. 有足够空间供医师检查和听写图表、打电话、协同其他医师会诊。该空间应与患者区域隔离，以确保机密性。
   b. 患者就诊前，利用影视设备供医师回顾检查过程。
   c. 足够空间存放耗材及诊断设备。
   d. 患者和工作人员的浴室。

4. 诊断设备
   a. PVR 机器。
   b. 踏车运作 PVRs。
   c. 血液的实验室检查单。
   d. 超声仪。
5. 诊断测试:理想情况下,测试和研究应让患者在诊所或在同一栋楼里进行。否则也必须位于一个方便区域以利于指导患者前往。
   a. 超声。
   b. 门诊血液绘图实验室。
   c. PW 研究。
   d. X 射线检查。
6. 办公用品
   a. 钢笔。
   b. 医院和介入放射学的文具。
   c. 处方垫。
   d. 使用简单解剖图解释疾病进程和手术过程。
   e. 提供医院及周边地区的地图以方便外埠患者。
   f. 提供当地餐馆和酒店信息。
   g. 病历和检查表。
   h. 手术同意书。
   i. 提供计算机及互联网用以查询检查结果。
   j. 足量的电话。

诊所工作人员

1. 行政人员
   a. 必要的行政人员,可安排预约和测试,采集必要信息,有序和专业预检患者。
   b. 应有适当的举止及良好人际沟通技巧,体谅患者的需求。
   c. 不专业的行为可为工作带来负面影响。
   d. 请牢记:如得不到尊重,患者可以去其他诊所。
2. 护理人员
   a. 至少一名护士管理门诊临床和行政事务。
   b. 护士可以换药,管理相关药物治疗,提供其他技术服务。
   c. 应有专职医疗联营公司,护送患者至检查室,检查生命体征,协助护理行动不便的患者。
3. 其他诊所工作人员
   a. PVRs 检查的血管外科护士。

b. 在血管外科诊所做超声研究的超声技师。

4. 专业代表：在血管外科门诊中心，有一些专家能够评估患者。虽然容易互相影响，但不是所有的专家需要同时到场。
   a. 介入放射科。
   b. 血管外科手术。
   c. 血管药物。
   d. 心血管病杂志。
   e. 神经血管手术。
   f. 超声影像学杂志。
5. 介入放射科的工作人员
   a. 介入放射科医师。
   b. 高级实践护士，例如执业护士或高级实践注册护士（APRN）认证的临床护理专家。有一定的认证的APRN，可以采集病史、做检查、在国家有关规定下开处方、写医嘱和协调患者的护理。患者可以从医师和护士对其评估中获益，因为他们可以给患者的护理带来互补建议。APRN在多专业诊所中十分重要。因为他或她可以保证相关的专家评估患者和向患者协调和解释护理计划。
   c. 医师助手[5]。
   d. 住院医师或同事：向住院医师和同事展现介入放射科门诊，提高他们在患者评估和护理方面的参与极为重要，这使他们在工作中长久记住介入放射科诊所里是医师。

患者评估

1. 建议安排第一个患者咨询一个小时。这样可以有充足的时间询问病史、做体格检查、解释病程、询问和回答患者和家属可能提出的问题。很多时候，患者到达诊所时已经研究过他们的问题。他们需要充分的告知，并将问一些需要复杂解释的深度问题。不要催促患者并且要为患者提供一个放松的环境以便使其集中注意力，这很重要。让患者处在放松状态。允许其他人回答你的问题，如果可能也可以打电话。这样做可以让咨询缓和地进行，也给患者一个暗示即他或她在这个时刻对你是最重要的。在医师和患者之间将建立一种很好的和谐关系，并且患者会建立对医师的信任。
2. 接下来的患者通常不会像第一个患者有相同长的咨询时间。30分钟通常足够评估患者，回答他或她提出的任何问题。提供后续的护理是必要的。通过后续的随访，介入放射科医师加深了对患者后续护理的责任和义务。同样保证患者和介入放射科医师继续喜欢和参与这个护理[6]。

3. 患者评估可以全面的或具体的。一个全面的检查应该包括以下项目：
   a. 主诉。
   b. 现病史。
   c. 既往用药史。
   d. 既往手术史。
   e. 社交史。
   f. 家族史。
   g. 过敏史
   h. 药物治疗。
   i. 系统回顾。
   j. 体格检查。
   k. 影像学检查回顾。
   l. 印象。
   m. 计划。
4. 具体个别的相关检查可以进行，但并不需要包括上述所有项目。全面检查通常用于最初时候，而后续使用个别相关检查。
   a. 一些人把介入放射科当作集中过程的服务，要求介入放射科医师对患者做全面的检查。有几个原因认为要做此类型的检查很重要。患者转入或自行咨询评估他们问题。这个问题必须用彻底的方式解决，通常情况下，一个问题不是孤立的，涉及身体其他系统。将在此期间应用你的专业知识，告诉患者问题的真正原因和建议的治疗方法。
   b. 你的评估也可以找出与主诉不相关的其他问题。通过评估这些问题，并对患者和相关医师提出护理计划，把自己树立为和其他临床医师平等地位的一个医师。通过设置这些实践标准，你会在同事之间得到尊重，得到他们继续推荐。
5. 同样重要的是要记住介入放射学实践的范围。一些医疗管理方面的问题不属于本专业领域，应转入到适当的专业。通过识别转入到其他专家的实践和承担责任的范围，介入放射科医师提供最佳患者护理。介入专业也被其他专家认为是转入来源的[3]。

文档

门诊就诊存档必不可少，原因有很多。这证明了你看过患者。你需要记录到，尤其是如果需要进一步检查的患者。此外，记录患者的访问是必需的，以便进行计费。

1. 图表。
   a. 每一个到门诊看病的患者都应该有一个介入放射学图表。这个图表通常与医院的图表分开。它被保存在介入放射科的办公室,如果需要可以提供给工作人员。

b. 有几种方法用来记录病史和体格检查。有标准化的形式,可购买由专门的公司制订的图表材料。医师可能想对例行的身体检查做一个专门的模板,也可以在看病期间记录在一张白纸上。用口述和抄写做笔记。但是记录的最终版本必须是清晰的和有序的。

c. 这些记录以及与所有其他患者相关的文书,应当以系统的方式提交在图表中。随着业务的发展和就诊患者的增加,有序的记录是必不可少的,以免浪费时间来寻找图表中重要的记录文件。

d. 鉴于以上原因,建立一个所有医师都认可的图表系统很重要。

e. 电脑图表是一种选择。图表必须对数据库进行备份,以免丢失任何信息。这种图表必须在办公室和诊所都能用。

f. 在任何时候都必须尊重患者提供的隐私。

2. 互相联系

a. 多与医师沟通。写信感谢他或她的诊治,并概述你的发现和建议。明确哪些患者需要做后续治疗。你也可以写一封附信感谢医师的诊治,包括你的图表记录。

b. 医师也建议后续的电话随访。任何问题都可以立刻解决。医师和患者都希望及时沟通,也加快了患者需要的护理。

c. 跟进患者,这也是非常重要的。确保答应给患者提供优质的护理服务。如果患者低于这个标准,你就破坏了在门诊看病时建立的关系带,也没有履行你作为以患者为中心的临床医师的承诺。

计费

1. 你的诊所就诊计费系统必须到位。该系统必须由深谙医疗保险规定的收费的团队处理。很多时候,医师的商务办公室用来处理账单。也可以聘请外部账单公司处理计费过程。这些公司通常都熟悉医疗保险的规定,并准备参加医疗保险规定的任何审计。需要解决的问题包括:

a. 与管理医疗的公司签订合同,以确保参与他们的计划。

b. 熟悉评估和管理(E & M)的编码。这些代码中概述了目前的程序术语(CPT)[7]和每年更新一次的第9次修订(ICD-9)[8]的国际疾病分类。

c. 计费形式要提交给保险公司。

d. 适当的就诊文件,以证明服务的计费目录。

e. 服务计费与这些服务的记录(如收费超过了就诊的每项记录)之间的差异属于医疗保险欺诈行为,将受到起诉。

总结

建立和维护一个介入放射学诊所需要所有工作人员和参与患者护理的协调和管理服务人员的大量艰苦的工作。这项艰巨的工作是值得的，要知道只有介入放射科医师作为诊所团队的一员，才能提高患者的护理质量。

（许伟 译　徐浩 校）

参考文献

1. Guy G, Drooz AT. Clinical assessment and documentation. In: Murphy TP, Benenati JF, Kaufman JA, eds. *Patient Care in Interventional Radiology*. Fairfax, VA: The Society of Cardiovascular and Interventional Radiology, 1999:3–9.
2. D' Agincourt L. Interventionalists accept challenge of admissions. *Diagn Imaging*. 1991;13:83–91.
3. Benenati JF. The outpatient clinic for the interventionalist. In: Murphy TP, Benenati JF, Kaufman JA, eds. *Patient Care in Interventional Radiology*. Fairfax, VA: The Society of Cardiovascular and Interventional Radiology, 1999:21–30.
4. Becker GJ, Katzen BT. The vascular center: a model for multidisciplinary delivery of vascular care for the future. *J Vasc Surg*. 1996;23:907–912.
5. White RI, Rizer DM, Shuman KR, et al. Streamlining operation of an admitting service for interventional radiology. *Radiology*. 1988;168:127–130.
6. White RI, Denny DF, Osterman FA, et al. Logistics of a university interventional radiology practice. *Radiology*. 1989;170:951–954.
7. *Current Procedural Terminology: CPT 2000*. Chicago, IL: American Medical Association, 2000.
8. *ICD-9 CM International Classification of Diseases, 9th revision, Clinical Modification*. Los Angeles, CA: Practice Management Information Corporation, 2000.

86 造影和介入手术的护理管理

绪论

医院标准和需求

在当前，被严格管制和成本竞争的卫生保健环境下，医院必须仔细规划，在提高患者护理质量的同时最大限度地控制成本。联合委员会越来越重视提高患者安全、组织绩效和护理文件的质量。他们提出了一系列倡议将认证过程的重点放在实际的组织绩效上。医院现在必须确保他们能够为患者提供切实的高质量护理，而不是证明其具有提供高质量护理的能力。在共享愿景的新途径下，联合委员会强调“连续的自然的认证过程，通过联合委员会标准清楚团体的日常操作”。为了达到这个目标，不论患者的情况，所设置的护理时间，医院都必须能够证明患者预后质量。不论患者的状态、住院患者还是门诊患者，行血管造影术或介入手术时，必须提供同等的护理并取得同等质量。

如今，许多介入操作是在入院当天或按门诊患者基数来进行。住院时间的减少需要医院和放射科控制成本和提高他们的营运利润率。介入放射学必须继续致力于培训、保证护理质量以及患者的安全。实现服从规章制度、提高患者安全、提高操作效率的挑战是长期存在的问题，需要新的和具有创造性的方法。成熟的患者护理标准与精心设计的患者护理过程将在整个过程中保证患者的治疗结果。一个成功的限制住院时间以及提高操作效率的放射学策略必须有可衡量的质量指标，减少可预防的医疗错误和提高总体和特殊患者的安全指标。

患者的护理质量依赖于一个最新型的由放射科医师、放射技师、护士组成的整合角色。护士所关注的焦点一直在于维护患者安全，如今的放射科护士将焦点扩大至连续性的放射护理服务，其开始于安排计划并持续至出院后随访。护理过程交织在精心设计的、各学科间的以患者为中心的护理草案。这些草案在符合规章和具有成本效益的环境中保证患者的安全，这让患者无论在护理设施、状态还是时间上能够保证护理质量。

门诊患者和(或)当天入院患者的手术需要与住院患者相同的标准和术前评估。为了和住院患者对比，必须在门诊立即获得与患者相关的医学资料。门诊患者和(或)当天入院患者的准备工作最好提前72到48小时完成。这种评估和准备工作应该包括完整的病史和体格检查、回顾相关的实验室数据和所做测试、护理评估与保健计划、知情同意书、耐心沟通，以及一个手术镇静/镇痛方案。确立跨学科的患者准备草案，确保医师办公室、患者、放射学团队之间及时的沟通。

术前评估和准备

1. 介入组必须采用合作方式开发实践模式，保证患者在整个介入操作过程中的质量。清楚整个跨学科团队对术前准备的标准制定以及实施。这将引导完成工作以及提供性能评估所需的框架。术前评估和准备的目标：
   a. 优化患者病情。
   b. 特殊需求(如语言、文化/心理、身体、精神)。
   c. 缓解患者痛苦和焦虑(如患者和家属参与的护理计划、手术镇静/麻醉计划)。
   d. 获取患者同意。
   e. 制订恰当的手术方案。
2. 护理计划包括恢复和随访。

术前评估和准备的标准

术前评估和准备的标准应该至少包括以下方面：

1. 咨询内科医师/放射科医师。
2. 回顾相关检查(如CT扫描、X线、超声、核医学扫描)。
3. 放射科医师审批手术。
4. 放射科医师批准介入手术计划。
5. 每个参加制订手术协议的人。手术协议应包括以下方面：
   a. 手术计划包括位置、方面和水平。
   b. 成像模式，如CT、超声透视、介入性磁共振、PET/CT。
   c. 设备、器械及手术相关药物。
   d. 手术方法和患者的体位。

e. 麻醉/镇静计划：局部麻醉，局部麻醉加中等程度镇静，中等程度镇静，监测麻醉护理，全身/区域/局部麻醉。

f. 预处理：与之前的反应对比、抗生素、血液和血液制品、口服对比剂、止吐药、抗焦虑药。

6. 安排必要的咨询（手术、肿瘤、肾脏麻醉、心脏科、产科/妇科、骨科、麻醉等）。
7. 如果需要，安排讲解员。
8. 如果患者不同意，安排法定亲属、代理人或委托人以获取同意。
9. 参与制订“未复苏”文档的人讨论了这个手术方案，并且特殊的镇静并发症是可逆的（如因过度镇静的逆转导致缺氧；治疗导管在肺动脉血管造影诱发心室的颤动）。
10. 确定门诊患者离院时安排一个成人照顾。应当为没有家属的患者出院做一个简明的医疗记录让患者签字。
11. 血液检查　患者以及操作过程中显示的全血细胞计数、血小板计数、凝血酶原时间、部分促凝血酶原激酶时间。
12. 对于所有患过心肺疾病或经历一次心脏或肺部检查（如肺动脉摄片）患者的孩子，必需予以心电图检查的。
13. 明确患者的用药和特殊情况，例如 72 小时内的基础肌酐水平和肾小球滤过率（参考第 84 章）。
14. 筛选口服抗凝剂，咨询医师和放射科医师是否停止抗凝治疗。
15. 手术 5~7 天前停止服用含阿司匹林药物和非甾体消炎药。
16. 住院患者接受抗凝血药和非甾体消炎药：在早晨测量国际标准化比值/凝血酶原时间和部分促凝血酶原激酶时间。
17. 术前 4 小时停止输注Ⅳ型肝素。手术结束后 4~6 小时恢复输注肝素。应考虑对肝素过敏或者敏感体质的患者（如肝素诱导的血小板减少症，肝素诱导的血小板减少症伴发血栓）。更多细节请参考相关章节的常用药物。
18. 手术当天的早晨应用常用的哮喘药物，包括泼尼松。
19. 如哮喘患者使用“气雾吸入器”，手术当天其应携带“气雾吸入器”。
20. 手术当天上午，患者告知患者应用以前常使用的强心药和（或）抗高血压药物。
21. 手术当天的早晨，告知糖尿病患者服用常规剂量降糖药物。
22. 术前 48 小时不应继续服用二甲双胍或包含二甲双胍的药物，直到确定血清肌酐为正常水平。（见第 72 章）
23. 尽可能将胰岛素依赖型糖尿病患者的介入手术安排在早上。
24. 手术当天早上检查糖尿病患者空腹血糖。
25. 告知门诊患者应在早晨服用半量胰岛素，坚持服用口服降糖药。

a. 到达介入导管室后复查血糖。

b. 对于血糖值超过250mg/dl(1mg/dl=0.0555mmol/L)患者使用胰岛素。

26. 手术当天早晨照常使用甲状腺药物。

27. 术前标准评估和准备手术协议,通过跨学科的团队合作以确保以一致的方式完成患者的评估和准备过程。

a. 手术开始于指示和计划安排。指示信息是根据决定请求过程是否适当的放射学家编译的。这通常是一个耗时的过程,因为它需要收集大量的资源信息(如之前的X射线、检查和实验室数据),并且如果不仔细协调专家小组会导致许多延误。

b. 完善特殊手术计划草案将减少延迟和保证团队协作。下一节提供了一个手术计划协议示例。

介入手术计划方案

1. **术前准备标准(图86.1)**。

住院患者术前清单:

(由患者楼层护士完成)

[ ] 担架护送患者至介入导管室,携带静脉输液架、图表和医院卡,随叫随到

[ ] 佩戴身份标识手镯

[ ] 留置静脉输液

[ ] 去除发夹,隐形眼镜和珠宝(戒指除外)

[ ] 介入导管室已通知患者

[ ] 卡片注明流程表和给药方法;流程表中记录生命体征和体重

[ ] 实验室检查(已由介入放射科医师完成)

[ ] 发给患者助听器、眼镜、义齿

[ ] 签署知情同意书,否则告知介入放射科

[ ] 午夜后禁食(除漱口液)

[ ] 糖尿病患者在早晨检查血糖,如果血糖值<60mg/dl或250mg/dl应通知介入放射科医师或护士

[ ] 如果有相关问题或困难需要解释或帮助,呼叫介入放射科医师

[ ] 过敏或药物敏感性:____________________

____

[ ] 注意:____________________

____

日期:___/___/___ 时间:__________ 上午/下午

(签名)

门诊患者术前清单：

（介入放射科护士完成并确保无误）

电话随访的日期和时间：____/____/_____（日/月/年）_______（上午/下午）

患者姓名________________________ 性别：男/女 年龄__________

患者或家属所给的信息____

患者有无当前的医院卡片

[ ] 是——请携带

[ ] 否——请到门诊挂号处获得

介入手术计划____

介入手术的日期或时间____/____/____（日/月/年）_______（上午/下午）

患者有能力予以同意[ ]是 [ ]否

如果不能其原因____

患者家属予以同意[ ]是 [ ]否

与患者的关系____

电话号码（________________）________________________

患者/陪人能否说英语：[ ]是 [ ]否

如果不能，需要一个翻译

特殊语言____

责任人驾车到患者家____

如果需要责任人陪同患者在家____

患者来自____

患者由救护车送来：

特殊陪护人____

需要做的实验室检查[ ] 全血细胞计数 [ ] 凝血酶原时间 [ ] 部分促凝血酶原激酶时间 [ ] 国际标准化比值 [ ] 肌酸酐 [ ] 血尿素氮 [ ] 其他____

完成时间和地点：____/____/____，________________________

[ ] 患者携带的检查结果 [ ] 实验室电话________________________

[ ] 医师办公室传真的结果 [ ] 医院信息系统的结果

患者建议

[ ] 介入手术当天使用清洁液，操作之前6小时禁食，口服药物除外

[ ] 穿着舒适衣物

[ ] 携带药物和清单

[ ] 对药物的建议：

——按通常剂量应用胰岛素

——规范应用抗高血糖药物

——规范应用强心剂/抗高血压药物

——常规应用甲状腺药物

——坚持在早上应用依诺肝素

[ ] 患者是否应用华法林？ [ ] 否 [ ] 是——如果是，检测患者 PCP 值，并在介入术前 4 天停用华法林
[ ] 如果患者应用 TBA，允许患者在 30 分钟完成
[ ] 患者是否理解介入手术过程：
计划的介入手术过程：同意，静脉注射，胆管造影，麻醉
恢复过程：2~6 小时，多次静脉注射药物
出院过程：建议家庭护理，尽可能做好运送患者的准备
[ ] 警惕：________________
[ ] 特殊需要：________________
[ ] 患者留下电话号码，如果有问题与介入放射科联系
________________注册护士　日期：____/____/____
（签名）

图 86.1　术前准备标准

2. 在很多情况下，准备工作由介入放射科护士实施完成。因此，计划方案应满足患者对不同设置准备的需要（住院或门诊 / 当天手术）。通常，门诊患者的准备及协调难度比住院患者大。护士应确保完成必要的准备，进一步完善介入诊疗医疗文件并填写相关清单。这些清单在介入治疗后并入介入放射科住院病历或作为门诊手术记录的部分文件。图 86.1 是清单样本，患者到达科室后，放射学护士遵照术前规定确定患者身份。这个信息应在患者完成手术之前记录在健康自我评价 / 规划表格中，其形式应符合监管机构和医疗制度要求。
3. 作者建议的健康模式评估问卷样本，可用于护理诊断及护理计划的评估。

护士对病史的回顾

1. 高血压：严重性；治疗药物？
2. 糖尿病：胰岛素依赖，口服降糖药，饮食控制。
3. 心绞痛：稳定型 / 不稳定型（发作的最后日期以及诱发因素）。
4. 陈旧性心肌梗死：伴或不伴绞痛。
5. 充血性心力衰竭。
6. 心脏瓣膜疾病。
7. 神经性疾病：重症肌无力，颅内高压。
8. 卒中 / 短暂性脑血管缺血。
9. 内分泌：轻度 / 重度甲状旁腺病，肾上腺皮质功能减退，库欣病等。
10. 肌肉骨骼：椎管狭窄，轴向和（或）臂丛神经损伤，风湿病或关节炎，不稳定型骨折伴或不伴切开复位，关节置换术，挛缩，肌肉疾病，骨

骼疾病,头颈活动度异常,颅面部畸形。

11. 肺部疾病:慢性阻塞性肺疾病,肺动脉高压,哮喘,囊性纤维化,支气管炎,癌。
12. 肝病:肝硬化,肝炎,胆管炎,胆囊炎,胆管或胆结石,癌,肝功能异常,肝功能试验。
13. 肾病:评估当前的体液平衡,透析,移植,肾切除,肾结石或阻塞,血尿,肾功能不全,多囊肾,感染如肾盂肾炎,癌,肾功能试验,血清肌酐,表皮生长因子受体,血尿素。
14. 血液学/肿瘤学:肿瘤因子(如白细胞介素2与造影剂的交互作用),癌,转移及其治疗,嗜铬细胞瘤,淋巴瘤,骨髓瘤或其他副蛋白血症,白血病,真性红细胞增多症,镰状细胞性贫血,脑或脊髓瘤,凝血病。
15. 青光眼:某些药物可导致眼内压增高,发生在开角机制或闭角机制中。仔细检查所有病患服用的药物和考虑潜在的药物相互作用,这可能引发急性闭角型青光眼。所选择的药物可能增加眼内压。可以与介入放射医师或药剂师在操作中和恢复时期审查所有药物。
16. 良性前列腺肥大。
17. 鼻与口咽疾病。
18. 发热,感染,传染病。
19. 之前做过外科手术。
20. 生育史,妊娠,母乳喂养。
21. 最近做过钡餐检查。
22. 当前的药物。
    a. 列出患者所有的药物,剂量,途径,频率以及最后一次应用的时间。
    b. 列出所有当前过敏的食物,药物以及环境,与之前的不良反应做对比。
23. 指导实验室检查(特指特殊操作)。特殊操作的实验室数据见表86.1。
    a. 血凝:凝血酶原时间,部分促凝血酶原激酶时间,国际标准化比值,血小板计数。
    b. 血液:全血细胞计数,血细胞比容,血红蛋白。
    c. 生化:血尿素氮,血肌酐及肾小球滤过率,电解质,与低镁血症相关的患者的葡萄糖和镁(如营养不良,癌,酗酒)。
    d. 在与心肺有关的操作中对所有患有心脏疾病的患者要做心电图检查。
    e. 审查所有先前的研究结果:无创性检查,CT,MRI/MRA,核医学,超声等。

表 86.1 特殊操作所需检测的血液指标

操作类型	实验室检测值				备注
	CR≤1.3（eGFR<60）	INR ≤1.5	HCT ≥25	血小板（PLT≥50×10^9/L）	
动脉通路（外周动脉造影，PTA/支架）	×	×	×	×	均为6周内结果
静脉通路（静脉造影，肺动脉造影，下腔静脉滤器，肝脏活检，TIPS）	×	×	×	×	**均为6周以内的结果；如果INR>1.5，PLT<50×10^9/L可以接受，但需要慎重。TIPS还需要检测肝功能**
隧道式中心静脉导管和输液港		×	×	×	均为6周内结果，如果患者目前正在接受化疗，PLT的结果需要是7天内的
PCN，PTC和胃造瘘		×	×	×	**均为6周内结果**

注：特殊病情下，需要有当天的实验室检查结果

（1）每个患者，必须评估他/她的病史和目前的临床状况。

（2）操作前4天，患者还在服用华法林，操作当天必须检测凝血功能，注意INR结果。

（3）血清肌酐值<1.5mg/dl，但>1.3mg/dl，肾小球滤过率≥30ml/min且≤60ml/min，给予水化治疗。

（4）血清肌酐值>1.5mg/dl，肾小球滤过率<30ml/min，需要给予水化治疗和口服半胱氨酸（半胱氨酸600mg），一天两次。如果有条件术前24小时以及术后24小时，均口服半胱氨酸，一天两次。

摘自 E.Bozadjian：Current BWH Guidelines（2009）

f. 有无输血的要求？如果有，查血型。**注意：**须特别考虑冷凝集素。

24. **体格评估**

护士在体格评估中的作用，包括术前立即审查完成医疗体格检查和集中评估。

a. 皮肤状况的评估（皮疹、皮炎），颜色，感觉，动作。溃疡须按每家医院的标准记录和分级。记录毛细血管再充盈时间。评估和标记周围脉冲的质量和位置可以通过触诊或用多普勒压力表示。

b. 获得生命体征的基线包括氧饱和度，二氧化碳分析仪，双臂血压（如果可以）。

注意：如果使用二氧化碳分析仪，须记录采样方法，传感器，氧传递系统以及流量。

c. 气道评估；记录鼻和口咽的异常情况以指导气道评分，对于可能潜在的插管评估头颈部适当的活动范围。注意评估须正压通气的患者颅面部畸形的存在。对于预期须使用牙具的患者牙齿的情况。

d. 回顾所记录的胸部和心脏检查。记录呼吸的声音质量。确保最近的心电图和胸部 X 线报告可用。

e. 尽可能得到实际重量和高度（充分考虑重量和周长对成像方式的限制，包括改变和调整药物剂量。）

f. 检查计划入口位置。注意每一处皮肤破损，感染，创口，或者腹股沟瘢痕。

g. 注意神经运动或本体感受障碍。

25. 镇痛与镇静计划

a. 记录麻醉学体格状态评分。

b. 评估和记录患者所适合的容量

（1）与手术相关的共存病。

（2）手术持续时间。

（3）手术需要的体位。

（4）与手术有关的不适。

c. 痛觉测定；特殊位置；持续时间，频率，强度。考虑和评估麻醉方法包括：

（1）位置，区域，麻醉监护，全身麻醉 / 镇静程序。

（2）预期的疼痛类型（如局部缺血，胆管或肾绞痛，压迫）。

（3）每种方案的疼痛测定基线。

d. 记录每种方案患者的焦虑和镇静水平（如 RASS 镇静等级）。

e. 确保完成与麻醉和（或）其他医学学科适当的咨询。

护理诊断

下面所列出的护理诊断在大多数介入放射手术中应当考虑：

1. 换气障碍的可能。
2. 误吸的可能。
3. 气道阻塞的可能。
4. 造影剂、镇静药、镇痛药过敏的可能。
5. 疼痛。
6. 对手术以及结果的害怕而产生的焦虑。
7. 液体容量缺乏和（或）超负荷。
8. 循环改变。
9. 流动性改变。
10. 出血的可能。
11. 栓子形成或继发血栓的可能。
12. 感染的可能。
13. 损伤的可能。
14. 知识不足（即当阅读手术计划时发现）。
15. 尿潴留的可能。
16. 意识模糊或消失的可能。

护理计划：术前准备和患者教育

护理计划及护理措施的目的是在护理诊断中完成对患者实际或潜在问题的记录※。

1. 术前教育应当包括对书面知识作口头评论。理论上，这些应当在患者术前或者入院时完成。
   a. 根据特殊手术指导方针调整用药（按照放射学医师的意见中断抗凝血药，非甾体消炎药，含有二甲双胍类药物；胰岛素剂量的管理），指导门诊患者按照放射学医师的意见每天规律用药。在围术期为患者安排可能用到的药物。一些机构允许患者在这段时期使用自己的带标记的药物。
   b. 过敏史必须仔细核查。咨询放射学医师是否用皮质类固醇类药物做预处理。为患者提供必要的方剂。核查患者的书面说明。
   c. 改变饮食是必要的。手术需要的镇静或血管内对比需要禁食（如6小时内不能进食固体食物，手术前2小时鼓励喝水，患者可以继续应用之前的药物直到手术。）鼓励患者检查前饮水，避免饮酒。

※ 美国放射学护士协会（ARNA，2021 Spring Road，Suite 600，Oak Brook IL 60521）制定、批准实践护理标准。更多信息可能是直接从这个组织获得。

晚餐和睡前的零食可以使早晨的饥饿感减少到最小。

d. 鼓励患者报告感冒、流感或发热。

e. 建议由陪同人员在患者手术后将他们送回家并且晚上陪着他们。

f. 告诉患者术后限制运动。

g. 描述手术过程,环境以及特殊手术人员的活动。

h. 让患者应用镇静和镇痛方案。

2. 指导患者关于身份识别和手术核查的“时间 / 安全暂停”。患者应当在身份识别和手术核查中表现积极。患者如果事先没有问题应当在入院时戴上医院的护腕。
3. 确定手术同意书的完备性。同意书应当包含患者身份证。手术计划包括位置,方面,水平,镇静方案。同意书必须有日期及患者和临床医师的签名。
4. 回顾术前护理的评估,用药史,实验室检查结果,体格检查以及镇静和镇痛原理。
5. 各种患者术前准备需要完成 术前处理或术前用药,禁食以及最后一次进食时间,从家里带来的药物,门诊患者术前也要安排完成。
6. 适当的手术环境

a. 手术室备足各种器材以及手术可能用到的物品:吸引器及导管,牙垫,插管工具,气道和面具,正压供氧系统可以提供最低 15L/min 的 90% 的氧气。

b. 监护设备:心脏监护仪,多种型号的自动血压测量计和脉搏压力计,有创式压力检测器,听诊器,脉搏氧饱和度仪,二氧化碳分析仪和压力换能器。

c. 手术用药:确保所有手术用药是有效的,如抗生素、抗凝血药、局部麻醉药、肝素化生理盐水,药物需要核查、维护并由服务药房配药。药物需要提供预先确定的单位剂量并且由药房库存和自动配药机器确保有效。如果药物存在手术室,他们应当每天核查库存的完整性、生产日期、剂量 / 浓度以及给药途径、药物的储存和管理所需要的特殊条件。可能存在不利条件的药物管理(如差别反应,急诊情况下镇静药和镇痛药颠倒现象,管理忧郁症 / 高血压的因素以及急诊的一线药物阿托品、肾上腺素)须切实有效。

d. 急诊用推车和复苏设备:急诊用推车的代码尽可能每天检查,并且在每一个草案中补充。在手术中应配备心脏除颤器,并且为心脏除颤、心脏电复律和体外心脏起搏做回顾。

7. 检查有功能的静脉注射路线(18G 或 20G 穿刺针),如果目前不需要,那么在手术前标示出。

8. 设置强心剂,氧饱和度和二氧化碳描记技术连续监测,并且记录心率、心律、氧饱和度基线和确定潮气末二氧化碳含量。
9. 评估和记录生命体征,镇静方案和疼痛等级。
10. 如是导管和序贯压迫器等项目、手术时如需加热和冷却毯,应在定位和覆盖前放置。
11. 准备并校准测量血管内压的设备。
12. 与介入放射学医师和技术人员讨论手术时患者所需体位。
13. 讨论镇静和镇痛计划。记录患者的反应(如镇静等级,疼痛等级,生命体征,氧饱和度,二氧化碳描记术,所存在的防御反射,以及充足的呼吸)。

术中的护理干预

1. 至少每 15 分钟记录一次生命体征,在每次注射之后,用药之前。如果适当的镇静程序已经应用,必须每 5 分钟记录一次并在最后一次镇静用药之后持续至少 30 分钟,直到患者恢复。
   a. 持续心脏监测:记录心率、律、传导异常以及缺血性改变。这在心腔移动时是非常重要的。立即通知内科医师所有的变化。经静脉心脏起搏器和(或)体外心脏起搏器在患者危险的时候应当立即有效。
   b. 需要持续测量血管内压,以应对高血压的情况。
   c. 皮肤、腋窝以及体腔的温度,至少应当记录术前和出院前的温度。温度作为一种指征在延长手术中也应当被监测。思考在一般麻醉中的恶性体温过高的案例。
2. 维持体液平衡
   a. 每小时记出入量。
   b. 计算每小时每千克体重的静脉负荷(如化学毒性,心动过速,寒战,呼吸短促,肺水肿)。
   c. 给予充足的等渗液以维持体液及电解质平衡,如无禁忌证则生理盐水或林格乳酸盐在使用造影剂的手术中应当应用。
3. 持续监测呼吸状态
   a. 检查患者头部位置确保呼吸通畅。
   b. 每 5~10 分钟需要监视和记录皮肤颜色、甲床和黏膜。
   c. 每 5~10 分钟需要评估和记录呼吸频率和节律,以确保足够的频率以及潮气量。
   d. 持续血氧测定;在手术镇静中为患者提供辅助氧气疗法。
   e. 二氧化碳分析仪在评价患者心脏和呼吸状态时很重要,在介入手术中应常规配备两种规格的二氧化碳分析仪,测流技术经常应用在手术镇静中，作为样本方法和传感器位置很容易适应患者的定位需求，主流技术因其容易附着于 ET 管而经常被应用于气管插管患者。二氧化碳分析仪被推荐应用于胸壁运动观测不明确和（或）存在并发症的患者、存在二氧化碳潴留或呼吸暂停危险的手术中。二氧化碳分析仪推荐应用于以下情况中。

（1）所有因体位原因而难以评估呼吸频率的患者

（2）有二氧化碳潴留的患者（如肥胖患者仰卧或俯卧，老年患者以及多器官功能衰竭，心排量不足，腹部或胸壁外伤或手术或爆震伤的患者）。

4. 预防和早期检测痉挛，血栓形成，栓塞，出血以及夹层形成。
   a. 评估和记录远端肢体情况，用于评估血管通路。每十分钟记录颜色，感觉，活动度，温度以及毛细血管再充盈。
   b. 每十分钟记录远端肢体血管搏动强度。
   c. 持续监测末端肢体（与 **a** 和 **b** 类似）。
   d. 监测出血指征：血肿形成，低血压以及心动过速，皮肤湿冷，皮肤黏膜苍白，意识改变。
5. 物理支持
   a. 适当的解剖体位：将四肢及关节放置于自主体位，提供腰部支撑，胸部和腹部位置应最大限度保持气道通畅并且维持呼吸的最大潮气量。使压迫点减到最少（如足跟，膝盖，双肩，肘部）并附加垫料。
   b. 避免患者寒冷，更换被血液和液体浸湿的床单，分层的毯子比一张厚的毯子更好，当患者使用便盆或尿壶的时候将吸收剂放在垫子下，在一个长时间手术时是需要的。
   c. 经常提供便盆和尿壶。
   d. 协助患者经常活动四肢。
   e. 需要为患者湿润嘴唇和口腔。
6. 心理支持
   a. 向患者解释手术过程。
   b. 加强与患者的合作。
   c. 转移患者注意力，使肌肉放松，应付术中的寒战。
   d. 给患者（需要的时候，给家属）积极的消息。
   e. 将手术室噪声减到最小，避免将镇静睡着的患者吵醒。
   f. 患者在病房期间需要尊严，隐私以及情绪支持。
7. 镇静和镇痛：需要的时候咨询麻醉科医师，他们可以为需要接受镇静和镇痛的患者推荐特殊的方案。
   a. 由介入放射学医师确定镇静和镇痛方案。

b. 向患者解释计划的目的。与患者交流所预期的东西以及如何参与止痛。用疼痛等级和镇静等级作为指导，评估治疗计划中护士-患者的协作。

c. 为患者监测并记录先前医院或科室认可的描述。

d. 确保已为门诊患者写家庭护理指导（包括在镇静之后需要警惕的问题），并由一位尽责的人送其回家。

e. 所有经过镇静的患者必须保持监测，直到其恢复到术前状态或者达到恰当的监控水平。**注意：**对接受了阿片类或苯二氮䓬类药物的患者，需要附加监控和恢复时间。

术后评估和随访

根据如下指导重新评估患者：①重新审查护理方案；②修正目标；③修改并执行如下护理方案。在制定的护理方案中患者和家属共同参与。

1. 规定长期和短期的随访，门诊患者的出院计划描述和回顾了患者及其家属。
2. 患者持续护理必须按照术后医嘱、口头或书面指示以及转科记录立即执行。
3. 实施门诊患者术后24小时内电话随访，随访中，应当评估和记录血管（或非血管）性通路位置的情况，手术中的困境，患者的体温以及饮食和排泄的能力，辨别并发症，评估并记录患者关于出院后的护理准备以及家庭护理方面的反馈。

楼层护士通信 / 交换记录

1. 特殊手术记录连同病历发送给患者所在病房或楼层。
2. 特殊手术完成后，护士应当与直接照顾患者和记录患者状况的楼层护士交流。交流的内容应当与护理管理和放射学护理相一致。联合委员会推荐标准化的交流，允许照顾者之间的反馈。

（许伟　译　徐浩　校）

推荐阅读

1. American Society of Anesthesiologists (ASA). Physical Status Category score. Available at: http://www.asahq.org/clinical/physicalstatus.htm. Retrieved 2007-07-09.
2. American Society of Anesthesiologists Task Force on Sedation and Analgesia by Non-Anesthesiologists. Practice Guidelines for Sedation and Analgesia by Non-Anesthesiologists. *Anesthesiology*. 2002;96:1004–1017.
3. Association of Radiologic and Imaging Nursing (ARIN). *J Radiol Nursing*.
4. Beyer JD, Aradine CR. Patterns of pediatric pain intensity: a methodological investigation of a self-report scale. *Clin J Pain*. 1987;3:120–141.
5. Gilbertson L. Hospital standards and requirements. In: Conscious Sedation. *Int Anesthesiol Clin*. 1999;37:1–17.

6. Joint Commission on the Accreditation of Healthcare Organizations (JCAHO). *Agenda for Change: Stimulating Continual Improvement in the Quality of Care.* Oak Brook Terrace, IL: JCAHO, 1990.
7. Joint Commission on the Accreditation of Healthcare Organizations (JCAHO). *Manual of Accreditation of Hospitals.* Oak Brook Terrace, IL: JCAHO, 1992:165–166.
8. Lind LJ, Mushlin PS. Sedation, analgesia and anesthesia for radiologic procedures. *Cardiovasc Intervent Radiol.* 1987;10:247–253.
9. Mallampati SR, Gatt SP, Gugino LD, et al. A clinical sign to predict difficult tracheal intubation: a prospective study. *Can J Anaesth.* 32(4):429–434.
10. Merrick P. Nursing care for the patient undergoing intravenous conscious sedation for imaging studies. *Images.* 1993;112:1–4.
11. Polomano RC, Soulen MC, McDaniel CE. Sedation and analgesia for oncological patients undergoing interventional radiologic procedures. *Crit Care Clin North Am.* 1997;9:335–353.

门诊患者引流管护理

胆管引流管及其护理介绍

首次胆管引流管放置

1. 胆道梗阻的患者可以通过经皮肝穿刺引流来缓解。放置内/外胆管引流管后，通常梗阻可以得到缓解。右上腹侧壁经皮肝穿刺置入右肝内胆管内/外引流管，或中上腹经皮穿刺置入左肝内胆管内/外引流管。胆管引流管的细心护理对于避免肝内胆管和胆总管感染是很重要的。
2. 一般情况下，首次胆管引流管置入后，接引流袋做外引流 24 小时。如果在首次手术过程中不能顺利通过胆管狭窄部位，将放置胆管外引流管。在 2~7 天后患者再次回到医院，胆系梗阻得到减压后，将再次尝试通过胆管狭窄部位。理想情况下，胆管引流管的远端应通过泛特壶腹（Ampulla of Vater）放置在十二指肠内。一旦通过引流管达到胆管减压作用后，将引流管关闭以评估是否具有内引流的作用，患者需入住放射介入科进行观察随访。

术后处理

1. 评估患者胆道梗阻的症状和体征
   a. 发热。
   b. 与梗阻相关的疼痛。

c. 恶心、呕吐。

2. 由于引流管置入可能引起很多不适，患者需要入院改善疼痛症状。通常在引流管置入后的最初 24 小时内给予镇痛药物。
3. 观察胆管引流情况也是很重要的。术后胆管出血不常见，如果引流袋中出现鲜红色血液时要引起重视并进行对症处理。根据不同的胆道梗阻原因，可能出现结石或沉淀物进入引流袋。
4. 在明确胆管内引流效果良好的情况下，患者关闭引流管并携带引流管出院，除非患者有相应症状或胆红素水平明显升高的严重黄疸。同时出院前要评估患者是否具有在家中护理引流管的能力。引流管置入后，对于行动不便的患者通常需要家人来进行引流管护理。
5. 如果需要的话，患者在出院前应安排好家庭护理服务。
6. 患者需要相应引流管护理用品。
7. 患者还需要连续口服抗生素 7 天。
8. 应给予 7~10 天的止痛药物以缓解引流管周围的不适。
9. 在出院前，引流管护理注意事项应以书面形式交予患者和护理员（图 87.1）。为了使患者和护理员能做好出院后的引流管护理，出院前让患者或护理员将引流管护理演示一遍。

胆管 / 肾盂造瘘管初次置入

胆管 / 肾盂造瘘管维护　患者姓名：＿＿＿＿＿＿＿＿＿＿＿＿

您已经置入了一根胆管 / 肾盂造瘘管，这根导管从皮肤通向您的肝脏引流胆汁或您的肾脏引流尿液。您在导管置入后的大约一周的时间内，可能会感到疼痛不适，这会影响您的活动。一周以后，仍然需要继续避免任何激烈的活动，因为由此可能引起导管牵拉或导管周五疼痛或者导管折叠。

作为提醒，你可以淋浴，但是需要用塑料薄膜覆盖引流管周围皮肤，防止沾湿。或许采用海绵浴擦拭比较容易做到。你不可以采用盆浴或游泳。

以下是关于你的导管维护须知

冲洗导管　　　　　非冲洗导管（参见敷贴更换说明）

☐ 橡胶塞封堵的引流管说明

1. 注射器充满＿＿＿＿cc 生理盐水。
2. 用酒精棉球擦拭连接导管尾端的橡皮塞。
3. 注射器连接引流管尾端（或橡皮塞），用＿＿＿＿cc 的生理盐水冲洗，不要抽吸。
4. 如果导管尾端有“关、开”的转盘，冲洗时，始终保持导管处于“关”的状态，有助于导管头端不会移位。

5. 冲管的频次________
* 在离开治疗室的时,导管尾端需要连接一个外引流袋。

□ 连接引流袋的引流管说明

1. 注射器抽满________cc 生理盐水,去处注射针头。
2. 松开导管与引流袋的连接管,用碘伏棉球擦拭胆道 / 肾盂引流管的尾端。
3. 注射器连接引流管,用生理盐水冲洗,不要抽吸。
4. 如果导管尾端有“关、开”的转盘,冲洗时,始终保持导管处于“关”的状态,有助于导管头端不会移位。
5. 取下注射器,用碘伏棉球擦拭引流管尾端和引流袋的连接管接头,重新连接引流管与引流袋连接管。
6. 冲管的频次________

* 在离开治疗室的时,导管尾端需要连接一个外引流袋。

□ 敷贴更换说明

1. 取下旧的敷贴,如果皮肤需要清洗,可以用肥皂和水清洗。更换新的敷贴前,确保局部皮肤干燥。
2. 导管周围用聚维酮碘乳膏。
3. 使用干燥无菌的敷贴并固定。
4. 更换敷贴的频次________

□ 何时联系

1. 引流管不能进行冲洗。
2. 引流管周围有胆汁 / 尿液或血液流出。
3. 引流管周围皮肤变红或有感染症状。
4. 如果感觉寒战或发热________天,如果有上述症状,打开引流管并连接外引流袋。
5. 如果感觉引流管周围异常疼痛。

联系电话:____________

图 87.1A 患者首次胆管 / 肾造瘘管放置记录

胆管 / 肾盂造瘘管更换
胆管 / 肾盂造瘘管维护 **患者姓名:________________________**

您今天已经置换了一根胆管 / 肾盂造瘘管,您在导管置换后的 1 天或 2 天内,可能会感到疼痛不适,这会影响您的活动。一周以后,仍然需要继续避免任何激烈的活动,因为由此可能引起导管牵拉或导管周五疼痛或者导管折叠。

作为提醒,你可以淋浴,但是需要用塑料薄膜覆盖引流管周围皮肤,防止沾湿。或许采用海绵浴擦拭比较容易做到。你不可以采用盆浴或游泳。

以下是关于你的导管维护须知

冲洗导管　　　　　　非冲洗导管（参见敷贴更换说明）

☐ 橡胶塞封堵的引流管说明

1. 注射器充满________cc 生理盐水。
2. 用酒精棉球擦拭连接导管尾端的橡皮塞。
3. 注射器连接引流管尾端（或橡皮塞），用________cc 的生理盐水冲洗，不要抽吸。
4. 如果导管尾端有“关、开”的转盘，冲洗时，始终保持导管处于“关”的状态，有助于导管头端不会移位。
5. 冲管的频次________

* 在离开治疗室的时，导管尾端需要连接一个外引流袋。

☐ 连接引流袋的引流管说明

1. 注射器抽满________cc 生理盐水，去处注射针头。
2. 松开导管与引流袋的连接管，用碘伏棉球擦拭胆道/肾盂引流管的尾端。
3. 注射器连接引流管，用生理盐水冲洗，不要抽吸。
4. 如果导管尾端有“关、开”的转盘，冲洗时，始终保持导管处于“关”的状态，有助于导管头端不会移位。
5. 取下注射器，用碘伏棉球擦拭引流管尾端和引流袋的连接管接头，重新连接引流管与引流袋连接管。
6. 冲管的频次________

* 在离开治疗室的时，导管尾端需要连接一个外引流袋。

☐ 敷贴更换说明

1. 取下旧的敷贴，如果皮肤需要清洗，可以用肥皂和水清洗。更换新的敷贴前，确保局部皮肤干燥。
2. 导管周围用聚维酮碘乳膏。
3. 使用干燥无菌的敷贴并固定。
4. 更换敷贴的频次________

☐ 何时联系

1. 引流管不能进行冲洗。
2. 引流管周围有胆汁/尿液或血液流出。
3. 引流管周围皮肤变红或有感染症状。
4. 如果感觉寒战或发热________天，如果有上述症状，打开引流管并连接外引流袋。
5. 如果感觉引流管周围异常疼痛。

联系电话：________________

图 87.1B 患者胆管/肾造瘘管更换记录

胆管引流管随访

1. 胆管引流管应定期检查,根据需要每 2~3 个月更换一次引流管。如果引流管出现任何问题,患者应尽早去医院就诊。出院前确定引流管随访的时间,并提供医院的联系方式,以便于患者出院后出现任何问题能及时联系。
2. 一般在门诊可以更换引流管。更换引流管时所导致的疼痛通常不及首次放置引流管时明显,患者可以关闭引流管并携带引流管离院。
3. 更换引流管前通常预防性使用抗生素,但术后仍有可能出现寒战、发热的风险。如果出现上述情况,患者应将内引流改为外引流。可给予对乙酰氨基酚缓解发热,并持续观察至退热。患者需口服抗生素 5 天,并在夜间测量体温,如果体温超过 38.3℃,应与放射介入科联系。
4. 第 2 天由介入放射科护士与患者电话联系了解其情况。如果发热已经消退,指导患者再次关闭引流管。

引流管护理指导

1. 每隔一天用 10ml 生理盐水冲洗引流管一次。冲洗引流管的目的是去除胆管内积聚的残渣,以免导致引流管阻塞。
2. 如果胆管引流管冲洗不能抽出吸引液,将导致细菌进入胆管并引发感染。**注意:**只有当结石和(或)沉淀物阻塞引流管,且简单冲洗无效时才需要进行引流管抽吸。出现上述情况时,需要用力冲洗引流管,并用 3~4 支注满 5ml 生理盐水的注射器进行冲洗和抽吸,直至引流管通畅。勿将抽出的任何胆管内容物再冲洗回去,每次抽吸后应更换新的注射器。
3. 每隔一天在引流管周围局部清洁后更换敷料。保持胆管引流管和引流袋尽可能无菌对防止细菌进入胆管系统是很重要的。引流管和引流袋应该保持"封闭"(即不要将引流袋拆卸清洁)。在更换敷料或清空引流袋前一定要洗手。在清空引流袋的时候避免用手指接触引流管开口处。在冲洗引流管的时候同样要谨慎(即不要接触注射器或针的无菌端)。
4. 评估引流管周围有无感染的症状和体征,确保周围皮肤清洁、干燥。
5. 在引流管的置入处涂聚维酮碘软膏,然后放置干燥的敷料。始终将纱布等敷料覆盖此处。使用纱布的目的是保护引流管周围并吸收渗漏到引流管周围的胆汁。
6. 引流管周围应保持干燥,否则易导致感染。患者可擦浴、盆浴或淋浴,但必须确保勿将敷料和皮肤固定器被水浸没。大部分情况下,皮肤固定器是保护引流管的唯一方法。患者洗澡的时候需用塑料袋或塑料纸将敷料完全覆盖。

如果敷料被弄湿,洗澡后应立刻除去敷料,将引流管置入处周围的皮肤擦干,并使用干净的敷料。当携带引流管的时候不建议盆浴和游泳。

7. 评估引流管周围情况的时候,要注意引流管是如何固定的。引流管可能是与皮肤缝合或用皮肤固定器黏附在其周围。如果患者引流管周围的皮肤出现感染症状,应将引流管与皮肤暂时分开。出院前需告知患者所使用的引流管固定方法,以及应采取适当方法保持引流管不滑脱。
8. 如果使用带锁环装置的引流管,引流管近端有一个锁环,能调节到"开启"或"锁定"状态。锁环的目的是保持引流管固定在胆管内。当锁环调节到锁定状态时,引流管被固定在胆管内。当调节到开启状态时,引流管容易滑脱。所以应确保引流管在锁定状态,尤其是在冲洗的时候。许多护理员误认为冲洗的时候锁环应调节在开启状态,这是引流管滑脱的常见原因之一。
9. 如果引流管的远端没有穿过胆管狭窄 / 梗阻处,胆汁不能通过狭窄的胆管进入肠腔,在这种情况下,只能放置胆管外引流管。通过引流管的外观不能判断内或外引流,需要查阅手术记录或从放射介入科护士或参与手术过程的医师那里获得引流管置入情况。

并发症

1. 如果患者出现以下任何情况,需联系放射介入科:
   a. 体温达到或超过 38.3℃和(或)寒战。
   b. 引流管周围渗漏。
   c. 引流管周围疼痛或化脓。
   d. 引流管周围皮肤发红、疼痛。
   e. 恶心、呕吐。
   f. 引流管冲洗困难。
   g. 如果是接袋引流,出现引流管阻塞,不能引流至袋中。
   h. 缝线松脱。
   i. 引流管被拉出或滑脱。
2. 患者若存在任何上述情况可以咨询医师。患者可能需要使用抗生素及到放射介入科更换引流管。
3. 如果患者有任何感染症状且引流管是关闭的,需将胆管引流管改为接袋外引流。因此,患者家中需备有一个引流袋。
4. 确保患者能通过联系电话得到每天 24 小时专业护理的询问 / 关心。向患者强调如有任何关于引流管的问题可以打电话咨询。

肾造瘘管及其护理介绍

首次肾造瘘管放置

如果患者没有特别原因需要住院，肾造瘘管放置通常在门诊完成。引流管通常保持接袋引流24小时使尿液引流通畅。如果放置了肾输尿管引流管并穿过了输尿管的梗阻处，引流管可以关闭，尿液能够内引流。如果单纯放置肾造瘘管，则引流管必须保持外引流。

术后处理

1. 确定患者有在家中护理引流管的能力。
2. 对于自己不能护理的患者，需要由护理员来护理引流管。
3. 如果患者需要家庭护理服务，患者出院前就应提前安排好。
4. 患者需要相应引流管护理用品。
5. 患者还需要连续口服抗生素7天。
6. 应给予7~10天的止痛药物以缓解引流管周围的不适。
7. 在出院前，引流管护理注意事项应以书面形式交与患者和护理员（见图87.1）。

肾造瘘管随访

1. 检查肾造瘘管，根据需要每2~3个月更换一次造瘘管。患者如果发现问题应立即就诊。更换引流管通常在门诊完成。更换造瘘管时所导致的疼痛通常不及首次放置造瘘管时明显。出院前确定造瘘管随访的时间，并提供医院的联系方式，以便于患者出院后出现任何问题能及时联系。
2. 更换引流管前通常预防性使用抗生素，但术后仍有出现寒战、发热的风险。如果发生此类情况，患者的引流管需放置外引流。需对患者进行监测并给予对乙酰氨基酚来缓解发热。应持续观察直到退热。
3. 患者需要口服抗生素5天，并在夜间测量体温，一旦体温超过38.3℃，应与放射介入科联系。
4. 第2天由介入放射科护士与患者电话联系了解患者情况。如果发热已经消退，指导患者再次关闭引流管。

引流管护理指导

1. 冲洗必须考虑个性化因素。有些引流管不需要冲洗。如果结石或残渣有可能阻塞引流管，则引流管需每隔一天用10ml生理盐水冲洗。如果引流管内残渣较多，可以进行引流管抽吸。
2. 每隔一天更换敷料，并可以观察引流管周围皮肤的情况。引流管周围局部清洁后更换敷料。确保皮肤清洁、干燥、没有引流的尿液，否则可能导致严重的皮肤腐蚀。在引流管的置入处涂聚维酮碘软膏，并用纱布等敷料覆盖。如果尿液渗漏到周围，可以被纱布吸收。

3. 放置了肾造瘘管接袋外引流后，患者在白天需携带尿袋并经常清空。夜间可改用福氏引流袋，它能储存较大量的尿液，因此可以不用清空直到早上。尽量保持经皮肾穿刺造瘘引流管和引流袋无菌是很重要的。一定要注重更换敷料或清空引流袋前的手卫生，有助于将感染的风险减至最低。
4. 引流管周围应保持干燥，否则易引起感染。患者可以擦浴并注意勿将敷料弄湿。如果护理员能在患者淋浴后立即去除敷料、擦干引流管周围的皮肤并用清洁敷料覆盖，那么患者可以淋浴。携带引流管时不建议盆浴和游泳。
5. 评估引流管周围情况的时候，要注意引流管是如何固定的。引流管可能是与皮肤缝合或用皮肤固定器黏附在其周围。如果患者引流管周围的皮肤出现感染症状，应将引流管与皮肤暂时分开。避免用力拉引流管是非常重要的。出院前需向患者告知所使用引流管的固定方法，以及应采取适当方法保持引流管不滑脱。
6. 如果使用带锁环装置的引流管，引流管近端有一个锁环，能调节到“开启”或“锁定”状态。锁环的目的是保持引流管固定在胆管内。当锁环调节到锁定状态时，引流管被固定在胆管内。当调节到开启状态时，引流管容易滑脱。所以应确保引流管被调节在锁定状态，尤其是在冲洗的时候。许多护理员误认为冲洗的时候锁环应调节在开启状态，这是引流管滑脱的常见原因之一。

并发症

1. 如果出现以下任何情况，患者需联系放射介入科
   a. 体温达到或超过 38.3℃和（或）寒战。
   b. 引流管周围渗漏。
   c. 尿液有恶臭味。
   d. 引流管周围疼痛或化脓。
   e. 引流管周围的皮肤发红、疼痛。
   f. 恶心、呕吐。
   g. 引流管冲洗困难。
   h. 如果是接袋引流，出现引流管阻塞，不能引流至袋中。
   i. 缝线松脱。
   j. 引流管被拉出或滑脱。
2. 患者若存在任何上述情况可以咨询医师。患者可能需要使用抗生素

及到放射介入科更换引流管。如果患者有任何感染症状且引流管是关闭的,需将引流管改为接袋外引流。因此,患者家中需备有一个引流袋。

3. 确保患者能通过联系电话得到每天24小时专业护理的询问/关心。
4. 向患者强调如有任何关于引流管的问题可以打电话咨询。

（王忠敏 译　施海彬 校）

88 药品使用

术前用药指南

1. 请勿对低血容量、有严重慢性阻塞性肺疾病(COPD)或颅内压增高的患者术前用药[1-4]。
2. 对于年老或较迟钝的患者以及有严重肝肾疾病、COPD、心血管合并症或颅内病变的患者术前用药需谨慎[1-4]。
3. 术前用药不应常规化,而必须根据患者的年龄、体重、身体状态、焦虑程度、过敏史、既往药物反应、药物耐药及滥用情况以及手术方式和持续时间来个体化考虑[1-4]。

血管造影药物使用指南

给予药物之前,需采取以下步骤:

1. 每个患者在手术区的整个过程中,都由一名有资质的护士负责患者的个人护理及监测。当患者到达后,护士核实 NPO 分级并记录生命体征基线、血氧饱和度、美国麻醉学家协会(ASA)分级、年龄、身高、体重、近期用药史(包括造影剂过敏反应)、术前所用药物、焦虑或不安程度、意识程度(使用医院已制定的标准),核查进食及水化状态。进入及离开手术区时需测量体温。
2. 所有患者在手术开始前由放射科医师重新评估。回顾患者的完整病例记录:进行有重点的体格检查并回顾最近的实验室检查资料、心电图和相关的影像学检查。有些病例需要麻醉科医师会诊,但这通常预先安排在手术的前一天。
3. 患者对手术及手术镇静知情同意并记录在病历中。知情同意必须包括术中镇静的风险和其他替代方法的讨论。

4. 所有患者必须有开放的大口径静脉通路（例如 20 号留置针，80ml/min 流量）且无渗出、静脉炎或血栓的征象。
5. 操作环境应进行全面的安全检查以确保能随时获得急救设备及物品。
   a. 抢救车。
   b. 有速视（quick-look）电极的除颤器和体外起搏器。
   c. 患者监测设备：手电筒、听诊器、有不同袖带尺寸的 BP 监测、心电图监测、脉搏氧饱和度、二氧化碳监测、有创压力和体温监测。
   d. 氧气供应设备：氧气管、鼻导管、面罩、无复吸入面罩；有面罩的人工呼吸机和储氧袋；口咽通气道；小、中、大号鼻咽通气道。
   e. 吸引装置：滤过器、管道、气管内插管、杨考尔吸引管、润滑油和生理盐水。
   f. 常备治疗对比剂不良反应的药物，术中镇静药物的特异拮抗以及处理紧急情况的药物。
6. 被入选术中镇静的所有患者必须进行持续的心电和脉搏氧饱和度监测。整个手术过程中每 5~10 分钟记录一次血压、心率和心律、呼吸频率以及血氧饱和度（根据需要进行二氧化碳监测），一直持续到术中镇静的最后剂量给完后 30 分钟。有需要的病例可选择性使用有创的（动脉）血流动力学监测。
7. 在苏醒期，第 1 个小时内需每 15 分钟监测一次生理参数，第 2 个小时内每 30 分钟一次，术后第 3、第 4 个小时每小时一次。如果患者情况恶化或无论何时患者的情况需要更多评估的时候，记录的频率增加到每 5 分钟一次。
8. 除了有禁忌证外，所有实施手术麻醉的患者都应吸氧。在手术及苏醒期持续监测患者氧饱和度。手术麻醉的患者持续给氧并持续观察至少 30 分钟，或直到患者恢复到基础状态。充分的保护性反射恢复至少 30 分钟。心肺复苏设备必须在旁备用。
9. 在放射科主治医师的指示下，由一名护士或住院医生开始监测基础血压、呼吸频率和持续脉搏氧饱和度、心电图后再用药。药物剂量根据患者对手术和麻醉的主观和生理反应用滴定法测量。未实施手术麻醉前，上述生理参数每 15 分钟监测和记录一次，手术麻醉过程中每 5 分钟监测一次。必须特别注意生命体征、呼吸道通畅、氧饱和度、保护性反射、疼痛程度情况和镇静程度。
10. 所有药物需记录在专门的操作记录上，记录应包括任何患者的意外反应。门诊患者要下书面的出院医嘱和联系电话。为了评估和纠正手术或用药的后遗症，应安排 24 小时电话随访。

剂量计算

单位（表 88.1）

1. 体重用千克计算（kg）。
2. 药物浓度用微克 / 毫升计算（μg/ml）。
3. 剂量用微克 /[千克（体重 · 分钟）]计算[μg/（kg · min）]。

计算灌注剂量

1. 剂量 μg/min = 剂量（μg/（kg · min））× 体重（kg）。
2. 剂量 ml/min = 剂量（μg/min）/ 浓度（μg/ml）。

表 88.1 常用单位的简称和等量换算

	缩写	换算
微克	μg	1000μg=1mg
毫克	mg	1000mg=1g
克	g	1000g=1kg
千克	kg	1kg=2.2lb（磅）
微滴	μgtt	60μgtt=1ml
毫升	ml	1000ml=1L

（王忠敏 译 施海彬 校）

参考文献

1. *Physicians' Desk Reference.* 63rd ed. Oradell, NJ: Medical Economics Company, 2009.
2. Gilman AG et al. *The Pharmacological Basis of Therapeutics.* 8th ed. New York: Macmillan, 1990.
3. Lind LJ, Mushlin PS. Sedation, analgesia, and anesthesia for radiologic procedures. *Cardiovasc Intervent Radiol.* 1987;10:247–253.
4. Hulbert BJ, Landers DF. Sedation and analgesia for interventional radiologic procedures in adults. *Semin Interv Radiol.* 1987;4:151–160.
5. *Practice Guidelines for Sedation and Analgesia by Non-Anesthesiologists* 2002 American Society of Anesthesiologists, Inc. Lippincott Williams & Wilkins, Inc. *Anesthesiology.* 2002;96:1004–1017.

89 常用药物

镇痛药

酒石酸布托啡诺（butorphanol tartrate）

作用机制

酒石酸布托啡诺是一种强效的合成阿片激动/拮抗镇痛药（其拮抗活性是纳洛酮的1/40）。

适应证

1. 镇静止痛药且呼吸道反应明显轻于阿片类。
2. 升高胆管压力作用较小，降低平滑肌张力，在胃肠道手术方面有优势。

禁忌证

1. 对药物过敏。
2. 麻醉药品依赖的患者应避免使用酒石酸布托啡诺，因其可能导致戒断症状。
3. 一旦使用了酒石酸布托啡诺，因其对脊髓上的麻醉药受体有微弱的拮抗作用，其对阿片类拮抗剂（如吗啡[morphine]）的作用是无法预测的。

不良反应

1. 镇静（40%的患者）、恶心（6%）、出汗（6%）。
2. 呼吸抑制（2mg酒石酸布托啡诺=10mg吗啡）；但超过4mg后呼吸抑制的程度不再增加。
3. 会增加心脏负荷，因此对于急性心肌梗死和心室或冠状动脉功能不全的患者应尽量避免使用。

制备

一次性使用注射器1ml，浓度为2mg/ml。

剂量和用法

1. 术前用药(开始最小剂量给药):1~2mg 酒石酸布托啡诺肌内注射和25~50mg 安太乐(vistaril)肌内注射。
2. 逐步增加至达到预期效应(在血管造影手术室):每15分钟缓慢静脉注射0.5mg,直至总剂量达2mg(同时评估患者反应)。
3. 达到充分镇痛后,每30分钟增加0.5mg 酒石酸布托啡诺直至总量达6mg,取决于患者的体形、年龄和虚弱程度。
4. 很难完成控制疼痛,因此充分给药是关键。

药物代谢动力学

静脉给药后快速起效(10分钟),镇痛效应峰值时间为30分钟。作用持续时间为3~4小时。

逆转

1. 纳洛酮(naloxone)(盐酸烯丙羟吗啡酮[Narcan]):0.1~0.2mg/每次间隔2~3分钟可重复;逐步增加至达到预期效应(充分通气,清醒)。
2. 一般支持治疗,包括吸氧、静脉输液、血管升压类药物。

枸橼酸芬太尼(fentanyl citrate)

作用机制

快速起效、作用时间短的合成阿片类。

适应证

1. 镇痛:镇痛作用是同等剂量吗啡的50~100倍,心血管反应一般可接受。
2. 镇静(单用无效)。

禁忌证

1. 对药物不耐受。
2. 避免用于使用单胺氧化酶抑制剂的患者。
3. 有呼吸系统疾病的患者应慎用。

不良反应

1. 呼吸抑制(镇痛效应峰值时间5~15分钟)。
2. 心动过缓(取决于注射的剂量和速率;预防性使用阿托品防止心动过缓)。

3. 恶心。
4. 眩晕。
5. 喉痉挛。
6. 肌肉僵直导致僵胸综合征:发生在快速注射时,尤其是年老的患者。肌肉松弛药可以有效治疗。

制备

可以使用 2ml 和 5ml 安瓿(50μg/ml)。

2ml 和 5ml 安瓿(50μg/ml)。

剂量和用法

1. 负荷剂量 25~100μg 静脉注射 1~2 分钟以上。
2. 维持每 30 分钟 25~100μg(按镇痛需要)。
3. 最大剂量 3μg/(kg·h)。
4. 等效剂量 100μg 芬太尼 =10mg 吗啡 =100mg 哌替啶(meperidine)。
5. 监测生命体征。如果血压或心率增加超过 20% 或呼吸频率小于 10 次 / 分,保持维持剂量。
6. 对年老及体弱的患者适当减少剂量。

药物代谢动力学

静脉用药后立即起效(2~5 分钟),但最大镇痛和呼吸抑制需要数分钟(约 15 分钟)。单纯静脉注射 100μg 的作用时间为 30~60 分钟。

逆转

1. 呼吸支持。
2. 一般支持护理。
3. 纳洛酮(盐酸烯丙羟吗啡酮)每次 0.1~0.2mg,间隔 2~3 分钟可重复给药;逐步增加至达到预期效应(充分通气,清醒且无疼痛或不适)。

盐酸利多卡因(lidocaine hydrochloride)

作用机制

稳定神经元细胞膜,阻止神经冲动的产生和传导。

适应证

1. 导管置入术前的皮肤穿刺点局部麻醉;外周神经阻滞。
2. 作为对比剂的添加物以减轻对比剂动脉注射过程中的疼痛(目前极

少使用)。

禁忌证

1. 有对注射配方中酰胺类局部麻醉药或成分的过敏史。考虑使用普鲁卡因局部麻醉药或无菌生理盐水浸润。
2. 预定注射区域有感染或化脓的患者应慎用。

不良反应

1. 嗜睡是利多卡因高血药浓度的早期表现,因静脉内使用药物不当或药物快速吸收所致。
2. 紧张、眩晕、视物模糊、震颤、癫痫发作(通常持续时间短)以及呼吸停止。
3. 血压过低,心动过缓和心血管抑制是危险的晚期表现。

制备

1. 局部皮下浸润:1%~4% 利多卡因溶液,加肾上腺素最大剂量 7mg/kg,不加肾上腺素为 4.5mg/kg,直到剂量达 300mg(30ml 的 1% 利多卡因溶液)。
2. 10ml 的 2% 利多卡因(不加肾上腺素)与 100ml 对比剂混合,2mg/ml(2% 利多卡因溶液 =20mg 利多卡因 /ml)。

剂量和用法

1. 经皮浸润:先在皮下注射形成一个皮丘,然后深部浸润,每次注射前需回抽,以避免注射进血管内。添加肾上腺素有助于限制利多卡因的扩散。
2. 作为对比剂的添加剂:见“制备”的第 2 点。

药物代谢动力学

经肝脏代谢并由肾脏排泄。局部麻醉作用和持续时间取决于浸润的量和浓度。血浆半衰期约为 2 小时。

逆转

毒性表现处理:维持患者气道通畅。静脉输液维持循环系统,必要时使用血管活性药物。根据情况处理抽搐。

盐酸哌替啶（meperidine hydrochloride）

作用机制

盐酸哌替啶是一种合成的止痛药。

适应证

1. 镇痛。
2. 镇静。

禁忌证

1. 对药物过敏。
2. 同时在进行单胺氧化酶抑制剂治疗（可能导致危及生命的高血压和体温过高）或其他麻醉药物治疗的患者。
3. 对有哮喘或其他呼吸系统疾病的患者使用要非常谨慎。

不良反应

1. 静脉注射后心动过速（抗胆碱作用）。
2. 呼吸抑制[作用与硫酸吗啡（morphine sulfate）相当]。
3. 可能降低癫痫发作阈值。
4. 头晕目眩，眩晕，镇静，恶性，呕吐和出汗较硫酸吗啡少见。
5. 直立性低血压，与硫酸吗啡相似。
6. 胆管压力升高较硫酸吗啡少。
7. 尿潴留（少见）。
8. 荨麻疹，药疹（少见）。

制备

可以使用 100mg 可注射笔芯针管。

剂量和用法

1. 逐步增加至 0.5~1.0mg/kg。在手术过程中，根据患者需要每 30 分钟至 1 小时重复使用一次小剂量（10mg）。哌替啶的作用时间较短，镇痛作用是硫酸吗啡的 1/10。
2. 术前给药：术前 30~45 分钟肌内注射 50~100mg。

药物代谢动力学

起效较硫酸吗啡稍快（静脉注射后 3~5 分钟），作用时间则较短（2~4 小时）。再分布半衰期约为 7 分钟；消除半衰期约为 4 小时。经肝脏代谢。

逆转

1. 保持呼吸道通畅。
2. 一般支持治疗。
3. 纳洛酮(盐酸烯丙羟吗啡酮):每次 0.1~0.2mg,间隔 2~3 分钟可重复给药;逐步增加至达到预期效应(充分通气,清醒)。
4. 吸氧、静脉输液,必要时使用血管活性药物。

硫酸吗啡(morphine sulfate)

作用机制

硫酸吗啡是麻醉镇痛药。

适应证

1. 镇痛。
2. 镇静。

禁忌证

1. 对吗啡或其他阿片制剂过敏。
2. 急性支气管哮喘。
3. 上呼吸道梗阻。
4. 胆道梗阻。
5. 肝功能不全:导致代谢功能差并延长药物的作用时间。
6. 哺乳妇女。

不良反应

1. 呼吸抑制(降低脑干对二氧化碳的反应)。
2. 痉挛(大剂量静脉注射)。
3. 恶心、呕吐。
4. 导致胆总管压力升高,减缓胃排空,减少结肠张力、支气管收缩和尿潴留。
5. 直立性低血压,心率、心律和心排血量没有明显改变。

制备

Multiple,通常 1mg/ml.Available in disposable syringe as 10mg/10ml。

剂量和用法

1. 2~3mg 缓慢静脉注射 1 分钟以上(逐步增加并监测生命体征;对于一例 70kg 的患者来说,最大剂量 10mg/h 或总量不超过 0.2mg/kg)。

2. 如果血压或心率增加超过 20% 或呼吸频率小于 10 次 / 分，保持维持剂量。
3. 术前给药：1mg/10kg 肌内注射。对于年老或体弱的患者用药需非常谨慎。

药物代谢动力学

1. 起效快（5~7 分钟），镇痛效应峰值时间约静脉注射后 20 分钟。
2. 镇痛和呼吸抑制随剂量不同而持续数小时（3~4 小时）。
3. 消除半衰期 1.5~2 小时。主要代谢途径是与肝脏内的葡萄糖醛酸结合。90% 静脉给药的吗啡在 24 小时内通过尿液排泄。
4. 给药量的约 10% 经粪便排泄。

逆转

1. 保持气道通畅。
2. 一般支持治疗 监测生命体征，液体输入 / 输出。
3. 纳洛酮（盐酸烯丙羟吗啡酮） 0.1~0.2mg/ 次，间隔 2~3 分钟可重复给药；逐步增加至达到预期效应（充分通气，清醒没有过度疼痛）。作用时间为 30~45 分钟，因此必须监测患者 1~2 小时。

盐酸纳布啡（nalbuphine hydrochloride）

作用机制

盐酸纳布啡是强效的人工合成的具有激动 – 拮抗作用的麻醉镇痛药。

适应证

镇痛、镇静[升高胆管压力的作用较芬太尼和布托啡诺（butorphanol）小]

禁忌证

1. 对药物过敏。
2. 含有偏亚硫酸氢盐，对亚硫酸盐敏感和哮喘的患者可能导致变态反应。

不良反应

1. 过度镇静。
2. 恶心、呕吐。
3. 眩晕。

4. 焦躁不安。
5. 镇痛效果有限。
6. 逆转其他阿片类产生的镇痛作用。
7. 在非依赖的患者中，可能与其他麻醉药物有相加效应，减少药物剂量。
8. 呼吸抑制。对于有呼吸系统疾病的患者需谨慎、使用低剂量。
9. 心动过缓。

制备

1ml 安瓿，浓度为 10mg/ml。

剂量和用法

1. 5~10mg 肌内注射。
2. 1~3mg 静脉注射。
3. 对于一个体重 70kg 的成年人来说，推荐镇痛的最大剂量为 10mg。可以 3~6 小时重复一次。

药物代谢动力学

静脉注射后 5 分钟内、肌内注射或皮下注射 15 分钟内起效。血浆半衰期为 5 小时。镇痛作用时间为 3~6 小时。肝脏代谢，经肾脏排泄。

逆转

1. 纳洛酮。
2. 复苏仪器必须在旁备用。
3. 吸氧和支持治疗。

抗生素

目前公认的介入治疗中预防性抗生素使用的剂量列于表 89.1。

抗凝血药物

肝素(heparin)

作用机制

多种机制相互作用。主要机制是可逆地与抗凝血酶Ⅲ结合，使凝血酶失活，阻止纤维蛋白原转换成纤维蛋白；不是直接溶解血凝块。此外，还受多种其他因子(如因子 Xa)和血小板的影响。

表 89.1 介入手术预防性抗生素使用推荐

手术	可疑细菌感染	推荐抗生素	成人剂量及疗程
血管系统			
诊断性造影	无	无	—
介入治疗(成形术、栓塞术及灌注术等)	无	无	—
胆管			
临床无可疑感染	肠杆菌科(包括大肠杆菌,克雷伯菌属,肠杆菌属),肠球菌,假单胞菌属,梭菌属	头孢唑林 或 头孢哌酮	术前1g静脉注射/肌内注射,每8小时一次,维持48小时 术前2g静脉注射/肌内注射,每12小时一次,维持48小时
临床可疑感染	同上	头孢哌酮(或其他第三代头孢菌素) 或 氨苄西林 +庆大霉素	术前2g静脉注射/肌内注射,每12小时一次(根据革兰染色和培养结果)[a] 术前2g静脉注射,每6小时一次(根据革兰染色和培养结果)[a] 术前1.5mg/kg静脉注射,每8小时一次[a,b]
门诊手术	同上	头孢曲松	1g静脉注射/肌内注射(单次剂量)

续表

手术	可疑细菌感染	推荐抗生素	成人剂量及疗程
泌尿生殖系统[b]			
临床无可疑感染	无	头孢唑林	术前1g静脉注射/肌内注射,每8小时一次,维持48小时
		或	
		头孢哌酮	术前2g静脉注射/肌内注射,每12小时一次,维持48小时
临床可疑感染	肠杆菌科(包括大肠杆菌,克雷伯菌属,变形杆菌属,肠杆菌属),肠球菌,假单胞菌属,梭菌属,假单胞菌	氨苄西林	术前2g静脉注射,每6小时一次(根据革兰染色和培养结果)[a]
		+庆大霉素	术前1.5mg/kg静脉注射,每8小时一次[a,b]
		或	
		替卡西林或其他脲基青霉素	参考产品说明
积液引流			
“澄清的”积液(肾或肝囊肿,淋巴囊肿)	无	无	—
已知或可疑脓肿	肠道革兰阴性菌,肠球菌,无芽胞杆菌,杆菌科,脆弱杆菌,其他厌氧菌	头孢西丁	术前2g静脉注射,每6小时一次(根据革兰染色和培养结果)[a]
		或	
		头孢替坦	术前1g静脉注射,每12小时一次
		或	

续表

手术	可疑细菌感染	推荐抗生素	成人剂量及疗程
		庆大霉素	术前 1.5mg/kg 静脉注射，每 8 小时一次[a,b]
		+ 甲硝唑 或	术前 500mg 静脉注射，每 6 小时一次[a]
		庆大霉素	术前 1.5mg/kg 静脉注射，每 8 小时一次[a,b]
		+ 克林霉素	术前 900mg 静脉注射，每 8 小时一次[a]
预防心内膜炎[c]			
胆管、泌尿生殖道或胃肠道介入手术不被认为是“清洁的”	肠球菌属	氨苄西林[d]	术前 2g 静脉注射，每 8 小时一次，维持 48 小时
		+ 庆大霉素	术前 1.5mg/kg 静脉注射，每 8 小时一次，维持 48 小时[b]

注：[a] 这些药物被推荐为预防用药。具体的治疗应根据临床指征和根据细菌培养结果咨询相关临床工作人员

[b] 肾功能不全患者应调整药物剂量，可参考产品说明

[c] 预防感染性心内膜炎推荐用于以下的心脏状况：人工心脏瓣膜（包括生物合成瓣膜），大多数先天性心脏畸形，手术建立的体－肺分流，风湿性或其他瓣膜功能障碍，特发性肥厚性主动脉瓣下狭窄（IHSS），以前有细菌性心内膜炎、二尖瓣脱垂并关闭不全的病史

[d] 当患者青霉素过敏时，可使用万古霉素，术前 1g 静脉注射，每 12 小时一次，维持 48 小时

适应证

抗凝（如果有能监测血凝参数的设备）。

禁忌证

1. 肝素诱导性血小板减少症（HIT）是指血小板减少超过 50%，发生率

为10%~20%。这种血小板减少症没有明显的相关症状,肝素可以继续谨慎使用。

2. 肝素诱导性血栓性血小板减少症(HITT)的发生率为5%~10%,通常发生在使用时间较长时,是一种免疫介导的过敏反应,需要停止使用肝素。1年后抗体可能消失,肝素可以谨慎地重新使用。特征是不能控制的出血和弥散性血栓形成。
3. 血友病。
4. 细菌性心内膜炎。
5. 乙醇摄入过度。

不良反应

1. 出血(3%~8%的患者)。
2. 急性血小板减少。
3. 过敏反应,寒战,发热,荨麻疹(2%~5%的患者)。
4. 血管痉挛反应。
5. 过敏性休克(少见)。

制备

50 000U肝素与500ml生理盐水或5%葡萄糖水溶液混合(=100IU/ml)。

剂量和用法(持续静脉滴注)

1. 注射 静脉注射5000U(如果体重小于70kg,静脉注射2500~5000U)。
2. 输注:800~1500U/h(年老患者尤其是女性需降低输注速率)。
3. 维持部分凝血活酶时间为正常的1.5~2.5倍(正常=25~35秒)。4小时后检测部分凝血活酶时间,之后每2~4小时检测一次直到达到治疗水平,然后每天测4次。

药物代谢动力学

1. 起效:立刻(30分钟达最大活性)。
2. 作用时间:正常人60~90分钟(被肝脏中网状内皮细胞清除)。

逆转

逆转肝素作用(即降低部分凝血致活酶时间):手术前停止3个半衰期的时间(3~6小时),或术中静脉注射使用硫酸鱼精蛋白10mg/1000U肝素[缓慢滴注;对使用中性鱼精蛋白哈格多恩(NPH)胰岛素的糖尿病患者需谨慎;这些患者对鱼精蛋白过敏的发生率相当高,Ⅰ型过敏反应可能达50%]。

华法林钠(warfarin sodium)

作用机制

抑制肝脏合成凝血因子Ⅱ、Ⅲ、Ⅳ、Ⅴ,从而阻止凝血块形成或已形成的凝血块扩大。不是直接溶解已存在的血凝块。

适应证

长期抗凝(口服)。

绝对禁忌证

1. 严重出血倾向。
2. 乙醇、药物成瘾的患者或严重创伤有出血风险的患者(如年老体弱或平衡失调的患者)。
3. 妊娠(通过胎盘,可能致畸)。
4. 哺乳期妇女。

相对禁忌证

不配合的患者。

不良反应

1. 出血(3% 的患者)。
2. 过敏反应(少见)。
3. 严重的皮肤反应(少见,但可能是不可逆和致命的)。

制备

口服:2、2.5、5、7.5、10mg。按个体情况滴注至达到治疗性凝血酶原时间,更常用的是,深静脉栓塞/肺栓塞治疗时国际标准化比率(INR)达到2~3,预防心房颤动或人工心脏假体时为3~4。同时使用肝素将影响凝血酶原时间。

药物代谢动力学

1. 给予负荷剂量后起效:有效抗凝2~7天。
2. 作用时间:4~5天。
3. 半衰期:2.5天。代谢产物主要经尿液排泄。

逆转

1. 如果准备进行血管内手术,最好在有创操作前停用华法林3~5天。如果有必要的话,可以使用肝素静脉注射替代华法林直到手术前的

3~6 小时。满意的血管内手术 INR 为小于 2.0。

2. 或者,可以用新鲜冰冻血浆使 INR 恢复正常。起效迅速但作用时间有限。
3. 另一个选择是在手术前 4 小时使用维生素 K 25~50mg 肌内注射。起效和作用时间都延长。但是,使用维生素 K 逆转后可能需要 1~3 周才能重新达到满意的华法林抗凝效果。

新型抗凝药

三个种类:低分子量肝素,合成性直接因子抑制剂,直接凝血酶抑制剂。低分子肝素包括依诺肝素(enoxaarin),磺达肝素(fondaparinux)和 danaproid。

作用机制

1. 依诺肝素的作用是不可逆地与因子 Xa 结合。
2. 磺达肝素的作用是可逆地与抗凝血酶Ⅲ结合。

禁忌证

绝对和相对禁忌证基本与肝素相同,因其分子量较小,则肝素诱导性血栓性血小板减少症(一种过敏现象)较少见。

不良反应

1. 基本与肝素相同,肝素诱导性血栓性血小板减少症(一种过敏现象)较少见。
2. 由于作用机制较母体化合物的特异性更高,因此其他出血性并发症也较少见。

给药

非肠道:每 12 小时(依诺肝素)或 24 小时(磺达肝素)。

监测

监测低分子肝素效应的实验不太常用,通常可以根据体重来定剂量给药,不需要监测。一般来说,无论是用于预防还是治疗,如深静脉血栓,药效都与肝素或肝素后用华法林相当。

直接凝血酶抑制剂

包括阿加曲班(argatroban),比伐卢定(bivalirudin),达比加群(dabigatran),地西卢定(desirudin),水蛭素(hirudin),lipirudin,melagratan

和 ximelagratan。

作用机制

直接抑制凝血酶作用。

适应证

抗凝，尤其适用于短期、有肝素使用禁忌证的患者（常见的是肝素过敏）。最常用于血液透析或深静脉血栓、肺栓塞的初次治疗。

药物代谢动力学和监测

这些药物半衰期短 / 作用时间短（<30 分钟），因此必须持续输注给药。目前没用特异性测定药效的检测方法。这些药物必须按体重给药。虽然可能继发影响凝血酶原时间和部分凝血活酶时间，但作用时间短，因此通常来说在输注停止数个半衰期（即 2 小时）的时间后进行介入手术是安全的。

止吐药

虽然有很多可以使用的药物，但是没有普遍有效的。某些药物，尤其是 5-HT_3 受体拮抗剂，预防性使用比治疗已发生的恶性呕吐更有效。常用药物有：

1. 普鲁氯嗪（prochlorperazine）[康帕嗪（Compazine）] 一种吩噻嗪衍生物，2.5~10g 静脉注射 / 肌内注射或口服 / 直肠给药。
2. 羟嗪（hydroxyzine）（安泰乐） 12.5~100mg 口服 / 肌内注射。
3. 异丙嗪（promethazine）[非那根（Phenergan）] 12.5~25mg 口服 / 直肠给药。
4. 奋乃静（perphenazine）。
5. 硫乙拉嗪（thiethylperazine）[吐来抗（Thorecan）]。
6. 美克洛嗪（meclizine）[敏克嗪（Antivert）]。
7. 5-HT_3 受体抑制药
   a. 昂丹司琼（ondansetron）[枢复宁（Zofran）]：4~24mg 口服，肌内注射或静脉注射，每天 4 次或每天 2 次。
   b. 格雷司琼（granisetron）[康泉（Kytril）]：1~2mg 口服或静脉注射，每天 4 次或每天 2 次。

羟嗪（安泰乐）

作用机制

作用于皮质下中枢神经系统。

适应证

1. 防止恶心、呕吐。
2. 镇静。
3. 减少焦虑。

禁忌证

1. 有过敏性。
2. 妊娠。

不良反应

1. 过度镇静。
2. 口干。
3. 增强中枢神经系统抑制剂作用(麻醉药,巴比妥盐,乙醇)。因小心避免与中枢神经系统抑制药物(如哌替啶)同时使用。如果必要,应减少 50% 剂量并非常谨慎地使用。
4. 拮抗肾上腺素的升压作用。

制备

肌内注射溶液:50mg/ml(1ml/瓶)和 100mg/2ml(2ml/瓶)。

剂量和方法

25~100mg 肌内注射;必须注射在大肌肉的深部(如臀部的外上象限或大腿的侧位中部)。皮下注射会导致皮肤损伤。避免不慎静脉注射和动脉注射。

药物代谢动力学

肌内注射后快速吸收。

逆转

1. 支持治疗。
2. 无特异性解毒剂。

抗炎药物

酮咯酸氨丁三醇(ketorolac tromethamine)

作用机制

一种非甾体消炎药(NSAID),具有镇痛、退热作用。抑制前列腺素合成。

适应证

NSAID 只能肠外用药。用于短期镇痛。术后镇痛效果与阿片类相当,但不良反应较少。不会导致呼吸抑制;可以与阿片类药物一起使用(哌替啶或吗啡)(表 89.2)。

禁忌证

1. 不赞成用于产科和小儿科患者。
2. 有过敏史或先前对阿司匹林及其他 NSAID 有反应。

不良反应

1. 可逆性血小板功能障碍(停止用药后 24~48 小时),可能延长出血时间。
2. 副反应如其他 NSAID。
3. 长期使用
   a. 胃炎和消化性溃疡。
   b. 抑制肾脏自动调节功能(肾功能损伤的患者应慎用)。

表 89.2 相关阿片类药物药效(等效肠外剂量)

激动剂	剂量
硫酸吗啡	10mg
美沙酮	10mg
氢吗啡酮(二氢吗啡酮)	1.5mg
芬太尼	100~200μg
左啡诺	2mg
可待因	130mg
哌替啶(度冷丁)	75~100mg
激动剂 – 拮抗剂	
纳布啡(纳布啡注射剂)	10mg
地佐辛(地佐辛制剂)	10mg

制备

提供 15mg/ml 和 30mg/ml 在 1ml 注射器内,或 30mg/ml 在 2ml 注射器内。

剂量和用法

只用于短期使用,使用时间不能超过 72 小时。

1. 30~60mg 肌内注射负荷剂量,之后根据需要每 6 小时使用负荷剂量的 50%(15~30mg)。
2. 酮咯酸氨丁三醇 10mg 肌内注射的镇痛效果与哌替啶 50mg 或吗啡 6mg 是相当的,通常嗜睡、恶心、呕吐较吗啡少见。

药物代谢动力学

镇痛作用约 10 分钟起效,血浆水平达峰时间为 30~60 分钟(与剂量成比例),镇痛效应峰值在 45~90 分钟。主要经肾脏排泄。

逆转

支持治疗。

糖皮质激素(glucocorticoids)

包括地塞米松(dexamethosone)、泼尼松(prednisone)、泼尼松龙(prednisolone)、甲强龙(methylprednisolone)、可的松(cortisone)、氢化可的松(hydrocortisone)等。

作用机制

强效抗炎药物。

适应证

预防对比剂和药物过敏反应(许多其他适应证不在此列出)。

禁忌证

1. 对药物成分过敏(如柠檬黄过敏,可能发生在对阿司匹林过敏的患者中)。
2. 全身真菌感染,急性肺结核。

不良反应

取决于治疗的剂量和持续使用时间。

1. 高血糖。
2. 高血压。
3. 水钠潴留。
4. 有报道口服和肠外用药治疗都出现了过敏反应。

制备

1. 甲泼尼龙有 2mg、4mg、8mg、16mg、24mg 和 32mg 规格药片。
2. 粉末状的甲强龙可以静脉注射和肌内注射。

剂量和用法(for medrol)

对比剂注射的前夜以及注射前 1~2 小时,口服 32mg。

药物代谢动力学

被胃肠道快速吸收以及依靠自身类固醇代谢途径。

逆转

1. 支持治疗。
2. 长期治疗应逐渐减量。

抗血小板药物

阿昔单抗(abciximab)

作用机制

阿昔单抗是嵌合单克隆抗体 7E3 的 Fab 片段,与人血小板上的糖蛋白(GP)Ⅱb/Ⅲa 受体结合并抑制聚集。

适应证

FDA 批准作为经皮冠脉介入治疗(PCI)和对常规治疗无效的不稳定型心绞痛患者,且计划在 24 小时内实施 PCI 时的辅助药物。阿昔单抗可以与阿司匹林和肝素一起使用。

禁忌证

1. 由于含有溶栓成分,所有可能出血的原因都应该被排除(参考第 34 章节和“溶栓药物”)。
2. 给予口服抗凝治疗 7 天内,除非 PT 比对照小于 1.2 倍。
3. 血小板减少症(血小板计数 <100 000/μl)。
4. 推测或明确有脉管炎。
5. 妊娠或哺乳妇女(相对的)。

不良反应

1. 出血(与溶栓药物,抗凝药或其他抗血小板药物共用时风险可能更高)。
2. 血小板减少症(通常发生在最初的 24 小时内)。
3. 过敏反应(可能发生在再次使用时)。

制备

浓度为2mg/ml，每支5ml（10mg）。静脉注射和滴注的剂量应按制提供的说明书来混合及过滤。药物不能振摇或冻结。混合溶液需在2~8℃保存24小时。

剂量和用法

1. 应检测血小板计数、APTT和ACT（如果可行的话），以排除先前存在的异常。
2. 建议冠脉介入治疗前10~60分钟静脉注射0.25mg/kg。对于外周介入治疗，包括溶栓治疗，阿昔单抗注射的剂量通常根据血管造影以及治疗决定后来给药。注射后立即给予持续滴注剂量0.125μg/（kg·min）（不要超过最大剂量10μg/min）12小时。给予亚治疗水平的肝素（2000U静脉注射，之后以500U/h持续滴注）。
3. 应测定注射后2~4小时和24小时（或出院前，取先发生者）的血小板计数。

药物代谢动力学

阿昔单抗快速与血小板受体结合，它的第一个血浆半衰期为10分钟，第二个半衰期为30分钟。在推荐剂量时，80%的受体被阻断，在输注期间平均出血时间增加超过30分钟（基线=5分钟）。在输注结束时，血浆浓度快速下降，血小板功能逐渐恢复，在输注结束后的12~24小时内，大部分患者的出血时间恢复到少于12分钟。体外血小板聚集在24~48小时内开始向正常水平恢复。

逆转

1. 大出血时，同时停止使用阿昔单抗和肝素。
2. 对明确血小板减少的患者，停用阿昔单抗，考虑停用肝素和阿司匹林。考虑对严重的血小板减少予以输注血小板（<50 000/μl）。

乙酰水杨酸（acetylsalicylic acid）（阿司匹林）[1]

作用机制

阻滞环氧酶（COX），从而阻断花生四烯酸转换为前列腺素前体。主要作用于COX-1，但也作用于COX-2。

1. 低剂量（如81mg q.i.d） 主要作用于阻滞血小板生成血栓素A_2，这是一种强效血小板聚集因子和血管收缩剂。

1 此处提供的信息仅适用于PTA期间使用阿司匹林。

2. 高剂量(如 325~1000mg q.i.d) 可逆性抑制内皮细胞前列腺环素的形成,这是一种血小板凝集抑制和血管扩张剂,又称血栓素。

适应证

在经皮腔内(球囊)血管成形术(PTA)过程中抑制血小板。

绝对禁忌证

1. 急性出血(阿司匹林延长出血时间)。
2. 有阿司匹林过敏史。

相对禁忌证

1. 肝或肾功能不全。
2. 低凝血酶原血症或其他出血性疾病。

不良反应

1. 出血(<7%)。
2. 胃肠道不适(20% 的患者)。
3. 酸碱平衡失调(毒性剂量)。

制备

片剂和其他不同剂型。

剂量和用法

PTA 前:手术的前夜和当天早上 85~325mg 口服。

药物代谢动力学

阿司匹林在几小时内从身体清除(主要经肾脏),但它对血小板的作用是不可逆的且持续维持。血浆半衰期为 15 分钟,但是呈剂量依赖性的,且取决于尿 pH。

逆转

停止使用药物,并根据症状的严重程度进行治疗。

硫酸氢氯吡格雷(clopidogrel bisulfate)[波立维(plavix)]

作用机制

ADP 诱导的血小板聚集抑制剂。与 ADP 血小板受体结合,抑制 GPⅡb/Ⅲa 复合物活化,从而抑制血小板聚集。

适应证

减少有近期卒中、心肌梗死或确认有外周血管疾病的动脉粥样硬化患者的动脉粥样硬化事件（心肌梗死，脑卒中，血管性死亡）。

防止心血管介入术后的血小板相关性血栓事件的发生。

禁忌证

1. 过敏。
2. 活动性、病理性出血，如消化性溃疡或颅内出血。

不良反应（发生率数据来自 Caprie Trial）[1]

1. 出血：胃肠道出血 2%；颅内出血 0.4%。
2. 中性粒细胞减少症 / 粒细胞缺乏症。
3. 胃肠道症状（非出血性）：27.1%。
4. 发疹：15.8%。
5. 有报道有时短期使用后（<2 周）会出现血栓性血小板减少性紫癜（TTP）。

制备

75mg 片剂。

剂量和用法

推荐剂量为每天 75mg 口服。年老和肾脏疾病的患者无需调整剂量。通常在高风险的心血管介入术之前 4~24 小时开始给药。可能给予 300mg 的负荷剂量。

药物代谢动力学

单次口服 2 小时后可见剂量依赖性血小板聚集抑制。随着继续给药，在第 3~7 天达到稳态，抑制水平在 40%~60%。治疗停止后，血小板聚集和出血时间逐渐恢复至基线水平，通常约在 5 天内。

逆转

与血小板 ADP 受体的结合是不可逆的。输注血小板是反转作用所必须的。

依替巴肽（eptifibatide）

作用机制

依替巴肽是一种环状的七肽，通过阻断纤维蛋白原、血管性血友病因子和其他黏附配体与 GPⅡb/Ⅲa 受体的结合，从而可逆性地抑制血小板聚集。

适应证

FDA 批准的适应证与阿昔单抗相似（见上述）。

禁忌证

1. 由于含有溶栓成分，所有潜在逆转出血的原因应该被排除（参见第 34 章和“溶栓剂”）。
2. 与其他 GPⅡb/Ⅲa 抑制剂并用。
3. 血小板减少症（血小板计数 <100 000 细胞 /μl）。
4. 血清肌酐升高[相对的；血清肌酐大于 2mg/dl 1.0mg/dl（1.0mg/dl=88.4μmol/L）时依据药品说明书调整剂量]。
5. 肾透析。
6. 口服抗凝治疗 7 天内，除非 PT 比对照小于 1.2 倍。
7. 推测或证实有脉管炎。
8. 妊娠或哺乳期妇女（相对的）。

不良反应

1. 出血（在年老或与溶栓药、抗凝药及其他抗血小板药物并用患者的风险可能更高）。
2. 少见过敏反应。

制备

依替巴肽：10ml 药瓶含有 20mg 药物，100ml 药瓶含有 75mg 药物。药瓶应避光并在 2~8℃冷藏保存。药物应按照厂商提供的说明书配制。

剂量和用法

1. 应测定血小板计数、PT、APTT 和 ACT（如果可行的话）以排除先前存在的异常。
2. 通常给予 180μg/kg 缓慢静脉注射 1~2 分钟以上，之后以 2μg/（kg·min）静脉滴注，对于血清肌酐水平在 2~4mg/dl 的患者，下调至 1μg/（kg·min），直到 24 小时。一些病例需考虑延长滴注。首次给药 10 分钟后可考虑予以第 2 次 180μg/kg 的静脉注射。肝素剂量应减少。
3. 由于报道的依替巴肽的血小板减少症发生率与安慰剂相比没有明显增高，因此在治疗中只需要常规测定血小板计数。

药物代谢动力学

血浆清除半衰期约 2.5 小时,使用推荐剂量时,在 4~6 小时达到稳态水平,出血时间延长约 5 倍,血小板聚集抑制大于 90%。停止输注后 4~6 小时内,血小板抑制和出血时间都迅速下降。经肾和非经肾途径的清除是相当的。

逆转

对于大出血的患者,同时停止依替巴肽和肝素。

镇静药

地西泮(diazepam)(安定[valium])

作用机制

是一种常用的苯二氮䓬药物,增加大脑受体对抑制性神经传递介质 γ- 氨基丁酸反应。

适应证

1. 镇静。
2. 诱发顺行性遗忘。
3. 治疗癫痫发作。

禁忌证

1. 有药物过敏史。
2. 闭角型青光眼。
3. 未治疗的开角型青光眼。

不良反应

1. 嗜睡,疲劳,共济失调。注意精神状态改变,尤其是老年患者。
2. 大剂量静脉注射时可能导致呼吸抑制,尤其在有慢性阻塞性肺疾病的患者中。
3. 与其他中枢神经抑制剂(尤其是阿片类)有相加效应。
4. 注射部位的静脉血栓形成。
5. 注射时疼痛。

制备

每支 10ml,每安瓿 2ml,2ml 注射器:也有口服的片剂分别是 2mg、5mg、10mg。

剂量和用法

1. 术前给药：5~10mg 口服。对于年老患者，不推荐在到达血管造影室前予以术前给药。2~3mg 静脉注射 1 分钟以上（维持每 20~30 分钟 2~3mg 静脉注射，监测生命体征；2 小时的最大推荐剂量，10mg/h）。年老患者减少剂量。
2. 毒性惊厥：10mg 静脉注射。

药物代谢动力学

静脉注射后 2~3 分钟内起效（口服后 1 小时）。作用时间 6~10 小时。镇静作用是持久的，但遗忘作用不是（1~30 分钟）。分布半衰期为 1~2 小时。消除半衰期为 24~48 小时。肝脏功能异常和衰老延缓了代谢。代谢产物经肾脏排泄。

逆转

1. 一般支持治疗；监测生命体征。
2. 维持静脉输液和气道通畅。
3. 低血压可以用左旋去甲肾上腺素或间羟胺（阿拉明）来治疗。
4. 毒扁豆碱（抗谵妄剂）1mg 缓慢静脉注射或氨茶碱 1~2mg/kg 静脉注射能逆转中枢神经系统抑制。
5. 氟马西尼是一种经过广泛临床试验的特异性苯二氮䓬拮抗药。1~10mg 能逆转苯二氮䓬药物的中枢神经系统和呼吸抑制作用。1~2 小时后可能需要补充剂量。

咪达唑仑（midazolam）

作用机制

是一种短效的苯二氮䓬中枢神经系统抑制剂。咪达唑仑有抗焦虑、催眠、松弛肌肉、顺行性遗忘和抗惊厥作用。作用是地西泮的 3~4 倍。与地西泮不同的是，它是亲水的，非亲脂的，因此外周静脉给药时的疼痛可能要轻很多。

适应证

在血管造影或介入手术过程中诱导清醒性镇静和遗忘。

绝对禁忌证

1. 有药物过敏史。
2. 急性闭角型青光眼；然而，经治疗后的开放型青光眼不是禁忌证。
3. 急性乙醇 / 药物中毒和休克。

相对禁忌证

1. 妊娠——可能有造成胎儿中枢神经系统抑制的风险(咪达唑仑不建议用于产科,尤其是在妊娠最初的 3 个月)。
2. 哺乳期妇女。

不良反应

1. 生命体征波动,包括严重的心肺事件。呼吸暂停在较高剂量和快速注射过程中容易发生。
2. 在清醒性静脉注射镇静中,与术前麻醉药(哌替啶)并用时会引发低血压。
3. 静脉注射给药时,有报道以下情况的发生率大于 1%:呃逆,呕吐,咳嗽,过度镇静,头痛,嗜睡。
4. 有慢性阻塞性肺疾病的患者对于药物的呼吸抑制作用是极其敏感的。
5. 可能出现严重的、持久的健忘症。

制备

1. 咪达唑仑,每支 1ml,每支 2ml-,每支 5ml- 和每支 10ml-,5mg/ml。或者 2ml- Tel-E-Ject(Roche Labs, Nutley, N)注射笔芯(5mg/ml)。
2. 咪达唑仑可以用 5% 葡萄糖水溶液,生理盐水,或乳酸林格液稀释从初始剂量开始至逐步增加达 2~5 倍。

剂量和用法

只在能进行持续性心脏和呼吸监测的情况下给药。

1. 用于静脉注射清醒性镇静(静脉刺激和血栓性静脉炎的发生率明显少于地西泮)。
   a. 术前立即给予初次至逐步增加剂量:健康成人,1.0~2.0mg(0.035mg/kg),隔 2~3 分钟以上;虚弱或老年人,0.5~1.5mg 隔 2~3 分钟以上。按上述剂量使用时,心血管抑制和呼吸抑制的临床发生率通常很低。给药结束后会出现口齿不清。
   b. 如果需要进一步镇静,等 2 分钟,如果生命体征平稳,以初次剂量的小幅增加(25%)剂量进行滴注。
   c. 维持镇静需要初次剂量的 25% 来达到该程度的镇静。
   d. 推荐的健康成人总剂量:0.1~0.15mg/kg。
   e. 麻醉药物(如芬太尼,哌替啶,硫酸吗啡)常常并用。如果并用,咪达唑仑的剂量应减少 25%~30%。对于衰弱或大于 60 岁的患者,剂量需减少 50%,并降低给药速率和频率。在年老患者中药效延长。

f. 对于肥胖患者，单次静脉注射剂量由真实的体重来确定，但持续输注和维持量应按照理想体重。

2. 如果用于门诊手术
   a. 告知患者不能开车和操作机器直到第二天。
   b. 术后指导应是书面的或给予随同的有责任能力的成年人。

药物代谢动力学

1. 起效迅速（1~2 分钟），静脉注射（5mg）后作用时间短（30 分钟）。血浆消除半衰期为 2~4 小时（健康人）。消除半衰期比地西泮少约 10 倍。
2. 45%~57% 的剂量经尿液排泄作为主要的（结合）代谢物。慢性肾衰竭的患者消除半衰期增加到 1.5~2 倍，充血性心力衰竭的患者增加到 2~3 倍。当给予小剂量（5mg）静脉注射时，肝功能异常对清除半衰期没有明显影响。

逆转

1. 剂量过度表现：镇静，嗜睡，精神错乱，反射减少等（与其他苯二氮䓬药物相似）。
2. 监测生命体征——尤其是呼吸暂停的早期征象（这会导致缺氧性心脏停搏）。
3. 氧气和维持气道通畅的设备应在旁备用。
4. 一般支持治疗，包括开放的静脉注射通道。
5. 低血压用静脉注射输液、特伦德伦伯格卧位、血管加压药物治疗。
6. 咪达唑仑诱导的镇静可以用毒扁豆碱 1mg[2] 静脉注射 2 分钟以上（用于成人）来逆转。硫酸阿托品是一种毒扁豆碱的拮抗剂，剂量可达 2mg。
7. 咪达唑仑的呼吸抑制作用不能被纳洛酮逆转。

劳拉西泮（lorazepam）

与其他苯二氮䓬很相似，具有短中效作用持续时间、抗焦虑作用好，但成瘾可能性高。非亲脂性。镇静作用时间较地西泮和咪达唑仑长（12~24 小时），因此不适合用于手术相关的镇静。

苯海拉明（diphenhydramine）

作用机制

阻断组胺受体。

适应证

1. 镇静。
2. 治疗对比剂导致的瘙痒和荨麻疹。
3. 止吐。
4. 注射造影剂前,对高风险的患者预防性使用(有争议)。
5. 抗胆碱能(减少分泌和支气管扩张)。

禁忌证

1. 对该药或化学性相似的抗组胺药物过敏。
2. 不能用于治疗下呼吸道症状,包括哮喘;不与单胺氧化酶抑制剂合用;不用于哺乳期妇女。

不良反应

1. 镇静,瞌睡,眩晕,共济失调。
2. 上腹部不适。
3. 支气管分泌物黏稠。
4. 尿潴留。
5. 荨麻疹 / 药疹 / 寒战 / 口干。

制备

剂量 50mg 的 1ml 可注射笔芯,或口服片剂,每片 25mg。

剂量和用法

25~50mg 口服,静脉注射或肌内注射。2 小时内最大剂量应限制在 100mg。

药物代谢动力学

口服后起效时间:30~60 分钟。静脉注射后:5~10 分钟。作用时间(平均口服剂量):4~6 小时。24 小时内经肝脏形成代谢物排泄。

逆转

1. 一般支持治疗:监测生命体征,液体进出量。
2. 如果口服给药,诱导呕吐或洗胃。
3. 维持静脉通路。
4. 低血压使用血管升压药。
5. 不要使用兴奋剂。

溶栓药

链激酶(streptokinase)

作用机制

链激酶先与纤溶酶原形成复合物,之后该复合物将游离的纤溶酶原转换为纤溶酶。纤溶酶是一种降解纤维蛋白原和纤维蛋白的酶。

适应证

纤维蛋白溶解(赞成用于急性心肌梗死治疗)。

禁忌证

与其他溶栓药物相同(见链激酶)。

不良反应

1. 出血。
2. 轻度过敏反应。
3. 发热。

制备

1. 瑞替普酶:每支 10U,用所配备的 10ml 灭菌水,稀释成 1U/ml。
2. 由于瑞替普酶不含抗菌防腐剂,必须使用前新配。尽管如此,药物可以用生理盐水稀释至 0.02U/ml,能保持生物学活性约 24 小时。

剂量和用法

FDA 未批准瑞替普酶在外周动脉做动脉注射。没有标准剂量规定。推荐初次(可选择性的)血栓内接触剂量为 2~5U。目前推荐的动脉输注剂量为动脉 0.5U/h,静脉 1.0U/h。虽然没有公认的最大剂量,24 小时内不超过 24U 是明智的。可以并用亚治疗性静脉注射肝素。**注意:**急性心肌梗死的常用剂量是 10IU(rt–PA 的常用剂量是 100mg)。

药物代谢动力学

血浆半衰期为 14~18 分钟。主要被肝脏消除。

逆转

1. 同时停止瑞替普酶和肝素(如果使用的话)输注。
2. 新鲜冰冻血浆。

瑞替普酶(reteplase)

作用机制

导致纤维蛋白加速纤溶酶原转换为纤溶酶。纤维蛋白特异性较组织型纤溶酶原激活剂低,且有报道称在血栓内的扩散更容易。

适应证

溶栓。

绝对禁忌证

1. 急性内出血。
2. 近期(2个月)有脑血管意外,颅内或脊柱内手术。
3. 颅内肿瘤。
4. 相对禁忌证见第34章。

不良反应

1. 出血。
2. 过敏反应:①轻度:瘙痒,荨麻疹,面红,恶心,头痛,肌肉骨骼疼痛,呼吸困难。②重度:支气管痉挛,眶周肿胀,血管神经性水肿。轻至中度过敏反应用抗组胺药或皮质类固醇药治疗。对于严重的过敏反应,停用链激酶,按临床需要,静脉注射肾上腺素、抗组胺药和皮质类固醇类药物治疗。

 注意:近期有链球菌感染或使用链激酶治疗的患者可能存在抗体,因此这些患者可能需要使用较高剂量。

制备

750 000U/500ml 生理盐水或5%葡萄糖水溶液(150 000U/100ml)。

剂量和用法(用于外周动脉溶栓)

1. 注射(在血栓内):50 000U。
2. 输注5000U/h 12小时,之后的治疗中为2500U/h。
3. 全身肝素化患者防止导管周围形成凝血块(维持PTT在40~50秒)。

药物代谢动力学

在血浆中2~6小时。纤溶酶原和纤维蛋白原水平可能降低更长时间。

逆转

新鲜冰冻血浆。

组织型纤溶酶原激活剂(tissue plasminogen activator)

作用机制

导致纤维蛋白促进的由纤维蛋白结合的纤溶酶原转换成纤溶酶。

适应证

纤维蛋白溶解(推荐用于急性心肌梗死,急性弥漫性肺栓塞和急性缺血性卒中的治疗)。

禁忌证

与其他溶栓药相同(见链激酶)。

不良反应

1. 出血。
2. 轻度过敏反应。
3. 发热。

制备

灭菌的冻干粉,每支50mg。溶液必须在临用前新配。当与补充的无菌水(无防腐剂,无抑菌剂)重新配制时,得到浓度为1mg/ml(pH 7.3)的溶液。轻轻转动混合。溶液静置数分钟去除大的气泡。溶液需室温保存8小时。通过加入适当量的生理盐水或5%的葡萄糖溶液来降低浓度(厂商推荐的最小浓度为0.2mg/ml)。进一步稀释将导致药物沉淀和附着在塑料袋和静脉注射管上,减少了总的剂量。

剂量和用法

1. FDA不赞成重组型纤溶酶原激活剂于外周动脉内使用。没有标准剂量规定。
2. 推荐初次(可选择性的)血栓内接触剂量为5~10mg。之前,持续输注剂量按体重0.05~0.1mg/(kg·h)。然而,目前推荐的动脉输注剂量为0.5~1.0mg/h,整个治疗最大剂量50mg。可以联合使用适量的静脉注射肝素。

药物代谢动力学

阿替普酶从血浆快速清除（50% 在 5 分钟内），主要经肝脏。

逆转

1. 同时停止阿替普酶和肝素（如果使用的话）输注。
2. 冰冻新鲜血浆。

尿激酶（urokinase）

作用机制

尿激酶是一种直接将纤溶酶原转换为纤溶酶的酶。纤溶酶是一种将纤维蛋白原降解为纤维蛋白的纤维蛋白分解酶。

适应证

溶栓。

禁忌证

与其他溶栓药物相同（见尿激酶）。

不良反应

1. 出血。
2. 轻度支气管痉挛或皮疹（严重过敏反应少见）。
3. 发热（使用尿激酶患者的 2%~3%；用对乙酰氨基酚治疗发热，不用阿司匹林）。

制备

无抑菌剂无菌水将尿激酶重新溶解；标准制剂为 250ml 5% 葡萄糖水溶液或生理盐水内 UK 750 000U（浓度 =3000U/ml）。每支 250 000U，含 25mg 甘露醇和 45mg 氯化钠。

剂量和用法

用于外周动脉溶栓：动脉内输注。

1. Lace（在血栓内）：30 000~60 000U。
2. 以 4000U/min 静脉滴注 2 小时（80ml/h），之后以 2000U/min 滴注 2 小时（40ml/h），再以 1000U/min 滴注 8 小时（20ml/h），以此速率继续并进行定期血管造影监测（见第 34 章）。
3. 全身肝素化患者防止导管周围形成凝血块（维持 PTT 在 40~50 秒）。

药物代谢动力学

血清半衰期 20 分钟或更少（经肝脏消除），但也可能降低血浆纤溶酶原和纤维蛋白原水平 12~24 小时。

逆转

新鲜冰冻血浆。

血管收缩药

肾上腺素（epinephrine）

作用机制

血管床的 α 和 β 肾上腺素受体数量比决定了对肾上腺素的反应，作为 α 和 β 肾上腺素受体的强效兴奋剂，肾上腺素起收缩内脏及肾脏血管的作用，可以增加心率、血压、心室收缩力、心肌耗氧量及全身血管阻力。

适应证

1. 通过对血管收缩药的不同反应区分血管的正常与否。
2. 用于肾脏动、静脉造影术。
3. 内脏血管动脉造影术（极少应用）。

禁忌证

1. 脑损伤。
2. 闭角型青光眼。
3. 心血管疾病、高血压以及糖尿病患者谨慎使用。

不良反应

1. 心悸。
2. 呼吸困难。
3. 眩晕。
4. 头痛。
5. 焦虑。
6. 室性心律失常。

制备

将 1ml 1∶1000 的肾上腺素与 500ml 的 5% 葡萄糖水溶液或生理盐水混合（2μg/ml）。

剂量和用法

1. **肾脏动脉造影术**：注射造影剂前30秒时3~6μg/10ml生理盐水（之后用5~10ml盐水冲洗）动脉注射以清晰显示肿瘤血管（降低造影剂注射速率的30%）。
2. **肾脏静脉造影术**：10~12μg动脉注射（之后用盐水冲洗）。
3. **腹部及肠系膜动脉造影术**：10~12μg动脉注射（之后用盐水冲洗）。

药物代谢动力学

胃肠道外注射药物时起效快（数分钟），作用时间短（数分钟）。皮下注射时，起效快（数分钟），作用时间可延长至数小时。

逆转

1. 因为肾上腺素失活很快，所以对其急性毒性（突然升高的动静脉压力可能导致脑血管出血）的治疗主要是支持治疗。
2. 如果需要，使用速效的α肾上腺素受体拮抗药（酚妥拉明）对抗升压效应。
3. 如果需要，使用速效的β受体拮抗药（如艾司洛尔）可以减少心动过缓。

加压素（vasopressin）

作用机制

导致消化道和血管床（毛细血管、小动脉、静脉）的平滑肌收缩，起效快。

适应证

动脉输注治疗消化道出血。减少肠系膜、胃及脾脏动脉的血流灌注，但增加了肝脏血流。

禁忌证

1. 过敏。
2. 血尿素氮升高的慢性肾炎。
3. 心绞痛。

不良反应

1. 使用时，严密观察过敏、心绞痛及中枢神经系统症状。
2. 加压素有抗利尿激素（ADH）的作用，可以使肾小管对水分的重吸收增加。

3. 局部或全身的过敏性表现：过敏反应，心搏骤停等。
4. 腹痛、恶心及呕吐，出汗、荨麻疹、呼吸困难、眩晕等。

制备

安瓿内有加压素 10U（0.5ml）或 20U（1ml）。将 100U 的加压素与 500ml 5% 葡萄糖水溶液或生理盐水（0.2U/ml）混合，或者将 200U 混入 500ml 溶剂内（0.4U/ml）。

剂量和用法

使用血管灌注泵，初始速度为 60ml/h（0.2U/ml）。用于消化道止血时的用法详见第 22 章。

药物代谢动力学

用于消化道止血时起效快（20~40 分钟），除非持续输注否则作用时间短（数分钟）。

逆转

皮肤苍白、腹痛、恶心可在停止输注后数分钟内自行恢复。

血管扩张药

硝苯地平（nifedipine）[心痛定（procardia）]

作用机制

钙通道阻滞剂，防止血管痉挛（减少外周血管阻力，增加远端血管床灌注）。

适应证

用于血管成形术，作为血管扩张药防止因导管或导丝操作时导致的血管痉挛。

禁忌证

对该药过敏。

不良反应

基本上一次使用 10mg 极少出现不良反应。

制备

10mg 的胶囊。

剂量和用法

外周血管成形术前，10mg 口服或舌下给药（在胶囊上刺个小洞，将内容物挤到舌下，之后让患者吞下胶囊）。

药物代谢动力学

血浆半衰期为 2 小时。80% 的药物以原形或代谢产物的形式由肾脏排出，肾功能损伤时清除时间延长。

逆转

心血管支持：监测重要生命体征、液体出入量，血管收缩药可能有帮助。

硝酸甘油（nitroglycerin）

作用机制

松弛血管平滑肌，短效的毛细血管扩张药。

适应证

1. PTA 时使用的血管扩张药，防止由导管导丝操作导致的血管痉挛。
2. 治疗心绞痛。

禁忌证

1. 对硝酸甘油过敏或已知的对有机硝酸盐特异性反应。
2. 低血压。
3. 外伤或出血导致的颅内压升高。
4. 缩窄性心包炎或心脏压塞。

不良反应

1. 头痛（2% 的患者）。
2. 心动过速、恶心、呕吐，胸骨后不适，心悸（<1%）。

制备

15mg 溶于 150ml 5% 葡萄糖水溶液中（100μg/ml）。制备、储藏在玻璃容器中，避光。通常使用 1ml 药瓶（1000μg）in 1ml volume。加 1ml 于 9ml 生理盐水中，调整至最终浓度为 100μg/ml。

剂量和用法

1. 血管成形术：100~200μg（直接注射入血管内）。
2. 心绞痛：需要时 0.3mg 舌下含服。

药物代谢动力学

起效快，作用时间短。血浆半衰期为 1~4 分钟。

逆转

心血管支持：监测生命体征，抬高肢体，监测液体出入量并根据需要调整。

盐酸妥拉唑啉（tolazoline hydrochloride）

作用机制

直接的外周血管扩张药，降低外周血管阻力，增加静脉容量。

适应证

1. 外周血管成形术时用以诱导出充血的压力梯度。
2. 在内脏动脉造影时更好的显示门静脉系统（非肝硬化患者）或四肢血管造影时更好地显示末梢血管。

禁忌证

1. 对该药过敏。
2. 二尖瓣狭窄、冠心病以及心律失常患者。

不良反应

1. 全身性低血压。
2. 心动过速。
3. 恶心、呕吐。
4. 皮肤发红。
5. 少尿。

制备

安瓿内有 4ml 液体，浓度为 25mg/ml。

剂量和用法

造影剂注入前动脉注射 25mg（经稀释）：注射 2 分钟以上。

药物代谢动力学

起效快,到达药效顶峰时间短。

逆转

1. 特伦德伦伯卧位。
2. 静脉输液。
3. 心血管支持:监测重要的生命体征、液体出入量。
4. 盐酸妥拉唑啉过量时,禁忌使用肾上腺素或去甲肾上腺素以逆转低血压——将会进一步降低血压且可能导致反弹。

其他

阿托品(atropine)

作用机制

毒蕈碱类胆碱拮抗药。

适应证

1. 血压的正常患者因血管迷走反应导致的心动过缓(脉搏 <60 次/分,收缩压 >90mmHg)。
2. 严重的心动过缓和房室传导阻滞(除了完全的心脏阻滞),可以增加窦房结冲动发放及房室传导。
3. 降低消化道肌肉张力,对经肝胆管引流术有益。

禁忌证

1. 闭角型青光眼。
2. 角膜虹膜粘连。
3. 严重心脏疾病。
4. 前列腺疾病。

不良反应

1. 口干。
2. 呼吸道分泌物减少,支气管平滑肌放松。
3. 尿潴留。
4. 视物模糊。
5. 青光眼症状加重。
6. 镇定或意识模糊。

制备

阿托品硫酸盐注射，USP：10ml（1mg）预先装满注射器（0.1mg/ml），静脉注射、肌内注射或皮下给药。

剂量和用法

1. 每 5 分钟给药 0.5 或 1mg，直到 2mg 或脉搏≥60 次 / 分。
2. 0.4mg 静脉注射可在冠脉内造影剂注射过程中预防心动过缓。

药物代谢动力学

血浆半衰期：约 2.5 小时，大部分在 12 小时内经尿液排出。

逆转

上述适应证不宜使用大剂量的阿托品。不慎使用大剂量出现精神错乱、昏迷时，可静脉缓慢注射毒扁豆碱（成人 1~4mg，儿童 0.5mg）。

胰高血糖素（glucagon）

作用机制

1. 松弛胃、十二指肠、小肠、结肠平滑肌。
2. 刺激肝糖原转化为葡萄糖。

适应证

在行 DSA 或胃造瘘导管植入术时减少肠道蠕动。

禁忌证

1. 对本药过敏。
2. 糖尿病、胰岛素瘤（可能会导致低血糖），或嗜铬细胞瘤（可导致严重高血压）。

不良反应

1. 恶心、呕吐。
2. 可能导致低钾。

制备

在溶液中溶解胰高血糖素冻干粉。

剂量和用法

操作前几分钟静脉注射 0.5~1.0mg。

药物代谢动力学

静脉注射时，0.5mg 剂量起效时间约为 1 分钟，作用时间为 9~17 分钟。

血浆半衰期为 3~6 分钟。

逆转

1. 出现低血糖时应该口服或静脉注射葡萄糖或其他支持治疗。
2. 高血压（嗜铬细胞瘤患者）可能需要静脉注射 5~10mg 的酚妥拉明甲磺酸盐。

盐酸纳洛酮

作用机制

纳洛酮通过与药物竞争相同受体对抗类阿片效应。

适应证

逆转吗啡硫酸盐等（哌替啶、布洛芬及芬太尼）麻醉剂过量时的麻醉作用

禁忌证

1. 对纳洛酮过敏。
2. 老人及儿童使用时需谨慎。

不良反应

突然逆转麻醉药物抑制，导致恶心、呕吐、发汗、心动过速、室性心律失常、高血压、震颤等。

制备

安瓿内为 1ml，浓度为 0.4mg/ml。

剂量和用法

1. 术后麻醉剂抑制：0.1~0.2mg 静脉注射，维持 2 分钟以上，间隔 2~3 分钟直到理想的逆转程度：充分通气且无过度疼痛。由于逆转时间为 45 分钟，需密切监测患者 1~2 小时，需要时给予重复剂量的纳洛酮。
2. 麻醉剂过量：0.4~2.0mg 静脉注射，间隔 2~3 分钟重复使用，直到总剂量为 10mg（如果没有反应，可能由于麻醉品过量导致）。

药物代谢动力学

1. 静脉注射后起效时间为1~2分钟，作用时间随剂量而改变（0.4mg/70kg时为45分钟）。
2. 成人血浆半衰期约为1小时，纳洛酮与肝脏内的葡萄糖苷酸结合后经尿液排出。

逆转

临床上尚无人类纳洛酮过量报道。

（王忠敏 译 施海彬 校）

参考文献

1. CAPRIE Steering Committee. A randomized, blinded, trial of clopidogrel versus aspirin in patients at risk for ischemic events. ***Lancet.*** 1996;348:1329–1339.
2. Reves JG, Fragen RJ, Vinik HR et al. Midazolam: pharmacology and uses. ***Anesthesiology.*** 1985;62:310–324.

推荐阅读

Hurlbert BJ, Landers DF. Sedation and analgesia for interventional radiologic procedures in adults. ***Semin Intervent Radiol.*** 1987;4:151–160.

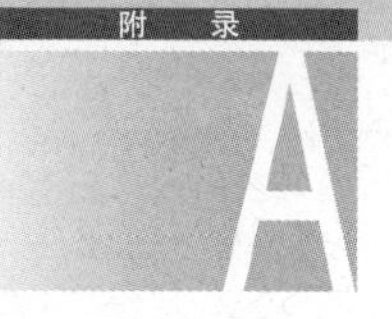

解剖

肺段动脉分支

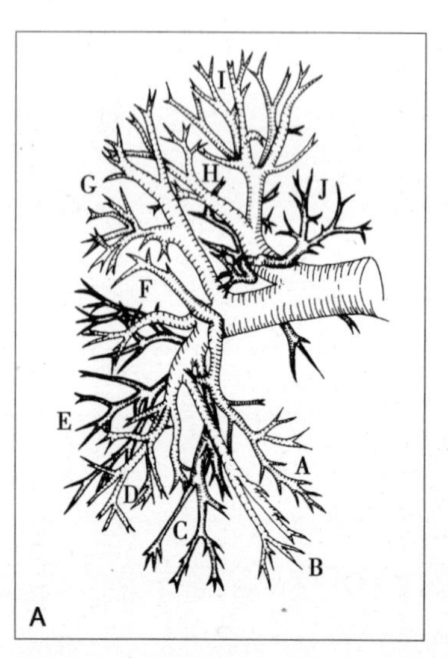

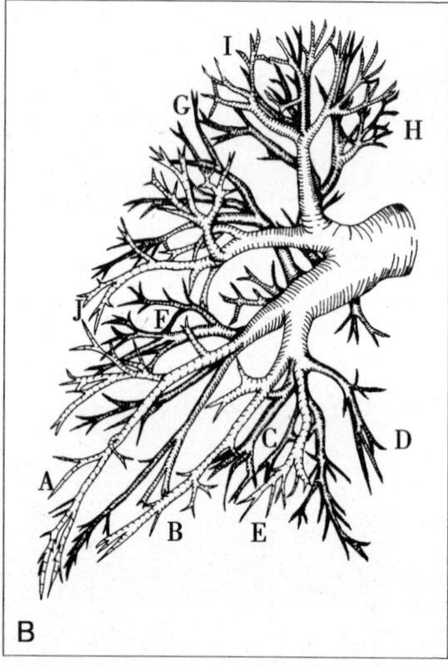

图 A.1 右肺动脉右前斜位（A）和左前斜位投照（B）。A：右中叶（RML）内侧段；B：右下叶（RLL）前基底段；C：右下叶外基底段；D：右下叶后基底段；E：右下叶内基底段；F：右中叶外侧段；G：右中叶上段；H：右上叶（RUL）后段；I：右上叶尖段；J：右上叶前段（图由 S. J. Singer, MD 提供）

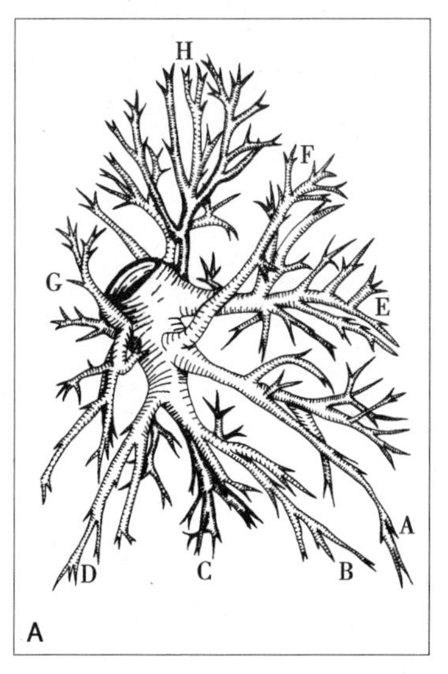

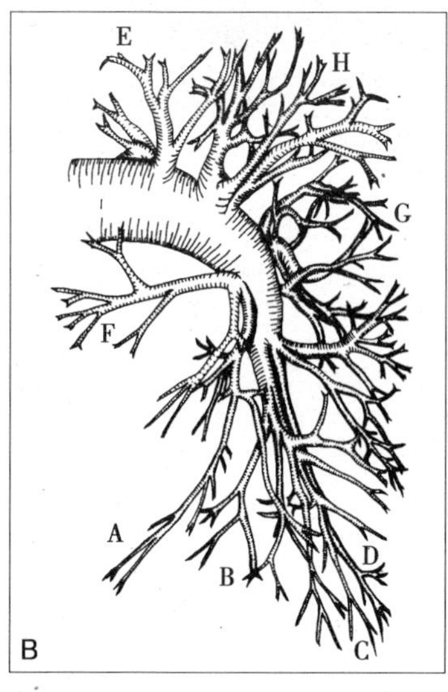

图 A.2 左肺动脉右前斜位（A）和左前斜位投照（B）。A：左肺支气管下段；B：左下叶（LLL）前内侧基底段；C：左下叶外基底段；D：左下叶后基底段；E：左上叶（ULL）前段；F：支气管上段；G：左下叶上段；H：左上叶（RUL）尖后段（图由 S. J. Singer, MD 提供）

腹主动脉

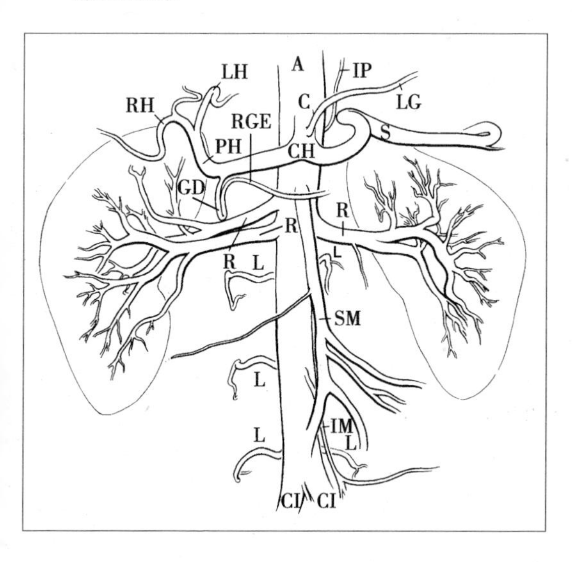

图 A.3 腹主动脉及分支的标记图。动脉：A，腹主动脉；C，腹腔动脉；LG，胃左动脉；IP，膈下动脉；S，脾动脉；CH，肝总动脉；GD，胃十二指肠动脉；RGE，胃网膜右动脉；PH，肝固有动脉；RH，右肝动脉；LH，左肝动脉；R，肾动脉；SM，肠系膜上动脉；IM，肠系膜下动脉；L，腰动脉；CI，髂总动脉（摘自 Dyer R. Handbook of Basic Vascular and Interventional Radiology. New York：Churchill Livingstone，1993：65.）

腹主动脉发出分支的常见位置

腹腔动脉	胸 12 至腰椎（主动脉前壁）
肠系膜上动脉	中间腰椎（主动脉前壁）
肾动脉	腰 2 上缘（主动脉侧壁）
肠系膜下动脉	腰 2~3 椎间隙（前侧壁）
Adamkiewicz 大动脉	发自肋间动脉或腰动脉；胸 8 至腰 4（通常开口于左侧）；注入生理盐水或对比剂可造成横贯性脊髓炎

推荐阅读：

Abrams HL. *Abrams' Angiography: Vascular and Interventional Radiology*. 3rd ed. Boston: Little, Brown and Company; 1983.

Johnsrude IS, Jackson DC, Dunnick NR. *A Practical Approach to Angiography*. 2nd ed. Boston: Little, Brown and Company; 1987.

Kadir S. *Diagnostic Angiography*. Philadelphia: WB Saunders; 1986.

Reuter SR, Redman HC, Cho KJ. *Gastrointestinal Angiography*. 4th ed. Philadelphia: WB Saunders; 1986.

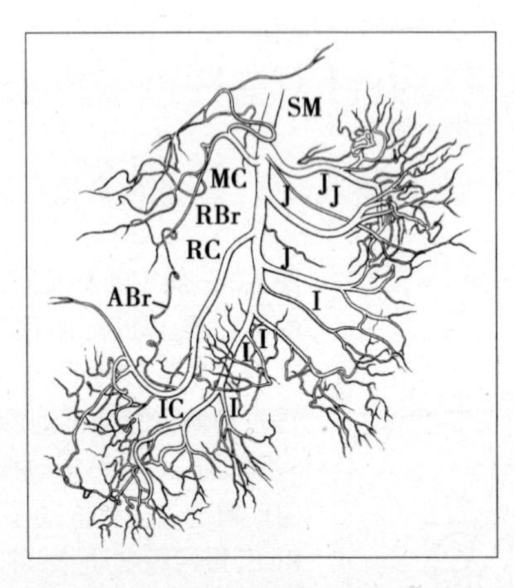

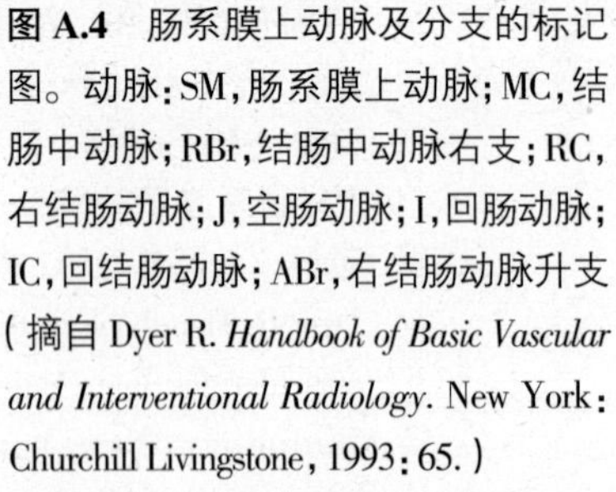
图 A.4 肠系膜上动脉及分支的标记图。动脉：SM，肠系膜上动脉；MC，结肠中动脉；RBr，结肠中动脉右支；RC，右结肠动脉；J，空肠动脉；I，回肠动脉；IC，回结肠动脉；ABr，右结肠动脉升支（摘自 Dyer R. *Handbook of Basic Vascular and Interventional Radiology*. New York：Churchill Livingstone，1993：65.）

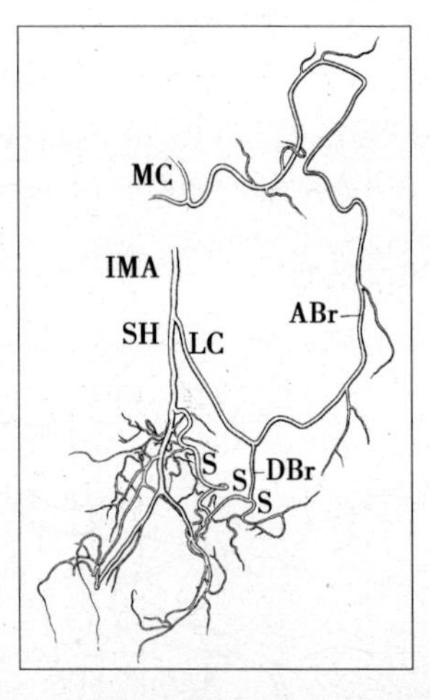

图 A.5 肠系膜下动脉及分支的标记图。动脉：IMA，肠系膜下动脉；LC，左结肠动脉；SH，上痔动脉；MC，结肠中动脉（逆向充盈）；ABr，左结肠动脉升支；DBr，左结肠动脉降支；S，乙状结肠动脉（摘自 Dyer R. *Handbook of Basic Vascular and Interventional Radiology*. New York：Churchill Livingstone，1993：65.）

盆腔动脉

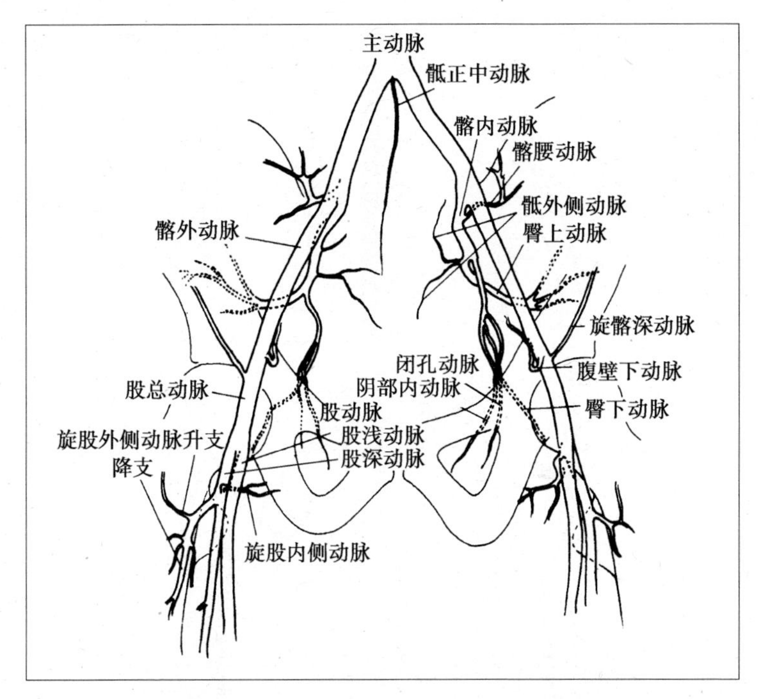

图 A.6 盆腔和股动脉近端分支的血管造影解剖(摘自 Johnsrude IS, Jackson DC, Dunnick NR. *A Practical Approach to Angiography*. 2nd ed. Boston: Little, Brown and Company; 1987.)

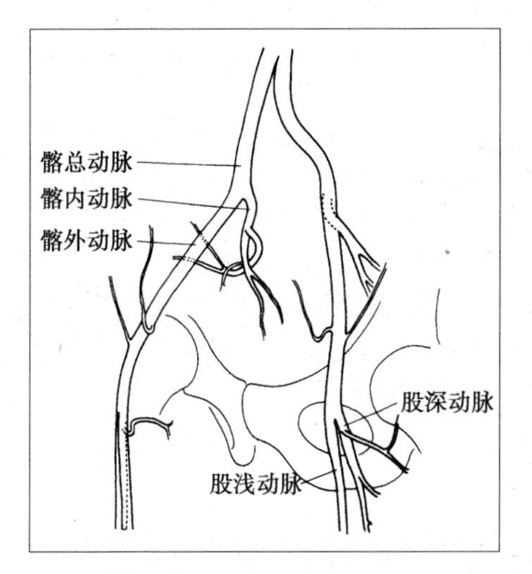

图 A.7 右后斜位投照。这个投照角度可以清晰显示右侧髂总动脉和左侧股总动脉分支。前后位投照时左侧股深动脉开口不能显示。仰卧位时,抬高患者患侧可以显示股深动脉病变(摘自 Johnsrude IS, Jackson DC, Dunnick NR. *A Practical Approach to Angiography*. 2nd ed. Boston: Little, Brown and Company; 1987.)

腹主动脉髂动脉股动脉闭塞性疾病

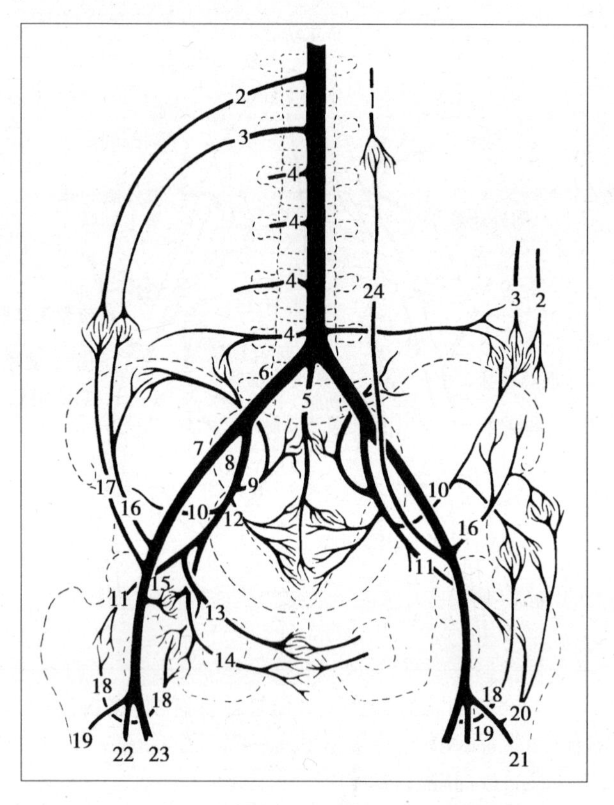

图 A.8 发生腹主动脉髂动脉股动脉闭塞性疾病时，部分主要的潜在侧支循环示意图。动脉：1，腹壁上动脉；2，肋间动脉；3，肋下动脉；4，腰动脉；5，骶正中动脉；6，髂总动脉；7，髂外动脉；8，髂内动脉；9，髂腰动脉；10，臀上动脉；11，臀下动脉；12，骶外侧动脉；13，闭孔动脉；14，阴部内动脉；15，阴部外动脉；16，旋髂深动脉；17，旋髂浅动脉；18，旋股内侧动脉；19，旋股外侧动脉；20，外侧升支；21，外侧降支；22，股深动脉；23，股浅动脉；24，腹壁下动脉（摘自 Muller RF, Figley MM. The arteries of the abdomen, pelvis, and thighs. *Am J Roentgenol*. 1957；77：296. the American Roentgenology Society）

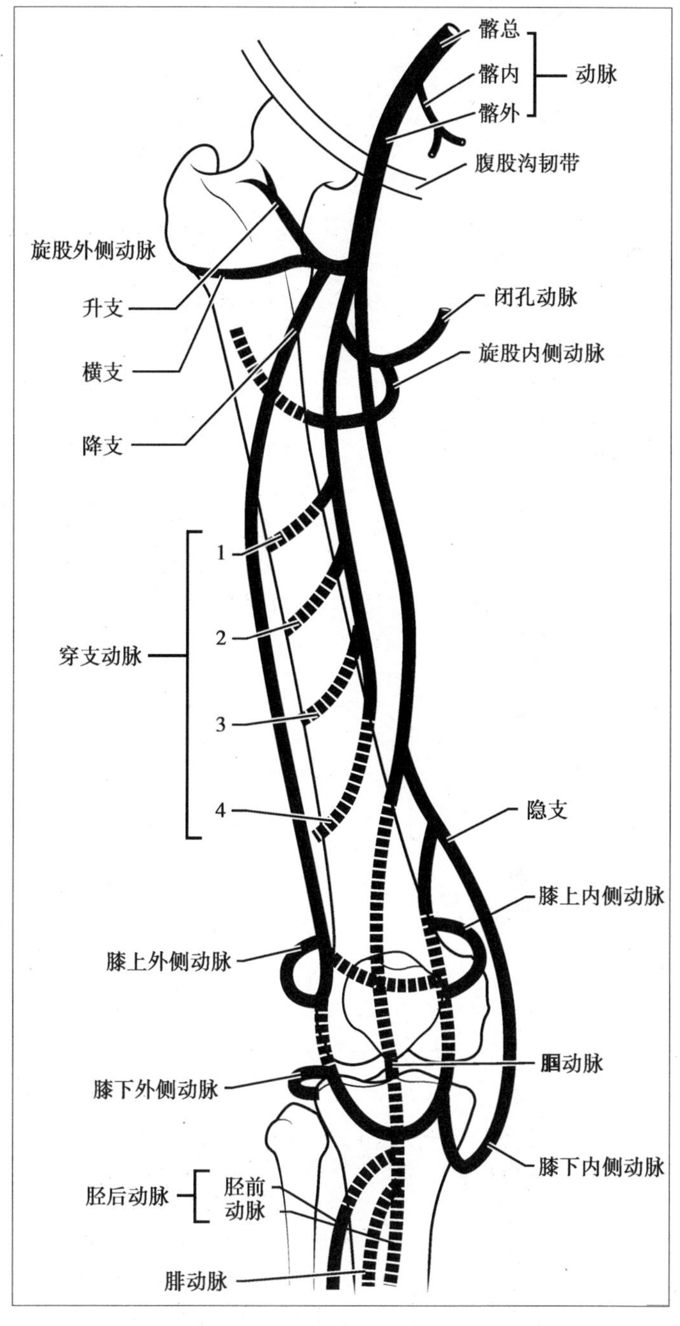

图A.9 正常股动脉及分支,远端血管,潜在侧支动脉的示意图

常见侧支循环

线路	侧支
股浅动脉闭塞	股深动脉 - 腘动脉
髂总动脉 - 肠系膜下动脉闭塞	肠系膜下动脉 - 直肠上动脉 - 髂内动脉 - 髂外动脉
肠系膜上动脉 - 肠系膜下动脉闭塞	结肠中动脉 - 左结肠动脉，反之亦然（通过结肠缘动脉，Riolan 动脉弓）
腹腔动脉 - 肠系膜上动脉闭塞	胰腺动脉 - 十二指肠动脉
锁骨下动脉闭塞	肋间动脉 - 锁骨下动脉远端
下腹主动脉或其分叉处闭塞	腰动脉 - 髂内动脉（通过髂腰动脉和臀上动脉分支）/ 髂外动脉（通过旋髂深动脉或腹壁下动脉） 肠系膜上动脉 / 肠系膜下动脉 - 髂内动脉（通过痔动脉和膀胱动脉或直肠动脉） 内乳动脉 - 髂外动脉（通过腹壁上动脉和腹壁下动脉）

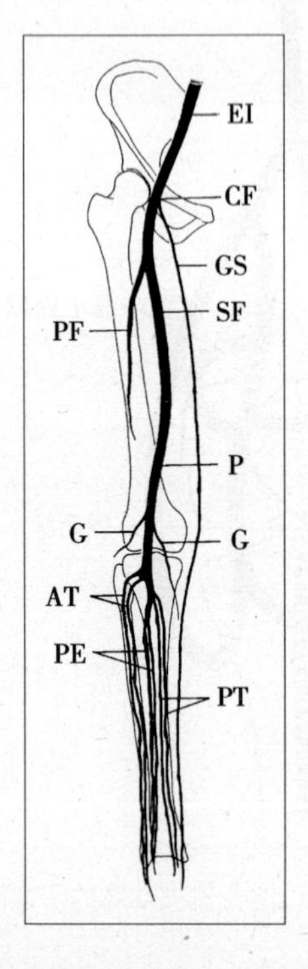

图 A.10 下肢深静脉。EI，髂外静脉；CF，股总静脉；GS，大隐静脉；PF，股深静脉；SF，股浅静脉；P，腘静脉；G，腓肠肌静脉；AT，胫前静脉；PE，腓静脉；PT，胫后静脉

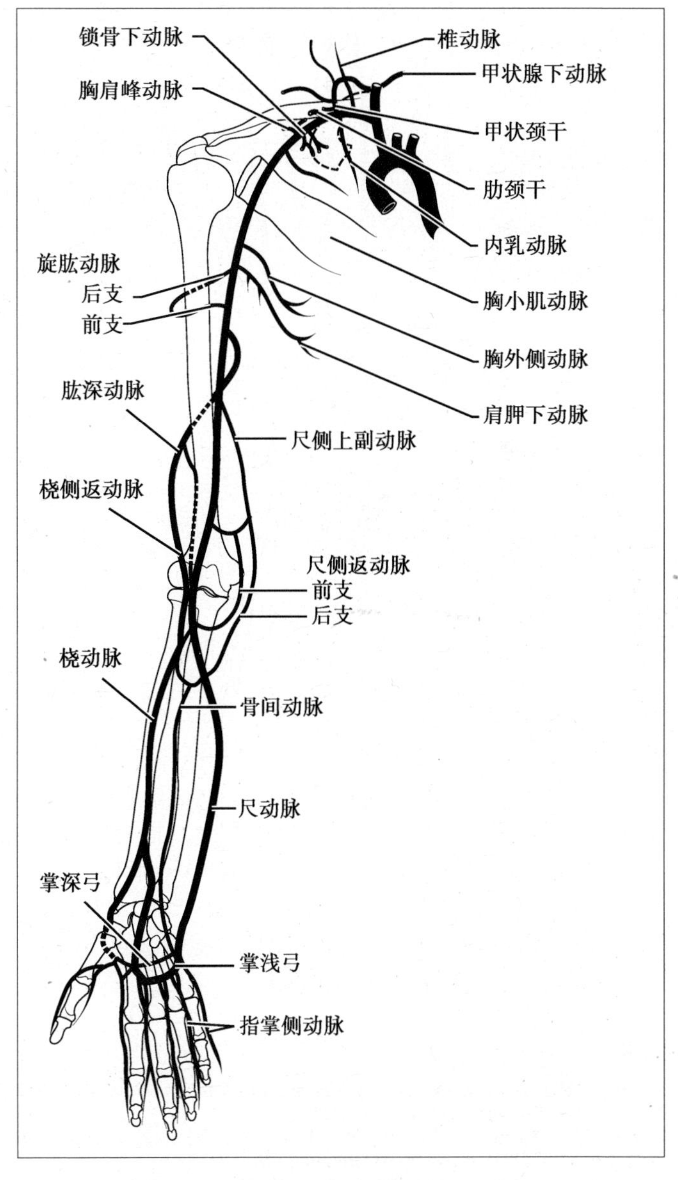
锁骨下动脉
椎动脉
甲状腺下动脉
胸肩峰动脉
甲状颈干
肋颈干
内乳动脉
旋肱动脉
后支
前支
胸小肌动脉
胸外侧动脉
肩胛下动脉
肱深动脉
尺侧上副动脉
桡侧返动脉
尺侧返动脉
前支
后支
桡动脉
骨间动脉
尺动脉
掌深弓
掌浅弓
指掌侧动脉

图 **A.11**　上臂动脉解剖

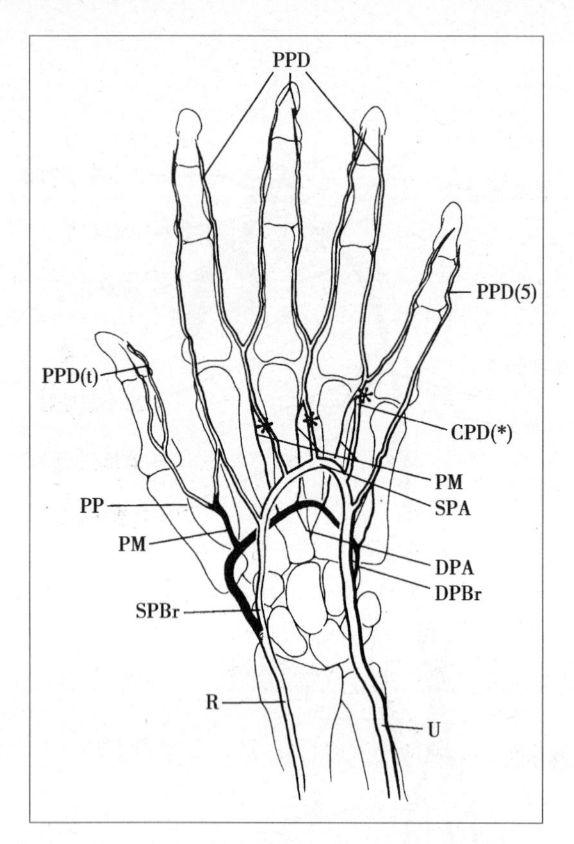

图 A.12 手部的动脉解剖。手部的动脉解剖变异很常见。R，桡动脉；DPA，掌深弓；PP，拇主要动脉；PPD(t)，发自掌深弓的掌侧固有动脉(大拇指)；U，尺动脉；SPA，掌浅弓；CPD，常见的指掌侧动脉(发自掌浅弓)；PM，掌心动脉；PPD，掌侧固有动脉；PPD(5)，掌侧固有动脉(小拇指)；SPBr，掌浅支(发自尺动脉)；DPBr，掌深支(发自桡动脉)

推荐阅读

Abrams HL. *Abrams' Angiography: Vascular and Interventional Radiology*. 3rd ed. Boston: Little, Brown and Company; 1983.

Johnsrude IS, Jackson DC, Dunnick NR. *A Practical Approach to Angiography*. 2nd ed. Boston: Little, Brown and Company; 1987.

Kadir S. *Diagnostic Angiography*. Philadelphia: WB Saunders; 1986.

Reuter SR, Redman HC, Cho KJ. *Gastrointestinal Angiography*. 4th ed. Philadelphia: WB Saunders; 1986.

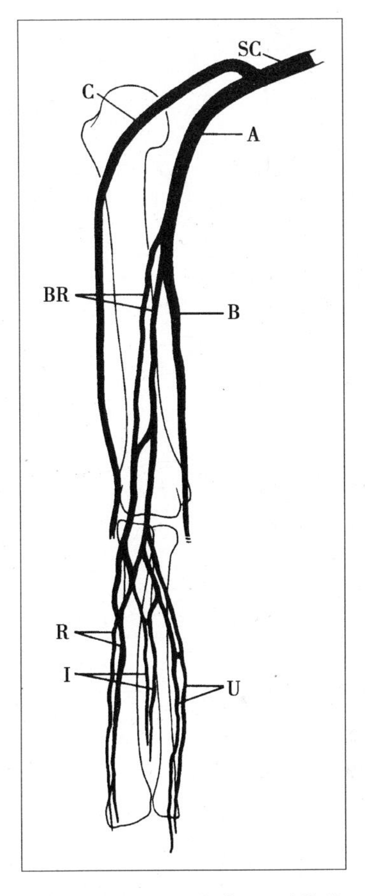

图 A.13 上臂静脉。SC,锁骨下静脉;A,腋静脉;C,头臂静脉;B,贵要静脉;BR,肱静脉;R,桡静脉;I,骨间静脉;U,尺静脉

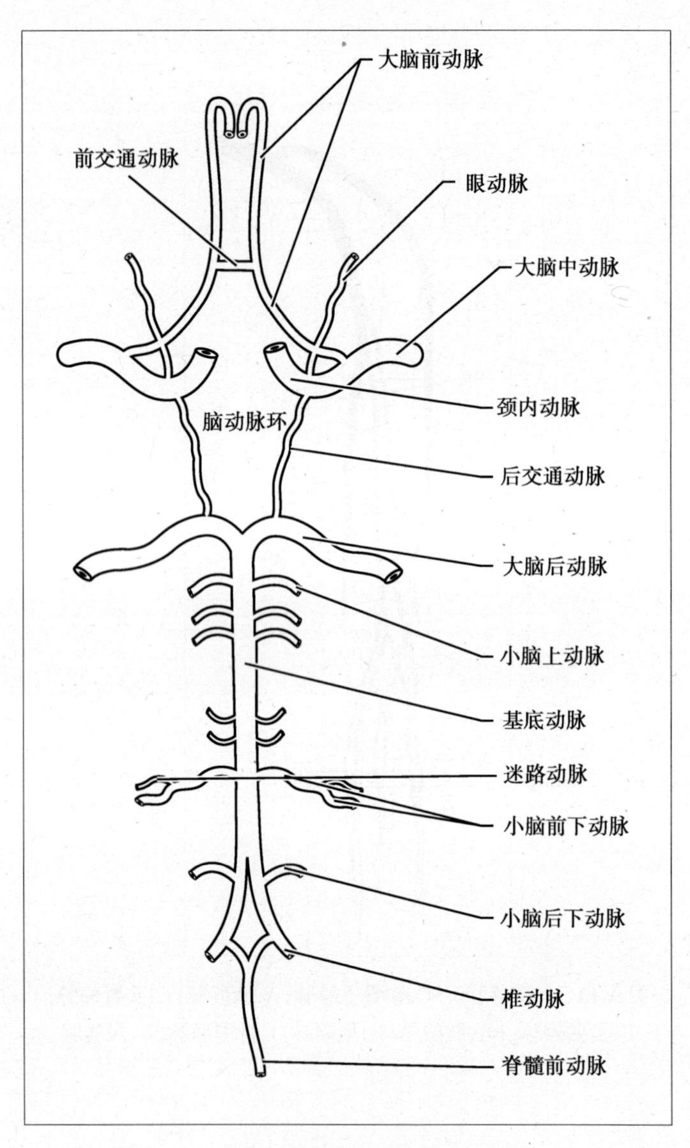
大脑前动脉
前交通动脉
眼动脉
大脑中动脉
颈内动脉
脑动脉环
后交通动脉
大脑后动脉
小脑上动脉
基底动脉
迷路动脉
小脑前下动脉
小脑后下动脉
椎动脉
脊髓前动脉

图 A.14 颅内动脉分支

B 血流动力学和血压监测

血流动力学监测，是心肺和外周血管介入操作中的重要组成部分，它可以提供心脏、血管、肺动脉的动态压力变化。在心脏和肺动脉插管过程中，常常监测右心室压力。在心脏和外周血管插管过程中，尤其是有狭窄病变时，常常监测体循环动脉压力。通过分析动脉压力波形和波动的特点，可以提供给术者非常有用的信息，包括心排血量、心室功能、瓣膜功能、肺功能和容量。

概论

1. **考虑因素**
   a. **优点**
      (1) 动态实时显示心内和血管内压力波形。
      (2) 早期识别由于容量、药理学和手术操作导致的血流动力学变化。
      (3) 促进早期干预和评估疗效。
   b. **缺点**
      (1) 增加了患者的风险，包括栓塞、血管损伤、穿孔、感染、心律失常。
      (2) 监测结果可能是错误的，特别是操作者对计量器和操作不熟练、机器故障等。
2. **仪器和应用**
   a. **组成要素**
      (1) 导管。
      (2) 抗折管。
      (3) 流质。
      (4) 单阀和多阀活塞。
      (5) 传感器和变形测量器。
      (6) 压力放大器。
      (7) 示波器 / 监控器。
      (8) 打印机。
   b. **特性**
      (1) 敏感性：与传感器输入信号和放大器输出信号相关。
      (2) 频率特性：在输入信号频率范围内随着放大器敏感性不同而

不同。

（3）自然频率：在没有阻尼情况下的示波器频率。

（4）阻尼：自然频率的电子或机械损耗。

（5）共振：示波器在介质中的频率是自然频率的倍数。压力波频率和系统谐振频率的和可以导致波形扭曲。

c. **影响频率特性和阻尼的因素**

（1）管腔内径：理想的管腔内径≥1.7mm（18g）。

（2）连接管长度：理想的导管和连接管长度≤100cm。

（3）柔顺性。

（a）使用非顺应性导管和管道。

（b）紧密连接确保无漏。

（c）在隔板换能器与穹隆隔膜间建立良好连接。

（d）仔细冲洗整个系统以确保排出所有气泡。

（e）频繁或持续（3ml/h 或 6ml/h）以防止血栓形成。

（f）保证换能器无振动上升。

3. **压力测量中的错误**

a. **共振和衰减**

（1）欠阻尼：传递信号的所有频率组成。

欠阻尼可源自：

（a）僵硬的管道。

（b）气泡。

（c）空气受阻于隔板换能器与穹隆隔膜间。

（2）过阻尼：信号的主要振幅部分衰减。

过阻尼可源自：

（a）管径狭窄。

（i）限制水柱移动。

（ii）克服摩擦阻力的波能损失。

（b）顺应性管道：波能在腔的压缩过程中被吸收。

（c）气泡：更大的空气压强吸收了能量的压力波；结果导致振幅减低和波形扭曲。

（d）黏性液体：造影剂、血液和高黏性液体导致压力波形的黏性抑制。

（e）凝固物：严重影响了内腔直径，导致摩擦力增加。

（f）连接不牢：当一定容积泄漏于密闭系统时会导致波能损失。

b. **零的参考水平**

（1）导管尖端必须与零参考点水平一致。

（2）仰卧位患者的胸腔中心心内参考点：在 Louis 角测量的胸腔

前后径,其中间点。

（3）零参考点需要根据患者的不同位置作调整。

c. **传感器校准**

（1）在进行每一步骤之前校准传感器。

（2）同时校准系统中的所有传感器。

（3）用水银或数字血压计作为传感器的参考。

（4）分别以25、50、100mmHg以测试压力线性反应。

d. **人为假象**

（1）导管翻转运动（旋转）:导管的旋转运动导致导管内液体流速加快。

（2）末期压力假象:通过导管末端测量血流会人为地增加压力值。

（3）外周扩增:小血管内的反流增加了收缩压和脉搏压峰值。

（4）呼吸改变:胸廓内压周期性改变使得全身,心内以及肺循环压力改变。

4. **压力测量中解决问题**

a. **总体原则**

（1）以合乎逻辑和系统的方式实施解决问题步骤,以加快问题的解决。

（2）冲洗零线。

（3）校正外部组成部分的完整性。

（a）紧密连接所有部分。

（b）液体净化系统以去除所有气泡。

（4）评估导管完整性。

（5）校订导管位置保持导管开放。

b. **欠阻尼**

（1）导管内气泡。

（a）注射器吸出气泡。

（b）等渗盐水提前冲洗导管。

（2）气泡位于试管或者导管穹隆:用溶液冲洗系统除净空气。

（3）过高的系统共振:使用短的、不柔软的、大孔径的导管。

c. **过阻尼**

（1）导管内气泡。

（a）注射器吸出气泡。

（b）等渗盐水提前冲洗导管。

（2）气泡位于试管或者导管穹隆:用溶液冲洗系统除净空气。

（3）导管内血液或凝固物。

（a）用注射器缓慢吸出导管。

(b) 如果很容易吸出血液的话可以提前冲洗导管。

(4) 系统完整性破坏。

(a) 紧密连接所有组成部分,替换残次元件。

(b) 用溶液冲洗系统除净空气。

(5) 导管位置(与血管壁、扭曲、血管痉挛有关):抽回,重新定位,如果必要可以移除导管。

d. **血压低于临床预测。**

(1) 零参考水平高于静脉静力学轴线:如有必要,检查轴线;改变患者体位后确定参考水平。

(2) 传感器发生漂移:校准传感器。

e. **血压高于临床预测**

(1) 零参考水平低于静脉静力学轴线:如有必要,检查轴线;改变患者体位后确定参考水平。

(2) 增加的胸廓内压力,做瓦尔萨尔瓦动作,疼痛或焦虑。

(a) 评估患者;重新确定并有效治疗。

(b) 测压时患者应禁止呼吸,如果可以,应在呼气相其间进行。

f. **压力梯度大于预计值:**气泡会使零水平偏倚;冲洗时贯穿零线。

g. **振幅衰减。**

(1) 导管或食管扭曲。

(a) 检查导管或试管系统。

(b) 替换导管或弄直试管。

(2) 错误的开关位置:调整开关到正确位置。

(3) 缺陷的传感器:从新校准,抑或更换。

(4) 缺陷的扩增器:更换扩增器。

h. **伪影。**

(1) 导管末端移动(旋转):可造成血压变化 ±10mmHg。很难避免;最大化导管稳定性。

(2) 压力末伪影:经常发生在靠近心脏的大血管,可增加血压3~15mmHg。在左心使用多测孔导管,避免用末端带孔导管直接对准高流速血流。

(3) 外周扩增:反应收缩期梯度(外周动脉 > 中心动脉压)。外周动脉收缩压有时可能会比左心室收缩压高大约20mmHg。当怀疑主动脉或主动脉下存在狭窄性压力梯度时,应使用回收技术。

右心导管

右心压力通常使用直接血流,带球囊导管测得。通常插入点包括:颈内静脉,锁骨下静脉,支气管静脉和股静脉。完全的无菌技术是最小化院内感染的关键。

技术

1. 冲洗导管口；用生理盐水赶走器材内所有气体。
2. 确保球囊完整性：导管浸于溶液并将球囊充气；检查有无漏或者缺陷。
3. 获得静脉通路：插入导管鞘。
4. 使导管到达中心静脉系统。用 1.5ml 二氧化碳膨胀球囊。尽管许多术者使用偏爱室内气体的易获得性，然而球囊绝对不能在儿童或者在可能存在心内或肺内分流时使用空气膨胀。
5. 使导管到达右心房
   a. 继续行进带有已膨胀球囊的导管；右心房大约距离股静脉穿刺点 40cm。
   b. 球囊放气并记录当前及平均右心房压。
6. 行进导管至右心室
   a. 球囊充气并行进导管穿过三尖瓣；三尖瓣反流可能会阻碍本次操作。
   b. 在右心室顶端放置导管于不会产生心律失常的点；右心室顶端大约距离股静脉穿刺点 50cm。
   c. 球囊放气并记录当前右心室压。
7. 导管插至肺动脉
   a. 球囊充气。
   b. 逆时针旋转导管使其球囊位于右心室流出道之外。
   c. 缓慢收回导管。
   d. 在右室收缩射血波的辅助下直接行进导管，将球囊穿越肺动脉瓣。
      （1）深吸气会利于本次操作
      （2）监测右束支阻滞心电图。
         （a）有潜在左束支阻滞患者可能会引发全心阻滞。
         （b）在左束支阻滞患者中预防性放置暂时性右心室起步导管时需谨慎。
         （c）紧急放置暂时性右心室起步导引或许必然导致全心阻滞。
8. 行进导管至肺动脉毛细血管楔形（PCW）位
   a. 继续行进带有充气球囊导管（据股静脉穿刺点约 65cm）直至导管在肺动脉内不在自由移动以及观察到可识别的压力波改变。
   b. 通过充气球囊记录即时和平均楔压。
   c. 球囊放气，回收导管 3~5cm 使置于肺动脉主干。
   d. 记录即时和平均肺动脉压。
9. 当不要求持续的血压监测时，记录右心压力的过程或许可以通过将导管引至静脉系统来促进实施，球囊充气，行进导管至 PCW 位。球囊放气后持续记录右心血压，缓慢回抽导管至右心房，暂停于肺动脉主干并再次在右心室内记录选择性室间期。传感器起初开口于大气并在记录的最后确定记录的准确性。这项技术不适合通过一根导丝来交换导管，以在肺血管内选择性导管放置。

并发症

1. 肺段感染
   a. 可能源自导管尖端的远方移动至外周肺血管或者自发性导管尖端楔入。
   b. 可能源自球囊在肺动脉，右心或静脉系统中破裂所致的空气栓塞。
2. 肺动脉穿孔
   a. 可能源自过久的充气球囊。
      (1) 应减少球囊充气时间。
      (2) 减少肺毛细血管楔压的测量数量，并减少充气时间至两次呼吸节律在 10~15 秒。
      (3) 在女性患者中有更高的肺动脉穿孔概率，包括高龄、抗凝、低体温或肺动脉高压。
   b. 可能出现以下血管过度伸张。
      (1) 球囊充气不可超过推荐体积，否则过度伸张的血管可能会导致血管破裂。
      (2) 肺动脉压应在球囊充气前监测，以确定导管在肺动脉而不是移动到远端。
         (a) 不连续的球囊充气以辨别肺动脉压和肺毛细血管楔压。
         (b) 若导管球囊充气体积少于 1.5ml 空气，放气回抽导管 1~2cm 后再充气。
      (3) 推荐使用造影估计导管位置。
   c. 监视肺动脉穿孔的症状和体征
      (1) 咯血。
      (2) 疼痛。
      (3) 呼吸窘迫。
3. 栓塞
   a. 可能源自导管内微血栓形成继而移至远端肺动脉血管。肺动脉导管应经常用肝素水冲洗，以防止血栓形成。
   b. 长时间使用中心套管会增加血栓风险。
   c. 可能源自医源性空气进入静脉循环并移行至远端肺脉管系统。
4. 心律失常
   a. 可能发生于导管植入或移动时。

b. 可能发生于导管伴随球囊放气并撤回至右心室时。
c. 心电图检测从导管进入到取出都是非常重要的。
（1）一过性右心室预激去极化是主要因素。
（2）可能会导致致命性心律失常。
（3）可能会导致右束支阻滞。
（4）可能会导致全心阻滞，尤其是有潜在左束支阻滞的患者。

5. 感染、败血症和心内膜炎
a. 任何侵袭性操作都有院内感染的风险。
b. 在准备阶段，血管通路和导管进入与操作过程中，利用适当无菌技术会明显减低风险。
（1）穿刺部位备皮、消毒（如 1% 聚乙烯吡咯酮碘试剂）准备。
（2）正确的洗手。
（3）使用灭菌服装和手套至关重要。

6. 心脏或重要血管穿孔：罕见并发症，要确保球囊在导管传入心脏前是充气状态或许可以避免。
7. 气胸：罕见并发症，据报道是通过颈内静脉和锁骨下静脉的血管通路进行操作所致。

颈内和肺动脉压力波形分析

1. **右心房**
a. **压力：**平均右心房压为 0~8mmHg
b. **波形分析**（图 B.1 和 B.2）
（1）**a 波：**心房收缩（大约于心电图 P 波后 80 毫秒）。
（2）**x 降幅：**右心房舒张和房 – 室阻滞下移运动。
（3）**c 波：**三尖瓣在右室收缩开始时向右心房移动（紧随一个波形接近于心电图 P–R 间期时段）。这种现象不常见到（最容易出现在心电图 P–R 间期延长期）。
（4）**v 波：**右心房在右室收缩期三尖瓣关闭时（发生于心电图 T 波终末）被动静脉充盈。V 波的尖峰发生于右室收缩三尖瓣关闭末。
（5）**y 降幅：**三尖瓣开放，心房迅速排空。

2. **右心室**
a. **压力：**右心室压为 15~30/0~8mmHg。
（1）右心室收缩末压（RVEDP）等于右心房压，是因为两者实际上在三尖瓣开放时形成一个腔。
（2）右心室收缩末压在三尖瓣疾病时并不等于右心房压。

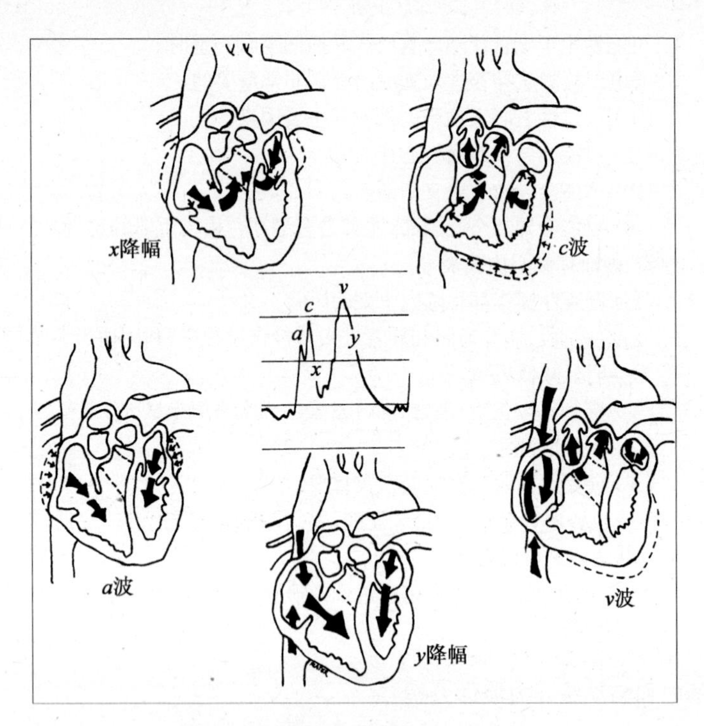

图 B.1　动脉压力波形及心动周期

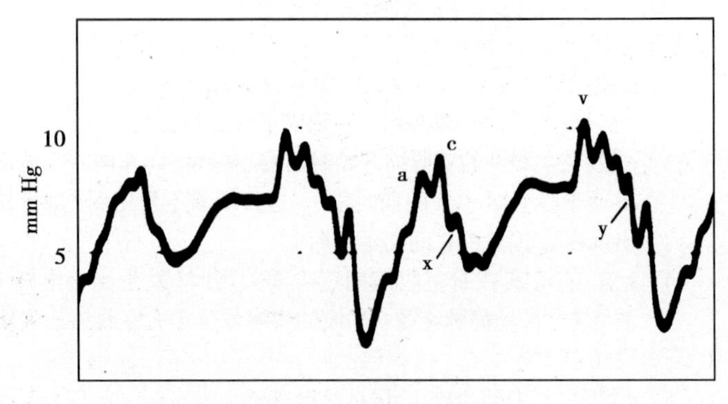

图 B.2　右房压力曲线

b. **波形分析**（图 B.3）。

（1）等容收缩期。

（a）右心室收缩开始于心电图 R 波尖峰。

（b）由于右心室收缩对抗关闭的三尖瓣和肺动脉瓣产生了收缩期部分中的迅速上升部分。

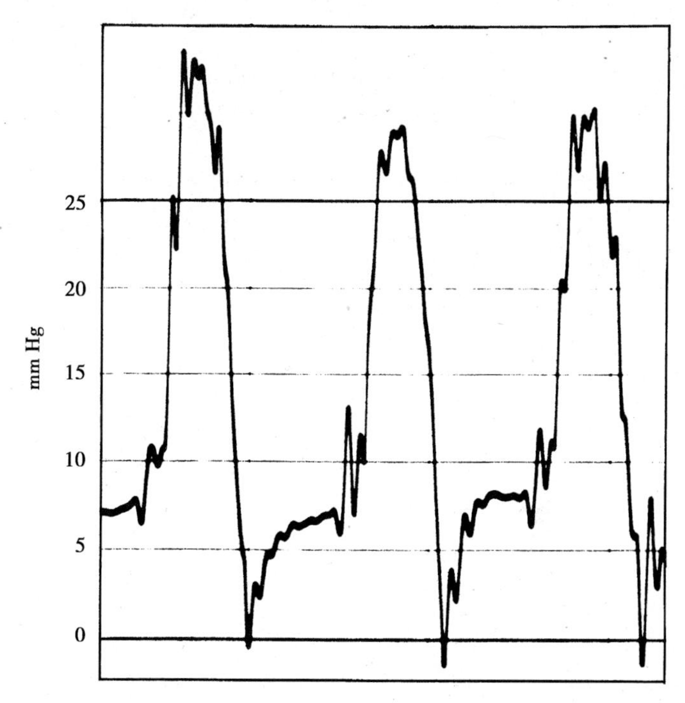

图 B.3 右室压力曲线

（2）射血期。

（a）右心室压超过肺动脉压,肺动脉瓣开放,血液射入肺动脉。

（b）快速射血期起自肺动脉瓣开放至右心室收缩压顶峰。

（c）减慢射血期从右心室收缩压顶峰到肺动脉瓣关闭。

（3）等容舒张期。

（a）当肺动脉压超过右心室压时,肺动脉瓣关闭。

（b）接下来为等容舒张期,出现负波偏转。

（c）三尖瓣开放标志着等容舒张期结束及优势收缩开始。

（4）快速心室充盈期发生于三尖瓣开放直至舒张期完成,右心室舒张产生了快速的反向波形。

（5）减慢心室充盈 / 舒张期。

（a）减慢充盈期发生直至收缩期,可由右心房和右心室压力及右心室容积逐步上升加以判断。

（b）静态基线标记为右心室与右心房压在整个时相相等。

（c）右心室舒张末压在心电图 T 波尖峰测得。

3. **肺动脉**

a. **压力**：肺动脉压为 15~30/4~12mmHg；平均肺动脉压为 9~18mmHg。

（1）肺动脉收缩压等于右心室收缩压，因为在收缩期肺动脉瓣开放时，两者本质上处于共同腔室。

（2）当有肺动脉瓣狭窄性疾病时，肺动脉收缩压不等于右心室收缩压。

b. **波形分析**（图 B.4）。

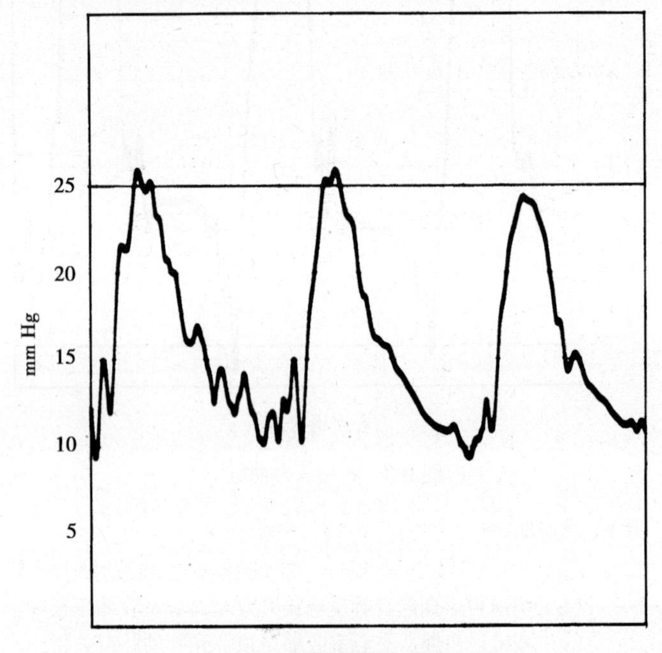

图 B.4　肺动脉压力曲线

（1）收缩。

（a）肺动脉压升高发生于血液自右心室射入肺动脉时。

（b）收缩波尖峰发生于心电图 T 波期间。

（c）右心室与肺动脉压持续增加直至右心室舒张。

（2）舒张。

（a）右心室及肺动脉压降低直至肺动脉压力超过右心室压，继而肺动脉瓣关闭。这产生了重搏切迹，标志着右心室等容舒张期开始。

（b）压力持续降低直至右心室收缩，新的循环重复。

4. **肺毛细血管楔压**

a. **压力：**平均肺毛细血管楔压为2~10mmHg。

（1）充盈球囊阻滞肺动脉小分支，使得左心房压力波可通过肺血管逆行转移。

（2）当肺动脉与左房之间无阻滞时，整个心脏循环中，肺毛细血管楔压与左心房压相等。

（3）肺毛细血管楔压等于肺动脉收缩压，因为在收缩期是平衡的。

（4）肺毛细血管楔压在特殊情况下不等于肺动脉收缩压，如肺血管阻力增加、呼气末正压通气及肺弥散性疾病。

b. **波形分析**（图B.1和B.5）

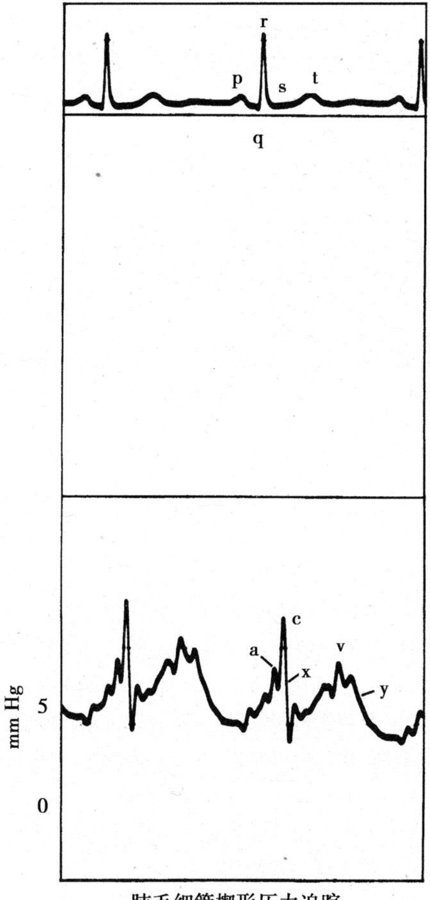

图B.5　肺毛细血管楔压曲线

(1) **a 波**:左心房收缩(紧随心电图 P 波后约 240 毫秒。)

(2) **x 降幅**:左动脉舒张及房室结向下传导。

(3) **c 波**:左心室收缩起始,二尖瓣向左心房上移(紧随一个波形,相当于心电图 P–R 间期的一段时间)。这一转向并非随时可见(最长见于心电图 R–P 间期延长时)。

(4) **v 波**:左心室收缩而二尖瓣关闭时,左心房被动充盈(发生于心电图 T 波)。V 波顶峰发生于心室收缩末,此时左心房达到最大充盈。

(5) **y 降幅**:紧随二尖瓣开放,迅速左心房排空。

左心导管

通常通过猪尾导管测量主动脉和左心室压。猪尾导管用来减少潜在的血管及心脏创伤(如心脏或大血管穿孔)。其多侧孔设计以弥散大的管腔中血管造影材料的浑浊性,同时降低潜在的心脏内皮或内膜的染色。

技术

1. 猪尾导管在进入动脉系统中应提前用肝素化溶剂冲洗。
2. 由于其圈型设计,猪尾导管由导引导丝引入主动脉中心。
3. 去除导丝,仔细冲洗导管。
4. 在进入左心室顶端前,先测量中心主动脉压力。轻至重度主动脉瓣膜狭窄会阻碍进入左心室的过程,因此需用导引导丝通过环面。
5. 猪尾导管通过导丝进入不会致心律失常的位置。

并发症

1. 血栓形成
   a. 可能源于导管内微血栓形成及继发脑、内脏或四肢栓塞。动脉内导管应经常用肝素化溶剂冲洗以最小化血栓形成。
   b. 可能源于心内及血管内栓子碎片脱落。细心练习会减少这一危险。有动脉硬化、瓣膜狭窄、心力衰竭者该风险会增加,在左心室动脉瘤、近期有移动性栓子致心肌感染、心房颤动或高凝状态者推荐使用抗凝剂以减少该风险。
2. 心律不齐
   a. 可发生于导管进入和移除期间。在导管和导丝于左心房内操作时,心电图监测是至关重要的。
   b. 一过性期前心室去极化亦有影响。一些致死性心律不齐或左束支或多束支阻滞亦会发生。全心阻滞可能会导致潜在的右束支阻滞。

3. 感染、败血症和心内膜炎
    a. 任何侵入性操作都可致院内感染。
    b. 合适的无菌操作技术会在本质上降低准备、血管侵入、穿刺及导管操作期间的感染风险。
        (1) 穿刺点备皮及杀菌剂准备(如1%聚乙烯吡咯酮——碘化溶剂)。
        (2) 合理洗手。
        (3) 无菌衣及手套的穿戴至关重要。
4. 心脏或其他大血管穿孔：罕见并发症；猪尾导管的设计会大大地减少该风险。

心内压波形分析

1. **左心室**
    a. **压力**：左心室压为(100~140)/(3~12)mmHg。
        (1) 左心室收缩末压(LVEDP)是反映左心室功能的指标。左室收缩末压影响心肌纤维长度，反映左心室心肌收缩期顺应性，因此在收缩前左心房压等同心室压。

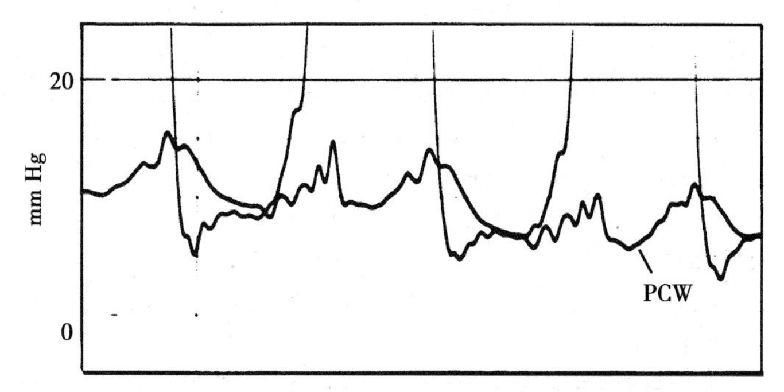

图 B.6　左室舒张末期压力曲线及肺毛细血管楔压曲线叠加

        (2) 左心室收缩末压等于左心房压，在肺动脉和左心室间无阻塞且当二尖瓣在收缩期开放时，也等于肺毛细血管楔压(图B.6)。
        (3) 肺毛细血管楔压在某些情况下不等于左心室收缩末压，如二尖瓣疾病、肺静脉阻塞、肺动脉高压、左房黏液瘤及三房心。
        (4) 在左心室与主动脉间无阻塞且当主动脉瓣开放时，左心室收缩压等于主动脉收缩压。

（5）如有主动脉缩窄或肥厚性梗阻型心肌病（非对称性室间隔肥厚、先天性肥厚性主动脉下狭窄）时，左心室收缩压不等于左动脉收缩压。

b. **波形分析**

（1）等容收缩期。

（a）左心室收缩发生于心电图 R 波顶峰。

（b）收缩期的快速上升时左心室收缩对抗关闭的二尖瓣和主动脉瓣的结果。

（2）射血期。

（a）左心室压超过主动脉压，主动脉瓣开放，血液射入主动脉。

（b）快速射血期发生于主动脉瓣开放至左心室收缩压顶峰期间。

（c）减慢射血期起自左心室收缩压顶峰至主动脉瓣关闭。

（3）等容舒张期。

（a）当主动脉压力超过左心室压时，主动脉瓣关闭。

（b）等容舒张期继而开始，并发生负形波偏转。

（c）二尖瓣开放标志着等容舒张期结束，左心室收缩期开始。

（4）快速心室充盈发生于二尖瓣开放至心舒期。快速负向偏转继发于左心室舒张。

（5）减慢充盈 / 心舒期

（a）左心室缓慢充盈发生直至收缩，可通过缓慢的左心房和左心室收缩压及左心室容积上升来加以辨别。

（b）静态基线标志左心室与左心房压在该时相均相等。

（c）左心室收缩末压在 T 波顶峰时测得。

2. **中央动脉**

a. **压力：**主动脉压为（100~140）/（60~90）mmHg；平均主动脉压为 70~105mmHg。

（1）系统性主动脉压等于主动脉压，且当二尖瓣于左心室收缩期开放时亦等于左心室收缩压。

（2）当有主动脉瓣疾病、主动脉疾病及外周动脉疾病时，压力不等。

b. **波形分析**（图 B.7 和 B.8）。

（1）收缩。

（a）主动脉压增高发生于血液自左心室射入主动脉及远端全身血管。

（b）发生于心电图 T 波期间。

（c）左心室及主动脉压持续增加直至左心室开始舒张。

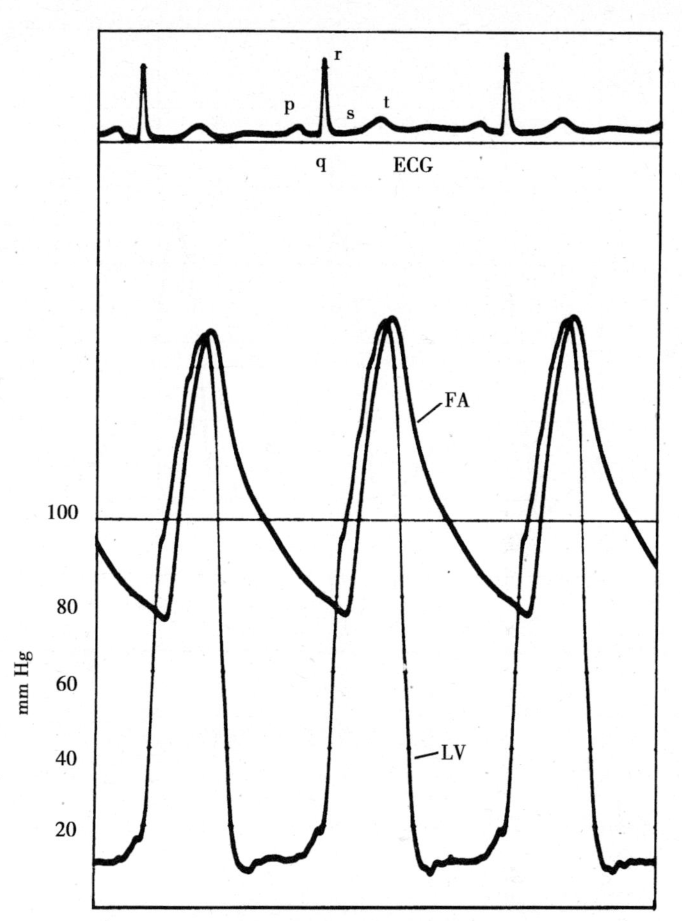

图 B.7 全身动脉追踪与左心室压力追踪叠加

（2）舒张。

（a）左心室及主动脉压下降直至主动脉压超过左心室压而主动脉瓣关闭。这产生了双重脉标志着左心室等容舒张期开始。

（b）压力持续降低，直至左心室收缩，循环重复。

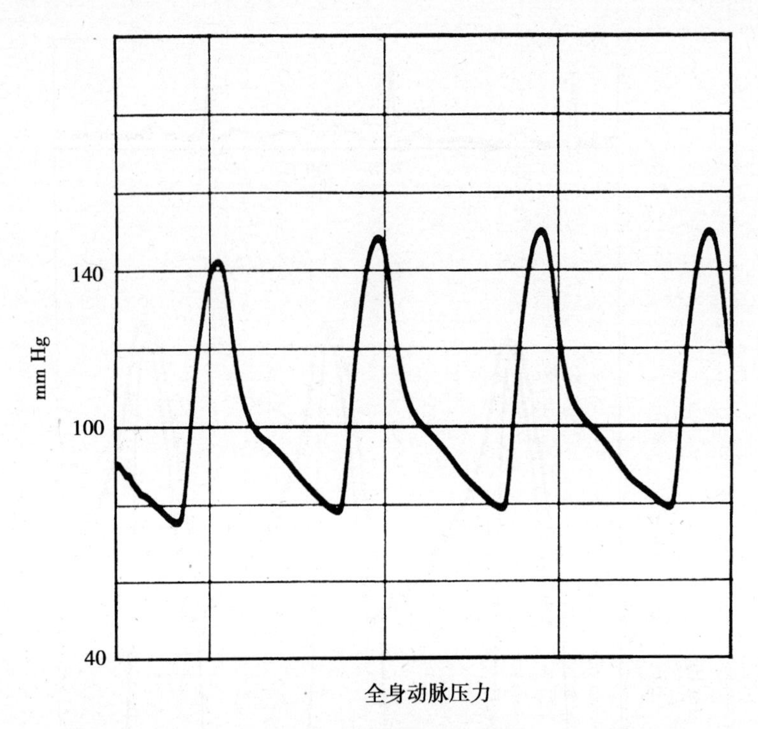

图 B.8 全身动脉压力追踪

波形的临床意义

右心房压

1. 平均为 0~8mmHg。
   a. 上升。
      (1) 右侧心力衰竭。
      (2) 心包积液 / 填塞。
      (3) 急性室间隔缺损。
      (4) 三尖瓣狭窄。
      (5) 肺栓塞。
      (6) 肺动脉高压。
      (7) 高血容量。
   b. 吸气时升高(Kussmaul 征)
      (1) 右心室感染。
      (2) 三尖瓣关闭不全。
      (3) 缩窄性心包炎。

c. 下降：心包积液。
d. 吸气时下降：血容量增多 / 脱水。
e. 右心房压与左心房压（肺毛细血管楔压）相等。
  （1）严重房间隔缺损（ASD）。
  （2）缩窄性 / 限制性心肌炎。
f. 等于或超过肺毛细血管楔压：急性右心室梗死。
g. 房室波形组成分离：Ebstein 综合征（右心室心房化）。

2. a 波为 2~8mmHg。
  a. 缺损。
    （1）心房颤动。
    （2）心房扑动。
    （3）心房停顿。
  b. 上升。
    （1）右心室充盈受阻。
    （2）肺动脉高压。
    （3）三尖瓣狭窄。
    （4）右心室顺应性下降。
    （5）缩窄性心包炎。
    （6）三尖瓣关闭不全。
    （7）肺动脉狭窄。
    （8）右心室肥大。
  c. Cannon 波（规律）：心房收缩对抗关闭的三尖瓣
    （1）窦性节律。
    （2）房室结折返性心动过速。
  d. Cannon 波（不规律）：房室分离及融合波（收缩期减少）
    （1）宽大畸形心动过速（强烈提示室性心动过速 VT）。
    （2）完全性心脏阻滞。
    （3）室性心律。
  e. Cannon 波（单发）：异位室性期前收缩。
  f. 机械性锯齿波形：心房扑动（约 300 次 / 分）。

3. x 降幅—显著。
  a. 心包积液。
  b. 右心室梗死。
  c. 扩容治疗。

4. v 波增大。
  a. 三尖瓣关闭不全。
  b. 缩窄性心包炎。

c. 房间隔缺损。
d. 心房颤动。
e. 高血容量。
5. y 波降幅。
a. 明显 / 迅速。
（1）三尖瓣关闭不全。
（2）缩窄性心包炎。
（3）右心室梗死。
（4）扩容治疗。
b. 减低 / 缺损：心包积液。

右心室压

1. 收缩期峰值为 15~30mmHg。
a. 升高。
（1）肺动脉高压。
（2）肺动脉狭窄。
（3）室间隔缺损。
b. 降低。
（1）慢性心力衰竭。
（2）心脏压塞。
（3）高血容量。
2. 收缩末压为 0~8mmHg。
a. 升高。
（1）右侧心力衰竭。
（2）慢性左侧心力衰竭。
（3）肺循环不足。
（4）缩窄性心包炎。
（5）心脏压塞。
（6）高血容量。
b. 下降。
（1）三尖瓣狭窄。
（2）高血容量。
c. 平方根标志（早期迅速降谷中期收缩中期平坦期）。
（1）缩窄性心包炎。
（2）限制性心肌病。
（3）中至重度右侧心力衰竭。
（4）心动过缓（人为）。

d. 相等（右心室收缩末压与肺动脉收缩压，且在 4mmHg 内）。
  （1）限制性缩窄性心包炎。
  （2）休克。
e. a 波—衰减 / 缺损。
  （1）三尖瓣狭窄。
  （2）三尖瓣关闭不全（合并右心室顺应性降低）。
  （3）心房颤动。
  （4）心房扑动。
  （5）心房停顿。

肺动脉压

1. 一般为 9~17mmHg。
2. 收缩压峰值为 15~30mmHg。
  a. 上升。
    （1）肺动脉血流增加：左至右漏。
    （2）肺血管阻力增加。
      （a）肺实质疾病。
      （b）肺动脉狭窄。
      （c）肺动脉栓塞。
      （d）一级或二级肺动脉高压。
    （3）伴肺毛细血管楔压、肺静脉压、左心房压或左心室收缩末压同时增高
      （a）二尖瓣狭窄。
      （b）二尖瓣关闭不全。
      （c）左侧心力衰竭。
  b. 下降。
    （1）血容量增加。
    （2）肺动脉狭窄。
    （3）Ebstein 征。
    （4）右心发育不全。
    （5）三尖瓣狭窄。
    （6）三尖瓣闭锁。
3. 收缩压为 4~14mmHg。
  a. 肺动脉收缩压 > 平均肺毛细血管楔压：早期肺动脉紊乱（肺动脉收缩压 – 肺毛细血管楔压）>6mmHg。
  b. 肺动脉收缩压 < 平均肺毛细血管楔压：急性二尖瓣关闭不全。

肺毛细血管楔压 / 左心房压

1. 肺毛细血管楔压为 2~12mmHg。
   a. 上升。
      （1）三尖瓣狭窄。
      （2）三尖瓣关闭不全。
      （3）左侧心力衰竭。
      （4）左心室肥大。
      （5）左心室顺应性降低。
      （6）肺动脉血管张力增加。
      （7）“过于楔入的”导管。
      （8）呼气末正压通气阶段的负压 / 持续正性的气道压力通风。
      （9）高血容量。
   b. 下降：高血容量。
   c. 肺动脉毛细血管楔压、左心房压、左心室压相等。
      （1）严重的房间隔缺损。
      （2）缩窄性 / 限制性心肌炎。
2. a 波为 3~10mmHg。
   a. 缺损。
      （1）心房颤动。
      （2）心房扑动。
      （3）心房停顿。
   b. 升高——左室充盈受阻。
      （1）系统性高血压。
      （2）二尖瓣狭窄。
      （3）二尖瓣关闭不全。
      （4）主动脉缩窄。
      （5）左心室肥大。
   c. 佳能波（规律）——心房收缩对抗关闭的二尖瓣。
      （1）窦性节律。
      （2）房室折返性心动过速。
   d. 佳能波（不规律）——房室分离及融合波（收缩期缩短）。
      （1）宽大畸形心动过速（高度提示室性心动过速）。
      （2）完全心脏阻滞。
      （3）室性节律。
   e. 佳能波（单个）——室性异位心率。
   f. 机械的摆动波——房扑（约 300 次 / 分）。

3. v 波——上升
   a. 二尖瓣关闭不全。
   b. 心房颤动。
   c. 缩窄性心包炎。
   d. 高血容量。
4. y 降幅。
   a. 显著。
      （1）二尖瓣关闭不全。
      （2）缩窄性心包炎。
   b. 衰减 / 缺损：心包积液。

左心室压

1. 收缩峰值为 100~140mmHg。
   a. 上升。
      （1）系统性高血压。
      （2）主动脉缩窄。
      （3）主动脉关闭不全。
   b. 下降。
      （1）低血容量。
      （2）慢性左侧心力衰竭。
      （3）心脏压塞。
2. 收缩末压为 3~12mmHg。
   a. 上升。
      （1）左侧心力衰竭。
      （2）左心室肥大。
      （3）左心室顺应性降低。
         （a）主动脉关闭不全。
         （b）缩窄性心包炎。
         （c）心脏压塞。
         （d）心内膜纤维化。
   b. 下降。
      （1）高血容量。
      （2）限制性心肌病。
   c. 平方根标记（做起快速收缩期下降伴收缩期中平坦）。
      （1）缩窄性心包炎。
      （2）限制性心肌病。
      （3）中至重度左侧心力衰竭。

（4）心动过缓（人为）。

d. a 波——衰减 / 缺损

（1）严重主动脉关闭不全。

（2）二尖瓣狭窄。

（3）二尖瓣关闭不全。

（4）心房颤动。

（5）房扑。

（6）心房停顿。

主动脉压 / 系统性动脉压

1. 一般为 70~105mmHg。

2. 收缩期峰值为 100~140mmHg。

a. 升高。

（1）系统性高血压。

（2）主动脉硬化。

（3）儿茶酚胺分泌过多。

（4）焦虑。

b. 下降。

（1）主动脉缩窄。

（2）心排血量降低。

（3）休克。

3. 舒张期为 60~90mmHg。升高：系统性高血压。

4. 脉压。

a. 宽。

（1）系统性高血压。

（2）主动脉关闭不全。

（3）大的左至右瘘。

（a）动脉导管未闭。

（b）主动脉肺动脉瘘。

（c）动脉共干。

（d）Valsalva 动脉瘤穿孔。

b. 狭窄。

（1）主动脉狭窄。

（2）慢性心力衰竭。

（3）心脏压塞。

（4）休克。

c. 奇脉。

（1）主动脉关闭不全。

（2）肥厚性梗阻型心肌病（非对称性室间隔肥厚；先天性肥厚性主动脉下狭窄）。

d. 奇脉（吸气时收缩压下降幅度 >10mmHg）：心脏压塞。

e. 细迟脉（脉弱且升降缓慢）：主动脉缩窄。

f. 交替脉（脉压强弱交替）。

（1）充血性心力衰竭。

（2）心肌病。

呼吸效应

心内及呼吸压的变化可能会导致胸内压改变。

1. 所有压力：系统性、心室及肺动脉压会在即时和平均记录中显示出周期性的振幅变化。压力幅度可能会在明显的肺部疾病、严重心力衰竭或机械通气时增加。
2. 心房压：平均右心房、平均左心房及肺毛细血管楔压在吸气时降低。a、v、x 及 y 波在吸气时会显著降低。

推荐阅读

Barash PG, Cullen BF, Stoelting RK, eds. *Clinical Anesthesia.* Philadelphia: JB Lippincott; 1989.

Baim D, Grossman W, eds. *Cardiac Catheterization: Angiography and Intervention.* 5th ed. Philadelphia: Lippincott Williams & Wilkins; 1995.

Bustin D, ed. *Hemodynamic Monitoring.* Norwalk, CT: Appleton-Century-Crofts; 1986.

Daily EK. Hemodynamic waveform analogs. *J Cardiovasc Nurs.* 2001;6–22.

Dalen JE. Bedside hemodynamic monitoring. *N Engl J Med.* 1979;301:1179–1178.

Daovic G. *Handbook of Hemodynamic Monitoring.* Philadelphia: WB Saunders; 1999.

Kern MJ. *Hemodynamic Rounds: Interpretation of Cardiac Pathophysiology from Pressure Waveform Analysis.* New York: John Wiley & Sons; 1999.

Quaal SJ. Improving the accuracy of PA catheter measurements. *J Cardiovasc Nurs.* 2001;15:71–82.

Robin E. The cult of the Swan-Ganz catheter. *Ann Intern Med.* 1985;103:445–449.

Sharkey SW. Beyond the wedge: clinical physiology and the Swan-Ganz catheter. *Am J Med.* 1987;83:111–121.

Swan HJC, Ganz W, Forrester JS, et al. Catheterization of the heart in man with use of a flow-directed-balloon-tipped catheter. *N Engl J Med.* 1970;283:447–451.

Woods SL, ed. *Cardiovascular Critical Care Nursing.* New York: Churchill Livingstone; 1983.

C 实验室正常值*

血液生化

	正常范围
钠	139~147mEq/L
钾	3.6~5.0mEq/L
氯	102~113mEq/L
二氧化碳	22~30mEq/L
尿素氮	7~22mg/dl
肌酐	0.6~1.3mg/dl（女）
	0.8~1.5mg/dl（男）
总胆红素	1.0mg/dl
直接胆红素	0.3mg/dl
碱性磷酸酶	16~95U/L
乳酸脱氢酶	88~196U/L
血清谷草转氨酶	22~47U/L
胆固醇	130~260mg/dl
三酰甘油	150mg/dl
	190mg/dl（>40 岁）
总蛋白	6.4~8.1g/dl
白蛋白	4.1~5.5g/dl
钙	2.21~2.52mEq/L（pH 7.4，37℃）
磷	2.3~4.3mg/dl
血糖	70~112mg/dl
尿酸	2.2~7.3mg/dl（女）
	3.9~8.3mg/dl（男）

* Table is adapted from *Brigham and Women's Hospital Laboratory Manual*. Boston: Little, Brown and Company; 1995.

血气

动脉血

	正常范围
pH	7.35~7.45
CO_2	22~30mEq/L
Pco_2	36~47mmHg
POO_2	65~95mmHg
O_2	饱和度 93%~97.5%

静脉血

	正常范围
pH	7.32~7.42
CO_2	25~29mEq/L
Pco_2	42~55mmHg

凝血

	正常范围
凝血酶原时间(PT)	10~13 秒
部分凝血活酶时间(PTT)	22~35 秒
凝血时间	18~25 秒
出血时间	2~9 分
活化凝血时间	150 秒
血小板计数	150 000~450 000/μL

抗凝

	正常范围
纤维蛋白原	170~410mg/dl
纤维蛋白裂解产物	10μg/ml
球蛋白溶解时间	90~300 分(成人) 400 分(儿童)

内分泌性高血压

	正常范围
尿香草扁桃酸(VMA)	0~10mg/24h
肾素活性(低盐,直立状态下)	2.5~14.0mg/(ml·L)

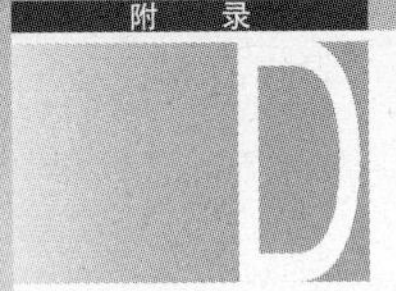

标准的血管造影/介入操作手术包

请参考第81章。

操作手术包

针头：任何时候都应使用安全的针头

规格(数目)	用途
25G×5/8(1)	注射利多卡因，皮肤/表浅
22G×1(1)	注射利多卡因，深部组织
18G×1(1)	从小瓶中抽取利多卡因
18G×1过滤针头(1)	从安瓿中抽取药物
18G×23/4(1)	经皮动脉穿刺(后期多不再放入手术包中)

注射器

型号(数目)	用途
Luer-Lok 10ml(2)	冲洗/手推造影剂
Luer-Lok 20ml(3)	冲洗
按钮控制 Luer-Lok 10ml(1)	局部麻醉
透明药物标签	在操作台上与药物一一对应，连接注射器

其他设备(数目)

1. 活塞，单向塑料阀门(弹簧开关)，连接导管近端控制血流(1)。
2. 手术刀，11号刀片，用于皮肤切口(1)。
3. 止血钳，5号，弯蚊钳，用于分离皮肤和表浅软组织(1)。
4. 闭式腔内冲洗设备并连接三通以引流废液(1)。
5. 接三通的闭式对比剂注射设备连接管腔冲洗设备的三通(1)。
6. 大盆盛放无菌盐水用于放置导管、导丝(1)。
7. 利器筒用于盛放利器(1)。
8. 小烧杯用于混合溶液/对比剂(1)。
9. 纱布，4英寸 ×4英寸(1英寸=2.54cm)(20)。

10. 消毒巾置于穿刺部位（6）。
11. 无菌台布（2）一个用于操作台，一个用于准备台。
12. 造影套件中股动脉穿刺用的无菌洞巾（1），或介入包中无菌洞巾（1）和无菌大单（1）。
13. 无菌手术衣（1–2）。
14. 无菌巾钳（3）。
15. 无菌覆单（3）　操作台，准备台，备用各一个。

    注意事项：覆单严格用于覆盖可能被人为因素污染的无菌区，操作过程中及时应用。理想情况下，无菌台应该在使用前再打开。
16. 无菌塑料套应套在影像增强器、铅板和控制台上。

溶液（盥洗液）

1. 冲洗　1000ml 生理盐水中放入 1000~3000U 肝素，用于造影导管的腔内冲洗。
2. 盥洗　1000ml 生理盐水中放入 1000~3000U 肝素，放入大盆容器。

消毒剂	用途
Chloroprep	手术区域准备，或
聚维酮碘擦洗棒（3）	清洗操作区域，和
聚维酮碘棒	擦拭操作区域

个人防护用品

在侵入性操作中，每个成员都应配有个人防护用品，包括：

1. 无菌和清洁手套（不含橡胶）。
2. 防水手术衣。
3. 面罩。
4. 护眼罩。

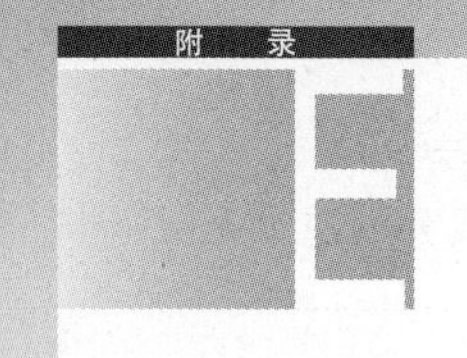

选择性髂内动脉球囊封堵减少由胎盘异常引发的出血

前言

胎盘异常植入根据侵入子宫壁的程度分为植入性胎盘、粘连性胎盘、穿透性胎盘。统计的发生率不一，据估计在孕妇中的发生率约1或500/700 000[1,2]。植入性胎盘和穿透性胎盘分别指胎盘进入到子宫肌层和浆膜；而粘连性胎盘指与子宫内膜基层相连，为最常见的类型。前置胎盘指胎盘覆盖子宫颈内口，可能与胎盘粘连尤其是与剖宫产手术史相关。有剖宫产和胎盘前置史的患者，粘连性胎盘的发生率为30%。这种胎盘异常植入可导致生命危险，包括感染、出血、子宫切除，甚至死亡。

胎盘异常导致的产后大出血是剖宫产术后母系死亡和子宫切除的主要原因。对于介入放射科医师通过放置双侧髂内动脉球囊导管减少出血的需求日益增长[3]。对于胎盘粘连需要子宫切除的患者，这等同于保留子宫或减少术中出血。子宫切除是胎盘异常植入的传统治疗方法。

诊断

产前诊断胎盘植入最好按照两级诊断途径，包括超声筛查高风险胎盘植入患者和MRI确诊超声检查结果模棱两可的患者[1,2,4]。MRI用于诊断穿透性胎盘植入和对周围组织的侵犯，超声更适合于检查轻度的胎盘植入。

咨询

1. 患者在门诊接受全面评估，包括病史、体格检查、实验室检查和有关的影像学资料。
2. 告知患者相关的利弊和其他治疗方式。签署知情同意书。
3. 存在争议的病例需要介入和妇产科医师讨论制订治疗方案。会诊后决定可以确定安全的操作室，在介入手术室或在有透视设备的手术室。
4. 多学科协调并选择操作间。
5. 如有需要，应请麻醉科和泌尿外科医师会诊。

适应证

1. 剖宫产子宫切除术治疗胎盘异常时控制出血。
2. 对可能存在胎盘植入的患者在需要剖宫产子宫切除术或子宫动脉栓塞术前植入，控制出血。

禁忌证

1. 血管造影风险，但不局限于
   a. 对比剂严重过敏反应。
   b. 不能纠正的凝血功能障碍。
   c. 肾功能不全。

术前准备

1. 入院（至少在术前）。
2. 麻醉前禁食。
3. 插导尿管。
4. 配置气动靴防止血栓（持续压力泵）。
5. 检查实验室指标　血常规，凝血功能，尿素氮，肌酐。
6. 检查标记双侧大腿搏动。
7. 硬膜外麻醉。

操作

1. 双侧股动脉入路；植入造影鞘管并标记，肝素冲洗。妊娠子宫增大和患者活动不便导致不能完全平躺可能会使困难增加。
2. 用 Cobra 导管从对侧入路插管至同侧髂内动脉，交换闭塞球囊导管。
3. 手推造影剂证实导管在髂内动脉的位置。
4. 体外测试球囊的最佳充盈体积，然后抽瘪球囊以备用。放置球囊后通过造影剂滞留或血流停止确认为球囊充盈，球囊抽瘪则血液流动。
5. 连接球囊压力泵，标记球囊部位。
6. 透视模式下保存图像记录球囊位置和球囊回撤。
7. 当胎儿娩出，脐带钳闭后，充盈球囊。
8. 球囊充盈后，如果不准备切除子宫，外科医师则可以清除植入胎盘后止血，否则可行子宫切除术。
9. 手术期间检查脉搏，确保球囊没有移位。
10. 对于需要保留子宫的患者，在清除胎盘后可行双侧子宫动脉栓塞。
11. 球囊导管保持充盈直至完全止血。止血后再回撤球囊导管。
12. 拔除双侧股动脉鞘，检查穿刺点、脉搏，卧床休息，肢体制动。

术后处理

1. 患者转移至恢复室,检查产后和造影相关并发症。
2. 所有操作应该床边处理,包括处理方法。

结果

在胎盘异常植入的患者中放置球囊导管闭塞髂内动脉,已有一些小样本的回顾性报道[1,5-9]。所有报道中的成功率非常高(100%)。临床成功率是通过子宫切除率或失血量来衡量,可能由于不同机构间的技术不同而难以比较。在一组5例患者的报道中,在子宫切除术前放置髂内动脉闭塞球囊,失血量为1~4L[5]。另一组6例患者的报道中[1],球囊放置后行子宫动脉栓塞再行子宫切除,与同期非随机6例接受传统子宫切除的患者比较。由介入医师辅助的患者平均失血量为6.5L,但值得注意的是,其中5例的失血量为1.5~2L。单纯外科手术患者的失血量为6.3L。然而,此项研究的结论是这两组间的转归无差异。在Brigham妇女医院的一项研究中,子宫切除术前放置球囊导管患者的平均失血量为1.2L,没有患者需要输血[10]。

并发症

潜在的并发症分为母源性或胎源性。文献报道并发症发生率很低。值得一提的是,Hansch报道一例产后发热给予抗生素治疗后好转。

参考文献

1. Bodner LJ, Nosher JL, Gribbin C, et al. Balloon assisted occlusion of the internal iliac arteries in patients with placenta accrete/percreta. *Cardiovasc Intervent Radiol.* 2006;29(3):354–361.
2. Dubois J, Garel L, Grignon A, et al. Placenta percreta: balloon occlusion and embolization of the internal iliac arteries to reduce intraoperative blood losses. *Am J Obstet Gynecol.* 1997;176(3):723–726.
3. O'Rourke N, McElrath T, Baum R, et al. Cesarean delivery in the interventional radiology suite: a novel approach to obstetric hemostasis. *Anesth Analg.* 2007;104:1193–1194.
4. Greenberg JI, Suliman A, Iranpour P, et al. Prophylactic balloon occlusion of the internal iliac arteries to treat abnormal placentation: a cautionary case. *Am J Obstet Gynecol.* 2007;197:470.e1–470.e4.
5. Kidney DD, Nguyn AM, Ahdoot D, et al. Prophylactic perioperative hypogastric artery balloon occlusion in abnormal placentation. *Am J Roentgenolo.* 2001;176:1521–1524.
6. Weeks S, Stroud T, Sandhu J, et al. Temporary balloon occlusion of the internal iliac arteries for control of hemorrhage during cesarean hysterectomy in a patient with placenta previa and placenta increta. *J Vasc Interv Radiol.* 2000;11:622–624.
7. Levine A, Kuhlman K, Bonn J. Placenta accreta: comparison of cases managed with and without pelvic artery balloon catheters. *J Matern-Fetal Med.* 1999;8:173–176.
8. Hansch E, Chitkara U, McAlpine J, et al. Pelvic arterial embolization for control of obstetric hemorrhage: a five-year experience. *Am J Obstet Gynecol.* 1999;180:1454–1460.
9. Shih J, Liu K, Shyu M. Temporary balloon occlusion of the common iliac artery: new approach to bleeding control during cesarean hysterectomy for placenta percreta. *Am J Obstet Gynecol.* 2005;193:1756–1758.
10. Siddiqi N. Personal Communication to Dr. Susan O'Horo. May 4, 2009.

肾盂压测量

适应证

1. 怀疑输尿管肾盂连接处梗阻导致肾盂扩张的患者。患者已经做过静脉肾盂造影、放射性核素肾盂成像、利尿肾图，但诊断仍不明确。
2. 针对肾盂输尿管连接处梗阻已行外科输尿管肾盂成形术后的肾盂输尿管持续扩张。
3. 儿童输尿管扩张，尿道感染，排泄性膀胱 X 线照片没有发现膀胱输尿管反流[1]。

禁忌证

1. 无法纠正的凝血功能异常。
2. 泌尿道感染未予以治疗。

术前准备

1. 同患者或者家长签署知情同意书。
2. 如果是儿童患者，需给予全身麻醉或深度镇静。

操作步骤(图 F.1)

1. 无菌操作下放置导管至膀胱。大小合适的 foley 导管可用于成人或大龄儿童，儿童用的饲管可用于婴儿。导管尾端连接压力传感器至记录纸或监视器。
2. 如有需要建立静脉通路给予镇静剂。
3. 无菌操作建立通路至肾脏集合系统。穿刺针穿刺于肾大盏。有三种方法用来测量肾盂压力：
   a. 22g 穿刺针穿刺肾盂集合系统，不要抵到壁。压力波动幅度大提示针尖可能抵到壁。连接一个三通，一端接输液泵，一端接压力测量装置。
      (1) 如果穿刺针与输液泵未连接，可能出现断断续续的压力差。操作结束时，穿刺针阻力测量可以通过将其放置肾脏水平，以 10ml/min 速度输液，测量压力。这种压力差由于其内腔较小，所以在计算最终压力梯度时必须考虑[2]。

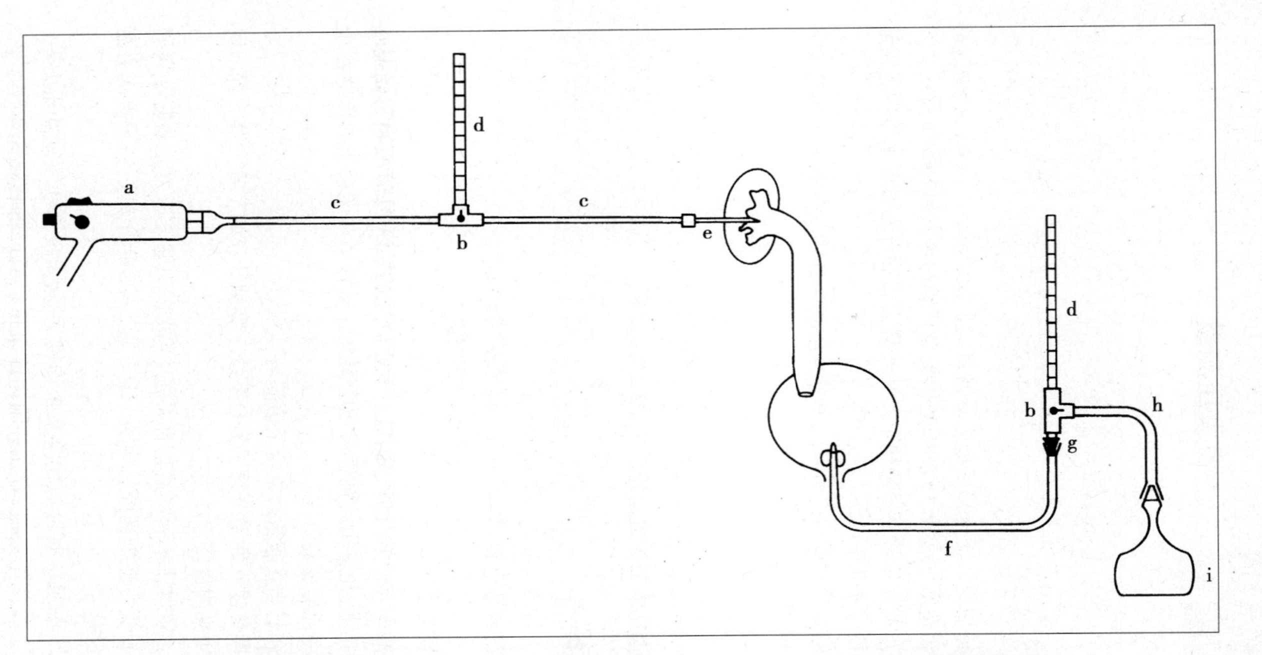

图 F.1 Whitaker 检验的设备。a,高压注射器;b,三通;c,连接管;d,肾脏和膀胱的压力表;e,22g 穿刺针;f,导尿管;g,Christmas 适配器;h,Foley 袋和三通之间的连接管;i,Foley 袋

（2）使用18g穿刺针，其侧壁连接适配器。这样可以在输液同时测量压力。

b. 放置2个22g穿刺针织肾盂。一个用于测量压力，一个用于输液。如果是门诊患者需做此项检查，22g是最安全的。

c. Epstein设计的双腔穿刺针可以同时输液和测量压力[3]。

4. 根据患者俯卧位肾脏的高度设定压力传感器或监视器的高度，测量膀胱的压力传感器或监视器设置同样的高度。
5. 记录膀胱静息态压力，正常值应低于10cm水柱。
6. 以稀释的对比剂开始盥洗（对比剂：生理盐水=1∶2或1∶3），成人或大龄儿童速度为10ml/min，婴儿为5ml/min。需要持续输液泵。
7. 输液过程中，透视和点片可以显示对比剂的流动，看有无狭窄。知道何时测量压力也很重要。当肾盂输尿管完全充盈时为平衡点。然后保持对比剂流动并使得输入量等同于输出量。对于肾盂扩张的患者需要较长时间达到速度为10ml/min。
8. 一旦系统达到平衡，则开始自动测量肾盂和膀胱的压力。个别情况下，增加输液速度至20ml/min可以明确一些在速度为10ml/min无法鉴别的梗阻。神经源性膀胱或输尿管成形术后的患者，测量膀胱排空后和充盈状态下的压力同样是有意义的。

术后处理

1. 测量完成后，拔除穿刺针。如果肾盂压力差证实肾脏梗阻，需要的话可经皮肾盂造瘘引流。
2. 拔除穿刺针后，留观4小时，如无并发症，则可出院。
3. 如果行经皮肾盂造瘘引流术，需在医院留观一天，止痛及观察有无血尿。然而，如果尿液清澈，且患者能耐受置管，则可以带口服止痛药出院。建议患者次日至医院随访评估。

结果[4-7]

1. 压力差<15cm水柱是正常的。压力差>22cm水柱是异常的，提示上泌尿道梗阻。
2. 冲洗速度为10ml/min时，压力差介于15~22cm水柱对诊断是不明确的。据报道冲洗速度达20ml/min时，则可以诊断很多不明确的患者[8]。
3. 如果阳性，点片记录梗阻部位。如果使用22g穿刺针系统，在测量肾脏膀胱压力差时需要校正穿刺针自身阻力。公式如下：

肾盂压－穿刺针压－膀胱压＝肾盂膀胱压力差

并发症

1. 感染。
2. 出血　通常为一过性血尿。
3. 对比剂外渗（自限性）。

（祖庆泉 译　施海彬 校）

参考文献

1. Whitaker RH, Johnston JH. A simple classification of wide ureters. *Br J Urol*. 1976;47:781.
2. Amis ES, Pfister RC, Newhouse JH. Resistances of various renal instruments used in ureteral perfusion. *Radiology*. 1982;143:267–268.
3. Epstein DH, Hunter DW, Coleman CC. Double-lumen needle for percutaneous ureteral pressure-flow studies. *Radiology*. 1989;172:569.
4. Witherow RN, Whitaker RK. The predictive accuracy of antegrade pressure flow studies in equivocal upper tract obstruction. *Br J Urol*. 1981;53:496–499.
5. Whitaker RH. Methods of assessing obstruction in dilated ureters. *Br J Urol*. 1973;45:15–22.
6. Whitaker RH. An evaluation of 170 diagnostic pressure flow studies of the upper urinary tract. *J Urol*. 1979;121:602–604.
7. Whitaker RH, Chir M. The Whitaker test. *Urol Clin N Am*. 1979; 6:529–539.
8. Pfister RC, Newhouse JH, Yoder IC. Effect of flow rates on ureteral perfusion results. *Am J Roentgenol*. 1980;135:209.

Krishna Kandarpa, Lindsay Machan, etc: Handbook of Interventional Radiologic Procedures, 4/E, ISBN: 978-0-7817-6816-0

图字号:01-2013-4345

图书在版编目(CIP)数据

介入放射学操作手册 /(美)克里希纳·坎达尔帕(Krishna Kandarpa)主编;施海彬,倪才方主译.—北京:人民卫生出版社,2018

ISBN 978-7-117-26222-4

Ⅰ. ①介… Ⅱ. ①克… ②施… ③倪… Ⅲ. ①介入性放射学－手册 Ⅳ. ①R81-62

中国版本图书馆 CIP 数据核字(2018)第 073120 号

介入放射学操作手册

主　　译: 施海彬　倪才方
出版发行: 人民卫生出版社(中继线 010-59780011)
地　　址: 北京市朝阳区潘家园南里 19 号
邮　　编: 100021
E - mail: pmph @ pmph.com
购书热线: 010-59787592　010-59787584　010-65264830
印　　刷: 三河市宏达印刷有限公司(胜利)
经　　销: 新华书店
开　　本: 889×1194　1/32　**印张:** 32
字　　数: 1137 千字
版　　次: 2018 年 6 月第 1 版　2018 年 12 月第 1 版第 2 次印刷
标准书号: ISBN 978-7-117-26222-4/R · 26223
定　　价: 188.00 元

打击盗版举报电话: 010-59787491　E-mail: WQ @ pmph.com
(凡属印装质量问题请与本社市场营销中心联系退换)